醫界之鐵椎 譯註

【附 陳淼和醫論】

一部百年前日本西醫孤獨力挽中醫的臨床奮鬥史！

和田啓十郎在漢醫沒落的背景下，就讀東京醫學專門學校。求學間偶逛舊書店，購得吉益東洞《醫事或問》而深受其影響。一八九九年返回故鄉信州執業並浸淫漢醫。日俄戰爭時志願從軍任職醫官，因患眼疾故留守東京後勤部隊。退役後於東京日本橋執業達二十年，期間撰寫《醫界之鐵椎》。書中力揚漢醫的優越性，其以張良策劃刺客以鐵椎狙殺秦始皇於搏浪沙為喻，痛擊世人對漢醫的偏見，在一潭死水的漢醫界暴投下巨石而激濺浪花。而後啓蒙了日本近代漢方巨擘湯本求真、大塚敬節等人，真知灼見影響至今……。

和田啓十郎先生は漢方医学がまさに絶滅せんとしたときこの地において衣を薄うし食を粗にして得たる資金を以て明治四十三年 医界之鉄椎を自費出版し 漢方医学の復興に起ち上った

今や漢方再興の気運に際会し先生の旧趾に碑を建てその

陳淼和 編著

國家圖書館出版品預行編目資料

醫界之鐵椎譯註：附陳淼和醫論／陳淼
和 著
-- 初版.-- 新北市：集夢坊出版　采舍國
際有限公司發行，2016.05
面；公分
ISBN　978-986-92750-3-3（平裝）
1. 中醫　2. 醫學倫理　3. 文集

413.07　　　　　　　　105002052

醫界之鐵椎譯註：附陳淼和醫論

出版者●集夢坊　　　　　　　　　副總編輯●陳雅貞

作者●陳淼和　　　　　　　　　　責任編輯●吳欣怡

印行者●華文聯合出版平台　　　　排版●王鴻立

出版總監●歐綾纖　　　　　　　　美編●王鶴見

台灣出版中心●新北市中和區中山路2段366巷10號10樓

電話●(02)2248-7896　　　　　　　傳真●(02)2248-7758

ISBN●ISBN 978-986-92750-3-3

出版日期●2016年5月初版

郵撥帳號●50017206采舍國際有限公司（郵撥購買，請另付一成郵資）

全球華文國際市場總代理●采舍國際 www.silkbook.com

地址●新北市中和區中山路2段366巷10號3樓

電話●(02)8245-8786　　　　　　　傳真●(02)8245-8718

全系列書系永久陳列展示中心

新絲路書店●新北市中和區中山路2段366巷10號10樓　　　　電話●(02)8245-9896

新絲路網路書店●www.silkbook.com

華文網網路書店●www.book4u.com.tw

跨視界‧雲閱讀 新絲路電子書城 全文免費下載

新‧絲‧路‧網‧路‧書‧店
silkbook●com

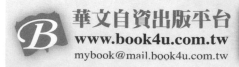

和田啓十郎的座右銘：

丈夫豈世に處せんが為に其所信を擲ち，學を曲げ世に阿り榮達を圖るをのみ事とせんや。

～引自中篇第 099 章

有骨氣者豈可為了立足於世而丟擲信念？不能歪曲所學惟圖阿諛世俗榮達之事！

　　論斷人生不在於長短而是精彩與否以及其對社會貢獻的多少。西醫和田啓十郎（1872/10/10～1916/7/10）直擊中醫精髓與療效，孤苦浸淫奮鬥地宣揚中醫理念。最後以 45 歲英年鐵椎當時瀕臨死寂的中醫，其撼動有如櫻花綻發瞬間之美感。現今日本已無中醫師職稱，且受漢字能力普遍低落影響，中醫診療已大不如前。韓國 1986 年去漢字化，歪曲中醫而熱衷世俗的醫美。中國則走中西結合路線，忽視《傷寒論》等經典課程，故中醫臨床每況愈下。台灣中醫拜健保制度之賜，通用正體字且中醫師多能掌握漢代語音，對研究漢代經典與臨床診療具有優勢。推得台灣中醫將是一枝獨秀。緬懷和田先師，今謹以本書作為去世百年的紀念。

～鐵椎中醫診所陳淼和謹誌

第一版《醫界之鐵椎》和田啓十郎自序 （陳按寫於 1910 年）

南華真人（陳按莊子）言：「…且舉世而譽之而不加勸，舉世而非之而不加沮。」（陳按不應人云亦云）其當是拋開世間毀譽而能超然的特立獨行。但今人感慨地是真理雖長存，真人卻不復再生。目前舉世稱讚洋方醫術為冠絕古今的超進步，漢方醫術則為荒誕無稽。漢醫更被醫界同儕所嘲笑不齒。然而考徵於事實，並未如其所說，故該看法實無法令人贊同。亦即退一步以漢醫治療實績的偉大療效來評鑑；作為進步的洋方醫學本不該含有退步之處，豈知洋醫卻是治病過程緩慢，治術有限。故目前普世雖然對現代醫學毫不懷疑，我卻親自斗膽地對其提出質疑。

舉凡稱作進步、退步的醫學即意指其長處、短處而言。這僅就兩者相對的優劣點比較，而非作孰是、孰非對立面的相反比較。凡稱作進步醫學者，即應列舉退步者的退步之處。凡稱具有醫學長處者，即應列舉短處者之缺點所在。現代醫學是針對過去醫學而立，洋方醫術是針對漢方醫術而立。比較兩者的利害長短才能判斷居間的優劣。我從事醫職已有十九年，驗案得知兩者間的長短比較，謹以本書就教於天下之識者。

秦朝統一而天下沉寂之際，轟然一聲，東海刺客張良以鐵椎刺殺秦始皇於博浪沙（陳按約今河南原陽縣）。基於本書對於現代醫學的衝擊，故斗膽類比命書名為《醫界之鐵椎》。希望諸君能以超凡的眼光來細讀本書，再予公平地作出判斷。我本非為真人，未必就具有真知的觀察。推得本書的價值結果如何，還有待真人以真知來決定。

明治四十三年七月

治本堂主人誌

第二版《醫界之鐵椎》和田啓十郎刊行辭 （陳按寫於 1915 年）

拙作以謙卑之態公開就問東方醫學於天下世人。我全力浸淫於漢醫方，惡言指出洋醫方之不是，獨自暢快於率性吐露洋醫囂焰的歪風。我寧願作為爆衝的鐵椎，不畏懼招惹世人反感而退卻，並非人人皆肯如此說明。

平出隆宣氏對拙作最為責難，我已加以答辯。石黑男爵氏排斥漢方的評論，我認為其乃缺乏漢方臨床而產生誤解。湯本求真鑽研拙作數年有成，並寄給我數十則驗案實例；其舉雖非如雄獅一吼則百獸降伏般的驚天動地，但足以嘗試評論東西方醫學之比較。湯本氏的驗案幾乎全輯錄於後篇〈迴響（陳按即回應）〉之中。

第二版比第一版增補許多內容。上篇〈木論〉增加一章（陳按即〈傷寒治法的基礎醫學之解說〉）與驗案（陳按即第十八章增加 14～20 驗案）。中篇〈漫錄〉（陳按改稱〈廣錄〉）增加一些章節（陳按將於該章註明）。另輯錄後篇〈反響〉（陳按改稱〈迴響〉）。第二版的體裁並稍加潤飾，同時藉此表達我清楚的諫言。希望東洋醫學能從瀕臨滅亡的悲境中掙離出來，但盼我還能助上一臂之力。

　大正四年三月

和田啓十郎謹識

第三版《醫界之鐵椎》和田正系改版辭 （陳按寫於 1932 年）

　　大正十二年關東大地震（陳按 1923 年 9 月 1 日約 12 點）時，剛印好的再版連同模版全部化為烏有，絕版至今已歷經約十年。此期間醫學飛快地進步不停，世人要求本書再現的呼聲也日漸迫切。本書（陳按指第一版）雖曾被譯作韓文而於韓國京城（陳按今首爾市）出版，也曾被譯作中文而於上海出版；但本書現於日本卻是一冊難求。今老舖春陽堂書店欲將本書重新復刻改版刊行，我內心裏真有無限的感慨。

　　回顧本書第一版是於明治四十三年（陳按 1910 年）刊行，當時醫界幾乎全被西洋醫學所眩惑，無人提及東洋醫學。先父日夜匪懈地浸淫研究東、西醫學之比較，從醫案得知世人不值得一顧的東洋醫學療效常反勝過西洋醫學。先父於是將復興瀕臨滅亡的古醫道作為畢生志業，即使再如何貧窮困苦亦不改變其初衷，此信念絲毫不受親朋好友疏遠的壓力而動搖。並將其深信的醫理著成一書以就問於世人，但是當時並沒有任何書店願意出版。先父只好縮衣節食地籌措資金而終得以自費出版《醫界之鐵椎》，大正四年（陳按 1915 年）增補許多內容仍以自費刊行第二版。不幸於隔年七月以四十五歲英年抱憾去逝。

　　現今醫界爭先轉向試驗東洋醫學（陳按當時正是皇漢醫學大反撲的高峰），且其療效足以被世人所探索。時勢變遷的轉換令人感激不盡之際，還盼諸君細讀本書時能體會著者出版本書的心意。

　昭和七年十一月

男 和田正系誌

第四版《醫界之鐵椎》和田正系覆刻辭 （陳按寫於 1971 年）

　　明治四十三年（1910 年）本書《醫界之鐵椎》問世以來已超過六十年。大正四年（1915 年）第二版先父增補了醫界對本書批評的辯解、軍醫總監石黑男爵對國會上院議員發表〈漢方醫學無用論〉演說的反駁，另輯錄志於漢方醫學之湯本求真的臨床驗案等，內容倍增，其份量幾乎為第一版的兩倍。比起第一版先父更徹底說出主張而負責的以書面表達於第二版。果不其然第二版仍需非得自費出版不可。1923 年關東大地震時，剛印好的再版與模版全部被燒毀，又世人呼聲重刊之事並未成行。老舖春陽堂書店於昭和七年（1932 年）終於復刻改版刊行第三版，為了易於閱讀而改為較符合時代的編排（陳按內容主文同第二版）。此版又稱復興版（陳按毀於地震又重新刊行而名）。可惜之後絕版，故即使舊書店亦很難尋覓到復興版。

　　近來研究漢方醫學的人數日漸增多，特別是二次大戰以後更是急速地增加。拜諸多刊物屢為宣傳之賜，有關漢方的出版物幾乎全介紹本書，但是復興版卻是處於一書難求的狀態。今欲回報中國漢方醫學書刊行會的美意，因此覆刻本書（陳按是由朝比奈泰彥獻出復興版之第三版作為底本），令人可喜的詢問聲次第接踵而來。

　　今日漢方醫學界呈現出許多研究者的支持，其背景完全異於本書第一版刊行之時。當初先父處於四面楚歌而孤軍奮鬥的環境，第二版刊行之後，隔年即匆匆結束短短的一生。現代的漢方醫界則有如百花齊放、競相爭艷的黃金時代。對比今昔，時勢的變遷真令人不禁感慨。

　　但見及今現代漢方醫學的蓬勃發展狀態，不惟有讚嘆聲，更應含有遺憾聲。先父當時剛接觸漢方醫學之際，世人不知漢醫優點的偉大價值而予以勸阻告誡。先父並不盲從附和，一點一滴漸次詳細地認識漢醫，以期待他日能將其研究闡明於世。同時也漸次袒露洋醫缺點真相來警惕醉心於洋醫美名的學者。先父認為身既為醫師，醫道主要的目的就在於治病，以達成拯救生命的任務。基於此必須堅信「醫師診療是學習醫道之實踐，而患者是醫師求道之精神所在，兩者一致才能完成真正的診療。」這是先父浸淫深掘漢醫的真實內涵，故同時提出許多疑點與問題，將已近亡失的漢醫學術研究與醫道之實踐寄望於將來。但盼諸君在有生之年能秉於本書信念而苟日新、日日新、又日新。

　　希望諸君在研讀本書時能體會作者的心意，瞭解本書覆刻刊行之真正目的，最後但盼本書能止於至善。

　　昭和四十六年八月三十一日

男　和田正系

新序 （朝比奈泰彥寫於 1971 年）

本書最早出世於明治四十三年（1910 年），據云只有很少數的漢方老醫師才擁有該書。在大多數洋醫全面壓倒之下，只能於社會偏僻角落殘存有老漢醫診療，一般社會人士對漢方醫術呈現全無興趣。但是本書第三版印出之後，世間已漸興起若干具有慧眼的人士。很可惜第三版銷毀於關東大地震（陳按 1923 年 9 月 1 日 11 點 58 分，7.9 級，死亡超過十萬人）而失散。諸如之不幸並無法侷限本書的影響力。其中一例就是湯本求真氏由洋醫轉為漢醫，並撰《皇漢醫學》三卷。同時另有一些年輕醫師依湯本氏來成立學派。現在日本漢方能蓬勃興盛，都歸功於此湯本氏學派。在爾等風氣帶動漢醫的發展下，使我國幾乎瀕臨滅亡的漢方醫學之勢頓然停止。本書是以活用與進步為出發點，漸漸將漢方的原貌提供給社會，誠懇地展現出有意義的企圖心。自古長久以來，地球上自然地出現人類，並刻意提供植物以作為糧食。人類基於要保障健康的生活，故需適當地選擇植物來進食。古代黃河流域的勤奮民族，特別從植物界中選擇出有治癒疾病效能者，這就是構成今日漢方生藥的大概，基於生藥推而作為發展漢方醫療的根本。近代醫學放任忽視如此重大、不明的生藥有效成分，反而去研究與人類發展毫無淵源的合成藥物，爾等努力並無益於醫藥的進步，關於此點實在令人不可思議。考慮現代青年在理解漢語上恐有困難，所以我輩本來打算出版以簡易現代日文寫作之版本，但是為強化漢語的關係，最後決定還是應盡可能維持原著。又我輩出生於明治時代，當喜得盡可能以原著出版（陳按本版內容完全照第三版覆刻，更可縮短時間而利於出版）。但縱然是作為日本的現代青年，希望能透過教育（陳按學習培養足夠的漢語能力等），有能力可加以解讀本書（陳按 2010 年寺澤捷年等以現代日語注解《完譯醫界之鐵椎》，終於完成先前的構想）。

昭和辛亥（昭和 46 年、1971 年）初夏

朝比奈泰彥（東京大學名譽教授、學士院會員、藥博）

凡例

一、本書剖示真正漢醫方的内在精髓，並剝去洋醫方的偽裝，透過實驗（陳按指臨床診療），赤裸裸地剖析以比較兩者的利害得失。讓各界知道到底是長中短？還是短中長？社會大眾一般多排斥漢方而妄信洋方。為了要拯救誤道傷人的弊害，兼可作為病人欲明瞭所挑選託治醫師的治療方法，故避開學術語言，特以平易近人而易懂的文句來寫作。

一、雖然通常俗稱為漢醫方，事實上除了漢方（陳按指出自漢朝的湯方）以外，還總括了其他方。在外國方傳入我邦以前，皆屬皇國方。其次先後有韓國方、漢方、晉唐方、金元方等來渡，另有印度方混入而互有盛衰。但是其中以漢方診療最為可靠，其勢力也最大，故統而總稱為漢方。推得漢方內容已混雜有數種醫學在內，在日本歷經數十百年的實驗，特已形成一種日本方。例如腹診法雖被中國清朝醫家所摒棄，但是日本卻將腹診法列入必須學習的醫論。

一、當今歐州醫方以德醫方最為興盛，廣義則稱為洋醫。我邦目前一般稱為東洋醫術，這是為了要與西洋醫術分庭抗禮的稱呼，簡義則稱作漢醫方。洋醫方、漢醫方是讓一般人較易了解的通俗稱呼。

一、著者十數年的實驗，確認論中的驗案正確可信者而後才發表。雖為畢生之間研究的重大成果，但是著者才疏學淺，尚不敢輕易地遽下定論，故爾等實驗僅是井底之蛙的淺見。論中有關理論、驗案等免不了疏漏或筆誤的地方，但是所記載者皆屬事實，自認絕無自欺欺人或虛構誇大之處。

一、論中所引用漢文原出處的語句，多有用「假名交リ文（陳按かなまじりぶん、即以漢字為主體而夾有假名在內的中日文相雜的語句）」充數者。如此或無法完全詮釋古人之旨意，這一點也是著者淺學所致，當請讀者多加見諒！

一、論中病理解說當附上病名與新進醫學的病理、病名等，其中不知是否能完全符合？亦或屬於自己片面的病理陳述？按著者只是將慣用的病名附上而已，此乃著者淺學所致，還敬請博雅之士予以不吝指教。

明治四十三年（1910 年）七月

和田啓十郎

本書說明

陳淼和

　　漢方醫學簡稱漢醫，原指漢代的傳統醫學，或稱為漢民族的醫學。二千年來隨著文化發展與交流，其經過歷朝增補，並從華夏傳播到東北亞與東南亞。日本江戶時代（1603～1867）之前由華夏所傳入的醫學稱為「本道醫學」，以區隔日本傳統的「和醫」；而後兩者結合稱作「漢方醫學、かんぽういがく」或漢醫。就廣義而言漢醫應指：**具有日本特色而繼承華夏漢朝以來歷代的傳統醫學**。其古方派以吉益東洞（1702～1773）為代表，宗於漢代《傷寒論》與《金匱要略》。強調腹診與臨床療效，著於方證對應而輕忽理論，認為醫療應即在於實踐。

　　天文 12 年（1543 年）8 月 25 日葡萄牙船因暴風漂流到九州南部的種子島，1549 年葡人將天主教傳入日本，1552 年 8 月外科醫師等伴隨牧師傳入，稱為「南蠻外科」。義大利牧師 Gnecchi-Soldo Organtino 從九州北部西岸的長崎登入，1570年承蒙大名織田信長接見，允准在京都蓋南蠻寺從事傳教與醫療活動，引入歐洲的外科排膿收口、膏藥貼布等法而使南蠻外科達到高峰。豐臣秀吉接替織田信長後，對天主教懷有疑慮，1585 年下令破壞南蠻寺、逮捕牧師及醫師，三年後南蠻外科散亡。江戶晚期由荷蘭（當初日人譯為和蘭）、德國傳入的現代醫學，日人稱為「和蘭醫學」，簡稱「蘭醫」。而後蘭醫更發展為「西洋醫學」。相對地，此時「漢醫（而後廣稱為東洋醫學）」是作為與「西洋醫學」分庭抗禮的專有名詞。

　　多紀元孝（1695～1766）於 1765 年在江戶（東京）開設私塾躋壽館，規定全以漢文上課。1787 年幕府接管，1791 年改稱江戶醫學館。1868 年 1 月 3 日明治政府成立，同年 8 月加以取締並改稱蘭醫館；廢除漢醫教材而改為蘭醫學（西洋醫學）。1869 年 8 月政府在東京設立官辦大學，醫學館全改稱大學東校。1869年 12 月 17 日漢醫界遊說保守派大臣而在大學東校設置「皇漢醫道御用掛（御用掛即教師之意）」。大學東校同時設有西洋醫學部與皇漢醫學部，由今村了庵、尾臺榕堂、權田直助擔任漢醫御用掛。這是「皇漢醫學」名詞第一次出現。1875 年文部省頒布〈醫術開業試驗〉，以洋醫七科作為考試科目，並廢止皇漢醫學部。同年淺田宗伯（1815～1894）建請漢醫六科作為漢醫考試科目而未果。1879 年 3 月11 日宗伯號召皇漢醫術運動而成立溫知社。1883 年頒布〈醫師免許規則〉，醫師考試不再考漢醫科目，漢醫界多次提出〈醫師免許規則改正案〉企圖翻盤。1894年 3 月 16 日宗伯去逝，漢醫界更是重傷。在石黑忠悳強力運作下，1895 年 2 月6 日議會改正案以 27 票之差而三讀失敗，日本漢醫師終於正式徹底出局。

　　華夏「皇漢」兩字最早出自東漢班固（32～92）《西都賦》，其將先秦兩漢建都於黃河、洛水間的傳統中原統治者或國家稱為「皇漢」。清朝末年力言排滿反清、建立大中華的鄒容（1885～1905）《革命軍》：「此固我皇漢人種亡國之一大

紀念日也。」此時「皇漢」兩字已轉為「漢民族」的專有名詞。另一方面日本南北朝時期，1343 年南朝北畠親房《神皇正統記》以天皇為中心，評斷忠誠或叛逆天皇的史觀，此思想稱為「皇國史觀」。日人神化其國家而稱「皇國」，這是日本首出「皇國」兩字。明治維新第二年（1869 年 12 月 17 日）日醫創出「皇漢醫學」一詞，並訓為具有日本「皇」國特色的「漢醫」學。其與西洋醫學並稱「漢洋醫學」。清末「皇漢醫學」一詞雖被留日學生引進華夏，但將其訓為出自「（皇）漢」民族的傳統「醫學」。即中、日醫界對「皇漢醫學」一詞各有不同的解讀。

　　和田啓十郎（わだ けいじゅうろう 1872～1916）於明治 5 年（1872 年）誕生於信州（今長野縣松代市）。在漢醫沒落的背景下，1892 年進入東京醫學專門學校濟生學舍（簡稱濟生學舍，1876 年創立，其依個人能耐而以快速學習洋醫為目的。著名細菌學家野口英世晚和田一屆，但同年畢業，其為今私立日本醫科大學的前身）。1896 年畢業取得行醫資格並於東京下谷區開業。在學時偶逛舊書店購得吉益東洞《醫事或問》而深受影響。1899 年返回信州執業並浸淫漢醫。日俄戰爭（1904～1905）志願從軍任職醫官，罹患眼疾故留守東京後勤部隊。退役後於東京日本橋浜町 2 丁目十二番地執業，此舊址附近於 1978 年漢醫界為其立有「漢方醫學復興之地」紀念石碑。1910年 8 月自費出版《醫界之鐵椎》，文字艱深，年底另印《漢方卜洋方》小冊輔助說明。此小冊與湯本求真驗案等收入 1915 年增補第二版。書中力揚漢醫優越性，其仿效張良策畫刺客以**鐵椎**刺殺秦始皇於博浪沙，痛擊世人對漢醫之偏見而作書名《醫界之鐵椎》。1916 年以 45 歲病逝。此書共有五種日文版原著：

明治 43 年（1910 年）初版。南江堂書局，文字較為深奧，內容較少，無後篇。
大正 4 年（1915 年）二版增補版。南江堂書局，增湯本氏醫案等，文字較淺明。
昭和 7 年（1932 年）三版復興版。春陽堂書局，主文同二版但編排上較為流暢。
昭和 46 年（1971 年）四版，覆刻三版，主文同二、三版，春陽堂，49 年二刷。
平成 22 年（2010 年）覆刻 49 年版，主文內容同二、三、四版。たにぐち書店。

　　奧田謙藏（1884～1961）畢業於今私立日本醫科大學，即與和田啓十郎同校並拜其為師。和田啓十郎的長男和田正系（1901～1979 醫博）畢業於千葉大學醫學部，父親去世時僅 17 歲，1932 年奧田收正系為第一位入門弟子。1934 年奧田撰《皇漢醫學要方解說》（1979 年郝毅譯作《漢方古方要方解說》台北啓業書局出版）。1937年奧田收藤平健為弟子。1954 年撰《傷寒論梗概》，和田正系為其作序（1956 年中國葉心銘譯作《傷寒論階梯》）。1955 年奧田於自宅成立「奧門會」，研究漢代古方醫學，初起只有和田正系、藤平健、長濱善夫等十多人，而後增至四十餘人。1961年奧田去逝。隔年正系撰《漢方治療提要》（1982 年新竹國興黎明書店譯作中文），其仍以父親「治本堂」作為堂號；另有撰稿多篇於《漢方と漢藥》等。台灣朱木通（1904～1977）《中醫臨床二十五年》曾引用正系以葛根湯治療腦膜炎的醫案。1963 年正系等整理奧田遺作而出版《傷寒論講義》。1965 年「奧門會」解散。

湯本求真（ゆもと　きゅうしん　1876～1941）原名四郎，1901 年金澤醫事專門學校（今金澤大學醫學部的前身）第一名畢業，1906 年行醫。長女患疫痢不治而亡，湯本於《皇漢醫學》序文言：「恨醫之無術，中懷沮喪，涉月經時，精神幾至潰亂…。」於是對現代醫學療效產生動搖，1910 年拜讀和出《醫界之鐵椎》一書，了解洋醫並非萬能，主動寫信向和田求教而開始學習漢醫。湯本小和田四歲，和田字「子真」，湯本甚至將名字「四郎」改作「求真」，以示追「求」子「真」學習漢醫的決心。湯本 1927 年 6 月出版《皇漢醫學》第一卷，奧田謙藏並於卷末寫跋文；第二、三卷於 1928 年 4 月與 9 月同年出版。湯本書中除承繼和田見解外，並佐以醫案說明古方確能治療大病頑疾。此書催化了日本漢醫再生與「皇漢醫學」的稱呼，並被譯為中文，先後有七種中文版本（包括 2007 年中國中醫藥出版社重譯在內），影響巨大。尤以「皇漢醫學」一詞之流行促成陳存仁集 72 種日醫書籍於 1936 年出版，套書名稱即作《皇漢醫學叢書》。日本統治台灣期間（1895～1945）也使用「漢醫」與「皇漢醫學」的稱呼，並釐清與台灣本土傳統「青草藥」的不同概念。今台灣較年長者仍流通漢醫與漢藥的說法。二次大戰日本戰敗無光，「皇」字自然褪下。今除作醫史研究之外，「皇漢醫學」的稱呼已不再使用。湯本於 1941 年因急性腸胃炎而以 66 歲病逝。

　　大塚敬節（おおつか　けいせつ　1900～1980）父親與祖父皆為漢醫，1919 年進入熊本醫學專門學校（熊本大學醫學部的前身）。畢業後恰逢父親去逝而承繼高知縣家業的武田病院。而後因讀及《皇漢醫學》深受感動，1930 年 2 月毅然結束診務而前往東京拜湯本為師。1933 年矢數道明（後世派 1905～2002）與胞弟矢數有道於東京合開溫知堂病院，有道罹患腸窒扶斯，自身診斷為真武湯。另邀大塚會診，大塚改以茯苓甘草湯而癒；因此與矢數兄弟結為好友。1934 年大塚、道明與清水藤太郎發起日本漢方醫學會，推動漢方復興運動，並發行《漢方と漢藥》月刊。1938 年大塚與道明聯合日本、中國與滿洲國漢醫學者成立東亞醫學協會，中國葉橘泉等也有參與。1939 年發行《東亞醫學》月報。因受二次大戰所拖累，《漢方と漢藥》與《東亞醫學》於 1941 年一併停刊。戰後大塚、道明等於 1950 年創日本東洋醫學會。1954 年 8 月東亞醫學協會重整，由道明任理事長並發行《漢方の臨床》月刊至今；同年大塚、道明與清水藤太郎改訂《漢方診療的實際》（有中譯本）。1959 年大塚撰《漢方診療三十年》；此書是筆者 1982 年特考及格後閱讀的第一本醫書。記得有位已婚十多年的不孕婦女，對照書中證候只用當歸芍藥散而懷孕，此機緣深切影響我日後研究中醫的方向。1966 年大塚發掘《康平本傷寒論》，以其作底本而撰《傷寒論解說》，佐證仲景並無臟腑、經脈、運氣之說等。筆者宗以此書於 2008 年撰《傷寒卒病論台灣本》。1972 年 6 月大塚就任北里研究所東洋醫學總合研究所所長，同年 9 月日本醫師會授予大塚最高功勳獎。大塚謹守哲學家權藤成卿老師之告誡：「反對學習古方派，因古方派有排他性。」故大塚向來不僅與一貫堂的森道伯（1867～1931 後世派、淺井國幹的門人）相交流，也與淺田宗伯的門人（折衷派）有來往。森道伯無行醫執照，一貫堂是藉得意門

生矢數格（道明之兄）的執照開業。大塚雖為古方派而與後世派友好，故當矢數有道罹患腸窒扶斯時邀請大塚來會診。

　　吉益東洞《醫事或問》啓蒙和田啓十郎。和田《醫界之鐵椎》啓蒙湯本求真。湯本求真《皇漢醫學》啓蒙大塚敬節。後三位更有直接的師生關係，和田即大塚的師公。昭和 53 年（1978 年）10 月 22 日大塚敬節、矢數道明、大塚恭男（大塚敬節之子）、山田光胤（大塚敬節女婿）、寺師睦宗、藤平健等 79 人於東京都中央區日本橋浜町的小公園（2丁目9-1號對面）舉行和田啓十郎紀念碑的揭碑儀式。和田正系因病沒有參加，由胞弟和田元震（醫師詩人）代答致謝。隔年 1979 年 7月 15 日正系病逝。同年 8 月 18 日大塚發起和田啓十郎先生顯彰會，出版《和田啓十郎先生顯彰紀念文集》。1980 年 10 月 15 日大塚中風病逝。百年來日本《傷寒論》醫家多係和田啓十郎之後而為日本漢方的重要支柱。碑石處即和田啓十郎診所舊址附近。碑文正面橫寫「**漢方醫學復興之地**」8 大字即出自大塚筆跡。碑文背面直行小字由寺師睦宗撰稿、矢數道明揮毫，筆者將碑文打字為：

和田啓十郎先生は漢方医學が
まさに絶滅せんとしたとき
この地において衣を薄うし
食を粗にして得たる資金を以
て明治四十三年 医界之鉄椎
を自費出版し 漢方医學の復
興に起ち上った
今や漢方再興の気運に際会し
先生の旧趾に碑を建て その
偉業を顕彰するものである
昭和五十三年十月十日

日本東洋医学会
東亜医学協会
日本医史学会
撰 寺師睦宗
書 大塚敬節
矢數道明

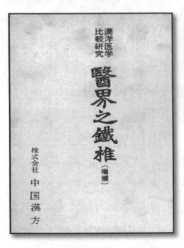
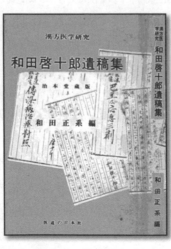
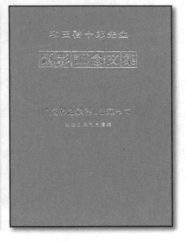

昭和 49 年增補二刷（本書底本）　　　《和田啓十郎遺稿集》　　　《和田啓十郎先生顯彰紀念文集》

南韓將「漢醫」改稱「韓醫」（韓文讀音相同）。北韓稱作「高麗醫學」。越南稱作「東醫學」。爾等與日本「皇漢醫學」皆具國家民族的色彩在內。中國更直接將「中醫」訓作專屬中國的傳統醫學TCM（Traditional Chinese Medicine）。按儘管TCM一詞已被普遍採用，但應將「中醫」訓為致「中」和的「醫」學為宜。根據真柳誠〈西洋醫學と東洋醫學〉（《中國醫學と漢方》1993）考證，「和漢醫學」一詞首出於 1881 年、「東洋醫學」首出於 1892 年、「東亞醫學」出於 1938 年。筆者補充日本「皇漢醫學」與「漢洋醫學」之名詞皆首出於 1869 年 12 月 17 日。

　　1950 年 3 月大塚敬節、矢數道明、和田正系、藤平健等 11 名成立「**日本東洋醫學會**」，發行《日本東洋醫學雜誌》。1972 年 6 月 27 日成立北里研究所附屬東洋醫學總合研究所，大塚擔任會長。其內涵由日本漢方擴展到包括印度醫學、阿拉伯醫學、西藏醫學、蒙古醫學、越南等傳統醫學在內，國家範圍也非侷限於日本。1976 年 10 月 28~30 日六百多位東洋醫學者在韓國首爾市另成立「**國際東洋醫學會**」（International Congress of Oriental Medicine 簡稱 ICOM）的創始大會。此會被世界衛生組織（WHO）所認可，每兩年召開大會，台灣分別於 1992 年（第 7 屆）、2003 年（第 12 屆）、2007 年（第 14 屆）、2014 年（第 17 屆）擔任主辦國。

　　《醫界之鐵椎》先後有中國丁福保（1911 年譯第一版為中文）、韓國張基茂（1915 年譯第一版為韓文）、越南陳德心（1940 年依丁福保中譯本再譯為越南文）三個國家翻譯。日本寺澤捷年等（2010 年譯註第四版為現代日文）。此書影響中醫極為關鍵，台灣當然不能缺席，今加上拙作（2016 年譯註第四版為中文），總計共有五個國家、四種文字先後加以翻譯。

　　丁福保（1874～1952），字仲祐，號疇隱居士，江蘇常州人，著名佛教居士。1909 年赴日考察醫學，後於上海行醫並創辦醫學書局。1914 年始修習佛法。著述甚多，曾撰《一切經音義提要》、《佛經精華錄箋注》等。代表譯著為《佛學大辭典》，其譯自日本人織田德能的《佛學大辭典》。其以文言文將《醫界之鐵椎》翻譯為中文，故內容文句不易明白。此書被收錄於《丁氏醫學叢書》內。

　　韓國西醫張基茂（1888～？）1906 年畢業於漢城醫學講習所。1915 年譯《醫界之鐵椎》為韓文，書名取原書副標題「漢洋醫學比較研究」而作中文《東西醫學新論》，池錫永作序，和平堂藥房發行。1934 年 2 月張基茂於《朝鮮日報》發表〈漢方醫學の復興〉，力揚和田啓十郎的復興漢醫運動。其舉引起另一西醫鄭權陽的批判。一直到 1934 年 11 月為止，雙方多人加入中西醫學之論戰。類如明治 43 年（1910 年）平出隆軒攻擊和田啓十郎漢洋論戰的韓國版。爾等雖皆出身西醫院校，對中醫的看法卻截然不同。1939 年韓國成立「東洋醫藥協會」。1947 年成立「東洋醫學會」。1948 年大韓民國脫離日本殖民地而建國；「東洋醫學會」搬回日本。故 1950 年大塚敬節等成立「日本東洋醫學會」時特別冠上「日本」

字樣。此舉或引起韓國不快，乾脆把頭銜放大，而後於 1976 年在韓國首爾市另成立「國際東洋醫學會」。1980 年韓國開始去除漢字。1986 年 4 月韓國國會通過〈醫療改正案〉，將傳統「漢醫學」改為「韓醫學」。主要是認為「漢」字隱喻源自漢朝，缺少韓國自主性。韓國前總統李明博於 2005 年當漢城市長時，廢除已有百年歷史 Seoul 的中文譯名「漢城」，改用音譯稱為「首爾」，其意亦在欲與中國作切割。看來哪天其「漢江」也會被改名。

　　近年韓國學者訛云李時珍是韓國人。另藉電視劇《大長今》強言針灸源自韓國，並以「韓醫」向聯合國申請世界文化遺產，爾等皆屬民族主義濫情之舉。中國建國後將正體字改為簡體字，以致嚴重影響中醫典籍之學習。隨著對典籍修習能力大幅下降，其臨床診療水平也跟著溜滑梯。韓國去除漢字而以朝鮮文字（諺文符號、俗稱韓文）來研讀《內經》、《傷寒論》等典籍（韓醫稱為原典學），就如同以韓文研讀《詩經》一樣的無稽。其舉自廢武功，韓醫不識漢字，研讀中醫典籍仿如隔靴搔癢；同時也失去接觸龐大中醫文獻與論文的能力。韓醫去除漢字即很難與中國、台灣、日本等中醫學者交流溝通。換句話說韓醫只能框限於二手翻譯的部分文獻資料，自我互相取暖而已，故韓醫藉此想自創領導品牌注定失敗。韓醫院所儘管裝潢豪華高檔，但是其診療能力卻無法隨之高檔。故韓醫不得不走向針灸醫美方向等發展。今西醫美容風靡世界，中醫趕搭列車固然獲有龐大的商業利益；但這絕非發展中醫之道。真柳誠〈《醫界之鐵椎》のベトナム語版〉，《漢方の臨床》2011/08；其考證越南陳德心的譯本是依丁福保的中譯本再譯為越語。平成 22 年（2010 年）寺澤捷年、渡邊哲郎現代日文註解《完譯醫界之鐵椎》，たにぐち書店印行。今將丁福保中文譯本、張基茂韓文譯本（封面中文印作《東西醫學新論》）、陳德心越語譯本（含緒論首頁）、《完譯醫界之鐵椎》的封頁分別影印如下：

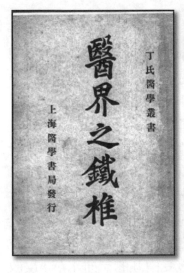
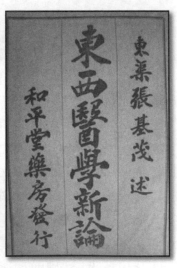
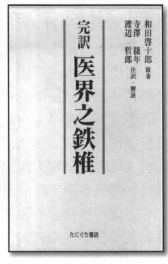

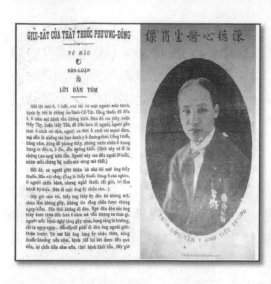
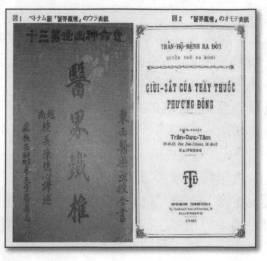

　　原書分三篇。前篇〈本論〉共二十章。中篇〈廣錄（原作漫錄）〉共一百四十三章，原無序號，筆者標以 001～143 序號。後篇〈迴響（原作反響）〉共三章。原書直排，現改作橫排。今依序翻譯中文，筆者嵌註作小字標以（陳按…）。正文後筆者註解者標以【陳註】。另摘譯《和田啓十郎遺稿集》兩篇及整理出其年譜。

　　和田啓十郎師承吉益東洞，東洞創萬病一毒，以毒攻毒。力言疾醫之道，發揚仲景之學，掃除當時主流的後世派，至今影響甚深。可惜研究專書只有吳秀三《東洞全集》1917、廖育群《吉益東洞：日本古方派的岱宗與魔鬼》2009、寺澤捷年《吉益東洞の研究》2011。然東洞父子之思惟差異等卻少有著墨，廖君甚至誤認吉益南涯《氣血水藥徵》是沿者萬病一毒的軌跡而形成一個新的完整體系。今附上南涯《醫範》等文，以及筆者醫論：南涯〈東洞先生行狀〉校註與補充、評吉益東洞《方極》與吉益南涯《氣血水藥徵》、吉益家族譜系等篇。爾等濫竽以充當台灣研究東洞學的成果。

　　相對於東洞堅毅仁勇，凸顯南涯投機取巧與媚世。南涯既要照顧幼弟，又要承繼家業，生計壓力之外，還要抵擋後世派無情地攻擊古醫道。他為了生存，只好以「醫道非一人之道」、「非良醫」等否定東洞，更責備父親不懂運用之法。南涯附和後世派，狠下心批判東洞的瞑眩反應，認為用藥應該平和為上。南涯：「夫氣血水辨，非余之新說。」雖自云 "氣血水辨" 是改進萬病一毒之失，實則向後世派田代三喜、曲直瀬道三的 "氣血痰說" 靠攏。南涯以《醫範》向後世派輸誠，藉否定父親的觀點以換取認同，故後世派未有攻擊南涯者。南涯終能診業興盛、門庭若市。但是因 "氣血水辨" 並不能作為辨證母綱，故從古醫道的立場來看，其舉是打著古醫道的大旗而違反古醫道。站在家庭倫理來看，其舉更是詆毀先父的逆子。雖包裝曰承繼東洞，實則丟棄東洞之學。雖能診業興盛，但也促使東洞之學走向末路。例如南涯孫輩吉益復軒並不接受南涯的氣血水辨，反改宗以外曾祖父的萬病一毒。但是形勢已然，東洞家族終於畫下句點。

目前台灣中醫盛行多方重疊，依局部症狀疊上數方以蔚為主流。2016 年開始中醫健保樂於採用西醫 ICD-10 病名申報。爾等美其名為與西醫接軌，實則喪失中醫綜合歸納的特色。爾近流行實證醫學也是以西醫病名為基礎，中醫界也熱衷趕上此班列車，殊不知中醫證候不能代以西醫病名。失去證候的中醫就如同斷線之風箏，風箏彩繪再如何亮麗或能一時地炫耀於空中，然終必殞落。疾病可分為兩類，一為結構性，一為功能性。結構性疾病能客觀地用儀器檢出，演繹推理以診療，其以西醫（特別是外科手術）為長，例如近十年來的眼科發展即是。功能性疾病多係病人的主觀感受，醫師藉由綜合歸納，方證相對或判斷其整體病勢陰陽來開方；此以中醫為優，例如子宮虛寒不孕即是。即西醫是跟著儀器，中醫則跟著腦袋。硬要綜合歸納者改採取演繹推理的模式，就如同強逼下圍棋者要齊一化地無理。推得湯方不能標準化或實證醫學化。中西醫可以互補，不能取代。

　　本書附筆者醫論：〈五行相生源自五星運行再藉由曆制祭祀而羼入中醫〉、〈寸關尺分候臟腑之診係由易學羼入而非臨床驗得〉、〈中醫不能迷思於實證醫學〉…等共 20 篇。筆者並沒有創新任何理論，多在釐清中醫診療之誤區。特別以文獻驗得中醫（包括湯方與針灸）只有陰陽，沒有五行。又兩千年來寸關尺分候臟腑之診，筆者首先考證係由易學羼入。爾等卻被中醫奉為診療圭臬，十分荒謬。問題是我們有無勇氣面對錯誤來加以更正？限於才疏學淺與日文程度不足，譯註及醫論必有錯誤，還盼先進不吝指教而能予以修正，謹此致謝。本書承蒙林士釗老師指正、陳麒方與許菁雯醫師試讀，一併表示謝意。最後更感恩內人賴惠芬數十年的支持而能讓我堅持下去。本書於診療忙碌中抽空共花費八年乃成。

鐵椎中醫診所　陳淼和　2016/1/23

《醫界之鐵椎目次》

下篇〈迴響〉：

第一：平出隆軒反駁《醫界之鐵椎》與和田啓十郎的答辯

第二：〈石黑男爵演說〉的評論 p307

第三：〈湯本求真漢洋醫方的比較〉

〈上〉湯本求真醫論

〈下〉湯本求真驗案

〈跋〉：

〈編後語〉：

《和田啓十郎遺稿集》：

〈和田啓十郎年譜〉：

附錄：

〈陳淼和醫論〉：

附文：

〈本書跋語〉：

00～20 章

（上篇）00. 緒言

　　記憶所及，我約在六、七歲的時候，家族中有一病人，年約五十餘歲，女性。罹患惡性痼疾，治療五、六年未癒。當時共聘請的洋醫、漢醫共十餘位，皆為一時之選。醫師近者離家數里，遠者離家十數里。服藥短者數月，長者治療一年有餘。甚至以針筒刺入腹部，直接抽出積水四、五次，但皆僅屬胡亂治法而無確實的療效。（和田註：病人擬為肝硬化腹水，最終以卵巢囊腫而死亡）。

　　還記得我十多歲時，某醫被推薦為家人治病，推薦者說：「某為漢醫，雖家貧診客少，但懷有絕技，治病多有奇效，貴家如予邀請必能藥到病除…。」家人卻嫌某醫蓬頭垢面，穿著粗蔽、草鞋，外表不雅而拒。但是因為前後換了十數名醫師，治療六年餘毫無療效；腹脹愈甚，羸瘦脊立，氣息奄奄。患者失望之餘，抱必死的決心，不顧親人反對，回過頭去邀請某醫來看病。服藥半載，病去大半，一年後痊癒。（和田註：大醫家往往是隱沒而名氣不顯；世人卻常被醫家的光鮮外表與盛名所迷惑，而不顧其是否真才實學。）

　　我當時年幼，無法鑑別良醫與劣醫，也不懂藥劑，但是良醫給我的印象並非穿著光鮮、車馬出入，也非開口五圓、十圓（陳按當時小學教師的月薪約十圓）巨額診察費者，良醫更無須攜帶膠管、金屬、器械等。其穿著平凡，以草鞋徒步，風塵僕僕的一介貧醫。不用儀器而僅以感官診斷，懷者恢復病人健康為己任的胸襟而能治癒難疾。良醫用漢方並非珍珠金箔等貴重奇藥，亦非牛糞馬尿等廢物，而是針對病證的適應漢藥。（和田註：西方哲學家云百種理論皆臣服於一事實。）

　　當時我思考他日如身為醫師，必探究漢方的奧妙。二十一歲我進入某漢方醫家之門而對漢方略有概念。二十二歲（陳按 1893 年）遊學東都時，偶然逛舊書攤間，發現吉益東洞《醫事或問》，購回熟讀多次而直讚真為我師。於是開始鑽研漢醫古方迄今十九年。（和田註：東洞翁英靈雖歷久仍能憤起懦夫之志）。我或涉獵於漢方醫籍，或參考於洋醫書籍。或自居為漢醫門人而開立漢方，或為洋醫學子而用洋法治病。臨床兩相比較長短，方知洋醫未必盡可取，漢方也毋須全部棄除。

　　現今洋醫進步的氣勢威猛不可擋，有發現新病原者、有闡明新藥藥性者。重要文件、電報等相繼地被報導，幾乎令人應接不暇。從表象看起來，洋醫似乎空前勝利而登峰造極。但是洋醫所考量只是物質的病原學，所進步層次不過是分科方面的發展而已。洋醫高論沸沸，治療效果未必卓顯。儘管號稱發達的醫學，卻不能根本治癒疾病，往往只是讓病者徒呼怨聲而已。

　　近藤燕處《仰臥三年》云：「今日洋醫單就論及疾病而已，非但不能探究疾病原因與治療的法則，且不如古人能去透徹生命的本質。洋醫自以為發達登峰

者，畢竟不過只是傳言、人云亦云而已。特別是在治療方面，洋醫進步緩慢委實讓人出乎意料之外。」

煙雨樓主人《噫醫弊》云：「多年刻苦鑽研得來的醫學，臨床實際治癒率卻是甚低，稍有良心的洋醫者當應深思反省。」又云：「原因醫學（陳按洋醫著於找出病毒細菌等病原，再針對病原研發新藥，因而稱為原因醫學）號稱發達卻相反地呈現出低治癒率，其存有治療醫學方面的缺陷。洋醫療效與十年前比較，基本上並無太大差異。洋醫治療仍然是處於黑暗面，其療效進步多少就不用贅言了。」

平出隆軒《東西醫學變遷史稿》云：「現代醫學只有客觀的發展，忽視主觀方面的關聯性。醫學終極目的在於臨床治療，從此觀點來看，現代醫學縱然發達有如白玉之美，其治療上缺陷就是所謂白玉上的瑕疵吧！」

以上諸說即對洋醫治療或流露出不滿、或責其依然仍處於黑暗面、或比喻為白玉上的瑕疵。由此可見針對洋醫治療上的大缺陷明顯呈現出不安。如果除了洋醫以外，另有安全的、完備的醫學卻不容許有絲毫的接觸，而甘願盲從於不完備且存有缺陷的洋醫，那麼天下豈有此理？

扶氏《醫戒》云：「醫學離其完備正確的境界尚遠，應宜參考各種不同的療法，審慎評估其是否適當。又因缺乏正確的標準治療規範，故醫者須各自提出治療見解，完全地根本講明生理機轉與建立治療法則，但求無違反智慮與經驗。」

張仲景《傷寒論・序文》云：「勤求古訓，博採眾方…。」得知不論何方何法，凡有宏大療效而能助於臨床者，均應採納效法。（陳按《傷寒論・序文》非出自仲景）

所謂醫學者，一言以蔽之，治療疾病之學也。（和田註：世間醫師多喜研究醫學道理而忽略臨床治療。）

為求療效確實起見，洋醫分立有基礎醫學、醫化學、黴菌學、診斷學等，更加設有治療醫學。其基礎醫學幾乎已完備，醫化學、黴菌學、診斷學等也近於完備，惟獨欠缺治療醫學之完備。作為所謂進步的醫學，縱然或可建構出他日的治療根基，但就目前而言仍屬空中樓閣。洋醫治療醫學不過徒具有進步之名而已。

洋醫認為數種疾病無特效藥者，行以漢方治療卻屢得佳效。洋醫認為二、三種疾病有特效藥者，行以漢方治療，治癒效果往往更快速。洋醫碰巧治好的驗案卻誇大妄言，則會將小病誤診為大病，如此豈不可悲？甚至一開口即對漢方嘲諷譏笑，簡直讓我輩相當難堪。洋醫雖然有口氣稍為溫和者，但是其攻擊的鋒芒也會日見顯露：

有曰漢方醫學為陳腐醫學。

有曰漢方醫書為荒誕無稽。

有曰草根樹皮不能有療效。

有曰漢方醫學無基礎醫學。

有曰漢方是純粹的對症療法而非原因療法。

有曰漢方離今久遠而不足以治今病。

有曰漢醫家忌談瞑眩的副作用，將此無用的瞑眩苦痛訛作療效。

　　以上諸等妄評幾乎全出自無知者的論述，相反地對於漢醫的發達、漢醫體系的運用與醫理等卻一概不知。爾等只不過人云亦云，有如一犬吠形，萬犬吠聲；不能認清漢方，隨聲附和而已。其舉真是令人感嘆！（和田註：食而不知味也就罷了，未食卻大力議論味道者，實乃出自偏見而不足取。）

　　拙作固然不能盡述詮釋漢方理論，僅錄其大概而已，就此聊以充作回辯世人對漢醫的妄評，並供病人就醫時的正確選擇。至於詳細專門的漢方醫學理論，有待來日諸先進的明示而暫不贅言。毋須萬犬對拙見狂囂猛吠，只要一犬真能指出拙見怪異可疑之處，其吠聲即足以攝人。（和田註：後學將拭目以待此一犬。）

【陳註】：

　　近藤燕處本名近藤長次郎（こんどう　つねじろう 1864～1904），西醫，曾留學歐洲，因患重病自我休息調養並悟出醫道，1903 年撰《仰臥（ぎょうが）三年》述說自己在床調養三年的感想，此引自第 215 頁。2010 年小山文雄、五十子敬子《仰臥の醫師　近藤長次郎　終末期醫療への提言》加以評論。

　　長尾折三（ながお　せつぞう 1866～1936）號藻城（そうじょう），筆名煙雨樓主人，醫師世家。1890 年畢業於第一高等中學校醫學部（今千葉大學醫學部的前身）。1908 年撰《噫醫弊》附〈煙雨樓隨筆〉。評擊醫療教育與醫道不振，言詞率直而造成轟動。第一版 20 天即銷售一空，第二版 1909 年又刊行一千本。現網站可下載原書覆刻本。其嫡孫長尾喜另於 1982 年覆刻此書並加以解說。

　　扶氏為フーフェラント的音譯縮稱，即 Christoph Wilhelm Hufeland （1762～1836），德國醫師，1810 擔任柏林大學教授。醫著甚多，代表著作《Enchiridion Medicum》。1849 年杉田信成卿（1817～1859）節譯為日文，書名譯作《扶氏醫戒》，或簡稱《醫戒》。緒方洪庵（1810～1863）費時 20 年於 1861 年將全書翻譯為三十卷，書名譯作《扶氏經驗遺訓》。緒方洪庵為江戶末期的蘭醫，對日本醫界影響甚大。其翻譯的醫戒十二條，俗稱「扶氏醫戒十二條」。

平出隆軒（ひらで りゅうけん 1866〜？）本名平出謙吉，1887 年畢業於愛知醫學校（今名古屋大學醫學部的前身）。名古屋小兒科名醫，1901 年撰《東西醫學變遷史稿》。書中自云：「我崇拜科學，我是無靈魂論者」。平出隆軒讀《醫界之鐵椎》第一版後，以數萬言反駁和田論點不當。和田亦予以答辯。兩人同是出身西醫背景，對漢醫看法迥異。詳文請參見下篇。

【陳註】：

西醫重於局部機械性的演繹推理，例如高血壓，著於某藥可軟化血管、某藥可擴張血管、某藥可排鈉利尿、某藥可阻斷神經或鈣離子通道，所謂新發明不外力價強效等。西醫要病人終生服用，最高明的醫師不過「能將血壓控制很好」而已。至於服藥衍生心跳遲滯、氣喘、眩暈、性慾減低、代謝變慢、腸胃潰瘍等副作用。或需搭配其他藥物，一病未癒，另病又起。長期服用者或昏沉無力，稍一停藥，血壓就反跳，病人不知所措。尤其病勢朝陰者，醫師只在乎血壓數字表象，不管病人手足寒冷與精神委靡等生活質量低下的副作用。醫師應重視生命本質來宏觀考量病人的病勢，而非呆板於數字的局部思考。又西醫醫理常常昨是今非，今日新發明，或許明天就會被淘汰。和田去逝已百年，醫檢儀器之細密、器械之精良、ECMO 葉克膜體外維生系統、血液透析、心臟支架、甚至是器官移植、試管嬰兒與疫苗等等，令人驚嘆西醫進展與貢獻，然部分疾病與治療思惟仍存有許多盲點，否則醫院不會愈蓋愈大，西藥也毋須愈吃愈多，大型醫院更不會到處人滿為患。西醫既然存有許多盲點而卻完全排斥中醫豈不怪哉？排斥之前請先了解一下中醫的內涵吧！至少中醫師能辨別外感發燒要不要用冰枕、解熱劑等不是根據發燒度數的高低，而是根據其病勢來決定。有低燒 37 度半就用冰枕與寒涼藥者，有高燒 40 度反用溫熱藥者，臨床百試百靈，再現性極高就是科學。如果發燒即一律用冰枕、解熱劑，那任誰都會用藥，試問在醫學院念七年的專業性何在？

金朝張元素（1151〜1234）本名潔古，訛創"藥物歸經"與"臟腑辨證"，大言"運氣不齊，古今異軌，古方新病不相能也。"試問張元素離今 2016 年亦已久遠，其所創九味羌活湯等不也是「古今異軌」而不可用？因為中醫治則在於根據病人的病勢而**調整發病當下的體質**。病勢分屬陰陽，而發病當下病人的體質基本上分有**寒、涼（病勢朝陰），溫、熱（病勢朝陽）四種而已**。兩千多年來發病當下體質分類仍然如此，所以《傷寒論》等湯方至今仍然可用。推得仲景方可治外感亦可治雜病的理由在此。中醫（包括湯方與針灸）沒有五行學說，中醫診療與運氣、易學皆無關聯。2008/7《傷寒卒病論台灣本》筆者言仲景序文並非出自仲景，而係後人託作。2010/3 台北市中醫師公會《中醫藥論叢》〈仲景序文應係後人託作於孫思邈之後、王冰之前〉筆者補充為 683〜761 年後人所託作。今再修正為：後人託作仲景序文而晚於宋哲宗（名趙傭，在位 1085〜1100）屬入康平本與宋本。因為康平本序文有避諱庸字而空格，故仲景序文於 1101 年後屬入康平本，又於 1181 年後屬入宋本。參見筆者醫論：〈正証證症四字的音義研究〉

（上篇）01. 漢醫與洋醫的區別

我輩學習東方或西方的事物。學習過去或現在的事物，乃至於將來的事物。因為真理無古今之分，更無東方與西方之別。如果存有漢醫與洋醫差異的想法，那是尚未洞察出醫學的真理所致。今稍回溯醫史而列舉漢醫與洋醫相似處如下：

西元前四百年時，有現代醫學之父尊稱的 Hippocrates（陳按中文譯作希波克拉底，約西元前460～375年，希臘第一位胸外科醫師，被尊為醫學之父，其所著〈醫師之誓詞〉現仍流用。）以慧眼啟開人體生命之觀察，以實驗為治病的基礎，著有《流行病論》。當時盛行主以複雜組成的煎劑、蜂蜜煎劑，並施以大量峻烈的吐下誘導劑，另有放血療法等。（和田註：此時爾等處置頗為符合我漢醫古醫方。）

西元前三百年時，Aristotle（陳按譯作亞里斯多德，西元前384～32)繼承興起，其與Herophilos（陳按譯作希羅費羅斯，西元前344～280。）兩人共同從事人體解剖。爾等認為吐下誘導劑過於激劇，禁用峻瀉而代以輕量吐劑與灌腸劑。排斥複雜組成的湯方，改用較單純的藥劑。相反地，此時希臘醫師Serapion of Alexandria（陳按西元前200～150。）等仍遵守古聖賢的遺法，創立所謂的經驗學派。經驗學派以觀察疾病的顯象來作為症狀之研究，主張疾病與診療經驗一致者即施予同法。其所採用的藥劑也包括動物的臟腑、血肉等；基本上其醫旨與古漢方醫學雷同。

第二世紀時，有羅馬醫聖之稱的 Asklepiades（陳按譯作阿斯克萊皮亞德斯，英文稱為Asclepiades of Bithynia。西元前40年去世，故應更正活動於西元前一世紀）創按摩療法與沐浴療法等。排除吐下藥劑，改以吸角法、放血法等。

第三世紀時，希臘國王御醫、有當代醫學泰斗之稱的 Galen（陳按譯作蓋倫，約123～199，故應更正為第二世紀，主張最佳的醫師即為哲學家。）致力於解剖醫學而奠定下基礎。Galen 著重於「溫保」來治療熱性病，舉凡居室、飲食、藥餌等全以溫暖為主而可減緩病情（陳按除溫病與陽明病之外，外感熱病採取溫保法基本上是符合仲景之學，現代醫院針對發燒病人一律給予解熱劑、一律用冰枕外敷、住冷氣房等是錯誤的。蓋倫一律用溫保也是錯誤的）。

第十五世紀時，Paracelsus（陳按譯作帕拉塞爾蘇斯，1493～1541，瑞士籍醫師與煉丹師，文藝復興時期最激進的醫學革命者。排斥蓋倫所設教條與權威，主張回歸傳統，強調親身觀察與人類身心自癒力，重視天然藥物，並將化學與藥學引入臨床治療。）視人體為小宇宙，將大宇宙之諸現象應用於詮釋人體之生理現象（陳按此與《內經》天人合一的思想類似）。

第十八世紀時，John Brown（陳按譯作約翰·布朗，1735～1788 蘇格蘭醫師，撰有《醫學的諸要因》。主張疾病是由外部刺激太過與不足所致。）提出病症分為虛實兩種，刺激過度者屬實，應施予陰性劑（下劑、瀉血劑、清淡飲食）治療。刺激不足者屬虛，應施予

陽性劑（興奮劑、滋養食物）治療。其主以多味複雜湯方來強化藥力。（和田註：但是其所謂疾病的虛實異於漢方之虛實。）

　　華夏醫學則約啟蒙於西元前六百年的周朝，醫師已分有疾醫、食醫、獸醫、瘍醫四種。疾醫者即為古醫方的淵源，可說是真正漢醫方的胚胎。瘍醫者專門從事於膿瘍潰腫之疾。食醫者飲食釀製等的調查考定。獸醫者主治六畜之疾。所謂疾醫者即以古醫方而行汗、吐、下三法。醫緩、醫和、長桑君、扁鵲等名醫輩出。僅散見於傳記，並無方書流傳後世；故爾等診療與驗案的詳情不得而知。但知爾等用複雜湯方外，另以放血、燒（溫）針、熨蒸、灌腸等療法來攻擊消滅病邪。

　　第三世紀初，張仲景著《傷寒論》十六卷（陳按“《傷寒雜病論》十六卷”是宋臣林億竄衍。依據日本仁和寺《小品方‧卷一》仲景書最早舊名為：**《張仲景辨傷寒并方》**九卷），後世冠以醫聖的尊號，《傷寒雜病論》（陳按應作《張仲景辨傷寒并方》）為湯方醫書的鼻祖，其或是周朝遺方所輯錄，其治法論述相當完整。我邦所謂古方學派，即宗以仲景祖述為主，我也是遵從仲景而方能洞曉真正的漢醫精髓。（和田註：張仲景其人考證不詳，姑且暫從舊說。）

　　第五世紀末至第八世紀之間，晉朝葛洪（陳按 281～341，撰《肘後方》、《抱朴子》，應屬第四世紀）、齊朝陶弘景（陳按 456～536，撰《本草集注》、《養性延命錄》，應屬第六世紀）、唐朝孫思邈（陳按 581～682，撰《千金要方》、《千金翼方》，應屬第七世紀）、王燾（陳按 670～755，撰《外臺秘要》，應屬第八世紀）等醫家相繼輩出。但是爾等用藥卻多傾向於滋養強壯，另輔以修練長壽之術以養身為目的。藥物有效成份（陳按指其罕用麻桂石膏硝黃等峻藥來治療）不足，由是漢醫湯方攻邪的力道大減。

　　第十至第十二世紀之間，宋朝金元時期，劉河間（完素）、張元素（潔古）、張從正（子和）、李杲（東垣）、朱震亨（丹溪）、等醫家相繼輩出。但是爾等排斥古醫方，另各自創立新論述。或曰滋陰降火、或曰補益脾胃、或曰陽常有餘而陰常不足等；宗於此說者，我邦稱之為後世學派。爾等湯方組成相當複雜，少者十數味，多者二、三十味藥物，多流行於溫補陰陽之法，完全疏於攻擊邪氣的力道。（和田註：河間、東垣、丹溪號稱金元醫家三傑，然而實為漢醫界之毒。）

　　第十六世紀末至第十七世紀之間，日本開始復興古醫方。後藤艮山、山脇東洋、吉益東洞等醫傑輩出，仲景方再度被弘揚。爾等稱為古方學派，以區隔宗於唐宋金元醫家的後世學派。另由多紀藍溪（陳按即多紀元德 1731～1801，多紀元簡的父親）、多紀桂山（陳按即多紀元簡或稱丹波元簡 1755～1810，多紀元堅與多紀元胤為其兒子）等創考證學派，折衷於古方與後世學派之間。折衷學派者企求中正之道，但反而陷入形式醫學。爾等不考究疾病原因與病體變化等醫學新知識。折衷派既與洋醫相背馳，又不能詮釋發揮仲景古聖遺法。將不免淪於滅亡之邊緣，此結果並非全歸咎於時運。

從東西醫學發展的歷史變遷來看，兩者頗為類似，不易分辨差異。但今日所謂洋方醫學設施的觀點已與真正漢醫的主張相去甚遠，暫說兩者的區別如下：

漢洋藥物的差異：

1.藥物原料不分漢洋或古今，總為動物、植物、礦物三種。漢醫多以草根樹皮，即採用植物性藥物為主；佐以礦物及動物性藥物來調配其性。洋醫則使用金石水土甚多，即除植物性藥物外，多與礦物性藥物伍用。洋醫除少數特殊疾病外，基本上不用動物性藥物（陳按今西藥多係化學合成，非為礦物更非植物或動物）。今以比例說明：

漢醫--植物 70%　礦物 20%　動物 10%

洋醫--植物 60%　礦物 40%　動物 0%

2.漢醫依據脈診、腹診等診斷證候（陳按原文訛作病症），洋醫依聽診、扣診（陳按扣診法是奧地利醫師Leopold Auenbrugger 1722～1809 發明，他觀察酒保以敲酒桶的回聲即能判斷桶中殘酒之靈感而發明扣診法，此法對胸腔疾病及肋膜積水的診斷等貢獻甚大）與顯微分析等來診斷病症。漢醫為多味藥物協力配合，講究整體湯方的療效；洋醫則著於單味藥物的主治成分。

　　洋醫隨伴者科學發達而突飛猛進，其醫理是基於科學上而建立，現今理化學、醫療器械等最為進步，造成洋醫外科學專長於前，其理論方法遠非從事漢醫者所能想像。漢方醫學則淵源於東洋的哲理思惟，重在臨床驗案之論述而缺乏科學性。漢醫醫理是綜合性、機能性。西醫醫理是機械性、局部差異性。漢醫雖擅長於內科療效，但是其缺乏一定的準繩，須佐以科學說明，否則無法察覺微觀上的錯誤。（陳按以科學儀器等發展中醫是許多前輩的理想，但是中醫是以感官診斷，中藥湯方是依發病當下體質來辨證，皆非儀器所能取代。解剖再如何微細，對中醫開方助益不大，以致中醫學解剖學不發達。）

　　洋醫重在病理解剖與病原學等之研究，著於機械性、差別性的局部觀察。現今洋方醫學仿如腦病患者，四肢五臟雖然健全而缺乏精神的統一。漢醫不詳於生理、解剖、病理與病原學等之研究，只著於經驗的綜合機能觀察。漢方醫學仿如殘障病人，精神思惟雖然正常而四肢五官或臟器已缺其一、二。

洋醫的理論縱然貫通細部地說明清楚，但其內科的治療效果不佳。漢醫的理論說明雖然支離破碎，但其內科療效頗令人滿意而遠勝過洋醫。科學理論與臨床經驗相去甚遠，兩者往往不能契合，故洋醫與漢醫皆無法盡善盡美（陳按診療並非依據科學就可以全部涵蓋）。綜合上述，我認為醫理系統說明之完備者莫如洋醫，方劑的精緻周到者莫如漢醫；故我臨床診斷常藉以洋醫理論，而主以漢醫湯方治療。（和田註：本章略述自古洋方與漢方醫說曾相類似，而漢醫僅舉列治法的沿革興廢；現在一般皆認為漢方醫說需改變為與洋方相類似。）

【陳註】：

　　Aelius Galenus或 Claudius Galenus（譯為蓋倫，129～200 年），其為古希臘的醫學家及哲學家，出生於土耳其，死於義大地。蓋倫主張放血療法等，曾經當過羅馬皇帝 Marcus Aurelius 的御醫，他的醫學理論盛行於歐洲千餘年。直到解剖醫學家 Andreas Vesalius（譯為安德雷亞斯・維薩里，1514～1564 年）編寫《人體的構造》之前，歐洲醫界都接受蓋倫的理論。安德雷亞斯・維薩里則被認為是近代人體解剖學的創始人。

（上篇）02. 漢醫方並非陳腐的醫學

　　今人動口嘲笑漢醫為陳腐的醫學。我認為如果從歲月年代來論斷，漢醫已歷兩千年的歷史，當然是屬於陳年。但是就其實質內涵而言，漢醫含有洋醫所缺乏的思惟（陳按整體的證候診斷與陰陽病勢），推得相較於洋醫則漢醫顯得更為進步、更為創新；真可說是「不腐」。簡言之，漢醫陳而不腐，老而不朽。（和田註：漢醫僅是年代陳腐而已，療效之事實卻是嶄新的。）依據醫學發展的歷史可分為六期：

第一期：巫祝時代

　　巫師藉由祝禱咒語等為病人祈福避邪以求健康。

第二期：單味藥時代

　　發現藥物能治病，但是僅知道某一藥能治某一種病而已。

第三期：成方時代

　　了解不同藥物間具有相助、相殺的藥性作用，藉其相合、相反的藥性而組織成某特定的湯方。

第四期：究理時代

　　漢醫依據陰陽五行臆說欲圖以說明病理、收其藥效。又稱陰陽五行臆說的時代。究理時代導致真正漢醫方的仲景之學就此停頓，直到吉益東洞（1702～1773）先生力揚古醫道為止；居間的漢醫完全盛行於後世學派。此究理時代所謂陰陽五行之理不過是純屬推測的玄空臆語。假設當初漢醫不是依附陰陽五行的空語，而是依據今日所謂的科學來發展；今日漢醫的進步當更為確實、更為顯著。今日漢醫必不會淪落到如此的頹廢衰敗，遭世人任意冷嘲熱諷而幾無立錐之地。

第五期：發現病原體的時代

　　漢醫沉迷於陰陽五行的空語之際，相反地洋醫一步步地努力發展科學。洋醫盡全力闡明生理解剖、病原、病理、病理解剖等學理；現今已達到所謂發現病原體的時代。如果洋醫百尺竿頭、更進一步地達到剿滅病原體的療效，洋醫即進入第六期的剿滅病原體的時代。（和田註：剿滅病原體的時代即為醫界的黃金時代）

第六期：剿滅病原體的時代

　　洋醫欲圖將所發現的病原體一舉殲滅，以增進人類福祉，完成剿滅病原體的目的。此為醫界進步的終極目標，值得醫界歌功頌德的黃金時代。

　　洋醫進步到發現病原體的時代，但是漢醫自第四期以後即已不再進步。相對於洋醫之快速發展，漢醫真的是一大頓挫。漢醫與洋醫發展兩相比較，漢醫落後的差距非常懸殊。但是洋醫療效的功績多侷限於外科手術方面，洋醫純內科的臨床療效卻委實乏善可陳。何以致此？我將試加以說明如下：

　　華夏先民當初發現漢藥時，是以單味藥物作為主治。漢方一路走來而能治療萬病，只要對照歷史即可明白。漢方歷經數十世紀的研究，瞭解單味藥物的藥效較弱，透徹力淺薄（和田註：單味劑的療效遠不如複方）。但是如併聯多種藥物時則有副作用的顧忌，恐其危害到人體。而後研究出藥物與藥物間有相助、相殺的作用。以相助之性來增強藥效，加深透徹力；以相殺之性來減低副作用。經此相助、相殺之調配而創出湯方。得知古聖遺方是歷經無數次臨床實驗的心血結晶，今日用於臨床方能療效卓越；故漢方療效遠非洋方諸劑所能比擬。詳見下章。

　　然而漢醫湯方源自先賢的臨床經驗，並非藉由醫理推演而得；故我們很難說明其組方的理由。或許先賢組方有其明確的理由而加以斟酌鹽梅（陳按鹽梅者，調之以味。出自《左傳》：「水火醯醢鹽梅，以烹魚肉，宰夫和之，濟之以味，君子食之，以平其心」，但是我輩學淺而無法體會融通。

　　漢方療效奧妙雖然凌駕於洋藥諸藥之上甚多，但是漢方並無一定的規矩準繩可循，研究的方法亦從缺。方書條文所舉列諸症的意旨模糊，常令人難以捉摸。又藥物搭配之法不夠明確，甚至有所謂禁秘不宣，必須以面喻、口授的方式方能承其真傳；外人常不得其門而入。例如扁鵲救治虢國太子之尸厥、文摯（陳按文摯為戰國時期的宋國名醫）救治齊王之怪疾（陳按指齊閔王罹患憂鬱症）…等，爾等奇蹟式的醫療水準，令人懷疑是否為凡間醫師所能達到的技術水平。以致即使有真意潛心研究漢醫、慕名求師者，往往終生不得其奧妙，最後不免淪為俗醫（和田註：名醫與俗醫差距甚大）。況且中世紀以降，後世派獨大而蔚為主流。醫學之道幾乎淪亡。有門外漢假藉父祖名義行醫者，有失業而轉行業醫者…等。於是漢醫一蹶不振，無法與猛進的洋醫相提並論。爾等非漢醫之罪，罪應在操弄漢醫的人身上。

仲景方令人敬畏而萬古永存，其配方組成與主治等理論不明之處，我欲將全部就教於天下賢者。洋方諸劑只偏信舊世紀之著於一味主藥的療效。漢醫方則需洞察證候（即固有證，又稱為定證）的變化。洋醫方不考慮陰陽、虛實、表裏內外等病勢如何，一切以體溫計與理化學的數值之所見作為標準，其係屬淺薄平俗的「對症療法」。漢醫則強調湯方中諸藥的綜合藥力，徹底考量其病勢；除針對正面症狀外，兼及顧慮變症、併發症等能一併治癒的治法。從任何事皆需做到完美的角度來看，洋醫與漢醫兩相比較即足以看穿何者較為發達、何者較為合理？

漢醫湯方組成、運用、主治等理論如果能以新進科學賦予詮釋說明，其嶄新奇拔之勢必足以令天下驚倒而有餘。如此漢方醫術又何會冠上陳腐醫學的稱呼？

可惜漢方的使用方法為了盡其藥效，故在儲藏、取用等甚為不便；煎煮藥材的程序也頗繁雜（和田註：煎劑湯方使用不方便為漢方的缺點）。然而生命誠為貴重，為了早日脫離病痛，續保身體健康起見，爾等不方便還是值得承擔。又一般藥材使用量極大，範圍也極為廣泛，但盼有識者能發明一簡易的漢方煎煮法。

（上篇）03. 漢方醫書多為無稽之談

漢方醫籍荒誕無稽者確是甚多，這是因為作者本身醫學素養不足所致。南北朝、唐朝以後，疾醫之道漸衰，陰陽五行臆說盛行，宋朝更達於高峰。其論述著於五行、五味等配屬臟腑作為準則，並以五行相生相克的推演來判斷藥物是否適合之理；卻不去論述疾病是否能予治癒。甚將五行學說之推演作為一切事務的理則，然而又全無說明。導致後世醫者墮入五行學說之眩惑；自纏手腳而困縛於此臆說中，世間卻無一人能跳出此眩惑。漢醫病理的根本即為如此，更遑論人體的解剖關係。（和田註：丹水子（陳按名古屋玄醫 1628～1996 晚年號丹水子）、後藤艮山（1659～1733）儘管被視為古方派的先驅，但是並未完全脫離陰陽五行學說，吉益東洞先生之前惟有永田德本（1513～1630）才是真正的古方醫家。）

漢醫病理不明，以致肺癰（格魯布性肺炎）（陳按 croup的音譯，哮吼，參見331頁）、肺壞疽、肺膿瘍（陳按即肺癰）與肺結核等病相混淆。無法辨清膈噎（胃癌）、食道狹窄、與幽門阻塞等病。疝氣（下腹部神經痛）與腸炎、腸加答兒（陳按參見醫論）、坐骨神經痛以及下腹痛、大腿痛、腰痛等病合稱而渾然不知其間的差別。

後世醫書之中更有令人啼笑皆非者，試舉二例說明：龐安常論述「子癇」的病理治法，其言係胎兒出胞時，胎兒手掌誤抓執母親的腸胃所致。故須隔腹壁針刺胎兒的合谷穴，胎兒手部受針刺激、鬆手而子癇自癒。試問胎胞位於子宮，其與腸胃並不相通，何來胎兒手掌誤抓執母親的腸胃？又《婦人良方》催生丹，方後言服一丸，即得產。出產如得男嬰，則該丸執於男嬰的左手掌中。出產如得女嬰，則該丸執於女嬰的右手掌中。試問丸藥未經消化吸收，藥效怎可能會發揮作用？又子宮與胃腸並無直接聯絡，該丸藥如何由胃腸進入子宮？又如何由男女胎兒的左右手去抓住丸藥？爾等後世醫書真是令人捧腹大笑。另有以處女的經水煎煉藥材即有補攝男子性能力者、服用燒褌散（陳按《傷寒論》該條應係後人羼衍）可避免病疾再發者等、肝居左側而脾居右側位置者？又言腎臟有兩，一主腎、一主命門，為水火之臟，含男性精液泉源者…？漢醫醫書荒誕無稽之多，真是令人不勝枚舉。

　　上述錯誤影響尚淺，最大遺害為金朝張元素提出：「運氣不齊、古今異軌、古方新病不相得」等謬論。其謬論一經流傳，深入醫者心中而毫不懷疑（和田註：張氏此言既出，深深毒害後世醫家）。導致後世醫家不窮於辨識疾病，反而熱衷於藥物的畸形現象。八百多年來，此荒謬誤導華夏與我邦漢醫的發展方向，以致漢醫真正精髓被埋沒。直到我邦德川中期的吉益東洞等醫傑異軍突起，大刀闊斧地斬除荊棘、破除其謬論，提倡重視古方醫書。仲景《傷寒論》等薪傳幸賴於傳承。古方耀眼燦爛，除在解剖學上有些錯誤外，其醫理絕無荒誕之處。相反的，荒誕無稽者皆屬後世醫書。

　　醫書無稽之談者不惟限於漢醫。當解剖學、病原學、病理學尚未闡明之前，洋醫醫學荒誕者也不例外。洋醫生殖醫學曾謂右側睪丸流出的精液輸送到右側子宮者則生男嬰、左側睪丸流出的精液輸送到左側子宮者則生女嬰…其說與漢醫雷同，差別在男左女右而已。從洋醫發展史得知 Aristotle（陳按亞里斯多德）認為心臟掌管所有的精神作用，為支配感覺之總司。此說與《素問·靈蘭秘典論》：「心者，君主之官也，神明出焉。」豈不相似？又阿拉伯醫學曾以尿液及星辰來占卜人生的命運，亦為荒誕之舉。

　　上述洋醫謬見尚不至於害人，Galen（陳按即蓋倫，將亞理斯多德所認為心臟為感覺總司改正為大腦）對熱性病患一律採取溫保療法則貽禍不少。但是洋醫目前依體溫計為標準，舉凡發燒病人一律用冷卻療法，其禍害更甚於 Galen 的溫保療法。

　　總之荒誕迷信之類者不勝枚舉，古今中外皆然。再說，即使是今日在社會未盡成熟之際，作為文化的內涵，多少仍有荒誕迷信之處。又何必去過度苛責古代醫書之非呢？我輩今日苛責他人荒誕迷信，說不定自己的論述也是屬於荒誕呢！真正忠於學術本份者，應刪除古書不宜之處，取其臨床有效的驗案來濟世，發揚治療醫學的範圍以活人。

〈和田附記〉：

所謂「疾醫」是根據疾病之實際症狀而治療的醫師。「陰陽醫」則是以陰陽五行術數來推算病理而治療的醫師。"運氣之說"乃是天地間五運六氣的運轉變化，依照年月日的運氣差異，推算出人體致病之由；其基本上屬於陰陽五行的範圍；非關疾醫之事。（陳按此處陰陽是指天地的陰陽與易學術數的陰陽。不含仲景的三陰三陽。）世人認為洋方醫術專於原因療法，這也是一種迷信，又何以責人不責己呢？

【陳註】：

croup性肺炎日文外來語漢字譯作格魯布性肺炎；和田語譯作肺癰，意指肺機能不全，台灣稱哮吼。其屬上呼吸道阻塞的疾病，病毒感染到聲門下方而發炎與水腫，多呈現聲音沙啞、狗吠咳嗽聲、喉嚨中似卡有異物感，吸氣時伴隨有喘鳴聲（stridor）；嚴重者甚至完全失聲。而氣喘則多屬細支氣管發炎，呼氣時會伴隨有喘鳴聲（wheezing），參見 331 頁。

《金匱要略·第七》
◎肺癰，喘不得臥，葶藶大棗瀉肺湯主之。按條文 **"肺癰"** 應更正作「**肺癰**」。
《金匱要略·第十二》
◎支飲不得息，葶藶大棗瀉肺湯主之。
◎欬逆倚息，氣短不得臥，其形如腫，謂之支飲。
◎支飲亦喘，不得臥，加短氣，其脈平也。

按「支」字為部位名稱，指心下凹處兩側分歧、沿第 12 對肋骨下的空處。支字為分支、分歧之意。支處有水飲則邪氣逆上而喘，吸氣時伴隨有喘鳴聲，導致無法平躺。《諸病源候論·卷十四》：呷嗽候：呷嗽者，猶是欬嗽也。其胸膈淡飲多者，嗽則氣動於淡，上搏喉咽之間，淡氣相擊，呼呷有聲，謂之呷嗽。其與欬嗽大體雖同，至於投藥，則應加消淡破飲之物，以此為異耳。按其 4「淡」字後世誤作 "痰" 字，應予更正。「淡」字為水波微動貌，台北淡水河即為此意。「呷」字吸飲之意，河洛語十五音法標作：甘四喜。讀音擬如「合」字音：甘八喜。又肺癰者喘鳴（水邪）不得臥，肺癰者吐膿（血）。因為癰、癰 2 字形雷同而混淆。請參見筆者醫論：〈葶藶大棗瀉肺湯治肺癰、桔梗白散治肺癰、桔梗湯治咽痛〉

肺部受到化膿菌感染，發炎而形成膿瘍空洞者稱肺膿瘍（Lung abscess）。肺膿瘍再受到食物腐敗菌感染，形成惡臭痰者稱肺壞疽（Lung gangrene）。肺膿瘍與肺壞疽不易區辨，或合稱肺化膿症（Suppurative lung disease）；同屬中醫肺癰的範圍。

龐安時（1042～1099）字安常。著有《傷寒總病論》、《難經辨》等。和田所述係引自《宋史·列傳第二百二十一》：「嘗詣舒之桐城，有民家婦孕將產，七日

而子不下，百術無所效。安時之弟子李百全適在傍舍，邀安時往視之。纔見，即連呼不死，令其家人以湯溫其腰腹，自為上下捫摩。孕者覺腸胃微痛，呻吟間生一男子。其家驚喜，而不知所以然。安時曰：『兒已出胞，而一手誤執母腸不復能脫，故非符藥所能為。吾隔腹捫兒手所在，鍼其虎口，既痛即縮手，所以遽生，無他術也。』取兒視之，右手虎口鍼痕存焉。其妙如此。」《婦人大全良方》1237年南宋陳自明撰。和田所述係引自第一九九章：「催生方論五行論命，以年月日時，干支五行相生相值，以推其貴賤，其間最切要者時也，得其時則終身富貴，失其時則一世貧賤，然則命稟於有佳之初，豈可催乎？…又方，通明乳香一塊，如棗子大，為末，腰痛時，用冷水醋少許調服，扶立，令兩手拿石燕二個，念醫靈藥聖三遍，行數步，坐草便生，更無痛楚，神效…又方，大硃砂於端午日曬挹，以百日為度，研為細末，用臘月免腦髓丸，絲豆大欲產時，粥飲下一丸，良久便生，其藥男左女右，手中握出，曬硃砂，不得看雨。」

五行與藏象等類比還深入社會文化，至今未衰。例如黑骨雞因色黑，就被訛為補腎而價較昂。如此 "黑豆入腎、黃豆入脾、紅豆入心、白豆入肺、綠豆入肝" 豈不成立？五行藏象等類比用於八字、命理、卜卦、堪輿風水等筆者沒有意見，但是絕對不能用於醫學。爾近有中醫師撰《算病》一書，雖曰學術自由，但是將臨床診斷寄託在生辰八字之中，離醫道遠矣，筆者不與其同流。同一病人在同一月份內先後罹患兩次外感，用藥上可能寒熱有別。這是依據發病當下病人體質、病勢陰陽的變化來判斷用藥之寒熱。然而該病人的生辰八字卻是固定不變的。

劉完素為河間派祖師，1152 年撰《素問玄機原病式》，其在《素問・至真要大論》病機十九條的基礎上（按此篇出自王冰羼衍，非為屬《素問》舊文。）整理分析，歸納為五運主病（肝木、心火、脾土、肺金、腎水）與六氣主病（風、熱、濕、火、燥、寒）。總綱由 176 字擴充為 277 字。按「病機」為服藥後病情的變化機轉，例如服用五苓散之後病人小便增多，乃為病癒之機。故爾等所論 "病機" 實為「病因」之訛。其將五運配屬五臟、六氣配屬經絡，以 "臟腑辨證" 宗五行生克補瀉之法。然而六條經絡的針灸療法與湯方療法是兩回事。經絡病應行以針灸而非關湯方。太陽病需主以湯方，足太陽膀胱脈之疾病則需主以針灸。傷寒大師劉渡舟教授訛將湯方與針灸混為一談，誤導後輩甚深。病機十九條：諸濕腫滿，皆屬於脾。又云：諸痙項強，皆屬於濕。五運與六氣皆有濕，矛盾。又六氣缺乏燥邪，卻另雜有諸厥固泄、諸痿喘嘔、諸躁狂越、諸痛癢瘡、諸痙項強、諸嘔吐酸暴注下迫…等內因病狀，矛盾。又五運與六氣皆有火，矛盾。其五運除五臟外另夾雜有上、下、火、熱、濕、風，矛盾。《素問・陰陽應象大論》：「天有四時五行，以生長收藏，以生寒暑燥濕風。人有五藏，化五氣，以生喜怒悲憂恐。」此為五臟（五運）對五氣，其與五運對六氣者矛盾。又同為風邪（或寒邪等）有得病者，有不得病者。爾等矛盾顯見運氣學說問題重重而不能成立。

仲景之寒乃正氣不敵邪氣之相對寒，而非外淫的絕對寒；冰天雪地固然會凍僵、凍斃，但其病理異於仲景的傷寒。仲景之風乃正氣不敵邪氣之相對風，而非外淫的絕對風；颱風、颶風、龍捲風固然傷害軀體，但其病理異於仲景的中風。桂林本《傷寒論》不明此點，另私訛寒病脈證并治、傷風脈證并治、傷燥脈證并治…等篇及湯方屬入仲景六病中，混淆兩種定義，自露馬腳，其明顯為後人竄衍的偽書。河間派主張寒涼降火，著於苦寒攻伐之劑，俗稱寒涼派。例如防風通聖散即出劉完素《素問宣明論方》。按“臟腑辨證”不成立，中醫亦無五行學說。

張元素為易水派祖師，27 歲試經義進士時，因違犯廟諱而落榜，遂棄仕從醫，自學苦修。（據云曾向當時已是名醫的劉完素拜師被拒。某次劉完素患傷寒多日，頭痛脈緊，嘔逆不食，自治不效。張元素前往診候，用藥一劑而癒，張元素由此聲名大噪。）張元素 1186 年撰《珍珠囊》訛將藥性歸屬經絡與臟腑，禍害甚大。江昂 1694 年在其基礎上撰《本草備要》。按經絡前提乃為針灸而設，非關湯藥。“藥物歸經”前提錯誤，不符現代消化生理，嚴重地誤導後輩。或強云係藥物之藥氣歸入“氣化的臟腑”。按中醫臟腑為實質的臟腑，講玄虛之“氣化的臟腑”，就如同在肝臟找魂氣、心臟找神氣般地荒謬。**中醫診脈寸關尺以分候臟腑之氣也是同樣地荒謬。**劉完素運氣說宗於《內經》。張元素：「運氣不齊、古今異軌」就是在否定劉氏運氣說。（或報其前隙之仇）。但「古方新病不相得」否定仲景古方之不可用，非也。否則門人李杲創補中益氣湯等距今亦已八、九百年，是否亦應屬「古方新病不相得」而不可用？易水派強調以溫熱藥扶養胃氣，其思惟多少在與河間派的寒涼降火打對台。

今日流行的所謂火神派者亦屬溫保法，凡病皆用大量用乾薑、附子、桂枝或肉桂等燥熱藥。爾等不知病勢朝陰（陽虛）者固然可用燥熱藥，然而筆者薑附桂每日用量基本上皆不過科中 2 克，療效滿意；附子何必大量用到 60 克？但如病勢朝陽（陰虛）者，主以薑附桂則必誤人害人。據香港大學中醫學院本科生寨王潮統計盧崇漢《扶陽講記》全年處方薑附桂三藥全用者的比例高達 96.8%。火神派老中醫李可曾云：「從未見過一例純陰虛患者。」按如此中醫臨床辨證有何困難？中醫師也毋須專業，任憑外行人閉者眼睛一律開出燥熱藥，療效即可高達96.8%？承氣湯證、茵陳蒿湯證病人則屬病勢朝陽（陰虛）者，臨床常見，不知李可前輩為何從未見過？中醫理論只有陰陽而無五行，中醫師的角色在於方證相對與辨別陰陽病勢。又今日仍有宗於劉完素苦寒降火而專行苦寒攻伐之劑，亦非也。爾等或仿造吉益東洞攻邪之法，但是吉益東洞雖云萬病一毒而峻攻邪氣，然而其有熱攻與寒攻之分。

　　人類雖已死於地下，仍夢想陰間仿如人類活動的世界。其軀體雖死，猶希望能發揮改進人類平素慣有的精神力（陳按多見於墓碑或骨灰罈刻字之遺願，墳墓風水同此），圖謀子孫繁茂千秋、福祿孝賢永傳。宇宙之間萬物皆同此，各個汲汲營營其慾，意圖而無滿足之日，雖死不改其目標。所以從植物界的角度來看，希望全世界皆化為植物而後方能稱心。又從礦物界的角度來看，希望全世界皆化為礦物而後稱心（和田註：石偶人曰如有機會但盼世界盡為石化，木偶人曰如有機會但盼世界盡為木化）。不論是否有無生命力，不論有機體或是無機物，甚至是一些雜物，即使是一粒微塵，皆各有朝向平素慣有之性而汲汲努力進行不已。此稱為萬物的「自然性」。

　　世人皆知水蛭、虻蟲有吸血之性，古人配作藥物藉以疏滌瘀血。稱為下瘀血湯（陳按下瘀血湯組成：大黃三兩、桃仁二十枚、蟅蟲熬，去足，二十枚。左三味，末之，煉蜜，和為四丸，以酒一升，煎一丸，取八合，頓服之。按其組成並無水蛭），其能下瘀血，每每用之即能明瞭其特效。附帶用於急性化膿炎症，能提早化膿、加速破潰而促使排膿。即水蛭、虻蟲死屍猶能發揮生前吸血的「自然性」（陳按抵當湯組成：水蛭三十個熬、虻蟲三十個熬去頭、大黃三兩去皮破六片、桃仁二十個去皮尖。按或因下瘀血湯湯名之故，否則和田應舉抵當湯才對）。又眾人皆知番木鱉能毒死諸種動物，特別是對老鼠、犬隻之毒性尤強。古人取其配作藥物藉以治療犬毒病、鼠毒病。我未有以番木鱉治療狂犬病的經驗，故其療效雖不敢盡信。但我曾以番木鱉治癒鼠毒病至少已有五、六例的驗案，其療效確極為靈驗。這也是其朝向平素慣性進行（自然性）的證明。古人又有所謂的「餐玉法」，號稱為長生不老之術。即經年長期服用玉屑，以圖長生不死。李時珍曰：「世間謂玉屑為長生不老之神藥，但玉亦未必能使生者不死，惟使死者不朽爾…有人臨死服玉屑五斤，死經三年，其色不變。古來發塚，見屍如生者（不放屍臭）…。」此說雖不可盡信，恐亦屬自然性之理。近時有報導銀中毒者全身呈現銀白色，皮下有銀樣的光澤，是無機物欲使他體化為與己同物的徵兆。

　　此外，例如以青蒿煎汁治療海鼠中毒、蛇滅門草（陳按俗稱望江南）治療腹蛇毒、蛞蝓唾液治療蜈蚣咬傷之毒…等來觀察，皆為藥物與病毒的相互作用。此相互作用不會因業經人體服食入體內而減低其原來的效力。推得被稱作藥物者，即能利用其偏有的特性。病毒會變異生理機能而具有偏差正常作用的傾向。藥物則能矯正病毒的變異傾向，此即所謂以毒去毒的作用。藥物依來源種類可區分為三類：

一為動物性藥物，取動物全部或一部分入藥。
二為植物性藥物，取植物全部或一部分入藥。
三為礦物性藥物，即或採取礦物體以供藥用。

各種動、植、礦物皆有其特性。又各種動、植物或因部位不同而藥性大有差別。古人依藥物的寒熱、溫涼、陽浮、陰沉的藥性氣味而入藥；我們雖不敢完全盲從接受。但是例如動物活動而具有飛翔、馳驅之性；植物靜寂而具有上昇、深達之性；礦物磊塊而具有轉落、沒入之性。爾等則皆伴隨藥物自然的特性。

　　推得動物性藥物性溫而濃，具有黏性，其作用能興奮、陽浮，能直接補給人體所需的動物性物質。故動物性藥物能使病毒之沉伏未發者振起、升騰，兼有補養動物性成分不足的療效。礦物性藥物性冷而淡，無黏性，具有沉降、鎮靜的作用，能直接補給人體所需的礦物質。故礦物性藥物能促使病毒亢盛過發者沉降、收斂，兼有補給礦物質成分不足的療效。植物性藥物則居於動物性與礦物性藥物之間，其作用較為中性、溫和，不偏差發揚，也不偏差沉伏。故植物性藥物最宜於攻伐"一般稍為中性"發展的疾病，兼有補給人體植物性物質缺乏的療效。

　　病毒高揚或沉伏是深受飲食、生活型態、氣候、習慣等的變化所影響。然而疾病發展大部分屬於"一般稍為中性"，疾病沉伏（陰性）與高揚（陽性）者不過十之一、二。（沉降作用為鎮靜類藥效，陽浮作用為興奮類藥效，兩類藥物作用相反，漢藥有如此的劃分，洋藥則否。）（陳按今西藥已各有興奮、激發與鎮靜、降壓、鬆弛之藥物。差別是西醫依臨床症狀，中醫則依發病當下的病人體質。）

　　我邦（陳按指日本，下同。）普通食物常以植物為主，致病的原因除少數者例外，大多是因由食物不足所引起（陳按例如營養不良、貧血、腳氣病等）。此類病人只要補充副食品即可改善，在此毋須贅言。"普通食用植物"為植物的正性（人體常多食用），"藥用植物"則屬於植物的偏性（人體不常食用）。故人類特別是本邦國人常賴正性植物作為主食以確保健康。一旦氣候、風土寒熱、暑濕、生活形態等異常變化而釀成疾病時，必須先調整致病的原因（陳按例如避暑、戒酒、補充睡眠等），以使病毒不再繁殖而更危害自身生理，此外非賴偏性的"藥用植物"來治療不可。然而所投予的偏性藥物必須斟酌疾病種類、病情而適當地調配出藥方才能得效。我邦平日主食既然多為植物食物，所罹患疾病亦多屬"一般稍為中性"而罕為偏差極端者，故處方配藥當以中性植物藥物為主（陳按非以偏性的動物或礦物性藥物）。植物藥物即草根樹皮，適當地調配以治療我邦病人最為妥當有效。相反地，平日多以動物性食物為主食的人種；一旦罹患疾病則應投予礦物性藥物。這些都是順其自然的調和至理。（礦物性藥物可促進人體對動物性質的吸收能力）

　　人們或責難草根樹皮組成的複雜配方極為幼稚不堪，主張藥物應宗以原素性、一味主藥者。但是標榜一味主藥的洋醫卻常藥水、藥粉、藥丸、頓服藥等多種藥劑齊開給病人（或係醫師為增加收入的可笑策略）。如此豈能說是一味主藥呢？另從藥物製作的角度，有謂原素性製劑的療效不如萃取提煉之藥物，萃取提

煉之藥物療效不如浸煮劑。洋醫吹捧藥物的最優越者即為浸煮劑，豈不與漢醫的浸煮劑一致？試問洋醫又要如何去責難漢醫呢？

（上篇）05. 食物與藥物

前章所論草根樹皮雖然不多而且似乎也非重點，但是既然草根樹皮是作為藥物使用，在此多少再談論一下食物與藥物的關係。

凡是能作為藥物者皆是利用其特有的偏性，方能圖以來矯正疾病的偏差傾向；此偏性即其能充作藥物的價值所在。相反地，作為食物者則不具偏性，即不具偏性者方能作為食物。例如五穀蔬菜雖各有其特性；雖然或多或少亦具有偏性，但是人們透過烹飪料理之處理而使其偏性調和為正性。

料理調味法者例如以陸產食物搭配海產食物、以動物性質搭配植物性質、以蛋白質搭配碳水化合物、以脂肪搭配鹽類⋯。爾等搭配為自然的調和，兼具能誘使五官產生快感以合各人的口味嗜好；所以晨晚的料理有別。料理調味法儘管會養成奢侈的風氣，但也是應人類必然的需求所致。

人們老是服用同一種食物，日久自會產生嫌惡心。這是因為同一種食物服用既久，其內容物質已滿足人體需求的攝取量所致；自然就不願再服用該種食物。人類作為高等動物，口腔與胃腸的容積卻遠較其他動物窄小。故飲食過量反會釀成內臟過於疲勞（陳按不容易被消化吸收），以致容易罹患疾病而為健康之大害。又飲食過量亦會浪費食材資源。故前述「日久自會產生嫌惡心」實乃為維護身體健康的自發反射作用。所以我們應經常變換食物種類與料理調味的方法，以求能更為美味適口而能引誘食慾（陳按以求營養均衡），推得並非餐餐皆需山珍海味不可。

諸種食物加以料理調和而宜於消化，但是分析其內的各款食物則不然。即單一食物多少具有偏性而不容易消化，適當地調配其他食物則可調合其偏性，同時也較容易消化。故世人烹飪時喜歡將諸種食物加以料理調和，厭煩長期地服食同一種食物，這是滋養攝取的自然原則。吉益東洞云：「食欲其所好惡而日新，藥不欲其所好惡而日異。（陳按即烹飪時須投其好惡來變化料理，開藥則毋須考慮病人好惡來轉方）」即為此意。

然而世醫多將藥物與食物混為一談。不考慮病人是否嫌惡，長期地囑咐病人服食同一種滋養食物（例如濃湯、牛乳、雞蛋、肉類等）；以圖能達到全身滋補的作用。相反地，藥物卻依病人主觀好惡而任意更改，此為醫師姑息疾病之法。醫師甚至被假症（詳後述）迷惑而朝夕轉換藥味，竟而不去努力使藥力徹除病根。病緩主以無害性的藥物（非毒又非藥），病急則主以麻醉性的藥物；故往往一病未癒，另一新病又起。

　　某食物是否不易消化而有礙胃腸、某食物是否缺乏滋養成分而不適合病人服食、應避開固體食物、應多攝取流體的滋養物質…。爾等顧慮毋須醫師擔心。醫師不應短視地注重這些養生之道（和田註：今日養生之道似多出於後世方派），竟而不去努力鑽研如何使藥物排除病根。空圖修飾外在並無法解決潛藏體內的病毒；而且既為病毒又如何能滋養？於是有朝一日潛藏之病毒終將爆發而不得救。嗚呼哀哉，養生之道只是作為庶民生活的參考。醫師應真正發揮臨床診療能力，如託詞養生之道而消極地不去思索診療，僅是類似德川家族的政策罷了（陳按應指德川幕府藉口社會需要生息調養而採取消極地鎖國政策）。故我將俗醫託詞的養生之道斥為「愚弱養生法」。

　　吉益東洞門人輯其驗案《建殊錄》：「浪華（陳按大阪古名）某者，患腹痛可三年，性素嗜食茄子。嘗大食之，其腹痛益甚，殆不自勝。爾後每日必然，以故不復食。謁先生求診治。時適夏天，乃煮熟茄子數枚，強飽食之。已而心腹果大鳴動，痛倍於前日，極吐下而後已。如是者凡三次，能食茄子，而不復腹痛。」按此例即東洞先生將普通食物視為藥物使用。

【陳註】：

　　張介賓（1563～1640 字景岳）《類經·卷十四》1624：「藥以治病，因毒為能，所謂毒者，以氣味之有偏也。蓋氣味之正者，穀食之屬是也，所以養人之正氣。氣味之偏者，藥餌之屬是也，所以去人之邪氣。其為故也，正以人之為病，病在陰陽偏勝耳。欲救其偏，則惟氣味之偏者能之，正者不及也。」東洞《醫斷》：「藥者草木，偏性者也。偏性之氣皆有毒，以此毒除彼毒耳。《周禮》曰聚毒藥以供醫事。又曰凡療瘍，以五毒攻之。」東洞《藥徵》：「是以養生之道者，隨其所好惡。攻其病者，不避其好惡。故食醫之道，主養其精也，故撰有毒無毒，而隨其所好惡也。疾醫之道，主攻其疾也，故藥皆毒，而不避其所好惡也。而為醫者不辨之，混而為一，疾醫之道所以絕也。」和田引用東洞觀點而闡明藥物與食物的差別。吉益東洞（1702～1773）此段則應係引自《類經》所說，或因張氏宗於運氣、五行而為東洞所惡，故東洞避提張氏之名；或是東洞所說恰巧與張氏相同，詳情有待考證。

　　　現代醫學的發展不過近三百年之事，飛快的進步不過是三、四十年前而已。漢醫興起則已有兩千年，其在臨床治療雖幾乎完美無缺，但是對生理與病原等的探討卻仍未發展。漢醫的基礎醫學很早就框限於陰陽五行等臆說，以致形成一大頓挫。茫然八百年（陳按從金元時期算起）天下竟無一人敢跳脫陰陽五行臆說者。我邦於德川幕府中期有後藤艮山、山脇東洋、吉益東洞等醫傑輩出，雖欲再認真地繼承古代醫術；德川幕府也特別重視漢醫而努力振興發揚。可惜後繼乏人而漢醫漸次衰頹沉沒。醫家趨於時勢多競相熱衷於洋醫，終於導致洋醫獨占醫學舞台的局面。換言之漢醫研究已停滯兩百年。回溯當時，洋醫的基礎醫學對比漢醫相差不多。當時漢醫外科技術雖略差於洋醫，但漢醫內科的臨床療效則遠勝過洋醫。

　　　洋醫躍進之勢銳如駿馬奔馳、旭日東昇，洋醫因此日益興盛。相反地，漢醫則滅絕垂危、日益衰敗，苟延殘息有如敗壞朽木上蠕行的毛蟲。漢醫的基礎醫學仍困於兩千年前陰陽五行的框限，委實遠落後於今日洋醫的大幅躍進。

　　　慧眼檢視漢醫書籍中必有創述基礎理論者，然而四散諸書而不易搜尋，須精細考核方能慢慢摸索其深奧醫理，否則難以徹底釐清。反觀洋醫方分類井然有序、規矩集中可循。推得屬於東洋發展的漢醫方不如以科學發展的洋醫方。古云：「接常人、視常形、切常脈，三年始可接病者。」故漢醫的基礎醫學的確稱為實驗醫學（**漢醫之基礎醫學在於觀察健康人的生理**）。

　　　漢醫書籍雜多如汗牛充棟，其中或有不學無術、荒誕怪謬者；優劣參雜而常使後學迷惑而無法辨別，故雖研究漢醫十年未必即能熟識真正醫理者。今世醫家不察，不能釐清醫書良莠。竟猶如俗夫隨意譏笑指責或甚完全排斥醫書；更有無知者憤而廢棄醫書曰：「漢醫方無基礎醫學」。嗚呼！如此見識真是淺薄！例如脈診與腹診之法，正確調配湯藥比例之法，注意氣候對疾病的影響…等。如此浸淫十年經驗或仍羞愧面對臨床之療效，得知漢醫書籍豈能全予廢除？

　　　我不敢頑固地濫情掩飾漢醫缺乏基礎醫學，但其確不能與洋醫的基礎醫學相提並論。如能熟識洋醫基礎醫學而施以奧妙的漢醫湯方（修習洋醫基礎醫學之後再主以漢醫湯方則幾無遺憾），則能彌補洋醫治療上的不足。果真如此，則不但可造福病人，更能使醫學光明燦爛、止於至善。

【陳註】：
　　　日本共有鎌倉 1192～1336 年、室町 1338～1573 年、江戶（德川）1603～1867 年三個幕府。鎌倉幕府由源賴朝所創。室町幕府由足利氏所創。江戶幕府由德川家康所創，故又稱為德川幕府。

西醫生理細部與解剖學等可說已近完善，這是不爭的事實，中醫應向西醫學習。雖然解剖學無法發覺感傳脈道示意線，西醫亦開始接受針灸理論。爾近洋人漸能接受針灸療法與漢醫湯方療法，反觀國內台大醫學院等尚多仍排斥中醫。中醫只能將西醫生理學等視為「望診」的參考，不能用作指導湯方的準則。舉例來說，不能以細菌或病毒的差異來辨別用藥，生化檢驗值改善與否也只是望診的佐證，不能以某藥可降膽固醇、某藥可降血壓、某藥可提高免疫力、某藥可增進抗氧化…等思維來行中醫開方。湯方療法必須依照發病當下個人**體質**的差異而量身訂作，西醫則依**體重**多寡而一體適用。

西醫辨證講微觀的演繹推理，中醫辨證講宏觀的綜合歸納。作為中醫辨證之母綱必須符合**獨立、對等、統一**三個要件。有「氣虛」型，就必須有「氣實」型，方稱作對等。但是「氣虛」型加上「氣實」型並無法涵蓋所有疾病，故不具有統一要件。推得「氣虛」不能作為一辨證的母綱。中醫辨證母綱惟有「陰陽病勢」方能符合其哲學邏輯。正確應說：「病勢朝陰發展者，如果屬於氣虛，則應予溫補正氣。」相對的，另有：「病勢朝陽發展者，如果屬於氣虛，則應予清瀉邪氣。」吉益南涯的「氣血水辨」需在母綱「陰陽病勢」下才合邏輯。又以五行學說為基礎的 "臟腑辨證" 不能作為中醫辨證母綱？因數目 5 本身即無法對等，偶數才能對等。而且有些疾病並非臟腑所能統括，故其缺乏統一要件。另外 "臟腑辨證" 缺乏獨立性，當兩臟依據五行生克補瀉時，須先將其他三臟固定不動才具有意義（類如數學上先設為常數）。但是人體五臟是分秒運轉而彼此依賴，無法暫時切割某臟而先予固定不動。**中醫師的角色即在於辨別證候與陰陽病勢。**

本章〈漢方的基礎醫學〉丁福保翻譯文曾刊載於 1929 年 11 月 20 日的第 13 期《漢文皇漢醫界》慶祝發行一週年之特刊。參見本書筆者醫論〈東洋醫道會延續於台灣發展與 228 事件的王添灯〉

（上篇）07. 漢醫的對證療法深遠而奧妙（陳按對證 2 字原文作：對症）

既然作為構成四肢、百骸、五臟、六腑，甚至是一筋、一骨的成分，爾等應具有某特定功能，以營運其正常的生理作用。假如一臟、一腑、一筋、一骨有病，則臟、腑、筋、骨的生理機能會有變化，必應呈現出某特定的症狀。例如病在胃者產生消化系統的病症、病在肺者產生呼吸系統的病症。如果罹患的疾病影響於全身者，全身應亦呈現出某些特定的病症。疾病初起侵犯局部或臟腑而造成障害者稱為「**原症**」，之後波及影響全身者則稱為「**附隨症**」，兩者合稱「定證」

或「固有證」（陳按後 2 證字和田訛作：症。其混淆症與證字。病人主觀或醫師客觀察覺出身體呈現出異常的狀態與現象者，謂之「症」。醫師歸納諸症、辨別病勢而對應出某湯方者，謂之「證」。以下凡對應某湯方的症字筆者皆更正作證字，不再說明）。醫師綜合參酌即知其病如何，偏重於何方面，而推出何種治法（和田註：洋醫對於症狀的分類並無如此詳細）。

同樣罹患胃加答兒（陳按類如胃潰瘍、胃脹氣等），或心下凹窩處疼痛而食慾增進者，或食慾不振但是心下凹窩處反而無痛者，或嘔吐，或下利，或便秘，或浮腫，或發熱，或頭痛等呈現諸種附隨症者。醫師依據各定證選用人參湯、茈胡（陳按和田訛作柴胡，應從《神農本草經》更正作茈胡，本書以下同此。）湯、建中湯、理中湯、承氣湯、瀉心湯等諸湯。以求能消滅原症及其附隨症。故某湯方各有其「主症」（從病人的角度則稱為原症）與「副症」（從病人的角度則稱為附隨症）。附隨症就是附隨原症而稱呼的。

例如人參湯的主症為心窩部痞鞕、胸中痺（上腹部或胸部等處冷感，自覺如有某物潛居其內者）。而其副症則呈現嘔吐、下利、喜唾、心窩處急痛、小便數冷（陳按原文訛作小便不利）等。推得病人具有心窩部痞鞕、胸中痺的主症，同時兼見一副症者；即適宜主以人參湯治療（陳按此具備人參湯的定證或稱為固有證）。

洞察病人的原症與附隨症（陳按合稱定證或固有證），對應典籍上記載某湯方的主症與副症，兩相契合，醫師投予該適當湯方，如此就不會失誤。湯方與定證能夠互相符合，此即世俗所謂的「方證相對」。

如果醫師施予不適當的湯方（陳按即方證不能相對），混淆原症與附隨症，以致釀成諸種不定症狀，統稱作「壞症」。壞症即醫師誤治而使定證變壞的雜亂症狀。一旦釀成壞症，醫師就很難釐清疾病的本貌來行方證相對。當壞症雜亂病重之際，醫師恐無法對應湯方的定證；故治療壞症多不易得效，終漸惡化甚至死亡。

另如病人應行發汗而反攻下、應行攻下而反發汗、應行溫熱而反寒涼、應行寒涼而反溫熱…。爾等治療手段全與自然病勢相反者，稱為「逆治」。由於逆治而所釀成的症狀則稱為「逆症」。逆症的惡變最為急遽，必須立刻施予權宜急救之法，否則沒有活命的機會。

「壞症」與「逆症」皆為醫師誤治而得，典籍已明示有權宜應變之道。其他服食不當藥劑或攝生不妥等所釀成的小變症稱為「假症」。「假症」只要稍為等待時間讓其病態安靜下來，即可復回病人的原症（陳按例如病人原有溏便，因過服西藥制酸劑而反造成便秘，此便秘屬於假症，停用制酸劑數日之後，原有溏便會漸再呈現。故問診大便時要考慮服用制酸劑前後的差別）。

定證（固有證）以正型呈現的症狀稱為「正症」；另以變型呈現的症狀則稱為「奇症」。例如桂枝人參湯（陳按原文訛作人參湯，人參湯即理中湯，並無治外感的作用）的正症為：「心下痞鞕、小便不利、急痛（陳按指腹部，且應有下利或溏便）、胸中痺、心下痞、胸中氣結、嘔吐。」桂枝人參湯的奇症為：「頭痛、發熱、身體疼痛、惡寒而不欲飲水」（陳按定證依初起與全身分作原症與附隨症。定證依正型與變型分作正症與奇症）。正症即呈現正面（表面）的症狀。奇症即呈現裏面的症狀。推得漢醫診斷必須精察病勢之陰陽與表裏、虛實、內外等症狀（陳按原文將陰陽與表裏、虛實、內外同列為病勢，有誤。病勢之陰陽為母綱，母綱下分表裏、虛實、內外等諸症狀）。

　　以上是漢醫典籍教導的症狀與應變之道，今略舉如上加以識別。凡能洞察主症者，必能預防未發的部分副症（陳按補上：部分 2 字）。凡能洞察正症者，必能預防未發的部分奇症（陳按補上：部分 2 字）。凡能治癒奇症者，亦必能同時兼治未發的部分正症（陳按補上：部分 2 字）。漢醫診療規律井然有序，不容許有絲毫的差池。

　　洋醫所謂的**對症療法**則不分主症與奇症，亦無釐清壞症、逆症、假症等的變化，不懂居間的差別。臨床一見有發熱者即投予解熱劑、一見有疼痛者即投予鎮痛劑、一見有下利者即投予止瀉劑、一見有便秘者即投予瀉下劑等。洋醫心中缺乏定見思惟與診治的方針，如此的對症療法常釀成壞症、逆症等（和田註：洋醫的對症療法具有危險性）。洋醫渾然不知症狀神出鬼沒的蹤跡，只是根據臨床病狀與病人主訴就直接反射性地「對症投藥」。故洋醫「對症療法」的療效遠不如漢醫的「對證療法」。

　　推得凡經漢醫處以適當湯方者，原症與附隨症同時被治癒；不會餘留洋醫所謂的合併病、餘病（陳按和田又稱為殘症）等後遺症。換言之，除數種疾病至今尚無治法者以外，一旦疾病被漢醫治癒，即能更加健康。完全遠離洋醫所謂持病、痼疾的行列，恢復原本自然的健康身體。洋方醫書將治療副症或殘症視為理所當然（陳按參見 83 頁），又隨意冠上合併病、餘病的病名。即洋醫每治療一病必殘遺另一弱點（陳按指另一病）於他日，往往導致愈治療而身體卻反而愈虛弱。（和田註：可惜富貴者求診漢醫時多私自任意停藥，貧窮者求診時則考量金錢因素；見稍得療效多即中斷治療，故病常復發。又合併病與餘病是洋醫潛遁避難的託詞。）

　　總之，洋醫醫理雖然極為完備，但是其方劑卻偏離醫理。洋醫方劑與醫理間缺乏密切的關係，所以我認為洋醫的對症療法不能與漢醫的對證療法相提並論，漢醫的對證療法確為深遠而奧妙。

（上篇）08. 漢方以原因療法為主

　　世人有曰：「洋醫專於原因療法，原因不明者才施予對症療法。然而漢醫卻缺乏原因療法，臨床皆施予對症療法。」我認為此說過於誇大，甚為誣陷漢醫（和田註：老子云：「信言不美，美言不信。」）。洋醫隨著物質進步而發展，此物質的原因醫學縱然有大幅度地快速進步。實際上，就原因療法的療效而言，在眾多疾病之中，其治癒績效卻甚為稀少，委實屈指可數。

　　我觀察洋醫治法專於企圖殺滅病原菌，力求堵塞病毒。洋醫所謂特效藥不過就是以消滅病原菌來衡量，如果顯微鏡觀察不到細菌，即謂病已痊癒；並不刻意顧及是否影響患者體力盛衰這一塊。例如洋醫治療熱性病，其病程拖延費時，雖然終究已經痊癒，但是病人卻長期遺留顏面蒼白、精神恍惚、羸瘠、衰弱等病貌。又如治療所謂腦神經衰弱者，病人一直殘存有思慮不清、心情鬱悶等不愉快感。爾等都是典型的案例。漢醫治法是企圖專求旺盛的身體抗毒力（即抵抗病毒的能力），主要在使病毒不足以危害身體。漢醫這種對症療法實際上即屬原因療法。

　　畢竟抗毒力減衰為一種異常的生理現象，其會導致疾病潛伏於體內（洋醫稱作**素因**，容後章再述）而釀成內生毒素。內生毒素之形成為罹患疾病的起因，其就是所謂的潛伏病（素因）。此潛伏病的部位與性質因人而異，故洋醫所謂特效藥者，不能一體適用。

　　抗毒力旺盛才足以消滅內生毒素，消滅內生毒素之後自可提高身體機能，因此漢醫治法才是真正的原因療法。事實上，洋醫自稱的原因療法不過是侷限於化學性、顯微鏡下的對症療法。此種物質的原因療法相當粗淺。依據洋醫原因療法只能治療少數的疾病，所以我才放棄洋醫而改以被人嘲笑、誤以為只有對症治療的漢醫。因為漢醫能夠確實消滅體內的素因以使病毒不易再侵犯人體，故漢醫對證療法才是真正的原因療法。故漢醫與洋醫間孰優孰劣，凡人即可立判高下。

　　洋醫此說其來有自，因為仲景書曾言："隨證治之"（和田註：洋醫將此句強套在漢醫之上而謂漢醫並無原因療法之依據）（陳按隨證治之 4 字是後人羼衍，非出自仲景）。故洋醫竟自認為漢醫皆為對症治療而無原因療法（陳按西洋醫不懂症與證字的差別）。此說法極為誣陷漢醫，前段業已說明。漢醫從宏觀角度針對定證而主以適當湯方，非但可達到預期的療效，更可徹底去除病毒。而洋醫診療卻會殘留合併病、餘病、再發等後遺症。推得漢醫治法實際上就是真正的原因療法。

　　若另以使用漢藥的性質功效來辯解，黴菌患者用巴豆、雄黃、輕粉等不就類同洋醫的殺菌藥？寄生蟲患者用蜀椒、鷓鴣菜、硫磺等不就類同洋醫的殺蟲藥？發熱病患者用麻黃、桂枝、茈胡等不就類同洋醫的發汗解熱劑？便秘患者用大

黃、枳實、芒硝等不就類同洋醫的通瀉藥？如果仔細研究其它數百、千種的漢藥，都應具有一定的主治作用，故才能被稱作為藥物（陳按和田意從漢藥的主治說明爾等作用類似以去除病因為導向的洋藥）。

　　縱然洋醫對單味藥物的研究極為詳盡，但對兩種以上藥物間的變化作用卻未深入探討。換言之，洋醫雖然知道主藥一味藥的功效，但是不明主藥配合臣藥、佐藥等後居間的變化作用。漢方湯劑的推演猶如易學卜卦，一爻有變則整體卦象迥異（陳按三變得一爻，分為陰爻與陽爻，上下各三爻作為一卦，上下各有 2 的 3 次方，故共有 64 卦）。例如半夏配人參、茈胡等則為鎮嘔劑。半夏配五味子、細辛等則為鎮咳劑。巴豆配桔梗、杏仁等則為峻吐劑。巴豆配大黃、輕粉等則為峻下劑。推得發汗劑佐以陽浮藥則能增進發汗作用。通利劑佐以沉降藥則能增進瀉下作用。吐劑與和劑類此（和田註：得知漢方諸藥間配合作用之奧妙）。

　　漢醫處以適當配合的湯方，即能徹底去除病根，其療效強大而能將主症與副症一併治癒。反之，洋醫不注重諸藥之間配合的變化作用，當一病呈現數種症狀時，只好同時將各單味藥合成複方來應付。洋醫複合各種單味藥會分散原單味藥的功效，減弱原單味藥的發揮能力。例如作戰之兵法，漢醫是集合兵力攻敵（整體射擊），洋醫卻是分開兵力攻敵（四散射擊），其優勝劣敗自可一目了然。

　　總之，漢劑神效的關鍵在於配藥。主藥與它藥配合微妙則能發揮神效而徹底去除病根。縱然如此，主藥如與它藥配合不當則會釀成大害。故僅了解單味漢藥的療效性質，卻不知漢藥間的配合作用者，尚不足以逕自宣稱能掌握藥力作用。

　　洋醫物質的原因療法與我定義的原因療法大相逕庭。今舉濟貧為例，洋醫的濟貧法即撥錢給貧戶而已，認為貧戶的因由就是沒錢，直接給錢即可解決問題。按貧者固然沒錢，但是爾等貧者有諸種因由，或懶惰、或浪費、或屢逢天災、或罹患痼疾等。必須洞察諸種原因，使懶惰者勤奮、使浪費者節儉、使屢逢天災者遷移至安全處所、使罹患痼疾就醫康復而去工作，這才是我認為真正的濟貧法。

　　洋醫針對胃酸過多（胃加答兒）者即投 Alkali（陳按鹼性劑）。胃酸不足者即投予酸性劑。澱粉消化不良者即投予 Diastase（陳按澱粉酶）。蛋白質消化不良者即投予 Pepsin（陳按胃蛋白酶）。爾等如同罹患黴菌者即直接用殺菌藥。洋醫卻不治療胃酸何以不足之因？不治療胃酸何以過多之因？不治療澱粉何以消化不良之因？不治療蛋白質何以消化不良之因？不治療何以會罹患黴菌之因？洋醫施予如此淺薄短視的原因療法，故洋醫治療的內涵尚有許多缺陷（今日洋醫所謂原因療法其實並非真正深層次的原因療法）。

例如格魯布性肺炎（陳按 croup 肺炎）、赤痢、麻疹、淋毒、皮下蜂窩性組織炎、丹毒、百日咳，甚至腳氣病。爾等雖確為黴菌原因的諸種疾病，我輩診療經驗證實不用洋醫殺菌藥，不施予局部外敷抹藥。直接施予漢醫湯方治療，常僅數日即可收效。然而洋醫依據最進步的醫學技術，少則數十日，多則甚至拖延數月之久方能見效。根據數十種臨床顯效的驗案，支持我採用漢醫真正的原因療法。

《建殊錄》：「大炊相公臣（陳按大炊大臣的屬下）田太夫憂鬱過多，久而生熱鬱，四肢重惰，志氣錯越，居常不安。灸刺諸藥並無效。先生（陳按指吉益東洞）診之作芍藥甘草附子湯，飲之數十日。更又為七寶丸服之。如此者，凡六次而全復常。其父甲州君年已九十餘，生來不信醫藥，以為無益至是。大崇先生之術，謂家人曰：『予如有病，其所賴唯有東洞而已』。後數年患傷寒，心胸煩熱，譫言妄語，小便不利，不進食者凡六日。家人乃召先生視之。心胸煩滿，四肢微腫，乃作茯苓飲，飲之吐出水數升而癒。初甲州君自年及六十，雖盛夏，重衣猶寒。以為老而衰也。自是之後，更服綺絺（陳按綺為絲織品，絺為細葛布。更服綺絺改穿朝廷薄衣制服）。與少壯之時不異矣。以此視之，蓋病也，非老衰也。（陳按甲州君 60 歲後即罹患惡寒）」

我也有數例類似東洞先生的顯效驗案，漢醫能夠盡除病根。相對地，洋醫原因療法（陳按即物質的原因療法）卻只著於在撲滅細菌而已。嗚呼！如果洋醫家悉聞漢醫的偉大療效，真不知該如何語對？

【陳註】：
"隨證治之" 4 字於宋本《傷寒論》與《金匱要略》各出現一處，兩處皆非出自仲景之語：

宋本《傷寒論》第 16 條前段：「太陽病三日，已發汗，若吐，若下，若溫鍼，仍不解者，此為壞病，桂枝不中與也。觀其脈證，知犯何逆，**隨證治之**。」按康平本 "觀其脈證，知犯何逆，隨證治之。" 共 12 字作小字註解，故其出自後人所羼衍。

《金匱要略·百合狐惑陰陽毒病》：「論曰：百合病者，百脈一宗，悉致其病也。意欲食復不能食，常默然，欲臥不能臥，欲行不能行，飲食或有美時，或有不用聞食臭時，如寒無寒，如熱無熱，口苦小便赤，諸藥不能治，得藥則劇吐利，如有神靈者，身形如和，其脈微數。每溺時頭痛者，六十日乃愈；若溺時頭不痛，淅然者，四十日愈；若溺快然，但頭眩者，二十日愈。其證或未病而預見，或病四五日而出，或病二十日或一月微見者，各**隨證治之**。」按《金匱要略》非出自仲景，可信者不足一半。或謂《傷寒論》專治傷寒，《金匱要略》專治雜病者，非也。仲景方也可治療雜病。又《傷寒論》六病自成一體系，不講臟腑、經絡、五行生克；亦不用摩膏去外感風熱等。故此 "隨證治之" 4 字亦非出自仲景。

◎七寶丸：

治梅瘡結毒及痼疾，骨節疼痛，諸不能治者。

組成：牛膝二錢、輕粉二錢、土茯苓一錢、大黃八分、丁子（陳按即指雞舌香）五分

上五味，合杵，篩為末，糊丸如綠豆大。一日八分，分為二服，每服四分，朝夕

白湯服之，凡六日。又七日詰朝（陳按第七日早晨）服後方（陳按指後七寶丸）。

◎後七寶丸：

巴豆、丁子各二分半、大黃四分

上三味，先丁子、大黃為末，別巴豆研，內中，合冶。糊丸如綠豆大，凡服前方

（陳按指七寶丸）六日乃至七日，詰朝，服此方。一服一錢，白湯下之。

製丁子法：

丁子一錢，內粳米六、七粒，別研之。悉為細末，不然黏，不能末之。

按服七寶而後，待第七日早上口中腐爛時，另改服後七寶丸（丁子可去輕粉毒）。

前述皆出自《東洞先生家塾方》，村井琴山（名杶、通稱椿壽）校定。收錄於陳

存仁輯《皇漢醫學叢書》第十二冊，民國二十五年，上海世界書局出版。

◎茯苓飲引自《外臺秘要·卷八》，吉益東洞《方極》加以引用：

治心下痞鞕而悸，小便不利，胸滿而自吐宿水者。

組成：茯苓、白朮、人參、橘紅、枳實、生薑。

（上篇）09. 漢方絕非迂遠（陳按迂遠為空談之意）

　　自唐宋以來世人大多誤解漢方真髓即為陰陽（陳按指術數之陰陽而非仲景之陰陽）、
五行、運氣等學說，以致漢方的光環逐漸沒落。我國約於足利家族時代（陳按足利
尊氏 1336 年打敗後醍醐天皇的鎌倉幕府，建立室町幕府時代 1338～1573）田代三喜（1465～1544）於
明朝留學中國十二年（1487～1498），盡得李東垣、朱丹溪醫學而返回日本。田代三
喜的高足曲直瀬道三（字一溪 1465～1544），浸淫李、朱醫學而青出於藍。天正 2 年
（1574 年）撰《啓迪集》八卷，獨盛劉、張、李、朱醫學而讓世人廣布流傳、朝廷
重用（和田註：李朱等後世學派得其勢力之故）。以致李、朱醫學達於極盛：

劉完素（字守真、世稱劉河間）1100～1180：諸病皆屬火熱、專於苦寒降火、寒涼派
張元素（字潔古）1151～1234：運氣不齊、古今異軌、古方新病不相能、藥物歸經
李杲（晚號東垣老人）1180～1251 脾胃宜清陽、升陽、力主溫補脾胃、補土派
朱震亨（世稱丹溪翁）1281～1358：疾病多起於陰虛濕熱、力主滋陰沉降、滋陰派

遵奉以上劉、張、李、朱四氏所說學派者，通稱為「後世學派」。在此之前，湯方未有以其療效作為湯方名稱者。例如桂枝湯、人參湯、葛根湯…等湯名皆非關療效。而四氏所創的升陽散火湯、補中益氣湯、滋陰降火湯…等皆以療效作為湯名。爾等命取湯名甚為優美，卻不符其實，不過是企圖能具療效而命其湯名。因此在四氏之後，藥物的修治（陳按俗稱炮製）法日漸繁雜，言某藥應炙幾次、某藥應以醋浸泡幾回…等施予複雜的手段強萃取其主效成份。另興起藥物的氣味說，言某藥性溫陽浮、某藥性冷沉降…等。藥物的修治法與氣味說之穿鑿附會處甚多，人人各自有其說法，並無一定的準則。

　　藥物業經複雜地修治會減弱原本峻烈的主效成分，以致降低方劑中君藥的療效。作為領導的四氏風氣既已如此，遑論其他醫者。後世學派熱衷於減弱、遲鈍藥物與湯方的藥力，爾等將麻黃、石膏、大黃等普通藥物視為危險藥物（陳按爾等麻黃、石膏、大黃非經炮製不用，例如蜜炙麻黃、煅煉石膏、酒醋大黃等）。至於不識巴豆、甘遂、雄黃、輕粉等劇藥、毒藥而終生不用者比比皆是。後世學派惟獨推崇補和之劑，例如人參等補藥。貧窮而病死者，推託肇因於沒有服用人參所致。富貴而病死者，則推託既已服用人參卻遺憾猶無法救治（陳按醫師藉口已盡全力，其死乃命也）。此說迷惑天下滔滔達兩百年之久，直至被東洞先生所推翻。東洞先生排除五行說、斥責運氣說、廢棄補氣說…等。挺身昂然地發揚古醫道（古方學派）。（和田註：古方學派辯駁後世學派的論述甚多。）

　　東洞先生戳破當時的病因說而云：「後世以病因為治本也，曰不知之，焉得治？余嘗學其道，恍惚不可分。雖聖人難知之已，然非謂無之也。言知之，皆想像也。以想像為治本，吾斯之未能信矣。」（陳按引自東洞《醫斷》原文，和田簡略之。其謂漢醫並非全無病因，但縱然存有病因，也是想像之詞。）

　　東洞先生戳破運氣說而云：「五運六氣者無驗於病也。考司天在泉，推太過不及，定寒熱溫涼，按主病試應於脈者，無有其驗。可謂迂矣。要是陰陽家之言，悉取於疾病醫乎？」（陳按引自東洞《醫斷》原文，和田簡略之。全元起《素問》舊本並無五運六氣，唐朝王冰竄衍運氣七篇入於《素問》之中。王氏強以氣候與物候來框限疾病流行之週期規律，推測疾病每隔60年會重複流行一次，**五運六氣充其量只是全體人類流行病學的預報模式**，不能用於個別診療。）

　　東洞先生戳破補氣說而云：「醫之於術也，攻而已。無有補矣。藥者一乎攻焉者也，攻擊疾病已。《內經》曰：『當今之世，必齊毒藥攻其中，鑱石鍼艾治其外也。』（陳按引自〈湯液醪醴論〉。而《醫斷》訛作：攻病以毒藥。更正。）此古之法也，故曰攻而已。精氣者，人之所以生也，可養以持焉。養持之道者，穀肉果菜耳。《內經》曰：『毒藥攻邪，五穀為養，五果為助，五畜為益，五菜為充，氣味合而服之，以補精益氣。』（陳按引自〈藏氣法時論〉。而《醫斷》訛作：養精以穀肉果菜。更正。）不曰之補，而曰養，古之言也。蓋雖穀肉果菜乎，猶且難補之，而況藥乎？豈人

力之所能也哉？故曰無有補矣。後世並論，攻補岐藥二之，專為補氣之說。曰病輕則攻之。重則補元氣，若強攻之，則元氣竭死。藥者一乎攻焉，豈得能補之哉？元氣果可補，則人焉死？妄誕特甚矣！」（陳按引自東洞《醫斷》原文，和田簡略之。）

　　東洞先生戳破藥物修治法而云：「後世修治之法甚煩，如煨、炮、炒、中黑微炒、酒浸、醋浸、九蒸九曬等。與作飯作餅、為羹為饐之法何別乎？去酷烈之本味，偏性之毒氣已為鈍弱，可狎之物，何能除毒治病哉？蓋毒即能，能即毒。製以益毒則可也，殺毒則不可矣。」（陳按引自東洞《醫斷》原文，和田簡略之。末句指藥物修治使其更具毒性則可，例如煉製輕粉、紅升丹等。藥物修治如減低其毒性則不可。）

　　東洞先生戳破後世派說法如上所述。東洞之時世人多畏懼古方藥性峻烈而不用，即使是普通藥物（陳按如大黃、芒硝），時人也多拒而遠之。（和田註：平賀鳩溪《根無草》1769：「閻羅王有云爾近亡者多係服用大黃、芒硝所致，甚者只剩下皮包骨。因此淑女與俊豪都不忍心再次目睹其慘狀。」）雖然誤用利器會傷人性命，正確使用利器則能濟人性命。俗人易近、俊傑難狎（陳按狎字親近也。《禮記·曲禮上》：「賢者，狎而敬之，畏而愛之」）。舉世盛行鈍弱力薄的湯方，故世人不信任漢醫方的療效。偶有信任漢方者也誤認其效緩慢，不適合治療急劇的疾病。然而事實並非如此。

　　凡疾病急劇侵襲都是體內積毒突發猛爆所致。在死活轉息一瞬間，必須仔細探求其定證，放膽投以峻劑否則難以奏效。以毒藥攻擊病毒所伴隨的瞑眩作用往往惹人物議，故醫師非具有謀略者，很難果斷地對證投藥；於是世人多謂漢醫狐疑不決。導致世人誤解急性諸病非投以洋方不可，慢性諸病才可偶或投以漢方。

　　仲景立方具有規律次序、井然不亂。非僅治一病而已，並可攝統萬病。故古醫方豈惟獨治療急性病？東洞古方學派所掌握的不過兩百餘首湯方，其中治療急性病者只有十多首湯方而已。十多首湯方取捨自如即可運用無窮，何況兩百餘首湯方？醫師如能洞察病人證候而處以適當湯方，則何病不治？治療急卒諸病皆同此。（和田註：漢方對於急病也有適當的應急法）

　　往昔永田德本（1513～1630）治癒德川家光（1604～1651）將軍與原南陽（1753～1820）治癒水戶藩主德川齊召（1800～1860）。家光與齊召原先皆被後世學派的菁英群湧左右，費神診療卻毫無進展。永田德本、原南陽僅各投古方一劑而奏效，同被世人廣為讚美為名醫。此兩例正可說明仲景方的偉大療效。

　　洋方號稱治療急卒病速效者，多係得自麻醉的作用。麻醉藥物能讓神經機能遲鈍、麻木，促以減緩病人的痛苦。但並非藉驅逐病毒來達到減緩痛苦的作用；故療效往往只能維持數小時，不得不反覆投藥，再度鎮靜其病勢以減痛。而且在

鎮靜遲緩神經之際，同時會伴隨全身機能的遲鈍、沉睡（陳按減緩身體的新陳代謝，例如以抗組織胺治療皮膚病常伴隨昏睡等）。如此或會阻礙身體去除病毒的自然機制，反使病毒固著而沉滯不移，造成病情更加遷延不癒的弊害。（和田註：洋方是守備型的應急法，漢方則是攻擊型的應急法。）

漢方對證治療得當，不但可鎮靜苦痛，更能掃除沉痼病毒。例如胃痙攣、子宮痙攣等患者，病人只要稍忍須臾的苦痛，並毋須注射麻醉藥物，卻能達到徹底鎮痛的根本療效。推得洋醫治療急卒病只是著於鈍遲神經而已。

【陳註】：
永田德本（ながた　とくほん）
　　號乾室、知足齋，永正十年（1513 年）出生於三河國（三河為今制國，屬東海道，約今愛知縣あいちけん東部），一說出生於信濃、美濃、或甲斐國。其為室町時代後期（戰國時代）、江戶前期的醫家。德本隨月湖的弟子玉鼎習醫。亦曾師事月湖的弟子田代三喜習醫。其原為武田信虎（甲斐國的國人領主）的御醫。武田氏滅亡後，德本淡泊名利，喜騎牛背至東海、關東諸國四處雲遊醫療。德本仁醫仁術，每帖藥醫僅收微薄的十八文錢（一說十六文），甚至免費為貧苦者醫治。德本曾治癒幕府將軍德川秀忠，同樣只收十八文錢。故贏得「甲斐的德本」、「十八文先生」的雅號。儘管德本師從玉鼎、三喜學習金元李、朱醫學，可是他卻獨尊《傷寒論》，不拘於病名，只專於證候以對應湯方。當時主流宗於溫補（李東垣溫補脾胃、朱丹溪補陰不足），但是德本另擅長靈活運用攻瀉的藥物。撰有《德本翁十九方》、《梅花無盡藏》等書。現今日本的製藥公司「德本（Tokuhon）」名稱即引自永田德本。田代三喜、曲直瀨道三、永田德本三人併被尊稱為「醫聖」。寬永七年（1630 年）以 118 歲高壽去逝。一說對其生歿時間存疑。

（上篇）10. 瞑眩論
　　藥劑所以能奏效者有四端，即汗、吐、下、和四法。藥效能發揮於毒處的重要關鍵即藉汗、吐、下、和四法各司其職而癒。此作用稱「瞑眩」，小病有小瞑眩，大病有大瞑眩。《尚書》：「若藥弗瞑眩，厥疾弗瘳。」又《周禮・天官冢宰》云：「醫師，掌醫之政令，聚毒藥以共醫事。」皆為此意（外科手術切開、縫合、割斷、流血的苦痛也可視為瞑眩作用）。（陳按東洞《醫斷》：治有四，汗、吐、下、和是也。其為法也，隨其所在各異處方，用之瞑眩，其毒從去，是仲景之為也。）

世人或曰：「汗劑能得汗，吐既能涌吐，下劑能瀉下，和劑能調和，此皆為自然藥效，何以能稱為藥的瞑眩作用？我輩每年所開處方不下數百千張，從未見有藥的瞑眩作用。雖然偶有誤用或過用劇藥而產生瞑眩者，則其非但不能治癒疾病，反而更加重病情，此瞑眩畢竟是屬於醫師的過失。不然就是不了解藥物禁忌的副作用、長期持續服用而導致瞑眩。《尚書》所說不過是漢醫的藉口而已。」

針對前述我則認為「汗劑能得汗，吐既能涌吐，下劑能瀉下，和劑能調和。」是指洋醫所謂對症療法的思惟，其不過是預期能獲得良效而已；可是十之七八卻多違反預期良效（陳按西醫思惟多是反射性的一對一直接思考，看到病人下利就是施予止利藥，卻不知病人有因腸胃邪熱而導致下利者，其下利是為維護身體生存的趨正現象，止其下利則邪熱反無所出，腸胃邪熱更熾而使病情惡化。中醫施予葛根芩連湯苦寒清熱藥劑等，非服止利藥劑然而其利自止）。最終結局還是類同「需等待病勢的自然衰減」。

漢醫對應「定證」而出某湯方異於洋醫的對症療法。我的見解是「汗劑未必能得汗，吐劑未必能涌吐，下劑未必能瀉下，和劑未必能調和。」換句話說，能否得汗？得涌吐？得下？得和？並非醫師所能完全預期的。潛伏的病毒被藥劑攻逐，病毒無處可容而欲即逃竄離去，病毒隨其所在位置擇取最為捷徑而迅速逃離身體。**病毒從潛伏處竄離身體期間所引起的一種反應症狀稱為瞑眩**。即使是臨床經驗豐富的醫師，也無法事先詳知其經過，無法完全預期病毒竄離身體的捷徑。故東洞先生曰：「夫藥之所在，當隨病之所在而治之。藥中肯則或汗、或吐、或下、或和均治。以余驗之，有下劑反吐者，汗劑反下者。」（尾臺榕堂：「世人畏懼瞑眩有如仇敵，招養疾病有如親子。人情懦弱之際，真正疾醫之道難行。」）

我曾治療一赤痢病人（陳按赤痢，又稱痢疾，是阿米巴赤痢與細菌性赤痢的合稱，病人高燒、嚴重腹瀉與腹痛、大便夾有膿血等），病人所下者為黏液血便，病人以黃豆計數，每下利一次以一顆黃豆置於枕頭下，一日下利次數高達一百三十餘次，體溫攝氏 39.2 度，脈搏一分鐘百餘次。我先主以用頓挫藥，令服巴豆合大黃配製的藥丸一回。隔天再往診，服藥後大便僅有兩次（陳按瀉下之後病情反而大為和緩），體溫 37.4 度，頗有食慾。前後七日痊癒。按世人皆知巴豆為峻下瀉藥，大黃為普通瀉藥，服用卻能和緩赤痢瀉下，推得下劑未必得瀉，反而具有和解的作用。

我另治療一腸窒扶斯（陳按參見醫論）患者，病程已達十多天，腹部滿痛，下利物極為惡臭，體溫攝氏 39 度多，脈象弦大，我主以大承氣湯，便通一回，手足漐然汗出而解。按世人皆知大黃合芒硝為下劑，服用卻能得汗而解。推得下劑未必得瀉，反而具有汗解的作用。

上述兩例在服用巴豆、大黃之前，我並未期待能有和解作用，但是服用之後卻能造成和解。在服用芒硝、大黃之前，我並未期待能得汗而解，但是服用之後

卻能造成汗解。其它藥劑類此者不勝枚舉，有是證候就應主以是湯方。我是依據證候主以汗、吐、下或和劑，至於病人服藥後所呈現的反應則非我能完全預測。

世人或訛瞑眩是誤服或過服劇藥所致。我認為病人誤服或過服劇藥會引起中毒，其呈現的症狀異於瞑眩作用。中毒是因由醫師的過失，病人中毒輕者或僥倖免於一死（陳按中毒甚者則死亡，而瞑眩則是解邪）。世人訛將中毒症狀視為瞑眩者，實為一大錯誤。世人或曰：「瞑眩就是醫師誤治的過失。」事實並非如此，我舉東洞《醫事或問》的見解與我個人臨床反駁如下：

"或問：「先生主以湯方即使半年、一年無具療效，卻仍不更改湯方，何以故？」答云：「病名與病因原本皆只是臆測之說，治病非真正醫師否則難以入手（陳按非據病名或病因即能開方）。服藥十日後未見療效，無定見者心中起疑心而任意更改處方，必難以治病。疾醫如扁鵲者，心中即有定見來針對病毒主以是湯方，非盡除病毒否則不任意更換湯方。一旦藥劑作用足以撼動病毒之際，自然會產生大瞑眩之作用，隨後病必治癒。假如產生瞑眩即更改湯方，病則無法全治。無定見者不明治病過程，只沉迷於任意更換湯方。當質問其治療之法時多無言以對，或據這、據那、據運氣等說，始終缺乏一定的主見。真正醫師的見解絕異於此，所處之湯方必符合證候，即使病症突發變化也不會驚慌。因為藥效尚未完全發揮之前，病症有可能先呈現變化，故續用是湯方而不起疑，直到應效為止。如尚未應效，或半年或一年絕不更換湯方。」"（陳按出自《醫事或問》第4問，內文和田已加以潤飾。）

往時南部的京屋敷（陳按江戶時代設藩於西日本京都附近）留守拘役（陳按或稱為留守居るすい，江戶幕府的重要官職，將軍不在時由其代理故名）某人罹患腫滿（陳按腫滿2字和田誤作腫物。今加更正，後同）。求診於余，診時病人喘鳴迫息，煩渴，小便無也。經主以大青龍湯四十日許無效。居間其門人懷疑該方是否妥當。余則認為藥效不在乎遲速，只在於是否正確。余視此證並無其它湯方可用，故仍續服以大青龍二十日。突然病人症狀轉劇，惡寒，慄汗漉漉流出而不止。家屬大為緊張，擔心性命恐為不保。余曰：「死生固不可知，然藥弗瞑眩，厥疾弗瘳。」仍令續服前方，終夜果大汗出，更衣服高達六、七次。翌朝（陳按次晨），小便快利，腫滿半減，喘鳴治。後十日許，續服前方而痊癒。（陳按出《醫事或問》第21問，內文和田已加以潤飾。）（和田註：東洞先生云：「疾病得治則患者會從四方蜂湧而來，一旦產生瞑眩症狀，則病人惶恐而又漸次離去。」其說真讓我自慚形穢。）（陳按世人不識漢方而和田自責推行漢方不力）

上述為東洞先生的治驗。我亦曾治療一婦人，病發數月，腹部緊滿而甚為拘攣，飲食難進，嘔氣，頭痛，四肢惰痛。病名或冠作「胃加答兒（陳按即胃黏膜潰瘍等）併發血熱」。我以當歸芍藥散為主，佐以大柴胡湯（不含大黃），連續服用十五、六日而毫無見效。第十七、八日終至下利，一日達三、四十行。家屬大為

56

恐慌，急召我往診。診時已無發熱，伴有些微腹痛，下利約每十分鐘一行，大便全為膿血而幾乎滿溢出便器。但是其腹狀大轉為佳候（陳按應指腹部柔軟而拘攣減緩）。家屬喜曰處方並非下劑，然而所下異物甚多，應是極佳的應效。家屬主動要續服前方，請我毋須擔心藥的瞑眩作用，否則病毒無法全出。於是我再同主以前方，繼續下利達三十六小時而後完全止利。又服五、六日許，宿疾終於痊癒。

以上二例是醫師依法施予適當湯方，服藥後病人自然產生瞑眩。諸病無論輕重或有如上瞑眩作用的種種變動，醫師非得明白此點不可。

無定見者請問東洞有關病人服藥後呈現新症狀的問題，東洞先生不予明示。我認為無定見者、無治療思惟者不懂使用湯方。一旦服藥後病人主訴腹痛、頭痛等新症狀時，即予以加減湯方；甚至更改原方，其不符合是證候主以是湯方的治法。有定見者了解這些事實，不會狼狽倉皇；不因病人呈現新症狀而恐懼，並向病人解說那是藥物應效所引起的症狀。如果病人的「**定證**」沒有發生變化，就不該隨著病人主訴的指使而任意妄改原方。（陳按和田代替東洞回答問題）

有謂瞑眩是醫師不懂藥物的副作用症狀，係由服用某藥過多、過久所釀成。就像洋藥亦有副作用的禁忌，例如某種解熱藥不適於小兒，某種鎮痛藥不適合婦人等者。即藥物的使用有愛與恨的兩面情感。儘管如此，漢方係由數種藥物配合所組成（陳按一鍋湯而非單味藥），各湯方有其主治的「原症」（陳按或稱主症）。如果湯方不能對證則為無效，不致有藥物的副作用禁忌等變症、惡候（陳按和田此句不妥，湯方不對證或會釀成壞症，壞症與瞑眩必須辨別，壞症促使病勢加重，瞑眩則緩和病勢）。我認為漢方副作用禁忌與前章論述的過量、過久服食單味藥物相似，其是屬於藥物的中毒症狀，而非瞑眩症狀。具有副作用的藥物過量或長期服用，其副作用將更為急劇，幸者釀成大病，不幸者難逃一死。爾等稱作藥物中毒，並非稱作瞑眩。

漢方所謂真正的瞑眩是身體細胞藉用藥力而激起強大的反應，其欲將病毒驅離體外的激烈症狀。藥物中毒的症狀則異於此。繼續服用激起瞑眩的湯方，以求盡除體內所有病毒而痊癒（陳按醫師勿畏懼瞑眩而任意更換湯方）。隨著病毒逐漸離出減少，瞑眩症狀也會漸次減弱而消失。故《尚書》云：「若藥弗瞑眩，厥疾弗瘳（陳按厥字作其字解）。」醫師應將此格言奉為圭臬。

【陳註一】：

《尚書·商書·說命上》：「若藥弗瞑眩，厥疾弗瘳。若跣弗視地，厥足用傷。惟暨乃僚，罔不同心，以匡乃辟。」《列子·黃帝》：「列子提履徒跣而走。」《說文·足部》：「跣，足親地也。」推得「跣」為腳掌。「提履徒跣而走。」即將鞋子提在手上，赤足而走。「若跣弗視地，厥足用傷。」意為腳掌如果不對準地面，則在使用足部時就容易受傷。此段話是武丁在囑咐臣相傅說。武丁名昭，是中國

商朝第 23 位國王，在位 59 年（-1250～-1192），「武丁」是他死後獲得的「廟號」，殷末又追諡廟號為「高宗」。高宗武丁繼位時，正逢西戎為患，朝政衰敗。武丁為使國家振興，隱入民間尋求人才，終於在建築工地尋得奴隸傅說，傅說聰穎好學，對國政頗有見地。武丁於是加以重用為臣相。「惟」指傅說。「暨」以及之意。「乃僚」指傅說以下的文武百官。「乃辟」是高宗自己的謙稱。

《方言‧第三》：「凡飲藥傅藥而毒，南楚之外謂之瘌，北燕朝鮮之間謂之癆，東齊海岱之間謂之**眠**，或謂之**眩**。自關而西謂之毒。瘌，痛也。」《方言‧第十》：「焜、愁、頓愍，惛也。楚揚謂之焜，或謂之愁。江湘之間謂之頓愍，或謂之氐惆。南楚飲毒藥懣謂之氐惆，亦謂之頓愍，猶中齊言**眠眩**也。愁恚慣慣，毒而不發，謂之氐惆。」

河洛語「眠」有兩音。十五音法標作：堅五門。讀音同棉字。又可讀：根五門。讀音同民字（其與瞑字讀音相擬似而通假）。即「藥弗瞑眩」實應作：「藥弗眠眩」。從《方言‧第三》推得眠、眩 2 字同義，併在一起作同義複詞，意在加強語氣。例如幸、福 2 字同義而作：幸福。健、康 2 字同義而作：健康。

服藥如果沒有產生激烈的反應，則疾病就不容易痊癒（改革必須有陣痛期，否則不易成功）。腳掌如果不對準地面，則在使用足部時就容易受傷（施政方針必須正確，否則容易失策）。傅說你必須率領文武百官，無不同心協力，以匡正本王的國政大事。

【陳註二】：

有同道女兒婚後近三年未孕，大行溫補卻毫無見效，轉介前來就醫。腹診其下腹拘攣，有條索狀壓痛點，證屬血瘀，主以桂枝茯苓丸科中 12 克七日份。又診其惡熱、口渴，手足厥冷而屬熱厥的白虎湯證。白虎湯證的手足厥冷是一種假象，最容易被誤診為寒證而訛以溫補。筆者另開出水藥單，囑咐自行去抓七帖服用，方中生石膏開 37.5 克包煎，粳米以其家中服用米半把（手掌握米一把而取其半），4 味藥以 10 碗水熬成 5 碗，藥汁倒出待沉澱後，取其澄清液隨時當茶喝。兩湯方合用。三天後，同道掛電話來，略有微詞謂病人服藥後第二、三天各下利五次，詢問不孕證開白虎湯造成下利有否適當？筆者無力辯其或瞑眩作用，只苦笑答那就停用白虎湯，單服桂枝茯苓丸即可。一週後病人並未回診。過數天筆者於路上巧遇病人，急握其雙手，僅留指尖仍然厥冷，筆者也不好意思囑咐要回診。儘管同道或不認同我的處方，幸其隔月即懷孕。事實上筆者曾僅以白虎湯而使病人受孕數例，亦曾用黃連解毒湯、半夏瀉心湯等而使病人受孕。故病人的訴求往往只是參考，中醫治療不孕並非只用溫補或迷信高貴藥。醫師更毋須自己框限思惟。只要針對病人出現何證候，即主以對應的湯方，宏觀整體性地調整體質，創造出容易受孕的條件而已。同理，中醫治療皮膚病並非只用清熱解毒。又中醫治

療便秘如只鎖定芒硝、大黃等苦寒攻瀉，則其診治思惟與西醫無異。筆者曾用桂枝湯、當歸芍藥散、桂枝茯苓丸、甚至是小青龍湯等治癒長期便秘者多例。萬病同此，即中醫診療不受病人主訴與西醫病名所框限。

前已述最近流行所謂火神派者，隨手一帖藥炮附子藥量就是數十克，美其名大力回陽，卻不知「少火生氣，壯火食（蝕）氣」之理。真的需要溫補者，筆者使用炮附子每天科中不超過 2 克療效即甚佳。何況炮附子必需對證慎用，不能隨手濫用。否則病人口苦、咽乾、腹脹、便秘，舌質積滿一層燥白厚苔，甚至口舌、手腳麻木而眩暈者。爾等並非瞑眩，而是醫師過失所釀成的中毒現象。筆者先用寒涼藥退去其燥熱，病人反得輕爽；再針對證候開方而癒。縱然附子數十克能回陽而無副作用，但總可節省藥材吧！東洞的腹診爾近也頗盛行，悉聞有同道凡診得腹部有癥者，一律苦寒攻下。導致病人呈現身體涼冷，胃冷而喜厚衣被。病人反應不適，醫師或認為是瞑眩，毒邪未盡而繼續苦寒攻下。終致病人手足厥冷、脈弱無力、下利、腿軟、惡風寒等一派寒涼。爾等並非瞑眩作用，而是醫師過失所釀成的壞症。診其腹部癥結尚在，用當歸芍藥散科中 12 克七日份，病人自覺溫暢舒適，續用兩月而癥結消除。按東洞「萬病一毒」並非侷限於苦寒藥，亦有用溫熱藥者。即「萬病一毒」有屬熱毒者，亦有屬寒毒者，觀東洞用藥即知；不能斷章取義訛全以苦寒攻下。同理，中醫治癌腫有熱毒、寒毒之分。如一律用百花蛇舌草、半枝蓮；或一律用樟芝、天仙液即能取效，那中醫治癌又有何困難？

（上篇）11. 嬰兒的營養與治療

母乳作為哺乳兒的營養品最為適當，非精選其他物質煉製所可比擬。畢竟母乳是最安全、最完備的天然營養品，無論精製任何物質都無法與母乳相提並論。

近來社會漸生複雜，生存競爭愈為激烈；婦女由於社交上、職業上的關係，無法像昔日專力於天職以協助丈夫與哺育兒女。另一方面，由於母體罹患疾病或乳汁分泌不足等因素，以致讓牛乳、煉乳等更有機會取代母乳。但這是一種違反自然的營養補充法，嬰兒服食牛乳、煉乳等與服食母乳（與生俱來的自然營養品）相比較，前者的死亡率較高。

細菌學興起所及，認為如讓嬰兒服食病牛的乳汁，則乳汁所攜帶的病原菌會釀成幼兒死亡。於是採取煮沸牛乳以消毒牛乳中的病原菌，希望藉由安全使用牛乳以確保嬰兒成長。但事實上幼兒服食煮沸後的牛乳、煉乳並無降低其死亡率。

依據最新的醫學報導，說生乳含有消化酵素，其可不經唾液咀嚼相混，直接吞嚥生乳也可在嬰兒胃中作為消化吸收之用。煮沸牛乳固然可消滅病原菌，但是也同時破壞此酵素而減弱消化吸收的能力。所以服食牛乳、煉乳的嬰兒較容易罹患胃腸病，間接導致百病叢生，以致會有較高的死亡率。縱然能長大成人，其體質亦多較為虛弱。按此報導足以證明母乳為最高無上的嬰兒自然營養品。（人類以母乳哺育嬰兒原本就是天經地義之事，吾輩不妨就遵奉此道理吧！）

　　推得母體因社交、職業、罹患疾病、乳汁分泌不足等導致無法哺乳者，實為人間的一大悲劇。母體因社交、職業而無法授乳者非關醫師診療之事，故暫且不談。今只就母體罹患疾病、乳汁分泌不足者來討論。

　　凡是母體罹患疾病與乳汁分泌不足者，雖然有因於特殊疾病者，但十之七、八多是產後處置失當所致。例如平素虛弱的產婦，雖現以乳汁分泌不足求診者。但問診其產後四、五日乳房必曾一度膨大脹滿，食慾良好而且氣力旺盛，即其屬健康狀態而且具有乳汁分泌充足的現象。爾後每每自覺身體稍有不適，接著即食慾漸減、頭痛、眩暈、顏面浮腫、急性崩血、下肢麻痺，續發諸種症狀；乳汁分泌也隨著減少。產婦拖延而求診於醫師，然而即使經過醫師診治而漸恢復健康，但是乳汁分泌量多仍不足，甚至會完全停止分泌。

　　產後病及乳汁分泌不足症者必須掌握治療時機，需於產後兩、三週內（即產道擴張變形尚未恢復常態之前）得予適當治療，否則多難以奏效。母體在此時期得治，即可預防產褥熱、急性血崩、產後腳氣、乳汁分泌不足等產後重病。甚至能得以痊癒（產前病需於產前即時予以治療，產後病需於產後即時予以治療）。

　　洋醫對於治療產後病的諸藥甚難見功，例如催進乳汁分泌劑、治療血崩與腳氣病等幾乎無適當藥物。一方面，今日醫家稍見母體略有微恙，即訛認會藉哺乳而傳染給嬰兒，多逕自禁止哺育營養豐富的母乳。甚至更有誤認當母體病輕而嬰兒病重時，母體不能服藥，否則哺乳會干擾到嬰兒的治療。所論前後矛盾（陳按前者言哺乳會傳染疾病。後者言母體有病不應服藥，如此母體豈不將病傳染給幼兒）。按母體既然有病，就應急需服藥，以免禍及嬰兒。同時應考慮嬰兒疾病而選用適當湯方讓母體服用，透過哺乳間接治療嬰兒。故非精細診察選用適當湯方否則難以兩全其美。

　　上述看似空談之論，實為安全有效的治療方案。除非母體罹患重度危險的傳染病，或是再度妊娠而具有嚴重惡阻等明顯症狀者之外，我認為皆不必斷乳。

　　然而令人甚為擔憂的是，母體有病卻逕自認為無所謂而放置不求醫，終於促使嬰兒釀出險症而驚訝不已；屆時才倉匆急忙地趕來求診者不在少數。母體與嬰兒疾病的關係尚不僅於此，容下論述。

凡是幼兒罹患病疾者，十有五、六多因妊娠時藉由母體血液傳染給胎兒，或藉哺乳時由乳汁傳染給嬰兒。其中最顯著者即屬嬰兒遺傳性梅毒（父母如擔心嬰兒罹患遺傳性梅毒，則各自的性行為皆應戒慎）。又如皮膚病者有濕疹、潰瘍等。眼疾者有結膜炎、角膜潰瘍等。耳疾者有耳漏、耳膜穿孔等。鼻病有鼻加答兒（陳按指鼻黏膜腫脹、鼻塞）、鼻潰瘍等。口疾有口內炎、齲齒、口唇潰瘍等。其它有痔瘡、骨膜炎、腐骨疽等。甚至包括眼盲、耳聾、瘖啞、跛躄（陳按兩足不能行。《禮記‧王制》：「瘖、聾、跛、躄、斷者、侏儒、百工，各以其器食之」）等諸病，千變萬化而無以名狀。故推言小兒疾病大多因由遺傳性梅毒並不為過。又小兒期最容易罹患的麻疹、痘瘡（自有種痘法以來，此症甚少）以及其它一般傳染病等，雖非不治之症；但是遺傳性梅毒因為係由熱病的大熱邪毒薰釀而得，其治療不當而預後不良者比比皆是。

前賢將麻疹、痘瘡等全視為胎毒（慢性的遺傳性梅毒）所引起，雖然這是當時不明病原學而混淆病原種類的錯誤；但不難推知遺傳性梅毒與一般嬰兒疾病大有關係。

治療嬰兒病多以驅逐潛伏病毒為首務。換言之，欲治癒嬰兒病就必須先母乳健全無病。縱然我治療嬰兒病首先即在驅逐胎毒，但是我不會妄用碘化物（陳按日文外來語音譯為沃度）與水銀制劑。因為漢方除了碘化物與水銀制劑這些狹義的驅毒藥以外，尚有許多穩當而確實的驅毒妙藥。

世人俗說嬰兒罹患疾病者，其母體即無同時罹患疾病之理。但是我觀察嬰兒感染遺傳性梅毒者，皆由母體先天傳染而得，推知其母體當具有梅毒病原才會導致嬰兒罹患遺傳性梅毒（陳按俗說稱為易病。嬰兒與母體會同時罹患疾病，證實易病之說錯誤。又《傷寒論》陰陽易條文應係後人竄衍，非出自仲景。又台灣民間有謂沖喜習俗，強迫久病不癒者結婚，以喜事沖掉邪氣而達到治癒疾病之目的。或子女結婚為久病不癒的父母沖喜者。易病、沖喜皆非關診療）。

母病傳染給嬰兒以遺傳性梅毒最為常見，其次為胃腸加答兒也會波及嬰兒。母體胃腸加答兒病輕者常不自覺，需透過醫檢來證實。但即使母體胃腸加答兒不明顯，嬰兒卻早已呈現出證候。這是因為成年人的抗毒力較強，故病輕者多不自覺；嬰兒抗毒力較弱而易於顯現出胃腸加答兒。由此得知有關嬰兒疾病者多因由母體疾病遺傳所造成。

治療嬰兒疾病，與其直接飼藥給嬰兒，倒不如母體先服用藥物，再透過哺乳而傳達藥力給嬰兒。後者間接服藥的療效應更為合理、確實。儘管小兒科學者宣稱母體罹患腳氣病而嬰兒也繼發腳氣病者，必須即刻斷奶為治療嬰兒腳氣病的第一治法（陳按理由是避免母體的腳氣病原繼續傳染給嬰兒）。但是腳氣病多屬消化性障礙，即刻斷奶另代以不易消化的牛乳，當使乳兒營養更陷於惡化。按此治療法顯然矛

盾，故我認為毋須斷奶，而是讓母體服用適當的藥劑。此舉不僅可根本治癒母體（陳按儘管母體病輕者其證候或不明顯，但可依嬰兒證候反推母體應服何方），再透過哺乳傳達藥力，藉由乳汁而可一併治癒嬰兒（雖然這是最為上策的治法，但是世人並非全為知曉）。此法最為事半功倍。何況有小兒特殊病之稱的百日咳、加答兒性肺炎等皆可依此法治癒，推得嬰兒腳氣病者當也可如法治療。

我堅信嬰兒如果無法像大人正常般地服藥時，應讓母體先服藥，再藉經哺乳之乳汁傳達藥力以去除嬰兒的病根。此舉為最自然、確實的治療嬰兒疾病良法。

【陳註】：

牛乳約含 3.4%的蛋白質，主要為酪蛋白（或稱乾酪素、Casein），約占牛乳蛋白質的 80%；而白蛋白（或稱清蛋白、Albumin）只占 18%。人乳約含 1.1%的蛋白質，主要為白蛋白，約占人乳蛋白質的 60%，酪蛋白約只占 20～40%。即牛乳總蛋白量約為人乳的三倍，以符合小牛體重迅速成長的需要，故嬰兒喝牛乳者骨骼肌肉粗壯肥碩。但正由於蛋白質含量過高，不利嬰兒胃腸的消化吸收（牛有 4 個胃室而可儲存發酵蛋白質）。殘剩於嬰兒胃腸的過多蛋白質容易腐敗而產生毒素，或即釀成過敏（皮膚、氣喘、鼻病）等反應、或產生腹瀉等後遺症。一方面，牛乳缺乏人乳所含有的卵磷質（Lecithin）與牛磺酸（Taurine），爾等被認為能促進嬰兒腦部及眼部等神經細胞的發育。又牛乳所含碘、鐵、磷、鎂等礦物質含量不如人乳。即人乳配方是為複雜纖細的大腦細胞發育而設計，牛乳配方則是為肌肉骨骼孔武有力而設計。兩者配方的目的不同。高等人類的嬰兒應食人乳，多食小牛所賴的牛乳則恐有影響大腦細胞發育之虞。縱然業者另添加卵磷質、礦物質等來模仿人乳，但那只是從單味成分來分析，並不代表爾等與其他成分間的化學作用就類同人乳。例如將林書豪放在 NBA 不同的球隊，其表現亦不同，端看與其他球員間的互動作用而定。總之，人乳是無法複製或人工合成的。業者強調添加高鈣、高鐵等反或會釀成幼兒便秘。成年人雖然可將牛乳、乳製品等當作食物的來源，但是最好還是少食為妙。總歸一句話：「牛乳配方非為複雜纖細的大腦細胞而設。」致於牛乳與老人癡呆症是否有關聯則有待專家去研究。

拜和田之賜，筆者透過哺乳來治療嬰兒疾病已有不少驗案，療效滿意。有些不孕婦女經調整體質後而懷孕，在懷孕期間藉壯醫線灸至陰等穴與內服中藥來安胎。不管是妊娠嘔吐、胎動不安、不正常出血、眩暈、肚子脹硬不消，胎兒上衝逆喘，胸悶氣促，甚至是胎位不正等，線灸至陰等穴約有七、八成多可於數分鐘內見效。病家深信中醫，故嬰兒生出後略有微恙也都會前來門診。嬰兒難以餵食中藥，但只要讓其媽媽服藥，藉哺乳讓嬰兒間接服食，確為簡便有效之法。嬰兒很早即有味覺，一病例母親 35 歲，嬰兒 2 個月半，皆有皮膚病。嬰兒頸部濕疹、糜爛而煩躁不安，塗抹藥膏時發時止。母體因坐月子而全身燥熱，大汗淋漓，手臂皮膚有紅色抓痕而搔癢不止。開予黃連解毒湯 6 克、白虎湯 6 克，科中七日份，

並告知嬰兒哺乳即有療效，不用另外服藥。一週後，母體改善三分之一，嬰兒頸部卻完全恢復正常細嫩膚質，不再煩燥而睡眠改善。母親言嬰兒察覺乳汁味道變苦，吸允乳汁時眉頭稍皺，且會刻意咬痛乳頭，此小插曲證明乳汁的確含有藥性。又石膏等礦物質不論科中、水煮煎取都不利嬰兒胃腸，透過哺乳間接服藥，可避免其副作用。如果嬰兒證候明顯，母體證候不明顯，就依嬰兒證候開方而讓母體服用，一樣可得療效。此即和田所謂母體抵抗力較強之故。異位性皮膚炎（Atopic dermatitis）又稱遺傳過敏性皮膚炎，臨床嬰兒常見此病。西醫治療此病多用抗組織胺或類固醇，或主以抗排斥藥物普特皮（Protopic）等。筆者沒有作過流行病學調查，有云國內罹患此病人數或已超過百萬，推得其療效不彰。成年人罹患此病中醫自能對證治療；嬰兒則可依照和田哺乳飼藥之法，筆者曾治癒一些病例，療效滿意。這種療法頗為有趣，每當治癒後我都推說是媽媽的愛心，故也容易藉此與病人互動親近。筆者不知中醫典籍有無記載此法。

（上篇）12. 特效藥論

我治療肺炎、百日咳、赤痢、腳氣、丹毒、盲腸炎等難治之疾屢有佳效，常出人意料之外。同業某醫問我到底用何種特效藥而能治癒爾等重病？如真有濟世活人的熱誠，請公開傳授而勿私藏。我則回答：「洞察**定證**，然後施予適當的湯方而已，我根本沒有使用其它的治療方法。」（不能被特效藥的美名所迷惑而忽略其長期服用的中毒副作用。）

某洋醫言：「肺炎、百日咳、赤痢、腳氣、丹毒、盲腸炎等難治病的症狀諸醫皆知，只是苦無治療的特效藥而已。」

我則回答：「您所說的症狀與我說的**定證**大相逕庭（第七節已有說明）。真正的漢醫是依據定證處以湯方，而非依據病名（陳按專指現代醫學的病名）來開方。」

風邪而項背強几几，無汗，惡風者，其是屬葛根湯的定證。葛根湯不僅可止風邪，兼可治療赤痢、腸窒扶斯等熱性傳染病，甚至可治療梅毒、神經痛等而具有此定證者。

風邪而頭痛，發熱，骨節疼痛，無汗喘息者，其是屬麻黃湯的定證。麻黃湯不僅可止風邪，兼可治療喘息發作、疥癬內攻等諸病而具有此定證者。

風邪而往來寒熱，胸脅苦滿，默默不欲飲食，心煩，喜嘔者，其是屬茈胡湯的定證。茈胡湯不僅可以止風邪，兼可治療諸血熱妄發、瘧疾、胃腸加答兒而具有此定證者。

推得葛根湯既非赤痢、腸窒扶斯、梅毒、神經痛等的特效藥，也非風邪的特效藥。麻黃湯既非喘息發作、疥癬內攻等的特效藥，也非風邪的特效藥。茈胡湯既非血熱妄發、瘧疾、胃腸加答兒等的特效藥，也非風邪的特效藥。

我僅列舉風邪的三個定證，事實上風邪尚有數十種（陳按數十種應作多種）的定證。一個風邪的定證就有如此多種，何況肺炎、百日咳、腳氣、丹毒、盲腸炎的定證當更為複雜。

人是活物，病也是活物。病以活物寄居於人，所以一病絕非僅呈現出一特定的症狀。醫者應明瞭該主症（陳按第七章言自病人角度則稱原症）所具備的症狀，以及確認不過是諸副症（陳按第七節言自病人角度則稱附隨症）的一、二症狀。或是以正症呈現，或是以奇症呈現（陳按定證依主次分主症與副症。定證依標本分正症與奇症，正症為本，奇症為標）。或是數種主症合併呈現。初期、中期、末期，以及病後的治療等分別施予治療手段。トラルリアン（陳按外來語人名音譯，待查）氏云：「不明個人的特性及原因則無法決定診療的手段。」其雖異於我所謂的定證、主症、副症、正症、奇症等對應方劑的分類；但是氣候、風土、寒熱、暑濕、男女老幼等差異之外，另須一併考量病人生活型態、體質、宿疾等的影響（醫師診斷需兼具生活型態的眼光）。

推得古人云：「病萬變，藥亦萬變。」（陳按引自《呂氏春秋·察今》：「世易時移，變法宜矣。譬之若良醫，病萬變，藥亦萬變。病變而藥不變，嚮之壽民，今為殤子矣。」）故必須依據主症的變化而施予對應之法。又云：「治療之道有兩大方針，逐機與持長。」（陳按出處待查。逐機即隨機。《新唐書·郭孝恪傳》：「若固守武牢，以軍氾水，逐機應變，禽殄必矣。」）逐機是服藥後一見主症有變化之機，應隨即更改湯方。持長是服藥後主症尚無改變，則必須持續服用該湯方，直到拔除病根為止。逐機與持長皆因人、因病而異，醫師無法事前預知。又漢方治療一症即需如此（陳按指因人而異的逐機與持長，而非治以特效藥），何況洋醫治療諸多它病也應是如此。

チームセン《醫則》（陳按 1894 年高橋金一郎譯，南江堂出版）：「診斷是治療的起點，也是治療的終點。」書中（陳按第 36 頁）引用ワンス、ウィーテン：「擅長於診斷者，必擅長於治病。」如果所述為真，今洋醫一發現病原菌（物質）隨即附上病名，洋醫純以發達的病原學作為診斷，則依據前述當必可治癒諸病、百發百中。如此洋醫治病又何會感嘆缺乏特效藥呢？我認為「活醫」治療「活病」全賴於「活方」，推得治病並非依據特效藥。

古今醫家多交相努力於發明特效藥。爾等假設病是死物，不會變化，沒有異種；認為只要正確施予特效藥則必能藥到病除。倘若治療如此簡易，醫術又有何困難？自不會存有難治之病。凡夫俗子皆能主以特效藥治癒疾病的話，我輩醫者將必多如食穀的米粒，屆時也無存在的必要了！（各種特效藥全被發明之後，醫師自無存在的價值，或許此即為醫界之福？）（陳按暗諷醫家努力於廢醫存藥的方向錯誤）

諸如洋醫特效藥所說，病者聞之豈就能安枕無憂（陳按世人迷惑於發現病原菌與特效藥）？目前雖然處於歌頌醫學大為進步的氛圍下，我輩診療理應簡單輕鬆。然而事實上診療之道並非如此簡易，其途恐尚為遙遠。何況人文發達同時伴隨著肉慾橫流愈是氾濫放恣，消化與生殖兩器官之相關疾病也會有增加的趨勢。我輩當日夜汲汲努力於鑑別主症的變化。不僅希望處方正確無誤，更盼能研究定證的會通，以及考量病勢如何。如果隨便誣認爾等就是所謂特效藥的話，那真是不懂漢方的奧妙。該洋醫聽完我的論述，不發一語地黯然離去。

（上篇）13. 病因論

凡事有成就者並非一蹴即成，必有其因由。其因由者稱為原因，其成就者稱為結果。但是有原因相同而呈現出的結果卻未必一致者。所以要研究一事實，就必須先深探其原因。深探原因之後，接者思考過程的變化；最後再衡量其結果。

今日原因醫學大為發達，整體來說其作為病因（陳按病因2字原文作：病原。和田是指致病的原因，但是「病原」易與「病原體」相混淆。又標題既已作「病因論」，故應改正作病因，下同）者幾乎全是物質（陳按因此和田稱其為物質的原因醫學）。爾等似多已被檢索發現，此點確為我輩所熟知，所以我輩應向前輩的辛勞表示感謝。然而既已整體闡明其致病的原因，藉此也可滿足知性的理解。遺憾的是當問及治療之事，洋醫卻多回答並無能力治療（陳按發現病原並不等同即能治癒疾病）。

為何洋醫雖已闡明致病的原因卻多無能力治癒疾病？我試將諸種致病的原因分門別類來加詳論，基本上致病的原因（陳按即病因）可分為內因、外因兩大類：

內因（又稱間接原因）：
疾病發作是間接危害而引起，其必須等待外因侵入所誘發方能釀成疾病。內因或為外因的先驅，內因又或為外因侵入後所殘留。在外因侵入前或外因被消滅後，其隱藏於體內而為種種障害。故有外因相同而所誘發某症狀卻大異者，皆為

其內因的差別所致。內因又可下分為「個人素因」與「一般素因」兩種（陳按素因そいん是指潛伏於體內的內生毒素，參見第08章。同是感冒而素因不同，故會呈現出相異症狀的六病）。

「個人素因」是指各人的特異性不同，其為是否容易罹患諸種疾病，或是罹患某病而呈現出差異的遠因。此源於後天個人平素的生活習慣（陳按起居飲食）與過去的疾病（陳按例如氣喘病史者得外感者易被誘發出，腦部受傷者每逢睡眠不足則誘發頭痛），而形成一種特異的感受性。另或源於先天父母祖先的體質（陳按包括不同民族的體質差異，例如華人較易得B型肝炎，客家人較易得鼻咽癌）與疾病所遺傳，故於血統中保有諸種缺陷（陳按生活習慣的個人素因可改變，先天父母體質則不能改變）。

「一般素因」則是因體質（陳按例如居於寒帶者肌膚緊密粗糙而不易得汗，居熱帶者肌膚柔軟滑潤而易汗）、男女（陳按例如男人較易得痛風。女人較易得甲狀腺亢進等）、年齡、營養等差異，導致對諸病抵抗力強弱有別的遠因。任何人藉由境遇（陳按例如貧者致富後則其營養狀態自會改善）與鍛鍊（陳按寒帶出生者移居於熱帶居住，日久肌膚會漸柔軟滑潤。平地人移居高海拔處居住，日久肺活量會漸增。瀰漫性甲狀腺腫大者移居濱海處，日久即能改善缺碘症狀。），通常一般即會具有此種特異性。（陳按除男女性別不可改變外，其餘的一般素因皆可改變與鍛鍊）

外因（又稱直接原因）（陳按即指物質的病因）：
　　罹患疾病為直接、有致病力的原因所致。直接原因雖然充滿於四處，但多係已先具有內因的弱點，其人抵抗力不足，所以較容易被侵害。身體強健者則否。外因大致上下分為物理（陳按原文作理學，下同）、化學與寄生性動植物的原因三種。

1. 物理的原因：其是源由機械力、光力、熱力、氣壓力、音響、電力等物理諸力刺激過度而導致疾病。
2. 化學的原因：其是源由藥物、毒物、食物等化學作用而導致疾病。

3. 寄生性動植物的原因：其是不屬於上述物理或化學的原因之一般病的外因總稱。在醫學上頗為複雜，又最引人注目，此即所謂的「病原體」。即各種下等寄生動物（寄生蟲）及下等寄生植物（黴菌）等。寄生蟲奪取人體的營養份，如同以異物刺激人體，類似物理性直接原因。黴菌則產生毒物以傷害人體，類似化學性直接原因。

　　現今洋醫原因醫學幾乎全是以檢索發明物質的病因作為病因，洋醫依此斷然判定致病的原因；我輩更被教導此歸向為正確治病的方針。果真如此，治病將有如晝日見路般地簡單明瞭。事實上，任何醫師心裏都會坦誠臨床治病並非如此。

　　洋醫原因醫學為何不能作為治病的方針？因為其探討原因醫學雖已十分進步，但很遺憾地只有探討外因（直接原因）（陳按即物質的病因。包括物理、化學、寄生性

動植物），並無闡明內因（間接原因）。洋醫對於前述內因的「一般素因」或略知大概，但對於「個人素因」恐怕就茫然不知。按罹患疾病者其內因與外因各居一半，內、外因相結合而釀成疾病。洋醫原因醫學僅得一半病因（外因），其對另一半病因（內因）卻依然處於黑暗面，不過是彷徨無知而已（洋醫不懂內因，故雖然宣稱為原因醫學，結果卻是不易治癒疾病）。

因此當腸窒扶斯、霍亂等傳染病流行之際，每一縣府、每一村里的居民幾乎難逃感染之毒害。但是照顧罹患者的家人，雖與病人同處一室，本身卻有不被傳染者。又屢逢天花病毒（陳按 Variola virus，日文稱作天然痘，即 Smallpox，1980 年 WHO 正式宣佈全球已完全根除天花。天花病毒為第一個由人類從自然界根除的病毒）肆虐流行之際，但亦有始終不被感染發病者。此特異性稱作「**免疫體質**」（或稱為天然的免疫體質，其機轉很難說清楚）。相對地，一旦感染某病而他日必反覆罹患同病。或一旦進服食某物中毒，後日如再服食同一物則必反覆罹患中毒症狀。此特異性稱作「**素因**」，或稱作「殘存體內而易罹病的弱點」。

上述是否罹患疾病呈現出兩種截然相反的現象（陳按指免疫體質與素因）。推得罹患疾病雖然是受到外因的直接影響，但其主要的影響更在於潛伏的內因。果係如此，那真是探討致病原因的一大秘密。洋醫所謂的病因學只教導一半的病因（外因），不知另一半的內在病因。洋醫雖自豪其原因醫學非常發達，相反地，洋醫在治療上委實存有缺陷（世人卻多被洋醫原因醫學的美名所迷惑）。故儘管洋醫大聲宣揚其原因醫學十分進步，但是實際上並非如其所說而值得去稱讚（陳按洋醫原因醫學不過是物質的原因醫學，至今西醫仍很少去涉及內因。中醫卻始終依據發病當下的體質來開方）。

治療的法則在於先治其原因，然後才得以痊癒。故曰：「從事治療而不探究原因者，違反了治療的法則，必無法收到適當的療效。」這是古今醫家一貫的定論。今日科學發達，物質性的、機械性的病因幾乎多已被檢索發明，其導致洋醫比漢醫更易接受原因療法的診治思惟。縱然如此，洋醫臨床療效並不顯著。這是因為洋醫僅知一半的直接病因，不懂另一半的間接病因。推得洋醫原因醫學不該誇稱為發達進步的醫學。

何況依現代的進步程度而言，發現病因與發現治療方法是兩回事；發現病因並無法同時確認治療方法。就算發現病因即能發現治療方法，洋醫所謂的病因不過是所有病因的一部分而已（陳按洋醫並沒有考慮到內因）。因此最近十數年來雖然陸續不停地發現病原菌（陳按包括細菌、病毒等屬於外因的寄生性動植物），其中能確定治療方法者只不過一、兩項而已；以致一般洋醫多齊聲感嘆其治療方法的不足。

我輩多認為在病因方面，洋醫只信賴物理與化學的檢索發現，卻忽視無形、素因的奧妙。相反的，古代漢醫則注意無形、素因，缺乏精密有形、物理與化學

的檢索發現。兩相比較療效幾乎不相上下。推得洋醫雖自誇稱進步，但其治療實績未必勝過漢醫。又從洋醫所能治癒疾病的種類與治病過程來評論，洋醫的療效說不定反在漢醫之下。

　　我的論述如上，世人或視我的醫術為「神秘醫術」，不然就把我封作「治療破壞說」。按我輩認為作為科學之一的醫學（陳按指洋醫），自應從物質方面來觀察人體的作用。在治療方面，當也是借用藥物的物質效力以求能治癒疾病。就醫師（陳按指洋醫）的天職需確信此點，就藥劑的療效也需確信此點。以致病因（陳按專指洋醫的外因）非物質者不取，藥效非物質者不取。換句話說，醫師不能贊同與醫職全無關聯的咒咀（陳按咒咀一詞原為佛教術語，為殺人念誦咒咀神之咒。咒咀神即毘陀羅，起死屍使去殺人之法稱毘陀羅法。聖經亦記載有神的祝福和咒咀。和田應指後者，包括禱告治病在內）、禁厭、催眠術、新生氣說等非物質的療效（縱使這些神秘的治法或非全無療效）。

　　洋醫原因醫學雖被稱讚為進步的醫學（陳按事實上只是物質的原因醫學）。但令人感嘆所檢索的比例尚未達半數（陳按指洋醫並沒有檢索內因，而外因也尚未全部檢索完畢，故曰未達半數）。故洋醫首先應遠離上述幽冥、神秘的非物質檢索，大聲公開地針對漢醫眾多不明處（陳按指內因，即無形、素因）廣施檢索。果係如此，才稱是探求真正病因的根基。並藉助於自然療能，針對真正病因來施予真正的原因療法；如此幾乎就能完全發揮經驗醫學（陳按指漢醫，和田希望導正洋醫的研究方向，並藉助來發展漢醫）的真髓。

　　例如百日咳、腳氣（陳按直到 1925 年才被證實是缺乏維他命 B1 所致）、喘息、乳汁分泌不足、暈車等病因雖尚未檢索明瞭，但是施予漢醫診治的療效幾乎百發百中。相對地，肺炎、丹毒、淋病、赤痢、盲腸炎等病因雖已經洋醫檢索清楚，但是洋醫缺乏直接頓挫病勢或縮短療程的治法；而漢方治療爾等卻多能於數日內顯效。依據這些臨床事實，所以我提出上述的見解。

【陳註】：

　　新生氣說又稱新活立論 Neo-vitalism，是德國生機主義哲學家 Hans Driesch（1867～1941）提出。1920 年梁啓超等組織"講學社"邀請其來中國講學。生機主義哲學是 19 世紀末 20 世紀初在德、法等國流行的一種唯心主義哲學觀點，屬於生命哲學。這種哲學觀主要建立在生物學基礎之上，利用生物學、生理學等科學之發現論證其觀點。生機論主張生物自身的發展與變化並不受物理、化學原則的支配，而是因為生物體內部有一種自主自在的動力，這種動力自由釋放、不可度量，是非理性的。與其相反的機械論則主張生物的生、老、繁殖等現象，像機械一樣受自然界的物理、化學原則所支配。（陳按引自百度百科，此說多年前早已不流行。）

（上篇）14. 自然療能論

東方醫聖扁鵲治癒虢國太子尸厥，天下皆稱讚扁鵲能生死人（陳按使死者重生），扁鵲不受讚美而回答：「越人非能生死人也，此自當生者，越人能使之起耳。」（陳按見《史記·扁鵲倉公列傳》，即病人自當重生，醫師只是助力而已）西方醫聖 Hippocrates（陳按中文譯作希波克拉底）於著作《流行病論》第六卷曰：「自然療能為第一流的醫家。」

東西醫聖皆尊崇自然力，醫術不應違背自然力為主旨，醫聖提揭救人疾病的宗旨。我輩所稱自然療能與醫聖所稱的自然療能雖然為同一物，彼此並無差異。但是以風寒暑濕燥火六氣作病因，或以血液、黏液、黃膽液、黑膽液四液變化作病理者（陳按印度醫學認為萬物由地水火風四元素所構成，四液變化作病理，四液失去平衡稱為四大不調，下分有四百零四病），爾等所論皆屬抽象，而非為具體（陳按故有別於醫聖的自然療能）。

十九世紀中葉德國大醫師 Rudolf Virchow（陳按參見註解。和田將洋醫等皆以外來語標示，今皆改作原文，下同）創細胞病理學以來，漸能具體說明自然療能的現象。因為構成人體的細胞各汲汲營營於獨立的生活作用而形成一活物。所有細胞另得接受「全身統一力」的支配下，凡有利於細胞生存者即予得取，有害於其生存者即予排棄，然後完全隱藏其營養、繁殖、活動等的奧妙作用。當有侵害者干入時，細胞才會顯現出反應作用來嘗試加以抵抗。此反應作用即發熱、咳痰、嘔吐、下利、膿潰、下血等症狀，爾等諸症狀統稱疾病。（因為細胞雖然是各營於獨立生活作用，但另得接受「全身統一力」的控管，故病狀各異。）

雖然人生健康無病為最上的幸福，但是人類無法完全避免外界複雜繁劇的刺激犯冒，即人類不免於罹患疾病。當身體遭受外邪侵入後，體內即潛有此病毒而遲早會爆發（陳按恐其有危害性命之虞），故細胞立刻依固有的自然療能來加以抵抗，抵抗所產生的反應作用即為症狀。細胞欲求盡早排棄病毒，此最可喜的作用（即為自然療能的具體說明）。

Gohnheimg 氏（陳按即 Julius Friedrich Gohnheim1839～1884 德國病理學家。其為 Rudolph Virchow 的學生）云：「急性傳染病而伴隨體溫竄升者，這是因為細胞破壞黴菌危害能力所導致的神妙機制。」

Ilya Ilyich Mechnikov（陳按參見註解）云：「白血球與內皮細胞能吞噬血中的黴菌，其為遏止黴菌傳染，令使感染不致蔓延的自然作用。」

レーベル氏（陳按其原名待查）云：「細胞產出抗毒素（陳按 anti-Toxine），以求能減低黴菌的毒害，這是一種天然巧妙的作用。炎性刺激更能促使白血球增生，有利增進從健康組織中排棄病毒的能力。」

依據上三氏之說，推知所謂「疾病」者即細胞抵抗病毒的反應作用，其屬自然療能。即「疾病」者非為「病」而病，其實是為「癒」而病。當疾病發生之後，身體自然的代償調節作用並沒有間斷（即所謂的表裏作用）。Wilhelm Olive Leube（陳按德國醫師）將其分為三類如下：

第一類：臟器異常的代償調節機能。例如心臟瓣膜疾病則代償性地使心臟肥大；胃幽門、腸狹窄則代償性地使胃壁筋膜肥大；貧血會代償性地使黃色骨髓因欲發揮造血作用而重新轉變為紅色。（陳按海綿狀組織的骨髓分為紅骨髓與黃骨髓。紅骨髓能產生血細胞而稍呈紅色；黃骨髓含有很多脂肪細胞而呈黃色，但是不能產生血細胞。成人或因不著於骨髓腔來造血，故有些紅骨髓被黃骨髓取代。但是當貧血時部分黃骨髓又變回紅骨髓，重新恢復造血的作用。）

第二類：某部分機能亢進則代償性地導致他部分機能減退。例如皮膚發汗增加則代償性地使腎臟尿出減少；胃內存有毒害物則代償性地使腸下利以速排除；脾臟割除則代償性地使淋巴腺肥大（淋巴腺肥大是因於白血球的增生）。

第三類：臟器與腺體作用亢進是有利排棄病毒的代償作用。例如腎臟、大小腸、皮膚、唾液腺等官能作用亢進，是欲使體中毒素（自家中毒）或滲出液藉由發汗、利尿、唾液分泌等作用而加速排棄於體外。

其他例如漢醫的病位轉換說（參見後章），藉其不斷活動的自然妙用能遏止外來毒物的侵襲，並可排棄體內的病毒，以全力來永保身體健康。《漢書‧藝文志》云：「有病不治，常得中醫」（此為漢代的自然療能觀）。即有病不予治療而放任，全賴自然療能作用，其結果約與中等程度醫師相當（陳按其釋恐誤，參見註解）。

然而自然療能有一定的界限。自然力若能勝過外界變化與病毒的侵犯，即毋須治療身體也能自己恢復健康。如果外界變化與病毒的侵犯非常急劇，超過自然療能的界限，即細胞破壞活力之作用無濟於事，終於免不了死亡。細胞對於病毒的攻防戰過程中，初次細胞雖必被病毒擊敗，於是第二次第三次等細胞漸次增加抵抗力，此提高的自然力如能壓倒性地排棄病毒則得治，否則只有待死。發病時之發汗、嘔吐、下利等諸症狀即細胞分泌摻雜病毒而除出體外的排泄物。又居間所引起的發熱即為攻防戰的劇烈現象。

上述攻防戰之際，如能藉以湯藥減弱病毒力或增進細胞抵抗力，當能遏止發汗、嘔吐、下利等細胞排泄物；也可降低發熱的程度而促使身體健康。此即為醫療的最大目的。倘若醫師逕自地施以冷卻徒降發熱，或強力遏止細胞分泌物的排泄。如此姑息地封閉膚表、阻塞排泄的療法；終醞成病毒無路可出而蓄滯於內（陳按例如葛根芩連湯的熱利，其不能用收澀藥來止利，否則腹熱更甚而利反不止。發燒而病勢朝陰者，不能用冰敷或寒涼藥，否則邪熱反不得出，熱退而復發，或熱退而轉為咳嗽等壞症）。某部或雖覺稍輕，

而他部反而增惡。甚者自然療能尚未極力發揮反應作用（即外觀顯現出嚴重的症狀）之前，病人早已陷入昏睡、虛脫而或不幸喪命（這是阻塞自然療能所釀成）。

東洞先生云：「發熱、嘔吐、下利、吐血、下血乃至膿血等，皆身體之自然作用，能藉其排除病毒，故不能阻遏此作用。若處以與自然作用相反之方劑，則使病毒遷延而滯留於體內，延誤治期。輕者難以恢復健康，重者則死。畢竟醫療是藉此自然療能之妙助，迅速緩和病毒之過程機轉，以圖早日能予恢復健康。」

田中祐吉《醫事斷片》曰：「醫療目的在於去除自然療能過多者，補佐其不足者；以求縮短疾病過程而早日痊癒。何謂去除自然療能之過多者？（按此說不了解病理）例如發熱固然是自然妙機，但若高達四十度以上，則會導致心筋混濁脹腫或腦部症狀，病甚者有流產、早產之虞。以上稱作自然療能之過多者。此時施予適當藥物消散高熱，即稱為醫療。其它如用止瀉劑以遏止嚴重的下利；用止咳藥以停止劇烈的咳嗽…等，皆為此類。何謂補佐自然療能之不足者？例如前述疾病具有自然朝向痊癒的傾向，但是如果放任不予治療，日久自易續發遷延諸種障害。於是必須施予醫療以根除所侵襲的病因，圖能恢復細胞抵抗力而盡早行其自然療能。其它如施予按摩法或服利尿劑以加速吸收滲出物；或創面塗敷消毒藥以殺滅化膿菌而催使肉芽新生；或服祛痰劑以排出大量臭痰；或服下劑瀉除內積病毒；皆為此類。」（和田註：此說類似漢醫後世派補元氣之說，所說有誤。東洞先生認為元氣果真能補，人安得一死？按自然療能如可去除過多、補佐不足，人類又怎能因為罹患疾病而死？）

按田中氏所說即為今日洋醫的治療方針，洋醫皆依此法治療。其說不但欺騙世人，另又隱沒醫術的主要目標。我試釐清答辯如下：

所有的醫療只有補佐自然療能不足者，絕無去除自然療能過多者。Aristotle(陳按中文譯作亞里斯多德)：「作為天然之事物，無不朝目的而決心一貫地進行不斷。」又云：「天然之事物務在追求盡善盡美。」我輩觀察自然療能的方針，完全與此論相同。所謂“自然療能過多”者正由於病毒兇猛、自然療能反射性地引起激烈作用。天然事務既在追求盡善盡美，我輩應擔心自然療能的脆弱不足，不夠善美。如激烈症狀是細胞抵禦兇猛病毒而提高其能力，必須直接行以消散高熱、止瀉、止利等治法。今依田中邏輯則減輕症狀豈不即削弱其自然療能，論述前後矛盾。

田中氏認為“自然療能過多”者必須採取去除之法；但是依據現今醫學進步的程度來言恐非如此，推得此說隱瞞世人。只有辛勤多年的醫師以及長期因病呻吟的患者方能體會真正治療之事。倘若依據田中的治法，見得高熱者即逕自以寒涼頓降其熱；劇吐者逕自以止吐藥頓抑其吐；暴瀉者逕自頓止其瀉；強咳者逕自頓鎮其咳。如此醫術又有何困難？

醫師採取與自然相反的療法，最易增重病勢，妨害病情而延長治癒的日期。病毒輕者雖然不覺其害，病毒重者則不獨醫師，連常人也能夠察覺。例如對於霍亂、赤痢等嚴重下利時，逕自用止瀉藥劑欲圖止利者，多在極短的時間內死亡。麻疹、痘瘡等發高燒時，逕自施以冷卻法者，往往瞬間煩悶而死亡。急性肺炎、白喉等激烈咳嗽時，逕自以嗎啡等麻醉劑欲圖抑止其咳者，立即多呈現惡變。爾等醫師常藉口歸因於病毒劇烈，但我輩觀察多是治療不當而釀成病毒鬱塞所致。

治療前後的分析儘管難以舉證說明比較。但是膚表輕症的病毒如被封塞，病毒必向裏鬱積而滿實。在裏重症的病毒如被阻閉，病毒必更深陷於內而惡變。臨床不乏其例；例如大面積的濕疹，患處膚表皆塗滿藥劑，濕疹雖消退而繼發腎臟炎、高燒或全身浮腫等。輕度的麻疹施予冷卻法加以遏閉，一旦麻疹雖然消失而病毒內陷，釀成內熱熾盛、咳嗽頻發、煩悶（所謂麻疹後的肺炎）等惡候漸次呈現。醫者當此技窮之時，藉口說是餘病併發所導致；其卻不明爾等為病位轉換的惡候。（世俗說頭瘡不宜從外部治療，因為其病原無法由肌表去除。否則頭部肌表雖然痊癒，被閉塞的病毒必向內深陷。）

今觀察濕疹內攻者，施以適當藥劑治療；其高燒、全身浮腫等雖一併消散，但是濕疹舊疾又復發而呈現於膚表。麻疹內陷者，施以適當藥劑治療；其內熱熾盛、咳嗽頻發、煩悶等雖逐漸減輕，但是消失的麻疹又重複呈現於外部。以上是我個人的經驗，故毋須懷疑。另一方面，先賢的著作中，諸如此類者不勝枚舉。以下僅舉永富獨嘯庵一最為代表的驗案：

一男兒罹患疥瘡，施以消散藥外敷，數日即癒。癒後常以浸泡藥湯沐浴。某日沐浴之後感受風寒，寒熱大發，毒氣內攻而滿身暴脹，大小便閉絕，呼吸不穩，連一步也無法行走。求余診治。余告知其家屬：「此症非用峻攻之劑，否則難以奏效，倘若治療稍有延遲，旋踵即死。」乃今即服備急圓五分取其快利，大便三次。次日主以東洋赤小豆湯三大盞服盡，又下利二次。第三日再服備急圓，下利十餘次，於是毒氣漸減，已消失之瘡痕復發釀膿。續前服用前方二十餘日，完全恢復健康。

其他頭部濕疹，經施以外敷塗藥治療，濕疹雖然痊癒，但是卻續發耳漏、眼睛發炎、脊椎炎等者，我輩臨床屢見不鮮。

爾等驗案推知醫師毋須擔心自然療能過多，而是要擔心無法攻勝威猛的病毒。不必圖謀削減自然療能之過多，而是圖謀增強自然療能之不足。若能消滅病毒的根本，同時也可輔佐自然療能，兩者兼顧，如此方為真正的醫療。其療法既屬扁鵲的治術（陳按攻毒卻邪之疾醫）、又屬 Hippocrates 的治術（陳按指自然療法）！

【陳註】：

　　田中祐吉（田中香涯 1874～1944）於 1901 年撰日文《醫事斷片》，1902 年佐多愛彥增補。其有關醫學的著作超過 40 本。代表作為《法醫學講義》、《明治大正日本醫學史》、《病理解剖學提綱》，另有關情慾醫學等。1902 年曾應聘於台灣總督府醫學校（今台大醫學院的前身）講授病理解剖。所論載於《醫事斷片》第 61～70 頁。書中引用 Hippocrates〈自然療能說〉：「醫者是自然的臣僕」之觀點。

　　Rudolf Virchow 中文譯作維丘或斐爾科（1821～1902），德國病理學家。對於血栓甚有研究，曾提出 Virchow's triad 假說，即血栓形成和擴增是由於三個要素所致：血流異常（stasis）、血管壁異常（endothelial abnormality）、以及血液成分異常（hypercoagulate state）。其學生 Julius Friedrich Gohnheim 並承繼此研究，參閱下篇〈和田啓十郎的答辯・第二節〉的註解。

　　Ilya Ilyich Mechnikov（1848～1916）中文譯作梅基尼可夫，俄國免疫學家，被認為是免疫系統研究的先驅，同時也是微生物學專家。曾鑽研白血球的吞噬作用（phagocytosis）而於 1908 年與德國 Paul Ehrlich（另發明 Complement 補體一詞者）共同獲得諾貝爾生理醫學獎。又因研究乳酸菌對人體的益處，故被尊稱為「乳酸菌之父」。

　　《漢書・藝文志》：「經方者，本草石之寒溫，量疾病之淺深，假藥味之滋，因氣感之宜，辨五苦六辛，致水火之齊，以通閉解結，反之於平。及失其宜者，以熱益熱，以寒增寒，精氣內傷，不見於外，是所獨失也。故諺曰：『有病不治，常得中醫。』」按既為諺語應上下對聯及押韻腳。「有病不治、常得中醫」上下對聯各 4 個字。河洛語十五音法「治」字標作：磯六地。「醫」字標作：磯一鶯。母音同讀「磯」音而押同韻腳，其音擬如發英文的「-ea」。北京話治、醫兩字母音相異而無法押韻。「有病不治」實為「有不治之病」的倒裝句，為了對聯押韻，故由 5 字改為 4 字，並採取倒裝語法。「不治之病」非指死病，而是形容病情嚴重而難以治療。「不」字訓作「難」字解。有病不治、有病難治、有難治之病三個語詞同義。例如有志難伸即有難伸之志、有苦難言即有難言之苦。「常」字作「恆」字解。《說文》恆，常也。例如恆山又名常山。「得」字作需要解，而非作得到解。中醫的「中」字，其字義同中規中矩的「中」字，合乎、遵照之意。其字音讀同眾人的「眾」音。「常得中醫」指診療恆需遵造醫法。全文分作三句：第一句遵照醫法治療而返復為健康平人。第二句不遵造醫法治療。末句作結論。「有病不治、常得中醫」應釋為：「**罹患重病者，恆需遵照醫法來診療。**」和田承繼吉益東洞《古書醫言》的見解而訓如上文，恐有誤。因為所訓不符合全段原意。

（上篇）15. 病勢論

病有「病形」與「病勢」。病勢者先呈現而多變，病形者隨後形成而固定。病勢為末（陳按即為標、為樹梢之意），病形為本（陳按即為樹根之意）。病勢為影子，病形為本體。依據影子以觀本體，依據病勢以察病形。腸窒扶斯有腸窒扶斯的型式，赤痢有赤痢的型式，此稱作病形。凡病初起時隱晦不明，或醞釀成囂張亢盛，或衰退而微弱；居間盛衰演變，總結為朝陽性或陰性發展者（陳按筆者增補以上 12 字）稱為病勢。醫者依據病形以診斷病證，依據病勢以決定治法。故診療非熟悉病形與病勢之理不可。

今洋醫獨占為主流醫學，雖然詳備病形之論，但卻缺乏病勢之論。我認為洋方與漢方的治療方針大為不同，洋醫深研解剖以探病原菌，力求發明單味特效藥，以圖能消滅病原菌。漢醫則診斷其證候，依據多味藥組成的湯方療效，以謀能掃除各種障害。故洋醫對病形極為細微詳盡，卻疏忽病勢。相反的，漢醫對病形雖然不夠詳備，但是對於病勢的研究卻十分周全。

悉聞現今洋醫發明所謂特效藥能救治疾病者不過數種而已（陳按歷經百年，雖再發明不少特效藥，但新藥發明現已近瓶頸，且又存在抗藥性。儘管或採數藥齊下以求相乘作用來增加療效，然其毒性副作用也相對提高），其他大多數疾病，很遺憾地仍然是採取對症療法（和田註：爾近洋方宣稱的原因療法，具有療效者不過可治兩、三種病而已）。臨床治療上既然主要是依據「對症療法」，意味者醫師必須著重病勢的研究，才能收到「對症療法」的實效。也能避開因不懂病勢所招致的各種危險。病形以洋醫為勝，病勢則以漢醫為勝。兩者相合則能達到理想醫學之目的。

凡物不外具有陰陽（陳按和田原作陰陽、表裏 4 字，有誤。母綱只有陰陽，而表裏則為子綱）兩端的作用。故強調一味特效藥的洋方，多少也是上述兩端的作用而達到治療目的。然而多種藥味複合組成的漢醫湯方，其療效比一味特效藥更為明顯宏大。陰陽、表裏、虛實等皆引自《傷寒論》所述；我親自實驗後取用較具體者來陳述。漢方雖無法言明如何直接殺死病原菌的作用力量與機轉，但卻能有效地將黴菌的毒素解散消滅。洋醫宣稱單靠一味特效藥即足以提高身體細胞抗毒力而能殺死病原菌。我很懷疑一味特效藥即具有如此強大威力。

本書僅針對病人的病勢變化而論，另外日常生活之氣候、風土、飲食、穿著、體質等因素影響湯方療效的詳情，並無具體討論。我很慚愧地尚無法完整清楚其中細節就貿然出書，今僅先就我臨床所目睹的醫案加以陳述。陰陽病勢下分有虛實、表裏內外、主客本末、輕重、順逆共五種（陳按和田將此五種與陰陽共六種同列為病勢，錯誤。陰陽病勢為母綱，母綱下分虛實、主客本末、順逆、輕重之症狀與表裏內外之病位，即母綱下分有五種子綱），以上只要有一種不同，則即使疾病名稱相同，其治法必有所差異。

（上篇）15.1 症狀的陰陽

　　醫學術語的陰陽：背為陽，腹為陰。腰以上為陽，腰以下為陰。表為陽，裏為陰。男為陽，女為陰…等。陰陽二字在診療上的詮釋極廣，陰陽病勢一般通指積極與消極兩方面。例如風邪有朝陰性（消極面）發展者，有朝陽性（積極面）發展者。病勢不同，治法大異。（和田註：雖然東洞先生認為疾醫之道無關陰陽表裏之說，而需極力排除。但是辨別陰陽表裏則能凸顯出古醫方的妙處。）（陳按東洞的陰陽特指易學術數的抽象陰陽，和田的陰陽則指症狀的具體陰陽。）

　　風邪而病勢朝陰發展者（陳按發病當下寒性體質者得外感則化為三陰病，發病當下涼性體質者得外感則化為太陽病、少陽病）歸屬消極面，其脈沉伏（陳按專指少陰病。太陽病麻黃湯證脈浮緊，桂枝湯證脈浮緩。少陽病脈弦。少陰病脈有浮有沉。厥陰病脈象無定），發熱惡寒（陳按發熱惡寒專指太陽病。少陽病為往來寒熱。太陰病及少陰病縱有邪熱應稱為身熱，不應稱發熱。厥陰病則陽位熱、陰位寒）。頭內沉重而非頭表疼痛（陳按此句不妥，太陽病以頭痛為主症），皮膚污穢，臉色蒼白，氣鬱、懶身，隱居室內而不喜外出；需用陽性（熱性、興奮性、陽浮性）解熱劑來宣揚、振動其病毒。

　　風邪而病勢朝陽發展者（陳按發病當下熱性體質者得外感化為陽明病，發病當下溫性體質者得外感化為溫病）屬積極面，其脈浮大（陳按此句不妥，陽明病脈沉實），惡熱不惡寒，面潮紅，煩渴欲飲冷水，肌膚滑潤，頭部外表疼痛而非頭內沉重（陳按此句不妥，陽明病者多頭重而非頭痛），好出遊，喜遠望，熱於活動，精神爽朗；需用陰性（冷性、鎮靜性、沉降性）解熱劑來鎮壓、收閉其病根。

　　凡病都有陰陽兩面，朝陽發展者誤用溫熱藥劑、熱覆、火灸，其治法錯誤。朝陰發展者誤用寒涼藥劑、冰敷、冷水浴，其治法也是錯誤。治法錯誤即治法與自然病勢完全不相應，此稱「逆治」（和田註：由此推知醫師診療非得判斷病性的陰陽不可）（陳按此病性應作病勢解）。逆治者會導致惡變，病甚者終致難逃一死。

【陳註一】：

中西惟忠（號深齋 1724～1803）《傷寒論辨正》：

　　"三陰三陽為表裏之統名，而外內之分也。三陽之主熱，唯熱之不同，其淺深也。發熱惡寒者，此為太陽，位乎表，故熱在肌表。惡熱潮熱者，此為陽明，位乎裏，潛藏邪熱於裏而日晡外發。少陽位乎其間，往來寒熱。脈浮為陽之候，脈沉為陰之候。三陽淺深之狀也，三陰緩急之態也。"

森立之（1807～1885）《枳園叢考續錄》：

　　"張仲景所云三陽三陰者，何也？蓋陽者，不論表裏，陽熱證也。陰者，謂不論表裏，陰寒證也。與《素問‧熱論》所云三陽三陰，其目雖同，其義自異。

《傷寒論》為後漢張機所述，然其文即為三代之遺文，則三陽三陰之名，古來即有二義。而一為經絡之名，一為疾病之名，以其稱呼相同，故歷世諸家皆為誤解，而未得其正說…。」

湯本求真（1867～1941）《皇漢醫學》（周子敘譯）：

　　「陰陽之「陰」，即「陰證」之謂，是消極、寒性之義。其病勢沉伏，難以顯發；其脈多沉遲、沉弱、沉細，沉微而無力；其證多惡寒、厥冷等。陰陽之「陽」，即「陽證」之謂，是積極、熱性之義。其病勢發揚，開顯；其脈多浮數、浮大、滑大、洪大而多發熱也…設同一病而陰陽不同，治法亦異也…。余所信奉，為醫聖張仲景所著之《傷寒論》《金匱要略》（陳按《金匱要略》非出於仲景。應出自葛洪《金匱藥方》，其祖源於華佗《金匱綠帙》）二書。前者所主為傷寒，即述腸傷寒之診斷療法（陳按湯本氏此句有誤，太陽病之傷寒異於西醫腸傷寒，參見附錄）；後者為雜病，即說明《傷寒論》所未及之病證之診治者也…。仲景曰：病有發熱惡寒者，發於陽也；無熱惡寒者，發於陰也（陳按宋本《傷寒論》此條乃後人追論，非出自仲景）。所謂陽證者，新陳代謝機能之病的亢進也；陰證者，新陳代謝機能之病的沉衰也…。太陽者，謂此機能亢進發於體表；少陽者，發於胸腹間；陽明者，發於腹內也。三陰者，謂此機能衰減沉於腹內之名稱也。太陰為其最輕微者；厥陰為其最嚴重者；而少陰則介於二者之間。《傷寒論》依其病勢、病位，大別為三陽三陰六論，而論列各種病型之腸傷寒（陳按湯本氏此句有誤，應指仲景中醫的傷寒六病而非關西醫的腸傷寒）。」

【陳註二】：

　　軀體之陰陽指部位形層，背臀為陽，胸腹為陰。半身腰臍以上為陽，以下為陰。故項背為陽中之陽，謂之太陽（康平本稱大陽）。前胸及兩脅之裏為少陽。腰臍以上的胸部內層，謂之陽明。頭部屬陽，三陰病不言及頭面。後頭及項部屬太陽，故太陽病言頭項強痛。顏面及側頭裏層屬少陽，故少陽病者口苦、咽乾、目眩、耳聾。頭內腦部屬陽明，故陽明病者熱入腦部而目中不了了、善忘、發狂、譫語。太陽部位感受風寒外感者稱為太陽病。太陽部位感受暑熱者稱為暍病。按◎太陽中熱，暍是也。按四肢腕（齊腰臍線）踝以上屬陽、以下之手足屬陰。外感病而陰陽氣不相銜接，腕踝以上溫暖、以下寒冷者，稱為厥陰病。其陰陽相爭，故兼有煩燥；其陽不入陰，故兼有失眠。仲景之陰陽即指人體部位形層，而非關天地五運六氣的陰陽，非指易學的陰陽，亦非指經脈的陰陽。

　　仲景六病指發病當下體質的差異，得外感時在相關「病位」化為六種病型；絕非指六條經脈之病，否則直接於相關經穴針灸豈不更簡便？和田僅分為陰陽兩類是粗略而言。由於三陽部位比例遠大於三陰，中西深齋提出「三陽淺深之狀也，三陰緩急之態也」，可說是二千年來真正洞悉仲景六病之第一人。引伸詮釋為「病在三陽，著於部位之淺深；病在三陰，著於寒濕之多寡」。日本醫家甚少言"六

經"；中國醫家卻仍沉迷金朝成無己"傷寒傳經"之口號，強以六經脈之病，曲解太陽病為太陽"經"病。觀康平本全書並無一"經"字。

日治時代（1895～1945）初期，台灣傳染病有霍亂、鼠疫、赤痢、腸窒扶斯（Typhus abdominalis 或 Typhoid）、窒扶斯（Typhus）、白喉、痘瘡及猩紅熱等。而後隨公共衛生之推廣，傳染病漸減。但是腸傷寒的傳染，仍有增無減。日本政府於大正二年（1913 年）在台北廳設置檢疫司從事預防事務。筆者長輩亦有得腸窒扶斯者，此病名台灣民間訛稱"窒扶斯"。事實上"窒扶斯"為 Typhus 的譯音，其症較輕。症狀凶險者是「腸窒扶斯」，容易致命。患者下痢紅黏激劇，食入即拉，一日數十行，終致虛脫無力，或乾脆於床板上穿一洞孔，平躺於床而直接由洞孔泄下；甚者腸出血、腹膜炎而亡。1880 年德國病理學家 Eberth 等發現 Typhoid 的病原體為沙門氏桿菌。患者具發燒、頭痛、咳嗽等類似中醫外感傷寒，翻譯者不察而訛譯為"腸傷寒"，或簡稱為"傷寒"。沙門氏桿菌也被訛稱為"傷寒桿菌"，以致造成中西醫皆有傷寒病名之混淆。又當時正流行此病，1914年塞爾維亞半年內有十五萬人死於 Typhoid。《傷寒論》序文：「…余宗族素多，向餘二百。建安紀年以來，猶未十稔，其死亡者，三分有二；傷寒十居其七。感往昔之淪喪，傷橫夭之莫救…。」按此序文的傷寒容易與 Typhoid 的（腸）傷寒相聯結。《傷寒論》序文是後人羼衍，非出自仲景。其死亡者眾，或為某種疫毒傳染釀成；非關太陽病的傷寒，也非關"腸傷寒"。中醫的傷寒與西醫"腸傷寒"證候不同；病原菌亦異，一為病毒、一為細菌。和田與湯本求真師生皆為西醫背景，或此誤解中醫傷寒等同西醫"腸傷寒"。總之，**中醫傷寒為單純的外感病；西醫"腸傷寒"屬於瘟疫，會沿戶傳染而造成死亡。**有關腸窒扶斯請參見醫論。

（上篇）15.2 熱性病者主以溫保或冷卻

世人多誤認熱性病者漢醫是行以溫保（陳按溫熱藥），洋醫則行以冷卻（陳按寒涼藥）；漢醫與洋醫對於熱性病的處置完全相反。事實上並非如此（陳按中醫對於熱性病而病勢朝陽者，亦用寒涼藥），前述已論儘管同一疾病，其病勢的發展有陰陽兩面，即呈現積極面與消極面的區別。對於陽性病勢者，漢醫是主以寒涼藥；此點《傷寒論》中已有明示。但是唐、宋以後的醫家多捨棄寒涼藥攻下不用，逐漸興盛一種滋養強壯的療法，主流普遍傾向於保溫思惟。此種保溫思惟與 Galen（陳按中文譯作蓋倫，參見上篇 01）的保溫思惟頗為類似，但是真正漢醫不會偏見地只專施以保溫滋養。我從事的診務尚不足以說明，今特別舉《傷寒論》條文來說明陽性病勢：
◎脈浮發熱，渴欲飲冷水，不惡寒，反惡熱，淋以冷水，則汗出濈然而神清。

本條即屬陽性證候（陳按論中查無此條。和田有誤），故可施以淋冷治療。其他如白虎湯條、大青龍湯條、五苓散條皆是（陳按白虎湯條病勢朝陽，大青龍湯條與五苓散條則否）。

又《傷寒論》陰性病勢條文說明如下：

◎若脈微弱，汗出惡風者，不可服之，服之則厥逆，筋惕肉瞤，此為逆也。

（陳按此段為宋本 38 條、大青龍湯條的後段。《千金要方》重出於不可汗篇，並無此後段。又康平本文末 4 字作小字註解，此後段應視為註解，非出於仲景。和田舉此例不當）

◎病在陽，應以汗解之，反以冷水潠之，若灌之，其熱被劫不得去，彌更益煩，肉上粟起，意欲飲水，反不渴者，服文蛤散。

（陳按此段為宋本 141 條的前段。筆者修正作：◎病在太陽應以汗解之，反以冷水潠之若灌之，其熱被卻不得去，彌更益煩，肉上粟起，意欲飲水，反不渴者，文蛤湯主之。參見 581 頁）

　　洋醫不具有所謂「病勢」的思惟，治療發燒病人不考慮患者是屬陽性或陰性病勢。只要體溫計超過 39 度以上者，即施以解熱消炎藥劑或冰枕等冷卻法以求退燒。39 度以下者則否。洋醫完全依據溫度計的數目判斷是否冷卻退燒。我輩則依據病勢來決定是否要用冷卻退燒，見有陽性病勢者，縱然僅是低燒（陳按例伽攝氏 37.5 度），即施以苦寒涼藥加以冷卻；見有朝陰性病勢者，縱然發高燒（陳按例如攝氏 41 度），也不會用苦寒涼藥來冷卻。總之，漢醫診療在乎於病人的病勢。（和田註：洋醫逆治的結果，痢病會轉變為腦膜炎，麻疹會轉變為肺炎。）

【陳註】：

　　按和田強調同一疾病，必須先考慮患者病勢陽性或陰性；此觀點為中、西醫診療思惟的最大差別。治療外感發燒如此，治療高血壓亦如此。不能單憑溫度計、血壓計測量值來開藥。發燒如不管其病勢而一律退燒、冰敷，則有燒退又復發，或燒退轉為咳嗽等後遺症。治療高血壓服藥就降，停服即升，降降升升，多年也無法治癒，反造成心臟肥大、血管硬化等副作用。治療痛風也是如此，秋水仙素吃一輩子並無法根治，反釀成肝腎及胃腸毒害。治療萬病皆如此。

（上篇）15.3 病位的表裏內外

　　漢醫對於病之所在區分為「表裏」與「內外」。皮膚為「表位」；氣管、肺、胃腸為「裏位」。「表位」與「裏位」合稱為「外位」。「內位」則指血、肉、骨、髓。因為軀體結構仿如直立的一空筒狀，上孔為口，下口為肛門；只不過另

外再多了四肢而已。直筒外層稱為「表位」，直筒內的實質稱為「裏位」。表位、裏位皆直接與外界接觸，故稱為「外位」，例如皮膚直接與空氣接觸、肺臟與氣管直接吸收入空氣、胃腸直接藏儲存食物等皆稱為外位。而血肉、骨、髓等實質並未直接與外界接觸，故稱「內位」。（和田註：故四臟屬內，四腑屬外。）

舉凡疾病最易侵犯的處所即歸屬表位，其次為裏位，又其次則為內位。頭、項、背、腰的病變歸屬表位。面、目（陳按指眼白）、九竅的病變歸屬裏位。血、脈、眼睛（陳按指眼球）、舌頭的病變歸屬內位。《周禮》：「兩之以九竅之變，參之以九臟之動。」其言即為觀察「病位」的標準。

然而身體諸器官的生理功能並非各自獨立運作，彼此間必有互相關聯，於是又有功能作用相同而互為「表裏位」者。

皮膚基於排泄作用而與胃、腸互為表裏位（陳按皮膚為表，胃腸為裏）；故當皮膚的排泄作用異常時，就漸引起胃腸嘔吐及下利。**皮膚**基於呼吸作用而與肺臟、氣管互為表裏位（陳按皮膚為表，肺臟氣管為裏）。故當皮膚的呼吸作用異常時，就漸引起肺臟、氣管的咳嗽及咯痰。**皮膚**基於排水作用而與腎臟互為表裏位（陳按皮膚為表，腎臟為裏）；當皮膚開闔異常有礙蒸發水份時，就漸增腎臟的排尿量。**鼻孔**基於呼吸作用而與肺臟、氣管互為表裏位（陳按鼻孔為表，肺臟氣管為裏）。故當鼻孔腫脹阻塞時，就漸會釀成肺臟與氣管的喘息、咳嗽。**胃腸**基於消化作用而與肝臟、膽囊、膵臟（按即胰臟）互為表裏位（陳按飲食直接進入胃腸，其較易被疾病侵犯而為表、肝臟膽囊胰臟為裏）；故當胃加答兒、十二指腸潰瘍時，就會釀成輸膽管阻塞、黃疸病（陳按另有肝炎、胰臟炎等）。**肛門**基於出納作用而與口部互為表裏位（陳按肛門為表，口部為裏），故便秘極為嚴重者，就容易導致嘔吐。**子宮**基於育兒作用而與乳房互為表裏位（陳按月經每月皆關於子宮，其較易被疾病侵犯而為表，乳房為裏），故子宮血液循環瘀阻者，就容易導致乳房結腫。上述各種精微的表裏位關聯非常奧妙豐富，非筆墨所能足以形容（陳按原文排印有誤植模糊處，今加以整理更正）。（和田註：人體是活物，故當能自由變通。）

病毒先從「表位」侵入，如果未能及時治療掃除則干入「裏位」。病毒充滿表、裏位時猶尚能治。又拖延病情，病毒更陷入「內位」。釀成內、外位滿布病毒，邪氣囂盛，惡症呈現，病狀凶險導致九死一生。以上病勢由淺漸深的順序。

推得醫師必須了解病毒的所在位置，當病毒在「表位」時，如果不即時治癒，則餘邪會延伸干入「裏位」。在裏位的病毒雖然沒有致命的危險性，但如仍然不予治療除盡，病毒最後終將順路陷入「內位」。故當病毒在表位（陳按表位與裏位合稱外位）時，醫師必須盡全力攻伐來掃蕩病毒不可。否則病毒更進一步陷入內位，病情將惡變危篤而終至無法搶救。

《傷寒論》治法云：「邪在表，當先全力發表。如發表未透徹，則併發狂燥、譫語、煩渴等惡症，而終至釀成死生難測。」（陳按《傷寒論》有此治法，但並無此條文）病毒既已進入「裏位」，即已具有「裏症」。如果又疏忽裏症的病毒，其症狀將更險惡而終將陷入「內位」，續發各種「內症」，其中最為凶險恐怖的內症為腸出血。腸出血即為內症病毒向外發漏而出。古人因此提出警告：「舉凡大小便出血症狀者，全屬裏症病毒失下所致。」雖然腸出血外漏的慘狀是屬於失治，但面對此等危症，醫師不能袖手旁觀，還是要盡力診治。

　　縱然如此，還是有一點必須強調，即病毒輕重的差異性甚大。病毒輕者：長期僅殘留在表位不移，例如慢性鼻感冒（陳按指慢性鼻炎等）等者。其或由表位干入裏位而長期殘留於裏位，例如感冒引起的慢性下利等者。其病毒或由裏位陷入內位而長期殘留於內位，例如婦人血道症（陳按指血瘀）、腦神經衰弱等者。病毒重者：既使僅在表位，其症劇烈凶險而斃命，例如因痘瘡無法發出而死亡等者（陳按以下和田接續一句：“內症輕者不會造成死亡，例如如輕度的血道症、腦神經衰弱等。”此句與前後文不合，故應予刪除）；身為醫師必須明白此點。

【陳註】：

　　《周禮・天官冢宰・疾醫》：「掌養萬民之疾病。四時皆有癘疾，春時有痟首疾，夏時有癢疥疾，秋時有瘧寒疾，冬時有嗽、上氣疾。以五味、五穀、五藥養其病。以五氣、五聲、五色視其死生。兩之以九竅之變，參之以九藏之動。凡民之有疾病者，分而治之；死終，則各書其所以而入于醫師。」

（上篇）15.4 病位說與黴菌病

　　或有同道對於我所提出的「病位說」不予認同而譏笑云：「漢醫病位的論述實有不當，例如黴菌的病因豈不就屬於全身性？又諸種傳染病各有其病原菌，亦皆各有其好發的固定處所；例如赤痢菌好發於大腸、腸窒扶斯菌好發於小腸、肺炎菌好發於肺臟、白喉菌好發於咽喉部、丹毒菌好發於皮膚…等。今日先進醫學已證明黴菌等各有其好發的固定處所，為何還要去相信漢醫病位說的舊弊呢？」

　　我加以回辯：「我也曾學習過西醫，知道各種病原菌有其特定好發的部位。但並非病原菌本身直接發起疾病，而是病原菌產生的毒素蔓延以危害全身。所謂疾病的發起，依據臨床症狀的觀察實驗，其演變順序皆與漢醫的病位說相契合，毫無差別。君既經實驗而清楚其症狀演變的過程，為何還會懷疑我的病位說？」

原本病毒菌先由表位侵患軀體，漸次進入裏位，當表裏位（陳按合稱外位）皆充滿毒素後，接續再陷入內位。故與其說是病毒侵入的順序，不如解釋係因身體的「自然療能」所致。身體的自然療能首先欲驅逐病毒從最易離散的表位而出，其目的在要求掃出病毒危害。若其無法將病毒從遁路逐離身體，則病毒延伸入裏位而使症狀漸次惡變，甚或陷入內位而釀成凶險，終使血液充滿毒素（Toxine）之劇烈障害狀態。所以我輩應戒慎恐懼地遏止病毒病毒陷入內位。

治病只有兩種途徑，一者直接追擊殺滅病原菌（陳按即 anti-Toxine），一者中和消散病原菌所產生的毒素（陳按即 anti-Lysin）。投予中和藥劑而發揮消散毒素的功能，其效仿如投予增強細胞抗毒力的藥劑（陳按即 Alexine），促使細胞能勝過毒力而使毒素無法危害身體。倘若醫師所投藥劑既能直接追擊殺滅病原菌，又兼能增強細胞的抗毒力，同時併用兩途徑者，當可治癒疾病而不會失誤。

推得要確實地滅殺病原菌，既得直接追擊殺滅病原菌，更得兼顧消散病原菌所產生的毒素；也就是說要併用能增強細胞抗毒力的方法。治療萬病如只是依賴殺滅病原菌來達到目的，則僅需要明瞭黴菌的所在位置即可。但是如欲消散病原菌所產生的毒素、增強細胞的抗毒力，以圖治療能萬無一失；則非得清楚病位的關係不可。何況漢醫與洋醫能直接追擊滅殺病原菌的方法委實有限，大部分還是以中和消散病原菌所產生的毒素、增強細胞的抗毒力者居多。

（上篇）15.5 藥效的表裏

前已述「病位」有表裏、內外之別，而「症狀」也有表裏、內外之別。而「藥效」也有表裏之別，今舉三首湯方說明如下：

葛根湯：

葛根湯素稱為發汗解熱劑。其表位症狀多呈現出：項背強急、几几然、無汗、頭痛；爾等表位症狀即為葛根湯的正面治效。如果症狀由表位干及裏位而多呈現於裏位：嘔吐、下利，以及《傷寒論》的二陽合病，爾等為葛根湯的裏位症狀。故從本湯表裏位的關係可以鑑別，即皮膚與胃腸互為表裏位（陳按相較於胃腸處，太陽病肌膚較先被侵犯而屬表位，嘔吐、下利之症狀屬裏位症狀）。葛根湯變型症狀（陳按即奇症）則呈現出：頭部濕疹、陰部疳瘡、丹毒等而同時仍具有葛根湯證候者，均宜主以葛根湯。如果醫師治療不夠徹底，而使病毒由表裏位（陳按合稱為外位）陷入內位，則會滋生咳嗽、浮腫、腎臟炎等症狀（和田註：一般通稱為餘病，此症狀為醫師治療病根不夠徹底的證據）。

豬苓湯：

豬苓湯是屬於利尿劑。其表位症狀多呈現出：脈浮（陳按應為脈沉）、發熱、口渴、小便不利；爾等表位症狀即為豬苓湯的正面治效。如果症狀由表位干及裏位而多呈現於裏位：下利、咳嗽而伴有嘔渴、甚者心煩不得眠；爾等為豬苓湯的裏位症狀。故從本湯表裏位的關係可以鑑別，即腎臟與肺臟互為表裏位（陳按相對於肺臟，小便不利是腎臟異常而為表位，肺臟為裏位）。豬苓湯變型症狀（陳按奇症）則呈現出：小便淋瀝（陳按此4字應刪，其即小便不利而屬表位症狀）、小便膿血、膀胱痙攣等而同時具備豬苓湯證候者，均宜主以豬苓湯。（陳按表裏位症狀為表裏位的連帶關係，變形症狀則否）

大承氣湯：

大承氣湯為攻下峻劑。其表位症狀常呈現出：手足濈濈然汗出、譫語、不能食、大便燥結，爾等表位症狀為大承氣湯的正面治效（陳按大便燥結是大承氣湯最先出現的症狀，故屬表位症狀）。如果症狀由表位干及裏位而多呈現於裏位：下利水樣色純青（陳按該條非出自仲景，不議）、心窩部疼痛、口舌乾燥；爾等為大承氣湯的裏位症狀。故從本湯表裏位的關係可以鑑別，即表位開通則裏位收斂，裏位開通則表位收斂。又下利與便秘相為表裏位。大承氣湯變型症狀（陳按即奇症）則呈現出：腳氣衝心而逆上不止、產後惡露不下所致腹滿等而同時具備大承氣湯證候者，均宜主以大承氣湯。

其他論述諸方的各種症狀等不勝枚舉，今僅舉以上三首湯方說明。百日咳、麻疹的毒素內陷則造成肺炎（加答兒性）等變型症狀。疥癬、濕疹的毒素內陷則造成浮腫、腎臟炎等變型症狀。待病勢加重而呈現出變症，其多基於病位的表裏位關係所致。從臨床驗案得知藥效必須兼顧表位與裏位症狀，治療才不致於失誤。病位與藥效皆有表裏關係，診療不能輕忽。

【陳註】：

"合病"一詞最早出自《素問・痺論》，是指風寒濕病甚者則合入臟腑。《傷寒論》中的"合病" 與 "併病"應是後人從《素問》所屬衍，仲景並無加以定義。宋本第32、33條，筆者試重擬作一條如下：
◎太陽與陽明合病者，必自下利，葛根湯主之。（宋本32條）
◎太陽與陽明合病者，不下利，但嘔者，葛根加半夏湯主之。（宋本33條）
◎太陽病，邪氣由表入裏，下利者，葛根湯主之。下利若嘔者，葛根加半夏湯主之。（筆者試擬而合為一條，若字作兼字解）

宋本第321條：
◎少陰病，自利清水，色純青，心下必痛，口乾燥者，急下之，宜大承氣湯。
按此條於康平本作13字一行編排，視為後人註解，非出自仲景，不議。

論中「表證」是專對太陽病而言；其餘諸湯方的證候則皆屬「裏證」。論中雖然沒有「內證」一詞，但是其「外證」既指「太陽病與少陽病」諸湯方的合稱；推得其餘諸湯方的證候則應皆屬「內證」。例如宋本第 233 條與 353 條：

◎陽明病，自汗出，若發汗，小便自利者，此為津液內竭，雖硬不可攻之，當須自欲大便，宜蜜煎導而通之。若土瓜根及與大豬膽汁，皆可為導。

◎大汗出，熱不去，**內**拘急，四肢疼，又下利，厥逆而惡寒者，四逆湯主之。

◎太陽病，外證未除而數下之，遂協熱而利。利下不止，心下痞鞕，表裏不解者，桂枝人參湯主之。（宋本 163 條。"協"字應從《金匱玉函經》更正作「挾」字）

　　按「外證未除」是指太陽病與少陽病未除。「表裏不解」是強調太陽病不解兼具有在裏的症狀。桂枝人參湯的組成為人參湯加桂枝，人參湯即理中湯。桂枝人參湯用於治療腸胃型感冒而病勢朝陰者。其在發病當下先具有腸胃病，再誘發外感。即以腸胃病為主因，毒邪先侵犯腸胃而後才罹患外感，故以人參湯治腸胃，佐桂枝解頭痛、惡風等太陽表症。

　　和田稱**疾病最早侵犯病位的症狀為「表位症狀」**，稍後罹患的病位症狀則稱為「裏位症狀」。表位症狀屬正型症狀，又稱正症；裏位症狀屬變型症狀，又稱奇症。表裏兩者互有聯絡關係。桂枝人參湯中以人參湯治療表位症狀，另以桂枝一味治療裏位症狀。和田「表、裏位」的定義勿與論中在表、在裏的概念混淆。表、裏位症狀合稱「外位症狀」，拖延失治或誤治則邪氣深陷惡化，而最慢呈現症狀稱「內位症狀」。和田表位症狀、裏位症狀、內位症狀是以症狀呈現時間的先後次序來定義。又和田「內位」的定義勿與論中在內的概念混淆。

　　和田混淆症與證字。病人主觀或醫師客觀察覺出身體呈現出異常的狀態與現象者，謂之「**症**」。中醫師綜合歸納諸症、辨別病勢而對應某湯方者，謂之「**證**」。今整理上篇 07 章等的專有名詞如下：

原症：疾病初起侵犯局部或臟腑而造成障礙者。又稱為某湯方的**主症**。

附隨症：原症隨後波及影響全身者。又稱為某湯方的**副症**。

定證（固有證）：原症與附隨症的合稱，其能對應出某湯方者。

正症：定證以正型（正面症狀）呈現者。按正面症狀又稱表位症狀。

奇症：定證以變型（裏面症狀）呈現者。按裏面症狀又稱裏位症狀。

壞症：醫師處以不適當的湯方導致症狀變壞雜亂、不穩定諸症狀之統稱。

逆治：醫師治法完全與自然病勢相反者。例如病勢朝陽卻主以溫熱藥者。

逆症：由於逆治所釀成的症狀。

假症：服食不當藥劑或攝生不妥等所釀成的小變症。

餘病（殘症）：醫師治療不夠徹底，導致病毒由外位陷入內位的殘餘症狀。

合併病：病毒由表位干及裏位、陷入內位，病毒囂盛而釀成的諸種惡變症狀。

（上篇）15.6 所謂的合病與併病

正症之症狀即發病呈現的表位症狀，奇症之症狀即發病呈現的裏位症狀；前章已舉例。得知表位症狀與裏位症狀有天壤之別，診療時必須精察病勢之陰陽與表裏位之症狀（陳按原文作治療時必須精察症狀之表裏陰陽，不妥，加以更正），絕對不容輕忽。

原先疾病初起之際，多是以正症（表位症狀）呈現，少數是以奇證（裏位症狀）呈現。但從未有一發病即呈現內位症狀者（陳按表位症狀與裏位症狀合稱外位症狀）。疾病初起即施予適當治療，不讓病毒從表位干及裏位。盡全力地將表位症狀根本治療透徹，自可輕易地預防裏位症狀的衍生，更不會惡化為內位症狀之虞。但是如果拖延治療，錯過治療表位症狀之良機，則病毒不但襲及裏位而衍生裏位症狀，更會陷入內位而釀成內位症狀。內位症狀惡變百出、難以捉摸。推得醫師診療以病毒居於表位者最容易治療，病毒衍生及裏位者其次，最難治療者為病毒已陷入內位而惡變者。

漢方醫學的表裏位症狀大致如上所述。洋醫治病不懂病勢（陳按原文無病勢2字）陰陽與表裏位症狀的「同病異症」。洋醫診治思惟即：見汗就是單純的汗、見咳就是咳、見嘔就是嘔、見利就是利。洋醫忽視汗與咳同歸一病的關聯性，亦忽視嘔與利同歸一病的關聯性，模糊不清地就合併病（陳按指併發症）、餘病（陳按指殘症）等來個別處置。洋醫治療之初即缺乏戒慎地「如何徹底將毒邪由內向外排出」的思惟，此可說是洋醫治法的最大缺陷。

洋方醫書記載**腸窒扶斯**（陳按參見醫論）所謂的合併病、殘症，例如腸出血、心臟麻痺、神經性疾病等。**赤痢**的合併病、殘症，例如腸狹窄、腳氣病等。**麻疹**的合併病、殘症，例如加答兒性（カタル）（陳按參見醫論）肺炎、百日咳等。上述皆為表位症狀未能根本治療透徹，導致病毒干入裏位所衍生的裏位症狀；病甚者更陷入內位而釀成惡變的內位症狀。爾等症狀不能單獨區隔而另訛作合併病、殘症看待。例如以腸窒扶斯終致腸出血與心臟麻痺二惡變症狀而言，其係病毒陷入內位、不得去路所釀成，於是病毒一則腐蝕腸壁而潰破出血不止，一則轉入攻陷心臟（按其會使心率減慢）而突發麻痺死亡。病毒輕微但導致神經性疾病等，皆為病毒陷入內位而未予除盡的殘留症狀。**赤痢**與**麻疹**等的合併病、殘症之關聯性同此。

我認為洋醫所謂的合併病即為病毒由表位干及裏位、再陷入內位，病毒囂盛加劇而終釀成的諸種惡變症狀。洋醫所謂的殘症則是治療不夠透徹，病毒殘留於裏位或內位所致。

症狀有主客、本末之分。其主者為本，客者為末。針對主者（本者）治療，其客者（末者）自然痊癒。如果針對客（末者）者治療，則無法收到療效且轉變為「假症」。所以主客、本末的辨別不容忽視。主症先出現而固定不動，客症後出現而會變動。例如吐而渴者，以吐為主症；吐既經治癒後，其口渴自止。渴而吐者，以口渴為主症，口渴既經治癒，其嘔吐自癒。

桂枝湯可治療頭痛、乾嘔。吳茱萸湯亦可治療頭痛、乾嘔。桂枝湯證以頭痛為主症，乾嘔為客症，故桂枝湯證的病人必有頭痛，或兼有乾嘔，或不具乾嘔。反之，吳茱萸湯證的病人必有手足厥冷、氣逆，或兼有乾嘔、頭痛，或不具備（陳按原文訛作吳茱萸湯證的病人必有乾嘔，或兼有頭痛，或不具頭痛）。

五苓散可治療頭痛、發熱、汗出、身體疼痛。桂枝人參湯（陳按原文訛作人參湯），亦可治療頭痛、發熱、汗出、身體疼痛。然而五苓散所主治者，發熱、煩渴、水入則吐、小便不利（陳按小便不利原文訛作小便數）。人參湯所主治者，心窩部痞鞕、時腹痛（陳按原文作時時急痛）、大便溏（陳按原文缺大便溏3字）、小便不利（陳按其指小便頻數。和田或將小便不正常者皆曰小便不利）。得知此湯的主症，只是他湯的客症而已。故針對主症治療，治其本；則客症自除，本癒則其末自然痊癒。

瀉心湯能治衄血（陳按指大黃黃連瀉心湯，含黃芩共有3味藥。《金匱要略》稱為瀉心湯），桂枝湯與麻黃湯也能治衄血；但是彼此主治並不相同。又如麻黃湯治喘息，小青龍湯、大青龍湯、木防己湯等亦能治喘息；但是四首湯方的主治並不相同。故診斷、治療時，必須明察其症狀的主客、本末，而主以適當湯劑。勿受轉變不定之假症所惑，否則聞聲追影被神出鬼沒之變症混淆而不知所措。

【陳註】：
吳茱萸湯為厥陰病的惟一湯方，厥陰病屬厥病之一種，其必要條件是腕踝上溫下冷。烏梅丸治療寄生蟲，非關外感。宋本第326條所謂厥陰病提綱，筆者參考康平本而修正為：
◎厥陰外感，發病當下其人體質偏寒，腕踝上溫下冷，氣上撞，欲嘔，心中疼熱，饑而不欲多食者，吳茱萸湯主之。（陳按參考535頁）

宋本第386條：
◎霍亂，頭痛，發熱，身疼痛，熱多欲飲水者，五苓散主之。寒多不用水者，理中丸主之。

按康平本"霍亂"作小字旁註，其係後人羼衍。又後段"寒多不用水者，理中丸主之。"非出自仲景，應係後人註解，否則湯名應作人參湯，又仲景不用丸劑可知。五苓散證的吐利為純水；理中湯證的吐利為食糜。五苓散證渴而不欲多飲、小便不利；理中湯證不渴、小便頻數。五苓散證脈象多為浮數有力；理中湯證則脈沉無力。五苓散證腹部不冷；理中湯證腹部涼冷。五苓散腹部脹滿，拍打則有振水聲；理中湯證心窩部痞鞕，其腹滿而躺平則滿移向兩側。又理中湯證亦有不腹滿者。人參湯加桂枝名曰桂枝人參湯，方有兼治外感的療效。和田多次將人參湯與桂枝人參湯相混淆。

（上篇）15.8 純外科病與內科性外科病

　　明治三十七、八年（陳按日俄戰爭 1904.2 至 1905.9，日軍大勝）發生戰役，我軍出兵百萬於強露（陳按指俄國）、滿州平野等的會戰，由於我軍英勇戰鬥而贏得世人百戰百勝的美譽。衛生部隊亦功不可沒（陳按和田出身西醫，志願參軍而於衛生部隊擔任軍醫），一方面努力維護兵員的健康狀態；一方面照顧治療傷兵，以求能早日重回戰場。世人皆誇稱我邦醫學發達，實際上未必如此。儘管衛生設施等醫事為醫療之一環，但爾等非屬真正的臨床治療；所謂治療醫術只針對醫師實際處置而言。根據我的觀察，以軍事外科（陳按多屬炮彈槍傷等純外科）的手術療法能令人滿意，如果換成面對一般民間外科疾病（陳按多屬內科性外科病）的治療，則我邦醫學未必能同樣得到好成績。何以會如此說呢？（陳按全段第一版從缺）

　　疾病大致上可分為內科病與外科病。內科病又下分為純內科病、外科性內科病；外科病又下分為純外科病、內科性外科病。即疾病可細分為四種：

1.純內科病：氣候、風土、飲食、衣服等缺乏衛生條件所引起的一般內科疾病。
2.外科性內科病：吞食異物（陳按含喝農藥自殺、寄生蟲進入鼻腔等）引起內科性障礙者。
3.純外科病：以器械等由體外施暴（陳按含自然災害及意外等）造成的一般外傷性創傷。
4.內科性外科病：體內固有病毒爆發、蓄膿癰腫潰爛等（陳按含腫瘤癭疽等）引起者。

　　戰爭爆發時，內科與外科病人極多。儘管因缺乏衛生條件所引起的內科病患者不少，但是大部分還是屬於外科者，此乃戰爭因素造成。當時診務偏重於外科病，此外科病多指「純外科病」者，而「內科性外科病」者相對地較少。故重用防腐法（陳按指防腐劑滅菌等，1928 年才發明抗生素）就大致能夠達到預期的療效。其治療手段也很單純（陳按因多同屬槍砲等外科病創傷）。但是太平之時（陳按非處於戰爭時），尤其是民間，所謂外科病者係以「內科性外科病」較多，而「純外科病」者較少。

治療「內科性外科病」是從外部施以防腐、消毒、截開、切斷等手段。但還是著於以消滅體內病毒為目的，故非內服解除病根的藥劑不可。即應以服用內科藥物為主，外科手術為客。例如腫瘤而伴有項背強急、發熱惡寒、無汗者，主以葛根湯。不必去針對腫瘤局部處置，腫瘤卻自能消除而不會復發。又如吐血、下血、衄血等伴有心窩部痞鞕者，主以瀉心湯（陳按指大黃、黃連、黃芩），則毋須針對止血處置，而出血卻能自止。此即所謂主症既解，客症自除。如果放任內部素有病毒不予重視而僅力求手術治療，主客本末倒置，往往遷延到病情而徒然無功。

　　今婦產科專門醫師只力求將子宮周圍的病灶割除；眼科專門醫師只力求將眼窩的病灶拔離；皮膚科、耳鼻喉科等專門醫師同此。爾等雖施以外部截開、切斷等手術分離而被視為上策，但是截開後卻引起腫脹、切斷後卻引起腐敗等等副作用。截開、切斷手術愈徹底、範圍愈大，副作用也就跟著增劇，以致終會造成病人奄奄一息。今洋醫藉由器械發明之便而導致偏差的醫療思惟，洋醫過度偏重於外科手術；相對疏忽於內科的治療（陳按尤指內科性外科病、腫瘤癌症等），此種醫學觀點錯誤。（外科手術雖然切除了局部的病變所在，但卻會釀成病人更加羸弱。）

【陳註】：

　　西醫著於找出病因之細菌病毒，中醫著於軀體發病當下體質對邪氣所產生的反應。然而邪氣並非全屬病毒細菌所能含括，例如白虎湯證、吳茱萸湯證、情志病等。西醫力求針對該細菌病毒而主以特效藥。但是找出細菌病毒是一回事，有無特效藥之發明又是一回事。又特效藥的耐藥性、副作用等更是難以解決。發明疫苗對於某些疾病固然有功，但是其發明所需時間遠不及病毒之快速變異性。人類並無法事先預報流行病毒之種類，而且疫苗類如個人指紋般地具有專一性，無法互相通用。例如今年流感為某病毒，明年又或為另一種流感病毒，試問究竟要事先注射哪一種疫苗？僥倖猜對病毒種類，其療效往往只是減輕症狀而已，並非注射了疫苗就保證完全不會罹患。如此之療效不如教導民眾睡眠充足、運動鍛鍊、勤洗手等。何況疫苗本身具有毒性，幼兒的肝臟、腎臟發育尚未完全，注射疫苗後產生不適，甚者喪命者時有所聞。官員悻悻然說可以申請國家賠償，機率極低，建議民眾要繼續施打。生命無價，試問死者若是官員的小孩，他領了國家賠償金就能心中坦然？臨床每當病人問起施打疫苗之事，我都回答除了必要的三合一疫苗等（政府規定不打不能上學）之外，都不要貿然施打疫苗。特別是新發明或自費的疫苗，其副作用更有待觀察。爾近甚至有帶狀皰疹疫苗在電視大打廣告行銷，不禁令人搖頭。筆者開服中藥，搭配以灸療（艾條灸、壯醫線灸）治療帶狀皰疹幾乎從未失手，一般兩、三天內疼痛即大減。如此容易治療之病，相當諷刺地，號稱先進的西醫竟然還要花錢來買廣告行銷！

　　記得 1997 年往生之周大觀小弟，因罹患軟組織肉瘤橫紋肌癌，歷經切除、復發、七次化療、三十次鈷 60 照射治療、復發、再切除、甚至右大腿全部割除，

割除處又長出約十公斤之肉瘤…。醫師又建議將右骨盆腔也切除，以抑制癌細胞的蔓延，周爸爸終於放棄，死神最後還是奪走十歲的小生命。儘管大觀有勇氣對抗癌症惡魔而獲得生命獎章，另以「尊重生命」為宗旨成立周大觀文教基金會。不過，對照和田此篇在日俄戰爭之觀察，前後相差近百年，當時還沒有抗生素等特效藥，醫檢及治療儀器的發明也有天壤之別，又台大醫學中心醫療團隊也盡了全力。然而治療結果正如和田所論述的「病人終致奄奄一息」。試問，下一個與周大觀相同病症者，台大等醫療團隊是否又重蹈覆轍？答案是肯定的。其醫療專家必會嚴肅告之：不作手術、不作放療化療就沒有機會。當專家自以為是專家時，就管理學而言，往往就是一種危險訊號的開始。所謂醫療專家多無法容納不同的治療思惟，換句話說，**治療標準多已被夾持高貴儀器的西醫所壟斷**。又台灣首富郭某，其妻子與胞弟罹患癌症，雖然處於壯年，雖然購買價值十億元之儀器，同樣回天乏力。長某醫學中心董事長的媳婦，還有標榜專門治癌的和某醫院的少東，也是壯年罹患癌症，儘管其醫療資源豐富，甚至以包機遠赴美國就醫，諷刺地，同遭死神所奪。或將一切推給病情嚴重所致，那醫師事前也應評估自己之極限。不管中醫或西醫，醫師都應該清楚自己的極限，超過極限時應坦然告訴病人。縱然無法治癒病人，也好讓病人及早作生涯規劃，最低限度也可免除無意義之手術及放療化療所帶來之苦痛吧！筆者無意挑起中西醫之論戰，但是和田為正式西醫教育出身，卻能有如此的真知灼見，真值得中醫人學習與深思…。

（上篇）15.9 急逆虛實

急、逆、虛、實為疾病的四態。如果醫師不清楚此四態就無法論述病症。所以古人設此四態，以供立其治法。

疾病順行者稱為常態，急逆者稱為變態。失其常態而疾行者謂之「急」，失其常態而逆行者謂之「逆」。古人論述醫理多著於氣，有曰：「氣欲升騰發散乃其性使然，但是"氣"行的過程常乘以"水"、"血"，升而不降謂之逆，降而不升謂之急，皆為失其常態的症狀。」因為氣之所在，以裏位為其中心（根本），以內位為其領域（徑路），以表位為終末（門口）。

急症與逆症的變態病狀或有少數是伴隨於諸種疾病之初起，然而大部分是因由醫師治療錯誤、違反了自然的病勢所致，何以會造成急症與逆症？今舉例說明如後。

例如赤痢、疫痢、熱毒下痢等，其因由腸內病原菌邪實滿腐所釀成。故必須一開始即用攻瀉之劑，先將腸胃鬱毒掃蕩清除後，再佐以調理之劑。如果顧慮其下利而先主以調理之劑（陳按主以止利之劑），則非但腐毒不除，邪熱反更加囂盛，於是造成病人腹脹、胸悶、熱盛、苦痛等禍害，病甚則死亡。此錯誤的治療方向，與正確之治療次序相反，故稱為「逆治」，其所造成的禍害症狀稱為「逆症」。此種狀況下的「逆症」即相當於「實症」。

又如疝痢（陳按指疝氣所引起之下利）、五更瀉、二陽合病下利（陳按非也，宋本第32、33條應合作一條：◎太陽病，邪氣由表入裏，下利者，葛根湯主之。下利若嘔者，葛根加半夏湯主之。太陽病，邪氣由表入內，咽痛，便秘者，葛根加大黃湯主之），其因由胃腸運化的能力不足所致。此下利並非因由腸內病毒之醞釀，故應先鞏固腸胃為主，其腸胃寒者溫之，腸胃熱者散之。如果誤診為腸內病毒滿實所致，遽自訛以攻瀉之劑，誤治更傷腸胃而下利愈嚴重，以致造成下利不止、肉脫、四肢逆冷、困憊欲寐等禍害症狀，病甚則死亡。此「誤下」的錯誤治療，已超過常態應行下法的標準而稱為「急治」。所造成的禍害症狀則稱「急症」。此種狀況下的「急症」即相當於「虛症」。

先哲教示「虛實」是針對「精氣」而言。精氣虧而不足者稱為「虛」，精氣盈而有餘者稱為「實」。虛與實皆因之於病毒所致。但依據我的觀察，該攻瀉則應攻瀉，其舉並不會造成精氣衰頹。如果不該攻瀉而攻瀉，則會耗空精氣，病毒反而更為囂熾。推得「實」者應係當攻瀉而不攻瀉所致，即指病毒囂熾而實，並非精氣充盈而致實。「虛」者應係不當攻瀉而誤行攻瀉所致，即指精氣虛耗而虛，並非病毒虛耗而致虛（陳按指不該攻而攻謂之虛，該攻而不攻謂之實。虛實是因於醫師之誤治）。

例如傷寒（陳按和田訛作腸窒扶斯，更正。和田誤將太陽病傷寒與腸窒扶斯劃上等號）的表位症狀已去，裏位症狀獨存。因病毒已全入裏位，其肌膚熾熱為裏實之熱，理應攻裏。如誤其為表熱而訛以發汗解熱劑，發汗外出；熱度雖可暫時下降，或一時稍有見效，但只不過徒然造成表虛。裏熱終究會再湧起，裏熱壅迫於虛弱之表而使肌膚熾熱反更囂盛。故應該一開始即主以攻下之劑，不但可掃除在裏的毒素病根，而且不會導致表虛。

基本上，急、逆、虛、實四態並非為普通發病的**常態**，多是因由醫師誤治所釀成的症狀，故古先哲並不將此四態視為常態病症論述。因為只要醫師不誤治就不會產生四態症狀。但是既然已經誤治，四態症狀就視為**變態**來處置，理應及早針對其過失而施以補救之法。

【陳註】：
論中將桂枝加芍藥湯與桂枝加芍藥大黃湯編入太陰病篇，視為治太陰病的主方；非也。因為此二湯方條文的前提皆為「太陽病誤下」，今如果醫師謹慎不誤

治，豈就無太陰病發生？仲景不會將醫師誤治視為疾病的常態分類。「太陽病誤下」者是屬於變態症狀，係醫師針對過失所施以補救之法。太陰病的湯方有二：**脈浮者**，主以桂枝湯但無須歠飲熱粥、無須溫覆取汗。病在太陽，汗出解表。病在太陰，溫中和表。同主以桂枝湯，治則有別。大病後的調理，病勢朝陰者筆者常主以桂枝湯而得良效。太陰病另一主方為厚朴生薑甘草半夏人參湯，**其脈沉**。本湯腹脹滿類似五苓散證，但無口渴、大小便正常，所吐為食糜而非為純水。厚朴生薑甘草半夏人參湯證腹滿而吐，無下利。五苓散證腹滿而吐水，下水利。

論中不將桂枝加附子湯與芍藥甘草附子湯證視為常態性的少陰病，因為此二湯方同樣係基於「太陽病誤下」所致，屬於變態的症狀，係屬補救之法。又陽明病指發病當下其人體質偏熱者而設，當得風寒外感時，會化成燥熱之承氣湯證與濕熱之茵陳蒿湯證。如果係由太陽病過度發汗化燥、譫語、潮熱、腹熱、便秘者，儘管亦主以承氣湯，係屬針對其過失所施以補救之法，不能算是常態性陽明病。

同樣的，真武湯（原名為玄武湯）證太陽篇與少陰篇各有一條。前者為太陽病誤下而轉屬玄武湯證，其肌膚熱而用生薑，屬變態症狀，筆者稱為大玄武湯。後者肌膚冷而用乾薑，為太陰病常態主方，筆者稱為小玄武湯。仲景論中兩條玄武湯皆用生薑，筆者認為應加以調整。觀論中大青龍湯、小青龍湯證條文得知湯名曰大者著於邪氣實，湯名曰小者著於正氣虛。邪實者用生薑，正虛者用乾薑。玄武湯與青龍湯同此。

（上篇）15.10 症狀的輕重

真正治術是施予最適當的治療。儘管醫師首先要明辨陰陽（陳按指病勢）、虛實、主客、順逆（陳按指症狀）等內涵，但是症狀（陳按和田誤作病勢，更正。因位陰陽病勢為母綱，母綱下分虛實、主客本末、順逆、輕重之症狀與表裏內外之病位）或為輕易、或為重劇；其間的差異如果不能掌握，則臨床運用方劑時還是無法隨意自如。

病毒症狀輕易者，未必足俱原本該湯方應有的證候。病毒症狀重劇者，其症狀卻會超越該湯方的證候之外，以致很難去辨明該病根的確實所在。推得病毒輕者，或僅見一症狀，或缺乏部分症狀；故常無法判定其主症（陳按疾病初起侵犯局部或臟腑而造成障害者，稱為病人的原症。又稱為主症）。反之，病毒重者，除一定症狀之外，另伴有其他障害症狀，病甚者往往痛到連病人本身也無法說清楚，這是因為痛甚麻痺而無感覺之故。推得病毒症狀輕者與重者所呈現的症狀差異甚大，並非同一

病（陳按或同一湯證）的症狀就完全相同（陳按某病或某湯方的定證為標準症狀，症狀輕者則少於標準症狀，症狀重者則多於標準症狀，輕重兩者的症狀差異甚大）。

例如大茈胡湯證（陳按從康平本組成無大黃為正確）輕者不過鬱鬱微煩、心窩部急迫而已；劇者則呈現心窩部痞鞕、大熱煩燥，伴有嘔吐、下利（陳按大茈胡湯證為胸脅苦滿、腹滿，重者嘔逆不止、往來寒熱明顯）。又如吳茱萸湯證輕者不過嘔吐、胸滿而已；劇者則呈現嘔吐、下利、手足厥冷、煩燥苦悶欲死（陳按吳茱萸湯證的必要條件為手足厥冷。重者頭痛、嘔逆、氣上撞、煩躁欲死。久則體重下降、具有失眠或有自殺念頭等精神症狀）。又如瀉心湯證（陳按指大黃、黃連、黃芩3味藥）輕者不過心窩部痞塞，按之微痛而已；劇者則呈現吐血、下血，甚者亡血過多而不省人事。又如桂枝湯證輕者順其勢欲透出肌表，不過具有頭痛、發熱、身體疼痛而已；重者逆其勢，治療氣逆上衝、甚者鼻衄者（論中治鼻衄是麻黃湯而非桂枝湯。吉益東洞云桂枝湯治氣逆而上。故治寒氣上逆時桂枝湯為溫中之劑，或加桂枝而曰桂枝加桂湯。服桂枝湯需喝熱粥、溫覆取汗者則屬解表之劑。《神農本草經》言桂枝可開通喉痺。桂枝合甘草則為溫補胸陽而降寒氣上逆，例如桂枝甘草湯、苓桂朮甘湯、苓桂味甘湯、茯苓甘草湯等）。

諸如此類（陳按指同一湯方的證候），其症狀之輕、重的變化差異甚大。推得醫師當洞觀定證（陳按又稱固有證。病人原症與附隨症合稱定證，此標準症狀能與某湯方相對應者），又需掌握其症狀輕、重的兩面症狀（陳按所呈現的症狀輕者則少於定證，所呈現的症狀重者則多於定證），如此則醫師臨床運用該方劑時方能游刃有餘。

（上篇）16 腸窒扶斯治法的基礎醫學解說（陳按腸窒扶斯4字原文訛作傷寒）

本章標題所謂腸窒扶斯（陳按原文訛作傷寒，和田誤將太陽病傷寒與腸窒扶斯劃上等號）治法，只是就其名稱而言，事實上，除了腸窒扶斯以外，凡是諸病原菌（陳按原文作黴菌，下同）所引起的各種疾病皆能適用。本章只不過是暫藉仲景先師的病名作為標題而已（陳按因為中醫治病是依病勢開方而不管病毒或細菌，也不管外感、雜病，或傳染病。故儘管和田與湯本求真等混淆中醫傷寒與西醫腸窒扶斯的病名，但是對於論述治療醫理的影響不大）。

腸窒扶斯菌是屬於格蘭氏陰性桿菌（陳按腸窒扶斯菌原名 salmonella，音譯為沙門氏菌。因為台灣醫界將腸窒扶斯誤為腸傷寒而訛稱作傷寒桿菌，此錯誤需予以更正。參見醫論）寄生於迴腸所釀成的疾病，故病名冠予「腸」字。但是其治法並不僅限於區區於「腸」一處而已。今依據古醫道的規矩來解說，對照現代基礎醫學的醫理，評斷仲景先師千年不滅之真理是否經得起考驗。

一般傳染病中，除了脾脫疽病（陳按指脾臟惡變壞死）是由手術器械的細菌直接感染以外，其他都是經由毒菌所含毒素的化學作用所引發。洋醫採取直接滅殺細菌法、抗毒素療法（中和毒素）、驅逐毒素三種治療方法，今分述如下：

第一種：直接滅殺細菌法（下又分為四項）

1.以器械驅除（陳按約相當於清創手術）

此法不容易施行。因為體表創傷感染的化膿菌會向體內深處擴散、繁殖，再如何仔細都無法將其完全剔出剷除（陳按一見體內有癌細胞即逕自採取開刀手術並非明智之舉，儘管企圖百分之一百割除癌細胞，但是癌細胞與正常細胞有如膠漆，彼此界線不明，無法割除乾淨。又即使割除 99%，殘餘之 1%癌細胞為了求生存，反而更加快繁殖；即使搭配化療與放療，常常趕不上其繁殖與轉移。如過度割除癌細胞以求完善，必會傷害到正常的細胞等。如採取大區域得切除，必會有損正常組織的生理功能而危及性命或影響到病人的生活品質。何況體質虛弱者更無法負荷手術之摧殘。故無論體質強弱，癌症即使要開刀者，應先服中藥創造出利於手術之條件後，再行動刀）。

2.以溫熱殺菌（陳按指高溫殺菌法）

3.以化學藥劑殺菌

細菌與身體正常細胞同為極微小的 Protoplastm（陳按譯作原生質），兩者並無顯著差異。甲為有害之物，乙亦受連累而同為有害之物。反過來說，乙變為無害之物，甲同樣受影響而也變為無害之物。細菌與正常細胞兩者相擁而難以分離，顯然溫熱殺菌與化學殺菌欲殺死細菌而不危害到正常細胞，理論上是不可能。除非發明能夠有效消滅細菌而不損及正常細胞的藥劑，否則我輩醫家無法接受。

4.以抗菌素治療（陳按相當於抗生素療法）

德國柯霍（陳按 Heinrich Hermann Robert Koch 有細菌之父尊稱 1905 年榮獲諾貝爾生理醫學獎）首次發現（陳按 1882 年）結核桿菌以來，由細菌學者間逐漸帶動此法。但是對於已經罹患有毒素的病人，再施以毒素的治療方法，無疑是毒上加毒。而且醫師施以此法者，病人病情多趨向惡化，甚至導致死亡。故一般臨床醫家多否定其療效。（陳按而後雖發明多種抗生素，滅菌效果也一度曾被醫界稱讚，然隨著產生耐藥性與新藥研發之瓶頸，百年後之今日，似乎只剩下萬古黴素 Vancomycin 等少數抗生素能有效滅菌。筆者認人類遲早會對萬古黴素等廣泛地產生耐藥性，屆時強效抗生素恐尚未應世。）

第二種：抗毒素療法

此法淵源於種痘法成功地預防天花（陳按英國醫師愛德華‧琴納 Edward Jenner 於 1796 年發明種痘法。中國種痘法起源更早，約於明隆慶年間 1567～1572 年間。清朝 1695 年張璐《醫通》錄有痘漿、旱苗、痘衣等法及種痘法。1742 年吳謙《醫宗金鑑‧幼科種痘心法要旨》錄有四種痘法，1744 年此法東傳日本）。而後又有 Email von Berhring（按德國人 Berhring 因發明白喉的血清療法而榮獲 1901 年榮獲諾貝爾生理醫學獎）與我邦北里柴三郎共同發明實扶的里亞（陳按為白喉 Diphtheria 音譯）

的治療方法（陳按其並非直接殺死白喉菌，而是抑制病人體內之毒素）。此法或能發揮作用，但是醫界多認為其療效並不確實。

〈和田附言〉：

此外另有一法，即姑息放置而不施予積極治療（或僅餵以葡萄酒、冰袋、清涼碳酸飲料等），期待其疾病的自然演變結果。洋醫常流行此法，美其名為「自然良能療法」，實際上其係無能力治療的最好藉口。

第三種：毒素驅逐療法

上述三類療法及姑息放置不與治療，爾等皆凸顯療效不彰或反而危害人體，以下針對本病詳論：

腸窒扶斯是腸窒扶斯的病原菌寄生於腸黏膜，漸次繁殖而釋放出毒素，被血液所吸收而混入血中。隨著血液循環，毒素蔓延而侵襲到各組織器官，以致呈現出惡寒、發熱等全身性症狀，實際上這是身體細胞針對毒素的刺激反應。身體惟一防禦武器就是加促生熱作用，推得其「發熱」就是身體準備與病原菌戰鬥的徵兆（陳按「惡寒」就是身體正氣不敵病原菌侵襲之相對寒，而非天寒地凍之絕對寒。惡寒在先，隨後邪正相爭而惡寒與發熱同時夾雜呈現）。

身體細胞對於病原菌毒素的刺激反應為發熱，此點前賢已有定論。一方面，毒素刺激誘發的高熱可減弱病原菌繁殖與蔓延；另一方面，其產生毒素最易從皮膚排出體外，以致伴有汗出症狀。故發熱與汗出症狀就是身體自然療能之展現。

人類之所以能維持恆溫機制就是依賴「生熱」與「散熱」兩種作用的調節。然而由於病原菌毒素的刺激，導致「生熱」機制亢奮而使體溫高過常值，病人呈現出惡寒（陳按應是身體正氣不敵邪氣而先惡寒）、發熱（陳按身體恆溫自然療能促使生熱）等症狀。相對於體溫之上升，透過恆溫調節的平衡機制，自動迫使「散熱」作用迅速啟動（陳按以圖伴隨發汗而能順勢將毒素排出）。散熱作用大部分是由肌表皮膚擔任，身體於是擴張血管以利深層的血液大量強力外輸於肌膚；以圖發汗降溫並順勢排泄毒素（陳按因深層的血液大量強力外輸於肌膚，流經橈動脈的血液往上頂，故太陽病者呈現出脈浮。發病當下其人體質偏寒者，則此作用不明顯，故少陰病主脈沉。一方面，腦部深層的血液也大量強力外輸於頭表，故頭部會有類似血管性抽掣般地激烈疼痛）。

上述為造化之妙機，順勢主以發汗藥劑，此為最佳的治療良策。仲景《傷寒論》首先舉列：「脈浮、頭痛、惡寒、上衝」等表位症狀（陳按宋本第1條並無提及上衝，其條文為：◎太陽之為病，脈浮，頭項強痛而惡寒）。此時行以發汗劑為惟一治方，其完全符合科學根據。如果此發汗劑作用十分徹底，邪氣自被消滅而止於太陽肌表。症狀（陳按原文作病勢）劇者，即使或無法完全消滅邪氣，但經由發汗出已將大半毒

素排除。受毒素壓迫而正在苦鬥的細胞即能快速恢復正常的活力，並依此而多少能有助於抗毒素之產生。故縱使腸內細菌殘餘尚存，業已無法再使症狀加重。推得此病經發汗治療之後，儘管尚有殘餘病原菌，但症狀已大有改善而不易復發。反觀洋醫以血清注射來治療白喉，縱使雖已宣稱治癒，但是病人咽喉仍存有害的病原菌，並無明顯減弱其再度罹患的能力而容易再復發。

雖然行以發汗劑而毒素無法除盡，相對地如果症狀（陳按原文作病勢）劇烈，病人體力難以負荷之際，則會轉入為少陽病。殘餘的毒素漸增，毒素囂盛而不停地繁殖。此時光靠皮膚不足以將毒素排出，自然必須求助於總面積為體表皮膚五十倍的肺臟（陳按約70平方公尺）。何以不一開始不即由大面積的肺臟來擔任「生熱」機制與排泄的任務？因為發病初起之時，毒素只溶於皮膚的「血液」中，尚未以「氣化」狀態進入肺臟；故首先係由皮膚血液行生熱與排泄的調節作用。一旦毒素藉「氣化」狀態的變化進入肺臟之後，肺臟才會啟動生熱機制與排泄的任務。

因為生熱作用主要是依靠皮膚來擔當，當超過其負荷能力時，才由肺臟來輔助，這是一種自然代償作用的順序。此時必會導致支氣管加答兒（陳按支氣管黏膜發炎腫脹）、肺炎等。此為皮膚發汗排泄不完全，必會累及肺臟出問題的證據。故仲景先師謂轉入少陽病者，必定見有胸脅苦滿（陳按肺臟居於胸脅內部）、嘔咳、往來寒熱（陳按其邪正相爭不如太陽病之激烈，故一陣寒、一陣熱，寒熱不同時夾雜而曰寒熱往來）等，所言絲毫不差。在此時機，肌表皮膚的血流量稍減，脈象呈現出浮細或浮而遲弱等，但絕不會呈現沉遲脈（陳按少陽病脈象以弦脈為主，此句和田應作：肌表皮膚血流量稍減而其脈位不浮、不沉，脈象應指呈線性狀的弦脈）。此時治法應主以能同時催促皮膚與肺臟皆行驅逐毒素的藥劑。皮膚與肺臟同時擔當「生熱」任務，以藉助恆溫調節的平衡機制而啟動「散熱」作用，藉散熱時伴隨發汗而將毒素順勢排出。如此不難想像患者即可完全脫離苦痛。仲景所謂戰汗而解、狂汗而解者，即是以茈胡劑解除此時的少陽病（陳按少陽病並無戰汗、狂汗而解者，此節和田有誤，參見註解。又太陽病的發熱是欲啟動發汗機制而作準備，故應主以溫熱方劑順勢助其發汗而去邪。不能用寒涼方劑或西藥解熱劑來降其發熱，否則發熱雖暫降而毒邪反留於體內。少陽病的發熱類此而輕一層。中醫的發熱內涵異於溫度計數字之標示）。

如果毒素更為強猛，即使皮膚與肺臟同時擔當「生熱」任務（陳按雖然經由恆溫平衡機制啟動了「散熱」作用，卻仍無法出汗），還是無法從皮膚與肺臟去邪。反而因「生熱」任務過度操作，導致恆溫調節平衡機制產生疲勞現象。於是毒素趁盛更深入一層，此時身體只好退居更有力的防禦系統，即改退到消化管，欲藉排便作用而企圖改將毒素由肛門泄出，此即仲景所謂的轉入陽明病，詳細論述如下兩點：

【甲】本病（陳按指腸窒扶斯）初期時，由於毒素的刺激，造成「生熱」任務與心臟亢奮，使血液末稍的皮膚肌表充血旺盛。相對地，內臟血液由於強被輸往肌膚而比常態較為貧血些。如果病情遷延，毒素產量漸增，終導致身體平衡機制失調、

心臟能力衰弱。皮膚肌表及其他血液末稍（陳按遠心端）的充血狀態亦隨之減少。相對地，近心端的大血管系統逐漸反呈現充血狀態。

　　腹腔（陳按包括肝、膽、脾、胃、大腸、小腸等）為軀體下部的最大體腔，腹腔內臟腑之間容有較大空隙，不如其他體腔（陳按指胸腔與骨盆腔）臟腑間之呈緊密狀態；故居於腹腔的腸管較能伸縮自如。腸管總長度為身高的六倍（陳按非也，小腸長度約 4.8～6.8 公尺，大腸長度約 135～150 公分，合計總長度不足身高的四倍）；胃腑容積也很大。腹腔平時容納有較多量的血液，當近心端的大血管血液堆積壅塞時，自然地腹腔比其他處（陳按指胸腔與骨盆腔）更容易充血；故居間的腸管與胃腑具有最易瘀血的條件。毒素蘊醞繁殖附和腸管與胃腑，在最易瘀血條件之下而毒素就直接累積於胃腸。

【乙】全身機能減退一分，腸黏膜的吸收作用也隨著減退一分。腸管與胃腑（陳按合稱胃腸管）具有最易瘀血的條件，導致血液循環障礙、排除毒素的能力減退。另一方面，其他組織所產生的毒素依然囂盛。兩者相加終使胃腸管的毒素蓄積藏量之快速累積。

　　依上述甲、乙兩個要點，得知毒素快速大量累積於胃腸管的事實。明白仲景先師何以謂少陽病不解，邪毒則轉入陽明病的理由。至於胃腸管為何可以擔當邪毒排泄的器官呢？其因素有三：

1.胃腸管係由口腔到肛門連續呈一直管狀的通道，有利於藥劑的直接通利作用。
2.胃腸管不論是固體、氣體、液體毒素，皆能完全清除（陳按皮膚只能排氣體與液體）。
3.疾病的發生處所即位於腸管。
　　既然毒素多瘀積於胃腸管，又胃腸管的直管解剖構造有利於排除毒素。故施以瀉下湯劑為治療的正法。此即仲景根據毒素集中之所在，主以茈胡加芒硝湯（陳按非也，應是大茈胡加大黃芒硝湯）、諸承氣湯的理由，仲師治法之要旨委實令人讚佩。

〈和田附言〉：
　　皮膚與肺臟排泄作用之後，續由腎臟與胃腸管經由前、後陰來排泄毒素。仲景言小便清者屬表面症狀，小便黃赤者屬裏面症狀。顯然仲師思惟與現代基礎醫學的觀點相同。

　　綜合以上論述，得知漢醫治療本病（按指腸窒扶斯）完全合於自然妙機，即藉由排泄器官而將毒素逐出體外（陳按身體的排毒系統即皮膚與肺臟、腎臟與胃腸管兩套）。總而言之，治療本病需掌握兩原則：利用最容易的排泄途徑、抓緊時機主以適當藥物來促使途徑通利。仲景的教誨完全吻合現代基礎醫學，洋醫治療方法卻違反現代基礎醫學（陳按指直接滅除細菌法等三類治療方法不符生理結構之機制），真是令人感嘆！

本章是依據賢友湯本求真寄來的稿件，稍加校正而增補（陳按 1912 年本書首版並無此章，1915 年再版時才補錄）。湯本求真另外的醫論則收錄於本書下篇：迴響。

本章主旨是論述仲景的三陽病。仲景另有三陰病，其治法稍微複雜。如果病在三陰而誤行發汗、攻下，其症狀將惡變多端，神出鬼沒而歸屬壞症。三陰病內容非竭盡我所有心力，其論述恐有不足之處；故本章僅先就三陽病來說明。

仲景舉**病位**以標三陽病與三陰病；舉**病勢**以標陰陽母綱（陳按依原文譯作：以虛實、寒熱、表裏、順逆以標病勢，不妥）。又陰陽與五行學說與《易經》自古以來即框住漢醫，其思惟牢不可破；然而執行於診療卻皆缺乏可行性，或許這就是東洋醫術的特色。（陳按首句和田將三陽病稱為陽道病、陽性症狀、直中傷寒；三陰病稱為陰道病。不妥，更正。）

【和田附註】：

後世醫書將五臟配屬五行，實乃《難經》之說，即如下（陳按加以列表）所示：

五　　行	五　　方	五　　時	五　　色	五　　臟
木	東	春	青	肝
火	南	夏	赤	心
土	中央	土用	黃	脾
金	西	秋	白	肺
水	北	冬	黑	腎

但是依據《禮記・月令》的記載，五行與五臟配屬關係與《難經》所說不同：
（陳按此五臟是指祭祀牛羊豬三牲的五臟順序，並沒有提到人體的生理）

五　　行	五　　臟
木	脾
火	肺
土	心
金	肝
水	腎

依照解剖位置，脾臟居於左側，功用在製造紅血球，從《禮記・月令》得知**脾臟**之作用有如**春天**萬物之生長。肺居於脾臟上方，而司氣體（瓦斯）的交換，當瓦斯燃燒時，就是體溫升高之根本因素，得知**肺臟**功能有如**夏天**之炎熱暑氣。**肝臟**居於右側，功用在破壞（按消耗）血液，擔任攝取乳糜液的功能（陳按分解脂肪）。除了肝臟破壞血液外，膽囊每天分泌一千七、八百公克的膽汁（陳按膽汁每天分泌量僅約五百克），可謂是直接的破壞作用；肝膽有如**秋天**收斂，又有落葉的功

能，更兼有刑官（能除去血中有害物）的角色。**腎臟**居最下位，司水液分泌，任何生理作用營運之後，皆化成尿液而排出；故腎臟功能有如**冬天收藏**。**心臟**居中央位置，為血液之臟，其將血液輸送致其他四臟，或增加紅血球而排除老廢血球，或增加新氧氣而放散惡性瓦斯，或增加新乳糜液而排除老廢成份。總是以精純新血去餵飽供給其他四臟；故心臟功能有如**四季的土用**培養。（陳按此段皆屬和田強辯之論，不可從。因為《禮記・月令》的五臟是指祭拜三牲的順序，非關人體五臟的生理作用，和田誤解。）

　　得知以今日解剖位置與其生理作用來分析，《禮記・月令》五行與五臟的配屬關係相吻合。而《內經》、《難經》五行與臟腑之配屬關係錯誤。自古以來《內經》與《難經》有「扁鵲遺書」之美稱，實乃秦漢方士所託作，故不可盡信。此五行與臟腑之配屬關係錯誤已二千年，後世醫家不應再繼續訛用，姑且說明於此，以供參考。（陳按中醫無關五行學說。《禮記・月令》祭祀三牲五臟與五行的配屬是依據供豬趴位、豬首朝南的五臟解剖位置而定，無關季節寒熱，亦無關於人體臟腑之生理作用。和田誤解。參見醫論：五行相生源自五星運行再藉由曆制祭祀而屬入中醫。）

【陳註】：
　　和田包括其學生湯本氏，甚至今天仍有許多醫師受翻譯名詞所誤，訛以《傷寒論》外感傷寒就等同「腸傷寒」。所幸不論是外感傷寒、腸傷寒、腫瘤癌症、疑難雜症等，皆同樣基於發病當下之病人體質對應邪氣時所化的病勢來治療。故和田雖然混淆中醫傷寒與西醫腸傷寒（腸窒扶斯），但對於治療並無影響。因為**中醫不是依「西醫病名」開方，而是依證與候病勢開方**。即醫師不是在治療高血壓，而是在治療發病當下之病人身體對高血壓所產生反應的病勢來開方。故高血壓病人與低血壓病人兩者的病勢如果相同，則處方或為相同。治療高血壓時，毋須考慮某藥可擴張血管的管壁、某藥可軟化血管；更無關某藥重鎮肝陽或息風等。高血壓病勢朝陰，筆者或用桂枝湯、真武湯、茈胡湯，或用乾薑、附子、吳茱萸、黃耆等溫熱藥。前賢朱木通以當歸四逆加吳茱萸生薑湯治療亞急性盲腸炎，即為其病勢朝陰者而設；盲腸炎病勢朝陽者，朱木通則用大黃牡丹皮湯。中醫師的角色就在正確辨別證候（方證相對）與病勢，西醫則不懂陰陽病勢，舉凡病名相同，基本上用藥思惟一致、甚至處方一致。這是中西醫治療的最大差異。

　　北里柴三郎（きたさと　しばさぶろう 1853～1931）為日本醫學家和細菌學家，東京帝國大學醫學部畢業。1885～1891 年留學德國，師從 Email von Berhring。1889 年師生共同成功培養出破傷風病菌，1901 年並共同發明白喉的血清療法，Berhring 榮獲 1901 年榮獲諾貝爾生理醫學獎，但是北里卻被遺漏而沒有獲獎。北里被尊稱為「日本現代醫學之父」。其於 1914 年成立北里研究所，1962 年政府改制為北里大學 Kitasato University，設有東洋醫學總合研究所，首任所長即大塚敬節。現分設有醫史學研究部，專攻典籍文獻等研究，爾近部長小曾戶洋於 2015 年 12 月屆齡卸任。悉聞或由真柳誠接任。

和田言少陽病者須涉及皮膚及肺臟，故汗出時較為激烈。臨床戰汗（或曰狂汗）而解者未必一定就屬於汗劑。筆者曾以麻黃湯發汗，病人戰汗而解，麻黃湯當然是汗劑。另曾用十棗湯治胸腹積水，小便通利伴有戰汗而解者，此只能說邪氣擇其捷徑而汗出，不能說一見有汗出即直云為汗劑。換句話說，用十棗湯亦有大便溏泄而解者、亦有小便通利而解者。推得汗出與否並非十棗湯預期的目標，然而用麻黃湯汗解則是預期的目標，如不得汗，必須再次進服麻黃湯，故曰其為發汗之劑。和田此節有誤，因為《傷寒論》本文並無出"戰汗"與"狂汗"。按此條或有"狂汗"之意，但是其屬〈陽明病〉篇而非〈少陽病〉篇。又少陽病亦有不得汗而解者。

〈辨脈法〉篇非出自仲景，而為後人增衍，此篇中出有"戰汗"一詞。：
◎問曰：「病有戰而汗出，因得解者，何也？」答曰：「脈浮而緊，按之反芤，此為本虛，故當戰而汗出也。其人本虛，是以發戰。以脈浮，故當汗出而解也。」
◎若脈浮而數，按之不芤，此人本不虛；若欲自解，但汗出耳，不發戰也。
◎問曰：「病有不戰而汗出解者，何也？」答曰：「脈大而浮數，故知不戰汗出而解也。」
◎問曰：「病有不戰不汗出而解者，何也？」答曰：「其脈自微，此以曾經發汗、若吐、若下、若亡血，以內無津液，此陰陽自和，必自愈，故不戰不汗出而解也。」
但是此篇並非出自仲景，而是後人羼衍。

另見〈陽明病〉篇：
◎陽明病，欲食，小便反不利，大便自調，其人骨節疼，翕翕如有熱狀，奄然發狂，濈然汗出而解者，此水不勝穀氣，與汗共併，脈緊則愈。

　　中醫理論基礎無關五行學說、易學、運氣學說。易學術數之陰陽是抽象的、卜卦的、數學遊戲的陰陽。中醫之陰陽是可觸摸的、具體的、診療判斷的陰陽。兩者陰陽名稱雖然相同，但是內涵大有差別。全元起《素問》舊本並無五運六氣，唐朝王冰竄衍運氣七篇入於《素問》中。王氏強以氣候與物候來框限疾病流行之週期規律，推測疾病每隔 60 年會重複流行一次，五運六氣充其量只是全體人類流行病學的預報模式，不能用於個別診療。

　　五行配屬人體五臟實為鬧劇。《禮記・月令》五行與五臟的配屬原先指祭祀三牲五臟的順序，完全沒有提到人體的五臟。新朝的揚雄（-53～18）《太玄・太玄數》首先將三牲五臟祭祀的順序直接移花接木到人體五臟與疾病的配屬；而後再套入《素問》中。從三牲祭禮轉為人體生理豈不荒唐？接著劉歆再修改配屬關係。今中醫理論基礎教材尚有宣稱五行生克補瀉者，考證整個始末，委實令人汗顏！筆者在此負責任地說：中醫診療（湯方與針灸）無關於五行學說。中醫診療只有

陰陽而無五行，又中醫的陰陽異於易學的陰陽。中醫診療亦無關於運氣學說。請參見筆者醫論：〈中醫不能迷思於實證醫學、發展中醫必須用中醫的方法〉。

（上篇）17. 醫師道與醫術

　　醫師具有活人濟世的熱誠，方能獲得治療上之奧妙。醫師不能欺人、不能自欺，正直誠懇而洞曉義理，不可辜負病家的信賴。病人也必須尊重醫師之囑咐，謹慎地不去接觸巫術（陳按包括不迷信廣告與偏方），毫不懷疑地全部委託醫師。醫師與病人皆善盡誠信與義理而不會變卦，視醫術為神聖的使命。良醫與良相齊德，如此醫師真可謂博得仁醫仁術的美譽。

　　「醫師道」指醫師與病人間的道德關係，應彼此相互信賴。如果醫師道無法彰顯就不能盡其發揮治療的奧妙，醫術無益於世道人心，終徒然淪為無意義的雕蟲小技而已（和田註：如果沒有醫師道，醫術不過是禽獸之道）。故《史記‧扁鵲倉公列傳》：「人之所病，病疾多；而醫之所病，病道少。故病有六不治。即：

驕恣不論於理，一不治也。
輕身重財，二不治也。
衣食不能適，三不治也。
陰陽并，藏氣不定，四不治也。
形羸不能服藥，五不治也。
信巫不信醫，六不治也。」

　　凡病人據有以上「六不治」者之一就病重難治。縱然只有一條不符合醫師道即不易收到良好的治療效果。《內經》云：「病勿肯治則勿治，治之亦無效。」（陳按《內經》並無出此句。）故觀古人遺訓得知醫師所重視者唯有「道」字。大道之前，甚至個人性命相對比起來也微不足言。推得古人是如此地重視「道」字。

　　爾近醫界因生存競爭激烈，惡德醫師對病人施予各種玩弄的手段。相對地，也有病人對醫師存有狡猾心態；造成醫師與病人間的道義蕩然無存。空徒感慨之餘，我針對醫病之間以及醫師同業之間所應具備的道義略加論述，但盼禿筆粗言或能稍息此惡風。更舉列先哲遺訓數條以易於體會而合時宜。

《史記·扁鵲倉公列傳》：「人之所病，病疾多；而醫之所病，病道少。故病有六不治：驕恣不論於理，一不治也。…信巫不信醫，六不治也。有此一者，則重難治也。」按所病的「所」字可訓作「苦」字解，擔心憂患之意。即凡人苦於疾病種類繁多，醫師卻苦於治病的方法不足。本句是在強調醫師所能救治的能力委實有限，病人如果兼雜不利診療的情形，則更加難治，倒不如謝絕治療，以顧好名聲（亦能免除醫療糾紛）。

（上篇）17.1 病人當自始至終信任醫師而毫無變異

革谿道人《病家須知》云：「病家有病，當一切委任醫師，俗愚勿參雜裁量，病家只需著於信賴醫師。醫師也需視病如己，以誠實的態度，潛心專力診治。總之，醫師時時刻刻以病人利益設想而與病人互動，如此雖非懷有絕技，大致上卻多能治癒疾病，所謂『心誠則靈』即此也。反之，病人如對醫師懷有疑慮或缺乏信任，則縱然醫師巧手也是事倍功半；更何況是庸工。」

小川顯道《養生囊》云：「富貴人家患病喜召眾醫而共謀處方，看似謹慎關切病人，此舉實為愚昧而對患者不利。因為群醫中有狂妄魯莽者、有詐欺者、有諂媚者等，相聚集於一室，錯語雜亂，斷無善法；並對處方惡意攻訐，眾庸醫盛氣凌人，良醫爭不過眾庸醫，只好選擇閉口不言，庸醫反藉良醫之名而危害病人。」

《獨醉醫談》云：「醫師有不遠千里而救人者，如遇病家的鄰里親友詬罵責備，雖然病人為醫師的親屬，亦無法施予善法以救人，更何況與病人並無親屬關係者。齊桓公輕視扁鵲之診斷、曹操殺死名醫華佗。先賢尚如此被對待，何況吾輩呼？倘若病家的親友流露出不悅之色，則趁早告辭而去可也。」

總之，醫術依信而行，不信則不行。詩人歌曰：「用之則行、捨則止。此身浩蕩浮虛舟」。醫師之處世胸襟不正應如此嗎？

【陳註】：
平野重誠（1790～1867）號革谿道人。上段出自《病家須知》1832 第 172 頁。
小川顯道（1737～1816）為醫事評論家。江戶中期町醫，撰《養生囊》1855。
吉見獨醉《獨醉醫談》1812，生平不詳。

（上篇）17.2 醫師對於病人的責任需不顧一切地秉持節操與熱誠

扶氏《醫戒》云：「雖然名譽比性命更為可貴，但當重症病人危殆死亡之際，醫師需不顧一切地冒險拯救，這是醫術中最難以面對者。不知真理者容易犯錯，我認為最珍貴的真理即在於不犯錯，拯救重症病人之險路即為考驗醫師心思的良機。當重症病人有某湯劑勉強可救，此時醫師或有所猶疑，因為萬一病人服藥仍不治，世人會將責任怪罪到醫師身上。故不知真理的醫師多選擇放棄治療，寧願讓病人自己漸步上死亡而怠於拯救，爾等都是畏首畏尾的庸醫。真正的醫者師所思考的惟有病人之利益而無其他顧慮。」

和田東郭（陳按わだ とうかく 1744~1803、折衷派大師）《蕉窗雜話》云：「醫師的心態非常重要。不能在治療病人之前，胸中即先存有芥蒂，惟恐閃失而招病家怪罪、責為庸醫。深懷此心結而行診察的醫師，有如披著愛人救人天職的外衣，實際上卻全以利己為考量而不忠於天職。人命關天，大病生死常難以預測，醫術也有一定的極限。病人既然將生死大權委任於我，我當不計毀譽褒貶，別無雜念，誠摯全力救治。如果盡全力而不幸治療失敗，醫師當自我引咎反省。總之，不要去在乎別人的口舌批評，集中信念而盡力診療就是。」

永富獨嘯庵（陳按ながとみ どくしょうあん 1732~1766）《漫游雜記》云：「中古洛醫之巨擘為有馬丹山，曾應福井侯之召至越前（陳按越前國為日本古代的令制國之一，屬北陸道，又稱越州。約今福井縣等），侯病劇（陳按指福井侯罹患重病），數醫皆束手。丹山既診，出就客位。其士大夫來坐者數人，丹山開藥裏，匙白末如雪者，沉吟良久，忽曰：『殺之耳。』士大夫退，竊議曰：『彼言狂妄，其藥不可進。』一老臣曰：『侯疾非常，不有奇術則不癒，豈可不進乎？』遂進，徐徐而退，久而痊癒。」

總之，醫師應以「盡術」為道，如不能盡救治之法而讓病人待死，豈謂良醫所為？孟子云：「盡其道而死者，正命也。」

【陳註】：

按醫師所能救者，自當屬可救之病，非醫師之巧能勝於天；醫師不過正逢病人緣份且盡其所能而已。盡了力而病人卻無法過關，非戰之罪，雖有遺憾但不至於愧疚。吉益東洞《醫斷》云：「死生者命也，自天作之。其惟自天作之，醫焉能死生之哉？故仁不能延，勇不能奪，智不能測，醫不能救。惟因疾病致死，非命也，毒藥所能治已。蓋死生者，醫之所不與也；疾病者，醫之所當治也。故余常曰盡人事而待天命。苟人事之不盡，豈得委於命乎？ 是故術之不明，方之不中，而致死者，非命矣。執古之方，體今之病，能合仲景之規矩而死者，命也。質之諸鬼神，吾無愧爾…。」

（上篇）17.3 醫師所難非在診治之難、而是難於人情的反覆無常

　　チームセン《醫則》云：「愚俗之士認為自身舉止有罪才會招惹疾病，其以此為病因並從事解決疾病之道。如此不但醫師受累，病人也自認有所罪過以致罹患疾病。醫師要面對病家眾多謬見與迷信的挑戰，這是為醫者最大的難題之一。醫師得接觸到社會各階層所流通的迷信，真正通曉義理者卻較為稀少。政治家與有聲望人士多能感受到人心親離的變化無常，但是世人對醫家深信或懷疑的態度轉變往往更甚於此（陳按診治未能藥到病除之際，病家另聽從民俗而即棄醫以改作法事等治病）」。

　　扶氏《醫戒》曰：「醫家診治最為艱難之處，不在於診治有形疾病，而在於人意難從。病家諸多謬見，家屬之間智愚有別、個性不同而看法不一等各種事物皆有礙於治療。醫師又往往不懂人情俗事，故為醫者面對此事最為棘手。醫師應多少要涉獵人情俗事以提高此方面的素質而利於應付。即醫師需學習人情俗事以巧於察機應變，如此方可破除百般阻礙而達到診治之目的。」

　　皇君昏庸之時則賢臣隱退，病家迷亂之際則良醫求去。賢臣隱退則皇君為奸邪所欺，良醫求去則病人蒙殺身之禍。推得求醫治病非謹慎不可。

（上篇）17.4 醫師不能趁病人迷亂時而去毀謗他醫、此點最難做到

　　扶氏《醫戒》云：「病家突捨原診療醫師而私下改就他醫商議，這是錯誤之舉。他醫往往欲誇其醫術謀利而中傷前醫，此舉非正派醫師所為。正派醫師知其緣故者，必先勸其返回原診療醫師處續診。如病家質問前醫診療適當否？醫師不能將正確治病之法直接告訴病人；因為醫師雖無惡意，但恐使病家疑惑不安於前醫業已先行的處置。」又云：「詆毀中傷同業而推崇己身者最為可恥。蓋鄙視同業者，即鄙視其道，且亦鄙視己身也。」又云：「醫者若輕賤他醫，則己身醫術反不如被其輕賤者，何者較為受辱之？他醫不過拙於術也，己身則顯然已失人道也，『失人道』者遠比『拙於術』者更為輕賤。」

　　貝原益軒《養生訓》云：「我診病之前，得知病人已服前醫之方者，縱然方藥不合，不予評斷。中傷他醫而誇耀自身者，小人之輩；非屬仁術濟世之醫者。」

　　吉見獨醉《獨醉醫談》云：「阿州阪東策庵先生應某侯召治，診病前先問某侯侍醫的意見，如治法相同則不復處方；某侯強留之，先生懇辭而曰『我診察與

侍醫相同，並無其他良藥可獻；奪人之功，醫家之恥也』。先生堅持離去，醫者風範如此。」

總之，諸賢尊重他醫的態度足以我輩學習，不論資歷淺深，都應知其廉恥品德，不能墮落而隨意中傷毀謗他醫。但是，按摩、卜卦、巫祝、接生婆等與醫藥稍有關聯者，往往妄言評斷他醫是非而令人恐慌。我並不擔心醫師會有中傷毀謗他醫者，而是擔心這些非真正醫師大放厥詞而胡亂地指責他醫。

【陳註】：
貝原益軒（かいばら えきけん 1630～1714）

出身今福岡縣，江戶時代的本草學者、儒學者。一生著述達 60 部書之多。其中《養生訓》、《和俗童子訓》等為教育書的代表作。

（上篇）17.5 病人深信醫師故醫師之苦樂休戚應與病家相同

《黃花園隨筆》（陳按出處不詳）云：「淀侯病重，召山脇東門前往應診調藥，入夜，淀侯之僕役備寢具請玄侃臥息。東門應諾卻跪坐不動，少頃，僕役勸臥，玄侃仍跪坐不臥。夜半、丑時僕役復來勸臥，玄侃依然跪坐。僕役倦，再三勸請，玄侃肅然曰：『淀侯病篤，余不安於心，雖寐不眠故跪坐，子如倦，請先臥。』僕役面紅慚愧離去。」（陳按山脇東門通稱玄侃，其擔心病人安危而不敢平睡，只敢跪坐打眠。）

永富獨嘯庵《漫遊雜記》云：「村上東川治人誤，機用則廢。治療數日出，宿妓院。有人促歸，東川掉頭曰：『我悔恨未除，診察難詳，恐重誤人，不肯歸。』」我認為東川宿於妓院固然是行為不檢，但是其不肯重歸業醫的理由，值得肯定。

和田東郭《蕉窗雜話》云：「醫師如將病人苦痛全然視為與己無關者，其診察必為草率。如將病人苦痛全然視為己身的苦痛者，診察必為精細。但是過分為病人苦痛處所眩惑者（陳按指醫師不要被局部的苦痛所侷限而忽略整體的治療觀），醫師反會忽略自主的正確診斷。故望色不以目、聽聲不以耳，一切秉持於用心。」

總之，病人應多諒解醫師苦衷之心，醫師更應深深體會患者病痛之情；醫病之間感同身受，休戚與共，兩者合力方能降伏病魔。

【陳註】：

後藤艮山（ごとう こんざん 1659〜1733）

　　艮山為日本古醫方的始祖。其弟子山脇東洋（やまわき とうよう 1706〜1762），幼名移山，京都出身。醫師清水氏所生。之後被父親學生山脇氏所收養而改姓山脇。成年名尚德，字玄飛，其為日本最早致力於實驗醫學者之一。1756年在官方許可下解剖死囚屍體，1759年將人體解剖繪圖輯錄而撰《藏志》，指出漢醫五臟六腑說之謬誤。山脇東洋的次子山脇東門（やまわき とうもん 1736〜1782）名陶，字大鑄，號東門，通稱玄侃。17歲時奉父親之命而與永富獨嘯庵（山脇東洋的弟子）共同前往越前（約相當今福井縣、京都右上方），師事奧村良竹學習吐法。1766年獲得法眼頭銜。日本古方派以後藤艮山、山脇東洋、吉益東洞（1702〜1773）三位為代表醫家。

（上篇）17.6 **醫師的天爵**（陳按德高而受人尊敬者謂之天爵）

　　永富獨嘯庵《漫游雜記》云：「英雄隱於醫者固有故矣（陳按必有其原因），夫為醫者無素封者之素封也（陳按類如記者為無冕王），不任王侯自如可以行意（毋須王侯之令而可獨立行使己意）。」又云：「醫者身處四民（陳按指士農工商）之外，可貴可賤，上侍王侯不為榮，下伍乞兒不為辱，優游吾技以終度歲月。」我雖未見過獨嘯庵所述隱於醫界的英雄；但見餐食沒有魚肉，出入沒有車送，蔽衣破帽趕赴病家之急，終生忙碌而沒有時間娛樂，苦思嘔血診療的代價，僅得俗人一日工資報酬的「貧醫」者；爾等境遇何其困難。病家委以難治之病，醫者操死生之處方而不疑惑，其權勢與天相齊。如治療與病相合而出有佳兆，醫者的地位則功同丞相。如病疾豁然而癒，病人恢復健康；醫者當受病家叩謝之際，其氣勢壯大足以傲勝王侯。故「貧醫」的境遇雖然困頓，但能不屈於權勢，不阿諛於富貴，豈不爽快！

　　葉敬君云（陳按出處不詳）：「貴重的性命乃由天地人所合成。生此性命者為父、為母。司令者為君、為相、為師。而統合父、母、君、相、師之權者則為醫師。」可見醫師權位之重大。

（上篇）18. 臨床治驗病例

　　我臨床執行醫師業務匆匆已有二十年，其間稍有心得者固然不少。今僅列舉先行洋醫治法不得效；接著改用漢方療法才收全效的驗案，爾等可作為我堅執漢方信念與臨床實際的對比，以利於證實我所言不虛。儘管爾等些微的貢獻不足以告世人，但是君子坐而言不如起而行，故將臨床所行之驗案分述如下。

（上篇）18.1 耳內乳嘴瘤兼耳膜潰裂治驗

　　東京府下（陳按府下乃府內所轄下之意）高木村的尾崎氏，年十八歲。自云去年十七歲時曾因掏耳垢而誤傷右耳膜，造成耳漏不止。就診於當地醫師，治療數月無效反而更加嚴重；因無大礙只好暫予擱置。隔年即十八歲五月份，身體發熱，右耳疼痛，漏膿增加，頭部甚痛，最後只好就診於東京某醫，治療歷經數月，幾乎毫無進展。再轉診某專科醫師，治療兩個月非但全無療效，反由耳道長出乳嘴瘤，漸次增大，甚至惡化為瘤體塞滿耳道。專科醫師不得不謝絕治療，介紹轉診於某醫學博士，博士診之數日後云：「需用外科手術穿開耳道來摘除乳嘴瘤。」且約定病人於近日動手術。當時我任職軍醫而不能隨便私下幫人診治。有一知己同鄉大久保梅老翁（其與尾崎氏有親戚關係）向來深信古醫方，曾對我多加鞭策鼓勵。軍隊出征時我擔任留守職務，歸鄉後尚未向老翁請安，某日趁閒暇特意去拜訪；恰遇尾崎氏父子就診博士後返家途中順道來老翁家。大家談起此病而流露出擔憂的表情。我笑答：「後學雖為一位無名草醫，但請容許診視病狀以了解何以博士非動手術切開不可？」於是病人父親解開濕布繃帶而讓我診視，乳嘴瘤從塞滿的耳道向外長出，膿汁泌湧，無法窺見耳道內部。自云若膿汁稍有貯滯不暢就會耳痛而影響睡眠，幾乎每夜如此。診其脈數而稍弦，病人咳嗽、微發熱。我依其病情而堅決說：「鬱毒與伏熱相合於內，博士卻從外攻穿，本末倒置而誤，如此內毒何須動刀見血呢？應從內徹底逐出熱毒，乳嘴瘤自然消潰於外。強行穿開耳孔，其治則錯誤，手術又有所風險，輕者一耳報廢，重者一命歸天，實無必要冒此危險。不妨讓我試試，如服藥三、四日後，夜間能得眠者，即表示我的治療正確。」我的語氣雖有所不遜，然在此情況下，何能遷讓而錯失先機？其父子聞之，深切懇託。我即主以葛根湯與瀉心湯（陳按即大黃黃連瀉心湯：大黃 2、黃連 1、黃芩 1。又稱三黃瀉心湯）合方，兼用排膿散。耳部外用棉花塗敷麒麟膏。四十餘日後，乳嘴瘤完全消褪，漸次可窺見耳道。以耳鏡診察耳膜時，發現耳膜縱切裂開如琴弦，寬約二厘許（陳按約 0.6 公分），僅聽力骨仍然存在。如緊閉口鼻而悶哼出氣時，用耳鏡可觀察到膿汁氣泡冒出耳道。續用前方二個月半，耳膜裂孔逐漸癒合，然而仍

有少許稀膿。轉方用反鼻加大黃湯，又一個月許膿止，前後一百五十日總算痊癒，惟聽力稍差而已。

【陳註】：

　　排膿散組成為枳實、芍藥、桔梗，前三味藥與蛋黃等量，溫飲服之。反鼻即腹蛇。和田用反鼻加大黃湯應即於反鼻丸中再加重大黃藥量。

◎反鼻丸出於明朝陳司成《黴瘡證治秘錄·卷下》1632：
反鼻五分、當歸一錢、川芎一錢、大黃七分、桂枝五分。
上為末，糊丸，如桐子大，以土茯苓湯送下。主治黴（梅）毒骨疼。

◎麒麟膏又稱為麒麟竭膏，出自《太平聖惠方·卷六十三》：
　　麒鱗竭（即血竭）15克、雄黃15克（細研）、密陀僧15克（細研）、雌黃7.5克（細研）、亂髮15克、硃砂15克（細研）、乳香30克（細研）、黃耆30克、白芍藥30克、牡丹皮30克、連翹30克、丁香30克、木香30克、桂心30克、當歸30克、牛膝30克（去苗）、細辛30克、白芷30克、松脂60克、蠟90克、黃丹660克、麻黃60克、油1.25千克。上藥黃耆等一十二味，細銼，入油浸一宿，後用文火煎諸藥色黑，濾出；次下松脂、乳香、蠟，消熔盡，以綿濾去滓，拭鐺令淨，卻下藥油，以慢火熬；相次入黃丹，不住手以柳木篦攪，候色變，滴於水碗內，捻看軟硬得所，歇良久，入麒鱗竭、雄黃、雌黃、密陀僧、硃砂等末，傾於瓷盒內，攤紙上令勻。每日兩次貼之。治療癰疽發背及惡瘡毒腫潰後，膿水不住，肌肉不生者。

（上篇）18.2 胃痙攣兼血尿治驗

　　一婦人，年42歲，罹患胃痙攣五、六日。始由某漢醫主治，歷經三日，其痛益甚。轉由一洋醫診治，針對其疼痛而注射嗎啡，每日達三、四回。如此二、三日症狀不見減輕反而更為疼痛，乃邀我往診。我診為胃痙攣之類，症狀稍為複雜，雖未惡變為難治之病，但是患者痛苦異常，看似非緊急處置不可。我告知：「已經注射嗎啡針數回而無法止痛，今不能讓病人暫先止痛，又無法即時投藥治療。」於是我婉謝治療。病人家屬勸阻而云：「先生診斷正確，請再檢驗此物。」於是家屬手捧便器出示所盛病人的尿液，約七、八合（陳按一合約200cc），有血有尿，血與尿分明而不混雜。我告知：「雖然我不清楚血與尿分明的原因，縱然如此，尚未有立即危害性命之虞，但是如果胃痛仍然不緩止，數日後，恐有不測。」應

106

先除其胃痙攣來減輕病情，主以小茈胡湯加茯苓白朮，是夜胃痙攣停止發作而能安眠。第六日血尿止，飲食完全恢復。再投以調理之劑約十日，前後共十六日治癒，即能從事先前的勞役工作。胃痙攣兼有血尿是很難見的經驗，特此記之。

【陳註】：

和田未見血尿之前，儘管病人痛苦難忍，為求謹慎仍不開藥而婉謝治療。見了血尿而非便血，知血尿者尚未有立即危害性命之虞而予治療。按因和田不擅針灸，否則先行針刺足三里穴應可解除胃痙攣疼痛。又背部第七椎的至陽穴附近，胃痛者往往有壓痛點，治療急性胃痛針刺此穴或能立刻緩痛。若是膽石嵌頓的急性右上腹疼痛，針取右側陽陵泉穴下二寸處的膽囊穴或及其下一寸。若是盲腸炎的右下腹疼痛則針取右側陽陵泉穴下一寸處尋其壓痛點。若是月經引起的下腹疼痛則針瀉單側三陰交穴。爾等筆者只用一針、兩針而多能當場取效。

《神農本草經》輯錄「朮」，味苦溫，主治風寒濕痺，死肌，痙疸，止汗，除熱，消食。仲景是用白朮。茯苓與白朮為氣水轉輸、化濁分清的對藥，合用見於五苓散、外臺茯苓飲、茯苓澤瀉湯、當歸芍藥散、真武湯、附子湯、茯苓桂枝白朮甘草湯、甘草乾薑茯苓白朮湯。《日華子諸家本草》(又稱《大明本草》，二十卷，原書早已佚亡，條文散見於《證類本草》。日華子，浙江鄞縣人，原名大明，其為唐末或五代的本草學家) 才錄有「朮：止反胃嘔逆、痃癖氣塊、癥瘕」。《神農本草經》輯錄「芍藥」，味苦平，主治邪氣腹痛，除血痺，破堅積，寒熱疝瘕，止痛，利小便，益氣。仲景用芍藥，之後才另有赤芍。白朮苦溫，芍藥苦平。兩藥主治略同，白朮治風寒濕痺，白芍治血痺。本例胃痙攣著於「痙」字而用白朮，否則或可主以白芍。

（上篇）18.3 陰囊腫大治驗

一男子，年四十餘歲，罹患陰囊腫大。不知其病由，自云曾稍有輕度跌倒外傷，當時並沒有放在心上。數年來陰囊逐漸腫起，但仍無刻意去醫治。一日因頭痛而就診於某醫，診察時才發現有陰囊腫大，某醫欲一併治療。某醫認為是陰囊水腫，套以管針刺入陰囊而欲抽除其水分。但抽出液非為水漿而是鮮血，約有一合許 (陳按一合約200cc)，抽出液後陰囊縮小而病人自覺爽快，大喜而歸。隔十餘日陰囊卻又再度腫大如前而更為疼痛；某醫因為上回所抽出為鮮血之故，此次不敢再行刺抽。病人強求而云：「不予刺抽則痛苦不堪。」某醫只好再行穿刺抽液，所出仍是鮮血同前。隔後不到一週，陰囊更復緊脹，疼痛加倍於前，欲招請前醫往診而被謝絕，痛苦地整日臥於床上。我恰逢返回長野縣省親；病人懇求我診治，

我不忍拒絕診視。病人陰囊腫大，直徑約四寸許（陳按約 12 公分），整個陰囊脹滿鼓起，病人云內含鮮血。我肯定告知：「瘀血致此者即古人所謂陰㿉症。雖疼痛不堪，但是並不會急劇惡化。因沒有攜帶藥品於身邊，告訴病人待我歸京（陳按當時和田已由故鄉長野縣搬來東京日執業）後再開藥。」僅教導他「提睪法」而返家。數日之後我歸回東京，診所備妥下瘀血湯丸劑贈予病人服之。服藥三日後，大感輕快，前後僅十四日，陰囊縮小而僅比常人稍大而已，而後從事農耕至今無再發作。此罕見的奇症，我僅治療一人而已，特此記之。

【陳註】：

前章治胃痙攣而非治血尿，然而痙攣緩解之後，血尿自止。本章治血瘀而非治陰囊腫脹疼痛，然而血瘀除去之後，陰囊腫脹疼痛自消。陰㿉之「㿉」古書作「癩」字。《素問·脈解篇》：「厥陰所謂㿉疝，婦人少腹腫者。厥陰者，辰也。三月陽中之陰，邪在中，故曰㿉疝，少腹腫也。…所謂㿉癃疝膚脹者，曰陰亦盛，而脈脹不通者，故曰㿉癃疝」。按《素問》所述難解。

下瘀血湯出自《金匱要略·婦人產後病》：
◎師曰：產婦腹痛，法當以枳實芍藥散，假令不愈者，此為腹中有乾血著臍下，宜下瘀血湯主之。亦主經水不利（陳按此6字應出於後人增衍）。
大黃二兩、桃仁二十枚、䗪蟲二十枚，熬，去足。（陳按和田訛此方中含有水蛭）
上三味，末之，煉蜜和為四丸，以酒一升，煎一丸，取八合，頓服之。新血下如豚肝。

《金匱要略·婦人雜病篇》：
◎帶下經水不利，少腹滿痛，經一月再見者，王瓜根散主之。陰㿉腫亦主之。

筆者按古代將陰縮入腸稱為「陰疝」，腸掉入卵則稱為「陰㿉（癩）」。末段應出於後人之註解。《肘後備急方》另有局部艾灸法等治療陰㿉。

《肘後備急方·治卒陰腫痛·㿉卵第四十二》：
◎男子陰卒腫痛又方：桃核中仁熬末，酒服如彈丸，姚云不過三。
◎㿉卵：熟搗桃仁傅之。亦療婦人陰腫。燥即易之。
◎凡陰卒縮入腹，急痛欲死者，名陰疝：狼毒四兩、防風二兩、附子三兩 燒，蜜丸，服三丸，如桐子大，日夜三度。

（上篇）18.4 胎毒兼眼病治驗

好友內人生一嬰兒，兩個月，全身皮膚潰爛，尤其是頤下、兩腋、股間等處最為嚴重，另外兩眼赤脈橫生、眼脬呈現浮腫。求診於某皮膚專科與某眼科專科醫師會診月餘，全身糜爛雖稍有改善，兩眼病情卻更為惡化而生出白翳，無法張眼已十餘日。皮膚科醫師開內服藥二劑與外用抹藥，眼科醫師施以點眼藥水及外敷法，然而症狀卻日益險惡。我專程去慶賀生產。好友告知嬰兒出生一週後即開始皮膚潰爛，同時併發眼疾，故會診於皮膚科醫師與眼科醫師。治療月餘，共服用五種藥劑，恐無法救治。見其日夜哭號，實在於心不忍。我診視嬰兒身體甚為羸瘠，全身持續糜爛，仰臥於床，四肢無力動彈，我撥開其眼球，角膜全被白翳所遮蔽，症狀頗為嚴重，但自忖尚為可治。我告訴好友：「這是遺傳性胎毒，罪由父母，嬰兒無辜。治療至今，嬰兒幾乎已不堪承受，故煩躁而日夜哭泣。繼續下去，可能凶多吉少。如果能改用哺乳間接給藥之法，藉由母親服藥治療母體，同時並可藉乳汁來治療嬰兒，此是一舉兩得的良策。」好友內人欣然同意此法，先服我所開之湯方二日，嬰兒竟可睜開眼睛而視。由於藥效迅速地令人出奇，眾人皆認為係前醫（陳按指皮膚科醫師與眼科醫師）的療效。好友夫婦堅信是我所開藥劑發揮功效，願意續服用我的藥劑，約一個月後，皮膚潰爛處全部結痂而癒合，又兩個月，嬰兒兩眼全部恢復光明而病癒。（和田註：母服藥藉哺乳以治癒兒病）

【陳註】：

利用哺乳間接給藥來治療嬰兒疾病，此為和田第二病例，另一病例參見後述18.8 章〈幼兒腳氣治驗〉。本文並無舉出藥劑湯方，理應清熱解毒之劑。嬰兒稚嫩，脾胃不堪苦寒藥劑攻伐，透過哺乳間接給藥之法，不但可治療母體，且苦寒藥劑既經母體人情所轉化，取其氣不取其質，攻邪而不傷正。此法類似仲景以大黃二錢、黃連與黃芩各一錢，滾水蓋漬而不用火煮的大黃黃連瀉心湯，同為取其氣不取其質，攻邪而不傷正。筆者曾治腦出血而病勢朝陽者十數例，注射西藥滿乃通（Mannitol）等療效不佳者，服用數天即能降下腦壓且意識轉清，簡便價廉，療效確實。筆者偶診嬰幼兒，仿和田透過哺乳間接給藥治療嬰兒疾病，療效多能滿意。驗案：五月大的男嬰。月前右側臉部長出紅疹，逐漸擴大惡化，外觀紅腫而稍有糜爛，類如惡瘡。西醫開含類固醇藥膏天天抹藥長達四個月，毫無療效，準備開抗生素服用。就診時因哭鬧不停而優先診治，腫起右側半邊臉，紅腫下沿至頸頦下，低燒，極為煩躁而無法稍有靜止，大聲哭鬧，臉部紅熱，心臟跳動沒有浮上而不明顯，肚臍熱燙。筆者先洗淨手，以食指沾起大黃與黃連混合的科中藥粉，強塞進嬰兒嘴裏，抹在口腔壁上，重複兩次，嬰兒雖抗拒，但是抹完不到二分鐘，像變魔術一樣，當下哭鬧立止而熟睡約十分鐘，醒來則平靜許多，不再哭鬧。由於尚在哺乳，難以服藥。媽媽亦有皮膚病，惡熱，病勢朝陽。筆者開黃連解毒湯 10 克，元胡 2 克，七日份，囑咐由嬰兒媽媽服用（嬰兒沒有給藥而退掛）。一週後嬰兒臉部紅腫糜爛全消，燒退人靜，肌膚完全恢復正常，判若兩人。病人

母親十分訝異說當初應先照相比較，並慶幸沒讓嬰兒服用抗生素即可痊癒。筆者回答神效也出乎我的意料；本也想事先予以拍照，但其慘狀令人有所不忍。病人母親共服用 3 週藥，追訪數月，母子皮膚病皆無再復發。病人母親告訴我，嬰兒應很早即具有味覺。如果空腹哺乳，嬰兒很是安靜。如果服藥後一小時哺乳，因為藥苦，嬰兒會皺眉頭，並且會去咬乳頭而讓她疼痛。至 2015 年 12 月止，筆者約有三十例透過哺乳給藥治療嬰兒而療效滿意者。舉凡皮膚病、外感病、腸胃病皆有。如果媽媽症狀不明顯者就依據嬰兒症狀開給媽媽服用，同樣可獲得良效。

（上篇）18.5 下血治驗

一女子，14 歲，某日腹痛發作，頻頻下利，暴脫下血約三、四合，痛苦呻吟不已，急來我處。恰逢我去遠方往診而未果，只好另求診於某洋醫。某洋醫開立苦味水劑與鴉片粉服用，腹痛頓止而無大便。過十餘日，漸次腹滿復發，飲食減少，又求診該洋醫希望能讓大便通順。服下劑一劑，腹痛大發作，暴脫下血同前。只好再處以調理劑以止利，服藥十餘日，腹痛雖稍有減緩，但因日益腹滿、飲食不振而身體漸次衰弱。病人再請求該洋醫處以下劑以止腹痛，復發腹痛及下血如前。如此反覆四十餘日，幾乎已變成大患，急忙轉診於我處求診。我診其瘀熱薰發於上而面色有如紅妝，腹部硬滿，按壓則痛。又心窩部痞鞕而病人卻自感濡軟。幸而脈力尚未虛脫，先投瀉心湯（和田註：其屬下劑）（陳按即大黃黃連瀉心湯而非半夏瀉心湯），候以消息，並告知：「一服用此劑，腹痛稍增而有便意，大便初頭必夾雜黑血無妨，大便三、四行之後，下血自止。」服藥之後尚未滿一天，果然腹痛增劇而大便三次，初頭確夾雜黑血，因先前已說明，故病人不致恐慌。次日大便夾雜赤血而非黑血，服藥不到三天，下血全止，食慾來復。同樣主以瀉心湯，共服十八日。後再以人參湯（陳按理中湯）調理，又服十數日而病終告痊癒。

（上篇）18.6 赤痢後轉為腹膜炎治驗

胞姊幼女，5 歲，夏季八月罹患赤痢，家人私下投以秘方，下痢雖暫稍止，卻轉為全身浮腫，飲食減少，日晡發熱。求診於某醫治療二十多日，幾全無療效。又轉診他醫，他醫曰：「儘管姑且治以湯藥，恐怕死期不超過一週。」家人極度

驚愕，請求他醫無論如何要積極搶救。服藥二十餘日，病情惡化，所倖尚免於一死。十一月，我恰逢返鄉省親（陳按和田的姊夫應與和田同鄉），經親戚轉診於我。我診視外甥女面無血色，眼窩陷沒，四肢羸瘠而無法站立。從瘦瘠骨肉的空隙間襯托其軀體浮腫，腹脹如鼓，微熱，便溏一日四、五行。飲食不知飽止，如不讓其飲食，則怒罵哭嚎；但一多食即完穀（陳按和田誤作清穀）下利。確屬重症，幸好「食氣過盛」之候明顯。我告知：「雖然不知是否能治？但要治癒此病，惟有採取攻瀉的峻劑，家人如果對下法懷疑，我只好謝絕（和田註：此為下痢反投以下劑之例）。」胞姊即依照我意而服大承氣湯五劑，一日一劑，儘可能喝完。服藥二、三日後，外甥女飲食已能自知飽止。然而因曾大下二、三行，人顯得極為疲憊而終日嗜眠；家人恐慌而責備胞姊。儘管如此，胞姊深信我的醫術，獨排眾議，還是再繼續服藥。五、六日服完藥後，腹滿腫脹漸次消去，飲食亦日漸規律，十二、三日後，可在別人扶持下而稍站立，以此大承氣一方連續服用二十二日，外甥女終可歌唱，能去鄰近散步玩耍，重症總算痊癒，家人對其速效皆驚訝不已。

【陳註】：

下利清穀 4 字取於宋本《傷寒論》四逆湯條：下利清穀。按「清」應是「凊」字傳抄誤植所致。「凊」者為寒冷之意，讀同河洛語的「搶」字音。下利凊穀是指所下利的食穀寒冷，自覺肛門寒冷感，推得體內寒涼故主以四逆湯。諸家卻詃釋作"完穀不化"。按"完穀不化"者有熱有寒，無法作為主以四逆湯的證候。

明治時代赤痢（せきり）泛指具有下利、發熱、血便、腹痛等大腸感染諸症的總稱。日本古稱血屎（ちくそ）。直至明治 30 年（1897 年）醫師兼細菌學者志賀潔（しが きよし 1871～1951）發現赤痢菌，醫界並以其姓名稱下痢的病名為：Shigellosis。其菌則稱 Shigella。這是細菌名稱惟一以日本人姓名稱呼者。大正四年（1915 年）年志賀潔與北里柴三郎共同創設北里研究所，後來改制為北里大學。赤痢另有非由細菌感染而是由寄生蟲感染者，稱為阿米巴赤痢：Amoebiasis。日本外來語作：アメーバ赤痢。台灣在日本統治時代民間稱赤痢為ちくそ。赤痢者會產生下利應是身體趨正的自然反應，就如同吃到不乾淨食物後即會嘔吐一樣，其藉下利與嘔吐而將毒素排出體外，以有利於身體生存。故不能止利、止嘔，否則嘔利雖暫稍緩而將留毒害於體內。文中言「家人私下試以秘方治療」應係服用收澀止瀉之劑，故留毒禍害於體內。本條是通因通用，異病同治，以大承氣湯攻其毒害。典型陽明病大承氣湯證者，食慾不佳、便秘而異於本條食不知飽、下利。和田應是抓住「食氣過盛」之主症而用大承氣湯。

（上篇）18.7 佝僂病（セムシ）（陳按駝背兼雞胸）治驗

　　日本橋區箱崎町某幼女，年7歲。年初起胸背漸次凸出而成彎曲型。其父母憂心而求診於某醫，某醫告知乃脊椎異常，單憑服藥是無法治癒的。又去某醫院檢查，院長說法與前醫相同，服藥之外，另須穿戴矯正脊椎的馬甲（陳按即 corset）佐以治療，以圖用外力來矯正彎曲的脊椎。其親戚雪中庵宇貫（陳按前5字為人名）老師是我的知己，一聽到此事即相當擔心而急推薦我診治；陪伴病人前來並評論此醫案。我診其脈稍弦大，腹筋攣急，胸部與背部皆凸出，造成胸背橫圍相當粗廣，雖用衣被遮掩，尚能看得出其輪廓，胸背一帶疼痛，時而發出痛苦呻吟聲。我斷然告知：「這是佝僂病（セムシ），此病非因由脊椎異常，乃脊椎兩側筋攣收縮所致。」師於東洞治療癲癇之法，主以茯苓飲加半夏丸作為主方，兼用南呂丸、紫丸等以取其通利。服藥兩週後轉方，改用茈胡丸一週，共服藥三週。自認脊柱漸能伸展，通計約二個半月，恢復正常。

〈和田附記〉：

　　佝僂病（陳按即セムシ）與英國病或有關聯；但是實際上日本所稱セムシ者異於英國病（陳按英國病是指脊椎骨頭結構異常。セムシ則是指脊椎兩旁的肌肉痙攣）。佝僂病雖然難治，但非屬不治之疾。臨床罕見，我診療過的醫案不過二、三個病例而已。我曾將治療經驗告知同道，爾後卻聞同道某醫傳出流言：「和田乃無常識的醫師，斗膽將不治之疾說是自己特別有能力治癒，其不過是誤診而誇大之言罷了。」此話可聽的話，那他還有哪些話不能聽呢？

【陳註】：

　　當時日本將英國病俗稱駝背，其是脊椎**骨頭結構**異常的疾病，多或先天形成而不可治。佝僂病又稱疴僂病，其是脊椎兩旁的**肌肉痙攣**所引起的疾病，不但駝背而且雞胸，胸部外凸、背部也外凸。セ者背部。ムシ者蟲也。或形容背負有蟲樣般而名。事實上兩者病因不同。《淮南子・精神訓》：「子求行年五十有四，而病傴僂，脊管高於頂（陳按因駝背、頭部前傾，故脊椎的大椎高過頭頂），胭下迫頤，兩脾（陳按脾與髀字通假，因為頭向前傾而凸出髀骨向上）在上，燭營指天。」果真為脊椎骨頭結構異常的駝背，服藥確無法治癒。和田是治療傴僂病（セムシ）而非治療脊椎骨頭異常。某醫不會鑑別，誤解和田反而加以中傷。セムシ讀音擬如 Semusi。

　　茯苓飲（茯苓、白朮、人參、生薑、橘皮、枳實）醫案參見後述 18.14。其乃治療嘔吐下利而應有腸胃筋攣者。本例治療胸背皆凸而具有腹筋攣急、脊椎兩側筋攣。筆者尋覓不著吉益東洞用茯苓飲加半夏治療癲癇的醫案。而吉益南涯用茯苓飲等醫案如下：筑後某氏婦人患胃反九年，更醫數人，未嘗有少效。診之心下攣結，吐而不渴（陳者按渴者應主以茯苓澤瀉湯），口不爽利，心胸中有痰飲（陳按應指

淡飲水邪），與茯苓飲，數日而癒。筆者按此病例應具有小便不利，而「心下攣結」一症則是選擇茯苓飲治療係淡飲水邪的關鍵因素。

南呂丸出自《東洞先生家塾方》（參見附錄）：
◎治療淡飲（陳按原文訛作痰飲），咳嗽，大便不利者。
黃芩四兩、甘遂、青礞石各二錢、大黃八錢
上四味為末，杵篩為末，糊丸如梧桐子大，每服二十丸，日三。或至三、四十丸，溫水下之。（陳按本方乃明朝徐用誠《玉機微義》滾痰丸加甘遂去沉香而得。）

紫圓（陳按蜜丸稱為圓，水丸稱為丸）出自《千金要方・卷十八・小兒變蒸論》：
◎治小兒變蒸，發熱不解，並挾傷寒溫壯，汗後熱不歇，及腹中有淡（陳按原文訛作痰）癖，哺乳不進，乳則吐，食癇，先寒後熱方。
代赭、赤石脂各一兩、巴豆三十枚、杏人（陳按同仁字）五十枚
上四味為末，巴豆、杏人別研為膏，相和，更擣二千杵，當自相得，若硬，入少蜜同擣之，密器中收。三十日兒服如麻子一丸，與少乳汁令下，食頃後，與少乳勿令多，至日中當小下熱除。若未全除，明旦更與一丸。百日兒服如小豆一丸，以此準量增減。夏月多熱，善令發疹，二三十日輒一服佳。紫丸無所不療，雖下不虛人。

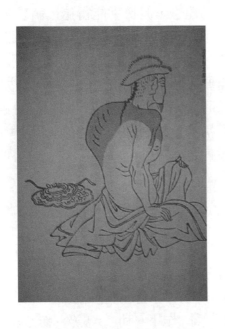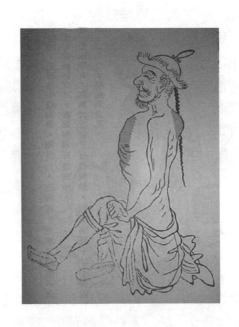

　　稻葉克《腹證奇覽》的大陷胸湯條輯錄有類似佝僂病的圖片如上，另有論述：「所謂龜背，俗稱傴僂者，此為葛根湯證之劇者。…毒邪凝結於一身而治，項背強急是也。凡堅塊、血塊之類，按之有痛者，有不痛者。其按之不痛者毒甚。因毒劇甚，故不覺項背強急。治之之法，二倍或三倍葛根湯之量，以水二盞，煮取

六分服用，日三帖。每夜兼用南呂丸一錢，時兼服大陷胸丸，或先天滅毒丸、或凝腐陳丸、或直行丸之類。或吐或下去其毒吐，則其形漸減，終為常人。然因其毒凝結過甚，故一次服藥若不及一年，或一年，甚者二、三年。則不能育。」又稻葉克的弟子和久田寅《腹證奇覽翼》：「龜背…得之胎毒，漸增其毒，成佝僂廢疾，終其一生…此證在《腹證奇覽》中為葛根湯證候然恐非也。既稱結胸項亦強，但結胸而項背強，如成龜背者，應知結胸毒氣大。皆大陷胸丸所治者。此方為攻擊劑，不得日日使用…審其外證，或用小陷胸、旋覆代赭石湯、半夏厚朴湯、厚薑夏半甘參湯類，令加以灸灼。在三椎骨節下，兩旁各寸半，七椎兩旁各寸半…灸之數十日。」

（上篇）18.8 小兒腳氣治驗

青山南町足袋屋某家的幼兒，約一歲兩個多月，常無緣無故地十分疲倦，食慾大減，不時地嘔吐。其母攜幼兒求診於親戚某醫，某醫診出幼兒的母親患有腳氣病，得知幼兒仍全在哺乳，某醫告知其母：「幼兒哺飲腳氣病者的乳汁才會衰憊如此，十之七八恐難以救治。」家人一聽大為惶恐，但盼幸能得癒，請求某醫開藥而歸，並遵照某醫囑附而停止哺乳。幼兒不知其由，無乳可吸而挨餓哭鬧；母親也因停止哺乳而乳房脹痛，苦痛不堪。第三日，終於無法忍受而前來門診，我診視後告知：「病源非在幼兒，故幼兒不需要服藥。母親罹患腳氣病，幼兒受其影響而病。照常哺乳無妨，但是母親必須按時服藥。當母親病痛減輕的時候，幼兒自可活潑嬉戲。」服藥四日後，幼兒漸有精神，共治療二十餘日，母子均獲痊癒。僅有此一醫案雖然尚不足以證實「熟悉病之本末即能掌握療效」的醫理，但是我還是特意輯錄此醫案以供參考。

【陳註】：

和田認為兒病既由母病哺乳所累，毋須治兒病，母病痊癒，兒亦即自癒。其理甚妙。本書為統一文字，《外臺秘要》等書名雜誌名作「臺」字，尾臺榕堂也保留原姓氏作「臺」字。其他台北、台灣等皆作「台」字除典籍文獻保留作「于」外，其餘皆作「於」字。除特別指痢疾外，下「痢」作下「利」。「歎」作「嘆」。「了」解作「瞭」解。思「維」作思「惟」。「彷」如作「仿」如。「泄」作「瀉」。日文醫書作山脇東洋，故仍保留作「脇」字外，其餘皆作「脅」字。遵照和田原著，統一皆作「啓」而不作「啟」字。日本漢字「窓」作「窗」，「医」作「醫」，「鉄」作「鐵」。「沢」作「澤」。「訳」作「譯」。「辺」作「邊」。「寿」作「壽」。「記」念作「紀」念。

（上篇）18.9 陰囊疝氣（ヘルニヤ）治驗

本所區二目某男子，年 33 歲，先天羸弱多病，並罹患有陰囊ヘルニヤ（陳按即 Hernia 的外來語），已連續服藥半年。因為經常繫縛有疝氣吊帶，故陰囊外觀並不呈現出腫脹。前來求診，告知此為疝氣。我先主以含有附子的湯方，連續服藥三個月未癒；當時我年僅 27 歲，心想或因醫術技不成熟之故，不敢誤人而推辭診治。病人卻云：「體衰羸弱已久，豈是兩、三個月即能恢復強健？即使委託他醫也是無效，不妨死馬當活馬醫治。」病家不嫌效遲，願意繼續認真服藥。我另兼以艾灸（陳按應是在小腹阿是穴處施灸），又服藥兩、三個月後，體質漸漸改善而疝氣自癒。病人至今身體日益健康，疝氣未再復發。

〈和田附記〉：

洋醫治療陰囊疝氣惟有開刀縫合一法，否則無法痊癒。我治療此病十數名，服藥佐以灸療，皆毋須手術，一般僅須二、三週即可痊癒。本病例乃體質最羸弱、年紀最大者（陳按和田後來治療下章病人疝氣嵌頓的年齡更大），故其療程也最長。

【陳註】：

《外臺秘要·三十九卷》：照海穴治療疝氣，左病取右，右病取左。

彭靜山《針灸秘驗·疝氣 39》：

1. 取患側太衝、三陰交、太谿、大敦，用補法。用此四穴治癒疝氣多例，一般不超過數次。針大敦穴時，左手拇指與食指捏住足趾外拉，在趾節，即針灸書籍所謂三毛之際，刺之。
2. 取大敦一穴，手法同上，配以期門穴亦效。嬰兒疝氣，可用麝香少許，置於臍中，暖臍膏貼之。

（上篇）18.10 陰囊疝氣（ヘルニヤ）嵌頓治驗

神田永復町某男性，年 42 歲，數年來腰部常發痙攣疼痛，陰囊偏大，此外並無礙於日常活動。此病發作則右側陰囊腫脹，疼痛難受而痛感延伸至下腹部及腰部，噁心嘔逆而無法飲食。發作一晝夜後就自然停止，故病人並不以為意。某日出遠門途中漸發作而因此趕忙回家。剛開始以為症狀同前，並不太擔心。漸次苦悶、疼痛呻吟，傍晚時就近求診於某洋醫。治療兩日，症狀反劇，發熱惡寒，疼痛異常以致嘔逆出水及藥物，陰囊更是腫脹。次日因苦痛難忍，請求醫師打止痛針，該洋醫告知此為ヘルニヤ嵌頓，非動手術不可，勸其急速入院準備開刀。

病家曾聽別人說我不用開刀也能治癒疝氣，先前曾考慮求診於我而未行。今病情日益嚴重，只好轉醫而特邀我急往。我診視其右側陰囊腫脹而大如甜瓜，局部磊狀繃緊，疼痛劇甚、轉側難安而無法入睡。所幸睪丸尚未向上縮入腹腔，此即所謂的疝氣嵌頓。我先於腹部兩處（陳按阿是穴）施灸七壯，主以大烏頭煎（陳按原文訛作烏頭湯，下同）。次日往診，病人苦痛頓失，陰囊軟解而縮小一半，嘔逆止，人平靜，續服前藥一日份。隔日，病人尚具噁心，但已無嘔吐，陰囊仍稍嫌大。同主以大烏頭煎吐劑，病人大吐，約吐出一升多污穢水液，吐後陰囊縮小，我試推返嵌頓之物，但是卻仍無法還納腹腔。我告知家屬：「不作切開手術恐無法將嵌頓之物還納。」自忖既已收效一半而放棄，實在深感遺憾，於是同日下午我再度往診，重新試以手法欲將嵌頓之物推返腹腔，輕撫壓按患部約一時許，突然嵌頓之物應聲而返納腹腔。病人上大號時終於敢使力排便，日漸痊癒而不再復發。

〈和田附記〉：

　　陰囊嵌頓俗俻為「疝氣入腹」，洋醫惟有切開手術一法，但是手術並不能保證病人死活。東洞前輩僅用內服藥即可治癒，我依其法也能治癒，何必非開刀不可？治療嚴重之疝氣嵌頓者，醫師必須集中心力，竭盡所能地付出。尚未形成嵌頓的一般疝氣者雖較容易，但也非輕率談笑即可治癒。總凡治療難治之病，醫師都必須注入全部心血，這是為醫之道，自不待言。但是我輩也得考慮到如此耗神會有礙己身的健康，故最好還是不要常遇到難治之病。

【陳註】：

　　腹股溝疝氣台灣民間俗稱為「墜腸」，多發生於幼兒，幼兒腹膜鞘狀突（processus vaginalis）因為發育較慢而閉鎖不全，以致形成疝氣袋。其患處具有沈重異樣感或輕度的墜痛感，外觀並有隆起狀。當跳躍、提重、使力、甚至是打噴嚏等而促使腹壓增大時，造成小腸、網膜、卵巢等組織墜入此疝氣袋中者稱為疝氣。局部稍加壓力就能察覺有物回腹腔內。男兒遠多於女兒，青少年甚至是成年人瘦弱者也偶有罹患疝氣者，此病進行相當緩和。如果僅是水分、組織液墜入此疝氣袋中者即屬男性陰囊水腫。急性嵌頓者指墜入疝氣袋內的小腸等組織突然卡住於疝氣袋，無法縮回腹腔而急發疼痛性硬塊伴有腹痛、嘔吐、發熱等症狀，嚴重者引起血液循環不良而導致小腸睪丸組織壞死等危症。

　　台北國泰醫學中心黃清水院長：「嵌頓性疝氣與陰囊水腫的腹膜袋內容物皆無法推回腹腔內，兩者鑑別診斷除了病史及一般的症狀程度來區別之外，緻細觸摸橫過恥骨前方的精索，若很清楚地摸到細長的精索，則必屬陰囊水腫，因水腫的腹膜袋在這個位置都很細，相反的疝氣嵌頓的話，因疝氣袋內有小腸或網膜直連到腹腔內，摸起來較粗而不易觸及精索。又診斷疝氣的最好辦法就是看到其膨出於腹股溝或掉到陰囊內，使小孩子腹部用力就可看到凸起，疝氣的診斷應先確定睪丸的位置，同時隱睪症因常合併疝氣(約80%)，兩者的診斷與治療最好同時

考慮。目前小兒疝氣手術已非常普遍安全，大多不住院手術，復發率低於 2%…。」
（陳按 上段引用黃清水醫師的網頁）

　　《金匱要略・卷十・腹滿寒疝》輯有大烏頭煎（烏頭內蜜以水煎）、抵當烏頭桂枝湯（桂枝湯加烏頭、蜂蜜水煎）、當歸生薑羊肉湯（三味藥以水煎）等湯方。吉益東洞《建殊錄》輯有大烏頭煎而治癒寒疝的醫案，服後會吐水。和田仿東洞用大烏頭煎治寒疝，病人亦會吐水；故和田將大烏頭煎歸屬吐劑。筆者曾用大烏頭煎治癒過心臟病危的重症，病人有瞑眩如醉狀反應，但並無吐水。而寒疝急性發作時本即會嘔水，稱為白津（參見《傷寒卒病論台灣本》384 頁），服大烏頭煎後更吐水者，乃其病勢欲出，非為吐劑。梔子豉湯同此，亦非為吐劑。《金匱要略・卷十九》輯有蜘蛛散（袋蜘蛛熬焦、桂枝兩味藥水煎或蜜丸）主治：陰狐疝氣，偏有大小，時時上下者。按此方有醫家言疝氣病在右者，惟有用蜘蛛散能治。又疝氣者雖然病勢多為朝陰而俗稱寒疝，如其病勢朝陽則不可主以大烏頭煎等湯。

　　今日西醫疝氣開刀相當成熟，外科醫師能自信地告訴病人沒問題。關於此點，我們必須肯定外科醫師的努力。但是西醫只是著於著於壓力性（物理性）改善，和田等以漢方來治療疝氣乃著於功能性（化學性）改善。中醫能潛移默化地將體質趨向更為強健，西醫則否。疝氣或陰囊水腫發展緩慢，可以漢方治療，幼兒不易服藥者只好開刀。又疝氣急性嵌頓危急時，中醫師如無把握處置，應直接送由醫院手術為宜，以避免醫療糾紛。總之，開刀是不得已之法，儘管疝氣手術相當成熟安全，畢竟只要手術即有風險，術後更應服中藥改善體質以防止復發。

　　心臟的心導管支架手術以擴張血管管徑，同樣著於壓力性（物理性）改善，並無改善病人的體質，日久支架因金屬疲乏等而漸失擴張的物理效用，或原本無裝支架處管徑另發生硬化等因素，病人必須再重複裝設支架而增加風險。今新發展出支架塗藥法，即結合物理性與化學性療效，基本上更能防止心血管硬化的速度等。心導管支架塗藥手術也非萬能，例如心律不整、心律過速、病人自覺憋氣或吸氣困難等，手術後並無法改善；這類病人臨床並不罕見，還是得服中藥或針灸治療。何況有些心臟病患者自覺異常，然而用現代儀器卻無法檢查出來。

　　朱木通《中醫臨床二十五年》醫案第七十五條輯錄治療小朋友的疝氣，睪丸腫大，發赤紅腫痛，波及鼠蹊部，但無其他不適，用五苓散加小茴香。鄭文偉醫師引用劉渡舟《經方臨證指南》：「五苓散加小茴香、木通、川楝子為陳修園治疝的經驗方，臨床證明，疝氣伴見小便不利，舌苔白滑者，用之甚佳。」可供臨床參考。（鄭醫師是我在中興醫院的跟診醫師，當初部落格皆由他幫忙 po。事隔數年方知他的祖母是我讀鐵路局附屬幼稚園的老師，筆者雙親與其祖母亦有來往，彼此家裏聯絡簿都還留有舊電話，真是巧合。）鄭醫師整理鑑別小兒疝氣與陰囊水腫如下表：

診斷鑑別 　　　　　病名	小兒疝氣	陰囊水腫
腹膜鞘狀突	閉合差而使小腸等掉入	閉合稍差、僅組織水液流入
腹股溝處塊狀的隆起	隆起物可輕推回納腹腔	無法推回腹腔復位
疼痛、哭鬧	會	不會
手電筒光照	光線無法通透	可透光

（上篇）18.11 盲腸炎治驗

一學生，年十九歲。一日參加宴席歸來，下腹部發作疼痛。次日更為增惡，惡寒發熱，食慾不振，傍晚時急來門診。診視其脈浮數，體溫 39 度餘，舌苔黃，右下腹稍隆起而硬結，一觸即痛不可忍，尿量少而色白濁，診為盲腸炎。主以大黃牡丹皮湯，服藥二日，下利數行，疼痛稍緩，熱度下降，食慾漸增，情況頗佳。我囑咐暫喝稀粥等軟性易消化的食物，七日後幾乎痊癒。而後一口氣咬嚼堅硬炙餅十數個，當晚腹痛再發作，隔日早上又急來門診，疼痛病狀與前次雷同。我判斷是因暴食而再復發，其腹內殘渣必須掃蕩逐淨不可。頓服巴豆製劑予以攻瀉，服藥後二、三小時，大下利七、八次，家屬極為恐慌遣人招我速去往診而曰：「小兒病劇如此，先生一人的醫術恐有不足，能否邀約他醫共同商議會診？」我憤然回答：「附近滿是醫師可供商議，如係洋醫者，我治術始初即與此主流學說相反而不容。又洋醫療效甚為緩慢，每每最後不得不採取開腹手術。先前我是依其病狀採取真正治法，卻因速效易治，病者即輕忽我的囑咐，以致復發腹痛，目前既已得利而邪有所出，不妨暫時停藥以觀後效。」（和田註：大病得予速效，病人卻往往恐於病名而輕忽醫囑。）說完話我進入其房間診視，腹痛幾乎完全消失，體溫下降約 1.5 度，病人自感輕快。我告訴家屬：「病人已緩解許多，還得要找他醫商議嗎？下利與療效之進展，皆在我預料中。」我返家前，更開前劑（陳按大黃牡丹皮湯），後數日病痊癒；又過一個多月，腹部殘塊亦消失無蹤。

〈和田附記〉：

此病與急性肺炎頗為類似。洋醫戒用下劑，但是我遵守仲景之旨用下劑以搶救業經他醫謝絕之重症者，總共處理數十位病人。病一初起即直接由我主以下劑者，不用十數日即可完全治癒。病初起先經他醫採取姑息療法，拖延病劇而後再轉給我診治者，終還是難逃一死。推知姑息療法會使病毒沉滯而更為囂盛險峻。世人每到病劇時方苦心思慮地四處急尋"神醫"，但是天時已過，神醫亦束手無策。病初起一選錯醫師，往往就註定災禍之結局而後悔莫及。

【陳註】：

《金匱要略‧瘡癰腸癰浸淫病脈證并治》：

◎腸癰者，小腹腫痞，按之即痛如淋，小便自調，時時發熱，自汗出，復惡寒。其脈遲緊者，膿未成，可下之，當有血。脈洪數者，膿已成，不可下也，大黃牡丹湯主之。

大黃四兩、牡丹皮一兩、桃仁五十枚、冬瓜仁半升、芒硝三合。

上五味，以水六升，煮取一升，去滓，內芒消，再煎沸。頓服之。有膿當下，如無膿，當下血。

按上述條文筆者修正為：

◎**腸癰之為病，腹皮急痛，不可按，小便如淋，時時發熱，脈洪數者，大黃牡丹皮湯主之。**

　　盲腸炎者雖然病勢多為朝陽，故可主以大黃牡丹皮湯等攻瀉之劑。如其病勢朝陰則不可用攻瀉之劑。朱木通《中醫臨床二十五年》輯錄當歸四逆加吳茱萸生薑治療盲腸炎。龍野一雄曾用大建中湯、薏苡附子敗醬散、解急蜀椒湯來治療盲腸炎。爾等皆屬盲腸炎而病勢朝陰者而設。

（上篇）18.12 膽囊結石治驗

　　德國大使館廚夫的太太，五十餘歲。七年來罹患膽石疝痛，每月必發作三、四回，發作時則心窩部疼痛徹及右肩背，嘔吐，飲食湯藥不能入口。她就診於聖路加病院等醫師，都僅能暫得稍緩而已。因為發作時地不定，雖於住家就近活動尚能安心，但是卻不敢外出工作。其女兒任職於某商社，此商家對我深為信賴，故建議其前來門診。門診時剛發作完後數日，故症狀難以確認，惟右脅下略為膨脹，心窩痞鞕，腹部僅有稍許軟弱（陳按指腹部基本上有力而滿）。自云每次膽疝發作疼痛時，沖滌糞便可見到所排出的結石。我告知服藥百日內應可根治，主以茯苓飲加半夏，兼用承氣丸。先開三日份，病家僅服藥二日即引起膽疝發作而腹痛苦悶，病家恐慌而停藥；其女兒聞此亦大驚。我訪其病狀而告知無礙，因才剛發作完停止數日而已，此疼痛非屬平常的膽石發作，應是藥物得效的跡象，膽石欲脫出所致，故服藥疼痛的意義異於平日之發作。如果畏痛而停藥，膽石宿根無法逐出，則結石將會全力增生，膽疝終必再發作，屆時服藥還是會引起藥物發揮之疼痛。不如忍痛讓結石脫出（陳按指脫出總膽管），一勞永逸。病家於是答應繼續服藥。

第五日與第七日雖類同有服藥疼痛的症狀，但是由於先前已告知詳情，病家忍痛堅持服藥，總共百餘日而如期治癒，之後停藥，膽疝疼痛並未再度復發。

【陳註】：

　　本篇 18.12 至 18.20 第一版從缺。疝字原本泛指腹痛，而後才轉作專指腹股溝的疝氣疼痛。《外臺》茯苓飲組成為：茯苓、白朮、人參、橘皮、枳實、生薑。參見本篇 18.14 章。筆者曾用下法治癒急性右上腹疼痛及用吐法治癒靠近總膽管的胰頭腫瘤：

　　2014 年 8 月中旬，記得是星期四夜晚，親戚某君突發右上腹劇痛難忍，立刻至桃園某醫院急診。肝功能 200 多，但是影像檢查應無太大異樣。病人體格素為強壯，但卻劇痛而高聲哀嚎不止。醫院只打強烈止痛針，並無積極治療。次晨仍然疼痛異常，肝功能上升到 800 多，胰臟腫脹，膽紅素也有上升。我聽電話描述其惡熱、不惡寒、小便黃短、大便秘結等，開立大承氣湯兩帖，煮好合盛入保溫杯，星期五下午託親友送到，囑咐先喝一半。病人向來較信賴西醫而略有猶疑。但是西醫只有觀察、靜養而已，並無特別處置；甚至連主治醫師也沒有見到面。一方面先前該親友曾介紹肝功能 2200 的重症肝昏迷病人被我治癒的經驗。故病人雖對中藥遲疑，但親友半強迫他喝下。傍晚大拉 2 次，肝功能下降為 700。上腹痛略減。我告知指數沒再上去反而下降，病情基本上樂觀。剩餘半杯大承氣湯睡前喝下，半夜又拉 2 次便。星期六早上抽血肝功能下降為 200，上腹痛大消。星期天已無疼痛，健談如常。在強烈要求下，星期天下午主治醫師終於來訪，推說是膽結石嵌頓云云。按先前影像檢查應無明顯的膽結石嵌頓總膽管，否則應會即刻採取開刀手術。推測或屬於膽沙嵌頓於總膽管而影象不明顯，或為病因不明等所引起的右上腹劇痛。但無論如何主治醫師不應逃避，畢竟診治對象是病人而非影像數據。所幸星期一抽血肝功能近於正常而出院，由於病人較信賴西醫，故未再開藥，前後中藥共只服兩帖。追訪 50 天，未再復發。十月中旬轉由台北某醫院確診有膽結石及瘜肉而行手術切除。

　　一胰臟癌患者，男，約 60 歲，因癌瘤靠近胰頭部，亞某醫院無法開刀。轉診馬某醫院，內科部施主任醫師透過內視鏡檢查，亦主張不要開刀，要病人回家安養或找中醫尋求秘方等託辭。病人另因肩膀酸痛來我院針灸，並非由我診治，路過診間而突然要改掛我的門診。其肩膀酸痛乃肩關節半脫位，針灸無效，以手法即時予以復位而癒。另處以科學中藥七日份治療胰臟病，記得應是桂枝茯苓丸加延胡索。並開出吐劑處方一張，交代去市面中藥房自行抓藥，並告知先服水藥，服藥後會產生嘔吐無妨。病人信服施醫師名聲，還是透過關係強求開刀。開刀前住院準備電腦斷層再檢查時，卻發現癌灶全部消失無蹤。於是臨時取消開刀而可安心回家，並問病人何處治療？病人老實以對，還說「找中醫尋求秘方」是依照施醫師囑咐。醫師與病人之間有時就是要靠機緣，當初「找中醫尋求秘方」或許

只是施醫師的隨口話語而已，病人卻當真去找，果真得癒。事實上病人只服一帖水藥，大吐十餘次，自云嘔出一團黑褐色的膿狀穢物，胸肋因強烈嘔吐而疼痛三天，病人家屬恐慌而不敢服第二帖，胰臟癌患者竟一帖而安。過數月其女兒來門診，告知其父親西醫回診，一切都正常。

（上篇）18.13 腸周圍炎治驗

下谷竹町松本某，女，年 11 歲，一日腹痛大發作，發熱，咳嗽。經附近某醫診治七日，病狀反而更為嚴重。轉診往某醫學士，服藥六日，病情卻益加凶險。醫學士辭謝治療而建議轉診另請高明。當時雪中庵宇貫老師向主人推薦請我前往診治。我診察病人體溫 39 度多，腹部堅滿膨脹，僅心窩處稍有如柔軟。病人腹痛不止，按之劇痛，無法進食，羸瘦骨立。僅十多天面容即流露慘狀而不成人形，呈現黃疸性之色黃，胸部有水泡音而無力咳出；除心窩部外，腹部皆可聽到濁音。腸管大部應多呈發炎並累及腹腔與橫膈膜等，應屬黃疸併發肺炎。其確如醫學士所說之罹患重症。儘管如此，也並非完全無法救治。我將診治詳情告訴主人；主人徵詢我的同意，希望我能結合前醫學士共同會診。我不同意而告知：「洋醫所學無用，不能瞭解漢方診候、治則、藥劑等的微妙深義。洋醫僅能就目前眼見的病狀來推測，別人稍有質疑其弊時，心理即不高興。故洋醫與漢醫是無法結合共議的；不如繼續將此凶險病人交給前醫學士診治吧！」我欲辭謝離去，主人認為我言之有理，決定願意由我單獨診治。

我先主以大承氣湯，兼用小茈胡湯。四日後咳止，黃疸幾乎消褪。而後兼用伯州散，連服數日，發熱下降，食慾大振。又數日，我告訴病人家屬：「腹底有化膿的徵兆，膿未出盡之前，發熱與腹痛並無法完全解除。如果急著要除去其膿瘍，非得行剖腹大手術不可。而今食慾恢復，精神盈旺，不妨等待數日，膿熟之後必定會腫起而凸出於肌膚外，屆時僅需於膚表稍為穿開小孔引膿外出即可。」後數日，右臍旁肌膚果然凸起如李子大小；刺其頂部，押擠出純膿三合許（陳按一合約 20 毫升）。膿灶應係在 S 狀腸（陳按乙狀結腸）處。隨後每日排膿三、四回，共擠出七、八匙杓，排膿十餘日，膿出量日漸減少。飲食日漸增加，氣色好轉，精神愉快。病者希望早日返校上課。由於縛有繃帶，囑咐返校無妨，但暫時不能上體操課等，又十數日而病痊癒，前後共投藥 65 日。

【陳註】：

　　伯州散之組成參見中篇第 046 章。本病例和田診為黃疸併發肺炎，主以大承氣湯，兼小茈胡湯。筆者認為「兼小茈胡湯」有待商榷，因為病人並無外感，也無一絲寒象，不具往來寒熱，也無胸邪苦滿。故應將「小茈胡湯」改為「麻黃杏仁甘草石膏湯」，才能有利於治療肺炎。小茈胡湯非為肝膽病而設，「肝膽病」異於「少陽病」，仲景之學不能從經脈來詮釋。幸好和田只是「兼用」小茈胡湯而已，藥量不大，否則小茈胡湯之生薑、大棗、人參等辛熱、甘溫藥物會助邪留戀而生膿。又本方主以大承氣湯霹靂掃蕩，頓挫邪毒，故其必能轉危為安。

　　西醫作大腸、腹腔等手術時，腹部留有引流管（管徑約如小指頭）。當引流管已無膿水流出而腹部仍膨脹時，會透過放射檢視有無膿水殘留於腎臟、膀胱等下腹腔組織中，而另外再作引流細管的手術（管徑約如原子筆內芯）由下而出。如膿稠厚則每會凝固而堵塞細管，醫護人員常因忙碌而忽略，家屬需輕彈細管或反摺細管，再瞬間放開；藉壓力差來促進排膿（或會多引出 1 數十毫升的稠膿）。

（上篇）18.14 腸窒扶斯病後轉為發斑治驗

　　胞姊，今年 42 歲，住於信州松代町（陳按今改制為長野縣松代町、和田的胞姊夫應與和田同鄉）。曾於 39 歲秋天時罹患腸窒扶斯，經當地醫師治療，倖免於一死。病後更謹慎飲食，注意養生。雖然體力恢復為中等，卻遺留怪症，以致無法安心就業。當地醫師已醫治三、四年而未癒。由於胞姊夫不信任我的醫術，故未曾與我商議此事。可是周遭親戚認為這樣拖延下去也不是辦法，乃建議前來我處求診。我先單純投以健胃劑，再與斟酌之。胞姊居我處第五天，見其怪病發作：胞姊外出市集散步途中，突發惡寒戰慄而匆忙返家。我診其體溫 39 度多，頻頻嘔吐，胃內食糜全部吐出仍無法止吐，同時全身發斑，呈青紫色，斑點稍有隆起而形狀不定，如豆、如指頭等大小不等，頗類似鼠頭斑。發斑約一至二小時就全部消褪，毫無痕跡。次日發熱亦退盡而能進食，經二、三日一切恢復正常。而後月月發作二、三回，惡寒發熱、嘔吐發斑之病狀類同。我依其證主以茯苓飲（陳按又稱外臺茯苓飲），服藥一個月後，營養狀態頗為恢復，發作間隔延長，但是尚無法痊癒。

　　我檢討此病例，洋醫醫理不管病勢之陰陽表裏，一見熱性病者即逕自施予冷卻法（陳按如病勢朝陰則必須用溫熱藥）。導致表毒無法消散而潛伏於皮下，裏毒無法內解，故釀成嘔吐與發斑交替而起。治療須內外相應併解，由於病人體力不足，又必須內外同步除邪，故用前方茯苓飲合大黃附子湯，服藥三週而病癒，未再復發。

【陳註】：

大黃附子湯出自《金匱要略・腹滿寒疝篇》：

◎脅下偏痛，發熱，其脈緊弦，此寒也，以溫藥下之，大黃附子湯主之。

大黃三兩、附子三枚（炮）、細辛二兩

上三味，水五升，煮取二升，分溫三服。若強人煮取二升半，分溫三服，後如人行四、五里進一服。

茯苓飲出自《外臺秘要・卷八》：

◎主治風淡（原文訛作痰字），氣吐，嘔水方。

茯苓、白朮、人參各二兩、生薑四兩、橘皮一兩半、枳實一兩（炙）

上六味，以水五升，煮取一升半，分三服，中間任食。

又《外臺秘要・卷八》另有一延年茯苓飲，其係引自《延年秘方》。《金匱要略・淡飲咳嗽病脈證併治第十二》有加以收錄而輯於「附方」。兩方組成相同，藥量比例有別。和田所用的茯苓飲應是「延年茯苓飲」：

◎主心胸中有停淡（原文訛作痰字，下同）宿水。自吐水出後，心胸間虛，氣滿，不能食，消淡氣，令能食。

茯苓三兩、白朮三兩、人參二兩、生薑四兩、橘皮一兩半、枳實二兩（炙）

上六味切，以水六升，煮取一升八合，去滓，分溫三服。如人行八、九里進之。

仲景《傷寒論》同出第十七卷中。

　　按和田診治此怪症主以茯苓飲，雖病減輕，但是卻無法痊癒；和田檢討其治則必有問題。「內毒」需從內解，不能從外解，否則無法斷其病根。發斑呈青紫色，屬久寒內毒，應主以附子與細辛以辛熱散解陰寒癥積，然而見有「發熱、嘔不止」者，得知「久寒內毒」已鬱結化熱，故反臣以苦寒之大黃，利用寒熱藥性相反互斥之作用，而能開結去除宿根。半夏瀉心湯用乾薑與芩連併用之目的，同為寒熱藥性相反互斥而能開散痞結。

（上篇）18.15 腸窒扶斯末期併發腸出血治驗

　　日本橋松島町堀口氏之妻，年 37 歲。三月初旬罹患腸窒扶斯，經兩位醫師及某醫院院長合議診治。發病第 57 日，突然腸出血，體溫暴降，人事不省，大小便失禁，呃逆不止，家屬恐慌緊急推薦我參與搶救。次日我急予前往，診時發現病人羸瘦骨立，眼窩陷沒，面無血色，舌面刮白而凹凸不平，舌苔白色而唇乾

燥。咳嗽頻發，呃逆不止已三日，腹部陷沒呈舟底狀而甚為拘攣，兩肺聽診有囉音（Rassel），小腹稍有抵壓感，完全不知人事，體溫反升為 40.2 度至 40.6 度。病狀極為危險，脈沉緊乃倖尚未虛脫之象，故我判斷尚為可治。前醫外敷冰囊及冰袋共六個。因為病勢朝陰發展，雖然發高燒，亦必須立刻撤除冰囊及冰袋，飲食湯藥完全予以熱服，需急刻服藥治療，否則不治（和田註：熱性病者反而要食溫熱食物，去除冰冷食物）。治療不容馬虎，須防止腸再出血，如再一次出現腸出血，惟有一死。家屬既經他醫治療而無效，一聽我的治則與他醫相反（陳按指去除冰囊及冰袋。又用熱藥），毫不猶疑地願意接受我的治療。我先投黃土湯以候消息，當日共進二服，是夜體溫最高不超過 40 度，咳嗽減緩，呃逆已停。而後繼續服用黃土湯，體溫按日下降 0.4 度，體溫七、八日歸於正常，病人意識已清楚而欲索取飲食。他醫認為這是疾病自然轉化演變，而非療效的進展。我囑咐不得更改湯方，家屬雖然答應，卻順他醫而改服歸脾湯。一劑尚未服完，體溫又升高為 39 度多，家人恐慌而請求我速往診治。家屬坦白謝罪云：「因輕率改方而致遭殃。」我告知：「應即再用前黃土湯，體溫將恢復正常。」體溫正常之後，我另主以大茈胡去大黃湯與真武湯交替服用，總共五十多日，完全恢復健康而病癒。

【陳註】：
黃土湯出自《金匱要略‧驚悸吐衄下血胸滿瘀血病脈證治》：
◎下血，先便後血，此遠血也，黃土湯主之。
甘草、乾地黃、白朮、附子（炮）、阿膠、黃芩各三兩，灶中黃土半斤
上七味，以水八升，煮取 三升，分溫三服。

《類聚方廣義》黃土湯：
◎治吐血下血，久久不止，心下痞，身熱惡寒，面青體瘦，脈弱，舌色刷白或腹痛下利或微腫者。

　　按腸風下血而病勢朝陽者用白頭翁湯、大黃黃連瀉心湯等。腸風下血而病勢朝陰者用黃土湯等。又白頭翁湯味道極令人難以吞服，故必須先與病人溝通。

（上篇）18.16 急性肺炎治驗

　　一打石工人，24 歲，是我住處附近的舊患者。某日託友人請我前往急診，病人仰臥閉目，顏面潮紅，呼息氣熱，時時咳嗽。脈象強大而弦，脈數每分鐘超過 120 下，聽診時右胸有牽絲樣的摩擦聲音，扣診並無變化。體溫 41.6 度，其他主訴因人事不省而無法應答清楚。我強力扳開其口檢視，呼氣惡臭，白苔厚積。

友人補充說明：「昨日罹患感冒，頭痛如割，不停咳嗽，胸痛激劇，口渴，高燒。昨夜至今胸痛徹背而劇痛不堪，整日無法進食，只要求安撫按摩。本日晨起至今病情更加嚴重，三、四小時從未發一語，只有不停咳嗽與呻吟。」我綜合判斷為急性肺炎的病狀齊全，病情險峻，急用桔梗白散佐以溫水強倒入口中，咕嚕一聲吞下咽喉。約三、四十分鐘後，病人清醒而欲嘔，扶起病人跪坐，並捧器皿以承接其嘔物。病人吐出黏液約三、四合許，混夾有鐵銹色痰液曰一杯。病人吐後，胸部疼痛減半，發燒下降。改主以原南陽肺癰湯，次日體溫 37.3 度，諸症改善十有六七。續服肺癰湯，隔日，病情稍轉惡化，體溫上達 38.5 度。我告知，病毒未盡而復燃，非得再進桔梗白散不可。頓服桔梗白散，咯痰少許，下利數回。隔二日我往診時，體溫已恢復正常，稍有咳嗽。總共十二日痊癒。我治療急性肺炎前後有數十位，以此病例最為嚴重，特此附記之。

【陳註】：

肺癰湯出於原南陽（1752～1820，其曾師事山脇東門、賀川玄悅）：

◎治咳嗽唾腥臭，口吐膿或米粒，胸脅間隱痛或徹背痛，聲枯氣急不能臥者：

甘草 6 分、桂枝 6 分、貝母 5 分、栝樓根 5 分、杏仁 4 分、白芥子 3 分、生薑 2 分。共七味水煎。

桔梗白散是治療肺癰。葶藶大棗瀉肺湯與十棗湯則是治療肺癰，並非治療肺癰。三湯方皆可去除水邪，桔梗白散著於「毒」字、葶藶大棗瀉肺湯著於「喘」字、十棗湯著於「脹」字。三湯方筆者皆曾使用而確具良效。本病例和田改投以原南陽的肺癰湯，病情立即轉惡，證實桔梗白散證的不可替代性。詳情參見醫論：〈葶藶大棗瀉肺湯治肺癰、桔梗白散治肺癰、桔梗湯治咽痛〉。

本病例「高熱、面紅、熱喘、口渴、舌苔厚膩、呼氣臭」等實熱症狀，但是應具有惡寒、足冷等病勢朝陰症狀，否則逕自主以辛溫的巴豆劑則難以理解。或許可依「熱因熱用」（以熱引熱）來詮釋吧！又張元素云巴豆入胃與大腸經，然巴豆卻能治療急性肺炎、腎炎、皮膚病等，可見 "藥物歸經理論" 不可靠。

（上篇）18.17 慢性腎臟炎治驗

深川區東森下町田島某女士，22 歲，罹患腎臟炎已三年。曾求治諸名醫博士治療而療效不彰，病情日益加重，終需臥床、足不出戶已近兩年。前來我處門診，其四肢軀幹皆嚴重浮腫，以指診脈時，我的指頭幾乎陷入其手臂肌肉中。病

人顏面蒼白，脈搏緊弦，呼吸短促，其腹部大滿尤為明顯，右腹有中等程度痙攣；足背浮腫如球狀樣。病人主訴腰痛連及膝關節疼痛，小便一日雖四、五回，不具暢快感，每次尿量不超過二、三匙。尿液中含有許多蛋白質，污穢混濁而呈褐色，三餐僅以牛乳四、五合為主要營養品。我診察之後，告知非得用對湯方，否則病情無法改善。開予大黃牡丹皮湯加薏苡仁、蒼朮，連續服用此方四個月，水腫大為改善，總算能夠外出於附近散步。前後共服七個月而終告痊癒。

【陳註】：

大黃牡丹皮湯組成為大黃、牡丹皮、芒硝，桃仁、冬瓜仁。雖曰久病必虛，和田仍用攻逐瀉法。其診斷並無述及病人是否便秘；而緊弦脈亦不能斷定即能主以攻劑，甚至緊弦脈多屬寒象。筆者認為除腹診病勢朝陽外，最主要之關鍵為其「小便污穢混濁而呈褐色」。如病人小便冷涼色淺者，不論尿量多寡，皆屬病勢朝陰，應主以附子、麻黃、桂枝等溫熱藥物來宣陽化水。

（上篇）18.18 急性腎臟炎治驗（一）

日本橋區浜町一丁目飯野某女，12 歲，似罹患感冒而咳嗽、發熱、食慾不振、顏面浮腫，伴有小便不利。經某醫師治療 18 日未果，病情更加加重，轉診我處。我行腹診時，其心窩處痞鞕，胸脅苦滿，腹部甚為膨脹滿大，顏面、四肢皆非常浮腫。煩渴引飲，小便一日一、二行，且尿量極少，尿色淡黃而含有多量蛋白。我起初誤為大柴胡湯證，服用二日，病情不減，反更為不適。再診為小柴胡湯證，主以小柴胡湯加石膏；並時時佐以承氣丸以通便。僅服一劑後，病人尿利十餘回。未及三日，水腫全退，病人可下床外出散步。同方共服九日而痊癒。

【陳註】：

仲景大柴胡湯組成無大黃，《千金翼方・卷九》、《金匱玉函經》、高繼沖本、康平本、康治本等諸版本的大柴胡條皆不含大黃。宋本第 103 條大柴胡湯組成之文末續加有："一方用大黃二兩。若不加大黃，恐不為大柴胡湯也。" 按此句出自後人增竄，應刪。因為病屬少陽應調和陰陽而透外解邪，而非從下瀉邪；故大柴胡湯不應含有大黃。小柴胡湯著於正氣虛，大柴胡湯著於邪氣實。日本漢方用大柴胡湯無大黃，正確。如果病屬太陽兼屬少陽，主以（小）柴胡桂枝湯。如果病屬少陽兼屬陽明，理應主以大柴胡加大黃芒硝湯。宋本等並無大柴胡加大黃芒硝湯，拙作《傷寒卒病論台灣本》首先提出。

今本多作"柴胡"者，誤也。應更正作「茈胡」。敦煌出土醫書、武威漢代醫簡等皆作「茈胡」可徵。「茈」字上古音與「柴」字同音通假而訛。「茈」字從艸從此而得。「此」有細嫩、微小貌。例如成語吹毛求「疵」。「茈胡」應於春天採收嫩根故曰「茈」，其嫩根形狀類如狼的頷下垂肉故曰「胡」。春採茈胡嫩根滋潤（治少陽病口苦咽乾）透發（調和裏外）之力強；故又稱春茈胡、芽茈胡。其秋採者燥老枯乾，滋潤透發之力弱。有謂其秋採硬如柴而曰柴胡者非也。

（上篇）18.19 急性腎臟炎治驗（二）

本所相生町某女，年 13 歲，罹患感冒。咳嗽、發熱、口渴，顏面四肢浮腫，小便不利，尿色淡黃而濃度稍厚，尿液加以煮沸得知含有蛋白。脈浮而弦大。胸部聽診可聽到少許水泡囉音，加以扣擊並無變化。腹診其右腹稍有拘攣及壓痛。主以越婢加朮湯，數日痊癒。

〈和田附記〉：

以上三病例（18、19、20）雖然是很平凡的治驗，並無特殊處。但同樣是腎臟炎，其症狀不同，主治湯方亦異，其是難得的病例比較，姑且記之，以供參考。

【陳註】：

現代尿液檢驗儀器當然可作尿蛋白的定量分析，但是日本醫家煮沸病人尿液來檢測尿蛋白（蛋白遇熱變性而浮起，類如煮蛋花湯的變化），簡單方便而可供參考。又中醫開方並非依據西醫病名來分證型，而是病人呈現某證，即對應主以某方。又越婢湯與越髀湯通假。此「髀」字指髀骨，即髖骨。水退腫消，髖骨即能靈活越起而行走自如，故《諸病源候論》一名起婢湯。

《金匱要略·水氣病脈證并治》：
◎風水，惡風，一身悉腫，脈浮不渴，續自汗出，無大熱者，越婢湯主之。
越婢湯方：
麻黃六兩、石膏半斤、生薑三兩、大棗十五枚、甘草二兩
上五味，以水六升，先煮麻黃，去上沫，內諸藥，煮取三升，分溫三服。惡風者，加附子一枚，炮；風水，加朮四兩。

◎裏水者，一身面目黃腫，其脈沉，小便不利，故令病水。假如小便自利，此亡津液，故令渴也，越婢加朮湯主之。

（上篇）18.20 肋膜炎治驗

本所松井町某男子，年 18 歲。門診時見其身體羸瘦胃立，面無血色，咳嗽頻發，胸痛發熱三十八度餘，口渴。聽診左肺的中下兩葉有囉音（Rassel），乳頭上二橫指處亦有囉音。心窩處稍有痞鞕，腹筋痙攣，進食困難。我診斷應為肋膜炎。先針對發熱、口渴、咳嗽而主以越婢加朮湯。三、四日，體溫更高，濁音類及左肺全部擴張，心窩痞鞕更甚，腹筋全部攣急，完全無法進食。我告知病家水邪已全部滲出且體溫上升，病情並無好轉；或滲出液終究抽出，或滲出液終究會化為惡膿，現所用湯方雖然激峻，可是如果不用此法，恐怕他日不治而造成後悔，故主以大柴胡湯加石膏兼用七寶丸。三、四日後邪熱稍減，咳嗽減緩許多，但是病家日益疲勞，病人及其家屬不免憂心忡忡。我告知數日後必會有所改善，仍不改方，續服前藥。果然又三、四日後邪熱全退，聽診濁音減少而僅及於第三肋間，病人飲食大振，病人及家屬皆大歡喜。同樣是主以大柴胡湯加石膏與七寶丸，共服一個月而痊癒。

〈和田附記〉：

病人胞姊與其祖父數年前皆因肋膜炎轉為肺結核而去世，故家屬見其病日益嚴重時，極為憂心將淪為不治。我當初兼用七寶丸時，實乃有欠斟酌的權宜辦法，但是今見其效驗，故斗膽地特推行此法。

【陳註】：

七寶丸含有水銀治劑的輕粉，內服會引起水銀中毒，故現已禁用。本例或可直接服用後七寶丸（含有巴豆，參見 51 頁）代之。

（上篇）19.後鑑　（陳按指深切反省以作為警惕）：

醫師具有卓見而能救人性命者，其地位尊崇非王侯富豪所能比擬。相反的，醫師無識而不能治驗者，非但不如監牢的囚犯，更會遭受蒼天加以桎梏。每逢夜半清靜之時，必得面對內心譴責之羞愧。此無形煎熬更甚於有形的罪責。故謹錄「後鑑」一篇以作為警戒。

（上篇）19.1 醫術不精而導致治療失敗

　　信州北佐久郡柳澤氏為我的舊識，其妹年十八歲，嫁給同郡的依田氏。出嫁後數月皆無月經，兼有咳嗽。某醫診為妊娠。某醫斷為肺結核，並且說病情難治，建議赴京（陳按指東京）求助良醫。於是收拾行李赴京就醫。我當時在下谷（陳按東京市）開業，某妹來京投宿時，我受其兄之託而當晚直赴旅館先予診視參考。其妹為中等體格，血色潤澤，營養狀況佳，無熱，聽診檢查胸部稍聞有水泡聲，扣診無變化，咳嗽頻發，咳出玻璃樣黏痰，腹部雖然膨滿但壓按並無堅塊，食慾稍減，二便大致正常。問診得知月經已半年多不來。我診斷後告知：「不是妊娠，也非肺結核，經閉腹滿逆上壓迫肺部而致咳嗽，並非難治之病。」次日就診某內科大醫師，診為肺結核。又次日就診某婦科大醫師，確診並無懷孕。其妹將檢查結果告訴我，我回答：「診斷為肺結核恐有錯誤，應取痰化驗加以確認。」故到檢驗院所藉顯微鏡化驗，檢查結果痰中並無結核菌。於是其妹深信我的診斷，我投藥一月餘，咳嗽已停。改以大黃牡丹皮湯通經，約三、四日其妹時發間歇性頭痛，我不解其故而心中不安，故邀他醫會診。他醫認為是蛔蟲而投以驅蟲藥兼投甘汞；其妹當夜如廁二、三回皆卒倒地，而後昏厥不知人事約十時許，遂即抬至某病院急診。某病院治療二十日，並沒有好轉而去世，據云病人死前尚云頭痛不止…。（和田註：醫師的疑心會導致病家迷惑）

　　我非常悔恨自己無能而導致治療不當，廢離醫書，拋棄藥劑，欲捨醫業而另改行，累日鬱悶。柳澤氏（陳按即病人的父親）一日來會見我，非但沒有責備，反而憂心忡忡勉勵云：「您曾否參過禪？每個人應朝其信仰而突飛猛進。」其嘉言讓我沉思多日，悟出係學業不精而失敗，非歸於醫書與藥劑之罪，乃發奮圖強而鑽研醫藥。之後研讀尾臺榕堂《方技雜誌》錄有治療武士川上氏內人的醫案：「病人患有鼓脹，治療無效，腹脹日甚，經勉強試以大黃牡丹皮湯減去硝黃三帖，結果病人反而頭痛，惡寒，眩暈，腹部大痛，轉用當歸芍藥散和虎杖煎，小便通暢，腹脹消退而軟，經血順利而安。」

　　此病例雖然我尚稱不上為誤治，實為學術不精之過所致。十多年來每當憶起此事，心中惕然萬分，謹此記錄，以作為警戒。

【陳註】：
虎杖煎出自於《千金要方·卷四》：
◎主治腹內積聚，虛脹雷鳴，四肢沉重，月經不通。亦治丈夫病。
高地虎杖根細切二斛
以水二石五斗，煮取一斗半，去滓，澄濾令淨，取好淳（醇）酒五升和煎，令如餳。每服一合，消息為度，不知，則加之。

（上篇）19.2 病家無故更換醫師而導致治療失敗

淺草區向柳原町吉井氏的女兒，一歲半。某日，罹患加答兒性肺炎，微熱咳嗽而前來求診。我主以六君子湯加木香，兩日份。第四日召我前往，體溫上升為39度多，咳嗽激烈，哺乳量減少，頗有困倦。試問何以只服兩日藥即停藥？家屬回答：「服藥一天之後，體溫上升，所以就另診於他醫。不料服他醫的藥兩天多後就更為高燒如此；故今厚顏再敦請先生前來診視。」我告知：「無故輕率轉換醫師，病甚者會導致死亡。疾病初起，醫師未必皆能即時頓挫其病勢，需病家與醫師共同合作，持堅忍不拔的毅力，始有收效之日。今症狀如舊而更為加重，我重開予前方兩日份。」又兩日後，體溫咳嗽皆減，體力恢復。又兩日，揹負其子前來診所，病情大有改進，再開予同前方三日份。但是返家後尚未服藥，當晚夜半突然斃命。隔日遣人來告之。我茫然而失，深信小兒病的確難治。（和田註：俗云小兒病難治，醫治一小兒的死亡率勝過醫治十戶人家）

【陳註】：

六君子湯為四君子湯（人參、白朮、茯苓、甘草）再加陳皮、半夏而得，其著於脾胃病。木香味辛，主治邪氣痛。以六君子湯加木香治療肺炎咳嗽，費解？

（上篇）20.結論：

從上述諸章讀者當能了解我的目的所在。漢方醫理似乎渺茫而乏確定性，雖然沒有必要更改其說法；但是漢醫著於機能的、綜合的治療方針，異於洋醫器械的、局部的治療方針。漢醫必有其真理的一面，如果漢醫全為累贅廢物，何以今日我治療的成績能勝過洋醫？故今日排斥漢醫者實為醫界的罪人，其不但侮辱東洋醫學的深奧學理，也是不懂反省、不顧病人性命安危之徒。

向來我邦為一東洋島國，自古即有從東大陸傳進文明而加以吸收同化，亦有從西大陸傳進文明而加以吸收同化。新文明的傳入，有其長處，也有其短處，我輩不應棄其長處而反取其短處。洋醫可取嘉惠之處固然不少，漢醫臨床顯效可驗者卻反而更多，我期望能結合此兩種醫學而能止於至善。或謂漢方醫學教育必須棄除洋醫醫學而單獨存在，雖然我不認同此觀點，但是漢醫即使僅有一絲長處，我輩也應擇取而加以研究。何況漢醫長處甚多，不能坐視不管而讓其亡佚失傳。

老子曰：「言者不知，知者不言。」我生性愚鈍不敏，無法提倡醫學大道。實因現今漢方耆老多已漸凋零謝世，其遺著也將散失亡佚，故非大膽提出我的主張不可。真知者雖理應幽寂沉隱而不言，我卻不得不挺身出來大力疾呼。即使我的論述不過死馬之骨而已（陳按形容微不足道），但如能影響千里之馬，縱然只是一個、半個知音，余願足矣…。

【陳註】：

　　和田或有憤慨過激之處，但是 1895 年 2 月 6 日帝國議會三讀正式否決漢醫界請願的〈醫師免許規則改正案〉已歷十多年。醫界全面以西醫為準則，一片歌頌洋醫的風氣下，獨排眾議而凸顯洋劣漢優的論述比較。此背景類如東洞當時醫家習用後世方，東洞大力奮擊俗風而提倡古方。按東洞雖有用後世湯方（陳按指出於晉唐之後，尤以金元為甚），然而世醫已有論述，故僅著於仲景之學。同理，和田也有以洋法而治癒的病例，然而世醫著墨既多，自毋須其再贅言洋醫的長處。和田受過正式的西醫教育，1892 年進入東京醫學專門學校，1896 年畢業；故更能於臨床與漢醫療法作比較。筆者認為和田最偉大之處乃明確建立「**陰陽病勢**」的治則，一語道破湯方療法的迷思，全與所謂“臟腑辨證”無關。和田啓十郎 1916 年去世，此書初版寫於 1910 年，至今已過百年。現今日本醫師教育並無純漢醫制度，一律皆為西醫。儘管法律允許醫師使用漢方漢藥，但是漢醫研究已過度西化，加上漢字能力的大幅衰退，整體漢醫水準遠不如明治維新（1868）之前。中國簡體字的弊病，採取中西結合路線，但卻變成以西醫思惟詮釋中醫，以儀器發展中醫的歪風。中西結合用心良苦，反而戕害中醫。中國中醫普遍不懂河洛語，無能力去辨別傷寒「中」風、肺「中」風與腦出血「中」風的三個「中」字音義之差別等，故中國中醫臨床每況愈下。甚至還是離不開訛以「經絡」或《內經》、《難經》來詮釋《傷寒論》，或強將五行學說、易學、運氣學說訛冠於中醫醫理之上。目前中醫正逢吉益東洞所擔憂「古方不振」與和田所擔憂「洋優漢劣」雙重夾擊，2016 年起健保更規定中醫必須依據西醫的病名來申報，中醫前景真是艱難。然而漢代醫學是以漢文寫作，關鍵處需以漢代語言來詮釋。台灣地處邊陲，流通的河洛語尚多保留有漢代中原古音。台灣中醫師具有懂河洛語的優勢，故我輩應奮發奔馳，個個都應挺身而出，人人都是和田啓十郎所期望的千里馬，願此足以告慰前賢之苦心。

《醫界之鐵椎・中篇：廣錄》

000～143 節

（中篇）000. 緒言

　　正如依據上篇所論述的內容，我對世俗責難漢醫之處提出一些辯解。一方面也舉出漢醫特長的看法。本篇原本毋須多作贅言，難免有免畫蛇添足之虞。俚語、俗說、醫語等有啓發深邃妙理者，往往也有誤世害道者。本篇引用其說而加解釋，或更正其錯誤，或贊成其真理，或辯駁其邪說；兼述己見。因此作為增編本論的目的，亦可發揚醫術之真髓。但是所說似有系統，似無系統。似有順序，似無順序。還盼讀者能多加明察是幸。

【陳註】：

　　中篇篇名原作「漫錄」，隨筆論述之意，筆者改為「廣錄」。原文並無標示章節的號碼順序，今仿照上篇加以標示序號。

（中篇）001. 我邦醫學的三大源流

　　我邦醫學（陳按指日本醫學）依據過往繼來可分為三大源流。最古者稱為太古醫學，即大已貴命、少彥名命兩人合力創始的醫學。以後經歷各代前賢將行之有驗的醫方彙集，但是尚缺乏固定的配劑法則。第十九代天皇（陳按和田訛作第二十代）其即允恭天皇統治三年（陳按 414 年）之時，新羅（陳按今韓國）名醫奉召前來為天皇治病。醫學革新頗為發達的韓國醫術開始東渡日本。第二十九代（陳按和田訛作第三十代）欽明天皇統治十四年（陳按 553 年）漢國（陳按指華夏）醫方開始輸入日本，合成諸醫方而廣行於世。一直到德川中葉共約一千年，其間名師大醫輩出，漢國醫方頗為興盛，皇國醫方則逐漸衰頹。慶安元年（陳按 1648 年）西洋醫術東渡日本，其號稱最為精緻發達。安政時代（陳按 1854～1860 年）至今約五十年間醫學更屬西洋醫術的勢力；皇漢醫學則被逐出醫學主流之外。

【陳註】：

　　日本醫學的三大源流為日本傳統醫學（日人稱為皇國醫學）、中國傳統醫學（含韓國傳統醫學）、西洋醫學（含南蠻醫學與荷蘭醫學）三者。江戶時代的日本漢醫界並不認為是中國傳統醫學的繼承者，其定位為吸收漢醫並結合日本傳統醫學等再予發揚光大的醫學，即具有日本特色的漢方醫學（尤其是腹診），故特稱為「皇漢醫學」。「皇」字指日本皇國，「漢」字指中國，訓為具有日本「皇」國特色的「漢」醫學故稱為「皇漢醫學」。此即將三大源流併成兩大源流。近世日本漢醫界為與「西洋醫學」分庭抗禮，又將「皇漢醫學」擴張稱為「東洋醫學」。

（中篇）002. 洋藥萬能

世人逕自流傳明治醫學就是因由洋藥萬能。爾等誇稱物質性的病原學發達促進治療醫學的發達。醫學專業被世人的流言所迷惑，世人也因此更深重地信賴醫學。如果發現物質的病原即能達到癒病的目的，那麼醫師就可高枕無憂。醫師地位居於社會的上層，多數醫師卻隨意稱頌世俗的流言。然而「世人雖認為洋藥容易得效，但是臨床胸部灼熱感者（陳按指胃食道逆流），服用一匙曹達（陳按荷蘭文 soda 的漢譯名，台灣譯為蘇打，即碳酸鈉）後卻無效驗。」又近世電氣醫、按摩醫、針灸醫、卜卦醫、催眠醫、家傳藥、賣藥等屢屢增加而盛行於世。推得現代醫學並非僅是因由洋藥萬能，而是諸力併用，甚至是處於尚不知意向的混沌時代。

（中篇）003. 混沌的時代（陳按此承上章而言）

齊藤仙也氏翻譯德國醫師 Friedrich Scholz《醫師與患者》云：「醫病關係如互為親朋好友則其療效最為不利。最近グレネフハル與フントノ兩位也發現醫師不能治療親朋好友。古書並非引用基督教耶穌之語，醫師之所以無法治癒其親朋好友者，係因由醫師對其親友已失去某種魔力之故。羅馬古諺云醫師不治醫師者亦類如前論。」我認為上述所說全為謬論，不能將神聖的醫術視為邪道妖魔。自古以來庸醫喜藉狐狸誑擾病體而不得癒以作為託辭，好事者又常多加幫腔引用。

《淮南子・說山訓》：「為醫之不能自治其病。」世人信以為真，訛傳因被私慾遮蔽，故醫師無法治療己身的疾病。吉益東洞駁斥：「此為庸醫的遁辭（陳按藉口），醫病豈有他人與己身的差別？畢竟治療法則有一致性，治療他人與治療己身相同。庸醫存有遁辭；上工則否，其遵照治法應用於己身而不疑。故醫師己身有病自醫，毋須委於他醫。」

現今所謂名醫大師者，當其家人罹患疾病時，必委託他醫治療（和田註：以作為已盡人事的藉口，卻不知他醫治則是否合乎自身平素的判斷）。甚至當名醫自身罹患疾病時，其內心的恐懼迷亂與俗人相同。何以名醫治療家人與己身疾病時不能執行其平常自豪的醫術，反而需要委託他醫治療？此舉是否在規避責任？或恥於面對其引以自豪的醫術？由此推得藥物並非萬能、治法並非齊全的證明。

【陳註】：

Friedrich Scholz，德國醫師（1831～1907）。1900 年撰《醫師與患者》，1904 年齊藤仙也將其翻譯為日文。

《淮南子·說山訓》為西漢淮南王劉安與其門客等人，仿照呂不韋《呂氏春秋》而著。全句作：「為孔子之窮于陳、蔡而廢六藝，則惑；為醫之不能自治其病，病而不就藥，則勃矣。」按「勃」字與「悖」字通假，逆亂之意。意為：「醫師或認為無法治療己身之疾以致自己不開藥服食，這種觀點錯誤。」和田斷章取義，訛以為《淮南子》認同「為醫之不能自治其病。」之說。事實上《淮南子》指出這種觀點錯誤。

（中篇）004. 對醫師的信任

或謂病人要深信醫師，診療及藥效才能完全呈現。又或謂病人如屬醫師的親朋好友則療效往往最為不利。但是如果不是好友知己，誰又能獲得信任？非親非故，又何以鞏固信念之心？推得以上兩說豈不互相矛盾？

我認為病者求醫多係透過「知己」的關係，甚少是基於廣告宣傳而就醫（和田註：都市的情形則病人往往多靠廣告宣傳而就醫）。如果是透過廣告宣傳者，醫師必乘其迷亂虛名之際，謀以錢財；此醫師的行為真可謂低劣。我認為醫師與患者之間存有密切關係，如果醫師不深受患者信賴或非為患者的知己，醫師往往就無法盡情發揮診療之道。

陸賈《新語》：「昔扁鵲居宋，得罪於宋君，出亡之衛。衛人有病將死者，扁鵲至其家，欲為治之。病者之父謂扁鵲曰：『吾子子病甚篤，將為迎良醫治，非子所能治也。』退而不用，乃使靈巫求福請命，對扁鵲而咒。病者卒死，靈巫不能治也。夫扁鵲天下之良醫，而不能與靈巫爭用者，知與不知也。故事求遠而失近，廣藏而狹棄，斯之謂也。」

醫病之間的關係或言「知遇」而忌「深交」；「信任」而忌「深信」。這是荒謬的想法，應該是：「知而不疑，信而不惑。」即病人要完全信任醫師，醫師要處處為病人著想。醫病之關係良好互動，如此診療之道可行，醫師的醫術也將可比美扁鵲與 Hippocrates（陳按中文譯作希波克拉底，西元前460～377年，被稱為現代醫學之父。）

【陳註】：

陸賈（-240～-170）為秦末楚國辯士。從漢高祖劉邦定天下，曾出使南越（今兩廣），招諭故秦南海尉趙佗臣屬漢朝，立為南越王。陸賈出使歸來被朝廷擢升為太中大夫。他建議劉邦重視道家「行仁義、法先聖」。提出「逆取順守、文武

並用」的統治方針，遂受命總結秦朝滅亡及歷史上國家興亡的經驗教訓，共 12 篇，每奏一篇，漢高祖無不稱善，故命其書名為《新語》。文中為第七篇：資質。

（中篇）005. 醫道傳授

　　我不清楚《醫道傳授》一書為何人所撰，內容充滿指責當時世醫的陋習，多為憤世嫉俗之語。作者極力嘲弄諷刺世俗醫師，並提醒世人要多加警覺。此書一節有云：「當病人為親朋好友，醫師為求安心，以防治療失敗而損及顏面之故，更是採取隨意敷衍而沒有去認真去處置。例如親朋好友罹患重病時，即託辭不予治療以保自己顏面；為求卸責而轉介給他醫，對待親朋好友有如陌生人，一切推給他醫去承當。倘若病人僥倖能得以治癒，親朋好友稱讚以感謝介紹得宜。如果病人不幸惡化或死亡，即歸咎於他醫無能，非我之責。親朋好友會認為畢竟我是出於一番好意介紹，非戰之罪，並不會聯想到是因由我的介紹不當所致。如此我進退皆贏，醫師樂得輕鬆圓融。」（和田註：其揭穿奸醫的真面目）

　　書中又云：「醫師要有人氣，名聲必須先響亮。故醫師在知名度未成氣候之前，藉廣告宣傳（陳按類如電視新聞等置入性行銷）以揚名聲或自我標榜。茶道、俳諧（陳按一種詩詞朗誦之對仗）、圍棋、詩歌等多少需要涉獵，以利於能與會友交流周旋（和田註：此法古稱廣告術，現今此法甚為流行）。甚至連三味線（陳按三弦琴，由歐洲人首先推廣於日本琉球，再流通於日本本土，盛行於藝妓等，學習困難）、淨琉璃（按燒吹玻璃的創作藝術，學習亦難）等困難技巧者也得稍加親近。如此暗藏學藝的動機，藉此能圖謀熟悉人際關係，靠會友來推展名氣。參加宴會酒席時擺低姿勢附和大家，強顏歡笑而融洽氣氛以增廣人緣。整天忙於此道而醫藥學問反而心不在焉，如此其學問終將被雜念之糾葛所纏繞。**凡是花時間在推展名氣者，必疏於精進其專業。**

　　古諺有醫師作學問不如學習游泳重要。見《笑林廣記·游水》：「一醫生醫壞人，為彼家所縛，夜半逃脫，赴水遁歸。」見其子方讀《脈訣》，遽謂曰：『我兒讀書尚緩，還是學游水要緊。』」

　　我認為對於醫師而言，比喻學習游泳重於研讀醫書委實相當刺耳，簡直就是在侮辱糟蹋醫師。上述三例詆毀醫師不遺遺力，非但古方醫界覺得不痛快；標榜進步的所謂現代醫界，亦會覺得很諷刺吧！

　　《笑林廣記》又名《新鐫笑林廣記》，遊戲主人纂集，粲然居士參訂。清朝乾隆五十六年（1791 年）三德堂刻本。十二卷。本書內容是從馮夢龍《笑府》、李卓吾《笑倒》、石天基《笑得好》等書輯錄編成。

　　醫師這行業畢竟異於一般純商業行為，故醫師必須懂得自我節制。筆者聞及T 大醫科畢業的醫師從事豐胸減肥，或在推銷化妝品等者，實在很感慨這些頂尖的高材生所學非用。爾近電視台報導某 T 大醫科畢業開設耳鼻喉科診所者，為圖藥效驚人而大量摻入類固醇，並擅改藥名，甚至連兩個月嬰兒也不放過，月診八千人次，收入驚人…。其身屬全國醫界菁英而不能愛惜羽毛，同時也辜負了國家栽培教育。此醫師濫用類固醇危害人體健康，在本質上有如販售毒澱粉、餿水油的奸商。當然時代不同，價值觀也在改變，整個醫療環境並非誰有能力去調整。但是如因於經濟窘困，也是人在江湖，身不由己，尚有可容之處。如經濟條件過得去，可以有所選擇的話，醫師就該懂得反省而自我節制。醫師最難之處在於：「病人不知甲案與乙案的不同，醫師卻明白兩案金錢與療效之差別，醫師到底要選擇金錢或病人的立場？」筆者建議不要讓此種思想停留腦部太久，當機立斷即刻考量病人健康為首要，愈快決定愈好，稍一猶疑，歹念就會漸漸升起。共勉！

（中篇）006. 吐水性的胃病治驗

　　淺田栗園《橘窗書影》：「舊幕府市的市長池田播磨守，現隱居於東京隅田川的西岸而別號萬籟。其有一妾，年四十，曾患有吐水疾癖，暑熱季節則病情加重，三餐納差，消瘦不華，脊骨而立，心中疼熱而喜冷水。看過五、六位洋醫而治療無效。我治以半夏乾薑人參丸（陳按其病勢朝陰，如果病勢朝陽則可考慮澤瀉白朮湯），兼用烏梅丸，嘔吐頓止，心中疼熱日減，飲食漸增。池田播磨守謝曰：『五十年來被洋醫所誆騙，如今方知漢醫亦能有此速效者，真是慚愧。』」

　　我認為栗園先生平素排斥洋醫，故認同此說。今悉聞洋醫者言：「醫術之外須得具有一種魔力，否則診療難以收效…。」我總算明白並非栗園先生的偏見。

【陳註】：
◎乾薑人參半夏丸出自《金匱要略・婦人妊娠病篇》：
治妊娠嘔吐不止者。
乾薑、人參各一兩、半夏二兩

上三味，末之，以生薑汁糊為丸，如梧子大，飲服十九，日三服。

淺田宗伯（あさだ そうはく 1815～1894）

　　本名淺田惟常，祖先三代為醫。出生於信州筑摩郡栗林村（今長野縣松本市），故別號栗園，宗伯為德川幕府末期的漢醫大家。22歲於江戶（今東京）開業，即所謂的町醫。1865年法國駐日公使腰背痛，洋醫治療無效。宗伯奉命予以診治，診斷為騎馬跌傷所致；主以桂枝加茯苓白朮附子湯五日即癒。1866年被幕府授以御典醫頭銜。1879年被明治天皇冊封為尚藥侍醫，太子明宮嘉仁（接續明治天皇、登基後改名大正天皇）出生不久即屢患全身筋攣，症狀危急。宗伯以走馬湯（巴豆、杏仁）治癒。宗伯著述甚豐：《勿誤方函口訣》1878、《橘窗書影》、《古方藥議》、《脈法私言》、《傷寒論識》、《雜病論識》、《雜病辨要》1856、《皇國名醫傳》、《先哲醫話》等。宗伯80歲生前，仍然每日診療200位病人，日夜匪懈，終生以漢醫為使命；故被譽為漢方醫學的最後巨匠。明治12年（1879年）3月11日淺田宗伯號召森立之（1807～1885）、山田業廣（1808～1881）、今村了庵（1814～1890）（陳按即今村亮，其為〈醫師免許規則改正案〉的大將）、岡田昌村、飯田隆安、河內全節（1824～1908）（陳按師事淺田宗伯與今村了庵，撰有《日本醫道沿革考》）、山本高明、高橋宗翰等人於東京組成「溫知社」以捍衛皇漢醫道，並發行《溫知醫談》雜誌。1881年社長山田業廣去世後，宗伯繼任第二任社長。1882～1883年捍衛漢醫達到高峰，而後漢醫日漸衰退。宗伯去世後隔年（1895年2月6日）第八回議會三讀時眾議院以105票對78票、27票之差否決漢醫界請願的〈醫師免許規則改正案〉。漢醫畫下句點。1887年1月30日溫知社解散。

（中篇）007. 藥物無法治癒諸疾

　　醫學士寺田豐作1909：「昔日云四百零四種病（和田註：出於印度醫學），今日的病名更多。但是能醫治者只有急性風濕病、瘧疾、白喉、梅毒等特效藥而已。或謂有病即有藥物可治，這是錯誤的見解…（以下略）。」我認為疾病有其自己的流程，不需服用藥物，或也能夠自動痊癒；即使是名醫也無法縮短此流程。藥物功能是在於保障此流程中不會危害到性命的安全，而非能改變其流程的日數。

　　煙雨樓主人1908：「經多年的苦心鑽研醫學，方知其實臨床上所能治癒之疾病不多；稍有良心得醫師，當得深切反省。」按現今醫學進步被譽為一日千里，遠勝於古代，其治法主要著於原因療法。但是為何醫師本身（陳按指寺田豐作與煙雨樓主人）會有上述之自白呢？由此可見現今醫學在治療上仍有不足。病人及家屬甚

至轉而求助於神明卜卦與乩童巫祝等。醫師對卜卦與巫祝等加以毀謗、排斥批判者，亦不過是本位主義作祟而已。

【陳註】：

地（guru）、水（kapha）、火（pitta）、風（vata）為印度醫學的四大概念。其中以「地」為四者的總調節。-dosa 字尾為「異態、失常」之意。所謂三大不調 tri-dosa 即指 kapha-dosa、pitta-dosa、vata-dosa 。連同 guru-dosa 則稱為四大不調。每種各有 101 種疾病，合計為 404 種病。《天台小止觀》加以引用。《金匱玉函經》首篇〈證治總例〉：「凡四氣合德，四神安和。人一氣不調，百一病生。四神動作，四百四病，同時俱起。其有一百一病，不治自癒。一百一病，須治自癒。一百一病，難治難癒。一百一病，真死不治。」按全篇乃後人由印度醫學增衍，非出於仲景。外感病有云看不看醫師，都得一星期之說，醫師所開立藥物只是減緩些病情而已。數年前 SARS 流行，最後消失得無影無蹤，並非歸功於醫藥殲滅，而是它其病毒的週期盛衰所致。和田啟十郎說得好，生病求助巫祝的現象，正可反映醫學死角所在。百年來現代醫學之發展更可說達到極致，然而生病求助巫祝乩童的現象不減（台灣以嘉義等地最盛，甚至要預先掛號拿牌子），又該如何解釋？不能全歸於迷信一詞，其真正的內涵是在警告：醫師在面對臨床時要學會謙虛。

長尾藻城（ながお そうじょう 1866～1936）

名折三（せつぞう），香川縣出身。1908 年以煙雨樓主人（えんうろうしゅじん）為筆名撰《噫醫弊》，上文出自原文（日文）第 179 頁。兩年之後，和田啓十郎 1910 年撰《醫界之鐵椎》，內容曾多引用《噫醫弊》。

（中篇）008. 瘧疾與金雞納霜

洋醫以金雞納霜（陳按即金雞納樹或稱奎寧樹樹皮的主成分，現以合成而得）治療瘧疾、以水楊酸（陳按即柳樹皮的主成分，阿斯匹林為其化學合成的衍生物）治療急性リウマチス（陳按中文音譯為僂麻質斯）被宣傳為二大特效藥；其療效迅速絕非漢方所能匹敵。金雞納霜與水楊酸雖被宣傳為有如仙丹妙藥，但是臨床驗之卻未必萬能。例如流行於台灣的惡性瘧疾，雖然長期服用號稱特效藥的金雞納霜，實際上數年、甚至十數年後仍會復發而無法斷根；臨床以水楊酸治療急性僂麻質斯病同此。如果係感冒所引起的單純性僂麻質斯病，水楊酸確能迅速療治。但是瘀血性僂麻質斯病者（和田註：我主以調血漢劑頗有療效而命名），縱使服用數十日的水楊酸，最多只有暫時性的效果，很難徹底治癒。我臨床觀察急性僂麻質斯病屬於瘀血性者為多，

屬於感冒併發的單純性者較少。可見洋醫所自以為傲的特效藥也不過如此而已。
（和田註：リウマチス原義是指感冒，我認為還是照先前譯為痛風較為適當。）

【陳註】：

　　日文カタル（加答兒）為英文 catarrh 的音譯。原先希臘文作：katarrhein。kata
為 down 之意。rhein 為 flow 之意。兩字合 down-flowing 即形容流動緩慢阻滯，引
申作黏液狀態。因為感冒會使鼻黏膜液流通阻滯，故 **catarrh 即指感冒**。又十七世
紀關節痛被認為黏液滲透入關節滯留所致，故 **catarrh 又指痛風**。rhein 於原始的
印歐語（Proto-Indo-European）字根（root）作：sreu。希臘文先後演化作rheuma、
rhuthmos、rhein。因為-ism 代表某種狀態的名詞字尾，故 rheumatism 改為專指痛
風；以利區隔 catarrh 專指感冒。rheumatism 日文音譯リウマチス（僂麻質斯）。
1895 年日本統治台灣，カタル（加答兒）與リウマチス（僂麻質斯）用語也隨著
流通於台灣。直至 1988 年台灣西醫仍使用僂麻質斯一詞，之後改稱風濕症；並
將痛風移指 Metabolic arthritis（Gout），其係嘌呤（普林）代謝障礙釀成尿酸累積
的關節炎。請參考筆者醫論：〈カタル（加答兒）與リウマチス（僂麻質斯）〉

　　美國風濕病協會（ARA）於 1983 年依據臨床症狀、病因、病理等將風濕病
分為十大類、一百多種疾病。今摘錄林孝義（榮總免疫風濕科醫師）講稿如下：

（1）廣泛性的結締組織病
類風濕性關節炎（RA）、幼年性關節炎、全身性紅斑性狼瘡（SLE）、硬皮病、多
發性肌炎、血管病等。多與自體免疫系統有關，病發作常為嚴重而必須住院治療。
（2）合併脊椎炎的關節炎
僵直性脊椎炎、乾癬性關節炎、腸性關節炎等。共同特徵為具有人類組織配合抗
原 HLA-27 的疾病關聯性，病例有家族性之傾向。
（3）骨關節炎
即退化性關節炎，俗稱長骨刺。發生率隨年齡增加而增加，屍體解剖呈現之資料
顯示，60 歲以上約有 60%，但其有臨床症狀者約近佔 30%。
（4）與傳染病有關的關節炎
直接與病原有關之細菌性關節炎、Lyme 關節炎、急性風濕熱等。
（5）內分泌或新陳代謝異常的關節炎
痛風（與高尿酸血症有關）、假痛風等結晶體沉澱於關節腔所引起之急性紅腫熱
痛，又稱為結晶體誘發性關節炎。
（6）贅瘤
原發性腱銷囊腫等。
（7）神經血管性異常
因糖尿病或神經病變所引起等。
（8）骨與軟骨異常

骨質疏鬆症、骨質軟化病、缺血性骨壞死。

（9）關節旁組織異常，即中醫所認知的「風濕」

肌腱炎、下背痛、五十肩、網球肘、椎間板病變、黏液囊炎等。

（10）其它復發性關節炎等。

　　按中醫「風濕」專指關節旁組織異常，即民間所認知因天氣變化而加重者。造成指關節彎曲變形疼痛者，中醫則稱為「歷節風」。「風濕」與「歷節風」兩者都屬中醫「痺」症的內容。當然現代醫學的類風濕性關節炎、退化性性關節炎、下背痛、五十肩等也同屬中醫「痺」症的內容。而全身性紅斑性狼瘡等則屬「陽毒」、「陰毒」為妥。西醫「風濕」為一廣義病名。其病位涵蓋關節、肌肉、骨骼、韌帶、血液等近百種疾病的總稱。西醫所謂「關節炎」者則僅侷限於關節本身的病變。目前西醫治療風濕病仍以 Prednisolone 類固醇等消炎止痛為主。中醫治病並非依據病名，特別是西醫的病名來開藥，而是依據發病當下體質所化的陰陽病勢開藥，故儘管病名不同，但或會主以相同的湯方。

（中篇）009. 瘧疾治驗

　　十八歲男子罹患瘧疾，某醫治以金雞納霜，服藥則病頓止，一停藥即復發。隨服隨止，停藥即發，反覆發作，無法痊癒。長期依賴金雞納霜，非但瘧疾沒有根治，反而產生藥物中毒的副作用。過服金雞納霜而致頭痛、耳鳴、顏面蒼白、精神鬱悶。惡寒不解，狀似癆瘵。我診斷為金雞納霜的藥毒夾雜瘧疾殘毒。主以麻黃、桂枝湯等，共服二十餘劑而病終告痊癒；金雞納霜的藥毒與瘧疾殘毒皆解。

　　一男子參加乙未日軍征台之役（陳按和田訛作日清戰役）而出征台灣，感染瘧疾，雖僥倖不死，但是退伍返歸日本後，瘧疾屢屢發作。邀我診治。同樣主以麻黃、桂枝湯等（和田註：仲景以藥名作湯名而無另冠湯名）。五日後，突然病情大發作，發高燒，胸部苦悶，極為困憊。就近請某醫診治，但是某醫不知其病由。但隔日起逐漸退熱，飲食漸增，如此數日病即痊癒，未再復發。尚有不少病例類此。

【陳註】：

　　1894 年甲午戰爭（日本稱為日清戰役），日本與清朝簽定馬關條約，割讓台灣與澎湖給日本，日本派軍 3 萬餘人來台接收。此舉引起台澎軍民反抗，劉永福的黑旗軍和唐景崧的廣勇以及人民自發性組成的抗日義軍約 3 萬人，另有民兵約 10 萬人。從 1895 年 5 月 29 日至 11 月 18 日雙方激戰約 6 個月，台灣大敗。台灣

民主國第一任總統唐景崧及第二任總統劉永福皆逃往海外。日軍有515人受傷，164人戰死。另有數千日軍感染霍亂與瘧疾等病而死。依《台灣治績誌》所述台灣兵士至少有14,000人死亡。1895年為乙未年，故稱為乙未戰爭（日本稱為乙未日軍征台之役）。乙未戰爭之後，台灣由原住民繼續武力抗爭約20年而失敗。

瘧疾不外病勢著於朝陰或朝陽。台灣於日治時代後期瘧疾再次大流行，但是奎寧管制極嚴，專門用來治療軍人及官員。民間黑市即使有錢也買不到，故不少百姓因缺乏奎寧而死於瘧疾。當時外祖父之弟曾於台北車站從事貨運行工作，因軍方運輸儲藏奎寧點交錯誤而遺留一箱於倉庫。雖因偷竊軍品是會判死刑，但還是冒險將奎寧偷運回三峽（舊名三角湧）老家，活人不少。然而家母服用奎寧一年仍無法痊癒，確如上章和田氏所言的「奎寧無法治癒惡性疾病」。而後從民間療法，於發病之前服食青殼鴨蛋燉當歸而斷根。推測奎寧治瘧病之病勢朝陽者效佳；病勢朝陰的瘧疾患者則療效差。病勢朝陰而體力尚可者可用辛溫藥去寒，體虛者可用青殼鴨蛋燉當歸溫補。又當時缺乏藥物，外祖父為民間草醫，粗通醫藥，曾以榕樹鬚根合紫蘇兩味煎煮治癒不少三峽罹患登革熱的鄉親。

（中篇）010. 急性僂麻質斯病（陳按即急性風濕病）治驗

一位十四歲學徒在某家商家服務，某日突得急性僂麻質斯病，經該商家的特約醫師治療一個月半未癒。右股關節無法活動，以致由右下肢浮腫，右股關節部腫脹最甚，由於腫脹疼痛故整條右腿屈伸活動困難。求治於我，我起初以為是單純性的僂麻質斯病，主以麻黃劑數日全無療效。訪談其父母親問診學徒過去病史等，方知屬血性症狀的遠因（陳按或有受傷瘀血等），針對瘀血性的僂麻質斯病而主以桂枝調血飲數日，療效頗佳，共服十九日而痊癒。

又一女子，二十二歲，先由足關節開始腫脹疼痛，延伸上至膝蓋、股關節、肘肩等關節。其中以左股、左膝關節作為嚴重。腫脹疼痛劇甚時則無法轉側。我診斷瘀血性性僂麻質斯病，病情比上例更為嚴重，所幸並非舊疾。主以桂枝茯苓丸作為湯劑，另加大黃、芒硝，服用七日份，上廁所蹲跨已無困難，服至第十二、三日痊癒。類似病例不少。

【陳註】：

桂枝調血飲出於片倉元周（片倉鶴陵）《產科發蒙·卷三》：治婦人產後氣血虛損，脾胃怯弱，惡露不行，致心腹疼痛，發熱惡寒，自汗口乾，頭暈眼花等

者。組成：桂枝、當歸、川芎、芍藥、白朮、茯苓、陳皮、牡丹皮、益母草、香附、乾薑各等分，甘草減半，每服四錢，水煎溫服。

又龔信、龔延賢父子（王肯堂訂補）《古書醫卷・卷十二》芎歸調血飲：產後一切諸病，氣血虛損，脾胃怯弱，或惡露不行，或去血過多，或飲食失節，或怒氣相沖，以致發熱惡寒，自汗口乾，心煩喘急，心腹疼痛，脅肋脹滿，頭暈眼花，耳鳴，口噤不語，昏憒等證；小產。組成：當歸、川芎、地黃、白朮、陳皮、茯苓、烏藥、香附子、牡丹皮各 2、益母草、大棗各 1.5、甘草 1、乾薑 1 。另有增芍藥、桃仁、紅花、枳實、桂皮、牛膝、木香、延胡索各 1.5 而稱為「芎歸調血飲第一加減」。按比較得知「桂枝調血飲」是由「芎歸調血飲」加減而得。

如屬單純性僂麻質斯病，著於腫脹者應可主以越婢湯。即：麻黃六兩、生石膏八兩、生薑三兩、甘草二兩、大棗十二枚。越婢湯的「婢」與「髀」字通音通假。髀字可指大腿骨，即髖骨。髖骨腫脹則不良於行，今腫脹消退即可越起而走，故名。《諸病源候論》作起婢湯者可徵。諸家有訓作越脾湯、發越脾氣解者，錯誤。另外單純性僂麻質斯病，著於疼痛者可考慮主以麻杏薏甘湯等。文中和田僅說主以麻黃劑，不清楚其組成。

（中篇）011. 梅毒與白喉（陳按ジフテリヤ為 Diphtheria 的外來語，即白喉）

世人所謂洋醫有特效藥者，事實上除了瘧疾（陳按不含惡性瘧疾）與急性僂麻質斯病（陳按指單純性僂麻質斯病，不包括瘀血性者）外，就只有梅毒與白喉。洋醫是以水銀與碘製劑來治療梅毒。漢醫早已使用水銀製劑，洋醫所新發明者不過是碘製劑而已。但是漢藥草根樹皮中有許多能比美碘製劑者。又若屬於陳年慢性梅毒或胎毒等虛性體質者，漢方更可主以溫藥，其療效更勝過水銀與碘製劑（陳按指洋醫治梅毒不論體質虛實，不管病勢陰陽，一律主以水銀與碘製劑攻伐）。漢方治療白喉雖有二、三治驗的報告，但基本上其療效不如洋醫的血清療法。故瘧疾、急性僂麻質斯病、梅毒、白喉四種所謂洋醫特效藥者，只有白喉的療效勝過漢方；其餘三種則以漢方為長。近日又有砒素為特效藥者，此藥漢方自古早已在使用。

【陳註】：

1826 年法國醫師 Pierre Bretonneau （1778～1862）首先命名 Diphtheria 的病名。其源於希臘語 dipthera，字義為皮革（或隱藏），描述喉咽部會產生一層厚皮而命名。中文譯為白喉。Bretonneau 並鑑別白喉與猩紅熱（Scarlet Fever）。人類是白喉桿菌惟一的天然宿主，主要是藉飛沫傳染。白喉桿菌進入人體後經過 2～5

天的潛伏期，此菌所產生的外毒素會使鼻咽部的黏膜組織壞死；壞死的組織和紅血球、白血球、纖維物及白喉細菌在鼻咽部形成一層白色的偽膜，故稱為白喉。1883 年德國細菌學家 Edwin Klebs 首度辨識出白喉的致病細菌。1884 年德國細菌學家 Friedrich Loeffler 成功培養出白喉桿菌。1887 年法國巴斯德研究所 Emil Roux 與 Alexandre Yersin 在白喉桿菌的培養液中發現白喉菌的毒素。1890 年德國醫師 Emil Adolf von Behring（1854～1917 中文譯為貝林）與學生日本學者北里柴三郎（1853～1931）共同發現破傷風抗毒素。1991 年師徒兩人研發出白喉的抗毒血清，其機轉並非直接殺死白喉病菌，而是抑制已釋放到病人體內的毒素。貝林將培養的白喉桿菌液注射到健康小白鼠體內，使其感染白喉。然後以碘劑治療白鼠，少數老鼠既沒被碘劑毒死，也沒病發白喉而殘活。抽出殘活老鼠的血清而另混合白喉桿菌，然後注射到健康小白鼠體內，發現小白鼠具有免疫而不會罹患白喉。這些免疫血清注射到人體同樣具有免疫療效。而後改用牛隻來代替小白鼠，以利能生產大量的白喉免疫血清提供人類使用。白喉免疫血清嘉惠數百萬人，白喉的致死率劇降。貝林因此而於 1901 年榮獲諾貝爾生理醫學獎，但是北里柴三郎或因種族因素而沒有獲獎。北里氏被譽為日本細菌學之父。

白喉疫苗是 1923 年發明。三合一疫苗（DTP）是指白喉（Diphtheria）、破傷風（Tetanus）、百日咳（Pertussis）。現美國所有學童都必須接受三合一疫苗。台灣則規定幼兒應在兩個月、四個月、六個月及一歲半接種三合一疫苗，在小學一年級時接種白喉和破傷風二合一疫苗。由於推三合一疫苗成功，台灣白喉患者現幾乎已絕跡。

因為發明白喉血清療法，故和田認為瘧疾、急性僂麻質斯病、梅毒、白喉四種洋醫號稱的特效藥中只有白喉血清療法確實是領先漢醫。但血清療法亦具有疑慮，注射血清者或引起過敏而出現起疹子、發燒與關節疼痛等稱為「血清病」（Serumsickness），甚者引起死亡。參考附文：李尚仁〈神奇療法或巧合誇大、血清療法的早期爭議史〉

（中篇）012. 對症療法

四百零四病中，洋醫只有前篇的瘧疾、急性僂麻質斯病、梅毒、白喉四種疾病是依據病原菌來治療，此種療法稱為「原因療法」。其餘諸疾則皆是醫師依據病人的主訴而採取治療之法，此種療法稱為「對症療法」。洋醫此種「對症療法」雖然號稱進步，但是其真正療效，實在不得不令人懷疑。

今日洋醫所謂「對症療法」並非針對疾病的病原菌直接施以特效藥；而是消滅病人的症狀而已。其不分主症副症、表症裏症，只圖暫時性能壓制症狀，以求遏止症狀而勿危害到健康狀態。治療後病人續發的諸種副發症狀，則歸為合併病、殘症等；並警告病人病情的發展將會導致「預後不良」。至於如何防止合併病、殘症等的發生，洋醫們卻隻字未提、毫無對策。

寺田豐作標榜其治療原則為：「以最安全的方法來消滅病人的症狀」。我認為名醫應儘可能事先防範合併病、殘症的發生。也希望天下所謂名醫者不要藏私，公佈祕法以啓發教導後輩，以使蒼生免於受害。畢竟名醫有責任對社會盡一份義務。

【陳註】：

臨床常見病人主訴痛苦症狀，但是經過抽血、X 光、心電圖、超音波、腦波、神經傳導，甚至包括電腦斷層、核磁共振等高貴儀器檢查卻無異狀者。醫師常以自律神經失調作為遁辭，或懷疑為憂鬱症而要病人掛精神科。按如果將診斷全推給儀器，那醫師與醫檢師的角色又有何區別？有些疾病、特別是器質性疾病易由儀器檢查而得。有些疾病、特別是功能性疾病則難由儀器檢出。筆者在南華大學自然醫學研究所教書時，見一女學生衣衫濕透，終日大汗淋漓，疲勞喘氣，手足冰冷，病發數年，理學檢查完全正常，遍訪中西醫治療無效。我開白虎湯四味藥水煎，五帖大汗全止，衣服乾爽。又五帖鞏固療效，囑咐飲食清淡，追訪兩年，未再復發。另在中興醫院一女子胸部喘悶、心區絞痛、顏面蒼白，手足厥冷，呼吸困難，狀極難受。筆者自忖應看西醫急診。病人答覆已在 T 大住院三進三出，理學檢查正常，病已年餘，每月皆發作三、四次，輕者胸悶略痛，重者心痛徹背而狀如前，心臟權威醫師治療無效，故轉來看中醫。筆者主以科中桂枝湯 13 克加附子 2 克，三餐後服用。另開水藥大烏頭湯，川烏 3 錢，以蜂蜜半磁匙微火熬煮 50 分，睡前服用。一週後回診，自云服藥第三天即大有改善，續服前藥一週。整整一年皆正常，隔年同時復發而病輕，仍主同藥一週，追訪三年，無復發。白虎湯證屬熱厥，其病勢朝陽。桂枝加附子湯屬寒厥，其病勢朝陰。兩例皆為手足厥冷的厥症而用藥卻寒熱相反。觸摸病人腕踝上下的溫度差別即能判斷厥症，厥陰病的吳茱萸湯證也是屬於厥症，其腕踝交界處亦為上熱下冷。醫師透過感官診斷其溫度差而毋須藉由儀檢即可鑑別。中醫師能掌握感官診斷以治療機能性的疾病，西醫則否。我們必須瞭解高貴儀器的檢查並非萬能。

（中篇）013. 醫師玩弄病人

世人一生病，延請數醫診療，甲醫認為肺病、乙醫認為肝病、丙醫認為胃病。某醫曰應行攻下、某醫曰應行發汗、某醫曰應行吐法。先後使盡各種治療，卻終導致病人死亡。從旁觀者的角度這是醫師在玩弄病人。看似如此，但實際上醫師的醫術能玩弄病人者並不多見。例如醫師欲行吐法卻往往不得快吐；醫師欲行解熱卻往往不能解熱；醫師欲行鎮痛卻往往不能鎮痛。與其說是醫師在玩弄病人，倒不如說是醫師被「病症」所玩弄。

俗謂：「學醫三年，天下無不治之病。」但臨床行以鎮吐法，千方百計卻仍無法止吐。行以利小便法，千方百計卻仍不得小便出。行以止瀉法，千方百計卻仍瀉不止。可見確實是「病症」在玩弄醫師，而非醫師在玩弄病者。如果醫師真能玩弄病者於指掌間，但是臨床卻無能力展現其醫術，那也是醫師的恥辱。

能治病者，必用以毒藥。其有汗、吐、下、和四法。毒藥能中的則伴隨瞑眩作用，瞑眩各隨其病毒之所在而呈現出汗、吐、下、和，於是疾病痊癒。所謂汗、吐、下、和並非洋醫的汗、吐、下、和。深知此四法之當與不當，臨床處方用藥時，不為大汗或暴吐、暴瀉的瞑眩作用所驚嚇，醫師坦然面對而處變不驚，盡全力以求至善之療效，爾等醫師才是稱為能掌握臨床醫術的真正醫師。

【陳註】：

臨床病人常有以失眠為主訴者，長期多依靠西藥安眠藥或鎮靜劑，藥量卻愈吃愈重，一停藥即復發。爾等轉看門診者，筆者多囑咐西藥採漸減方式以防止戒斷現象。病人甚至多已於他醫處服用酸棗仁湯等無效，故治療起來也頗為棘手。通例先在百會穴、睛明穴施以壯醫線灸。然後歸納統合諸症而據其病勢陰陽開方，並建議病人每日散步半小時以上，如此偶有用半夏瀉心湯、小茈胡湯或當歸芍藥散等治療失眠而得佳效者。重點是不要被失眠一「症」框住整個開方思惟，應參考和田所謂的「病症」常在玩弄醫師。一婦人失眠數年，每日服用安眠藥、鎮靜劑、鬆弛劑、憂鬱症等多顆西藥而仍失眠。除施以壯醫線灸外，見其厥陰病證候明確，故開科中吳茱萸湯 12 克。建議停用鬆弛劑，鎮靜劑與憂鬱症各減一顆，中西藥隔一小時服用。當晚熟睡 14 小時，全無翻身，醒來仍睡意濃濃，精神不爽。掛電話詢問，告知這是吉兆，照吃無妨，並建議停用西藥安眠藥。但第二晚仍是熟睡 14 小時，同樣終日睡意濃濃，精神不爽。掛電話很疑慮地質問是否有摻加西藥安眠藥？我委婉地告知這是一種瞑眩作用，因為以前眠欠太多，現正在補償睡眠，故過幾天應就沒事。病人卻難以接受解釋理由，堅持不敢再服我的藥。其實這是屬於「和」的瞑眩作用。症狀得「和」則眠自安。病人與醫師有時需靠緣份，沒效說沒效，難得效果太好卻被懷疑摻加西藥，醫師真是難為！

（中篇）014. 病人玩弄醫師

世人每見醫治無效而造成病人死亡時，多怪罪醫師誤治釀成；不知事實上是醫師被病者所玩弄。醫師根據病人主訴的諸種症狀來投藥，卻往往不得其效。例如投以止利藥者，服藥後非但無法止利，反另生嘔吐。投以止嘔藥者，服藥後非但無法止嘔，反另生咳嗽。醫師天天轉方加減，隨著病人主訴而疲於奔命，但始終無法痊癒。僥倖病者主訴屬實，那麼醫師轉方的禍害尚輕。如病者主訴不實，服用藥後，更謊稱藥物造成頭痛不堪、腹痛難忍等假設症狀；那麼醫師再度被謊言誤導而胡亂加減藥方。推得病人的主訴未必全足以信賴，醫師有幸方得有病人能率直坦言病情。治癒希望之餘，病人非將症狀據實以告醫師不可。縱使病人有意欺瞞，醫師必須冷靜觀察病人慌張下的頤使之言，不被其玩弄。醫師如能明白此理，則余思過半已。

【陳註】：

醫師不能見發燒就開退燒藥、見下利就開止利藥，見高血壓就直接聯想到如何降血壓…。表面上是對症治療而毫無瑕疵，實際上乃缺乏「病勢」的觀念。醫師不是治療高血壓，而是治療軀體對高血壓所造成病態反應的發展趨勢，病勢朝陽則治以苦寒攻下；病勢朝陰則以溫熱補之。外感發燒而病勢朝陰者，須用辛熱溫散之法。西醫無「病勢」觀念。臨床觀虛弱或老人便秘者，用西醫軟便劑或番瀉葉、麻子仁丸者，剛開始有效，久則苦寒化燥，愈用愈秘；筆者改用溫補藥物即得通利。可見如果僅依照病人主訴而直接對症狀開方（而非對證候開方），醫師終將被病人所玩弄。臨床也常見外感發燒病人而病勢朝陰者，服西藥解熱劑，熱雖暫止而復發；或熱雖解除而轉為咳嗽頻發。

（中篇）015. 欺世騙財的病名（陳按原文作ドル箱的病名）

近世民間流行新創「腦神經衰弱」的病名。甚至常人精神稍有疲倦者也自稱係罹患腦神經衰弱症。我學醫當時尚未有此病名，今則此病似為甚多（自古就有腦神經衰弱的症狀，但其病名爾近才有）。但是我未嘗診斷以此病名，也無法確切掌握腦神經衰弱的症狀，更不懂此病的治法（相對其他疾病之有適當治法）。

顧名思義所謂腦神經衰弱者的病因應當是「腦」部的異常；但是從其症狀徵得卻非腦部異常所引起。即其症狀不如說是五臟六腑、血液循環、呼吸系統等的

運化失調所致。換句話說，並非某種病原體直接侵犯大腦的內部，而應是長期服用某種猛烈的單味藥物、呈現出直接中毒症狀外的另一種中毒現象。

我曾診治過他醫診斷為腦神經衰弱者數人，察其原因多係上述之故。我認為與其命為「腦神經衰弱」，不如更改作較廣泛性的病名為宜。因洋醫是以局部解剖、確切的病原體來命病名，今腦神經實際上並無受到病原體的侵犯，強附上此病名，如此不當；實在有違洋醫病名準則。今世人未明其不當而習用「腦神經衰弱」的模糊病名，醫師也樂於附和以掩飾治療用藥上之模糊。此病或為病人長期服用葡萄酒製劑（陳按或指治風濕、壯陽等藥酒）所致，今卻成為醫師欺世騙財的病名。

【陳註】：

ドル為 dollar 的外來語，直譯為錢箱、金庫。另指容易行銷的人或物，類如招財貓之意。本文引伸作惑世、欺騙錢財之意。

（中篇）016. 醫師缺乏主見

山脇東洋（陳按參見104頁）見有弟子無故逕自更換湯方者，責備其為「醫師缺乏主見」。主症不變而僅有副症變化者、或應付病人懇求而更換湯方者，皆是輕忽主症不變的前提而任意轉方。如此非但違反治療之道，而且被病勢所愚弄。徒然傷及無辜外，治療無效的結局最後不過是被人嘲笑而已。醫師如診斷無誤，即使面臨瞑眩作用，仍然心有定見而不為所惑，毫不畏懼地堅持續用主方，如此才是真正能治病的醫師。又醫師本來就應以蒼生為己任，盡全力醫治病人而早日縮短病人的苦痛，不能因病人懇求與否來決定是否續用主方。

（中篇）017. 著重於庇護的養生觀（陳按原文作：御大事主義）

洋醫有許多錯誤的養生觀。例如有云硬飯傷胃，因此提倡避免吃乾硬米飯等固形食物而飲用流質滋養物，以免增加腸胃的負擔。又云病人應安臥靜養，嚴禁勞動身體。又如忌用攻下之劑，以免損傷腸胃。又云應維持室內溫度，勿接觸寒冷空氣。又云勸說移居到氣候溫和之處以利療養等等。上述皆是洋醫消極、怯弱

的養生觀。洋醫認為病人與健康者都應嚴格遵守，如此天下人類豈不盡為溫室花蕊而弱不禁風？稍一步離溫室外，即被風寒暑濕摧殘而凋落枯死？能幸運逃過一劫者，他日也不能開花結果、無法成為棟樑將才。蘇東坡云：「藥能治病不能養人，食能養人不能治病」可作參考。

【陳註】：

　　吉益東洞《醫斷》曰：「藥者草木，偏性者也。偏性之氣皆有毒，以此毒除彼毒也。周禮云『聚毒藥以供醫事。』又云『以五毒攻之⋯。』古者以藥為毒，可以知己。後世自道家之說，混於疾醫，以藥為補氣養生之道，不知其為逐邪驅病之設也，可謂失其本矣。甚則至有延齡長年，還少不死之說。庸愚信之，煅煉服食，以誤其身者多矣。⋯如人參治心下痞鞕（堅），而《神農本草經》以為補氣⋯。」按今日各種健康食品暢銷，爾等著於營養成份的化學分析，不管個人體質寒熱的差異性，養生與治病混淆，美其名為食療。又世人一聽親友有罹患癌症腫瘤者，不管其陰陽病勢，推薦各種食品藥品或偏方等蜂擁而至，助呼？害呼？

（中篇）018. 農夫困病於閒坐（陳按原文作：田夫因於坐殺）

　　農夫每天早出晚歸、辛勤不斷地下田耕作，自忖這就是生活的常態。粗茶淡飯只求溫飽，自忖這就是飲食的常態。慣於簡樸刻苦的生活方式而鍛練出肌肉粗厚、強健硬朗的體魄。有朝一日，農夫突然移居豪宅大廈，錦衣美席，餐餐山珍海味，終日閒坐無事，不久其體內煩熱而生病。同理，富貴大官、膏粱子弟突然降為農夫的刻苦生活，也會容易罹患疾病。推得生活型態的急遽變化容易罹患疾病，養生之道在於不失其常。醫師囑咐病人必須至溫泉區、風景優美等處移居靜養者或可作為參考（和田註：費時費力之外，未必真對病情有所幫助）。

【陳註】：

　　按「田父」即指農夫。「坐殺」者坐以待斃之意。「田父可坐殺」言像農夫習慣辛勤勞動者，突然讓其安閒而無所事作則容易罹患疾病。出自《列子・楊朱》：「周諺曰：田父可坐殺。晨出夜入，自以性之恆；啜菽茹藿，自以味之極；肌肉麤厚，筋節腃急，一朝處以柔毛綈幕，薦以粱肉蘭橘，心痚體煩，內熱生病矣。商魯之君與田父侔地，則亦不盈一時而憊矣。故野人之所安，野人之所美，謂天下無過者。」按「商魯之君與田父侔地」指令富貴君王者從事農事耕作。

（中篇）019. 病理學的指示

洋醫病理學言及氣候與疾病的關係時，認為寒帶高地類如秋冬季節，故多見有秋冬季節好發的疾病；例如呼吸系統等病。低窪溫暖區域類如春夏季節，故多見有春夏季節好發的疾病；例如消化系統等病。另外又言雪地多見有眼疾，濕地多見有腳氣，熱帶多有瘧疾…等。然而氣候大暑之後繼以大冷、大寒之後繼以大溫、大旱之後繼以大雨…等氣候急遽變化與疾病關係尚無論及，彼此有何連帶關係皆乏人研究，可見洋醫的病理學尚未完備。

【陳註】：

因為西醫開方不管病勢陰陽而一體適用，所以西醫病理學的標準必須考量氣候、種族、地區、年齡等因素之差異，以提高診療標準的通用性；檢驗標準也有飯前飯後的差別。下章論述同此。中醫則是個人化的診療，依據發病當下病人體質所轉化的病勢來開方，爾等氣候、種族、地區、年齡等並非關鍵，甚至可說完全不必去考慮。和田認為西醫雖常以病理學傲視於中醫，但是尚未完備。按至今2016 年仍然如此，例如臨床常見的偏頭痛，雖透過各種精密儀器檢查，仍約有一半病因不明。又儘管病因已明確者，卻無適當治療藥物。繞了一圈，花費金錢儀檢，到頭來還只是開止痛消炎藥或肌肉鬆弛劑而已。

（中篇）020. 氣候與症狀

由於每一年的氣候並不相同，故同一傳染病所呈現的諸症狀也未必一致。今年腸窒扶斯的症狀未必與去年腸窒扶斯腸斯完全相同，明年痢疾的症狀也未必與今年痢疾完全相同。不但傳染病如此，其他萬病也是如此。

例如明治三十年（陳按 1897 年）氣候寒冷；降雨量甚多，特別是在夏秋之際。故當年的年底到隔年（明治三十一年）初夏之前，東京一帶外感病多為病勢朝陰者（陳按病勢朝陰 4 字原文作陰性症狀），非主以陽熱藥物（含附子、人參、動物性藥物等）退熱（陳按指發汗解熱）否則不得收效。又其病程甚長，有長達二、三十日，甚至五、六十日者。

明治三十一年氣候溫暖，少雨，盛夏酷熱，暑熱之氣拖至秋季不退，故是年夏天至隔年春天，東京一帶外感病多為病勢朝陽（陳按病勢朝陽 4 字原文作陽性症狀），非主以陰冷藥物（含石膏、芒硝等礦物藥物）退熱（陳按指攻下瀉熱）否則不得收效。

又其病程甚短，但是如治療失當者，常轉為劇烈的惡性腦病之險症（陳按腦內屬陽明病，應苦寒瀉下以急救陰氣）。

【陳註】：

和田此篇是指整體基本上而言，非針對個人診療。文中：東京一帶外感病「多」為病勢朝陰者…。推得亦有「少部分」病人是朝陽發展而需用寒涼藥者。

（中篇）021. 從劑量可推得習性

漢人處方的劑量較大，配有甘草與大棗等甘味藥物尤重。居住在都會者與居住在山地者體質多有差異。居住在都會者體質較為軟弱，日常多飽食且富於甘味；故輕劑或稍有甘味藥物即可。如果劑量過大、甘味藥物過重則易腹滿，恐會造成噁心嘔吐的副作用，以致不能長期服用。一方面，居住在山地者體質較為剛健，日常飲食多偏於鹹味，故非主以大劑藥量、充盈的甘味藥物不可，否則藥力相對薄弱，恐不足以攻堅逐邪。

居住在濱海者常食魚類海鮮，體質較偏溫而多濕氣，故宜用淡涼之劑（即配以金石藥物）（陳按指芒硝、石膏等），其劑量雖小即能治病。反之，山地夏熱冬寒，以蔬菜為主食而習調以鹹味，故宜用厚溫之劑（即配以動物性藥物）（陳按指豬脂、阿膠等），非大劑藥量否則不易得效。推得漢人應比日本人剛健（陳按漢人多居山地），故漢方劑量較大而含有較多甘味藥物，其來有自。

【陳註】：

日醫使用漢方湯劑有二特色，一則用原方，不隨意加減；二則劑量較輕，不用大劑量。又《傷寒論》藥量多標以「兩」數的古代單位，造成古今藥物用量之紛爭，眾說不一。筆者說明如下：

敦煌藏經洞《本草經集注·甲本殘卷》（陶弘景著，編號：龍530）：

「…古秤惟有銖、兩，而無分名。今則以**十黍為一銖**（陳按其他物質則以一百黍為一銖），六銖為一分，四分為一兩，十六兩為一斤。雖有子穀秬黍之制，從來均之已久，正爾依此用之。但古秤皆複；今南秤是也。晉秤始後漢末以來，分一斤為二斤，一兩為二兩耳。金銀絲綿，并與藥同，無輕重矣（陳按指金銀絲綿與藥物同樣是以十黍為一銖，兩者並無差別）。古方惟有仲景而已，涉今秤若用古秤作湯（陳按指仲景湯方藥量並沒有分一斤為二斤，分一兩為二兩。今用仲景古方者毋須回推二倍），則水為殊少。故知非

複秤，悉用今者爾（陳按指仲景方非複秤，今直接依其標示之藥量即可，不須回推乘以二，否則煎煮的水量不足）。方有云等分者，非分兩之分也，謂諸藥斤兩多少皆同也。先視病之大小輕重所須，乃以意裁之。凡此之類，皆是丸散。丸散竟便依節度用之。湯酒中無等分也。凡散藥者有云刀圭者，十分方寸匕之一，準如梧子大也。方寸匕者，作匕，正方一寸，抄散取不落為度。**錢五匕**者，今五銖錢邊五字者以抄之（陳按五銖錢的幣面上刻有五、銖 2 個字。以大拇指與食指夾住銖字邊、用五字邊當成小匙匕來挑取藥粉，其所挑取藥粉量剛好足以遮住五字者，此藥量即稱為**錢五匕**。此「錢」字非為重量單位），亦令取不落為度。一撮者，四刀圭也，十撮為一勺，十勺為一合。以藥升分之者，謂藥有虛實輕重，不得用斤兩，則以升平之。藥升合方寸作，上徑一寸，下徑六分，深八分。內散勿按抑，正爾微動令平調耳…。」

按以上重出於李時珍《本草綱目・本草序例》。弘景時代藥物是以五銖為一銖當基準，仲景湯方則以十銖為一銖當基準。弘景擔心當時醫家誤以為仲景同為分一兩為二兩之基準，如果回推原藥量而誤乘以二，則熬藥的水量不足，故特別提出說明。又《千金要方・卷一》：「…古秤惟有銖、兩，而無分名。今則以十銖為一銖，六銖為一分，四分為一兩，十六兩為一斤，此為**神農之秤**…。」又《大觀本草・卷一》：「…凡方云一兩、一分、一銖者，正用今**絲綿秤也**…。」

《漢書・卷二十一》：

「衡權者：衡，平也。權，重也。衡所以任權而均物，平輕重也（陳按即秤桿）…。權者，銖、兩、斤、鈞、石也，所以稱物平施，知輕重也（陳按相當於稱秤錘）。本起於黃鍾之重。一籥容千二百黍，重十二銖（陳按指一銖相當於一百黍）秤，兩之為兩（陳按二倍稱為兩），二十四銖為兩，十六兩為斤，三十斤為鈞，四鈞為石…。」

新朝的「新莽嘉量」是仿照周制，其以秤一般物品以百黍為一銖。推知周制亦以百黍為一銖。仲景秤取藥材用銖、兩、斤的名稱與進位（陳按即二十四銖為一兩，十六兩為一斤）皆與秤他物的名稱相同；但其基準有別。藥材以十黍為一銖；其他物品則以百黍為一銖。故秤藥材僅為實際重量十分之一，縮小十分之一以利於標示質量較輕者。此變通之法，仲景等加以沿用於稱取藥物，故後人取名**神農秤**。金銀絲綿業者亦加以沿用，故後人取名**絲綿秤**。

東漢出土之權器，其銘文刻有重量者有兩件。其一銘文刻有「一斤八兩」的銅質權，經測量重量為 332.3 克。另一銘文刻有「百一十斤」的石質權，經測量重量為 23940 克。前者折合一斤為 222 克，換算為一兩相當於 13.62 克。後者折合一斤為 218 克，換算為一兩相當於 13.88 克。但因為權器日久風化耗損，故只能說，東漢當時一兩不少於 13.88 克。1984 年中國國家劑量總局將東漢一兩折為今 15.6 克。而新莽嘉量折算一兩為 13.92 克（陳按參見吳洛《中國度量衡使》，下同）。仲景生於東漢末，其權衡以西漢為準。西漢一兩折為 16.14 克；秦朝同此。更早的

周代一兩折為 14.93 克。綜合上述可推得《傷寒論》一兩折今約為 **15 克**。因為仲景是縮小十分之一來作為基準，故《傷寒論》一兩折今約為 **1.5 克**。

考慮今人體重及古代藥材為野生藥效力價之差異，現《傷寒論》標**一兩者**，醫家臨床折為**台灣制一錢**（3.75 克）。換算係數 3.75÷1.5＝2.5 倍。即桂枝標為三兩者，臨床實際用量為 11.3 克。按此 **2.5 倍**換算於臨床上基本上是可行的。

醫家討論今古藥材度量衡時，往往不明稱取藥材之一銖（以十黍為基準、神農秤）與稱其他物品之一銖（以百黍為基準）。名稱雖同為一銖，藥材實際稱取重量必須縮小為十分之一來計算。

漢代《傷寒論》一斤為 16 兩、一兩為 10 錢。現今台灣中醫藥界仍維持此漢代進位制。台灣銀樓業界買賣同此，民間菜市場小販仍同此進位制。儘管政府推行一公斤為 10 兩、一兩為 10 克的公有制，但漢代舊制卻照樣流通於民間。台灣民間流通的河洛語也含有大量的中原古音。台灣地處邊陲，遠離中原，很難得地卻保留漢代兩千年前的傳統文化。中醫是文化的一環，仲景是以漢代語法寫出《傷寒論》，故在關鍵處需以河洛語的漢代語音來詮釋《傷寒論》。

（中篇）022. 毒物與藥物

服用某物之後，如果造成吐瀉煩燥而致死者，此物未必即真為毒物（陳按藥不對證、服法失宜亦會致死）。醫師主以藥劑來拯救病人苦痛，其機轉也未必需先發揮毒性而後方能產生療效。故從醫師角度而言，某物原本即非稱為毒，也非原本即稱為藥。大致上而言，劑量不對、用法非得其宜，如此天下萬物皆稱為「毒」。劑量正確、用法得宜，如此天下萬物皆稱為「藥」。「毒」與「藥」的分辨不過是劑量多寡與服法得宜與否的差別而已。推得所謂治療上諸種飲食的禁忌，如果不失機宜，也毋須絕對禁止。

我曾答應痢疾病患欲服硬質米飯的請求，也曾答應腸窒扶斯病人欲服食西瓜與甜瓜的請求；只是囑咐其限制服量而已。同道或誤會我非但不能救治病人，反而是在戕害病人。可是臨床驗知此舉並未有礙療效，故特此記錄「藥」與「毒」的分辨。（和田註：爾近盛傳禁止痢疾、腸窒扶斯等病人飲用稀粥，說是流質食物會拖延病程，故將臨床經驗論述於此。）

（中篇）023. 世間所謂聖藥與特效藥

　　世間所謂聖藥、特效藥者，即指水銀、碘劑為治療梅毒的聖藥；金雞納霜為治療瘧疾的特效藥；檉柳為治療麻疹的主治藥等。但是臨床治療並非如此簡單易行，人類有老少、男女、強弱之分；其環境有高低、乾濕之別。又其居住氣候有寒熱溫涼的變化，有先熱而後轉冷者；有先冷而後轉熱者。或有冬溫而夏涼之年者；或有夏乾而冬濕之年者；或有大寒隨後轉為大溫者；或有大冷隨後轉為大暑者。又其證候有先實後虛者；有先虛後實者。如無法臨床掌握正邪相爭之變化多端，何有所謂的聖藥、特效藥、主治藥？推得在都市治療風寒，未必與在鄉村治療風寒完全相同。去年能治療赤痢的藥劑，今年赤痢患者服之未必全能得效。能合於青壯年的藥劑，未必也完全能合於老翁、婦女。所以我認為所謂聖藥、特效藥、主治藥的定義為「凡臨床能治療得宜者」即是，而非專特指某藥物而言。

【陳註】：

　　瘟疫本為疫癘的統稱，宋朝開始才有寒疫、熱疫之分，而後「瘟疫」專指溫熱性的疫毒。北宋陳無擇（1131～1189）《三因方》：「此藥（指聖散子，出於龐安常，含麻黃、細辛、附子、吳茱萸、高良薑、防風、藁本、獨活、蒼朮、茯苓、厚朴等 22 味藥 ）以治寒疫，因東坡作序，天下通行…活人甚眾。」 又云：「辛末年，永嘉瘟疫 …宣和間，此藥（陳按指聖散子）盛行於京師，太學生（陳按指醫師）信之尤篤，殺人無數。醫頓廢之（陳按指廢棄聖散子）。」按非聖散子之罪，乃醫家不辨明寒疫、熱疫之過。事實上，縱然是正逢寒疫大流行，體質偏熱者，其病勢或有朝陽性發展者，如皆服用聖散子此「聖藥」，其藥不對證而造成醫師殺人。得知「中醫師」的思惟異於「使用中藥的醫師」。 筆者一再強調中醫師不能依據西醫病名開方，西醫年年取新名，病名無限多，有新病名卻未必有新藥。而證候則有固定模式，其與某湯證吻合者即可主以是湯方。中醫並非治療高血壓，而是治療身體體質對高血壓所產生的反應。中醫亦非治療低血壓，而是治療身體體質對低血壓所產生的反應。如果高血壓與低血壓者的病勢一樣，則兩者所主湯方或即相同。故中醫診療不必跟著西醫病名跑…。

　　檉柳或稱為西河柳、三春柳、觀音柳之嫩葉。學名為 *Cacumen Tamaricis*。台灣民間常佐以雞屎藤、土茯苓等來治療麻疹。

　　和田指出臨床治療需方證相對，不能依據西醫病名而對號去找聖藥、特效藥等。同是瘧疾也有另稱惡性瘧疾者，其病狀較重，金雞納霜往往無法治癒，病人拖延數年者大有人在。清朝王孟英（1808～1867）《重慶堂隨筆》輯錄同是霍亂某年用大寒藥而治癒多人，某年卻另主以溫熱藥而治癒多人。至於和田所提開方與氣候的關係則未必然，而是依據發病當下病人的體質來開方。

（中篇）024. 證有特效藥、病無特效藥

金雞納霜治療瘧疾、嗎啡治療疼痛、大黃治療大便秘結、Digitalis（陳按即毛地黃 Digitalis purpurea）治療心悸等具有特效者，是針對其局部症狀而非針對病。人參能治療心下痞堅、茈胡能治療胸脅苦滿、枳實治能療腹滿、麻黃能治療發熱等者，也僅是針對局部症狀而非針對病（陳按此種針對局部症狀的特效藥並非真正治病的特效藥）。

惡性瘧疾反覆發作者，如果仍偏信金雞納霜之特效而長期服用，則非但無法痊癒，反而會產生頭痛、眩暈、面容不華等金雞納霜的中毒現象（陳按此異於瞑眩作用）。長期主以嗎啡止痛者同此。爾等續發的諸種障害雖因由長期服用某藥所累積；更是沒有考慮到全身諸症狀所釀成（陳按局部病狀稱為症，綜合歸納全身諸症而能對應某湯方者稱為證）。這是醫師只著於解決病人局部單一症狀的餘弊。真正能拔除病根的湯方非但能治癒主症，更不會導致諸種障害。故應稱為某「證」特效藥而不能稱作某「病」特效藥（陳按吳茱萸湯治療厥陰病者除外，因為厥陰病只有一湯方）。

古人（陳按指《傷寒論》等）只舉列諸種症狀而對應某湯方，而不冠以某湯方可治療某病。後世不明此理，隨口逕言某藥為風藥、某藥為傷寒藥…等。豈知風藥也可治療傷寒，傷寒藥也可治療梅毒…等，總之漢方湯劑的運用極為靈活廣大。

【陳註】：

西醫著於病名。中醫著於證候（含部分脈象）而對應一鍋湯的整體療效。湯方整體療效並不等同諸單味個別藥效的總和。麻黃佐以桂枝生薑等辛溫藥物，則有發汗解表的作用。但是不能一見湯方含有麻黃就直言發汗解表的風藥。例如用在麻黃杏仁甘草石膏湯中意在治喘以合石膏清熱；用在防己黃耆湯中意在宣發陽氣以合防己行水；用在麻黃附子細辛湯中意在破除寒濕凝滯以合附子透表而散…。中藥湯方運用的確十分靈活。推得《傷寒論》的湯方既可治療傷寒，也可治療雜病。現在很多學者致力於中醫單味藥的萃取研究，企圖於某中藥提煉出純化物來應用於臨床，爾等不管證候，而是訛以西醫思惟強冠於中醫藥之上。

（中篇）025. 疾病與症狀

先得某病之後，身體諸症狀隨著病而呈現。「病」者為本、為體，「症」者為末、為象。「病」的模式為固定，腸窒扶斯即為腸窒扶斯，赤痢即為赤痢，古往今來並無變化。猶如人即為人、馬即為馬，定義始終恆一。但是「症」的呈現卻

年年時時在變化。例如某病去年病勢朝陽（陳按原文作呈陽性發展），今年則其病勢朝陰（陳按原文作呈陰性發展）。亦有昨日發熱而今日反為厥冷者。亦有午前無熱而午後卻大熱者（陳按重症者的病勢辨化尤快）。或是今晚飲食不入而次晨食慾大進者。總之「症」是千變萬化，無法固定其狀。猶如人有老幼之分、生活型態有開化與否之別。又如馬匹有形色、種類大小的差異。不能說某「病」為恆一、則其「症」亦為恆一。某病會有諸症的變化，乃係氣候、風土、飲食、衣著等因素影響所致。

【陳註】：

氣候、風土、飲食、衣著等因素之外，尚包括先天遺傳基因等，總歸就是發病當下體質。故儘管某病去年病人多為病勢朝陽，但也有少數病勢朝陰者。同理儘管某病今年病人多為病勢朝陰，但也有少數病勢朝陽者。2009 年中國訂出體質辨證模式的國家標準，將平素體質分為九類，各對應某湯方。按其前提錯誤，發病當下的體質無法預先知道，不能以平素體質來對應湯方。平素體格健壯的年輕人，浴後汗出吹風或大灌飲冰涼者，也有可能病勢朝陰而得太陽病。即如平日全壘打的高手，比賽當下情況欠佳，也有可能被三振出局。

即使同樣得太陽病，著於正虛者則多化為桂枝湯證，更虛一層者則多化為桂枝新加湯證。著於邪實者則多化為麻黃湯證。如脾胃氣水轉化不佳者則多化為五苓散證等諸症狀不定。又中醫診斷是全面考慮身體的諸症狀，而非局部之單一症狀；故中醫師不能見熱退熱、見利止利、見腎病治腎病、見膽病治膽病…。中醫湯方非為某臟腑而設，例如吳茱萸湯、白虎湯等湯方並無法言明係治療何臟腑的疾病。疾病對身體影響常是跨越某臟腑者，故仲景之學不用五行臟腑補瀉。換句話說，中醫湯方療法不存在 "藥物歸經" 與 "臟腑辨證" 等臆說。

中醫湯方不能用西醫病名來侷限，我們不能以西醫病名對應中醫的證候，否則會混淆中、西醫診斷模式之思惟，將陷中醫於不復。試問吳茱萸湯、白虎湯等湯方相當於西醫何種病名？健保審核如何界定其標準？中醫師就必須凸顯中醫獨特「證候」與「陰陽病勢」的診斷思惟。筆者學生提及曾開麻黃附子細辛湯治療咽喉痛者，惶恐地讓病人當場先服下科中一包，留置病人以利觀察，半小時後，病人咽喉痛頓失，服藥三天，數月咽喉痛即痊癒。另有學生提及曾開大柴胡湯（含大黃）治療中年婦女閉經長達一年者，五天後來經而諸不適症狀皆除，隔月亦來經而恢復正常。筆者亦曾開大柴胡湯（不含大黃）合調胃承氣湯治療多年低血壓70/40；一週即恢復正常 130/85。亦曾開真武湯加乾薑治療高血壓 190/120 發燒不退者，一帖退燒而恢復 145/85。如果氣虛就用四君子湯等溫藥、咽喉痛就用銀翹散等涼藥、閉經即用溫補、低血壓就用升提…等者，那是對「症」治療，而非對「證」治療。中醫宏觀歸納統合整體「陰陽病勢」而對應出某湯方者。得知如果病勢一樣，則外感病或與腫瘤病者開相同的湯方、高血壓可能與低血壓者開相同的湯方、肝病有可能與婦科病者開相同的湯方、眼病有可能與膀胱病者開相同的

湯方…等。故仲景湯方既可治療外感病，又可治療雜病。推得龍膽瀉肝湯非僅侷限瀉「肝」火而已，舉凡病勢朝陽者即可考慮。然而學校診斷學教科書並無如此論述，中醫主流亦缺乏「陰陽病勢」的觀念，試問中醫如何強調其診斷之優勢？

（中篇）026. 診病易、診證難

　　漢方診療如能方「證」相對，必然藥到病除而病癒。京都中神琴溪為卓識豪邁的醫師，曾云：「醫書乃無用之物。觀熟練的米商隨手即能釐清大津的稻米；只需少量的樣本即能通曉此米產自美濃何處、產自肥後何處、產自陸奧何處而絲毫無誤。然而並無相關辨別稻米形色的書籍可供參閱，其係因於日久接觸稻米而自然培養出熟練的觀察力。又從事錢幣進出（陳按類如今銀行業者）多年者，並無相關錢幣書籍可供參閱，但隨手即能辨識錢幣的真偽。技巧是由日久經驗的累積所培養，醫師不外於實際勤加練習而已，久而熟之他日自然有機會成為良醫（陳按中神琴溪其實是在鼓勵醫師不能忽略臨床而有此語，非真言醫師毋須閱讀醫書）。」

　　貴族世家公子雖然無法分清菽與麥兩者的差異，但是如果加以告之，立即具有辨識菽、麥、米、栗的能力。但是要熟悉其產地、特徵、質性等，就必須痛下功夫、潛心研究。受過正規醫學教育的醫師雖能辨別肋膜炎與疝氣疼痛的差異，但是要進一步詮釋病因與症狀細部等，則非加以努力浸淫研究不可。何況要如何處以適當的藥劑，那更是一門專業學問（陳按其意指醫師需苦讀醫籍，不能只重視臨床）。今日醫師著於「病」（陳按尤指西醫的病名）而不著於「證」，世人亦迷戀於某藥為某病的聖藥、特效藥、主治藥的美名。故俗醫慣以針對「病」來套方療治；其開方模式有如守株待兔地在販賣家傳秘藥（陳按中醫以歸納法統合身體的諸症狀而著於證候，西醫以演繹法而推理出致病的原因。令人遺憾地 2016 年開始，ICD-10 規定中醫健保須依據西醫的病名來申報。美其名與西醫接軌，實則喪失中醫診斷的核心價值，失去證候的中醫有如斷線的風箏，終必殞落。事實上，大型醫院的中醫門診早就慣以西醫病名而套疊數方治療，殞落中醫者正是中醫自己人而非西醫）。

【陳註】：
中神琴溪（なかがみ　きんけい 1744～1833）
　　中神琴溪是吉益東洞（1702～1773）晚年所收的傑出弟子。其出身於滋賀縣農家，名孚。字以隣，通稱右內，別號生生堂。父親為真宗西念寺，20 餘歲時被大津醫師中神氏收作養子，故改姓中神。寬政 3 年（1791 年）於京都開業，並授業解惑，先後門人多達 3000 人。隔年吉益南涯（1750～1813）從大阪返回京都三條東洞院舊址建屋開業，學生人數也有 1412 人。兩人同時在京都行醫診療，

一為東洞傑出弟子，一為東洞兒子。其撰有《生生堂醫譚》、《生生堂雜記》、《生生堂治驗》、《生生堂養生論》、《生生堂傷寒約言》等，皆為其口授而由學生筆錄而成。天保4年（1833年）琴溪以90歲高齡去世。琴溪將東洞之學發揮到淋漓盡致，其教學崇尚實用。琴溪第一句名言為：「重視事實、學習能實用者」。又云：「醫學所述為何物，總括不過是能癒人疾病而已。」又云：「醫學非為實用之物不可，毋須拘於定則，當需臨機應變。」

（中篇）027. 今日之診脈者

今日診脈者多講求脈數與脈象是否流通，或強調腎臟病、心臟病等脈象的特殊脈象而已。至於脈理關於疾病上衝頭部？下鬱滯於腰腹？右側疼痛？左側麻痺？脈象朝陽性發展或朝陰性發展？（陳按即脈勢朝陽或朝陰發展）等則乏人提及。何況七種死脈的變化、主用茈胡、茯苓、石膏等之脈象…等並無醫家論述。我認為古代十二脈、二十四脈、二十七脈等脈理，其相當繁雜而不易研究，古人或有一種不可思議的診斷能力吧才有此說吧！古書《脈經》、《難經》等所論的脈理我不敢照單全收；但今日脈學只講究心臟搏動、血液流通等又過於簡化而輕視脈理。我認為脈象不但有診斷、治療的價值，又能預後疾病的發展。

【陳註】：

筆者認為脈診的要點如下：

1. 《素問》與《靈樞》沒有「關脈」與「尺脈」之詞。《靈樞‧論疾診尺》是診尺膚，而非診尺脈。《素問‧脈要精微論》：「尺內兩傍，則季脅也，尺外以候腎，尺裏以候腹中…。」也是診尺膚，而非診尺脈。「關脈」與「尺脈」之詞最早是出自《難經》。
2. 《素問‧平人氣象論》春脈弦、夏脈鉤、長夏脈代、秋脈毛、冬脈石。爾等是天人合一思想羼入脈學，將一年五季與脈學類比的安排構想。《難經》十五難春脈弦、夏脈鉤、秋脈毛、冬脈石，則是一年四季的類比。皆非關診療。
3. 《難經》五難謂脈有輕重，如三菽之重與皮毛相得者，肺部也。如六菽之重與血脈相得者，心部也。…爾等非關診療，其是五行學說羼入脈學而類比五臟的安排構想。如同《內經》肝主筋、腎主骨…是五行學說羼入生理的臆說。
4. 《難經》十三難謂五臟有五色，皆見於面，亦當與寸口、尺內相應。假令色青，其脈當弦而急。色赤，其脈當浮大而散。…爾等非關診療。其是五行學說羼入望診與切診，將脈學與五臟面色作配屬類比的安排構想。

5. 寸關尺皆屬血管（橈動脈）的水平面壓力，血壓則是血管的垂直壓力。故不能以脈壓來斷定血壓數值，就如同不能以體重（橫向）來斷定身高（縱向）。

6. 可辨別湯方。例如診斷麻黃湯證與桂枝湯證時，必須以脈象緊與緩加以鑑別。

7. 可判斷療效。例如半夏厚朴湯證脈略數，服用幾天後，脈速會減為常值。中暑病人之脈象多沉，經治療後，其脈位會升為常位。心律不整者經針灸內關穴後，脈象恢復正常規律。治療前後脈象之變化而能預後疾病的發展。

8. 寸關尺分候臟腑之診是由易學羼入而非關臨床。今人習以《四診心法》配屬臟腑作診斷者，非也，因為不符合橈動脈的解剖。如託言所診為氣脈而非血脈，那更離譜；因為診斷時並無同步針灸，哪來的經脈線？何況經脈未必呈線性關係，也沒有各自直接聯繫到臟腑，故應稱為感傳脈道示意線而非經脈。

9. 脈診只是診斷的一部分，而非全部。《傷寒論》113 首湯方只有 33 首湯方有對應脈象。故不能以某脈象去固定對應某湯方，更不能某脈象去固定對應某藥。和田論及茈胡、茯苓、石膏等某藥之脈象者有誤。

10. 鑑別湯方與病勢。然而脈診或未必符合整體病勢，故有時需捨去脈診。

11. 《傷寒論》不分左右手，不分寸關尺。宋本分寸關尺的條文者皆係後人羼衍。

12. 常態下關脈最浮出而易診得，其次為寸脈，尺脈最沉弱而難診得。

13. 脈診不是開方的必要條件。

　　某知名脈學網站訛以脈分寸關尺出自《內經》；並將《內經》尺膚之診誤為尺脈之診。甚至把三菽之重、六菽之重…等類比五臟的安排構想訛作臨床診療，虛擬五層脈診法；並對應藥物而一味藥一味藥合得湯方…。洋洋灑灑百萬言以標榜為正統中醫。按其應只是學者而非臨床醫師，不懂《靈樞》「凡將用鍼，必先診脈。」的脈理；更不知寸尺配屬臟腑原是從易學羼入的臆說。學者紙上百萬言容易，醫師臨診一病人困難。封號不是自己吹噓而得，其舉已離樸質中醫遠矣！

（中篇）028.今日之診腹者

　　今醫家診腹僅著於腹力之有無與強弱而已，卻不知其他細節。無法掌握承氣湯證主以攻下的腹診要領，以及茈胡湯證主以疏通的腹診要領等，也無法由病人所呈現腹症去推斷過去曾患有何疾？現今所得者為何病證？更無法由腹症辨識病人雖下利日久卻何以不能主以止利的湯藥（陳按因其腹勢朝陽、有力而實而腹皮灼熱）？病人雖便秘月餘卻何以不能主以瀉下的湯藥（陳按因其腹勢朝陰、軟弱無力而腹皮冷涼）？

【陳註】：

筆者認為腹診的要點如下：

1. 扁鵲最早使用腹診者，腹診並不是日本人首創。漢代尚未發明椅子，病人躺於地上，醫師坐於側旁，伸出手自然就接觸到大範圍的胸腹部，而非將小範圍的脈診列為重點。《傷寒論》相關條文旨意就是仲景腹診的實踐心得報告。

2. 透過腹診可得知胸脅支滿、心下痞、腹脹滿痛、小腹不仁…等症狀而能了解《傷寒論》條文旨意以行方證相對。另可辨清病人血邪、氣邪、水邪…而作為病勢陰陽等的重要參考。西醫腹診則是著於臟腑器官等的疾病。

3. 腹診只是診斷的一部分而非全部。東洞以某腹候去固定對應某湯方者，非也。

4. 可鑑別湯方與氣、血、水邪。但腹診或未符合整體病勢，故有時需捨去腹診。

5. 可判斷療效。例如苓桂朮甘湯證，儘管服藥後病人主訴並未明顯改善，但是腹診其心下處的水邪聲音已有減少，病癒之機，毋須改方。又如當歸芍藥散證，儘管服藥後主訴並未明顯改善，但小腹痙攣痛結已有減輕，病癒之機，毋須改方。即辨別服藥前、服藥後腹候的對照比較。

6. 《難經》十六難謂肝脈內證為臍左有動氣、肺脈內證為臍右有動氣…。爾等是從易學的時段方位攛入醫學之臆說，非關診療，故不能作為腹診的依據。

7. 腹診不是開方的必要條件。

（中篇）029. 吉益東洞先生提倡腹診

吉益東洞先生《醫斷》云：「腹為有生之本，故百病根於此焉。是以診病必候其腹，外證次之。」。此句乃千古未發之論。富士川氏《日本醫學史》曰：「聽診、扣診等診斷法未備之時，腹診實為唯一的診斷法」。富士川氏將腹診與聽診、扣診同等看待，有所不妥。因為聽診、扣診只針對呼吸與血行（陳按指心臟血液循環，論中同此）兩臟器的疾病，並無涉及於其他疾病。但是「腹診」確係是「病發於腹內諸臟腑而影響於身體各部者」的診斷大法，疾病十有七、八皆由其腹部所發生。推得吉益東洞先生所言不虛。

【陳註】：

Percussion 和田譯作「打診」，筆者認為應譯作「扣診」較妥，論中同此。司馬遷《史記‧扁鵲倉公列傳》：「…越人之為方也，不待切脈、望色、聽聲、寫形，言病之所在（陳按不用望聞問切，只依腹診即能知病處。中庶子輕視扁鵲，故扁鵲有此言）。聞病之陽，論得其陰；聞病之陰，論得其陽。病應見於大表（陳按見與現字通假，大表指病處外顯於腹）…試入診太子，當聞其耳鳴而鼻張，循其兩股以至於陰，當尚溫也…。是以陽脈下遂，陰脈上爭，會氣閉而不通（陳按陽脈與陰脈非指尺寸，而是指軀體陽位之脈與陰

位之脈）…脈亂，故形靜如死狀，太子未死也…。太子起坐，更適陰陽，但服湯二旬而復故（陳按病癒而復為舊故）…。」按扁鵲擅長診脈，但上文是基於調整「陰陽病勢」。扁鵲為首開腹診與陰陽病勢診斷的第一人。筆者定義腹診為：「病人自覺或醫師透過感官察覺病人腹、脅、胸、背、腿的外部形態與溫度，另藉扣擊、推移、按壓手法察覺內部悸、動、滿、結、軟、硬、塊痛、水移聲等異常症狀，其目的是判斷湯方證候與鑑別陰陽病勢（含氣、血、水邪子綱等）的一種中醫診斷法。」腹診的姿勢日醫多採取平躺、雙手雙腳自然伸直。事實上另可採取平躺、屈膝彎腿的姿勢。肥胖病人等必要時也可兼及側躺位置。診斷肝膽疾病時要雙手上舉，甚至要吸氣而憋住不吐，以利診得。

富士川游（ふじかわ ゆう 1865～1940）

本姓藤川，父親改姓氏為富士川。初名充人，號子長，單名游字。安藝國（今廣島縣）出生，畢業於廣島醫學校，曾留學德國。明治 37 年（1904 年）撰《日本醫學史》，同鄉吳秀三博士為其寫序。富士川游博士奠基日本醫學史，並曾任日本醫史學會理事長；昭和 15 年去世，享年 76 歲。其所收集全國 430 部、9000 餘冊醫史書集捐給京都帝國大學，成立「富士川文庫」。富士川游在《日本醫學史》357 頁引用東洞「腹為有生之本，故百病根於此焉…。」但筆者粗察和田引用「聽診、扣診等診斷法未備之時，腹診實為唯一的診斷法。」此句似未見於《日本醫學史》之內。1915 年游與秀山共組藝備醫學會（藝州約現在的廣島縣，備州即今岡山縣與廣島縣東部等）。促使吳秀三於大正七年（1918 年）撰《東洞全集》，富士川游加以校定。如下圖所示：

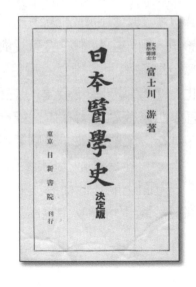
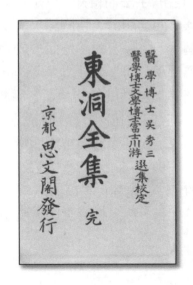

（中篇）030. 古人不知聽診與扣診之法

聽診、扣診二法為第十九世紀西醫 Skoda 創建完成。古代醫家不知有此診斷法。故古代醫家診斷呼吸與血行（陳按指心臟）的疾病並不明確。見痰夾膿血以為是肺癰，見心臟麻痺前驅症以為是真心痛。疾病歷經發展大半之後，方能察知其確切的致病原因。或肺臟、氣管、心臟、心房等病經過歷久而始知其致病原因。甚至或有始終都無法診出其病在何處者。爾等導致漢醫多被洋醫嘲笑不懂診斷。

【陳註】：

荷蘭醫師 Auenbrugger（1722～1809），幼時目睹父親輕扣酒桶來推斷桶內酒量，受此啟發而約於 1761 年首先發明了人體扣診法 Percussion，此法可以診斷敲出胸內肺臟是否有積水？肚腹是否有脹氣？等，可說是西醫腹診的開端。其時間約晚仲景腹診一千五百年。聽診器則是法國醫生 Laennec（1781～1826），中文譯為雷奈克，其於 1816 年發明。奧地利醫師 Josef Skoda（1805～1881）則總其扣診大成而於 1836 年撰《About Percussion in the medicine…》、1837 年撰《About the Percussion of the Heart and the Sounds Originated by Heart Movements, and Its Application to the Investigation of Organs of the Abdomen》。Josef Skoda 將扣診應用於心臟之診斷等，並著有專書，故後世尊為 Percussion 診斷法的代表者。Josef Skoda 並創設奧地利醫學院。

中醫腹診實際上早已含有扣診法，例如腹滿、胸脅支滿等「滿」的診斷就是透過扣診的手法而得知，只是沒有特別標出其名稱而已。故和田說古人不知扣診者有誤。西醫腹診（含胸診）是以臟腑異常為目標，中醫則辨別湯方證候與氣血水子綱等。中醫宏觀診療而異於西醫的微觀診療。例如中醫對於膽囊炎與盲腸炎的開方用藥思惟基本上並無不同，即中醫並無分開臟腑而各獨立治療這回事。故在此基礎上自然就忽略診斷各臟腑細節，這也是中醫解剖學不發達的主因。因為詳知解剖細部對於中醫治療幫助不大，故擁有中西醫雙執照者在中醫臨床並無特別突出之處。「漢醫多被洋醫嘲笑不懂診斷」應作「漢醫多被洋醫嘲笑不懂診斷臟腑疾病與病名」解釋。中醫應吸收西醫的診斷，可作治療前後的參考，生化檢查數值與 X 光等也是廣義「望診」的內容；一方面也能藉此而易與病患溝通。就腹診而言，熟悉膽囊炎與盲腸炎等西醫的臟腑診斷也可豐富中醫腹診的內容。

　　脈診能知病勢與疾病所在，以及全身受病的大致情形。腹診能知腹內病根積聚與察得其影響全身的因素。聽診能知呼吸與心臟（陳按心臟原作血行）二臟的異常。扣診能定全身各部氣性、水性、固性等存在的部位。診病有以脈候為主者，有以腹候為本者，有以驗之聽診器而更明白者，有以藉扣診而更確認者。四診兼施，病無所逃。再佐以望診與問診共六種診法，不可偏重某診法，也不可輕忽某診法。

【陳註】：

　　望聞問切的「聞診」包括以鼻聞病人氣味與以耳聞病人聲音兩者。藉用聽診器診斷是應屬於廣義的「聞」診。

　　《靈樞·論疾診尺》：「尺膚滑，其淖澤者，風也。尺肉弱者，解㑊安臥。脫肉者（陳按指尺膚），寒熱不治。尺膚滑而澤脂者，風也（陳按《甲乙經》無此句，可從）。尺膚濇者，風痺也。尺膚麤如枯魚之鱗者，水泆飲也（陳按《脈經》作淡飲，可從）。尺膚熱甚，脈盛躁者，病溫也；其脈盛而滑者，病且出也（按《太素》作汗且出也，可從）。尺膚寒，其脈小者，泄、少氣。尺膚炬然，先熱後寒者，寒熱也。尺膚先寒，久大之而熱者，亦寒熱也。肘所獨熱者，腰以上熱。手所獨熱者，腰以下熱。肘前獨熱者，膺前熱。肘後獨熱者，肩背熱。臂中獨熱者，腰腹熱。肘後粗（陳按《脈經》作廉以下，可從）以下三、四寸熱者，腸中有蟲。掌中熱者，腹中熱。掌中寒者，腹中寒。魚上白肉有青血脈者，胃中有寒。」

　　按上段為診斷手臂之「**診尺膚法**」，有些學者誤作診寸關尺之法。稻葉克文禮《腹證奇覽》應更正作《腹症奇覽》。今甚少醫家提起診尺膚法，其臨床應有一定的診斷價值。尺膚診、脈診、腹診、趺陽診等應相結合。尺膚診法應不只著於尺膚甲錯、溫病、寒熱溫度等而已，有待更進一步的研究。

　　日醫多認為外感病候脈診，雜病候腹診。事實上未必如此，例如外感病的五苓散證，其脈多為浮數，另具腹滿的水邪。又如肝膽發炎用大承氣湯者，必有腹熱堅痛與燥屎塊可腹診察覺之，脈象沉實而滑，亦為脈診與腹診須同時切診之。成無己《傷寒明理論》：「大抵看傷寒，必先觀兩目，次看口舌，然後從心下至少腹以手撮按之，覺有滿鞭者，則當審而治之。」按中醫診治外感與雜病的辨證相同，脈診與腹診應互相結合，兩者皆為中醫診斷的重要內容。

　　《難經》乃託名扁鵲所著，非真出於扁鵲，所言多係天人合一的類比構想，非關臨床診療之事。扁鵲僅強調「陰陽病勢辨證」而非"臟腑辨證"等。外感發燒不是分急性慢性，也不是一見高燒就開苦寒藥瀉下，更非以太陽膀胱等經脈或是肺臟等臟腑來分型。而是根據「陰陽病勢」開予苦寒藥或溫熱藥，如此而已。

並非一見急性高燒就開清熱解毒或冰敷。中醫開方如同在下圍棋，陰陽而已，規則簡單而變化奧妙無窮。扁鵲也是行腹診的第一人。吉益東洞等日醫行「腹診」，中國毋須因民族情緒而排斥。仲景是在「陰陽病勢辨證」下再行「六病辨證」。仲景書專言湯方（化學作用），無關針灸（物理作用）。經絡疾病則需行針灸治療。湯方療法與針灸療法是兩回事，物理與化學作用可以互補，但是不能取代。

（中篇）032. 象山先生辭去醫職

　　佐久間象山先生勤讀洋醫書籍，臨床治療外科疾病多有療效，治療內科疾病則否。象山先生有所困惑而求教於某藩醫，藩醫問曰：「先生是否明白得證（陳按此章原文正確作證字）之法？」先生答曰：「何為證？」藩醫曰：「人參湯有人參湯之證，葛根湯有葛根湯之證。爾等呈現於外者為外症，呈現於腹者為腹症，呈現於脈者為脈症。各病必具有一定模式的症狀呈現出（陳按即證候之意），醫師須辨得某證與方書的某湯劑相對應，處以該湯劑即必獲佳效；否則治療無效。」象山先生聞之後云：「我身為醫師，卻不知得證之法，隨意治療故臨床無法得效。遂自慚形穢而辭去醫職，從此不再為人診療。」

【陳註】：

　　日本江戶幕府時代擁有一萬石以上封建領土者稱為藩，約相當縣級單位，例如琉球縣舊稱琉球藩。各藩擁有一定的自治權力，領導人稱為藩主。任職於各藩的醫師即稱為藩醫，專為藩主診療的藩醫則冠以最高職稱的奧醫師、表醫師之封號。1868 年明治維新，1871 年廢藩置縣。

佐久間象山（さくま　しょうざん 1811～1864）

　　通稱修理（しゅり），諱號國忠。通曉東洋與西洋文明，其集醫師、科學家、政治家、文學家、思想家於一身，亦喜彈弦琴。象山是日本近代史上能接受八方文化的典型人物，主張移植西洋科學文化，力求從全球形勢來發展日本。象山提出「海防八策」以鞏固日本安全而不受侵略，第一條為：在全國的海岸要地建築砲台，以能對應外國的侵略。象山被視為 1868 年的明治維新運動的先驅，其與和田啓十郎為長野縣同鄉，今長野市松代町建有「象山神舍」以供紀念。

（中篇）033. 患者信念的厚薄

平出隆軒《醫學變遷史稿》：「病人對醫師的信念（陳按指信賴度）會大大影響到治療效果。同一處方藉由不同信念則所呈現的療效不一。這不僅是我輩日常所聞，也是病人敢將生命委由草根樹皮（陳按指漢醫藥）而毫無恐懼的原因。畢竟患者信念鞏固對治療病苦較能放心。然而治療結果並非如此。」（和田註：隆軒氏所論全係不懂醫藥本質的淆惑之言）

嗚呼！隆軒氏身為博學多識之人卻口出妄言，猶如逞咒罵之快，其不懂醫藥為何物而類同一般俗人。隆軒氏並且侮辱了漢醫，漢方醫理豈能以一句話即可說明清楚的。試問書中其自讚大效的金雞納霜與可待因（codeine）等也同由草根樹皮所收集，又何來具有自稱特效藥的美名（陳按指爾等並無關於病人對醫師的信念，卻自稱特效藥，豈非自相矛盾。又爾等也同是草根樹皮，何來貶損漢醫藥為草根樹皮）？請其試教之。

就病人的信念而言，我不得不再多費口舌來說明。病人信念的厚薄雖對療效有所影響，但多只是暫時性而非根本治癒。何況心識尚未成熟的小嬰兒或是不省人事的重症患者，毫無意識；試問哪來喚起其信念的感應效果？請其試教之。

隆軒氏言同一張處方而未呈現同一療效者，主要是因於我輩未勤於洞察所謂的定證（陳按和田又稱固有證，即原症與附隨症的合稱），隨意地施治使然。例如胃病者應處以人參湯者卻誤投茈胡湯、應處以茈胡湯者卻誤投瀉心湯、應處以瀉心湯者卻誤投承氣湯；爾等必為無效。同屬胃病，處方卻大相逕庭。醫師如不能深思熟慮，草率地施治，治療結果則或為卓效、或為無效。（和田註：當今胃病雖賴精密儀器區別出不同症狀，但是洋醫治法大同小異；無法像漢醫予以對證根本治療）。

【陳註】：

可待因（codeine）是從罌粟屬種子萃取出來的一種天然鴉片之生物鹼，含量約 0.7～2.5%。其可從鴉片中萃取，今另可以化學方法從嗎啡合成。可待因常用於止痛，另有止咳、止瀉的作用。

現代人精神疾病劇增，多為失眠、恐慌、焦慮…；單靠藥物療效往往不佳。癌末或臨終病人更非藥物所能勝任。此等病人依賴親友、醫護人員等的關懷，甚至是宗教活動的撫慰等都有一定貢獻，這是無可否認的。（中篇）004 章〈對醫師的信任〉強調醫病互動關係的重要性。本章則是意在強調辨證施治的重要性。

中醫湯方著於「證候」（含腹診、脈診），西醫則著於「病原」。仲景六病為：「基於發病當下體質之不同，當受風寒濕等外邪所干時，會化成六種病位各異、病性有別的外感病。」故其是針對「**病人**」發病當下的體質寒熱溫涼；異於

現代醫學是對「病」治療。中西醫學無法接軌的原因在於思惟不同，中醫是診斷病人的「證候」，西醫是診斷疾病的「病名」。今中國強行中西結合，中醫隨著西醫病名而起舞，導致中醫疏於證候，中醫師素質大幅下降。例如外感喉嚨痛，有研究於何種中藥可以殺細菌？何種中藥可殺病毒？筆者雖不懂病人罹患病毒或細菌，但卻可以將其治好。外感喉嚨痛病勢朝陰者開桂枝湯、茈胡湯等加桔梗、厚朴等溫熱藥，甚者用麻黃附子細辛湯等。病勢朝陽者則開解肌湯、白虎湯加石膏、大黃等苦寒藥（或以銀翹散加減）。中醫師方證相對診斷模式異於西醫病名診治。朱木通前輩治療急性盲腸炎或用當歸四逆湯、或用大黃牡丹皮湯，即依病勢陰陽而定。得知舉凡自由基、免疫力、抗氧化、萃取純化、生物活性、病毒、細菌、基因、pH 值、氨基酸、蛋白質等生化名詞皆非中醫開方用藥的關鍵。台灣中醫不能導向與西醫病名接軌發展，否則將步入中國中醫診療能力普遍低落之窘境。

（中篇）034. 金雞納樹的樹皮與金雞納霜

金雞納樹的之乾樹皮的主成分為金雞納霜，另含有金雞納鞣酸、奎寧酸、辛可寧等硫酸及鹽酸之生物鹼。金雞納霜可治療的疾病雖多，但總以熱帶瘴氣癘毒為主，尤其是治療瘧疾最俱療效，更是人所皆知之事。

金雞納樹之樹皮與金雞納霜兩者的藥效不同，在治療瘴氣的間歇熱初起發作而病尚淺者，應主以業經萃取主成分的金雞納霜。慢性期或殘餘毒邪轉移為腸胃疾病等者，則應主以金雞納樹之乾樹皮的植物生藥材。金雞納霜好比是銳利單刀、迅速地直刺要害，金雞納樹之樹皮則有如大軍挺進、從容不迫地完全掃蕩。

得知植物原藥材整體功效異於萃取純化的單一主成分，又單味藥物之專精猛烈異於多味調和周全的湯方。

【陳註】：

金雞納樹又稱奎寧樹、雞納樹、金雞勒，學名 *Cinchona ledgeriana Moench*。其屬茜草科，藥用部分為樹皮，可治瘧疾。金雞納樹（cinchona）原產於南美洲，1817 年由法國人 Pierre Joseph Pelletier 與 Joseph Bienaim 等共同命名，這個字源自於印加語 Quina（意為樹皮），或者 Quina-Quian（意為神聖的樹皮）。直至十九世紀才移植於亞洲。樹皮可提煉出主成分金雞納霜（Quinine Sulfate），現改用化學合成。金雞納樹的樹皮和根皮原藥材含有 30 多種生物鹼，除主成分奎寧以外，另含有奎尼丁、辛可寧、辛可尼丁、金雞納鞣酸、奎寧酸和金雞納紅等化合物。

目前西醫學治療瘧疾藥物惟有用金雞納霜，另外對心律不整、痔瘡、靜脈曲張、止痛等亦有治療效果。日本統治時代，台灣大量種植金雞納樹以煉製金雞納霜，運往南洋，以治療二次大戰時日軍罹患瘧疾者。古方漢藥治瘧疾則以常山（恆山）等作為治療瘧疾主藥，搭配茈胡湯劑等。

　　藥理研究者喜將植物生藥材與萃取純化的主成分混為一談，中醫藥卻常得蒙受冤屈。例如實驗得知甘草精有害老鼠的腎臟功能，於是學者發表甘草會造成腎衰竭而應禁用之議。又如麻黃素會加速中樞神經作用，於是學者發表麻黃有害神經而應禁用之議。今麻黃湯等含有麻黃的中藥湯方及單味麻黃皆被禁止銷售到美國等。但試問中醫師又有誰在用甘草精、麻黃素者？

瘧疾是危害人類甚大，全世界每年就皆超過兩億病例，其中每年至少有四十多萬病例死亡。WHO 於 2015 年 12 月公告的全世界瘧疾疾病報告書業已出爐：

	全世界罹患瘧疾病例數（人）	全世界瘧疾死亡病例數（人）
2000 年	262,000,000	839,000
2005 年	264,000,000	738,000
2010 年	243,000,000	554,000
2015 年	214,000,000	438,000

　　人類對付瘧疾的有力藥物，除了法國科學家 19 世紀初從植物金雞納樹皮上提取出的奎寧，另一就是 20 世紀 70 年代從青蒿中提取的青蒿素。青蒿素是中國惟一被世界承認的原創新藥。1971 年屠呦呦藥學家（女性，1930 年出生）從東晉葛洪《肘後備急方・卷三・治寒熱諸瘧方》：「青蒿一握，以水二升漬，絞取汁，盡服之。」得到啟發，認為高溫會破壞其有效成分，故改用沸點較低的乙醚萃取青蒿，終於在 1971 年 10 月 4 日從生藥青蒿萃取具有 100% 瘧原蟲抑制者成功。她更於 1972 年 11 月 8 日得到抗瘧單體：青蒿素。因此屠呦呦女士於 2015 年 10 月 5 日榮獲諾貝爾生理醫學獎。

　　生藥材研究並非中醫的專利，任何人都可參與。屠呦呦女士以生藥材為對象行而萃取的成果，本質上與萃取麻黃素、甘草精等並無不同，爾等榮耀並不能歸功於中醫。充其量是中醫提供了研究的醫籍，沾到了光芒，但這一點也值得中醫汗顏，現在我們中醫界有多少人還浸淫於中醫典籍呢？金雞納霜、青蒿素、麻黃素、甘草精等單味萃取藥是依據西醫病名統一給藥，不考慮發病當下病人的體質寒熱溫涼之差別；爾等不屬於中醫個人化的診療思惟。從上表顯示奎寧與青蒿素大幅度降低瘧疾的死亡率，扣除部分病人沒有即時服藥，故奎寧與青蒿素治癒率

很高。但由中篇 009 章和田以麻黃湯、桂枝湯等治癒瘧疾久服奎寧不癒者。又中篇 024 章和田:「惡性瘧疾反覆發作者,如果仍偏信金雞納霜之特效而長期服用,則非但無法痊癒,反而會產生頭痛、眩暈、面容不華等金雞納霜的中毒現象。」筆者小結:「青蒿素對於瘧疾有很高的治癒率以嘉惠世人,屠女士終能榮獲世界主流醫學之褒獎,我們當然恭賀並肯定屠女士的研究成果。但這不能作為中醫的發展方向,因為青蒿素甚至是奎寧的療效仍有盲點,需要中醫來補全其空缺。」

(中篇) 035. 漢方的君臣佐使與洋方的處劑法

複合藥劑中的組成成份,分別擔任君臣佐使。此為漢洋方劑的共同點,但是其目的則有天壤之別。洋方所謂君藥者為主效的藥物。臣藥者為次效的藥物,然而其臣藥往往多無療效。佐藥者乃矯正藥物的惡臭苦味,調整口感而易於吞服,例如砂糖、甘草、芳香料等(陳按即所謂矯味劑等)。使藥則為固定藥物的結構,例如水、糊、膠等(陳按即所謂賦形劑等)。

顯然洋方處劑著於以單味藥物(按即指君藥)來治療疾病,其臣藥、佐藥、使藥皆稱不上真正具有治療的效果。如果病人罹患其他副發症狀時,則兼用另一處劑(陳按也是同樣著於君藥的藥效)。如此思惟的方藥模式,我稱為「**單味複劑法**」。

(中篇) 036. 漢方的處劑法

漢方的君臣佐使異於洋方。漢方君藥為湯方主效的藥物,此點似乎與洋方的君藥相同,實則不然。漢方君藥無臣藥、佐藥、使藥之助力,君藥即無法發揮其極致作用(陳按即漢方君藥並非獨立發揮其療效)。漢方臣藥、佐藥、使藥皆具有治療之目的,爾等與君藥相合而使君藥更能發揮作用;並非如洋方作為矯正藥物惡臭苦味或固定藥物結構。洋方的佐藥與使藥實際上僅是作為虛飾而已。

漢方乃合數種藥物而達到可兼治諸副發症狀,故通常一方劑即可治療病人的多種症狀(陳按即漢方所稱之證候)。如此思惟之方藥模式,我稱為「**複味單劑法**」。

和田清楚說明漢洋處方模式的差異在於「複味單劑法」與「單味複劑法」。今日我們常習於三、四湯方，另外添加數種單味藥，一張處方甚至見有五、六首湯方，或將湯方當成單味藥而仿如亂槍打鳥。事實上臨床面對病人複雜的主訴，醫師很難抑止開合方之衝動。病人每多講一項主訴，醫師就很想再多開一方。此風以訛傳訛，當複雜病情而醫師只單獨開某一湯方時，病人往往懷疑其療效與信心。轉醫時，甚至有同道反而強調複雜病情就需治以複雜多種湯方。試問三、四首湯方齊下時，其藥味有無重複？君臣佐使的藥量比重有無變化？更重要的醫師有無方證對應的思惟？否則豈不將漢方「複味單劑法」訛作西醫「單味複劑法」的模式運作，這樣的開方模式人人皆會，任誰都可以速成為中醫師。

臨床如果頭痛就用川芎茶調散、兼具失眠就加酸棗仁湯或時尚的加味逍遙散、兼具筋骨痠痛就加疏經活血湯、兼具肝病就加龍膽瀉肝湯…等。如此開方則電腦程式即可取代中醫師地位，中醫師亦無存在的特別理由。又今人喜以萃取某天然植物的活性物質，或誇為中藥科研之進步，以生化藥理機轉詮釋開方者非屬中醫的開方思惟。西醫內科優勢是醫院具有高貴精密的儀器；中醫可貴的是具有宏觀的方證相對與陰陽病勢思惟等。簡單地說，**西醫強於儀器、中醫強於腦袋**。中醫師必須擅長於方證相對與辨別陰陽病勢的能力，以腦袋贏取病人信賴與西醫的尊敬，否則將一無是處。這種能力無法於短時間速成，就如同下圍棋時整體歸納與綜合能力，其需縝密的思辨與長期之浸淫培養而得，此能力不容易被他醫取代。有道是「中醫師不行，而非中醫不行。」共勉！又北茈胡（產於銀州質優，特稱銀茈胡，今市售的銀茈胡是偽品，切成片狀，味臭，不能入藥。）質地較硬，纖維較粗，有分歧結節，略香味；<u>無風寒外感不用北茈胡</u>，仲景方是用<u>北茈胡肅清裏熱以透外</u>。南茈胡質地較柔，根長纖細，無結節，香味；<u>無內傷虛損不用南茈胡</u>，補中益氣湯、逍遙散等是用<u>南茈胡肅清裏熱以補中</u>。唐代以後才有使用南茈胡，可治療肺結核、骨蒸等。今台灣市售科學中藥的逍遙散等皆訛以北茈胡偽充南茈胡使用。

（中篇）037. 漢藥的各種性效

洋醫專家有研究漢藥的各種質性與功效。除了漢醫深信的《本草》書籍相關論述以外，對於漢藥的組成、分類、用法、用量（陳按包括化學結構、毒性與生化機轉等）等細部皆有詳細的標準解說。故我輩必須承認這些研就成果有助益於瞭解漢藥。

可惜洋醫專家研究漢藥全以單味藥為對象，皆止於分析某單味藥生理作用與其療效，未嘗闡明多味藥間的相互關係。因為漢方是以多味藥的組合來行治療，其間的交互作用並非分別由各單味藥療效各自獨立說明來組合。某漢方有其整體的治療作用，故實際上洋醫專家對漢藥性效的研究尚未齊備。

（中篇）038. 人參無效之說

漢方後世學派的醫書尊人參為靈妙不可思議的補藥，說人參能補攝命根、滋養元氣等。今人也多深信不疑。畢竟著重補益學說是後世學派的謬見所誤導，雖是如此，但人參如用之得當，確有其特殊療效，非他藥所能比擬，這也是事實。

洋醫以單味藥的藥理機轉來詮釋藥效，故認為人參僅略具有滋養功能而已，並無殊勝的療效。但漢醫湯方療效是基於多味藥的整體效用，例如人參湯(丸)、小茈胡湯、附子湯等含有人參而有其整體殊效，如將湯方中的人參去除，則療效全失。故洋醫只以單味藥成分分析而認為人參無效，這是不懂漢方的錯誤之舉。

【陳註】：

人參漢代原作人薓，之後省筆作人蔘。再同音通假作：人祭、人參、人蓡。康治本《傷寒論》仍正確保留作：人薓。可見其母本抄自漢代祖本。

（中篇）039. 漢藥草木多具有偏性

吉益東洞先生《醫斷》曰：「藥者草木，偏性者也。偏性之氣皆有毒，以此毒除彼毒也。」藥之所以能稱為藥者，即其具有剽悍猛烈之氣。故漢醫書籍曰：「單味藥物的藥力過於剽悍，需調以它藥緩和以求其藥力能深達。」又曰：「藥物純攻或純補容易激化身體，反不利於治療效果。」

若說人參為攻擊之劑，倒不如說是補和之劑。補和之劑的偏性較弱，如果單獨以偏性較弱的人參一味藥作為方劑，其療效甚輕。故洋醫認為人參不具療效。事實上因洋醫不懂方劑需緩猛相配、攻補兼施之理，故才訛以為人參不具療效。

（中篇）040. 書法名帖與良藥

　　世間號稱有三大書法家，或謂有四大書法家（陳按應是指王羲之、顏真卿、柳宗元等）。如果將這些書法家的個別字體一橫一劃拆開來仔細論斷，並無殊勝之處。其一橫一劃的水平與我輩相當，根本不值得去特別推崇。但書法家整個字體的筆風與氣勢，或是數個字體相連共同呈現的整體風雅韻味，的確深深贏得後人鑑賞欽佩。

　　世間號稱所謂某湯、某散之良藥者，如果將此湯、散的組成一味藥一味藥分別拆開來仔細實驗，並無特色之處；有許多藥物與此一味藥一味藥的效用雷同，或可取代之。然而漢方療效殊勝之處在於整體湯劑、散劑的總作用，並非一味一藥的個別效用。故尚未服數劑之前，勿隨意斷言漢方不能起死回生（陳按指不要蔑視漢方組成平凡而輕忽其整體療效）。醫師如果不懂這種醫理，即不能逕自開方給病人。

（中篇）041. 吉益南涯先生的驗案

　　一九歲女孩罹患寒疝疼痛，求助於吉益南涯先生。先生指派門人某醫診療，某醫見女孩蒸蒸發熱而汗出口渴，即主以五苓散。服藥後前症稍減，但仍然蒸熱汗出，舌苔或黃或黑，大便反為燥結而胸中煩悶。於是更改湯方為調胃承氣湯。服藥後雖大便下利數行，卻呈現出煩悶益甚，食入則吐，病情轉為壞治。先生診斷後言：「調胃承氣湯非主治的湯方，理應屬於桃核承氣湯證。」服後果然痊癒。今比較調胃承氣湯與桃核承氣湯的組成如下：

調胃承氣湯：芒硝二錢、大黃一錢、炙甘草五分
桃核承氣湯：芒硝二錢、大黃一錢、炙甘草五分、桃仁五分、桂枝五分

　　兩湯方都同稱為下劑，芒硝、大黃、炙甘草三味藥的藥量皆相同。差別在桃核承氣湯多出桃仁與桂枝兩味藥。但是本例桃核承氣湯可減其病勢而致痊癒，調胃承氣湯卻反使病勢增惡而煩悶益甚。我雖然只舉一例來說明，但必須明白漢方主治的差異皆類此。湯方中君臣佐使的功能差異的確不可輕忽。

【陳註】：

　　血瘀不限於女子，男人亦有血瘀。血瘀不限於成年人，小孩亦有血瘀。桃核承氣湯著於治血瘀，調胃承氣湯著於治陽明病。血瘀者曾有外傷打撲、面褐、唇黑、舌下靜脈怒張、舌面條狀血絲、目紅、牙齦或眼白有血絲、經血異常、小腹

按壓痛、衄血、腸胃出血、痔瘡流血、皮膚紅疹抓痕等。陽明病則臍熱、臍周多有張力、大便秘結、潮熱而夜間病情稍輕等。

　　抵黨湯（諸本作抵當湯，應從《千金要方》作抵黨湯為是）亦治血瘀，小腹壓痛同於桃核承氣湯。抵黨湯專於攻下，不會面紅而少發狂。桃核承氣湯著於安上攻下，其桂枝合甘草以補益胸陽，胸陽得安其位則不會氣逆；此乃桂枝甘草湯之意。桃核承氣湯證病勢較急而顯浮於外；抵黨湯證病位較深而色暗、病人稍安。桃仁入血分。本經言桂枝治喉痹而有通下之功，其可助桃仁行血下出；故桂枝茯苓丸用桂枝合桃仁之意在此。桂枝茯苓丸者大便正常，故以茯苓下氣而不用硝黃；其腹症壓痛多在臍旁，雖有煩燥而無面紅，縱有欲狂而病勢不如桃核承氣湯證之朝陽。

（中篇）042. 對藥劑的信心

　　平出隆軒《第十九世紀醫學概說》的意見如下：「隨著病理解剖學與細菌學的發展，更能精密觀察到致病組織的變態與病原體結構。然而對藥劑能否殺死細菌與病原體的信心卻日益薄弱（中略），所謂特效藥者，畢竟屈指可數。」敢問洋醫對洋藥的信心為何無法隨著解剖學、細菌學的發展而提高？因為洋醫是以直接能恢復變態組織、直接能撲殺病原體者稱為藥物；但是目前所發明而達到此目標的藥物甚為稀少，故洋醫對洋藥的信心不足。

　　我輩治療瘭疽、丹毒、乳房炎、皮下蜂窩組織炎、睪丸炎…等，專以內服藥，毋須施以外科手術。惟有已化膿者，才稍加切開膿口排膿而已。臨床驗案推得快者四、五日，遲者十多日即可痊癒。第十七世紀末吉益東洞先生驗案與第二十世紀我輩的驗案毫無差異。故病理解剖與細菌學之發展非但無法削減漢藥的信心，反而應感謝爾等能襯托出漢方治法的適當與正確。

（中篇）043. 某洋醫罹患丹毒

　　洋醫某君向來侮辱漢醫方，一日不幸罹患丹毒，延請洋醫同道治療七、八日皆無效，腫脹發熱愈甚，昏神譫語，性命旦夕不保。第十二、三日注射血清之後

方稍有好轉。我試將治癒丹毒之法告知，故特於某日專程去拜訪。想不到一見面某君即不停讚揚洋醫血清療法的特效；在這種獨尊洋法的主觀氣氛下，我並沒有告知漢方療治丹毒之法即悻然而歸。又經歷一個月，某君的丹毒還是沒有治癒，前後病程已達數月之久。因為洋醫目前為止尚未發明丹毒的特效藥，所謂血清療法的療效無法完全信任，故某君的丹毒拖延數月卻尚未治癒。

（中篇）044. 我治療丹毒的驗案

　　某人罹患丹毒而來求診，發熱三十九度多，病灶自右耳輪側延伸至右臉頰，右臉全面腫脹疼痛。我告知十日可治癒，主以排膿散及巴豆製劑峻瀉數回。兩天後，右頰幾乎平癒。餘毒轉至顏面正前方而腫脹，更服前方兩日，顏面正前方也幾乎平癒。餘毒腫脹又轉至左耳邊及後頭部，再服前方四日，餘毒腫脹全消而癒。前後共計治療八日而病人得予平安。丹毒轉移之迅速非同小可，其病勢凶險決不可輕忽。我臨床治療丹毒不用血清療法、不用外科手術，純以前法治癒十數人，療效肯定。試問誰能說漢醫落伍？誰能說漢方不行？

【陳註】：

　　丹毒（Erysipelas）多係由 A 族 β 型溶血性的鏈球菌（group A β-hemolytic streptococcus）因於皮膚或黏膜傷口感染而侵入肌膚淺表組織，或由血行感染而引起皮膚急性發炎。丹毒好發於小孩與老年人，局部患處之色澤丹紅，故稱丹毒，俗稱「流火」。觸之灼燙，壓之則色減而放手又復回丹紅。多發於顏面及下肢。常兼有頭痛、發熱等全身症狀。復發性丹毒則由於細菌潛伏於淋巴管內，當軀體抵抗力降低時即予復發。下肢的丹毒常反覆發作。丹毒感染之部位為淺層皮膚或稍高出皮表，色澤丹紅且患處界限明顯，外觀上可與蜂窩性組織炎鑑別。蜂窩性組織炎(Cellulitis)多由金黃色葡萄球菌，因於皮膚傷口感染而侵入皮下深部組織（深部組織狀如蜂窩而得名）。治療丹毒與蜂窩性組織炎皆主以抗生素，後者有膿者須切開排膿；療程輕者十天半月，重者至少須要一個月以上。近年來由於濫用抗生素而產生抗藥性，又無發明新式的抗生素，故現代醫藥治療上時有困窘，常或併發敗血症等而致命。

◎排膿散出自《金匱要略‧瘡癰腸癰浸淫病脈證并治》：
枳實十六枚、芍藥六分、桔梗二分
上三味，杵為散，取雞子黃一枚，以藥散與雞黃相等，揉和令相得，飲和服之，日一服。

（中篇）045. 柏林舉行的內科醫學會議

明治三十二年（1899 年）間，德國柏林召開內科醫學會議，主要講題為針對急性肺炎的治療，演講人為普旺（陳按筆者音譯）等人。其結論為：「至今尚無法直接頓挫急性肺炎的病勢與縮短其療程；惟能於病程中防止其心臟麻痺而已。」至今十年已過，我仍未聞及能確實治癒急性肺炎的特效藥。誇稱日新醫學、原因療法的洋醫在治療上並未如其所說地足以信賴。然而二千年前的漢醫即有頓挫此病勢、縮短此病程的良方。我輩今日應用漢方即能治癒急性肺炎，其療效之奧妙遠非洋藥所能比擬。雖被譏為短絀的漢方，實際上卻具有長足之處（和田註：誇稱進步的洋方醫學在治療上反而遠不如被譏為頹廢的漢方醫學）。

（中篇）046. 《建殊錄》的驗案

《建殊錄》云：「京師九田街刀屋平巴者，壬午秋，左足發疔，瘍醫治之，後更生肉莖，其狀如水蛭（和田註：即乳頭瘤）。用刀截去，無知所痛，隨截隨長。明年，別復發疔，治則如初。爾後歲以為常，生肉莖者凡五條，上下參差，並垂於脛上焉。眾醫不知其故，進藥亦無效。先生曰：『我亦不知其所因矣，然至其治之，豈不能乎？』因診心胸微煩，有時欲飲水，腳殊濡弱，為越婢加朮附湯及伯州散飲之。時以梅肉散攻之。數日莖皆脫下而愈。」

依據現代醫學理論，本病例非施以外科手術不可。瘍醫施以刀截法，雖理所當然，卻無法痊癒。得知內科性所造成的外科病，即應主以內科藥方能斷根。

【陳註】：
◎梅肉散出自山田元倫《名家方選》1780（《皇漢醫學叢書》輯於卷十二）：
梅肉、山梔各七分半霜、巴豆二分半、輕粉（陳按未標藥量）
上四味，細末為散，每服方寸匕。

◎伯州散出自片倉鶴陵《黴癩新書》1786（《皇漢醫學叢書》輯於卷十）：
主治：一切頑瘡結毒漏瘡
毛蟹取生淡水中，甲大 3、4 寸者可用，生海潮中者不可用。燒存性十五錢、反鼻酒浸一宿，燒存性十五錢、鹿角女子（陳按原文訛作男子）乳浸，日曬乾三遍，燒存性十五錢、沉香五錢
上四味，細末，每服五分，無灰溫酒送下，日三。

按此方本出於伯耆州，民間舊名黑龍散。主治癰疽疔腫瘰癧乳癰下疳潰爛難愈。及痔漏脫疽等證。人人屢試有效驗。故世稱之云伯耆妙藥，而不稱其方名。黑龍之名遂湮晦矣。今人只呼伯州散，蓋是其真方云。而諸家所傳，品味有增加者。

陳按片倉元周，號鶴陵（1751～1822）。反鼻即蝮蛇，色如綬文，鼻上有鍼，大者百餘斤，一名反鼻蟲；《詩經》作「虺」。人中此蛇毒即須斷肌去毒，不然立死。成語中所謂「壯士斷腕」者即指此蝮蛇。又東洞所用伯州散並無沉香。又文中病例所述有點類似蟹足腫，但是蟹足腫會癢會痛而此病例則否。無論如何吉益東洞僅用內服藥，不用外科手術抹藥等，服藥數日五條肉莖竟皆能脫下而痊癒。此等變魔術般地功力，的確令人讚佩。

《建殊錄》為吉益東洞的醫案，門人巖恭敬甫編輯，1763 年刊印。上文言先生者，即指吉益東洞。《續建殊錄》為吉益南涯（字修夫，1750～1813，吉益東洞之子）醫案，門人武貞恆德夫（名志）編輯，1818 年刊印。本例吉益東洞主以越婢加朮附湯在於病人「腳殊濡弱」。中川修亭（1773～1850）師事南涯，共集師兄華岡青洲（1760～1835）請益南涯老師的對話一百條，名為《險證百問》。

"《險證百問・第六十五》：腳氣有緩急，而預分之如何？一人發熱汗出，四肢歷節煩疼，不食，與麻黃加朮湯，而疼痛益劇。仍與越婢湯，而諸症如故，遂死。如此者，是亦可謂腳氣與否？

南涯曰：身體麻痺，短氣息迫，胸中動悸甚，脈數急，有急症也。無動氣，脈不細數者，緩病也。雖與麻黃劑、越婢湯，不加朮、附，無其效也。四肢歷節煩疼，非腳氣症，所謂歷節風乎！

青洲曰：四肢煩疼者，南涯以為『非腳氣，是歷節風也』。不然，歷節風乃不如腳氣之死在瞬息。"

（中篇）047. 原因醫學的發達

《噫醫弊》1908 云：「今日原因醫學發達是拜由發明顯微鏡與理化實驗之賜。（中略）…。舉凡基礎醫學、診斷學、病理學等都有長足進步，爾等驚人的進展皆歸功於檢索病原之助。因為明白檢索的病原，即可確定結果。故研究順序當以"找出病原"為首要。這一切的進步非得向細菌學家與病理學家深表感謝不可。」

我輩毫無疑問地認同上述觀點，但是除了"找出病原"以外，我並不以此為滿足。希望能更深一層探討細菌之上、變質之上而無法藉顯微鏡觀察與無法行化學分析（指目前理化發展水平）的原因。明瞭其原因、種類、狀態等，以求得知細菌如何繁殖與病理學上變化等的相互關係。而後我才會歌頌"找出病原"的原因醫學有多偉大。

【陳註】：

長尾哲三以煙雨樓主人為筆名撰《噫醫弊》1908；而後於 1982 年增補再版，日本書店仍有販售。已超過百年後的今天，科學應用於醫療發展已瀕臨極限；然而發明新藥與疫苗的速度總是跟不上疾病之蔓延，例如 1976 年 8 月 26 日首次於薩伊北邊伊波拉河附近爆發伊波拉病毒（Ebola virus）即是。"找出病原"迄今 2013 年爆發伊波拉病毒捲土重來已經 38 年，但除了隔離阻絕以外，並無良藥可治。推得"找出病原"與臨床治癒兩者間不能劃上等號。所幸 WHO 於 2015 年 8 月公告加拿大衛生部門率先研發的伊波拉疫苗，初步臨床測試其有效率達百分百，隨後美國生產而應用於臨床，證實療效確為可靠。然而此波 WHO 於 2015/12/14 公布西非幾內亞、賴比瑞亞、獅子山三國已累計 28,603 病例，其中有 11,300 病例死亡。新疫苗看似已將病毒控制下來，但是令人擔心，伊波拉病毒爾後會否新的突變，則此疫苗將歸於零分，又得再行研發另外的疫苗？

（中篇）048. 治療醫學的黑暗面

《噫醫弊》云：「洋醫對原因醫學研究十分發達。相反的，洋醫的治療卻仍然存有缺陷。十年前與今日來比較，這些缺陷並沒有太大差別。當然多少有些許進展，但是基本上依舊處於黑暗面。（中略）…。可悲的是現今醫師見原因醫學發達，就逕自認為治療水準即有極大的進步。爾等見解錯誤。縱然洋醫大力宣稱原因醫學發達就必會提高療效，但這種思惟不過是孤陋寡聞，其只是考量自我利益來誘惑世人的技倆而已。」《噫醫弊》又云：「雖然今日原因醫學十分發達，然而治療醫學卻仍有許多盲點。分工過細不免導致阻礙身體自然治癒力的機制。不客氣的說，好比欲促使小牛的牛角彎曲，就逕自宰殺小牛來硬彎其角般地躁進（陳按待小牛成長後，牛角自會彎曲）。還盼瞭解真正治療醫學的新鮮人，能針對醫學前途與遠景懷抱希望，不遺餘力地研究自然治癒力的機轉而使治療醫學更為進步。」

我輩願遵從煙雨樓主人的教誨，前賢的論述真是至深名言。

【陳註】：

西醫內科往往病理機轉很詳細，但是臨床治療卻未必如此順遂。分科過細也是一大缺點，常見病人於科別之間轉來轉去。即使透過會診，甲科醫師站在甲科的角度，乙科醫師站在乙科的角度，諸說紛紜，病人真是不知所從。

所謂原因醫學即透過生化及儀器檢查等，將細微的病原徹底弄明白，以作為治病的依據。但是人體的生理機轉並非藉「理化」即可完全涵蓋，很多疾病至今仍不清楚。《噫醫弊》迄今百年來醫療科技突飛猛進何止千里，可是問題仍然存在。更何況縱使找出病原，並不代表即能將病治癒。換句話說，**找出病原並不是治癒疾病的必要條件**，例如中醫治療外感咽痛毋須弄懂細菌還是病毒，照樣皆可治癒。基本上外傷急救、蛀牙拔除、畸形整容等器質形態疾病，另有一部分的疫苗注射，這是西醫的優點。但是功能性疾病則以中醫見長。例如病人腸胃寒濕與腸胃濕熱引起的下利，中醫師可分別主以理中湯、葛根黃芩黃連湯等，調整其寒濕與濕熱的體質，改變了病人腸胃的環境則下利自止。而且因為恢復腸胃的正常功能，故下利治癒後，不容易再復發。反觀西醫治療不管病人體質寒熱，治療模式統一標準著於止利，如此制式治療是不合理的。吃牛排時，服務生會問我們要幾分熟？適合各人口味以求最佳口感。治療疾病亦應適合各人體質以求最佳療效。即如果沒有調整腸胃環境的寒熱濕燥，腸胃的功能並無真正恢復正常。一味地強予止利，縱然下利暫時被止住，還是很容易再復發。西醫診療不會考慮病人發病當下的體質（病勢之陰陽），醫師也不會詢問病人寒熱。例如西醫舉凡便秘者則一律皆開給軟便劑，然而體質寒者（病勢朝陰）愈吃愈便秘，導致腸胃功能衰敗、腰腳痠軟、臉色蒼白、疲倦無力、食慾不振。醫師加重藥量卻每況愈下。爾等病人筆者開予溫熱藥，例如桂枝湯等一日 12 克，一至二週病人多能大便通順，食慾與氣色轉佳，體力恢復而有精神。治療發外感發燒同此，治療高血壓同此…，治療萬病皆同此。中醫師的角色即在辨別病人的病勢，推得中醫雖被無知者貶為不科學，但實際上中醫是依據發病當下病人體質而行客製化的開方，故中醫療效是肯定的。

（中篇）049. 非自然療法的盛行

爾近非自然的療法相當盛行，無論是體內、體外的處置都頗為殘酷。體內處置者例如硬性規範病人飲食。明明病人食慾不佳，醫師卻不管病人嫌惡飲食，非強進以所謂流質滋養品不可。相反的，縱然病人口渴欲飲水者、饑餓欲進食者，醫師卻絕對施以禁水、禁食。體外處置者例如病人惡寒、嫌惡冷物，偏偏醫師命

令用濕布、冰囊等來外敷肌膚。爾等處置皆為錯誤。洋醫還自以為是地強迫持續施行。因為病人所喜愛的、所討厭的皆是其身體「自然療能」的表現，皆是身體自然朝向痊癒的機制。洋醫不知此理，主觀以錯誤治療方式，反而遏阻了病人的「自然療能」。試問忽視「自然療能」機制的洋醫，其舉正確嗎？

【陳註】：

今日醫師多強調營養品的重要性，喜言胺基酸、自由基、活氧、酵素等一些科技名詞。美其言高單位、濃縮萃取、生物活性精華等。甚至有不肖醫師推銷所謂的「健康食品」以賺取利益。事實上病人食慾不振即是「自然療能」的表現，以減輕身體的負擔而圖能早日健康。醫師應設法解除其病因，食慾當可自動恢復。不能倒果為因而強迫多食營養品。例如猛爆性肝炎等更應少食，不能施打高蛋白營養針等，以免增進體內邪熱而遷延病情。觀察野狗野貓生病時，多不願進食，咀嚼適當野草，行腹部呼吸、吐出胃中食餘而癒。貓狗並不懂醫學，其行為純係「自然療能」機制的表現。推得高等人類偶或應以貓狗為師。當病人發燒，必須先診斷其病勢朝陽發展者，方能使用冰袋、冰枕或解熱劑。如果病勢朝陰者，即使發高燒超過 40 度，仍然需用溫熱藥物，不能主以寒涼藥物。高燒 41 度我曾用過溫熱藥而癒，高血壓高達 180 者我曾用過溫熱藥而癒，皮膚病者我曾用過溫熱藥而癒，痛風者我曾用過溫熱藥而癒…。萬病之病勢朝陰者皆如此。

（中篇）050.《輯光傷寒論》自然療能的驗案

《輯光傷寒論》為吉益東洞先生的遺稿，其內記載：「病人渴欲飲水者，可與飲水無妨。」我曾會診一重病大渴欲飲水者，主治醫師深懼飲水之戒，僅依據藥方治療，不敢讓病人喝水。但是病情無法治癒且日益嚴重，終漸陷入命危之險境。病人極力喊渴，苦苦哀求要喝水，主治醫師仍予拒絕。我與病人家屬相談，病情已近命絕，諸醫既然束手無策，索性就成全其喝水之願，死而無憾。家屬即予冷水數合飲之。隔日，病人大吐瀉數次，諸症頓時霍然除去，重病竟然完全痊癒。病人的「自然療能」確值得醫家深思。

【陳註】：

台灣最早推行「自然醫學」者，當屬陳紬藝會長（1924～2008），陳會長浙江平陽人，浙江醫專畢業（現改制浙江中醫藥大學）。陳會長與馬光亞教授（1914～2005）為好友，曾一起在同安街的永康堂國藥號駐診；並一起到中國醫藥大學中醫系任教。陳紬藝會長 1946 年來台，1950 年中醫師特考第二名。1962 年主編《革新中

醫》，1976 年創辦《大同中醫》，1984 年改名為《自然療法》。1993 創辦自然療法世界總會，並任總會會長。1985 年省立台北醫院（現改制為衛生福利部台北醫院）成立中醫部，由魏開瑜醫師負責，陳會長與筆者同時兼診而認識，亦師亦友，相交二十多年，受益匪淺，恩深義重。陳會長曾任台中中國醫藥大學教授，一生淡泊名利、提攜後進，仁心仁術，享有盛名。推展自然療法，強調自然第一、經驗第二、科學第三。著有《金元四大家醫學新解》、《自然療法與中國醫學》等，中醫界尊有「自然療法之父」之美譽。

　　印象最深是 1997 年 5 月初，我與會長兩人參加安徽中醫學院舉辦的灸法會議。準時到機場時他才發現忘了帶護照，因為得到香港轉機合肥，故相約在香港櫃檯會合，但是我在香港等不到人，只好一人先飛合肥。當時也沒有手機，很是擔心。我在中醫學院預訂旅館等到夜晚 11 點 40 分才接到他的電話，他顫抖地說現住另一家旅館。我即刻坐計程車前往，一見面，他臉色蒼白地說今晚要與我同住。於是即刻接回我處。告知因香港轉合肥已無班機，故先飛廣州（國際機場），再由廣州（國內機場）飛合肥。他不知廣州國際機場與國內機場只有一牆之隔，出了國際機場搭計程車說要去國內機場，他看了看司機是在原地繞了一圈，表跳 47 元，心想也無妨。想不到司機瞪眼卻說要收 470 元人民幣，自忖求助無門，害怕出事，乾脆給 500 元甭找。司機語帶邪氣說：「算你上道，老先生以後不要一個人出門…。」到了合肥機場，當時尚未改建，機場很小，一天沒幾班飛機。飛機延遲，故已無巴士，只有計程車。稍加猶疑，人車皆已離去。只剩下一輛計程車與陳會長相持不下。最後司機不奈，下車來問，再過 10 分鐘機場即熄燈關門，完全沒有車子了，你到底坐不坐車，否則我也要回家了。不用怕，我帶你去一家保證安全的旅館。由於前車之鑑，陳會長無奈怯生生地坐上車。想不到這個司機很好，甚至很客氣幫他提行李。此行我們總算見到想見的針灸專家周楣聲醫師。陳會長事後對給 500 元一事耿耿於懷，我告訴他此完全是聰明之舉，錢再賺就有，身體平安最重要，他才釋懷。

　　陳會長有感於中國醫藥大學中醫系著於重西輕中、以西解中的錯誤發展路線；數度向筆者表示憂慮。筆者與胞兄（時任私立南華大學校長）的努力，並透過佛光山星雲法師之支持，2003 年終於成功設立南華大學自然醫學研究所。當時申請計畫書與課程安排即由筆者擬定；並且以陳會長的心願而命名為「自然醫學研究所」，以與其《自然療法》雜誌相呼應，這是全亞洲惟一以「自然醫學」為名稱的研究所。2003 年 9 月第一學期即由陳會長擔任教職，主講自然醫學。陳會長並推薦郭嘯天醫師講授針灸。2004 年 2 月第二學期兩人皆因身體不適而離職，筆者臨時找不到人選，故有關課程全改由我擔任。一教就是五、六年，同時也開了《傷寒論》等相關課程。2014 年因師資不足等因素，改名為：「自然生物科技學系自然療癒碩士班」。

2008 年 2 月 27 日清晨接到陳會長女婿的電話。其女婿言陳會長已近彌留狀態，打開其事先交代的書信，第一件就是指名我診治。於是我即刻前往其位於浦城街府上，其神志忽醒忽睡，只明確聽到：「我自然而生，自然而死。」筆者明瞭其天命已屆滿，無病可醫。我緊握陳會長雙手，撫慰放下。並轉述家屬此乃壽終正寢，應尊重其意願，毋須送醫院急救。隔兩天，3 月 1 日去世於府上。我瞻仰遺容，慈祥而無牽掛。出殯時簡單樸素就如同其一生之寫照。

（中篇）051. 拒食十六日而病癒的驗案

我曾治療一位病人，服藥數日未癒，反而加重，病人終淪為不進餐食的險狀。病人完全拒食三餐，家人一再勸導無效。牛乳、雞蛋、粥液、湯汁等皆嫌惡，甚至連一粒米都拒絕不食。終日不進餐食而只喝冷水。家屬擔心命危而與我商量，我回答既然病人竟能不進餐食而度日，就暫順其意，不再治療而等待其「自然療能」的發展。於是家屬不再勸進飲食，病人亦無饑餓感，如此「不進餐食」共十六日。第十七日病人的熟朋友來探病，帶來一包紅飯（陳按赤小豆加糯米，因其色紅而多於慶祝節日服用）。病人聞出香味，主動要求一碗紅飯，整碗食盡而稱讚其口味甚佳。家屬遣人來通報，我答覆紅飯糯米應不致於過硬，食之應該無妨。之後，食慾漸開，先食稀粥，漸能代以米飯，七、八日後恢復平常狀態之飲食。前後歷經三十多日而癒，癒後十多日後來訪答謝，我觀察其氣色舉止有如常人，不像是曾罹患過大病者。

【陳註】：

陳紬藝會長強調自然第一、經驗第二、科學第三。對照本節病例，印證了和田「自然療能」的奧妙。人體的「自然療能」確實不容易探索，故基於科學所建立的現代醫學面對臨床時應得更謙虛些。

（中篇）052. 誇稱療效

《噫醫弊》云：「有宣傳治腳氣病、治結核病具獨特療法的醫師，四處廣招病人來就診。醫師不應自我誇稱療效，同時也不樂於聽見別人對自己的誇稱。但

是對病人所述而醫師確能保握療效者，不在此限。現代醫學腳氣病的原因與結核病的治法仍停滯不明。一百年前也好，十年前也好，甚至直到今天並無差別。爾等不明白原因與治法的疾病，我輩卻打著具有特效的旗幟在宣揚，自我吹噓好像能完全治癒似地，到處招引可憐的無知患者。假令有一天病人知道了真相，必會憎惡這些中飽私囊的醫師。」

　　可悲的是，現代醫師的視野太小；未經過親自實驗即茫然信服誇稱特效的虛妄之詞。試問明瞭病因是否就意謂一定能治癒？不明病因是否就意謂無法治癒？《噫醫弊》已云：「洋醫原因醫學的發達，相反地其治療醫學卻仍處於黑暗面。」此觀點揭破洋醫所謂"發現病原即發現治法"的論述。推得疾病的原因與治療是兩回事。今洋醫一方面尚未發現腳氣病的病原，一方面就逕自誇稱治癒腳氣病，豈不與其所論矛盾（陳按指發現病原即發現治法）？我雖然不能明瞭腳氣病的原因，但是治療腳氣病並非難事。依據我實際診療的事實，臨床十個病人大概可治癒七、八個，而且其療程短於洋醫處置的三分之一。

【陳註】：

　　「腳氣病」與所謂「香港腳（腳癬）」是兩回事。中醫腳氣病名首出於《肘後方》，此種晉隋時期之「腳氣」，乃「**腳**」弱而痺，脛滿，甚者「**氣**」上入腹，衝至心胸而致命。其證候類似現代醫學維生素缺乏之「腳氣」。中醫定義較廣，有些腳氣病人服用維生素無效者，卻可用漢方治癒。大塚敬節及日本公立腳氣專門醫院（約 1900 年）皆能證實此點。宋元明清時期基本上未見有晉隋時期之衝心腳氣，宋元明清醫籍所論腳氣是指關節肌肉疼痛之風寒濕痺痛，以致造成病名的混淆。日本約 1800 年、中國約 1900 年開始重現出晉隋時期的衝心腳氣，日俄戰爭（1904～1905）中許多日本海軍死於衝心腳氣。但是約半世紀後，致命性的衝心腳氣逐漸消失無蹤。故現今中國民間多誤認「腳氣病」即「香港腳」。又台灣河洛語泛指各種因素（包括外傷）造成足腫脛滿者，通稱為「垂腳氣」，此「腳氣」定義異於具致命性的衝心腳氣。

（中篇）053. 藥物的作用

　　德國醫師 Friedrich Scholz 氏（陳按參見 134 頁）：「試想我輩何以知道藥物功效？最早起源應是從嚐試百藥的味道甘酸開始，重複多次草創的經驗，逐漸歸納發展出今日所認知的藥物，故應萬分感謝前人的努力不懈。但是這不過是初步地踏出第一階段。藥物透過人體的生理機制，尚無法全面瞭解各個居間的連鎖關係；只

能從連鎖關係最末一節總作用來評價療效。推知我輩辛苦實驗所得的結果，只有明瞭藥物的最終總療效而已（陳按無法瞭解各細部間的反應機轉與藥物自然屬性之作用）。」

　　我輩對藥物的概念只停留於某藥物的組成、性質與效用，卻沒有認識其天賦賜予藥物的自然屬性，此屬性毋須待外在研究說明之後方能知曉。例如非種籽不能生長出植物，非精卵不能哺育出動物。植物性藥物與動物性藥物如此，甚至礦物性藥物也是如此。爾等無法脫離其原本的素質（陳按指自然屬性）而替代以重新製作。可憐我輩藥物學術研究者，不能洞曉藥物自然屬性的樞機，對藥物的瞭解有所侷限。現今僅在乎藥物的性質、用法及使用結果，我輩當不能以此侷限而滿足。

【陳註】：

　　陽光自然溫煦的效用異於烘焙乾燥。樹蔭下涼風徐來的舒適感不同於室內吹風扇冷氣。天然海鹽的藥效不能與實驗室合成 NaCl 劃上等號。一人、一動物、一草一木，甚至是一粒砂土、一滴雨水皆有其自然屬性的生命力。種籽藉砂土與雨水長出植物，動物咀嚼植物（或獵食其他動物）為生並藉受精來繁殖。人類為自然屬性的一員，日常飲食當以具有自然屬性者為宜，生病用藥時亦應服食具有自然屬性的藥物，如此方易與人體的「自然療能」相契合。人類除了流汗二便的新陳代謝以外，人死後重化為塵土、水氣而又回歸於整個自然屬性的循環。和田此節強調西藥係由化學合成藉人工製作而得，不具自然屬性的生命力。如果服用西藥有干擾人體「自然療能」之虞，阻礙了人體「自然療能」的奧妙作用。過服、久服西藥產生副作用與抗藥性的問題，恐即與「自然療能」有關聯。何況在製造西藥過程中所產生的廢棄物會污染到自然界。

　　爾近盛行基因改造食物 GMF（Genetically Modified Food）。科學家藉用生物基因科技，刻意改變物種的基因序列，抽取甲植物（包含動物，下同）的基因，移植到乙植物內。或以分生技術分離出甲植物的選定基因，將遺傳物質轉殖入乙植物的活細胞中。藉此使乙植物具有甲植物的遺傳特性而改變原有之質性與形態。此種非屬自然演化的種籽所生長之農作物稱為基因改造農作物。爾等充作食物來源則統稱基因改造食物。暫不談基因改造食物所含超高的農藥毒害，爾等已不具有原本的自然屬性，故人類若服用基因改造食物恐會干擾人體「自然療能」的奧妙作用。如果平日飲食以基因改造食物為主，罹患疾病時又過服、久服西藥者，試問其「自然療能」安在？

（中篇）054. 暈車（陳按原文作電車暈）

當乘車不久即開始產生頭暈、噁心嘔吐、目眩耳聾、面色蒼白而言語不利者，我暫且稱為「暈車」（陳按原文作電車暈）。此種病人乘坐交通工具，或浸浴時都會有所顧忌。醫家詮釋其病因或為腦震盪，或為胃腸震盪，或特殊素質（和田註：例如獸走、鳥類飛翔都是素質，素質非醫藥可治）所致。我輩也無法詳細說明其病因，但是治療此種病人絕非難事，只要主以調血劑（漢方醫學所謂婦人血道劑），毋須另施他法即能治癒。我共治療十數名病人，十天至二十天即能全部痊癒而不再復發。推得此病應是血行異變所引起。此十多名病人包括有青年人、少婦、童子、老婦不等，故不能將其歸因於子宮病、Hysteria（陳按中文譯作歇斯底里）病。但盼明識此病的醫家賢者能予以指正。

（中篇）055. Hysteria 病與血道病

Hysteria 一詞原係由子宮（hyster）延生而得。然而臨床卻有男子也得 Hysteria 病者。推得此病係因於血道異變所致（包括血管系統與循環障礙、血液本身異變等在內），原本即屬男女共同具有的疾病。女子二七而天癸至，任脈通…七七任脈虛而天癸竭（陳按出自《素問‧上古天真論》），其間月經異常、崩漏、生產或流產等因素造成血行異變的機會較多，故得血道病者以婦女為主。男子雖無月事崩漏等出血問題，但是也有少數血行異變者，例如痔瘡出血、鼻衄、血尿（陳按包括撲打、外傷、肝脾病變、腫瘤…）等往往亦伴有血行病變。漢醫視此男女通有之病為「血症」，而非僅限於女子所獨有；凡血行異變者或即罹患此病（陳按小孩或老翁也有罹患血症者）。

雖然 Hysteria 病係由 hyster 所延伸，但是因為男子也有罹患此病，故我認為應將 Hysteria 病改稱「血道異變之病」為宜。另外還有一些以舶來病名來取代漢醫病名者，其中有許多不當之處，崇尚洋醫病名者委實令人覺得既悲哀又可笑。

【陳註】：

中西醫思惟不同，有如電腦鍵盤中、英文輸入法的差別，當鍵盤輸入法變更時思惟也需隨著轉換。西醫著於病名，中醫著於證候。不能硬要中醫某證候強與西醫某病名“接軌”，否則中醫方證相對與陰陽病勢的診療思惟將蕩然無存。其舉美其名中醫能與西醫“接軌”，實為戕害中醫，就如同下圍棋時不能套用西洋棋的遊戲規則一樣。目前中醫主流慣以三、四首湯方重疊，再加上若干單味藥而得。其舉毫無證候的觀念，西醫套用一下電腦也能作到；如此中醫遲早會被西醫

收編，轉為西醫體系下的一個專科而已。目前西醫婦產科有用四物湯或生化湯者，中醫師如果不辨病勢陰陽，試問與西醫師的角色又有何差別呢？中醫師不但會被取代，臨床也會傷害病人。日本小柴胡湯的死亡事件即為最好例子。2001年初版，2010年二刷，由林教授主編，國立中國醫藥研究所出版《中西醫病名對照大辭典》就是促使中醫淪落西醫模式的最大禍首。健保署規定2016年1月起中醫必須採ICD-10的病名申報，中醫界卻甘之如飴，無人反對。

（中篇）056. 疑似血友病的驗案

一婦人罹患下疳瘡，瘡面面積大小約如小指甲，經我治療十多日之後，瘡面明顯縮小。某日婦人卻突然出血二小時不止而急遣人來我處邀診。我輕笑答云：「瘡面既然已經縮小，怎有可能會出血不止？」但顧慮到使者遠來邀診，不去往診有違病人厚望。於是急駕車前往診療。到達病家中，果然見婦人瘡面處綿綿出血不止。雖外蓋有止血收斂敷布，並以手指壓住敷布企圖壓迫止血卻毫無效果，指下可見到血管搏動而汨血。我內心大為恐懼，擔心婦人是否即為血友病？血友病一詞是由洋醫所命名，且洋醫尚無治法，漢方豈能亦束手無策？急取伯州散與排膿散交互各進一包，共服兩回，十數分鐘後出血全止。前後共出血三小時，出血量共約二合許（陳按一合為20毫升），血止之後即病癒。婦人告知先前瘡面曾小量出血過數次，但畢竟係出於我診療上的疏忽，故誠懇地向婦人致歉。我從未見小瘡出血有如此多者，到底婦人是否真正罹患血友病？還待諸道長予以指正教導。

【陳註】：

下疳瘡又稱下疳，指藉由性交傳染以致陰部器官局部潰瘍之惡瘡，屬性病。男女皆會罹患此病。分為軟性下疳（杜克萊氏嗜血桿菌、Ducrey Haemophilus Ducreyi）與硬性下疳（梅毒螺旋體、Treponema Pallidum）。

（中篇）057. 病的輕重

所有的理論皆有例外，臨床診療尤為如此，須深切體會孔子「絕四」之意。縱使同一疾病，亦有輕重大小的差別，有些病不管如何用心地去治療，總是困難

重重，幾乎到了無計可施的地步（和田註：王充《論衡》：「是故微病，恆醫皆巧。篤劇，扁鵲乃良。」）例如流行性耳下腺炎，輕者不過略略脹起而稍有疼痛，即使不經治療，四、五日之後多可自然痊癒。流行性耳下腺炎嚴重者化膿腫痛，外潰肌膚，內爛血管；甚者引起胸腔與肋間膿瘍流注等凶險壞證而致命。病人平日養生之道如何？醫師診治的正確與否？在在都會影響到病情的輕重，更關鍵的因素是病者自身的體質屬性。我積多年的經驗，深知儘管以相同治法治療同一疾病，仍不免有少數會造成凶險壞症。故醫師在診療之際非深思熟慮不可，即使病人在剛發病之時也非得謹慎不可。

【陳註】：

《論語·子罕》子絕四：「毋意，毋必，毋固，毋我。」其白話解為：孔子杜絕四種弊病：不主觀臆斷，不絕對肯定，不固執己見，不惟我獨尊。」按以上稱為絕四。

《論衡·恢國》：「穀登歲平，庸主因緣，以建德政；顛沛危殆，聖哲優者，乃立功化。是故微病、恆醫皆巧，篤劇、扁鵲乃良。」這段話是說國家太平盛世之時，即使是庸君也能樹立德政；但是當國家逢顛沛危險之際，惟有優秀聖君方能立功教化。推得罹患疾病輕微者，凡醫皆能將其治癒而得有巧醫之譽；但是罹患疾病重劇者，惟有扁鵲方能將其轉危為安。

（中篇）058. 疾病與罪惡

我曾聞天地主宰生成之氣（陳按指天地有好生之仁德），但是人類罹患惡病、傷害性命者卻何以如此多呢？以致病人不得不感嘆地認為「疾病是人生的一大災厄」。每當我面對惡病重症之時，屢屢心生恐懼地懷疑「天地主宰生成之氣」的真實性。

罹患疾病半由遺傳、習慣所導致的遠因，半由不符合衛生的近因所引起。然而更直接的致病因素是違背常人的生活習性，例如起居無節、飲食無度、工作過勞、沉溺酒色、憂傷過度等。《呂氏春秋》：「巫醫毒藥，遂除治之。」得知古人輕賤醫者，視醫師診療為末技（陳按平日重視修性攝生以不病才是健康之本。藉助巫者逐除惡靈，或藉醫者以毒藥治療惡疾則為健康之末）。

罹患疾病的苦痛半係在彌補祖先的罪惡，半係自身罪惡的報應。疾病乃天地對生物的刑罰，其目的在於使人心生畏懼。鞭策起居不敢無節、飲食不敢無度、工作不可過勞、憂傷不可過度、不能沉溺酒色等。能遵守實踐即得健康而家道興隆，違反此法則者，天地必課予疾病的刑罰。病輕者尚能重生，病重者終難逃喪命。凡不能治的重病惡疾，即等同天地對其罪惡宣告死刑。嗚呼！號稱醫療有長足進步的今天，無法療治的重病惡疾又何以如此之多呢？

【陳註】：

《呂氏春秋‧季春紀‧盡數》：「今世上卜筮禱祠，故疾病愈來。譬之若射者，射而不中，反修于招，何益於中？夫以湯止沸，沸愈不止，去其火則止矣。故巫醫毒藥，逐除治之。故古之人賤之也，為其末也。」按上、尚同音通假，推崇、崇尚之意。招字指箭靶標的。「巫醫毒藥，逐除治之。」即「巫醫逐除，毒藥治之。」又末字應作「本末」的末字解。全段白話文筆者譯為：「目前世俗崇尚占卜、祝禱之術，故導致罹患疾病者愈來愈多。例如射箭者無法命中標的，不努力練習，反而移動箭靶以迎合發箭止處以示命中，但這樣並不能提高射箭的技術。其舉本末倒置。好比揚湯止沸不如絕薪止火。平日不重修性攝生以保健康；待罹患疾病時方藉助巫者逐除惡靈，或藉助醫者以毒藥治療毒疾者。其舉也是本末倒置。所以古人輕賤巫者與醫者的職業。」

首段和田臨床有感而發，意在描繪惡疾之狀的確令人心生畏懼。末段強調要遵守生活規律，重視攝生之道，儘可能減少罹患惡疾的機率，但是筆者反對和田惡疾報應之說。酗酒而得肝癌、吸菸而得肺癌、吃檳榔而得口腔癌、性生活糜爛而得愛滋病、吸食毒品造成小便失禁等者固然是自作自受。但是也有生活樸質、平日修性攝生者而突然罹患癌症惡疾者，其何等無辜？台灣民間有濃厚的宗教信仰，臨床偶遇癌症惡疾者抱怨平日茹素禮佛、施善功德，何以會罹患重病？筆者實在也無法答覆以對。如果再冠以惡疾報應之說，可憐病人更是情何以堪？不肖神壇等自稱通靈人士趁此報應之弱點，藉機改運消災、祭拜趨邪、法會儀軌等來大敲病人竹槓。最後還是淪為人財兩失、抱病而死。如果花大錢祭改法會就能賄賂天地鬼神，豈不如同人間罪犯賄賂法官一樣無理；其舉不符合報應內涵。何況鬼神居於天地，不用人間錢幣。病人在求生意志下往往會失去理智。無奈的是：身為醫師既然不能治癒疾病，明知無理也不敢阻擋病人自認最後的救命機會。否則病人抱憾離世，悔恨沒有嘗試此最後救命機會。故只能稍加暗示而已。

（中篇）059. 死病

　　癌腫與結核不可稱為死病，癌腫與結核雖為惡性難治之疾，但如早察知病根並且施以正確治療，或能康復（和田註：對此我缺乏經驗，故無法更仔細陳述）。鼠疫與霍亂不可稱為死病，爾等雖無然特效藥，但只能歸因於治術不當，不能逕自認定即為必死之病。一方面，感冒與小瘡傷等雖屬微疾，如果治療失時或治法不當，其或誘發出諸種的惡性疾病。故古云：「風為百病之長。」忽視感冒與小瘡傷則或會誘發出ペスト（陳按 Pest 的外來語，直譯為瘟疫、鼠疫、黑死病。在此應作惡疾解）與破傷風等。故雖曰微疾未必不會誘發出惡疾，雖曰死病未必真正不可治。總之凡病治療失其時機，誤其治法，都有可能續發為不可治的危症，此即稱為死病。（和田註：《論語・述而》：「子之所慎：齋，戰，疾。」（陳按孔子所戒慎的是齋戒、戰爭、疾病。）故舉凡疾病不分大小皆應慎重。）

（中篇）060. 死病無良醫

　　俗諺：「死病無良醫」。淮南子云：「與死者同病，難為良醫。」諸醫籍未明載此死病究竟所指為何？我研究數年仍不知其解。吉益東洞先生評淮南子之說而云：「是亦非疾醫之論」（陳按指醫師者不能有此觀念，必須全力診治。因為此稱死病但尚未經醫師治療者，未必真為必死之病）。我認為「死病」並不等同「死症」。身體細胞對毒邪產生的反抗作用即稱為疾病。瞑眩則係在驅逐毒邪的動機下，身體細胞借藥力來增加其反抗作用力的現象。暈眩、大熱、苦惱、煩悶等瞑眩反應代表病人身體尚具有與毒邪（陳按原文作病毒，恐與今日病毒的定義混淆，故改稱毒邪，下同。）相爭勝的能力。如果毒邪凶惡而超過病者身體細胞的活力，則隨著細胞活力的衰減而反抗作用亦漸次減弱。此時即使主以劇劑峻藥，並無法產生瞑眩，而且必將續發為死病。

"《醫事或問》：「有問我用大毒劇藥而死者，病人是否死於毒劇之藥？」東洞答曰：「非死於毒劇之藥，而是病人的死期已至，因此服藥無效。毒邪縱然被藥毒攻中，但身體已無吐瀉毒邪的能力。腹內的毒邪增惡而過於猖盛，雖扁鵲亦無能為力；醫師只能隨證開方，服藥之後病人或生或死惟有靜待於天命。」"

　　由此觀知「死病」即身體各部細胞因病而衰弱，無力以抵抗毒邪，故服藥後病人沒有「暈眩、大熱、苦惱、煩悶」等症狀。醫師即使主以劇毒藥物，但是病人產生「瞑眩」的作用力已微弱或甚至完全無此作用。

【陳註】：

本章出自《醫事或問》第 14 問，故全文以 "" 標示。吉益東洞於明和六年（1769 年）撰《醫事或問》，1825 年刊行，分上下兩卷，共有 37 問。按「或」與「惑」字同音通假。有所疑惑而請問之意。

《淮南子・說林訓》：「與死者同病，難為良醫；與亡國同道，難與為謀。」此句係引用《文子・上德》：「與死者同病，難為良醫；與亡國同道者，不可為忠謀。」又《文子・微明》：「故疾之將死者，不可為良醫，國之將亡者，不可為忠謀。」《論衡・定賢》：「良醫能治未當死之人命，如命窮壽盡，方用無驗矣。」《孔叢子・執節》：「死病無良醫。」

吉益東洞《古書醫言》針對《孔叢子》的「死病無良醫」一句提出見解：「是亦非疾醫之論。夫死者天命也，雖扁鵲無奈之何。醫者主疾病，疾病則盡可治。故雖死病，若治而其死安靜矣，是謂之疾無不治。世所謂傷寒疫癘，眾醫舉言必死，其命未盡也，不藥而生矣。其生也，拙工者八、九十日而復故（陳按恢復正常），上工者不及三十日而復故。是其徵也。」

台灣民間俗語：「真藥醫假病，真病無藥醫。」意指罹患疾病或生或死，泰半老天爺早已決定，醫師診治之療效委實有限。有些病儘管凶險、未認真求醫卻死不了。有些病縱然發病輕微，雖經醫師盡力診治，還是難逃一死。筆者粗認腫瘤基本上也是如此，分為凶險與否兩類。臨床發現腫瘤真正凶險者，儘管符合早期發現、早期治療的有利條件還是無法救活。如果腫瘤非屬凶險，病人並未積極治療而與腫瘤長期共存者，也大有人在。人類致死原因大概分為三種，其一為外因（例如戰爭、謀殺、自殺、地震、火災、交通事故等意外）。其二為自然死亡，所謂壽終正寢者。其三為內因，即罹患疾病而死者。

（中篇）061 ドンガン病 （按ドンガン為法器鑼鼓聲的擬音，本章第一版從缺）

《養生隨筆》：「馬涼及醫者精於醫術，為人幽默。一日富豪人家迎之診病，馬氏診後默默不發一語，病家追問馬氏究竟診得何病？」馬氏答云：「ドンガン病」。病家一頭霧水再問：「從未聽過ドンガン病的病名，請解釋之。」馬氏答云：「君告知在此之前，已先經壇那寺住持診療一個月，故稱為ドンガン病。」馬氏拒絕診治而離去。

基本上如果治療失時、養生失常則即使是良醫亦束手無策。醫者馬氏諷刺地譬喻富豪罹患「ドンガン病」。富豪之舉即我輩所謂的朝向死症。馬氏明言「信巫不信醫」者已失去治療時機。無法領悟此名言而不在乎者，其思惟足以令人心寒。（和田註：尾臺榕堂先生云精氣既已耗竭者，縱然醫師處治得當亦無法救治。）

【陳註】：

《養生隨筆》三卷，是由河合元碩口述，篠原悅等記錄，刊於 1827 年。馬涼及（1633～1701）為後水尾天皇的侍醫。

按「ドンガン、ドンガン…」為廟寺舉行法會儀軌時法器鑼鼓聲的擬音。壇那寺住持施以法會巫祝來治病，馬涼及諷刺該富豪不信醫師、迷信巫祝，遷延病情的治療時機。故酸稱其罹患「ドンガン病」而拒絕治療。

（中篇）062. 萬病一毒

吉益東洞先生（陳按 1702～1773）在兩百多年前喝破「萬病一毒、以毒攻毒」的治病大法。同道聞之無不驚愕離去而且反對其說。勇者生怒，怯者恐懼，惟有智者能接受其名言。同道懷疑，認為疾病有因由外感、飲食、黴菌等等所致，其分類有幾百千種的差別。病原也隨著諸病狀而有不同的種類。病因既為多端，黴菌種類（陳按當時定義籠統，所言黴菌包括今細菌、病毒、立克次體等。今黴菌非為細菌學分類而是一種細菌狀態，即菌絲體發達者）亦雜，怎可全歸咎於「萬病一毒」之說？

我認為「毒」的定義有二：一為外來之毒（他動性）。一為內生之毒（自動性）。前者的種類的確繁雜，數目之多難以計算。但是外來之毒未必即能致病，必須內生之毒先損耗身體的抵抗力，讓外來之毒有機可乘；內外兩毒相應方足以能發病。因此居住於同一房屋、飲食服同一食物，有得病者，有不得病者；皆是因其有無內生之毒的差異。由此推之，「萬病一毒」的理論並無錯誤。又洋醫號稱最進步的「血清療法」豈不即為「以毒攻毒」的療法（陳按包括今化療與放療等亦為以毒攻毒）？得知吉益東洞先生「萬病一毒、以毒攻毒」的治病大法係屬正確。

（中篇）063. 德國兩大名醫的見解矛盾

爾近德國兩大名醫的見解矛盾而轟動醫界。Koch 氏認為霍亂弧菌為霍亂的病原體，如果誤食霍亂菌下肚，則其人必定罹患霍亂病。另一名醫 Pettenkofer 氏對此表示反對，他認為除非其人體內先有諸種不衛生的誘因，否則不會發病。即平日健壯者單純服食霍亂菌入肚，並不會罹患霍亂病。Pettenkofer 氏甚至親自服下培養的霍亂弧菌作實驗，結果只有下利而已（陳按或云服菌當晚只有輕微發燒而已），並無罹患霍亂病（陳按雖然其糞便中發現大量的霍亂弧菌）。Pettenkofer 氏所言正確，也證實前章我主張的萬病必先基於「內生之毒」的誘因方能發病。（和田註：鐘不會自響，敲鐘的撞木也不會自響。必須撞木敲到鐘，兩者相合時才會發出響鳴。）

（陳按即指霍亂弧菌病不會自己發病，必須當體內先有諸種不衛生的誘因，兩者相合時才會發病。）

【陳註】：

Robert Heinrich Herman Koch（1843～1910）中文譯作羅伯柯霍，德國醫師兼微生物學家。因發現炭疽桿菌、結核桿菌和霍亂弧菌（Vibrio cholerae）而揚名，並發展出判斷疾病的病原體依據：柯霍氏法則（有四定律）。1905 年 Koch 因致力於結核病的研究而榮獲諾貝爾生理醫學獎，同時被尊稱為**細菌學之父**。柯霍氏法則第一定律：「在病株罹病部位時常可發現可能的病原體，但是不能在健康個體中找到。」但 1893 年發現有些霍亂帶原者並無出現任何症狀。故其法則存有破綻。又西醫霍亂病名是取自中醫，但定義有別（中醫霍亂相當西醫腸胃炎）。當初翻譯者胡亂套上中醫病名而混淆。罹患 Vibrio cholerae 屬中醫瘟疫範圍。

Mak Josef von Pettenkofer（1818～1901）中文譯作佩騰科夫或佩登寇佛，德國公衛學者兼化學家，慕尼黑大學教授。他認為雖然霍亂弧菌可能致病，但是只有不講究衛生的人感染霍亂弧菌後才會出現嚴重症狀或死亡。即霍亂弧菌不是真正罹患霍亂的原因（陳按此點和田見解與 Pettenkofer 相同），環境中的毒性物質才是致病原因。Pettenkofer 是自然發生論（陳按腐肉自然長出蛆蟲）的擁護者，Koch 則是強調細菌論者（陳按腐肉不可能自然長出蛆蟲，是因蒼蠅攜帶細菌所致）。兩人打對台，雖然後來證實 Koch 正確，但是 Pettenkofer 自飲霍亂弧菌之事也提供細菌學者修正的契機。Pettenkofer 被尊稱為**近代衛生學之父與環境醫學之父**。

Louis Pasteur（1822～1895）中文譯作路易斯·巴斯德，法國微生物學家兼化學家，其觀察微生物並於生活環境中找檢體。Koch 則擅於從病患身上直接取得檢體，1883 年他在病患排泄物中發現霍亂弧菌。Pasteur 與 Koch 兩人在細菌學上皆有偉大的貢獻。Pasteur 最先發明狂犬病和炭疽的疫苗，故被尊稱為**微生物學之父**。另發明另一項重要理論：分子的不對稱性理論。Pasteur 從生物合成的酒石酸有偏右的旋光性，但是化學合成的酒石酸（異酒石酸）卻不具有旋光性。兩者化學反應和元素組成完全相同，但是旋光反應卻不同，開啟了立體化學研究的第一

扇門。第053章〈藥物的作用〉和田：「天賦賜予藥物的自然屬性」為天然中藥的特色，縱然藉化學合成或能與某單味中藥組成相同，但是其旋光性立體上結構等未必一致。何況中醫方劑是「複味單劑」，講究是一鍋湯中諸單味藥相互作用後的整體療效，而非諸個別單味藥效的相加總和。推得中醫湯方基本上是無法以化學合成來複製，其「天賦賜予藥物的自然屬性」更非化學實驗室下的產物。

（中篇） 064. Alexine（陳按補體，今稱 Complement） 與 Lysin（陳按細胞溶解酶）

最近洋醫研究指出動物體細胞常含有 Alexine（陳按即補體，今稱 Complement。本書保留舊名）可以對抗黴菌。Alexine 未被外來毒素中和的情況下，此時縱然黴菌侵入體內，黴菌亦無法繁殖而無礙於人體的健康。一方面黴菌為了自身繁殖而分泌 Lysin 企圖中和 Alexine，以致 Alexine 與 Lysin 兩者形成拉鋸戰，勢不兩立。當 Alexin 勝過 Lysin 則為人體的勝利，人體細胞能維持正常的運作。反之，當 Alexin 不敵 Lysin 則為黴菌更加囂盛，人體細胞耗亡而導致罹患疾病。黴菌除了分泌 Lysin 而利於其繁殖外，更會製釀出有毒物質 Toxine 來侵害人體，危害到整體健康以致產生全身諸症狀。相對地，人體為了維護生存，身體產生 anti-Lysin，同時也努力製造 anti-Toxine 來抵抗。由上述機轉可知增進身體強壯，體內存有足夠 Alexine 則能適時抑制黴菌繁殖，此為抵禦外來有毒黴菌侵犯的最佳上策。其次提高體內 anti-Lysin 的質量，或從外部注射 anti-Lysin 入體內。最後手段則是從外部注射 anti-Toxine。此抗黴菌三種手段中，如果其中一項能完全發揮療效，黴菌毒素就無法威脅到人體的健康。今洋醫所謂血清療法，即從外部注射 anti-Toxine 入體內。漢醫湯方療效則是統籌上述三法：除促使 anti-Lysin 與 anti-Toxine 的增強以治標外，更直接提高身體 Alexine 以作為治本的最佳上策。推得洋醫內科的治法不如漢醫。（陳按本文 Lysin 是指細胞溶解酶 cytase，即 cytolytic enzyme。又 Lysin 另可指離胺酸。）

（中篇）065. 漢劑治療傳染病

承氣湯能治療腸窒扶斯；麻黃劑、茈胡劑能治療瘧疾；黃連劑、白頭翁劑能治療赤痢…等。以上諸劑雖皆非細菌藥，但是服用的療效卻不失其機宜。爾等能頓挫邪氣的病勢，縱使無法直接殺死病原菌，但因為含有 anti-Lysin 可奪噬 Lysin

以治標；更可提高身體 Alexine 以作為治本的最佳上策。推得漢醫湯方的機轉確足可治療傳染病。

（中篇）066. 黴菌不足以恐懼

世俗常以衛生為口實，動則聳言黴菌恐怖之說。我認為縱然黴菌為諸種疾病的誘因（並非真正致病的素因而稱為誘因）（陳按體內 Alexine 不足也是因素）而不得掉以輕心；但是也毋須聳言黴菌的恐怖。甚至惶恐飲食是否吃進一絲黴菌？惶恐生活起居是否吸入一絲黴菌？惶恐日常活動中是否接觸一絲黴菌？導致活力遲鈍、毫無元氣（陳按甚至整日緊張兮兮惶恐會接觸到黴菌）。我不認同因恐懼黴菌而必須與其完全劃清的衛生觀念。

人體內需求 Alexine 分泌正常，能維持足量的 Alexine，自可保有健康而毋須擔心黴菌侵入。如此即使口鼻在不知不覺中侵入黴菌，也不會繁殖或產生 Toxine 來危害到人體的健康。目前預防傳染病的方法是採取全面噴灑「消菌藥」杜絕黴菌，徹底狙殺黴菌侵入的所有途徑。此法看似完備，實際效果倒不如內服漢劑以掃蕩體內的鬱毒，讓體內 Alexine 正常地分泌，生理機制旺盛，以使侵入體內的黴菌無法繁殖或產生 Toxine。

【陳註】：

在少子化的影響下，目前父母多將嬰幼兒看成寶貝，為了讓孩子更健康而不容許接觸到絲毫的細菌、病毒、甚至是絲毫的灰塵；訛以為這是健康之道。更有偏差的作法，當阿公、阿嬤等要親抱孩子之前，強要求需先以酒精消毒雙手以防感染孩子。一方面，媒體廣告傳播滅菌等器材（例如防塵殺菌機、消毒噴液等）的催化下，父母皆誤認「完全無菌」才是對孩子最好的保護。如此養育的孩子有如溫室的花朵，某日真的碰到細菌就容易罹患重病而不堪一擊。錯誤的觀念與過度的保護，與其說是愛護孩子，實際上是戕害孩子。體內 Complement 補體系統分泌正常、旺盛是需要歷經鍛煉而得，就如一株大樹需要歷經日曬、雨淋、風吹等鍛煉乃成。

（中篇）067. 上工治未病

　　古云：「上工治未病」。我探討其意義數年，從舊時醫家陰陽五行的推理到佐以現今衛生學者的說法，但是都無法得到令人滿意的答案。惟有東洞先生「萬病一毒」之說讓我折服。東洞先生云：＂凡人自以為無病，但是察其腹部，多可診得毒邪靜靜地潛伏於腹部。一旦毒邪猝動則百病齊發。萬人同受風寒所干，有感冒者，有不感冒者。<u>同一桌飲食，有傷胃者，有不傷胃者。非風寒與飲食能傷人，而是其人腹中潛伏毒邪猝發之故。</u>若於毒邪潛伏腹中時，先將其去除，則無猝發生病的理由。＂如此陳述才是「上工治未病」的真義。

　　以現代醫學說明，體內 Alexine 的損耗就是一種異常的生理現象，其會誘發而罹患疾病。故必須施予處置以求恢復正常健全的生理，如此縱然黴菌侵入也無法誘發而逞兇毒害。醫者診斷出毒邪潛伏（素因的病原）之所在，或於胃腸、或在肺臟氣管、或在心臟腎臟等處，在其未猝發生病之前，處以適當方劑而盡早剷除毒邪，以恢復為健全理想的生理。醫者果能作到此境界即所謂的上工。（和田註：病在胃而治療不及於腸、病在心而治療不及於肝，爾等非屬上工治未病。）

【陳註】：

　　陳按標以符號＂＂的內容文字，和田引自東洞《醫事或問》第 23 問，但是原稿第 23 問並無上述筆者標以底線之 37 字。

　　「上工治未病」一語共有三出處，分別出於《靈樞·逆順》、《金匱要略·臟腑經絡先後病》與《難經·七十七難》三處，論述並不完全一致：

◎《靈樞·逆順》：
黃帝曰：「候其可刺奈何？」伯高曰：「上工刺其未生者也；其次刺其未盛者也；其次刺其已衰者也。下工刺其方襲者也；與其形之盛者也；與其病之與脈相逆者也。故曰：『方其盛也，勿敢毀傷；刺其已衰，事必大昌。』故曰：『**上工治未病，不治已病，此之謂也。**』」

◎《金匱要略·臟腑經絡先後病脈證第一》：
問曰：「上工治未病，何也？」
師曰：「夫治未病者，見肝之病，知肝傳脾，當先實脾，四季脾王不受邪，即勿補之。中工不曉相傳，見肝之病，不解實脾，惟治肝也。夫肝之病，補用酸，助用焦苦，益用甘味之藥調之。酸入肝，焦苦入心，甘入脾。脾能傷腎，腎氣微弱，則水不行。水不行，則心火氣盛。心火氣盛，則傷肺。肺被傷，則金氣不行。金氣不行，則肝氣盛。故實脾則肝自愈，此治肝補脾之要妙也。肝虛則用此法，實則不在用之。經曰：『虛虛實實，補不足，損有餘，是其義也，餘藏準此。』」

◎《難經・七十七難》：

經言：「**上工治未病**，中工治已病者。」何謂也？

然：「所謂治未病者，見肝之病，則知肝當傳之與脾，故先實其脾氣，無令得受肝之邪，故曰治未病焉。中工治已病者，見肝之病，不曉相傳，但一心治肝，故曰治已病也。」

◎《難經・八十一難》：

經言：「無實實虛虛，損不足而益有餘。」是寸口脈耶？將病自有虛實耶？其損益奈何？

然：「是病，非謂寸口脈也，謂病自有虛實也。假令肝實而肺虛，肝者木也，肺者金也，金木當更相平，當知金平木。假令肺實而肝虛微少氣，用**針**不補其肝，而反重實其肺，故曰：『實實虛虛，損不足而益有餘。』此者中工之所害也。」

　　筆者按《金匱要略》所說與《難經》雷同。其末句「經曰」是指《難經・八十一難》。按得知《金匱要略》是指針灸療法的補瀉，但是文中卻夾雜一段藥物性味，其前後文矛盾，此章應屬後人竄衍，必須刪除。參見筆者醫論：《五行相生源自五星運行再藉由曆制祭祀而竄入中醫》。此三則「上工治未病」皆專對**針灸療法**而言，後人訛移作為**湯方療法**的治則。針灸療法是屬物理作用，湯方療法則屬化學作用。物理與化學作用可以互補，不能取代，更不容混淆。《傷寒論》是講湯方而非針灸，其當於西醫內科，針灸則相當於西醫的外科。我輩卻常訛以六條經脈來詮釋《傷寒論》，甚至連傷寒大師劉渡舟也訛以經絡詮釋《傷寒論》。

（中篇）068. 及早發病是一種福氣

　　恐懼生病乃世人常情。因為生病不但費時失財，飽受身痛、心煩鬱悶、口苦口酸等折磨，故世人多不願罹患疾病。但是俗語云：「人體是病邪的容器」。基本上人生難免於生病與意外事故，故生病毋須恐懼與憂慮。如果上了年紀還能健康無病，其人足以自誇為無上的功德，而且可向子孫與後輩炫耀。但是這並非人人可奢望之事。當體內既已包藏有致病的動機（病原），雖然及早發病會及早受苦，然而及早受苦能促使及早就醫，及早就醫則有利於治療。如果醫師不負所託就能徹底拔除病根而癒。即趁者體內正常細胞活力銳氣充沛之時，能迅速、容易地除盡毒邪。（和田註：《楚語》：夫誰無疾眚，能者早除之。）如此即使是病重者，或猶尚有可癒之機。得知需於毒邪尚未塞滿人體這個「容納病邪的容器」之前，及早掃除體內病根為是。

如果體內毒邪已全部除盡而不留滯，即能活上七十歲，甚至保有百歲天壽。曾請教八、九十歲年老者的不病絕竅，卻往往回答為：「年輕時常常飲食不振、體弱多病。」我認為其後半生的強健即前半生體弱多病所惠賜。古有「牛一病」的俗語，即指水牛雖強健而不易生病，但一生病就倒地不起。比喻某人平日雖然體魄堅毅、食慾旺盛、二便正常等，終年無病，健康情況看似良好，但卻往往一罹患病隨即喪命。我仔細思索其原因，乃有病不治（陳按不願面對，偽裝強健無病之人），治而不求其根本所致（陳按就診時所託非人，治療不得其法）。

【陳註】：

《國語·楚語下》：「夫誰無疾眚，能者早除之。舊怨滅宗，國之疾眚也。為之關籥藩籬而遠備閑之，猶恐其至也，是之為日惕。若召而近之，死無日矣。」《說文解字》：「眚，目病生翳也。从目生聲。所景切。」按「眚」字音讀同河洛語的「省」音。眚為眼翳，疾字當動詞用，疾眚即罹患眼翳之意；或可引申作過錯解。《遠流活用中文大辭典》將「疾眚」解為災難、災禍。和田則作疾病解，不妥。

（中篇）069. 治療的時期

《內經》：「因其輕而揚之，因其重而減之，因其衰而彰之。」此是針對疾病初、中、末三期階段的不同治療策略，明示疾病在不同時期的治療關係。因此當疾病既已併發出來，在其初期階段不管如何正確治療，必增劇到一定程度，並無法立即遏止其發展。在此初期階段，如疾病緩慢則其病狀變化遲延，故治療應徐徐地潛移默化。如疾病急劇則其病狀變化迅速，故其治療應激烈地當頭棒喝。

畢竟病狀是瞬息變化的，故需掌握治療時機，寧願拙而速，不要巧而遲。例如令人恐懼的狂犬病、鼠疫等其初期階段並無特別不適；盡早及時治療，不失其治期，多能痊癒而不復發。癌腫、結核等病在其初期予以適當治療，也多能痊癒而不復發。這些惡性病初起的變化甚微，病狀發展緩慢而且沒有明顯痛苦，所以常被忽略而失其治期。反之，疾病急劇者來勢洶湧，其會造成身體明顯痛苦，故在初期階段病人即易察覺而立刻就醫。此種迫切就醫的必要性，雖然不失其「治期」，但由於病勢發展急劇凶險，故容易往往失其「治法」。治療稍有不妥，病人性命多隨即不保。例如急性肺炎、急性盲腸炎、麻疹、痘瘡等病，初期的治法得當與否，往往即已決定病人的生死。總言之，不失「治期」，不誤「治法」，則萬病可治。

和田所引為《素問·陰陽應象大論》：「故曰：『病之始起也可刺而已，其盛可待而衰也（陳按而衰也3字從《太素》為正，《素問》原作：衰而已）。故因其輕而揚之，因其重而減之，因其衰而彰之。』」又《素問·瘧論》：「夫瘧者之寒，湯火不能溫也，及其熱，冰水不能寒也，此皆有餘不足之類。當此之時，良工不能止，必須其自衰，乃刺之。」

兩篇皆指針灸而非湯方療法。已字訓為癒字，病已即病癒。減字訓為低字，意指深邃。彰字顯明之意。〈陰陽應象大論〉此段為倒裝句語法，其即「病之始起也可刺而已，故因其輕而揚之，因其重而減之。病之久發者其盛可待而衰也，故因其衰而彰之。」筆者譯作：「疾病初發者，可用針刺來治癒，其中病輕者淺取之（因其輕而揚之），病重者深取之（因其重而減之）。疾病久發者，邪氣忽盛忽衰，必須待其邪氣自衰方能彰顯出針刺的正確時機。」揚之、減之是指進針的深度，彰之是指進針的時機。按此段只分疾病初起與久發兩階段，和田卻增作三階段。又上述是講針刺療法，和田卻訛作湯方療法的治則。

（中篇）070. 治療之法或擒或縱

治療方法有二，或「擒」或「縱」。「擒」為攻毒逐邪，毫不留情，非將病症的毒邪完全掃盡不休。例如警察風厲嚴行，振肅法規，掃除一切罪惡，如此則宵小無所遁形而不敢犯罪；既有犯罪則警察立刻逮捕發監，毫不寬待。「縱」則非關逐邪，但求體力增進，旺盛抗毒力，壓制覆蓋欲發作的潛伏病毒，使其無法發病。例如振興教育制度，修明道德觀念，人人存有是非善惡之心，如此則宵小之徒多能具有羞恥心而不犯罪。洋醫治法多著於「擒」而擅長於外科，中醫治法多著於「縱」而擅長於內科。能擒能縱，乃為良醫。

（中篇）071. 外科治法侵占內科的領域

現今有些純內科疾病已被外科手術侵占而取代，這固然是外科手術的進步，另一方面也是內科療法的衰退所導致。我輩從臨床驗案得知毒蟲螫瘡、丹毒、瘰

疽、乳房炎等被歸於外科病者；如專以內服藥治療，不但可以減輕疼痛，也能縮短療程，最多不過僅需外科手術的三分之一時間。其間佐以外科手法者只是將已化膿者稍加開口以利排膿而已。至於盲腸炎、急性肺炎等純內科病者，完全不需要動以外科手術。洋醫號稱非手術不可者，多為疾病初起時內科治療不能徹底除盡毒邪所致。或是病人拖延失治而失其治期，以致病情發展陷入惡變所致。

【陳註】：

　　某中年婦人曾在中興醫院被我治癒氣喘宿疾者，事過兩年惶恐地來我診所就診。頸後風池穴下長一疔瘡，約姆指頭大，掀腫凸起，質硬而痛，轉頸牽扯不利，無發燒。病發約一個月，日益惡化而影響到睡眠。我建議轉看西醫以外科手術處置。病人答曰已看過西醫，吃抗生素三週無效，並且略有誘發氣喘宿疾之兆。西醫認為根蒂深入肌膚深層，終需手術挖除。病人有心臟病史、氣喘病史，因為多年前動某手術時，曾因麻醉藥過敏休克而急救。故不敢手術而改看中醫。我診所是純看內科，但自忖應行外治而必須加以處置。先用壯醫藥線點灸十多壯，按之稍軟。再點灸十多壯後以放血片劃開瘡面，擠壓四周而出黑膿血約 5 毫升。但是瘡底仍硬，再點灸十多壯，終於擠壓出米粒大的白色疔根，優碘、酒精消毒，蓋上棉花，囑咐暫勿洗頭、次日回診。記得是開科中桂枝茯苓丸 8 克、葛根 2 克、升麻 2 克七天。第二天回診，瘡口枯扁收斂，沒有處置，告知放心。病人回去後沒再聯絡。事隔約兩個月，專程送來一大盒蛋糕答謝，答曰吃完藥後即癒，傷口平滑。下診後打開盒蓋，以巧克力寫出 Dr.Chen Thanks；吃起來美味直入心坎裏。

（中篇）072. 廣義與狹義的外科

　　漢醫由於不明生理各部的解剖關係，不了解腫瘍、膿潰之病程與日期的標準依據等。爾等就算漢醫具有足夠的臨床經驗，但尚仍缺乏可待因（陳按 Codeine）的局部麻醉藥、哥羅仿（陳按 Chloroform 氯仿）的全身麻醉藥、散瞳藥物、縮瞳藥物、止血藥物等。又加上漢醫醫療器械與設備十分簡陋，遠不如洋醫器械先進、精密可以相提並論。總言之，中醫外科實際上已淪落為迂遠而不足取。

　　儘管中醫外科迂遠，但漢劑能托出毒邪而消散腫脹、迅速排膿，盡早治癒。既可治癒局部，又能恢復全身的健康。此治療方法稱為「**外科病的內科療法**」。漢醫器械雖遠不如洋醫的精密齊全，但是漢方診斷是針對全身，漢方治法是著重病勢的根本所在。故我認為狹義的外科（即需行手術開刀者）（陳按指純外科）需宗以洋醫；廣義的外科 （以內服藥物治療外科病者）則需宗以漢方。洋醫與漢醫

治療外科各有擅長，如能得其兩法則為完善。（和田註：《左傳》曰：「樹德莫如滋，去疾莫如盡。」）

（中篇）073. 未來醫學的走向

Friedrich Scholz 氏（陳按參見 134 頁）《醫師與患者》云：「未來醫學的走向，儀器（陳按原文作器械，下同）與專科醫師（陳按原文作專門醫師，下同）將日益發達。醫師也漸熱心投入公共衛生，以謀求大眾的健康安全為己任。更進一部會設置專科醫師與一般醫師（陳按原文作普通醫師，下同），兩種醫師的功能劃分明顯。凡是屬於局部或各器官的疾病則由各專科醫師診治，其他全身性的疾病則由一般醫師診治，兩種醫師區隔而毫不混淆。只有神經專科醫師例外，因為各別器官的神經疾病雖然屬於局部，其分布的聯絡關係又涉及到身體全身，故神經專科醫師兼具專科醫師與一般醫師兩者的功能。」（和田註：以現今醫師強調專門治療的觀點來看，未來醫學很有可能朝向專科醫師制度的方向發展。）

我經觀察而預測未來醫學的走向，衛生醫師、專科醫師、一般醫師三者分隔的差別將拉大。衛生法規雖日益完備，衛生醫師診療技術反而愈拙劣，甚至無能力治療。平常人家習以衛生醫師作為醫療顧問；當局部生病時，其建請某專科醫師。如果全身性障礙時，其建請某一般醫師。即平常人家除需衛生醫師與一般醫師外，尚得託請各專科醫師，如此方能齊全。我認為神經專科醫師不具有一般醫師的功能，Friedrich Scholz 氏云其兼具有專科與一般醫師之說法，我認為謬誤。

軀體外圍是由肌膚全加以覆蓋，皮膚上每一毛髮的根與指頭的尖端等雖極細微，但爾等並不具有局部獨立的生理機能。毫髮的毛根與指頭尖端必須依賴神經與其器質的聯絡方能營運一部分的機能。專科醫師儘管對局部處置或手術技巧相當熟練，但是疏忽局部與全身關係的考量。所以其治法基本上倒置了主客、本末的關係，因此反而凸顯局部、專科治療的弊端。

【陳註】：

台灣公共衛生醫師是指具有醫師身分，多不直接執行治療疾病，而是推行公共保健工作，包括環境衛生、傳染病的防治、生育計畫、疫苗接種、醫藥行政管理（包括健保）及法規的監督與執行、各種疾病的數目統計等業務。在台灣多需具有公務人員的資格，由於薪資的限制，故公共衛生醫師是冷門的醫師選項。百年前和田預測醫學將朝向專科醫師制度發展，如今驗證屬實。當時公共衛生醫師

之「託請某專科醫師、轉介某一般醫師」的角色如今被家庭醫學科醫師所取代。和田預測公共衛生醫師的臨床治療能力愈趨低落，如今驗證屬實。其認為「神經專科醫師不具有一般醫師的功能」如今驗證基本上也是正確。和田並前瞻性地指出專科醫師的弊端，此盲點正是目前西醫專科制度（甚至分有更細的次專科醫師制度）為人詬病之處。又不知現今醫師有誰能精確預測百年後的醫學發展走向？

（中篇）074. 專門的、局部的治療效果

　　Friedrich Scholz 氏又云：「醫學大幅度進步多始於專科的研究，故專科醫師分科愈細是增進醫學發達的理由之一。」按實際上並非如此，此說十分荒唐，全係開業醫師的片面之詞。政府交通單位努力地開闢道路等，促使患者就醫更為便利（陳按門診量增加是因由交通便利而非設立專科醫師）。例如某城市診所家數與該城市人口數的比例已達到飽和，今再新設立一耳鼻喉專科診所而產生有趣的現象。即現流行咽喉腫痛，除了當地以外，還包括臨近鄉鎮，無數病兒被拉上手術台、切除扁桃腺，造成幾乎無一倖免的遺憾。仿如老天預知咽喉腫痛即將大流行，特別新設此耳鼻喉專科來切除眾多人的扁桃腺。又如新設立一婦產科（陳按原文作婦人科）專科診所，導致自認為無必要就醫的婦女，偶會注意到此打著婦產專科醫師的診所，漸漸引起其重視，他日自然多願意前來就診（陳按和田暗諷專科醫師的不當）。

　　諸如患者乖乖地接受各科專科醫師的診療，終會釀成奄奄一息，導致無手、無足、頸歪、顏面畸形、無子宮、無腎臟等怪現象陸續呈現。看起來形骸雖似具備，然而事實上卻乏平常人所應具有的功能。其仿如是行屍走肉，雖生猶死。

【陳註】：

　　1995 年媒體報導花蓮某村婦女幾乎全被某婦產專科醫師割除子宮，該村被諷刺稱為無子宮村。多年前應是台中沙鹿也曾發生無甲狀腺村的怪象。2007 年前署立台東醫院精神科陳主任也是打著「專科醫師」立威，舉凡門診者幾乎全診為精神病，開出過量精神科藥物以向藥商索取回扣；並利用職務偽造病歷詐領健保費高達兩億元。當然爾等或許是個案，但是假藉「專科醫師」的封號很容易嚇唬鄉下村民。和田百年前已預測出這些「專科醫師」封號會造成醫學歪風。

　　外科醫師以腹腔鏡行膽囊摘除手術的微創手術（minimally invasive surgery）已有二十年的歷史，現今尚追求更細微、更小切口的膽囊切除手術。如此傲人的進展也的確嘉惠許多膽囊病患。但是其應是在無其他選擇下、不得不才作膽囊摘

除手術。儘管其後遺症被淡化，然而臟腑存在必有其道理，否則早就會自行退化消失。據中國外科醫師許洪斌在搜狐網站（http://bdhtyy721.blog.sohu.com/）云：可以形象地說成：「去掉膽囊後日子照樣過，但以後的日子就會像長江沒有洞庭湖和鄱陽湖一樣，經常會"洪水氾濫"。」許醫師提出割除膽囊有五大後遺症：1.消化不良、腹脹、腹瀉。2.鹼性逆流性胃炎、食道炎。3.膽囊切除術後膽總管結石的發生率增高。4.術後結腸癌發生率可能升高。5.膽囊切除術後症候群。

爾近中國膽道內鏡技術的成熟發展，將膽囊底並切一小孔，膽道鏡進入膽囊腔內，在直視下應用取石網籃取淨結石後，縫合膽囊底部小孔，膠布貼緊腹壁之小切口，第2～3天即可出院，此手術取出了膽石而保留了膽囊。筆者不清楚此「保膽取石」技術在台灣的發展情形，這種手術相當精巧，同時也保留了膽囊，自無須服用化解脂肪等藥物。然而囑咐病人減少攝取油膩食物，增加蔬果青菜類食物，加上適當的運動，避免復發才是綜合的觀念。

膽囊司儲存、濃縮與分泌膽汁，或還有一些尚未人知的功能等。如僅是健檢發現膽囊瘜肉、或無病狀的膽砂、膽結石毋須就急著摘除膽囊。筆者認為即使是膽結石引起的疼痛、膽囊炎等，醫師還是應採取保守的療法，能不摘除就不摘除為上策。臨床偶會碰到急性膽囊嵌頓或右上腹激烈疼痛者來掛急診，我雖推說中醫無急診，但還是必須先立即優先處置。透過問診與腹診基本上多可確認屬實，針刺膽囊穴（右陽陵泉直下二寸與再下一寸），強刺激，泰半5分鐘即可緩解，冷汗收斂。其病勢多為朝陽發展，科中延胡索、川楝子、大黃、赤芍、茯苓、白朮各2克即可。稍重者用大黃牡丹皮湯8克，延胡索、川楝子各2克。病重者全用大承氣湯。病勢朝陰發展者需用溫熱藥稍兼寒涼藥。囑咐若病情壓不下來，必須立即掛西醫急診。所幸處理過十多人，全都過關。乳房與子宮對女性而言不僅是組織器官而已，割除後或有心理上的創傷與沮喪，男性醫師必須特別體會此點。故乳房纖維囊腫與子宮肌瘤能不動刀為上策，何況手術後多有復發增生者。

因為專科醫師多只會站在該科的角度思考，缺乏整體性的醫療思惟。人類罹患疾病，牽一髮而動全身。身體各部的機轉並無法分開細部而單獨營運，但是醫師卻強行分開細部以作專科。縱然是純外科的手術治療，事前創造手術條件，術後調理身體等也都需要佐以內科的治療。

　　《史記·扁鵲倉公列傳》：「扁鵲名聞天下，過邯鄲，聞貴婦人，即為帶下醫（陳按裙帶以下諸疾即指婦女病）。過雒（陳按洛之古字）陽，聞周人愛老人，即為耳目痹醫（陳按老人耳目衰退且多痹痛）。來入咸陽，聞秦人愛小兒，即為小兒醫。隨俗為變…。」我認為扁鵲醫技精湛，出神入化。但是扁鵲並非將各專科分開來個別研究而後集大成，因為他既能掌握醫術的根本大道，所以治無不效，療無不應，已經達到醫術的最高境界，自能變通診療於各科（陳按精通中醫本道治則就能通治婦、兒、老人、耳鼻喉科、痠痛科等各科）。所謂帶下醫、耳目痹醫、小兒醫等專科封號不過是入境隨俗的名稱而已。例如孔子強調言行為忠信之本。但是從父母角度觀之則為孝，從長輩角度觀之則為悌，從君王角度觀之則為忠，從朋友角度觀之則為信。

　　扁鵲認為惟精於純內科的根本大道，但從病人的角度客觀評斷，扁鵲則被尊稱分屬各科的專科醫師。俗醫不但標榜為專科醫師，更必自我宣揚懷有妙技。招牌是作為招來客人的目標，俗醫凸顯招牌上矚目的「專科醫師」字樣以圖謀吸引更多的病患，新進醫師多以此為手段。但是自我主觀標榜為專科醫師，其廣告效果遠不如被病人自動客觀尊稱為專科醫師（陳按例如扁鵲）。又世人多被專科醫師封號的美名所迷惑，若非冠以「專科醫師」頭銜者，其診療能力似乎就被否定。老子曰：「大道頹而仁義出」。我仿效云：「本道頹而專門興。」（和田註：自古即以內科為本道，外科原屬瘍科。另外有分立為產科、女科、兒科、眼科等者。）

【陳註】：

　　《論語·衛靈公第十五》子曰：「言忠信，行篤敬，雖蠻貊之邦行矣。言不忠信，行不篤敬，雖州里行乎哉？」貊，音讀同「莫」，北狄。「蠻貊」指南蠻、北狄，比喻未開化的民族國家。古代二千五百家為州，二十五家為里。州里合指小區域的地方鄉里。《孔子家語·弟子行》孔子曰：「孝、德之始也；悌、德之序也；信、德之厚也；忠、德之正也。參中夫四德者也。」又「大道」本來就包括「仁義」在內，大道興盛則仁義自然宣行，毋須另外特別強調仁義。惟有大道衰敗不堪時，仁義之美德才會被強調。同樣地，精於中醫內科則各科自然宣行，毋須另外強調婦女科、耳鼻喉科、小兒科等各專科的宣傳。

　　目前西醫專科醫師各有其規章制度。西醫是講細項的微觀醫學，分類為各專科醫師勉強尚行得通，特別是外科（尤其是神經外科等顯微手術），非具熟練技巧者的確無法勝任。中醫則是講整體的宏觀醫學，除了傷骨科、針灸科屬於外治法外，不應再分有各科。而且傷骨科、針灸科還是離不開內科的調理。

　　爾近同道興起推行中醫專科制度，拙見認為中醫千萬不可走西醫微觀分科的路線，或言可與西醫接軌，實為戕害中醫的思惟。否則到頭來只剩下「使用中藥

的醫師」而非「具有方證相對與陰陽病勢思惟的醫師」。試問中醫婦科與耳鼻喉科辨證思惟有何差別？中醫老人科與小兒科辨證思惟有何不同？扁鵲精通內科本道（另精通針灸）即足以治療各科。中醫界既然人人稱讚扁鵲為神醫，為何又違背神醫的旨意？招牌廣告自我標榜者，中西醫皆同。和田說得好，真正的專家是被病人尊封出來的，而非自我宣傳。茶葉香醇客人自會讚譽，賣家並不需要特別吹捧。商品廣告化雖是時勢所趨，但畢竟醫療事業不是商品買賣，醫師應自我要求。爾近電子媒體精緻經營，特別是節目廣告化，醫師大鑽漏洞而廣為露臉宣傳，無知的病患洶湧而至。舉凡醫師常上媒體節目、醫師的頭銜列滿一排、習用高貴藥、醫院診所裝潢豪華精美者，世人應多加戒慎。因為爾等宣傳與醫師實際的診療能力並不能劃上等號，何況樸質的中醫根本就不需要過度包裝。

（中篇）076. 醫療與工巧

《醫事集談》引用蘇東坡《墨寶堂記》引蜀諺：「學書者紙費，學醫者人費。」竹岡友先氏補充：「書畫不成，可以重新書畫。病人被醫師診死，卻無法再生」。

器具製作的品質精巧或拙劣，買賣之前，彼此對品質存有共識而當面商議價錢。醫療業務則否，醫師診療是否正確？病程與預後是否符合醫師所言？病者必須等待他日驗證，患者並無法事先掌握清楚醫師的好壞。病者的疑惑即「真醫」戒慎恐懼之心（陳按真醫擔心診療失誤、以拯救病人性命為己任）；病者的疑惑也是「奸醫」趁機敲詐之處（陳按奸醫趁病人無知而大敲竹槓）。推得病者非冷靜慎選醫師不可。

【陳註】：

竹岡友仙（たけおか ゆうせん 1846～1919）《醫事集談》1891，日文書寫，京都文求堂刊印。其章節有：醫業的地位、醫師的業務、醫師的心術、商議醫、傍診醫、轉醫、勿診病家、醫師的生計…等。

中國四川省的諺語「學書者紙費，學醫者人費。」指學習書畫的過程必得耗費紙張乃能成大家；學習醫療的過程必得犧牲病人乃能成名醫，推得名醫是經由誤診過許多病人所換來的封號。

（中篇）077. 容得糊塗打混的行業

世上有很多種類的職業，爾等都必須全心投入，非得深入努力來經營不可，否則無法獲得該行業的奧妙。但任何行業都或容有某種程度的糊塗者，尤其是我們醫師這行業。醫師臨床直接面對病人，彼此接觸關係雖極為親近。但是複雜病情如果僅施以膚淺的診斷，醫師對治法必為生疏不明。醫師愈是糊塗，生疏程度也愈嚴重。例如胃酸過多的胃加答兒患者，不能主以酸性藥劑，否則不得療效。需用硫酸銅者（陳按指製以外用腐蝕藥），不能代以硝酸銀，否則不得療效。病屬茈胡湯證者，不能代以承氣湯，否則不得療效…等。醫師於診療之際或一時糊塗、或一時以妖言玩弄，儘管暫可欺騙病人，但是不依治法診療，絕對無法治癒疾病。

世人往往誤認醫師雖然施以治法，但是經歷若干時日後，還是得藉由病人發揮「自然療能」才能減輕病情，而非歸功於藥劑療效的速治（陳按故醫師診治時可以馬虎糊塗）。所謂「自然療能」如果定義為病人不需服藥、自身即可治癒疾病的話（陳按病輕者或可不藥而癒）；我認為病人病重者，則非得立刻服用藥物不可，否則病情將急速惡變，甚至死不旋踵。（陳按指醫師不可誤解「自然療能」而疏忽治法及藥劑）。推知醫師這行業是世上最容易糊塗者（陳按指醫師利用病人無法預知療效而診治馬虎），然而偏偏醫師這行業是最不允許容有絲毫的糊塗（陳按因為人命關天）。

【陳註】：

大醫院開錯刀者時有所聞，左眼誤為右眼、右腳誤為左腳，另有拿錯檢體、給錯藥物、看錯報告…等。在「績效」、「營運」等因素考量下，醫師無不衝高病人數以增加業績，服務品質自然下降。事實上因為業績掛帥，醫師、藥師、醫檢師等也是充滿無奈。現今有些醫院的急診室與洗腎中心等因成本考量，已採取外包制度。承包者自負盈虧，當然一切以利益為前提，醫師則流動於數家醫院以供調派趕場，類如高價的時薪打工者。病人的主治醫師或隨時更換，其醫病關係之疏離可想而知。打工醫師但求平安拖過急診期即可，事後之診治與其毫無關聯，仁心仁術放一邊，甚至有被舉發以密醫充當者。筆者認為醫療糾紛大致上可分為兩類，**習性**與**無心**。後者乃歸咎於「績效」、「營運」之制度殺人，或是醫師因疲勞等因素而一時疏忽所致，此偶發錯誤尚情有可原。前者則診治輕率馬虎而習以為常，其個性實已不適合從事醫師這行業。

中醫比西醫更容易糊塗打混，因為西醫診治錯誤的證據較明顯。例如左眼誤為右眼，手術後病人立刻知道，醫師也不得不坦承認錯。中醫開方時你說肝脾陰虛，我說腎水不足。你說臟腑辨證，我說八綱辨證。你說陰中有陽，我說陽中有陰。你說補，我說瀉…。孰是孰非？病人團團轉。硝黃石膏、附子乾薑等激烈藥性者少用，用藥力求中庸而四平八穩，慢性病者一時病情也變化不大，基本上並無大礙，糊塗一生或也可平安無事。故病人較無法察覺中醫師是否在糊塗打混。

（中篇）078. 士為知己者死

《史記‧司馬相如傳》：「士為知己者死，女為悅己者容。」竹岡友仙《醫事集談》仿照《史記》而云：「醫為信其者盡力。凡被病人所信賴的醫師，應盡最大努力來救治病人。不但要使出所有的診療良法，內心更需具有慈愛的誠意，所謂慈愛的誠意即為仁心，所以古人稱醫者為仁者之術也。」

扶氏《醫戒》（陳按參見 28 頁）曰：「生命誠可貴，名譽價更高。可是當病人生死垂危之時，醫師不能自顧性命與名譽而畏縮退卻。」今日世態炎涼，人情淡薄；故非深具信義與道德操守的醫師，內心是無法體會扶氏的銘言。

吉益東洞先生《建殊錄》：「京師賈人（陳按商人）菊屋清兵衛者，年可三十，雅崇先生之術，而其家人無一肯之者。賈人嘗病，心中煩悸，飲食不進，先生（陳按東洞）治之，數日未見其效。於是家人故諭清兵衛招他醫，則病勢欲加（陳按愈嚴重），心悶肩息（按指喘甚導至肩膀隨氣逆而上下起伏之危狀），且夕將死。清兵衛乃嘆曰：『死則命也，棄先生之術，死於世醫之手忽？嗚呼已矣，夫如斯豈夭哉？』於是復召先生，時者余亦從往（按《建殊錄》是東洞學生播磨等人隨診東洞時，將所見驗案加以編撰，故學生以第一人稱自稱）。先生診之，出而謂余曰：『死生有命，吾非所知也，非駃（陳按駃為快的古字）藥救之，則彼不足安也。而家人知之，必復難之。夫清兵衛者，信乎我者也，余豈可以家人而已呼（陳按不能顧忌其家人責難而不予診治）？』乃為走馬湯飲之，下利數十行，氣息稍安，飲食隨進。然而翌日復迫（陳按病情復發），其後三日，竟至不可救矣。然家人因知先生能守義，不拘名利，大信先生之術矣（陳按其家人總算認同東洞的醫術）。嗟呼，如清兵衛者，可謂能盡人事者矣。』世人讚頌吉益東洞先生醫師道之美德。（陳按和田只摘要輯出，今由《建殊錄》轉錄整案全文。）」

（中篇）079. 八年的辛苦養育並無白費

住在青山南町的竹內氏是我老朋友，多年前其八歲兒子罹患麻疹而託我前往診療，我治療十數日，其間曾病將告癒又隨即復發三次。某知情人士通報其母親而警告云：「你不重視兒子的性命，何以隨便地委由庸醫試藥而不辭退？」竹內氏內人回答：「我兒承蒙國恩護佑，成長已有八年，正擔心無以回報皇天之恩典，今縱令和田誤診而喪命，也有助於提高其診療經驗而能幫助其他患者。我兒雖不幸喪命，此微不足道的貢獻總算有益於世而能報效國恩，八年養育的辛苦並沒有白費，我死能瞑目。」

竹內氏內人不為所動，願意繼續託由我診療其公子的麻疹，最後終得完全治癒，不再復發；此兒今年已達徵兵年齡。竹內氏內人可說是「醫師道」的守護者，其風範真是令人欽佩！（和田註：竹內氏內人此偉大舉動可稱為女中豪傑）

（中篇）080. 王陽明〈啾啾吟〉的啟發

我曾治療一富翁，八十多歲，多日呃逆不止而導致於無法進食，自認為其病情嚴重，必定難逃一死。老翁自云約於三十年前亦罹患此大病，治療三個月病情方得穩定，前後歷時一年而癒。今以八十餘老朽之軀再同患前病，自料將難以過關而喪命。

我治療十餘日而毫無起色，基本上也認為此病難治。偶見其前胸有一疼痛腫物，觀察數日後，見其已化生膿瘍。我欲即時予以切開排膿，老翁卻拒絕接受而云：「自甘喪命，請勿動刀。」我回答云：「醫師理應全力盡其醫術為道，豈可隨便敷衍而藉口於天命？今老翁畏於動刀恐導致喪命，卻會導致因膿瘍毒發而先死，就如同王陽明〈啾啾吟〉：『愚者畏溺先自投…。』此舉真是十分愚昧。」老翁笑答：「八十歲老者竟需聞道受教於三歲孩童（陳按形容和田年紀輕輕），請動刀排膿吧！」於是我切開膿瘍而排出瘀血約有一盞餘，數日之後，瘡口收斂，又經過五、六日，呃逆亦逐漸減緩而平安痊癒，至今老翁身體依然健康硬朗，數年前還舉行米壽（陳按日本 88 歲的生日特稱為米壽）。（和田註：拒絕施治而拱手待死者，猶如恐於溺斃而先自投江中而亡。）

【陳註】：

王陽明（名守仁 1472～1528）明朝浙江餘姚人。其極力倡導躬行實踐，以矯正文人讀書與德行脫離的行為，形成「致良知」的思想，而為陽明學派的創始人。王陽明同時也是一位軍事家，多次奉令到兩廣以及江西等邊遠地區征討有功。其〈啾啾吟〉全文如下：

智者不惑仁不憂，君胡戚戚眉雙愁；信步行來皆坦道，判天之下非人謀。智者因咽遂廢食，愚者畏溺先自投；千金之珠彈鳥雀，掘土何須用髑髏。東家老翁畏虎患，虎夜入室銜其首；西家兒童不畏虎，執竿驅虎如驅牛。人生達命自灑落，避讒憂毀徒啾啾。

（中篇）081. 治療的末技

田中祐吉（參見 71～73 頁）《醫事斷片・醫學院畢業生之贈辭》揭示：「只著重於臨床末技而不再潛心研究醫理之根本者，其僅能視同販賣藥品的商人或拔牙技工而已，不夠資格稱為真正的醫師。」[1] 學醫者多比常人早熟，但也容易早衰（陳按指醫學系的學生課程份量很重，故較同齡者得到更多的知識。但往往一畢業後就汲汲於賺錢而不再研究，故長時間之後反較同齡者更容易離開書本而落後）。我認為田中氏雖為矯正世俗垢弊而提出諍言，但其說也有過當之處，不能統以一言來涵蓋。

凡稱為學問者即非為「學」而學，乃是為「行」而學（陳按即王陽明學說的致良知）。醫學最終目的在於以其所學用於救治病人，所以不能將臨床技術視為 "末技"（陳按指雕蟲小技）。如果將臨床診療技術歸類為末技，那試問醫學真正的價值何在呢？凡稱為醫理者，必須是已有臨床事實於先，再研究補充其理論於後。而非先設定理論於前，即逕自作為治療的法則。

治療的法則為何？大學所教導的理論與名醫專家所提出的看法未必就等同法則。而是凡能痊癒疾病的方法就稱為法則[2]。雖然諸家眾說紛紜，但是上天能證明事實，即能治癒疾病者就是法則，不能治癒疾病者就不能稱為法則。三千年來諸多前輩廢寢忘食、苦心鑽研之最重要目的，無非是創建在治療上能確實立竿見影、百發百中的法則而已。

〈和田附記〉：
1. 謾罵臨床治療為末技是對學問修養而言，無論教與學都要不斷地精進學問。
2. 陸賈《新語・術事》：「故制事者因其則，服藥者因其良。書不必起仲尼之門，藥不必出扁鵲之方，合之者善，可以為法，因世而權行。」

【陳註】：
筆者認為田中祐吉所言是指西醫，和田啓十郎則指中醫，兩人的見解皆正確。過去西醫臨床一直是由西藥的發明來帶領，西藥依據實驗室所得之證據（藥理）→動物→人體（再藉化學合成）的次序發展，即需先從實驗室分析確認某藥理後才最終應用於人體臨床。這種由「藥」指揮「醫」診療模式直到 1992 年加拿大 McMaster 大學 Gordon Guyatt 教授正式提出 Evidence Based Medicine（EBM、實證醫學）後才改變。實證醫學基本上改由「醫」指揮「藥」的模式來診療。中醫（包括湯方與針灸）的發展次序則是人體→醫理→人體，即直接從臨床得到某湯方療效的經驗後，再回過頭去思索其醫理，重複此經驗所得之醫理而應用治癒其他病人。故西醫的基礎在於詳研人體生理機轉之細部機制，中醫的基礎即和田所提出：「在於觀察健康人的生理。」即熟悉人體正常態者，自能鑑別異常態。

（中篇）082. 治療即破壞的說法

永井潛氏《醫學與哲學》云：「曠世的病理學家 K・Rokitansky（1804〜1874）與享譽歐洲的新維也納學派大將 Josef Skoda（1805〜1881）將聽診與扣診（陳按原文作打診，今改作扣診）開展出診斷疾病的兩大利器（陳按參見160〜162頁）。爾等確為診斷學上的大恩人，但是對於臨床治療卻毫無助益。何以如此說呢？因為爾等藉助於自然科學的應用，才能立下奇功以貢獻於診斷學。然而偏重於自然科學卻無擴及其它領域，故在臨床治療上並無建樹。」（陳按永井是要凸顯治療的重要性）爾等還認為：「醫師角色應是診斷疾病、記載並能加以理解；而非在於治療。」毫不經心而多疑者更詆毀出 "治療即是破壞" 的風潮。甚至盛行所謂 "醫師應著力於診斷疾病的知識而非疾病的處置治療" 的說法。按真正有治療能力的醫師不會衝口強說出這種歪理。

真是令人感嘆！如果醫師僅著力於診斷而忽略治療，可憐的患者只能無可奈何地躺在病床上，任由醫師好奇心的催使，以扣診與聽診等來判斷疾病，詳載病名與病情的演變，最後終淪為解剖台與顯微鏡下的一個樣品而已。如果病人事先知道此種結局一定會大大地後悔。

身為醫師固然要特別尊重自然科學，必須比常人更急於探其究竟；但是不能對於自然科學以外的事物者毫不知悉。否則將誤認人體組織不過是物質的組合、誤認生理功能不過是器械的運轉作用而已。如果醫師的思惟被「自然科學」所框限，那是極為不合理。我輩需大聲說出此種錯誤。觀巫醫治病僅框限於「咒語、祈祝、禁忌」，此外一無所知、一無可施。兩者思惟模式豈不相同？目前洋醫努力從物質與器械的角度來研究醫學，逐漸偏離醫學發展的核心。今有幸賴永井潛氏慧眼指出，前輩灼見真是令人佩服！

永井潛氏所言直接而明確，其強調「自然科學」無法解決的醫學盲點，必須藉用「哲學」上來輔助。我在此要稍加補充說明，在探索「自然科學」與「哲學」之間，尚有一「漢方醫學」居中，探索漢方醫學的確可以有效助於臨床治療。

〈和田附記〉：

《鹽鐵論・申韓》：「法能刑人而不能使人廉，能殺人而不能使人仁。所貴良醫者，貴其審消息而退邪氣也，非貴其下鍼石而鑽肌膚也。」

【陳註】：

永井潛（ながい ひそむ 1876〜1957）

永井潛出身廣島，1902 東京帝國大學醫科畢業。1934 年擔任東京帝國大學醫學部長，1937 年擔任台北帝國大學（今台大醫學院的前身）醫學部長。著述甚

多，1908 年撰《醫學與哲學》、1913 年撰《生命論》、1927 年撰《生理學總論》…等。1926 年湯爾和翻譯《醫學與哲學》為中文，商務印書館出版。

湯爾和（1878～1940）

浙江人。留學日本，1903 年金澤醫學專門學校畢業（晚湯本求真兩屆）。1907年後留德學習。1912 年中華民國成立，奉命籌辦國立北京醫學專門學校（今北京大學醫學部前身），擔任首任校長。並曾任中華民國教育部次長。1929 年獲東京帝國大學醫學博士。

西醫有「病理醫師」與「臨床醫師」之分，「病理醫師」不用直接治療病人而只擔任診斷。因為西醫醫理是要找出「元凶」，再針對「元凶」來發明專門的特效藥。今日大家皆能認同在罕見疾病、疫苗發明等，「病理醫師」貢獻極大。百年前「病理醫師」與「臨床醫師」功能混淆，故永井潛氏特加以責難，並提出**醫學不能框限於科學**。中醫醫理不同於西醫，中醫師會診斷就會治療，能鑑別病證就能直接開出湯方，所以中醫無區隔「病理醫師」與「臨床醫師」的必要。末期癌痛而止痛藥無法止痛者，親友或宗教人士的鼓勵關懷、傾聽歌曲的撫慰，甚至一條老忠狗的陪伴、舌舔…等都可稍緩疼痛。此即「自然科學」無法解決之醫學盲點。或可服用中醫湯方（包括針灸按摩等）改善其生活品質而減緩其疼痛。

現代醫學是建築在自然科學的基礎上而發展，西醫也自認這就是醫學的全部，主觀誤認除非能以自然科學詮釋者以外，任何處置皆不具療效。這是科學萬能的主觀傲慢。西醫診療框限於科學，故反常被科學數據所誤導。直到今日外感病等發燒者，西醫一律用冰枕、開予解熱劑；高燒者則更直接用瀉鹽，這就是其治療發燒的標準程序。於是有得效者，有雖暫退燒而復發或轉為它疾者。西醫沒有病勢的概念，不知發燒是否要用冰枕、解熱劑、瀉鹽劑並非由發燒度數決定，而是由病人的病勢陰陽所決定。病勢朝陽者上述皆對，病勢朝陰者則否。發燒超過 39 度而經由筆者開予溫熱藥而退燒痊癒者不知凡舉。高燒者開寒涼藥直覺上似乎符合科學邏輯，但未必符合臨床事實。其它疾病同此。故不能將科學與醫學劃上等號，因為還有一半的功能性疾病非藉科學儀檢所能涵蓋。故世人譏罵中醫不科學；是的，因為中醫的確「不」是「科學」所能涵蓋。

前榮總神經外科沈力揚主任是留美顯微手術的先驅，罹患血癌時抱病為前行政長孫運璿中風開腦成功而蔚為佳話。沈主任接受化療時曾云：「寧願死於科學，也不願活得不明不白。」其為科學殉道當然值得尊重，但也凸顯對於功能性疾病認知的空白。這種錯誤見解也不限於科學訓練背景者，提倡文學革命而為新文化運動的領袖的胡適博士，專於文史、哲學、教育學等而無關於自然科學。胡適一生最痛恨人說謊，卻直到老年仍掩飾年輕時曾罹患急性腎炎之事。上海陸仲安曾以中藥治癒胡適的急性腎炎，西醫俞鳳賓博士記錄西醫治療無效而轉由陸仲安中

醫治癒之事，並留有藥方。因為胡適無法接受不科學的中醫竟然可以治癒其腎炎，故只好昧者良知而說謊。連曠世文豪、留美名醫都缺乏對功能性疾病的認知，何況是一般民眾。

西醫透過化驗、抽血、影像檢查等數字或圖像作為診斷病名的依據。病人不管甲乙丙丁，凡病名相同即藉實證醫學模式而同施以某法，最後選擇出療效機率最高的某法。該法就是此病名的標準處置，其號稱科學而自以為傲。凡非透過此種模式的治療方法則一律不予承認。西醫講求的是治療機率，可是其前提邏輯存有問題。例如不管甲乙丙丁調查普羅大眾最喜好的食物，最後選擇出票選最高機率的某食物，以此食物作為最喜好食物的標準。但是此舉卻沒有考慮個人質性的差異性（如素食者、宗教信教而不吃豬肉或牛肉者、居住寒帶或熱帶、居處海邊或高山等的差別）。故不能宗此為標準。中醫則是個人化的診療，考慮個人質性的差異性（即發病當下的體質寒熱溫涼）。其實驗前提須先找出頭痛、惡風、項強、汗出、脈浮緩的病人做隨機對照，一半病人服桂枝湯，另一半病人服安慰劑，觀察療效之比較。這才是真正的實證醫學。事實上中醫方證相對已實驗於病人近兩千年，故無必要再回過頭走西醫的實證醫學模式以求西醫能夠認同。何以西醫所謂的標準處置經常會改變？每每昨是今非，其癥結就是沒有考慮個人質性的差異性。中醫方證相對已兩千年不變而有佳效。試問中醫與西醫的治療誰較科學呢？依據病名治療正確，還是依據病人發病當下的體質寒熱溫涼治療正確呢？

（中篇）083. 真正的醫師恥於偶然地將病治好

工匠有工匠的規矩準繩，醫師也有醫師的規矩準繩，醫師不依規矩準繩，莫名其妙地治好疾病，即屬於「偶然將病治好」者。「偶然將病治好」雖能痊癒疾病，卻不足以為法則，醫師應不屑於此種無條理、無系統而誤打誤撞的診療。「偶然將病治好」的次數愈多，醫師內心應更自覺羞恥。

真正的醫師不貪圖一時方便而取巧，不勉強去迎合病家無理的要求，必須盡其醫術、竭其所能地治療病人而不違反醫道法則。雖然當下或無法立即判別其醫術的優劣，但是他日必可見其真章。

（中篇）084. 現代醫學不過是比漢醫學的名稱好聽而已

田中祐吉《醫事斷片》云：「歐美醫學藉解剖學的發達而能迅速宏偉地竄起，但是本邦（陳按指日本）自古以來一向奉行漢方醫學，沉醉於陰陽、運氣等虛幻之說，人身內景（陳按指感傳脈道示意線）之無稽，恪守《素問》與《難經》五臟等荒誕謬論而無視人體解剖的精微組成。以致於我邦醫學誤道殺人者不少，聞之真是令人毛骨悚然！今日醫學文明已十分進步，但仍有假借漢洋醫學折衷之美名而卻暗地施行皇漢醫學舊醫術者，此等醫師真是可恥…。」

田中祐吉又云：「我邦僅有一部分醫界能接受洋醫，洋醫進步的思想尚無法完全普及於全國，仍有不少醫者仍然從事於腐朽之所謂皇漢醫學…。」

學問淵博的田中祐吉在醫界一向享有盛名，但是我實在無法了解前輩所說之意。前輩曾說過新醫學並非憑空而降，其是在舊醫學之基礎上漸次發展的，現在怎能又回過頭說皇漢醫學為洋醫的殘渣？前輩嚴譴東洋醫學為舊時代的思惟，其所用言詞未免過於粗暴。您沉醉於進步的希臘醫學與德意志醫學，我則嘗試研究漢洋醫學之折衷。前輩浸淫的醫學或美其名為新精華，我說理的醫學或被歧視為糟粕，但如果僅以所凸顯名稱的好聽而來攻擊舊醫學，亦不過是桀犬吠堯而已。

【陳註】：

田中祐吉（田中香涯 1874～1944）1901 年撰日文《醫事斷片》；上文出自原書 103 頁。真柳誠〈西洋醫學と東洋醫學〉（收錄於《中國醫學と漢方》。大阪：オリエント出版社 1993）指出清末「漢醫」一詞被留日學生帶進日本，日本在清末民初之期間，陸續創造有：和漢醫學（1881 年）、東洋醫學（1892 年）、東亞醫學（1938 年）。筆者補充 1869 年 12 月 17 日漢醫界遊說保守派大臣而在大學東校設置「皇漢醫道御用掛（御用掛即教師之意）」。大學東校同時設有西洋醫學部與皇漢醫學部，由今村了庵、尾臺榕堂、權田直助擔任漢醫御用掛。這是「皇漢醫學」名詞第一次出現。爾等名稱在日本漢醫界異於華夏明清時代的概念。日醫多認為漢代醫學在明清時代業已走味，已偏向於金元諸家虛空玄說而不可取。真正繼承漢代醫學的是日本古方派，其結合日本傳統醫學，即**源由漢代而業經日本整理的傳統醫學**。整理先後名稱：和漢醫學（1881）、東洋醫學（1892）、皇漢醫學（1869）、東亞醫學（1938）。和漢醫學的「和」字是指大和民族。而華夏清末「皇漢」兩字連用原是指漢民族。日醫曲解漢民族的「皇漢醫學」，將皇、漢兩字分開。「皇」字作「皇國」解，作為日本的美稱；其取自日本天「皇」尊稱之意。

按「皇漢」一詞最早出自東漢班固（32～92）《西都賦》：「蓋聞皇漢之初經營也，嘗有意乎都河洛矣。」其將先秦兩漢建都於黃河、洛水間的傳統中原區域之統治者或國家稱為皇漢。五胡十六國匈奴人建立政權，也自稱為「皇漢」。《晉

書·劉聰載記》:「晉氏暗虐,視百姓如草芥,故上天剿絕其祚,乃眷皇漢,蒼生引領息肩,懷更蘇之望有日矣。」唐朝李賀《感諷五首》:「皇漢十二帝,惟帝稱睿哲。」推得「皇漢」一詞代表正統之統治者或國家的圖騰。清朝末年力言排滿反清、建立大中華的鄒容(1885～1905)《革命軍》:「滿洲人率八旗精銳之兵,入山海關定鼎北京之一日,此固我皇漢人種亡國之一大紀念日也。」此「皇漢」一詞在當時已轉為漢民族的專有名詞。推得清末醫界稱「皇漢醫學」者是專指出自漢民族的傳統醫學,其與西洋醫學作對稱。兩者並稱時則簡稱「漢洋醫學」。但是「皇漢醫學」一詞由留學生帶入日本之後,日醫將「皇漢醫學」的「皇」字抽出,曲解為日本皇國。即漢民族的「皇漢」醫學已被日醫拆成「皇」國醫學與「漢」代醫學兩部分。但是日醫在其與西洋醫學並稱時仍保留簡稱「漢洋醫學」。

和漢醫學與皇漢醫學皆將「漢」字置在後面,而將和、皇兩字置在前面。顯然日本不單是以繼承漢代醫學為滿足,凸顯其係業經日本皇國整理、改良、創新之後的漢代醫學;故特別與明清時代的中醫概念作區隔。至於東洋醫學、東亞醫學的名稱有語病,因為其雖然欲與現代西洋醫學作對稱,但是東洋、亞洲的區域過廣,包括傳統印度醫學、阿拉伯醫學、西藏醫學以及亞洲各區域的民族草藥在內(當然台灣青草藥也應收納於內)。此舉夾雜有自我膨脹之虞,其或與日本軍國主義侵略思惟有關。第二次世界大戰日本提出「大東亞共榮圈」的概念同此。

「桀犬吠堯」一詞出於《史記·卷八十三·魯仲連鄒陽列傳》:「今世主誠能去驕傲之心,懷可報之意,披心腹,見情素,墮肝膽,施德厚,終與之窮通,無愛於士,則桀之狗,可使吠堯。」按桀為夏朝暴君,堯帝則為仁君,堯帝年代遠早於夏桀。意指殘暴夏桀所飼養的狗兒對仁慈的堯帝亂吼,即狗兒不論是非,只會濫情地忠於主人意旨。和田用來諷刺田中祐吉不應因沉醉於洋醫,不真正了解漢醫即濫情地全面否定。和田認為洋醫的缺點很多,漢醫臨床也確有其優勢,洋醫冠以新醫學的美名,但未必真正勝過漢醫,所勝過的不過是名稱好聽而已。

(中篇)085. 崇拜與沉迷

田中祐吉云:「現今仍有醫師不懂英語、德語或法語等任一外國語言者充斥於醫界,例如澤山醫師就是其中之一,醫界前途真是令人覺得憂慮。翻譯外國的醫書如果滯銷,甚至絕跡於市面,即為醫界進步的指標(陳按指醫師皆有能力直接看原文本而不用依賴日文譯本)。」

我認為前輩所言真是奇怪粗暴，我當初也是先研究所謂新精華的洋醫，現今覺醒則其不過是一種沉迷的心態而已。崇拜則可，沉迷則不可。服從則可，盲從則不可。崇拜乃得授於其真道，心儀其德行也。沉迷則只知其正面善處，不名其負面惡處。「服從」乃服膺其道理，丟捨其錯誤者。「盲從」者則無論正邪皆概括歡承，其不過是阿諛諂媚之流而已。（和田註：淺田宗伯在其玄關貼有告示牌：〈凡醉心於洋醫者，縱然是富家豪族，一律謝絕往診。〉其意氣直可衝天！）

【陳註】：

今人得多習英文等以利增廣見聞，多認識外國文化。特別是現代醫學基本上是以英文通行，故醫師對於英文等外語要有一定的程度。但是中醫異於西醫，漢代醫學是用漢代語言來表達；故研究中醫當然是漢文重於外語。澤山醫師是漢醫，不懂外語並無礙其臨床開方診療，外語流利對澤山辨證開方並無太大幫助。仲景也不懂英文，但是《傷寒論》的湯方卻能治癒疾病。和田從漢洋醫學本質不同來批判田中祐吉所言粗暴。事實上身為中醫不但中文要好，更要懂河洛語十五音，對於《傷寒論》等之關鍵處能藉河洛語十五音來瞭解原意，換句話說即從墓中喚醒仲景先師，請他把當時寫作的旨意講清楚。近代日醫漢字能力急遽減弱，連帶降低對中醫的臨床診療能力。中國改用簡體字同樣也普遍降低中醫水平，例如證、証2字簡體皆作「证」字。髮、發2字簡體皆作「发」字而無法分辨。韓國1986年全面廢除漢字，更是自廢武功。又藉漢醫與韓醫讀音相同，發明出「韓醫」一詞來新創品牌？李時珍也被韓國學者考證為高麗人？據悉還要向聯合國申請世界遺產來認證「韓醫」，其舉恐貽笑大方。事實上高麗等地於先秦兩漢根本尚未開發。今韓國展現強烈企圖心要爭得漢醫的頭香，一方面卻又全面廢除漢字，兩者豈不矛盾？

（中篇）086. 嘲諷漢醫者的良心安在

今日漢醫已成為天下眾人辱罵的對象，無論是否學過漢醫，無論是醫界或是世俗，總是對漢醫冷嘲熱諷而無所不用其極。或訛貴重生命怎能委託於草根樹皮來拯救？或嘲笑皇漢醫學是舊思想的空夢，或嘲笑漢醫是缺乏常識的狂者所言…等。相反的，對於現代醫學則歌頌為「偉大進步的醫學」、「冠絕古今的真正醫學」等美麗封號；世俗在言語上總是慣於無止盡地讚美其進步發達。但是被世人讚美不絕於口的洋醫，自認能依恃其所謂特效藥治療的疾病只有三、四種，其層次不過是尚屬於初階醫學而已。至於漢醫對流行性感冒、百日咳等常見病早已備全治法，洋醫卻仍然處於摸索階段而無特效藥，故試問嘲諷漢醫者的良心安在？

（中篇）087. 所謂風藥

漢方有所謂風藥者，《傷寒論》與《金匱要方》兩百餘首湯方中，風藥共占有二十餘首，今試舉其重要者二、三湯方，以說明湯方的旨意周全，主治完備。

風邪以頭痛為主者用桂枝湯。以肩背強緊為主者用葛根湯；以身體疼痛為主者用麻黃湯；以咳嗽為主者用小青龍湯（陳按應指夾有水樣泡沫狀之咳嗽）。其餘渴者、下利者、不食者、嘔者等風邪之症狀有諸多變化，非筆墨所能形容。病邪所侵之處，症狀變化隨即而生。各依據其主症而有對應之湯方，主症（陳按即原症）既痊，副症（陳按即附隨症）也隨之而癒。我曾嘗試取漢方風藥來與西藥的單味藥比較，西藥雖也能發汗、解熱，但是服漢方風藥後能血色潤澤，神清氣爽而愉悅；服西藥者則否。故我寧願依賴所謂的漢方風藥。

（中篇）088. 風藥的運用

漢方風藥運用得宜則可治療傷寒、赤痢。風藥療效甚大，單用葛根湯不但可治療熱性傳染病的傷寒、赤痢等病，葛根湯也可治療癰疔毒腫、梅毒、中風偏癱等疾。如果無法掌握其機宜，風藥則不得其功。不獨風藥而已，其他方劑的得效與否，皆是依據能否掌握其機宜而定。

【陳註】：

日文「赤痢」病名包括アメーバ赤痢（阿米巴痢疾）與赤痢菌（痢疾桿菌）。本文的「傷寒」和田非指中醫太陽病傷寒，而是指西醫腸窒扶斯（Typhus abdominalis）的對譯病名。中國丁福保醫師最早於 1908 年將腸窒扶斯訛譯為太陽病傷寒；1910 年和田於本書直接用數學等號訛作「腸窒扶斯＝傷寒」。這個訛譯病名導致今日台灣中、西醫皆有「傷寒」病名，但是定義不同的混淆現象。中國同此。現今日本「傷寒」病名者，其係專指中醫的太陽病傷寒，其與 Typhus abdominalis（Typhoid）或 Typhus 無關。請參見筆者醫論：〈腸窒扶斯（腸チフス、Typhoid）〉。

（中篇）089. 定方與定證

　　凡是疾病必有一定的症狀而統稱為「固有證」或「定證」（陳按定證即能與某湯方相對應者，其即原症與附隨症的合稱。參見46、83頁）。定證包括有主症（陳按又稱原症）與副症（陳按又稱附隨症），故凡能治療定證即必能治療原症。欲治療定證就必須主以某定方。而隨著定證被消滅，也就是意味者病原也被消滅。

　　粗看之下，漢醫這種「對證療法（陳按間接消滅病原）」雖類同洋醫的「對症療法（陳按指直接消滅病原）」，甚至還不如洋醫對症療法齊全（陳按指洋醫能透過血液等儀檢鑑別出各種不同的病原）。然而洋醫的對症療法常會被假症所戲弄，釀成醫師誤治而導致為壞症；漢醫的對證療法則否。故漢醫對證療法才是真正的原因療法（陳按一般認為洋醫針對細菌等病原治療，故逕自認為係屬原因療法）。

　　推得能察知漢醫定證者，即能明辨病毒之處，審查病症的變化，各隨其宜而能據此擇取適當的湯方。如同《孫子兵法》所謂：「知戰地、知戰日、千里而會戰者也。」

【陳註】：

　　和田混淆「症」與「證」字。按漢代無「症」字，其應是在南宋才發明此字。症、病兩字基本上可通用，「症狀」即相當於「病狀」。病人主觀或醫師客觀察覺出身體呈現出異常的狀態與現象者，謂之「**症狀**」，或簡稱為「**症**」。中西醫皆可通用「症」字。中醫師綜合歸納諸症、辨別病勢而對應出某病或某湯方者，謂之「**證候**」，或簡稱為「**證**」。「**證**」字為中醫的專用字，西醫不用此字。

　　末段出自《孫子兵法・虛實》：「故知戰之地，知戰之日，則可千里而會戰。不知戰地，不知戰日，則左不能救右，右不能救左，前不能救後，後不能救前。而況遠者數十里，近者數里乎？ 以吾度之，越人之兵雖多，亦奚益於勝哉？故曰：『勝可為也。敵雖眾，可使無鬥。』」按「無鬥」指喪失了戰鬥力。敵人雖然眾多，但喪失戰鬥力則為烏合之眾、一擊即如鳥獸四散而潰敗。

　　此節是中、西醫診療思惟差異的重大關鍵。抗生素、抗病毒等藉由人工合成，濃度高，以求能殺死細菌、病毒等；但相對地因濃度高而副作用也大。**西醫是針對病人所呈現的症狀機械性地反射投藥**，例如發燒者主以退燒藥，疼痛者投以止痛藥，失眠者用安眠藥，胃潰瘍用制酸劑等。西醫是一味藥、一味藥組成為方劑，看似很符合邏輯地針對各種症狀來組合。但只是表面合理而已，前述諸病狀可能只須小茈胡湯或黃連湯一湯方即可解決。又西醫往往僅是機械性地反射性思考，例如外感發燒直接以冷治熱，毫不考慮地即用冰枕或解熱劑。但有燒退而癒者；亦有燒暫退而復燒者，更有燒退而轉為咳嗽等者。中醫師卻能辨別發燒病人投以

寒涼藥還是溫熱藥，發燒病人要不要用冰枕**不是**發燒度數所決定，而是其「病勢」所決定。「病勢」朝陽發展者主以溫熱藥，「病勢」朝陰發展者主以寒涼藥。萬病皆然，中醫診療如是而已。臨床判斷病勢陰陽就是中醫師的角色所在。

中醫臨床主要依據整體證候（或佐以脈象）而主以某湯方，必要時再予以加減單味藥。即中醫師是以病人宏觀整體證候而開出某對應湯方，西醫師則是一味藥、一味藥地來組合成處方。中醫這種「證候」與「湯方」的對號連線，似甚簡單平庸，實則奧妙無窮。有脈學者見其毫無神奇之處；或譏諷為「民間套方」式的診療，或貶抑為非正統的傳統醫療。還好病人不會管「民間套方」與否？也不會管「正統主流」與否？只在乎能不能治好病。試問脈學者當自己發燒時，如何單獨以脈象來判斷使用冰枕與否？

筆者在此負責任地強調中醫湯方療法與針灸療法皆與五行學說無關。說來慚愧，一直到 2009 年，筆者還誤認湯方雖沒有五行補瀉，但是針灸療法則有五行補瀉。儘管臨床驗之不符，但因今本《靈樞‧本輸》有"井金"、"井木"之詞；筆者難脫文字框架而錯誤解讀。2010 年研究日本仁和寺《黃帝內經太素》時，對照之下方知其確無"井金"、"井木"之詞。今本《靈樞‧本輸》文字曾被後人竄衍過。可見在引用典籍文獻時須多本互參，筆者今後當得更加警惕。

宋本《傷寒論》"觀其脈證，知犯何逆，隨證治之。"共 12 字非仲景之語，而是後人所竄衍，不可被誤導。我們在引用典籍時，必須謹慎，以免自誤誤人。

（中篇）090. 再發

吉益東洞先生云：「凡疾之再發，其毒未盡除故也。豈食物之所為乎？縱嚴禁宜，慎保護，其毒存，焉得不再發？」（和田註：安臥靜養卻變症百出，其係因由病根未盡除淨所致）（陳按此出自吉益東洞答復藤玄黛的書信）萬病雖然不能同此一概而論，但是據我所了解、例如狂犬病者，未能適時除盡體內的犬毒；縱然雖暫似已治癒，然而數年內或甚至終生不能吃赤小豆及犬肉等。一吃即再發狂犬病，甚或釀成危及性命而無法救治。又如腳氣病者，換個地方療養，一時慶幸雖似已痊癒；然而隔年某季節一到，又再復發腳氣病。上述如果不是失其治期，即誤其治法，毒邪未除盡，所以會導致復發。總之，舊疾「再發」是由於治療不夠徹底所致，因此吉益東洞先生的見解正確。

（中篇）091. 餘病

　　餘病是本病以外而偶然產生的疾病。本病具有系統條理，餘病則否。餘病完全異於本病（陳按餘病又稱殘症，其是醫師治療不夠徹底，導致病毒由外位陷入內位的殘餘症狀）。西醫單味複劑的處方看似合理的對症療法。實際上非但不能治癒本病，甚至反而加重病勢，增劇附隨症；導致構成所謂合併病、殘症，後者即坊間所稱的餘病。

　　劣醫於病人就診之初，即取巧地先預埋伏筆、設下防火牆而告訴病家：「此病如無餘病，則必可治。」後來果真無法治癒本病，反轉為惡性病變。此時劣醫又托辭：「病人本病已癒，但是餘病極為猖獗，所以實在莫可奈何。」劣醫歸咎於世俗所稱的餘病以欺騙病人，一開始即以此術來兜售。

　　世人不明其醫術無法透徹病根。當呈現出惡性病變之時，只好感嘆自身孱弱所致，或自憐撫慰自身福淺壽短。爾等醫師不但欺騙患者，委實也欺騙自己甚深。

【陳註】：

　　筆者三十年前剛出道時，曾向某前輩中醫請益。前輩相貌堂堂，穿著西裝畢履，言舉溫文儒雅，病人眾多，其中不乏達官貴婦者。又身兼公會要職，社會關係良好。拜訪時聞其病人埋怨門診治療三個多月來，右膝蓋仍然疼痛，已花費兩萬元（當時月入兩、三萬元者算是高薪），病情卻毫無進展。前輩露出紳士般地招牌笑容，不慌不忙云：「還好你有吃我開的藥，右膝蓋才保住病情而沒有繼續惡化；否則恐怕連左膝蓋也會隨著疼痛惡變⋯。」病人聞之為之一驚，急者又掏錢購買 10 帖藥劑而鞠躬謝去。診餘前輩告知三點：「開藥一定要有菊花、枸杞、茯苓、懷山等藥，病人打開藥包時，藥材顏色美觀才會欣悅。其次藥劑勿含有苦澀味者，否則病人不會長期服用。第三點要記得開黃耆、粉光參等，因病人多喜吃高貴藥。」筆者聞之也為之一驚，放下禮物而鞠躬謝去，此後未再與其聯絡。

　　悉聞有擅長治療癌症等重大惡性疾病的同道前輩，不准病人發問，一提到西醫就口開三字經，大聲斥罵病人看過西醫就不要找他看病（但終究還是收錢賣藥）。開方多為二、三十味的大帖藥，一周收費常須三、五千元。抓緊癌症等重症病人無路可走的弱點，姿態愈高，反被奉作神醫菩薩，生意興隆，病家以為救星，甘心被罵而掏出大錢。可是當治療有問題打電話詢問則拒絕回答；當病情轉惡提出質疑時，反而高亢早已言明這是西醫治壞的爛攤子，又是一頓三字經⋯。

　　按上述兩位唱作演技一流，前者扮演文生，後者扮演武生，撈錢目的相同。中醫診療價值被當作演技價碼在耍。神醫果真有能力包癒癌證惡疾，只要在門口貼一小張「本診所治療癌症一律癒後付款」告示即可，毋須高亢叫嚷，醫師形象又非市場叫賣。再說中醫診療必須集中精神辨其證候病勢，癌症惡疾更需專精而

類如在下圍棋，叫嚷斥罵則心思既已高亢，豈還能縝密診療？其演技不過是和田說之「餘病」的戲碼罷了。中醫縱然無法治療癌症惡疾，但可改善一些臨床症狀（例如疼痛、失眠、納差、皮膚等）。其次即使中醫診療毫無助益，最低限度口頭安慰一下病人總可以吧！他日不幸我們自身或罹患癌症惡疾，屆時又如何呢？醫師不應該趁病人之危來撈錢，否則醫師這行業豈不就等同有執照的詐騙集團？

（中篇）092. 轉入

　　洋醫醫書在論述某病時，先列舉該病的診斷、治法、預後，最終更進一步說明：「該疾病會有數種合併病（或稱餘病）；如果併發合併病者，則預後不良。」其先警告合併病的突發會造成該病預後不良。重症患者如遭醫師誤治，當然會惡變成副發症狀，導致釀成合併病。故依據合併病的症狀即可察知係因由醫師治法錯誤所致。洋醫知道其治法不當，所以先警告發生合併病的可能性（陳按洋醫並無提出不會產生合併病的治法）。

　　洋醫醫書在治療初期並無詳述如何防止產生合併病的治法與機轉，僅一再強調：「如併發合併病者，預後不良。」關於此點，我不能不懷疑洋醫的治療責任。因為在疾病末期，醫師固然得避免併發合併病。但是不能在釀成合併病之時，醫師才將治療失敗全怪罪於合併病，而是在治療初期就應提出周全的治法（陳按該治法不會產生合併病）。洋醫如此逃避治療缺失的責任，實在極為違背人情事理。

　　漢醫醫書：「此為太陽病轉入陽明病，若誤治遷引則更轉入為少陰病、厥陰病。正確地施予某湯方治療後，即可摧擊其病勢，而避免轉入少陰病、厥陰病。」其不言合併病而云轉入，並提出正確湯方來治療，其治療之道非常明確而坦誠。

【陳註】：

　　按和田的「合併病」3字連用，是指餘病、壞症。即指病毒由表位干及裏位、陷入內位，病毒囂盛而釀成的諸種惡變症狀。和田的「合併病」異於宋本《傷寒論》條文的「合病」與「併病」。又「轉入」一詞出自宋本《傷寒論》第266條、384條，對照條文推得和田所列舉者有誤。《傷寒論》並無其論述的相關條文。

宋本第266條：
◎本太陽病不解，**轉入**少陽者，脅下鞕滿，乾嘔不能食，往來寒熱，尚未吐下，脈沉緊者，與小柴（茈）胡湯。

宋本第 384 條：

◎傷寒其脈微濇者，本是霍亂，今是傷寒，卻四五日，至陰經上，**轉入陰必利**，本嘔下利者，不可治也。欲似大便而反失氣，仍不利者，屬陽明也，便必鞕，十三日愈，所以然者，經盡故也。下利後，當便鞕，鞕則能食者愈；今反不能食，到後經中，頗能食，復過一經能食，過之一日，當愈。不愈者，不屬陽明也。

（中篇）093. 等待時機的自癒療法

　　等待時機的自癒療法（約與自然療法同義）是因尚無確切的治病方法或藥劑，醫師只好不採取任何治法，任隨病人的病勢發展，期待其軀體的自然療能最終可以自動恢復健康。所以又稱為自然療法。其間雖給予檸檬水、碳酸水、葡萄酒、滋養食物等，其實爾等並無助於摧殘病勢，縮短病程。病人之能夠恢復健康而痊癒者，並非因於檸檬水、葡萄酒等，而是受益於其自身軀體的自然療能所致。此即《漢書》所謂「有病不治，常得中醫。」（陳按和田訊訓作 "有病不予治療，則約相當於中等程度的醫師"）我認為此諺語並無害於醫道。

【陳註】：

　　《漢書‧藝文志》：「經方者，本草石之寒溫，量疾病之淺深，假藥味之滋，因氣感之宜，辨五苦六辛，致水火之齊，以通閉解結，反之於平。及失其宜者，以熱益熱，以寒增寒，精氣內傷，不見於外，是所獨失也。故諺曰：「有病不治，常得中醫。」按諺語應上下對聯有押韻腳。「有病不治、常得中醫」上下對聯各 4 個字。河洛語十五音法「治」字標作：礦六地。「醫」字標作：礦一鶯。母音同讀「礦」音而押同韻腳，其音擬如發英文的「-ea」。北京話（普通話）治、醫兩字母音相異而無法押韻。按「不治」非指 "不治療"。觀《周易‧易辭下》：「子曰：危者，安其位者也；亡者，保其存者也；亂者，有其治者也。是故，君子安而不忘危，存而不忘亡，治而不忘亂；是以身安而國家可保也。」按其安、危兩字對比；存、亡兩字對比；治、亂兩字對比。故「不治」即為「亂」或「違和」之意。**「有病不治」**應意指**「身體有病違和之時」**。

　　「常」者，典常，指章法制度。《易‧繫辭下》：「初率其亂，而揆其方，既有典常。」而「得」字為需要之意，讀音為ㄉㄟˇ；非讀作 "德" 音。「常得」訓為常理上應需要…之意。常得「中」醫，而非作：常得 "中醫" 解。按「中」字讀「眾」音，同中獎之「中」音，得到之意。訓作妥切、謀合解。「中」「醫」

218

訓作予以妥切醫療之意。全句「有病不治，常得中醫。」筆者詮釋為：「**當身體有病違和之時，常理上應需予以妥切的醫療。**」

　　和田承繼吉益東洞《古書醫言》的見解而訓為："有病不予治療而放任不治，全賴自然療能作用，其療效約相當於中等程度的醫師。"按今人恐多誤解此句，因為必須從其出處全文來訓才合理。推得本章和田以此諺語來比擬者不妥。

（中篇）094. 看護為主、用藥次之

　　諺語：「一看護、二用藥」如果可信，則醫師地位當在「看護婦」（陳按即指護士）之下；藥劑當列於滋養食品之後。現今俗醫竟有誤解諺語本意，訛以為除了二、三種疾病能主以藥劑治癒外，其餘諸病均不能頓挫病勢或縮短病程。

　　我認為藥劑的效力並非如此薄弱不堪。藥劑如能確切得當，必可頓挫病勢或縮短病程。藥劑如果不當，則雖盡看護之力，亦徒勞無功。故醫師施予藥劑得當與否，絕不容輕忽。「一看病、二用藥」此句原只是在強調看護的重要性（陳按非真指看護重於用藥）。意指藥劑雖有恢復健康的奇大療效，但是如果護理者不慎，如讓病人稍有違反禁忌與攝生之道，則十日之藥效恐毀於一朝。即所謂「為山九仞，功虧一簣。」之意。病家不可不察此諺語的原委。

【陳註】：

　　本文標題原作「看病」本指看護病人生活飲食起居等，即相當於「看護」之意。以前日本看護婦（かんごふ）約指女護士，男性則稱位看護士（かんごし）2002 年 3 月以後經立法通過男女統稱為「看護師」，現已改制為需修習大學四年。

　　按「為山九仞，功虧一簣。」出自《尚書·旅獒》。古代七尺為一仞，九仞相當於 63 尺。而常人身高相當於 8 尺，故 63 尺相當於七、八人高的長度，約今 5 層樓高而已。故「九仞」之「九」字非作數目 9 解，而是訓作「無窮盡」解。易學偶數為陰，奇數為陽。偶數 6 為陰儀之太陰。奇數 9 為陽儀之太陽。「山」有高凸之象，屬陽，故以「為山九仞」形容其山的高度無窮盡之意。「簣」是一種盛裝泥土的竹筐。「九仞」與「一簣」作對比。

　　癌末或重病膏肓者，則「看護」相對地比醫師、藥劑更為重要。「看護」分為生理與心理兩方面。醫師治不了病，至少也應懂得心理上的安慰。病人至此階

段多會埋怨何以會如此？或會恐懼於死神的來臨，或願意花大錢懇求醫師救助。疾病尚在界線之內時，醫師為專業權威，嚴格囑咐按時服藥、手術、化療、限水、冰枕等等，甚至絕對不准服中藥，也不允許病家質疑。當超過其能力界線時，則又往往立刻撇得遠遠地，似乎毫無相關，連起碼的口頭安慰也吝嗇而不願開金口。大醫院病人眾多，每天都有病人往生，醫師習以為常。一方面醫師也忙，遵照 SOP 即自認沒錯。這時後全賴看護（包括護理人員、家人親友、看護、外勞在內）的功能。台灣人口老化，老人照顧這一塊更需要重視。

（中篇）095. 現今醫學的意涵究竟為何

《噫醫弊》云：「依疾病本身的特性區分為可治癒者與不可治癒者。今日醫學理應致力於使不可治癒者轉為可治癒，使可治癒者更加快治癒的速度，並且儘可能減少疾病伴隨給病人的痛苦。（中間省略）然而今日的醫學卻將可治癒者釀成為不可治，本應短期即能免除痛者卻延長了承受痛苦的時間（陳按指洋醫）。病人福禍全靠醫法的良劣，所以病人必須慎選醫法（陳按選擇漢醫或洋醫）。」

「今日醫學」究竟為何？其不過是私圖壟斷的一個美麗名詞罷了，故今日醫學的內涵甚為錯誤。我們不妨依據《噫醫弊》來定義今日醫學的內涵。又試觀所謂今日醫學的洋醫內科學教科書，其在論述某病的治法時，大半僅是云：「只能以期待療法（陳按支持療法）而任其病程自然演變。」或云：「因為尚未發明該病的特效藥，除採取對症療法以外，別無良策。」等空論。

根據我輩的驗案，今日醫學應明示對諸種病能頓挫者，或具特效藥者。漢方雖然沒有「頓挫」、「特效」的封號，但是確實具有頓挫、特效的療效。甚至以漢方治癒所費時間尚不及洋醫的一半。所以我認為與其讚美誇大的洋醫，倒不如袒護樸質而具有療效的漢醫。（和田註：榕堂云『死病良工難治，何況凡工。』）

【陳註】：

長尾折三 1908 年以「煙雨樓主人」為筆名撰《噫醫弊》，上文出自原文（日文）第 25 頁。兩年之後，和田啓十郎 1910 年撰《醫界之鐵椎》，內容多加引用。

現代醫學背後有精密儀器作後盾，斷層掃瞄、核磁共振、正子造影等高貴設備光看外觀就足以攝人。體外心肺循環機（CPB）、葉克膜（ECMO）的療效屢被報導。醫院規模雄偉，病歷都是專業英文，醫療人員眾多，病人門庭若市，聲勢

浩大。加上外傷車禍急救、器官移植等療效，現代醫學簡直是神力通天。又外科手術的立竿見影（暫不提濫用手術之弊），患者自當趨之若鶩；爾等絕非中醫所能匹敵。但是果真現代醫學萬能，中醫早就被自然淘汰。特別是在內科方面，中醫有其獨到的一面，筆者從診療病人的臨床經驗可徵。吉益南涯《醫範》：「方無古今，論無新舊，必其之於治驗。」中醫可區隔市場，發揮其特色，一切驗之於臨床。大型醫院療效不彰轉經中醫而療效滿意者，故中醫臨床則自有西醫望塵莫及之處。本章和田以漢方具頓挫、特效的治療作用，故應足以充當為今日醫學。

百年來西醫進展不可同日而語，特效藥的合成迅速成長，醫檢儀器更是突飛猛進。但是抗生素等特效藥物發明已達瓶頸，甚至所產生的抗藥性幾乎讓醫師陷入英雄無用武之地的窘境。例如紅黴素（Erythromycin）治療外感咽喉痛等，療效遠不如 30 年前。2000/12/11 第七屆西太平洋化療及傳染病醫學會中，韓國宋永宏（音譯）教授發表論文：〈亞洲十一國的抗藥性菌種流行率調查〉指出對紅黴素具抗藥性的比率台灣高達 89.1%，位居冠軍。十五歲以下孩子對盤尼西林具抗藥性的鏈球菌，台灣高達 91.3%，亦居冠軍。台北三峽恩主公醫院感染科王華恭主任表示，國內各醫院數據都在八成以上，顯示抗藥性細菌在環境中普遍存在。

抗生素的抗藥性已是全球性的重大公衛問題。國家衛生研究院 2013/08/03 於台北三軍總醫院、次日於台南奇美醫院分別舉辦兩場〈台灣細菌多重抗藥性問題嚴重－多重抗藥菌之流行病學及感控國際研討會〉國家衛生研究院感疫所陳宜君副所長，引用《世界經濟論壇》的結論，指出人類健康最大的威脅極可能來自於抗藥性微生物引起的感染。過去 70 年人類高度依賴抗生素，而輕忽審慎使用抗生素的重要性及感染管制等介入措施的必要性，再加上藥物研發停滯，目前已面臨因抗生素抗藥性將無藥可用的窘境。國家衛生研究院疫苗研究所楊采菱研究員報告國內多重抗藥菌的盛行率，TSAR（台灣微生物抗藥性監測計畫）資料顯示，國內多重抗藥性問題不只於住院或高年齡群病人，門診及小兒病人也盛行，如：來自小兒、成人及年長病人之大腸桿菌，對廣效性頭孢子素的抗藥性已各高至 20%、35% 及 43%，而 MRSA（對 methicillin 具抗藥性的金黃色葡萄球菌 methicillin-resistant Staphylococcus aureus）在加護病房、住院病人及門診病人之盛行率亦各維持於 63%、58% 及 48%。以上引用《感染控制雜誌》2014/2; 24(1): 33-38

暫且不提抗生素副作用，其引以為傲的「特效」殺菌作用今已大打折扣，甚至終有全部皆具抗藥性的可能。在這樣的危機意識下，更凸顯中醫藥的重要性。例如咽喉痛而發病當下體質「**朝陽**」發展者，服用紅黴素等固有療效。但如咽喉痛而發病當下體質「**朝陰**」發展者，服用紅黴素等或有暫效，終多復發，並且誘發其他壞症。西醫在開紅黴素時並沒有判斷病人當下的體質寒熱，縱然紅黴素沒有抗藥性、無副作用；病人是否得宜則全憑運氣。反觀中醫治療外感咽喉痛等，發病當下之體質「**朝陰**」發展者，可主以桂枝湯加桔梗、厚朴等溫熱藥。發病當

下之體質「**朝陽**」發展者，可主以解肌湯加銀花、連翹、石膏、大黃等寒涼藥。其療效可以信賴，又不會產生抗藥性。二千年前有效，二千年後仍然有效。細菌引起的咽喉痛者有效，病毒引起的咽喉者亦有效。中醫治療咽喉痛不用先鑑別細菌或病毒，而是辨別病人發病當下體質所轉化的陰陽病勢。

西診斷著於「病原種類」，中醫則著於「發病當下的病人體質」。病原會隨環境、時空、抗藥性等干擾而變異，以致西醫發明新藥或疫苗總是緩不濟急。新創病名無限多，每年都有新病名。西醫治療永遠跟在病原後面跑，遑論前述抗藥性的危機迫在眼前。推得中醫擔任診療的責任愈來愈重。發病當下的體質則不外寒熱溫涼，湯方中的單味藥雖多不具「頓挫」、「特效」的成份，但是爾等組合成湯方時，卻具有「頓挫」、「特效」的療效。即中醫診療是基於「**湯劑的整體作用**」與「**發病當下體質的寒熱溫涼**」兩大要素。例如桂枝湯五種單味藥雖皆無殺死外感病毒的化學結構，但是組合為桂枝湯後，針對發病當下其人體質偏涼的太陽病中風者，其即能具有殺死外感病毒的療效。

（中篇）096. 洋醫非為窮困者而設

《噫醫弊》：「各公、私立醫院對待病人的流弊，我實在不願一一陳述。以今日情勢的觀察，貧窮者無法住進設備齊全的醫院以接受理想的治療。現在醫學研究的目的是朝向為富貴者療養而設，這種發展真是令人感慨！」

貧窮者不能進入醫院治療還不是最大的遺憾。以我個人的觀察，即使有熱心濟世的洋醫願意徒步赴病家中看診，不另雇請看護婦，不索取入院費，不計較診金。病人居家療養（陳按不住醫院），以利節省各種費用。但是其使用的冰囊、冰枕、濕布、吸入、洗滌、溫浴、掩法、塗布、按摩、電氣等外治手段的費用；以及內服牛乳、肉汁、雞卵、乳餅等滋養食物等的費用，在在都非窮人所能負擔。尚有內服與外用的藥劑費用等（陳按現今更包括各種高貴儀器的檢查），洋醫治療須要種種的金錢花費，這種醫學更不適合貧窮者。所以我認為洋醫的本質已不適合貧窮者而設，又何需責備各公、私立醫院是專為富貴者而建？

【陳註】：
西醫高貴儀器與複雜手術固然有其必要，但從臨床驗知中醫可治療大部份純內科病與內科性的外科病。未來醫學的發展應是朝向兩極發展。西醫走向醫學中心化，應著於重急症治療或器官移植等。中醫則以基層診所治療一般純內科病與

內科性的外科病。現西醫基層診所除眼科、皮膚科、精神科等能繼續生存外，中小型醫院將逐漸萎縮（健保開辦以來，750 家地區醫院已經關門一半，鄉間尤甚）。或被收編為醫學中心的門診分部，充作其門哨。醫學中心則有如大賣場，備有交通車廣伸觸角，網羅病人以作到滴水不漏，衝高門診量而疏於重急症治療。中醫診療在醫學中心或大醫院無法吃香的原因在於「貢獻度太低」。中國醫療機構名稱雖掛以某某中醫院者，其中醫診間往往位於角落偏僻處，主要收入仍是依賴西醫部門。台灣大醫院的中醫部門，儘管主任級醫師如何地衝高門診量，其營收仍遠不敵西醫。再說全以套餐式快速地診療病人（甚至一診 3 小時可門診近兩百人）。如此只以衝高業績為惟一考量，對病人、對中醫發展皆不利。西醫開方多屬標準程序的公式化，如糖尿病者、痛風病者、外感病者、失眠者等所開處方基本雷同。西醫診斷不明時，醫師勾一勾檢驗單還另有收入。相對地中醫是個人客製化的醫療，診斷較花時間；也不能勾檢驗單。還好中醫院所不須高貴設備與儀器，針灸耗材也很便宜，傷科手法不妨就當成練練筋骨、活動一下。中醫院所的資產是著於醫師「腦袋」而非「儀器」，更非店面裝潢豪華與否。故我們不要妄自菲薄，位居陋巷、節省開銷的小診所亦能佔有一席之地，可與宏偉大樓的醫學中心作區隔。經營雖然辛苦，但是病人溫暖笑容的回饋可以融化疲累。這是筆者的診療經驗。中醫競爭不是內科與針傷之爭，也不是北區點數與中區點數之爭，而是開發西醫基層診所的病人（特別是小兒科這一塊）。假設中醫的年度總點數成長比例（例如 6%）高過於健保該年度總支出的成長比例（例如 4%），**推得發展中醫可以減緩健保的支出**。我們即有充足理由說服健保署提高中醫的診療費用。大醫院的中醫部具有西醫執照者，可先爭取傷科能給付 X 光等的檢查費用，因為受傷部位不知有無裂痕骨折，逕自行以推拿手法，或會延誤病情而增加健保支出（亦可減少醫療糾紛）。筆者認為年輕醫師如果手頭拮据，從事補腎、豐胸、減肥、美容等也屬人情事理。但是見好即收，知所進退。因為病人認識醫師姓名，事後或會詛咒，我們也會良心不安。爾近悉聞某理事長、博士頭銜者舉辦中醫美容講座，一天課程收費高達 2、3 萬元，試問繳交費用者又何不圖嘗快速回收？雖曰人各有志，但畢竟樸質的中醫診療內涵並非如此，扭曲發展中醫的方向令人不勝叮嚀！又慣於陋習而偏差者，日久很難再回頭靜下心來研究中醫典籍。

多年前在公視看到：〈阿根廷 Favaloro 的心碎了〉之報導，敘述 2000 年 7月 29 日阿根廷籍世界心臟名醫 Favaloro 以手槍槍擊自己心臟的自殺事件。公視用此標題應有雙關語，照字面即指心臟科醫師自戕心臟而死。另一是 1974 年在阿根廷上映的得獎電影名片：Boquitas Pintada。中文即譯作「心碎的探戈」。1966年 Favaloro 成功地完成了世界上第一例以大隱靜脈的冠狀動脈搭橋手術，享譽國際，可說是今日心血管手術的先驅。名利達到高峰之際，他卻毅然放棄在美國高薪，離開設備一流的大型醫院，回到阿根廷老家。在客觀環境困苦條件下，展開心臟手術專科醫院，不計手術成本，堅持用最好的藥劑與醫材為病人服務，並任由貧困者欠債離院。由於耗材及設備化費昂貴，剛開始尚可以自己資產支付開

銷，漸次需向銀行貸款，最後甚至尋求美國同事，以及所認識的友人以情面來借貸。債款高築，終於不得不選擇自殺來結束私人的龐大債務。諷刺地是他成功為1300 位病人完成心臟脈搭橋手術，雖搶救 1300 顆病人的心臟，最終卻不得不奉上自己的心臟作為祭禮。對照和田所說「現代醫學及醫院的發展是為富者而設」，百年後西醫的發展更是如此，和田的預言成真。西醫即使欲行善救助，在設備、藥劑、耗材、人事等高昂費用支出之現代醫學的本質下，困難度實在很高。全文請參見附文：〈阿根廷 Favaloro 的心碎了〉。

（中篇）097. 賀川玄悅與奧村良筑兩大醫師的操守

　　原南陽《醫事小言》：「昔日賀川玄悅先生極為率性，一向厭惡物質享受。往診時通常披上紫色披風而不扣上鈕扣，腰間配掛樸素的短刀（陳按明治九年即 1876 年日本政府頒布帶刀禁令，禁止百姓帶刀）。某富商的太太產後血暈，曾經數位名醫治療無效。富商只好急邀賀川先生前來診治，並派來駕籠供其乘坐，但是當日適逢大雪紛飛（陳按無法乘坐富商邀診的駕籠）。玄悅先生腰間改掛銀鍛長刀，搭配紅色刀鞘，穿以草鞋，徒步赴富商家（陳按形容其不修邊幅的粗曠貌）。一入門即見先前諸名醫的駕籠羅列與扛駕籠者多人，玄悅先生輕坐於玄關而高喊：『請給熱湯一盆，以便洗腳。』玄悅先生雖草鞋徒步，但因以處理婦產疾病與禁暈術而聞名，所以諸名醫不敢輕視。又諸名醫雖乘駕籠卻診治失敗，故恐玄悅先生會以高傲言辭責備爾等無能。但是玄悅先生未發一語，逕自進入產室施予禁暈術。不久出產室僅說：『各位辛苦了，我已治癒產暈，即將回去，如果還有不全之處，請及早派人告之。』即於玄關處穿回草鞋，旁若無人地獨自離去。」

　　永富獨嘯庵《漫遊雜記》：「奧村良筑先生，年六十多歲，其醫技聞名於越之南北，世人爭邀診療。但是富商、權勢人士邀約診病卻請不動。貧民、村夫邀約診病時，他卻立即前往。」按獨嘯庵先生刻意在矯正俗醫趨炎附勢的歪風。

【陳註】：
賀川玄悅（かがわ　げんえつ 1700〜1777）
　　字子玄，本姓三浦。江戶時期婦產科名醫，精於針灸，其擅長以手法急救難產等，撰有《產論》（一名《子玄子產論》）四卷而為賀川流產科始祖。玄悅的養子賀川玄廸（かがわ　げんてき 1739〜1779）加以補充而撰《產論翼》。兩書皆收錄於陳存仁《皇漢醫學叢書》第九冊。有關〈禁暈術〉錄於《產論》第三卷：

「產婦發昏暈者有三。其一，其人氣血俱虛，產後大氣已轉成亢炎之勢，因夾腸胃污穢而上升，胃脘為之塞閉不通，因昏沉不省人事者，是大危之證。其頭必俯，如是者，術能止暈，而不能禁死矣。其二，血室素蓄鬱熱，其為氣甚剽疾，而遇新產腹內大空，邪因乘其虛，而與食穀并搏，上逼心胸，故發暈眩。如是者，過二時而不治，則大勢已成，不得復救矣。其三，產婦素壯實善食。而分娩之後，誤信庸醫，謬守陋故，欲其跪坐於產椅之中，而強令之與身就其處。因此起步腸胃動搖，筋脈相牽，因致氣血擾起，與食穀并搏，堅結如石，遂作跳動上下，近胃口則發悶眩也。如是暈，則可手到即止焉。當先為設之臥蓐，多卷（陳按通捲字）衣被而作之，令上高而下漸低，置枕焉。醫捫循產婦，其腹心下必有物如覆杯，甚堅如石，跳動以應其手。此時有鎮帶則宜先解去之，迺以右手外廉骨用力按住其物，以左手撼其腹右脅下，為抵當之地。而右手仍逐漸用力，推迫使之歸復，右邊小腹委食之本位。其暈必立止。止當抽去其產椅前板，令產婦不動其上，而引出產椅底板，然後人徐與挾其坐而遷之臥蓐上，令產婦仍豎右膝而傾頰，仍右側而就枕臥，則血暈之症，必不再發矣。」

　　駕籠：江戶時期流行一種交通工具，兩人扛之，亦有四人扛者。約相當於華夏傳統的轎子。洋人亦有類似的交通工具，稱為 palanquin。乘駕籠的醫師（名醫）與徒步醫師（町醫），兩者行情與派頭大有差別。扛駕籠者制服繡有名醫姓名，名醫專用的駕籠（類似今日的私家轎車）須向當地政府報備許可。病家欲聘邀名醫出診者，須先向名醫的診所提出申請預約。參見下圖：

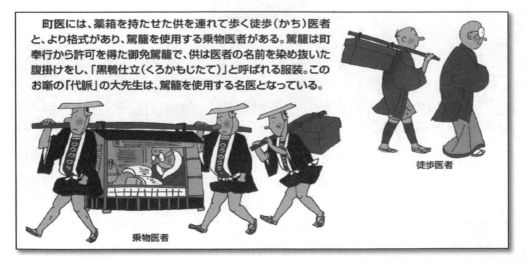

http://www.gakken.co.jp/kagakusouken/spread/oedo/05/kaisetsu1.html

　　鎮帶：江戶時期流行一種錯誤的安胎法。即以棉線作成帶狀，束於胸下，以圖能鎮胎，使胎氣不致逆衝而上。鎮帶纏於胸下；又「岩田帶」纏於腹下。鎮帶是用於孕期；岩田帶（纏腹帶）則用於產後，以避免腹部下垂。

產椅：江戶早期盛行錯誤特製的「產後護理」椅子。產婦生產之後，須跪坐產椅上七日，睡時不准俯頭。產椅釀成眩暈而枉死者多人，江戶後期廢止（此產椅異於坐姿生產的產椅）。其專為生產之後而設，而且流行於知識分子與王宮貴族的婦女，山野海濱等偏僻窮鄉的婦女反免受害。台灣與中國婦女產後「坐月子」之「坐」字不知與產椅之「跪坐」有無關聯？〈產椅論〉錄於《產論》第四卷：

　　「我邦近世，婦人大產之後，必用產椅。椅制不一，而大抵皆後面有倚，左右有墻，而前小橫板及底面皆可抽換。產婦已下胞衣，則椅中周圍先置疊被，板墻上亦皆覆以棉被。而使婦人自起步就椅中，而其坐臂端然跪坐。始產七晝夜，又不許睡而俯首，於是代設看視、相守達旦。少有偏側，叱令改之，一七日而始纔（陳按同才字）免此苦楚矣。而今俗，上自天子后妃，下達士庶妻妾，皆莫不甘受是嚴責。而倖免乎斯苦者，山野海濱樵婦、漁姑之屬耳。然余考漢人醫治產後者，其將調法，或止言須與上床，宜仰臥不移側臥；宜豎膝未可伸足；高倚床頭之類，而未嘗聞其有產椅之制也。」

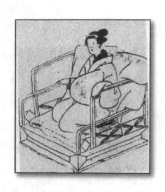

　　吉益東洞（1702～1773）幾乎與賀川玄悅同年。東洞高徒鶴元逸集東洞所述而撰《醫斷》，其〈產褥〉：「產褥之法，方士所習各殊。其有害者除之，無害者從之。勿為收生家法所拘束焉，恐反生它病矣。蓋產後困倦，欲眠且臥。而今京師俗，數日戒之，甚不可。若血暈，欲以參耆之劑防之。妄矣。宜審證治之。又妊娠腹帶之法，中華古無之。本邦有之者，世謂神功皇后征韓，妊娠摱（陳按音讀換，穿上之意）甲，故用之。非常法也。」生產後之產椅如上圖。

　　越，或稱越前，又稱越州，古越前國，屬北陸道。日本國，自奈良時代開始實施，直到明治初期的廢藩置縣為止，約相當今福井縣（京都府的東北方）。奧村良筑（おくむら　りょうちく 1687～1761）擅長吐法。六十歲時，病人始相信其吐方治法，並以此揚名於越前。山脇東洋（1705～1762）聞其吐法醫術，命其子山脇東門（やまわき　とうもん、字玄侃 1736～1782）與門人永富獨嘯庵（1732～1766）前往學習。之後獨嘯庵於 1763 年撰《吐方考》，山脇東門為之作序。

（中篇）098. 車馬醫與良醫

前述賀川玄悅與奧村良筑兩位良醫的美德，後輩可深以為鑑。爾近某位醫學博士云：「醫師有乘汽車出診者，另有乘馬車出診者與踏著污溝板而徒步出診者。病家對乘汽車、乘馬車出診的醫師當需多付些診療費。譬如美術技藝較優巧者，當然得多付出較高的報酬。」（和田註：門可羅雀的某醫，偶而應邀往診時，在車上卻趾高氣揚。川柳子云：『此為連腹痛都不懂的威張醫。』）按這位醫學博士全為私利設想，身分頭銜位居醫界棟梁，思想教化卻如此臭銅味。其以醫師乘汽車、乘馬車與否作為衡量良醫的標準。如此豈非需以住宅豪華、穿著時尚與否作為衡量上工的標準。此醫學博士雖可為自身辯護，但是卻毒害世道人心的導向。

《東洞遺稿》回覆藤玄黛的書信時答云：「惟術之不修，我憂也；術修而不行，非我所知矣。足下修術焉哉？足下修術焉哉？蓋疾病也者，人情之所惡也。若有能治疾病者，四方之民襁負其子而至，猶水就下，誰能支之（陳按抵擋）？人情所歸，乃天命所在也。雖欲不行，可得呼？」按東洞先生勉後生積極精修診術為救治疾病大事，其以診療為醫師使命與爾近俗醫利慾薰心的私念相去甚遠。

永富獨嘯庵於其傳自序曰：「年十四去遊江戶，見時醫熱於利慾，便給以佞諛悅人，無意於人之性命，乃有棄醫之志。」按如果獨嘯庵今仍在世，他聞及上述醫學博士車馬醫的謬論，必定會更將十分感嘆！

（中篇）099. 某洋醫反諷讚揚我用漢方

我偶而與某洋醫談及漢方的妙用，對方言：「雖然我不相信你所論述的漢方效果，但是深深佩服你能掌握社會脈動的巧妙，今醫學處於過渡時代，你以新進的洋醫療法診治青壯年病人，以漢方舊法治療老年病人，故你可同時搏得青壯年與老年病者的歡心（陳按因此才會招來很多病人）。」

這位洋醫不知我苦心慘澹浸淫漢方醫學，二十年來任由親友與同儕醫師的嘲笑，流離困頓，尚未達到目標與心志，其中曾數次沉淪悲境，今日才能稍有成績。我本性俗鈍，拙劣於處世之道，這位洋醫卻讚揚我擅長於處世。對方不能察覺我鑽研漢方醫學的心意，真是可悲啊！**有骨氣者豈可為了立足於世而丟擲信念？不能歪曲所學惟圖阿諛世俗榮達之事！**

　　和田鑽研漢方醫學二十年，已有一定的口碑傳開，故有不少病人求診。和田願與同道分享診療心得，對方反而諷刺和田攻於心機，知道老年人慣於舊法漢方醫學，故以漢方舊法治療老年病人。另以西醫新法治療青壯年病人，以迎合爾等較能接受西醫的心理。推測和田是取巧地在經營診療。按事實上和田治療不分病人年齡，全以漢方診治，這位西醫不過是以小人之心度君子之腹。和田捨去醫學院所學的西醫，轉而自修漢方醫學。為了漢醫理念而放棄既得的西醫名利，一切從零開始，獨自奮鬥。長期承受周遭親友、同儕譏笑而不改心志，甚至其著作不被看好而為出版社所拒，最後只好籌錢自費出版。其過程委實令我輩衷心敬佩，大塚敬節更在其東京診所舊址立下「漢方醫學復興之地」之石碑。和田末句：**「有骨氣者豈可為了立足於世而丟擲信念？不能歪曲所學惟圖阿諛世俗榮達之事！」**百年過後的今日，對照所謂「電視名醫」，透過節目置入性行銷的秀場訪談，打扮亮麗光鮮。鏡頭之前說得口若懸河，盡談美容、養身、豐胸、減肥、不孕、坐骨神經等事。提高知名度而塑成「名醫」，大撈其錢。真可說是現代版的「駕籠名醫」！我輩應戒慎避免陷入車馬醫、威張醫、陶器醫、碑醫、疊方醫、西洋醫的深淵。

（中篇）100. 陶器醫

　　片倉鶴陵《青囊瑣探》云：「東都本街、傳馬街者，巨賈所居也。近坊醫家有賴此兩街而為生活者數人焉，每朝醫者往其商家，診僮僕之病者。回家調劑，乃連竈煎煮數人藥，入陶器，以小箋記患者姓名，糊黏其上。乃肩奴以致各家，必不勞病家臧獲也。雖無患者之時，醫日往問寒暄，猶仕主家，世俗呼之曰陶器醫，都下雖廣大，未聞他處有此風也。蓋此媚醫之所捼（陳按音義同捵字），遂為習耳，說此於他邦人未為信焉。　」

　　我只擅長使用湯劑，雖然不知道湯劑起於何時所發明，但是在今競爭激烈的電鐵世界裏，須要熬煮的漢藥湯劑頗感不便。嚴寒酷暑等不方便煎煮湯劑之時，如果在不會破壞或腐敗的前提下而有其它型劑者，當比煎煮湯劑更為方便。但是試圖保存湯劑不壞腐而刻意另添加防腐劑者，則為得不償失之事。

【陳註】：

　　片倉鶴陵（かたくら　かくりょう 1751～1822）為片倉周意的養子，十二歲曾到多紀家族當學僕，後來師事賀川玄悅學習產術。片倉鶴陵 1801 年刊行《青

囊瑣探》。另撰有《保嬰須知》、《種痘瘡》、《產科發蒙》、《傷寒啓微》、《黴癘新書》。《青囊瑣探》為上下卷，漢文寫作，〈陶器醫〉錄於上卷第 53 節，上卷第 2 節另錄有〈碑醫〉，很值得參考，原文如下：

　　余自少小好醫方，每見長者，必問其道。有一宿老曰：「吾子能奮勉，勿為**碑醫**。」余俛（陳按音義同俯字）思久之，不得其解。乃叩碑醫義。曰：「建囊以還百有餘年，四海寧謐，誠是學者成不朽業之秋也。而醫人之多，國初以來，未有若今日也。然皆競馳勢利，雖至皓首（陳按白頭老年），無一葉（陳按與頁字同音通假）書著述，死而遺者，僅墓上一片石而已，故我謂之碑醫矣。」嗟！宿老言可謂使人發憤激也。

　　筆者按「東都」指今東京。「本街」指今東京都日本橋本町附近。「傳馬街」指東京中央區傳馬町附近。「臧獲」即奴婢。又煎煮湯劑除外，現已發明所謂的科學中藥濃縮粉劑，更利於保存。建、韃兩字同音通假，藏弓。囊，音讀高，裝兵器的口袋。韃囊即收藏弓箭兵器；意指天下太平而弓箭兵器皆藏之不用。

（中篇）101. 現代人的胃病

　　諸種疾病中以胃腸病最為多見，且多為胃酸過多的胃性加答兒＝胃液過多症＝溜飲性症。故以**重曹**（陳按即小蘇打）來中和胃酸，並可壓制胃內食物發酵（陳按發酵會產生水、二氧化碳、代謝產物等）。服用重曹則胃腸雖多能暫時性地覺得舒暢，故世俗流傳重曹為普通胃病的最大妙藥。但是罹患胃酸過多者卻一直增加，足可推知重曹實際上並非治療胃病的妙藥（陳按指重曹化學作用後所產生的二氧化碳反又會刺激胃酸分泌，故只能治標而無法斷根）。重曹多配以苦味藥（陳按苦味可消脹氣，目的在減輕二氧化碳所導致脹滿的副作用）以加強療效。但是今有水溶液劑型的胃腸藥者，卻以稀鹽酸作底，佐以龍膽苦味（陳按龍膽草的萃取物）。其雖能消脹氣，然而此稀鹽酸反會導致胃酸增加，所以並不適合治療胃液過多症（溜飲性症）者。另一方面，為了要防止食物腐敗而添加稀鹽酸者，也應加以審慎考量（陳按因為食用者或已罹患胃酸過多症，再食入稀鹽酸則導致胃酸更為增多）。

【陳註】：
　　重曹（じゅうそう）是碳酸氫鈉，俗稱小蘇打，英文稱為 Baking Soda，溶於水為弱鹼性而可中和胃酸。小蘇打有不同等級，食品製作中用來當膨鬆劑，是藉由其發酵後產生二氧化碳而能使麵包等食物體積膨脹。另有作為工業用者。台灣

受日本統治所影響，今台灣南部尚有「重曹」一詞在流通。龍膽草的萃取物稱維龍膽苦苷（貳），英文稱作：Gentiopicroside。不知現有無以化學合成加以取代。

含鈉鹽的重曹制酸劑，雖然中和胃酸的速度較快，但容易產生二氧化碳而造成腹脹難消的副作用，且二氧化碳反又會刺激胃酸分泌。故和田言服用重曹雖有一時性的快慰，卻始終無法斷根。世人只是被重曹一時性的快慰所迷惑而已，否則胃腸病患者應多會被重曹治癒。現制酸劑多改進以鋁鹽、鈣鹽、鎂鹽、或是鎂鋁混合者來取代鈉鹽。其劑型有錠劑、散劑、懸浮液（俗稱胃乳）三類，懸浮液吸收速度最快。皆宜飯後一小時服用，療效較為持久。但是制酸劑會干擾到某些西藥吸收，亦或會與其他西藥產生交互作用，故必需謹慎使用。健保署 2012 年 12 月統計，台灣每年申報的制酸劑超過 20 億顆，平均每位民眾每年使用超過 100 顆胃藥，顯示國人確有濫用情形，故健保署將含胃藥處方列為監測控管指標。

電視廣告用以治療胃酸過多的罐裝老藥：金某字胃腸藥、張國某強胃散等皆是中藥加西藥，卻係合法藥品。兩者皆以**重曹**為底，另添加中藥：大黃、甘草、丁香、桂皮、龍膽草等。上述已說明為何經年常吃重曹卻始終無法斷根的理由。

萎縮性胃炎者其胃黏膜萎縮而被腸的上皮細胞取代，胃鏡及胃黏膜組織檢查可確診，或伴有胃黏膜糜爛。臨床症狀為噁心、噯氣、納差、上腹部飽脹鈍痛或灼熱痛，少數上消化道出血而造成貧血、消瘦。部分病人兼罹患舌炎或舌乳頭萎縮等，亦有指甲較易脆裂或容易掉髮者。萎縮性胃炎發病率高，常反覆發作，拖延為慢性而或惡變為胃癌之前期。萎縮性胃炎屬胃酸不足，治療主以稀鹽酸與胃蛋白酶合劑。胃酸過多者主以制酸劑，胃酸不足者則主以稀鹽酸。

（中篇）102. 苦味藥

後藤艮山：「百年以來，游惰之人腹裏結癥痕。」永富獨嘯庵加以補充：「余徵之都邑市朝之人比比皆然。蓋太平日久，五民藩息。金錢虛耗，奢侈日盛。則知巧之民，不免病氣勢也。醫人施治之日，從這處下工夫，則有大裨益矣。」

目前洋醫使用苦味劑作為增加消化藥，多取用龍膽根（陳按或用其萃取物）作苦味劑。但龍膽根轉氣利胃、寬胸消疾，治胸膈上焦病的效果，遠不如中藥枳實。

【陳註】：

上述引用獨嘯庵《漫遊雜記》48 頁。「五民」指士、農、工、商、兵。「藩息」指繁衍生息。太平日久，民心鬆散而怠惰奢佚之風氣繁衍流行，都市之民更是好逸惡勞，故多有氣滯鬱結於腹中。

龍膽屬本經上品。宋朝艾晟《大觀本草》引別本注云：「葉似龍葵，味苦如膽，因以為名」。明朝李時珍《本草綱目》訛作本經中品。龍膽為龍膽科（Gentianaceae）植物龍膽（Gentiana Scabra Bunge）根部。中醫多以三花龍膽（G. Triflora Pallas）、東北龍膽（G. Manshurica Kitagawa）等入藥，代表方劑為《醫方集解》引自北宋《太平惠民和劑局方》的龍膽瀉肝湯。西醫多使用黃花龍膽（Gentiana L. Punctate Linnaeus）等作苦味健胃劑，成分大致上與中醫龍膽類似，兩者不同種。

（中篇）103. 醫師與盜賊

永井潛《醫學與哲學》（陳按參見 208 頁）云：「蓋倫晚年的時候，正處於思想界逐漸步入宗教色彩之際。世人舉止被神秘的非科學風潮所支配，醫界亦無人依據觀察與實驗而從事真實的研究。」蓋倫獨具慧眼而看穿此點，其晚年有所感嘆而云：「今之醫者皆盜賊也，惟差別在盜賊掠於山野，醫者則貪婪獰猙於羅馬。」

永富獨嘯庵感慨當世醫風沉淪，利慾薰心，諂媚阿諛來取悅於人，卻無益於救助性命，有所感慨故云：「劫人於山野，養其性命者，謂之賊。而通計之於生涯，雖其多者，不過五十人，若百人。方今之醫，術拙而行於時，不知不識賊人。通計之於日，日三五人者，蓋不為少。生涯則幾千人乎？以是觀之，醫之陰惡過賊遠矣！所以學醫者豈可忽諸？」於此可見古今中外地理與風俗雖異，但是先賢有感於醫者偏失而發出的警惕則相似。

【陳註】：

由於漢代神秘風氣影響之所及，五行、易學、運氣等羼入中醫，兩千年來至今仍充作中醫大學的教材。筆者認為中醫應以臨床療效為導向，舉凡與臨床不相符合者即應廢除，這就是中醫現代化、科學化的本質。例如《難經》言臟腑解剖大小等論述，受限於當時的解剖水平，自毋須苛責古人粗略，但是需依據現代醫學予以更正。中醫不能抱殘守缺，臟腑五行生克與寸關尺各自配屬臟腑之誤區應予廢除。軀體解剖與生理作用並無中西醫之分，我們不能說中醫臟腑的生理作用異於西醫，亦不能說五臟間存有另一套生克模式在運轉。如果此模式存在，則西

醫應早就發現。一方面，中醫並無法提出圓滿的典籍依據與臨床事實來支持五行學說。易學是以抽策來行卜卦的數學遊戲，無關於醫學。請參見筆者醫論：〈寸關尺分候臟腑之疾係由易學羼入而非臨床驗得〉。五行學說曾滲透入各領域，甚至包括帝王盛衰與更替等。華夏文化歷史悠久而多樣豐富，以易學與五行學說從事風水、堪輿、命理、擇日、姓名學等研究，筆者皆予尊重。但是臨床診療應交給專業醫師，診療並無「算病」這回事，總之五行、易學、運氣皆應抽離中醫。上段引自永富獨嘯庵《漫游雜記》57頁。

（中篇）104. 苦心與見地

　　獨嘯庵云：「凡百技始於巧而終於拙。出於思，入於不思。故巧思極則神妙，神妙則自然。自然者不可以巧思得，不可以歲月到，不可離巧思而得，不可離歲月而到。」獨嘯庵又云：「余在赤馬關，以汗吐下三法，試諸難治之病垂三年，始知為醫之難也。就中遇時不利，窘急具至。一切絕飲，博無賴之交，雉髮，浮沉閭里，為醫之志始一也。爾後又二、三年，能知不可治之病，能知可治之病。所謂不可治者，非時醫之所謂不可治也。所謂可治者，非時醫之所謂可治也。而深識所謂古醫方者，非用汗吐下之古方之謂，在所以用汗吐下之古方之謂也。」

　　啊！有此苦心而後才能有此見解，永富先生能拔群出萃，果真非浪得虛名！

【陳註】：

　　赤馬關或稱為赤間關，訓讀同作：あかまがせき。江戶時代另又簡稱為馬關（ばかん）。今稱：下關市（しものせきし）。下關市是位於日本本州的最西端、關門海峽北岸的城市。清朝於光緒年間與日本發生甲午戰爭，清朝失敗而在此舉行和談，簽訂中日第一個不平等的〈馬關條約〉（1895），並將台灣割讓給日本。

　　前段引自永富獨嘯庵《漫游雜記》第3頁，後段引自同書第54頁。其強調並非「使用」汗吐下古方者即可稱作「古醫方醫師」，而是能辨別汗吐下古方之「診斷」者，才能稱為「古醫方醫師」。筆者補充：非使用中藥之醫師即稱「中醫師」，需具有中醫診療思惟開方者，才能稱為「中醫師」。

　　悉聞有大醫院頭頭，慣以多方齊下亂槍打鳥，標準重疊三湯方再搭配單味藥若干的模式；跟診醫師延續此風，自然也就四、五首湯方重疊。多方重疊模式戕害中醫的證候思惟，有療效還好，問題是沒療效時醫師有無反省改正的空間？此

模式他醫甚至是西醫隨便弄個電腦群組也可如法炮製。又悉聞有大醫院頭頭每次約開 40 味單味藥，包山包海，每味單味藥只有 0.3 公克，跟診醫師功力稍差，自然或 50 味單味藥。傳習數屆，徒孫輩或會開到 100 味藥，或乾脆將《神農本草經》365 味藥全部倒下以示周全？爾等皆屬「使用中藥的醫師」，而非真正的中醫師。方證相對的診斷技巧也無法傳承給跟診醫師，中醫 PGY 又有何助益呢？

（中篇）105. 永富獨嘯庵有一評論不當

永富獨嘯庵云：「紅夷之俗，能汗吐下。寶曆壬午（陳按 1762 年）春，余西游到長崎，就譯師吉雄（耕牛）氏得通彼邦之語。雖其治術剛愎，難遽用此邦人。至於汗吐下之機用，一一與我古醫方符矣。夫中華聖人之邦，失其道兩千年，特於蠻貊得之者，不亦異乎！」永富先生的見識，我一向深深佩服。但是上述所言，則大大不以為然。永富獨嘯庵與吉益東洞並駕齊驅作為古醫方的勇將。然而永富先生草率地將洋醫汗吐下機轉視為與漢醫汗吐下相同，則尚未深知真正的漢醫診療。其應是被吉雄氏翻譯所誤導（和田註：君子有時也會因無知而被迷惑），並非出自其實際的臨床經驗。

永富先生自己曾云：「和華今古之儒流，談及我技者不少。夫未試之事實而言者，皆空闊迂僻之論。何知其機，緘之所存，適足以視其腐臭之態而已。」今對照先生對蘭醫之評論，也是同屬儒流論醫心態，並未實際將蘭醫驗之於臨床。

依據我個人的見解，洋醫雖以單味苛烈之藥自稱為峻劑，以精練物質的器械手術自稱為纖巧。但是洋醫只顧病形（陳按即病狀、症狀），不考慮病勢的汗吐下機轉。洋醫與真正漢醫汗吐下深遠微妙的機轉，實在無法相比擬。但是在基礎醫學與物質、器械的手術等方面，洋醫則相當精緻周到，爾等為洋醫所獨具的長處。

【陳註】：

南蠻指葡萄牙。紅夷指荷蘭人，因其毛髮色紅。日本約 1640 年引進荷蘭醫學。江戶幕府鎖國時期（1641～1853 年美國黑船來航，1854 年定〈日美和親條約〉為止。）在長崎的人工島（出島）是惟一獲日本政府容許在日經商的歐洲人居住。荷蘭人將西洋學術、文化、科技、醫學等由此傳入日本。總稱為「蘭學」，有關醫學方面則稱和（荷）蘭醫學，簡稱蘭醫。約明治維新（1868 年）之後，再引進德國醫學。台灣受日本統治（1895～1945）之影響，亦間接引進德國醫學。

前段引自永富獨嘯庵《漫游雜記》42頁，後段引自同書第43頁。西醫有汗吐下，中醫亦有汗吐下，但是醫師思惟不同。例如便秘者，西醫直接用軟便劑（氧化鎂、磷酸鈉、硫酸鎂等）或浣腸劑瀉下，只要見有便秘的**病狀**，即機械性地一律行瀉法。中醫則不然，便秘而發病當下體質溫熱者（**病勢朝陽**），固然行以寒涼藥瀉下。便秘而發病當下體質寒涼者（**病勢朝陰**），則行以溫熱藥溫補。體弱或老人家便秘者，多屬後者；筆者曾有便秘20年而筆者用小青龍湯加黃耆治癒的驗案。外感發燒病人，西醫有退燒，中醫也有退燒。西醫依發燒度數（**病狀**）處以冰袋、普拿疼、瀉鹽。中醫依發病當下病人的體質（**病勢**）處以寒涼藥或溫熱藥。或謂發燒手足冷者不可用冰袋與寒涼藥，非也；白虎湯證多有手足冷者，即「手足冷」不能作為判斷病勢陰陽的惟一標準。或謂發燒理應用桂枝麻黃等溫熱藥退燒者，非也；如其病勢朝陽者，主以桂枝麻黃則反釀成禍害。

　　洋醫雖能行汗吐下的治法，但是無法釐清行汗吐下法的診斷。漢醫則能釐清行汗吐下法的診斷。永富獨嘯庵訛將兩者混淆為一，故和田加以更正。筆者認為中醫師的關鍵角色即在判斷證候與病勢之陰陽。醫師的養成教育委實不易，當自己的家人外感發燒，如果不會正確處置，那醫書讀那麼多又有何意義？由於年輕夫婦要工作，台灣白天由阿公、阿嬤照顧孫子者頗多，老人家都很害怕孫子發燒，因為擔心會被年輕夫婦責怪，立場很夠委屈。筆者衛教告知不必太慌張，只要孫子不惡寒，棉被蓋不住，尿臭者即可以冰敷，並可以常溫毛巾擦拭身體，多喝溫冷開水，汗出換衣，保持空氣流通清爽。反之，孫子惡寒而水喝不多，大小便不臭者，放膽喝熱粥或熱薑湯，蓋以厚衣被，逼汗而出。

（中篇）106. 有故無殞（陳按原文殞訛作損字）

　　吉益東洞先生嘗治吐血而氣絕將息者，與瀉心湯（陳按指大黃黃連瀉心湯）一劑，重一兩五錢。又治陰囊疝氣崁頓，與大烏頭煎一劑，重八錢。此劑量皆數倍重於一般劑量。但是未見其害，反如桴鼓相應，療效立竿見影。爾等難疾並非時醫所能治療，諸時醫皆恐於療治，但是依據吉益先生的治術卻能讓病者遠離鬼門關。其他類似病例很多，所以《易》曰：「有故無殞」。

【陳註】：

　　「有故無殞」一詞並非出自易學，和田有誤。其出自今本《素問·六元正紀大論》：黃帝問曰：「婦人重身，毒之何如？」岐伯曰：「有故無殞，亦無殞也。」

帝曰：「願聞其故，何謂也？」岐伯曰：「大積大聚，其可犯也，衰其大半而止，過者死。」按此篇係唐朝王冰所增衍，全元起《素問》舊本並無此篇。

按「重身」者身孕之意。和田因殞、損字形相似而訛「殞」為"損"字。又"有故無殞，亦無殞也。"應更正作：「**有故無殞，亦非無殞也。**」如此方能與後文「衰其大半而止，過者死。」相合。意指懷孕婦人縱使有大積大聚，攻其積聚癥瘕，衰其邪氣大半，適而可止，不能攻邪過度，以免傷及胎兒。王冰注第一個「無殞」為：「母必全」。注後者「亦無殞」為：「子亦不死也」。後人多據王冰所注而訛，謂孕婦可以盡其攻邪無妨。其有違臨床；果真母子皆無殞，醫師對於孕婦可以放膽全力攻邪，毫無禁忌；則又何必後文叮嚀慎重呢？故王冰引錄時，底本文句遺漏一：「非」字。和田引用於本文，不妥，並且訛其出自易學。

（中篇）107. 巴豆劑的運用

我曾於臨床主以含有巴豆的方劑，得知其療效非同凡可。故漢醫對於急症處置，絕對要應用含有巴豆的方劑。如果漢醫不會運用自如地使用巴豆，就如洋醫不會使用嗎啡一樣，其臨床功力自受侷限。宋朝以後，醫家只知巴豆副作用恐怖，畏其副作用而捨棄；卻不知巴豆特殊的偉大療效，絕非其它藥物所能取代。漢醫年年萎縮的趨勢，特從漢醫日漸捨棄巴豆即可看出。

（中篇）108. 巴豆與嗎啡

巴豆藥性峻烈，依其療效目的為催吐、瀉下、引赤（陳按漢字原文。意指將裏寒陰邪引出於肌膚而使肌膚略呈紅色）、發泡（陳按漢字原文。意指發炎，使局部產生水泡類如直接灸療）。巴豆藥力迅速奔騰而不可止，是一種非常極劇的強效掃蕩藥。嗎啡藥性則麻醉力甚強，依其療效目的為鎮痛、鎮痙、止瀉、安眠。嗎啡藥力隱微深潛，是一種沉靜降緩而使身體機能強力收縮的止澀藥。

推得巴豆的療效在於驅逐病毒，掃蕩，發散，其作用為開放的。嗎啡的療效在於鎮滯病毒，其作用為秘斂的。誤用巴豆的副作用，眾人皆知。誤用嗎啡的副

作用，只有醫師自己明白。固然漢醫不可胡亂地使用巴豆，但是嗎啡卻被洋醫濫用。現已導致巴豆日漸被漢醫遺棄，而嗎啡卻日漸被洋醫所喜愛。

（中篇）109. 運用巴豆劑之初

我在運用含有巴豆方劑之前，首先試服其適當藥量，了解生理上對巴豆湯劑的作用反應。醫師未自身實驗服用巴豆湯劑，就不應直接開給患者服用。當醫師自身罹患炎症、諸病等之際，更應是屢屢親自服藥以實驗藥物作用的最好機緣。

雖然藥物學中論述巴豆不能治水腫、炎症諸病。但是巴豆能重擊胃腸的劇烈炎症，誘引鎮靜腦疼痛與神經疼痛，頓挫膿瘍與腫脹的囂盛。其療效卓絕，此妙藥不是其它藥物所能比擬。如果藥量適當，無論健康者、病者，服用而無患。巴豆方劑運用於救急的處置，確實比麻醉藥更有療效的妙藥。雖然不可隨便胡亂服用巴豆，但是巴豆絕非恐怖的藥物。

【陳註一】：

此節和田云：“巴豆不能治水腫、炎症諸病”有誤。其所云的藥物學或僅限於《傷寒論》與《金匱要略》而言。按《神農本草經》下品輯錄有巴豆：味辛溫，主傷寒溫瘧寒熱，破癥瘕結聚堅積，留飲痰癖，大腹水腫。蕩練五臟六腑，開通閉塞，利水穀道。去惡肉。又《本經別錄》巴豆：生溫，熟寒，有大毒。療女子月閉，爛胎，金瘡膿血不利，丈夫陰癩，殺斑蝥毒。推得巴豆能治療治水腫及炎症。《傷寒論》與《金匱要略》方劑有關巴豆之條文如下：

《金匱要略·肺痿肺癰咳嗽上氣病》：
◎桔梗白散
治咳而胸滿，振寒，脈數，咽乾不渴，時出濁唾，腥臭久久，吐膿如米粥者為肺癰。組成：桔梗、貝母各三分。巴豆一分，去心、皮，熬，研如脂。上三味，為散。強人飲服半錢匕。羸者減之。病在膈上者，吐膿血。膈下者，瀉出。若下多不止，飲冷水一杯則定。（陳按桔梗白散請參見筆者醫論。）

《金匱要略·胸痹心痛短氣病》：
◎九痛丸
治九種心痛。組成：附子三兩，炮。生狼牙一兩，炙香。巴豆一兩，去皮、心熬，研如脂。人參、乾薑、吳茱萸各一兩。上六味，末之，煉蜜為丸，如梧桐子大。

酒下，強人初服三丸，日三服，弱者二丸。兼治卒中惡，腹脹痛，口不能言；又治連年積冷，流注心胸痛，并冷腫上氣，落馬、墜車、血疾等皆主之。

《金匱要略・腹滿寒疝宿食病》：

◎外臺走馬湯

治中惡，心痛腹脹，大便不通。組成：杏仁二枚。巴豆二枚，去心、皮，熬。上二味以綿纏捶令碎，熱湯二合，捻取白汁飲之。當下。老少量之。通治飛尸、鬼擊病。

《金匱要略・雜療方》：

◎三物備急丸

治心腹諸卒暴百病，若中惡客忤，心腹脹滿，卒痛如錐刺，氣急口噤，停尸卒死者。組成：大黃一兩。乾薑一兩。巴豆一兩，去皮、心，熬，外研如脂。上藥各須精新，先搗大黃、乾薑為末，研巴豆內中，合治一千杵，用為散，蜜和丸亦佳。密器中貯之，莫令歇。以暖水若酒服大豆許三、四丸。或不下，捧頭起，灌令下咽，須臾當差。如未差，更與三丸，當腹中鳴，即吐下便差。若口噤，亦須折齒灌之。

《千金要方・卷五》：

◎紫圓

主治小兒變蒸，發熱不解，並挾傷寒溫壯，汗後熱不歇，及腹中有痰癖，哺乳不進，乳則吐，食癇，先寒後熱方。代赭一兩。赤石脂一兩。巴豆三十枚，杏仁五十枚。當自相得，若硬，入少蜜同搗之，蜜器中收。按吉益東洞、吉益南涯擅用紫圓。東洞云：「紫圓治腹胸痛，結毒，或腹滿不大便，或有水氣者。」南涯云：「紫圓治胸腹水停滯，血氣攻心者。其症心腹脹痛，大便不通也，或痢疾熱病，或食滯，或留飲胸痛，或痛風、卒中、中暑、驚風、癲癇、胎毒、疳疾、發狂之類迫心胸者，用之有效也。」朱木通《中醫臨床二十五年》也有用紫圓的醫案。筆者曾自製紫圓並親身服用與運用過巴豆；得知頓挫病勢的療效絕非其它藥物所取代。又病人的耐受藥量不一。某醫師同道的母親，腳背罹患惡瘡（或擬毒蟲叮咬），腫痛，不利於行，醫學中心以抗生素治療月餘毫無進展，甚至轉惡，人無元氣，足冷，下腹抵壓感痛。筆者交給自製紫圓一小粒。囑咐先服 1/3，後約 3 小時欲嘔，大拉十多次，幾乎離不開馬桶而眩暈。掛電話來，筆者囑咐急喝冰冷運動飲料，喝完利止，臥床休息。下週門診時，局部腫脹已消去八九分，筆者開科中桂枝茯苓丸加減，兩週後痊癒，無再復發。（日醫加蜜者稱圓，否則稱丸。）

【陳註二】：

　　巴豆學名：*Croton tiglium*。拉丁名：*Fructus Crotonis*。大戟科巴豆屬植物巴豆的乾燥成熟果實。又名落水金剛、猛樹、廣仔子。廣泛分布在中國長江以南各地。

根據衛生福利部的〈台灣藥用植物資源名錄〉：「**土半夏**」的英文作：Divaricate Typhonium。學名：*Typhonium blumei Nicolson & Sivadasan*、*Typhonium divaricatum*（*L.*）*Decene.*。天南星科（*Araceae*）土半夏屬（*Typhonium*）。又名：半夏、犁頭草、犁頭尖、青半夏、生半夏、甕菜癀、犁頭尖、應菜癀（台灣）、芋頭草、小野芋、大葉半夏、犁頭七、三角青、山半夏、小獨腳蓮、**土巴豆**、藥狗丹、芋頭七、金半夏、野附子、百步還原、獨腳蓮、耗子尾巴、山茨菇、犁頭半夏、三步鏢、三角蛇、坡芋、觀音芋、野芋蛋、野芋荷。藥用：土半夏的地下莖是很好的解毒去痰藥，若被毒蛇咬傷或長瘡，將它搗碎，敷在患部，效果極佳。但要小心的其是有毒植物（以根頭部毒性最大），一般只能外用，不作內服。誤食的話會出現舌、喉麻辣，頭暈，嘔吐等中毒症狀。不可不慎。性味：全草：苦、辛、溫，有毒。效用：全草：散瘀解毒，消腫止痛，治跌打損傷、外傷出血、癰腫；塊根：祛痰、解毒。治胃潰瘍，咳嗽，癰瘡腫毒，毒蛇咬傷，骨折。

又半夏瀉心湯中的「**半夏**」學名：*Pinellia ternata*。天南星科半夏屬。又名三不掉、裂刀草、**地巴豆**、麻芋果、地雷公、地文、水玉、示姑、羊眼半夏、和姑、蠍子草、地珠半夏、三步跳、泛石子、地鷓鴣、老和尚頭、野芋頭、天落星等。其與掌葉半夏（一名名虎掌、天南星）為同屬近親。

「**土半夏**（土巴豆、半夏、青半夏、生半夏）」與「**半夏**（地巴豆、羊眼半夏、地珠半夏）」、「**巴豆**」三者藥物名稱雷同而易混淆，必須加以辨別。就如同台灣俗稱花生為土豆，中國則俗稱馬鈴薯為土豆。筆者曾以含巴豆製劑外敷惡瘡腫毒，局部發泡潰爛疼痛而並無療效。悉聞有誤將巴豆（*Croton tiglium*）訛為土巴豆，外敷蛇毒而產生禍害者。參見附文：賴和〈蛇先生〉，其以巴豆治療蛇毒是指用土巴豆（即土半夏）外敷皮膚蛇咬之傷口，而非內服巴豆。

【陳註三】：

賴和原名賴河（1894/05/28～1943/01/31），彰化人。1903年唸私塾接受漢文教育，及長就讀彰化第一公學校。1907年賴和另拜師學習漢文經典，奠定漢學的深厚基礎。1914年畢業於台灣總督府醫學校（今台大醫學院前身），1916年在彰化開設賴和醫院。受到中國白話文運動的影響，賴和致力於推動台灣新文學運動。1921年10月加入台灣文化協會，作品豐富而有「台灣現代文學之父」的美稱。賴和生活樸質，為人謙虛，醫德高尚，特別體恤弱勢貧戶者，因此彰化市民尊稱其為「華佗再世」、「彰化媽祖」。〈蛇先生〉原載於《台灣民報》294、295、296號，即1930年1月1日、11日、18日分三次刊完。後人〈蛇先生〉評論多著於中西醫與其背景之反諷；或言意在破除民間治療蛇毒秘藥之迷信。<蛇先生>治療蛇毒是指外敷土巴豆（天南星科），而非三物備急丸內服用的巴豆（大戟科）。參閱本書附文<蛇先生>，筆者加以註解並提出不同的見解。

又有「台灣新文化運動之父」尊稱的蔣渭水醫師（1891/02/08～1931/08/05），宜蘭人，早生賴和四年，但晚賴和一年進入台灣總督府醫學校。1915 年畢業，曾回宜蘭執業；1916 年在台北大稻埕（今萬華）開設大安醫院。1921 年創立台灣文化協會，賴和則擔任理事，以助長台灣文化發展為目的，環島演講，凝聚台灣本島意識，可說是抗日殖民運動運動的領袖。日本統治當局日漸緊張，終予鎮壓，而有 1923 年 12 月 16 日「治警事件」發生。蔣渭水與賴和皆被捕入獄。出獄後蔣渭水於 1927 年 7 月 10 日為團結各派意見而成立台灣民眾黨，會員有萬餘人，揭發日本對台灣的鴉片謀利政策等，造成本島民主意識高張。日本當局惱羞成怒，終於 1931 年下令解散台灣民眾黨，並於 1931 年 8 月 5 日槍斃蔣渭水醫師。他的名言：「同胞須團結，團結真有力。」至今政治家多有沿用。

賴和或藉〈蛇先生〉一文反諷漢醫療效優於西醫。文云：「**毒強的蛇多是陰**，咬傷的所在是無多大疼痛，毒是全灌入腹內去，有的過不多久，併齒痕也認不出來，這樣的毒是真屬害，待到發作起來，已是無有多久的生命，但因為咬著時，無甚痛苦，大多看做無要緊，待毒發作起來，始要找醫生，已是來不及。有了這個緣故，到我手裡多是被那毒不大屬害的蛇所咬傷，這是所謂陽的蛇，毒只限在咬傷的所在，這是隨咬隨發作，也不過是皮肉紅腫腐爛疼痛…。」（全文參見附文）按湯本求真《皇漢醫學》第一卷於 1927 年出版，第二、三卷則於 1928 年 4 月與 9 月出版。周子敍翻譯《皇漢醫學》第一卷〈傷寒論之大意〉：「所謂陽證者，新陳代謝機能之病的亢進也。陰證者，此機能衰退之病的沉衰也。故陽證者，概為實證而易治。陰證者，多屬虛證而難療。」兩相對照，〈蛇先生〉所謂「陰證難療，陽證易治」的診療觀點正與《皇漢醫學》相同。又從時間點以及台、日漢醫團體密切來往的背景下，推得賴和應有參閱過《皇漢醫學》。

湯本求真師事和田啓十郎，和田是基於發病當下之**病人體質**寒熱作為病勢的陰陽。湯本卻延伸作以**病毒強弱**作為陰陽，不妥。賴和則承續湯本的詮釋。

台灣五種主要蛇毒之中，雨傘節、飯匙倩（眼鏡蛇）兩種「神經毒」蛇毒，含有較強的神經痛覺之痲痹作用，因此被飯匙倩或雨傘節咬囓後，雖不覺劇痛，傷口也不致過於紅腫，然而致死率卻較高，分居第二與第三。反觀龜殼花、赤尾青竹絲兩種「血液毒」蛇毒，對神經痛覺的痲痹作用較低，被其咬囓後劇痛、紅腫，但是致死率卻較低，分居第四與第五。而百步蛇雖屬「血液毒」蛇毒，然其致死率高居第一位。暫且不談百步蛇。雨傘節、飯匙倩正屬賴和筆下「陰的蛇」，而龜殼花、赤尾青竹絲正屬賴和筆下「陽的蛇」。

後人評論〈蛇先生〉治療蛇毒之說為迷信，非也。賴和應瞭解外敷土巴豆確能治療蛇毒。筆者推測賴和或有所隱喻，其將日本政府譬如為人體，蔣渭水、賴和等**公開**的抗日文化運動之舉譬為「陽的蛇」。日本政府施予鎮壓逮捕手段等同

用土巴豆毒藥治療「陽的蛇」，雖然有效而看似能維持人體正常。但是另有「陰的蛇」，即民間文化運動將逐漸**暗地**發酵，這些潛藏台灣本島意識將慢慢地灌入日本政府腹內。「陰的蛇」咬痕雖不明顯，也不太疼痛，但是這樣的毒是真厲害，待到發作起來（傳播深耕民間的文化運動一旦整個地被喚醒），要找醫生，已是來不及（隱喻日本政府終將被台灣本島人士推翻）。

【陳註四】：

筆者小女與蔣渭水的孫子蔣君為小學同班同學，家長會的關係，內人與蔣渭水的媳婦也有認識。小學畢業後彼此已多年沒有聯絡，2012年底，蔣君微恙恰巧來筆者診所看診，櫃台掛號時內人眼尖認出，寒暄得知蔣君即將赴美深造。內人先私下告訴我。這是我第一次看見蔣君，門診時我凝視其面貌良久，與其說是望診，倒不如說是期盼在其俊秀眉宇間去尋找前賢輪廓。前賢為醫師楷模，其憂國、憂民的偉大節操；對照今日吾輩憂名、憂利的利己私慾，真令人感嘆醫師教育到底是進步？還是退步？診畢望者蔣君背影，緬懷前賢高尚遺風，久久無法回神⋯。

（中篇）110. 發炎症狀者不忌用下劑

藥物學與治療學的教材常告誡：「發炎症狀者忌者用下劑。否則峻厲的下劑入於腸胃更會自發類似發炎症狀；所以下劑雖有通利的功效，但恐會激發而加重原本的發炎症狀。」以上論述自認明智而實為保守治療思惟的餘弊，完全不符合臨床事實。臨床診療的神奇奧妙，絕無如此死板的框限與束縛。

吉益東洞用茄子而產生類如劇性發炎作用，山脇東洋用蕎麥也產生類如劇性發炎作用。我曾以巴豆、大黃等下劑治療赤痢、盲腸炎，反而能得到預期的良效。推得無刺激性的藥物（陳按指茄子、蕎麥等）有時或會產生發炎作用，刺激性藥物（陳按指巴豆、大黃等）卻反會消除發炎作用。發炎作用與否並非全繫於藥物性味本身。從上述諸例能夠迅速病癒得知 "發炎症狀者忌者用下劑" 之說有誤。

藥物本來即必有作用，無作用者則不稱為藥物。如果恐其刺激作用而不敢用，則病程延長所導致的合併病與餘病，反而讓病人受害不淺。東洞先生曾云：「醫猶將軍，藥猶士卒，醫不敢用藥，有如將軍不敢用士卒，如何能診治疾病？」

（中篇）111. 下劑的種類及療效

下劑大致上可分為鹽類屬的下劑與芳香屬的下劑兩種。鹽類屬的下劑如芒硝、酒石、舍利鹽等來自礦物性的鹽類。鹽類屬的下劑進入腸道後，容易先與水分結合，阻礙腸黏膜的吸水作用，相對地增加腸道的水分比例。因此導致腸道積聚物易趨為流動液狀，藉此刺激而增加腸蠕動以達到催下的作用。

芳香屬的下劑如大黃、番瀉葉、巴豆等取自植物的根葉果實，爾等能刺激腸神經亢進而興奮蠕動，以增加腸液分泌而促使下利作用。又能刺激胃神經節，引起腸神經節的反射作用而催其下利。

鹽類屬的下劑是增加腸道水分比例而催下，其雖能排除腸道積聚物，但僅是沖洗腸道而已。其作用有如器具僅以水沖洗表面，並未用刮刷除淨。芳香屬的下劑是藉由神經刺激，不但可沖洗腸道的積聚物，且能同時刮淨腸道油脂淤垢。其作用有如先以清水沖洗器具，再用刮刷除淨。又單味下劑的療效僅是清除淺表，數味調和的下劑之清除作用最為深入。

【陳註】：

酒石（しゅせき、winestone）主成分是葡萄酒中的酒石酸（しゅせきさん）。外來語譯音作タルタル酸（Tartaric Acid）。化學示為 HOOC-CH（OH）-CH（OH）-COOH（2,3-dihydroxy butanedioic acid）。常態下為無色固體，當溫度降到一定程度則會以結晶的形態出現。葡萄越熟，酒石酸的比例也越高。現多以化學合成來作為飲料食品添加物，利用其易溶於水的特性而產生爽口感，另用於腸胃藥而能有通暢腸道的快感等。

舍利鹽屬粗鹽。藏傳佛教的高僧圓寂後，用粗鹽藉滲透壓的高低差以利遺體脫水，故又稱為舍利鹽。弟子深信經處理過上師遺體的鹽具有神秘的加持力，所以特別尊稱為舍利鹽，事實上「舍利鹽」並無關於「舍利子」，其加持力療效歸屬宗教信仰的感性作用。

中醫的下法需著於「病勢」，上述除巴豆性溫熱以外，其餘皆為苦寒藥。病勢朝陽者固然可行苦寒攻瀉；若病勢朝陰發展者則否，必須改用溫熱藥。便秘而病勢朝陰的病人，筆者曾投桂枝湯、小青龍湯、當歸芍藥散、麻黃附子細辛湯…等加減而驗。爾近病人或服制酸劑、抗組織胺、降血脂肪藥物、安眠藥、止痛藥、鈣離子通道阻斷劑的降血壓藥，以及部分精神科藥物等都有便秘的副作用。長期服用軟便劑者反會造成更嚴重的便秘，爾等病人建議多食肉湯、五花肉、鮭魚、滷肉飯等。最好是白水煮的肉湯，吃飯之前先喝一碗溫熱的肉湯，藉以滋潤腸道。多走路以促進腸胃蠕動。素食者則多服堅果類。另配合於承山穴下針。

（中篇）112. 真正的瞑眩作用

　　發汗劑行發汗、吐劑行催吐、下劑行下利雖然當為一小瞑眩；但是病毒積聚深入者，通常多有大瞑眩，否則無法拔除病根。大瞑眩所引發的現象，未必是因為使用發汗劑而才導致大發汗、未必是因為使用吐劑而才導致大嘔吐、未必是因為使用下劑而才導致大瀉下。爾等非累積相當臨床經驗者，否則是無法了解這種突發大變化現象的來龍去脈。最常見的大瞑眩者例如服小柴胡湯而突然導致戰汗，服半夏瀉心湯而突然導致大吐瀉，服桂枝茯苓丸而突然導致漏血等。其餘各湯方多少也伴隨有瞑眩作用，凡是方證對應者多能驗得瞑眩作用（陳按參見57頁）。

（中篇）113. 有趣的瞑眩病例

吉益東洞先生《醫事或問》摘錄：

　　"余曾治療京都祇園町的伊勢屋長兵衛之泄瀉症，診其心下痞鞕，水瀉嘔逆，瀕臨命絕，諸醫恐治。余知其病非大瞑眩不治，乃作生薑瀉心湯三帖與之。是日七時（陳按和田訛作4時）忽然大小（陳按和田引錄缺一小字）吐瀉多次，病人氣絕。於是引起家內騷動，召諸醫診之。皆曰已死。因急召余，余又往。診其色脈呼吸皆絕，其妻亦認為病狀已死亡。雖曰死亡，但是余見其死狀稍有可疑，約2小時（陳按和田訛作4小時）之後，對照先前之靜如死狀，已稍有挪動貌。故再以前藥灌入病人口中後乃回寒舍。當晚約九時，病者如夢初醒，開眼見族人相集而驚問何故？自言晝中因吐瀉而缺乏氣力，感覺神倦而入睡，其餘皆不知也。因為極為饑餓，病人食飯三小碗而歡愉地入睡。翌晨顯得更為強健，多年宿疾病一掃而光。原來此人自幼有嘔吐癖，常食以白粥為生。雖至四十餘歲，偶而進食未曾經食之物，則必嘔吐。自此次病癒後，任食何物皆不會嘔吐。身體壯健，享年七十歲（下略）。"（和田註：可知病固有先置之死地而後生者。）

【陳註】：

　　「伊勢屋」是家氏的堂號，其冠以伊勢國（伊勢國府在今三重縣鈴鹿市）作為姓氏；類如丹波家族即冠以丹波國為姓氏。「兵衛」是守衛士兵的官職，長兵衛（ちょうべえ）應即為管理「兵衛」的「番長」簡稱。

　　和田啓十郎就讀醫學專校時，偶然於舊書攤看到此本書而對漢醫有所嚮往，改變他的醫學思惟。或推知無《醫事或問》則無《醫界之鐵椎》。先前《醫事或

問》多以手抄草書稿在流通，日本吳秀三《東洞全集》則以正體日文印刷出版。上述病例摘錄於《醫事或問》第9問。對照得知和田引錄時有多處筆誤。寺澤捷年《吉益東洞の研究》則以現代日文語意譯出全文。

（中篇）114. 假瞑眩

服藥之後有似瞑眩而實非者，稱為假瞑眩。多係過用藥劑或其集積作用所呈現出一種類如瞑眩的變動。其實就是藥物中毒的反應症狀。例如服附子類而產生麻木感或螞蟻走感、服汞劑類而產生口內糜爛與骨節疼痛、服金雞納類而產生頭痛與貧血等皆屬之。爾等醫師臨床必須與真瞑眩辨別。

（中篇）115. 我對藥劑下達的命令

我在使用藥劑之際，即將旨意告訴藥劑（陳按將藥劑擬人化）應赴其該去的處所，故對藥劑下達命令：「你藥劑進入體後，即要先去請示軀體自然療能的療主（陳按將自然療能擬人化）。如果療主認為非嘔吐不能驅逐毒邪，你就需承其意旨而共同努力去協助嘔吐，以利病癒。如果療主認為非瀉下不能驅逐毒邪，你就需承其意旨而共同努力去協助瀉下。如果療主認為非化膿不能驅逐毒邪，你就需共同努力去協助化膿。如果療主認為不能化膿而尚需發炎焮腫，你就協助讓其發炎焮腫。你是療主的僕役，絕對不能反抗自然療能的旨意。萬一你自誇才能，任意亂行處所，則不僅違背療主的旨意，也妨害了自然的治癒作用。果真如此，則病者嫌棄你，我也不再信任你，當然更無勇氣來藉助於你。希望你能好自為之。」

（中篇）116. 癆頭疫尾

俗語「癆頭疫尾」是形容醫師僥倖得效的意思。因為在此時期，即癆瘵（陳按肺結核）的初期與疫疾（陳按和田訛作傷寒，其原指腸窒扶斯，應改作疫疾較妥，下同。）的晚

期之症狀皆相對平穩，通常不再有惡變突發。故病家情緒較能寬心的託付醫師，醫師在較無心理壓力下自然容易建功。相反地，醫師於「癆尾疫頭」時施予診療，醫術就會顯得相形見絀，病家常怪罪責罵而另轉聘醫師。因為癆瘵的晚期因病情日漸加重，陸續呈現出各種凶險症狀而使醫師恐於應付。又疫疾的初期變化莫測，病情容易急遽惡變；病家常疑惑醫師的醫術。「癆頭疫尾」或「癆尾疫頭」並非因於醫術的優劣，而是病勢的緩急所決定。推知醫師召診的時機有幸與不幸的差別。竹岡友仙云：「醫者有不虞之譽，有求全之謗。」雖然吉益東洞先生云：「術之不修，是我憂也。」但是修術在於醫師自身，或譽或謗卻由病家所決定。在於醫師者我輩可以自己反省勉勵，在於病家者則只能寄託於他人。

【陳註】：

永富獨嘯庵《漫游雜記》：「病勢緩者，死生易審，癆瘵、膈噎、鼓脹之類是也。病勢急者，死生難預，傷寒、麻疹、痘瘡之類是也。醫人需勤瘁感刺，明決診候之機。」癆瘵類如結核病，起病緩慢，症狀不太明顯，病程或纏綿拖延數年，初起之時因病情不會急遽轉惡，故醫師診療並無大礙。癆瘵晚期則併發出各種症狀而難治，此時醫師召診則事倍功半，吃力而不討好。和田或引用上段，但和田此傷寒非指太陽病的傷寒，而是指腸窒扶斯，屬疫疾的範圍。疫疾遷延，僥倖不死者，在其漸痊癒之際，醫師恰逢召診則事半功倍，順水推舟而自然建功。

（中篇）117. 醫師的合議

世人如罹患輕病只需委託一位醫師，但如罹患重病則常召數位醫師合議（陳按會診之意）。特別是富貴名門更是流行此種風氣。於是常見病家門口車馬集聚，室內數醫滿堂，很是熱鬧。似乎欲網羅所有醫術蘊奧於病者身上，此舉就一定正確嗎？因為當我有治則定見，他醫未必以為是。他醫有治療手段，我也未必認同。有他醫不如無我，有我不如無他醫，遵從兩醫倒不如無兩醫。試問要如何完全發揮醫術的蘊奧？此舉徒然增病家心思更為雜亂而已。也不能全怪罪醫師診療不力，因為諸醫紛紛擾擾，結局也不知要到底如何診療。

健康為常，疾病為變。國家太平盛世為常態，領導者合議行政諸事，不過是欲謀求百姓能各得其所而已；自無秘密或特別手段可言。若逢戰亂存亡之秋，國家正處於變態，領導者非具有獨斷行事的作法，否則無法遏止橫行蜂起。又為防止敵國刺探國內事務就必須施以大秘密或大手段才能達到。醫師治療重病就類同國家處於變態之際，推知召集群醫合議的必要性有待商榷。（和田註：原南陽在

診療水戶侯時，寺醫等人對原南陽的藥方議論紛紛。原南陽說先讓病人服藥，藥方義理改天再說明不遲。其舉即在遏止寺醫等人的沸騰議論。）

【陳註】：

「水戶」位於那珂川繁榮的舟運河港，因其為「水運的門戶」而名。那珂川的水運到近代衰落，今已消失並被陸運取代。水戶藩是日本江戶時代的藩名，屬常陸國，即今茨城縣（いばらきけん中部及北部）。藩廳是水戶城，藩主是水戶德川家（陳按第一代藩主德川賴房是德川家康第 11 子，水戶藩與尾張藩及紀州藩並列德川御三家）。茨城縣則是日本的一個縣，位於關東地方北部，東京的東北邊，面臨太平洋、北接福島縣。今茨城縣的縣都即為水戶市。

原南陽（はら　なんよう 1753～1820）

強調親自實驗的原南陽，名昌克，字子柔，通稱玄與，號南陽，別好叢桂亭。出生於水戶，祖父業醫。父親原昌術為水戶侯的侍醫。及長遊學政經文化重鎮的江戶，曾師事山脇東門（山脇東洋之子）與產科的賀川玄悅。當從京都返回水戶執業時，由於不善交往，同業對他有所存疑而醫業不興。生活困苦之下，兼從按摩針灸工作。某日水戶侯（藩主應是德川治保 1766～1805）重病，江戶名醫（陳按水戶市鄰近東京東北）束手無策，人事不省。家臣推薦水戶的原南陽，南陽投以劇藥走馬湯（巴豆、杏仁），水戶侯吐瀉後而癒。故水戶侯拔擢為侍醫，俸五百石；於是原南陽與其父親先後同為水戶侯的侍醫。當時廣傳價廉九文的走馬湯換得五百石高俸之佳話。原南陽著述甚多：《叢桂亭醫事小言》、《叢桂偶記》、《寄奇方記》、《砦草》、《經穴彙解》等。其中《砦草》是有關於軍醫的著述；治療痔瘡的乙字湯（當歸、莊胡、黃芩、甘草、升麻、大黃）即出自原南陽。其擔任侍醫約有 30 年。文政 3 年（1820 年），以 68 歲去世。代表作為《叢桂亭醫事小言》，1820 刊行。

（中篇）118. 醫師合議的需要性

俗醫治療病人，當未見起色而病家對其診術懷疑之際，俗醫即主張廣延他醫會診治療。此時病家多聽從俗醫的建議而另召他醫會診。病家受俗醫愚弄而不了解。如果僥倖不死則病家云：「服用經過數醫會診後的湯方，總算免除一死，諸醫會診真是辛勞。」如不幸而死則徒然感嘆：「服用歷經數醫會診後的方劑，還是不免於死，這是天命也。」病家不了解"會診"是俗醫慣用的技倆。

《漫游雜記》：「村宗碩嘗被召至一富豪家，主人病篤。醫生親戚等多人聚集於一堂，議論紛紜多時而不定決診療的湯方，宗碩狂飆曰：『驅除滿座之鼠醫，治可定方』。」

（中篇）119. 病人的種類

扶氏《醫戒》云：「病者大致上可分為數種：恐懼者、輕忽者、信任者、不信任者、順從者、遲疑者、多話者、狐疑者、略懂醫道者。其中以狐疑者與略懂醫道者最為難治，因為爾等面對醫師時不會據實以告病情；也不認同醫師處置的良策。爾等喜歡另提治療方案與來醫師商量，甚至私自加減藥方。」

盲者領導盲者，則兩人都會顛簸而掉入溝渠。這在《新約全書》已有記載。如今卻是盲者領導明眼者，怎會得其療效呢？醫者非引為戒慎不可。

【陳註】：

《新約全書‧馬太福音》第 15 章 14 節：「任憑他們罷，他們是瞎眼領路的，若是瞎子領瞎子，兩個人都要掉在坑裏。」因為醫師為明眼者，自有其治則；故不能讓狐疑者與略懂醫道者牽者鼻子走。

（中篇）120. 醫師的責任

天下任何行業皆有責任，其中尤以我們醫師的責任最為重大。我認為身為醫師委實不易，每天得接觸罹患惡性病原菌的患者，又在毀譽褒貶幾無準則的世俗評斷下，時時更得面臨生死存亡的關鍵。由此可知其責任重大，在此情況下醫師的一舉一動都不能有所疏忽。俗人不瞭解醫師慘澹苦心地全力投入診療，病人親友群集喧囂地提出各種意見，任意地責難醫師處置緩遲；似乎欲左右醫師的診療。我曾在某病家中斥責：「俗人不明有關病者生命之事，請勿喧嘩，不得草率提出看法。醫師的一舉一動皆關係到病者的安危，不容輕舉妄動，且先靜待我的診療。」此話說出之後，親友喧囂才得以漸漸止住。

我碰到上述的例子不少。如果療效不佳，於是俗人就加以攻訐。此時醫師又如何自處？今藉用古諺：「乘人之車者載人之患，衣人之衣者懷人之憂，食人之食者死人之事。」我常悲嘆無法脫離醫師這個行業。古時君王擁有能操臣下生死的無上權利，當時的武士盡全力保護君王而不惜犧牲性命。醫師的責任有類於武士，故診療之事必須得戒慎恐懼。

【陳註】：

和田引自《史記・淮陰侯列傳》。韓信曰：「漢王遇我甚厚，載我以其車，衣我以其衣，食我以其食。吾聞之，乘人之車者載人之患，衣人之衣者懷人之憂，食人之食者死人之事。吾豈可以鄉利倍義乎！」按「死人之事」指為某人奉獻而犧牲生命之事。鄉、嚮兩字通假。倍、悖兩字同音通假。「鄉利倍義」指嚮往利益而反悖道義。君王供養武士，武士就需不惜捨命地盡力保護君王。同樣的，病人供養醫師，醫師就需不計毀譽地盡力診療病人。故當療效不佳而被俗人攻訐批評時，和田認為毋須在意。醫師責任重大，故曾悲嘆為何會選擇醫師這個行業。

（中篇）121. 不可遺忘舊日的醫學

Schulze 氏云：「希波克拉底、蓋倫、帕拉塞爾蘇斯等皆屬舊日的診療法。今既無空暇時間加以研究，而且費力曠時辛苦地去指責先人的錯誤，並無助於診療之事。按如此地完全蔑視醫療歷史，很容易流失所謂醫學教育的價值。沒有過去就無現在，沒有現在就無未來。如果只在乎現在與未來光明的眩惑，而遺忘蔑視光明的過去，則爾等必須深思熟慮。」我誠摯由衷地贊成其說。

【陳註】：

Schulze 氏是 Johann Heinrich Schulze（1687～1744），德國 Altdorf 教授。希波克拉底即 Hippocrates（西元前 460～375），將醫學從巫術及哲學分離出，尊稱醫學之父。蓋倫即 Galen（約 123～199），曾為希臘國王御醫。參見第 30 頁。

Paracelsus 中文譯作帕拉塞爾蘇斯（1493～1541），此名是由 para 與 celsus 兩字合併而得。Para 為 beyond（超越）之意。Celsus 全名為 Celsus Aulus Cornelius，中文譯作凱爾蘇斯（14～37）。其為西元一世紀的羅馬名醫，撰有《醫術》八卷，曾詳盡界定炎症的其四大基本臨床症狀：紅、腫、熱、痛。Paracelsus 原名 Philip Theophrastus Bombast von Hohenheim。因為自翔比古代羅馬名醫 Celsus 更為精

明，故改名稱作 Paracelsus。Agrippa 跟 Paracelsus 兩位是《哈利波特》中的魔法師。下段引自 http://www.pingying.com 野人俱樂部〈《哈利波特》不可不知道的字〉：

" Paracelsus 的基本職業是醫生，一個提倡醫療方法改革的醫生，但不怎麼被接受所以過得頗潦倒的醫生。傳統的食療、吃草藥那一套對 Paracelsus 不夠有效，所以他是現代化學藥物的老祖宗，但是他被當代人罵說是煉丹的巫師。不過，現代醫學其實不怎麼願意認他當老祖宗，因為 Paracelsus 不只言必稱上帝，而且覺得跟上帝溝通最好的方法是觀察星象。 Paracelsus 在面對醫生們指控他邪門歪道時很嚴肅生氣的辯解：「A physician should first of all be an Astronomus.... it is also necessary that the physician be an alchemist.」〔以前 astrology 跟 astronomy 是同一家，用的是同一個字。〕光是這幾句話，現代醫生哪個敢認他Y。但醫療史實在沒法子忽略 Paracelsus，他批評其他醫生只顧賺錢，完全沒有實踐（Thou shalt love thy neighbor as thyself and thou shalt love God above all things.）他還是歷史上第一個觀察並記錄職業病的醫生咧（On the Miners' Sickness and Other Miner's Diseases） ，因為 Paracelsus 從小在礦區長大，所以不只學會了各種礦物的性質，還注意到了礦工們的職業病。"

（中篇）122. 《傷寒論》

　　洋醫多認為二千年前《傷寒論》論述一種熱性傳染、也就是傷寒＝腸窒扶斯（陳按和田原書即標以數學符號的等號，非也。）的症狀與治法；其並不能通治萬病。按仲景《傷寒論》本名《傷寒卒病論》（陳按《傷寒卒病論》書名首出於《新唐書》的書目。《隋書》書目最早舊名為《張仲景辨傷寒并方》）。但是書內不但錄有中風、霍亂、痛風、喘息、肺炎、盲腸炎等數十種病，其治法施治於萬病，卻能應驗如神。漢醫或謂「卒病論」即「雜病論」一詞所語變，其乃仲景的本意而命名。雖然其書名只有「傷寒」一病，但是其證候的治則，以至於藥方等通治於萬病。所以《傷寒論》為一切疾病治法的規矩準繩。何況所謂傷寒、中風者並不等同今日的傷寒、中風（陳按非也）。洋醫僅知書名《傷寒論》，或未精讀過其一頁內容。洋醫僅知《傷寒論》湯方名稱，或未經驗過其一方於臨床。卻逕自隨意加以毀謗漢醫漢方，如此並非忠於醫學的本質，更是誤人甚深。

【陳註】：
　　腦出血的「中風」、霍亂、痛風、喘息、肺炎、盲腸炎等非屬於《傷寒論》，而是屬於《金匱要略》的內容。《傷寒論》只論外感，但其治則卻可通治萬病。

腸窒扶斯（Typhus abdominalis 或 Typhoid）屬於瘟疫的範圍，和田訛以數學等號將其誤作等同中醫傷寒。幸好兩者治則相同而不影響開方思惟。

仲景之學最早依據《小品方》錄為：《張仲景辨傷寒并方》。《隋書》錄為：《張仲景辨傷寒》與《張仲景方》。而後《舊唐書》作：《張仲景藥方》。《新唐書》又作：《傷寒卒病論》。一直到北宋林億校正時，又改稱：《傷寒雜病論》與《傷寒論》。也就是說《傷寒雜病論》一詞到北宋才產生。或曰《傷寒論》治外感，《金匱要略》治雜病，故合稱為《傷寒雜病論》，非也。或曰《傷寒卒病論》即《傷寒雜病論》，將「卒」字訓為「雜」字者，亦非也。《傷寒論》自成一體系。《金匱要略》雖有可用之方，但份量遠少於《傷寒論》；從治則、思惟等推得非出自仲景，其〈霍亂〉、〈婦人雜病〉等條文湯方有被混入《傷寒論》者。桂林本披冠仲景世孫秘藏的大帽子，卻屬偽書。因為**仲景之「寒」是正氣不敵邪氣的「相對寒」，而非天寒地凍的「絕對寒」**，桂林本卻將兩者混淆在同一書內，顯然矛盾。又其標榜仲景家私藏古本，書名卻訛作《傷寒雜病論》，此書名首創於北宋朝臣，時間點推得其必在北宋之後方偽出。桂林本又私自依據六氣羼衍一些臨床不能用的湯方，矛盾重重。仲景不會依據六氣來開方，而是依據發病當下病人的體質來開方。暑夏有開溫熱藥者，寒冬亦有開寒涼藥者。中醫的望診是望病人而非望月曆，中醫開方更不管節氣月令。

《傷寒論》似專治外感，何以為一切疾病治法的規矩準繩？甚少人解釋。筆者認為中醫是宏觀宗於「發病當下病人的體質」；不管古今疾病如何演變，其**永遠只有寒、熱、溫、涼四種**。兩千年前如此，今日亦如此。外感病如此，雜病亦如此。萬病皆依其寒、熱、溫、涼體質所轉化的證候加以調整，這就是中醫開方大法。而非框於西醫某病名或單一症狀加以分型。掌握中醫開方的大法，即可明瞭為何高血壓者而中醫卻開出溫熱藥，為何發高燒者而中醫卻開溫熱藥…等。

（中篇）123. 傾城的誠意（陳按即極大的誠意）

獨嘯庵先生云：「凡百技造就其極地，則意思必入毫髮。機緘之所存，難為耳食吠聲之徒說。必也待受而不疑者，投之而已。《五雜組》載：『金陵人有拾鈔於道者，歸而視之，荷葉也。棄之門外逡巡。一荷擔者俛而拾焉，故鈔也。』嗚呼！不以古道為荷葉者幾希？」

俗諺：「若非具有極大的誠意，則任誰也不會付出高價而買下。」不明白古醫道的奧妙者，即不會珍惜其可貴，更無法瞭解其真正價值與確切的臨床療效。

【陳註】：

「耳食之論」指道聽塗說就信以為真。「吠聲」出自東漢王符《潛夫論·賢難》諺曰：「一犬吠形，百犬吠聲。」當一隻狗看到影子（形）而發出吠聲時，眾狗聞聲也跟著起鬨亂吠。指不明事情真相，隨聲跟著附和。「機緘」指機械開關的奧妙處。此奧妙難以向耳食吠聲之輩說明；必須等待能誠信接受其奧妙者，方能傳授。「逡」字往復之意。「逡巡」指行人來往的道路。

獨嘯庵正確作《五雜組》，和田原文與《完譯醫界之鐵椎》皆訛作《五雜俎》。此書為明朝萬曆四十四年（1616年）謝肇淛撰，十六卷。即分為天、地、人、事、物五組來論，上文出自第七卷最末段。原文為：「金陵人有拾鈔於道者，歸而視之，荷葉也；棄之門外逡巡。一荷擔者俛而拾焉，故鈔也。一鈔何足言，乃不可妄得。若此貪得者，亦何為哉？」按和田斷句訛作：「…之ヲ門外ニ棄テ，逡巡タリ。」《完譯醫界之鐵椎》將「逡巡タリ。」譯作「躊躇不定」；將「鈔」字譯作「鈔卷文書」者，恐非。因對照後文「一鈔何足言」則指鈔票。《五雜組》是在描述凡物自有命中註定，不可強求。無緣者即使已拾得鈔票，亦誤作荷葉而再隨手丟棄。扛重夫的挑夫，雖僅是粗俗的工人，卻能識貨而拾得真正的鈔票。

按此段和田用來諷刺世人輕賤古醫道。世人多鄙視古醫道（隱作荷葉）而任意丟棄於門外道路；樸質之士（隱作挑夫）卻能明瞭古醫道（隱作鈔票）的珍貴。不知古醫道之珍貴奧妙者，就毋須對其詮釋古醫道的醫理與治則。

（中篇）124. 防堵鼠害而鼠患反多

我有一富翁知己，年八十餘歲，某日曾對我說：「秋收之際，收藏於米倉中的米穀有數百石，因為鼠害為多，每每損失達幾十米俵。家人設法嚴密堵塞米倉孔隙，以圖斷絕老鼠出入。想不到愈是嚴密堵塞孔隙卻衍生出更多的老鼠，米穀損失愈多。一日忽然領悟即使嚴密堵塞反不能斷絕老鼠出入，倒不如在米倉開設一洞孔，其大小剛好可容貓兒通過，如此一來則貓、鼠、貂、鼬出入米倉。爾等自由競爭，米倉宛如一大競技場，自此以後，米穀的損失只有原來的十分之一。」推得治病的法則與公共衛生皆應以此作為借鏡。

依據維基百科，「石」為盛米的重量單位，約等於 52.5 公斤。「米俵」類如現今日米袋，其為平安時代遺留下來得盛米的重量單位，1 米俵約等於 30 公斤。台灣的標準米袋，一袋為 50 台斤，亦相當於 30 公斤。

（中篇）125. 時代的要求（陳按 125～135 章第一版從缺）

根據《日本醫道沿革考》（陳按原文訛作《日本醫事沿革考》）所載，後藤艮山反對當時醫師流行薙（陳按通剃字）髮、著僧侶服裝，甚至反對醫師擁有諸侯頒賜的僧官職稱（陳按例如僧正、僧都…等）。從此以後，醫界群起效尤而蔚成風氣，不再剃髮、不著僧衣、不居僧官。之前向井元升從京都來，蓄髮、不著僧衣的打扮，竟然還引起俗醫們頑強地排拒。

古方四大家為後藤艮山（陳按創一氣留滯說 1659～1733）、山脇東洋（1705～1762）、香川修庵（1683～1755）、吉益東洞（陳按創萬病一毒說 1702～1773）。但是獨守仲景遺論一家之言者，則首推吉益東洞。故世人一談到古方醫的醫師，則非吉益氏的流派莫屬。吉益氏流派已有一百五十年（陳按至 2015 年則約 250 年）。永田德本（1513～1630）為奉行仲景古方的先驅，但是其為隱士，低調罕言仲景遺論。故醫界甚少人有如東洞先生如此大力公開地宣揚仲景古方者。

歌頌改善醫風這方面，讓人懷念起後藤艮山的倡導。重視古方學說這方面，則讓人敬佩吉益東洞的慧眼。先賢堅持理念方能對後世產生重大之影響，斯人斯德仿若在世，這或是時代的要求（陳按指天意）使然。

【陳註】：

河內全節（原著）、今村了庵（補注）《日本醫道沿革考》。明治 18 年（1885年）4 月出版於東京都日本橋。和田與《完譯醫界之鐵椎》皆訛作《日本醫事沿革考》。原書共 52 頁，上述所云出自原書 38～39 頁。向井元升（むかい げんしょう 1609～1677）本名元松，晚年改為元升。22 歲行醫。元升同時為本草學者，日醫尊為本草學之祖；其屬漢洋醫學折衷派者。

（中篇）126. 漢方醫術的不振

世人或責難我：「依據君所述的漢方長處很多，尤其舉列較具有確實療效者。但近來興起西洋食養療法，還有特技著稱的マッサージ（陳按 message 外來語），另西洋催眠術、精神療法等被認同而大展鴻圖之下。為何君所說的優越漢方反而難以推行？」我則回答：「這有許多理由，食養療法起源於漢方，而非起源於洋醫理論。其只不過是著重於指導如何選擇適當的食物而已，所以世人不會多加懷疑。マッサージ、催眠術、精神療法等療效洋醫多有所祖護。西洋醫藥雖然併用爾等方法，但仍無法掃除疾病的障害。反觀我東洋醫術與洋醫大相逕庭。東洋醫術是在伸張醫術，洋醫則在侵蝕醫術。目前情勢是洋醫正全力地壓迫東洋醫術。」

目前富貴權門之家都備有家庭醫師（陳按皆為洋醫）。縱使洋醫治療緩慢而患者存有改求漢醫的念頭以求早癒，富貴權門還是得先與家庭醫師商量，不敢輕率私下求診漢醫。然而家庭醫師都不懂真正的漢方醫術為何物，故多極力否定漢醫；導致患者恐懼漢醫療效而不敢採用。縱然有少數嘗試漢醫者，因為真正的漢方多少會產生瞑眩狀態；經過此瞑眩狀態之後才會顯現出確實的療效。由於患者起初即不完全信任漢醫，當一見有瞑眩狀態時，心生迷亂而多即予轉醫；如此一來漢方醫術就無法盡其地發揮其療效。

現今醫界盡全力傳播來打壓漢醫，病家對漢醫也都持有懷疑的眼光。在此情況下，漢醫非具有一偉大的神力不可，否則無法突破此難關。何況病家已罹患疾病數年，業經洋醫博士名家等診療無效而陷於病重危篤之際，瀕臨死亡的患者此時方轉診漢醫，漢醫卻必須承擔起死回生的重責，漢醫家的處境真是情何以堪。（和田註：目前可稱為漢醫的困厄時代）

（中篇）127. 真正治癒或是暫時地鎮靜

"或問東洞先生：「今之醫方（和田註：後世方）能治癒疾病，古方能拯人不死，試問後世方與古方如何分別優劣？」

東洞先生回答：「死生者命也，自天作之，其惟自天作之，醫焉能死生之哉？故古代名醫扁鵲云：『越人非能生死人也，此自當生者，越人能使之起耳。』名醫如扁鵲者尚無法使死人復活，何況是今日醫者。醫者惟去其病毒，救人疾苦而已。能夠體會此道就是真正的醫者，否則就非真正的醫者。

真正能體會醫術的醫者，心中秉持此病就應主以此藥的決定。一旦處以某湯

方，直到病症未竟之前，不會更改該湯方；最後終於毒去而病癒。其舉是因為醫者知道治療之事。不能體會此道者則不然，心生疑惑，日日更改湯方或加減藥味，試問要如何治癒疾病呢？

　　不僅於此，後世方所謂能治癒疾病則是很難令人信服的。病毒發動之餘必有其休止期，在此休止期主以某湯方，表面上似能治癒。實際上並非治癒，而是病毒恰逢其休止期而已。故當病毒再度發動時，同樣服用該湯方卻不能得治；此時即使更改湯方也無所助益。推得先前其主以某湯方者顯然並非真正的治癒。

　　又使用相藥（陳按指累贅的湯藥）或可暫時穩定病情；然而不用相藥或也可暫時穩定病情（陳按即逢病毒的休止期）。不知情者卻誤迷戀於相藥的療效。真正對證的湯藥必會產生瞑眩而後治癒，這是因為在與病毒奮戰之際其氣色不佳所致。此乍看似為不妥當的湯藥，但是終能治癒疾病，故實際上卻為妥當的湯藥。」"

（和田註：故施予真正的療法有其困難，此言也足以適用於洋醫。）

【陳註】：

　　本章出自《醫事或問》第 2 問，故以 "" 標示。「相藥」（拼音あいやく）應指對病情無益，形容累贅的湯藥，即「無用的湯藥」之意。例如あいはら（漢字作相腹）指累贅多餘的腹部，負面形容腹皮表面布滿青筋，好像累贅多出一腹部；其屬血證（參見下篇〈湯本求真醫案 9〉）。《完譯醫界之鐵椎》將「相藥」拼音作そうやく，訓為補佐生命活動力的補劑，其「相」字訓作相佐解，恐非。

（中篇）128.富貴人家被侍醫所殺害（陳按因為權貴者多喜溫補而厭攻下）

　　我們必須明瞭古聖賢諄諄所垂教的醫道。琴溪先生《生生堂醫譚》云：「凡病始末有輕重緩急，疾病業經數日或病勢衰減後，不藥而癒者甚多。治病則必須主以攻擊之劑而施予汗吐下法；如投以溫補之劑，疾病將會由表入裏，入裏則不日而死。又虛羸者徒用攻擊之劑，也會短促命期。如果投予溫補之劑而患者不適；雖導致病情逐漸加重，然而卻毋須擔心他人責怪為誤治。另一方面，主以攻擊之劑而釀成短促命期，他人則全怪罪於醫師誤治。故當富貴人家罹患疾病時，伺候左右的侍醫在治療上常行以不會被怪罪的方式。即使是劇症的病情也不用攻擊之劑，只管投予溫補之劑，以求周全來自保。侍醫全力苦心地維護自身的立場，不在意富貴者疾病的痊癒與否。推得富貴人家罹患大病時，終必死於侍醫之手。」

　　富貴人家不知詳情，不知送命而夢中魂斷將步入何方。我輩想起此事，心中即有無限的悲哀與感慨。

　　《川柳子》云：「不知對方即為仇家，一邊哭泣還一邊包金幣給仇家。」一唱起此曲調，真是令人毛骨悚然。

【陳註】：

　　琴溪（參見 157 頁）言：「如投以溫補之劑的話，疾病將會由表入裏，入裏則不日而死。」此應是專針對病勢朝陽者而言，如病勢朝陰者還是應主以溫補之劑。

　　《川柳子》：九州北部的小倉市（陳按 1963 年併為北九州市小倉區）以 100 人為主題的詠唱詩集。而《川柳》與俳句一樣，也是 17 個音節，按照 5、7、5 的順序排列。多用於表達心情，或諷刺政治以及時事等。上述反諷的意味類如俗諺：「被人賣了，還忙者幫對方數鈔票。」

　　二朱金（にしゅきん）或稱為二朱判（にしゅばん）為江戶時代流通的金幣。呈長方形小塊狀，實際上是由金與銀等金屬鎔合而得，故稱為二朱。前後發行三種。「元祿二朱判」：元祿十年（1697 年）發行、重約 2.23 克。「天保二朱判」：天保三年（1832 年）發行、重約 1.64 克。「万延二朱判」：万延元年（1860 年）發行、重約 0.75 克。明治 7 年（1874 年）9 月已廢止二朱金之流通。

（中篇）129.漢方醫藥是歷經二千年的人體試驗而得

　　我輩將漢方諸劑的妙效公諸於世，然而毫無任何漢方經驗的洋醫界開口即言：「君所說的多少或為事實，但是現在醫界必須以提供動物實驗的新方向來發展。業經由動物實驗而發表成果，才能確立科學的理論基礎，這是學術界強烈的呼聲。如今社會也要求非如此不可的話，漢方作為一個學術要如何因應發展？」

　　我回答為：「漢方醫術從古至今已有二千年前，二千年來都是以人體作為實驗，居間已有無數的案例可證實。因此依照我輩的論點，漢方醫術又如何需要提出動物試驗報告呢？將漢方的療效具體的介紹出來即可。洋醫只作過動物實驗而未提人體適用與否，故洋醫界所言根本就不是問題。」

（中篇）130.各種動物的組織結構與機能大有差異

田中祐吉氏於大正二年（1913年）四月以〈動物試驗的價值為何〉為題發表於《日本醫事週報》：

"觀察爾近醫界發展的趨勢，將是動物實驗全盛的時代；相對於缺乏動物實驗數據的論文幾乎不屑一顧。動物實驗誠如對於醫學大有貢獻，這是無所爭論的事實。但是將動物實驗居於首位，病理解剖與臨床的觀察研究退居第二、三位。我擔心如此將導致料想不到的錯誤缺陷（中略）。

人類與動物的組織結構與機能有所差異，這是眾人皆知的事實。從組織結構來談，人類與高等動物之間似乎並無太大差別，特別與人類最為親近的猿猴（相較於家兔、鳥類等），其組織結構與人類極為類似。換句話說，所謂動物與人類組織結構的差異隨著其進化程度而縮小（故進化程度愈高者的組織結構愈接近人類）。相反地，機能則並非完全依據進化程度而變異，其多係為了要適應外界環境，以及基因發生變化而改變機能作用所致。例如白鼠、家兔，以及狗等毫無汗腺可言。貓腳掌部無毛處含有汗腺。豬的鼻部含有汗腺。猿猴手掌、腳掌以及鼻部含有汗線。人類則全身皮膚皆含有汗腺。

各種動物的消化機能也是皆為不同；例如狗與豬的消化機能比起猿猴更為接近於人類（陳按雖然猿猴的組織結構最近於人類）。又儘管組織結構僅有些許的差異，但是往往生理作用卻差異頗大。例如馬兒食道下部具有縱向的經筋纖維，當其收縮時會將賁門閉鎖，因此馬兒絕不會嘔吐食物。

又各種動物在病理學機轉上的差異更大；應明瞭爾等對病原菌感受的難易不同（中略）。針對化學性毒性物質的機轉亦有不同的差異，例如草食性動物並無礙於阿托品（Atropine）的副作用（下略）。"

上述是田中祐吉氏所言。本人再加以補充：馬兒對於大黃的反應非常激烈，如果讓馬兒服食大黃，一定會引發下利，甚者下利不止而死。故馬兒絕對不能餵以大黃。但是家兔卻喜歡服食大黃，如果家兔餵以大黃服食，家兔必日益碩肥。總之，各種動物的消化組織不同，也就是說組織結構有所差異使然。組織結構有所差異則其機能作用當然不能等同視之。因此動物實驗的結果何以能應用人類呢？故可推得動物實驗的價值為何。

【陳註】：

不同動物有不同的消化組織結構，例如牛有四個胃室而能反芻，馬的食道有縱筋纖維而不會嘔吐。馬牛二獸體積相若，消化組織結構差異甚大。不同動物的消化機能也有差異。雖然猿猴的組織結構最近於人類，但是狗與豬的消化機能比起猿猴更接近人類。猿猴與人類最為親近，外貌最為相似，類似基因約97%。小白鼠體積（重）、外貌與人類幾乎不成比例，但是類似基因反高達99%；故實驗

動動多選擇小白鼠的因素。不同動物的消化組織結構與機能皆有差異，對於藥物毒性的反應更是不同。馬的體型重量遠勝過兔子，但餵馬吃大黃必下利、甚至死亡。餵兔子吃大黃反而碩壯肥大。生附子人類吃了會中毒，甚者喪命；老鼠吃生附子反而沒事。得知藥物動物實驗與實際應用於人體臨床不能劃上等號。所謂"漢方必須通過動物實驗"方能被接受的觀點有誤。下章注解的Russell Henry Chittenden直接用人體試驗反而更有說服力。漢方二千來都是直接用人體試驗，其客製化方證相對的診療模式，絕非以老鼠、兔子行雙盲實驗所可取代。

百年後的今天，中醫現代化、中藥科學化兩道魔咒更緊緊掐住中醫。爾近醫界強調中醫必須朝向實證醫學（EBM）發展。實證醫學是依據西醫病名或單一症狀（而非證候）、以「全體病人通用」療效總結作為診治「個別病人」參考；只能提供療效的機率，無法確切說出個人療效對否。然而中醫是依據證候開方，會診斷者即能開出適當的湯方。故就算要動物實驗也應執行證候的模式，不能依據西醫病名，也非單一症狀的模式實驗。中醫沒有宏觀的證候診斷，中醫師就沒有存在的必要。衛福部健保署規定 2016 年起中醫採用 ICD-10（國際疾病分類第十版）申報。中醫界領導者或仍雀躍著終能與西醫接軌，卻不知這是中醫滅亡的關鍵時刻。將來西醫師開中藥與中醫師開中藥的思考邏輯又有何差別？近年我輩流行疊方的方式開藥，凡病皆慣以三、四首湯方齊下以求周全，如此地開藥方式西醫師也會。試問居間宏觀的證候概念何在？故滅亡中醫的竟是我輩自身，衛服部只是順水推舟地收編中醫而已。詳情請參閱醫論：〈中醫不能迷思於實證醫學〉。

（中篇）131.不能依據食品的化學分析來決定飲食標準

醫學博士佐伯矩氏於大正二年（1913 年）四月以〈營養學〉為題發表於《日本之醫界》雜誌：

"化學實驗室的簡易分析得知食品含有氮素（陳按原文作：窒素質ちっそしつ）、碳水化合物、脂肪、鹽類、水份等的百分比例。過去據此分析判定相關的營養價值，如今已不再如此認定，因其舉非但毫不完整，往往反而會被誤導。化學實驗室試管分析海草與藻苔含有豐富的碳水化合物，被酸性溶液溶解後容易分解出單醣。吾輩就據此推算其營養價值，其舉非常不合理。因為我們怎會知道動物攝食海草與藻苔後，即能將所推算的營養價值完全呈現出來。

又如茸類也是如此。茸類含有多量的氮素，化學分析的含氮素量是以蛋白質數量來計算，故氮素本身實際上並非為營養品。若更進一步從生物學方面研究，

將動物體內所含的氮素分離出來觀察，其並非全以營養物質的形態存在；必須另外結合其他營養物質、年齡因素、個人習慣的因素等一併考量。今暫且不表。

　　我輩回頭檢視我國在此方面的用意，從正在研究日常攝取營養品的化學組成之觀點來看，其只侷限於簡單試管內的分析數值；此舉實在是非常的幼稚，故至今尚未可行。德國有「Voit 飲食標準」；美國有「Chittenden 飲食標準」。但是日本人日常的飲食標準又為何呢？目前仍然尚未有決定出爐。至於特別要對病人提出飲食標準之計畫更是完全從缺。

　　關於此點我國目前的情況是窮人依然抱守舊觀念；富者競相效法洋風；學者則崇拜歐洲而緊追其後塵。世人對此問題停留於極為冷淡的狀態；此點對於日本民族子孫影響相當重大，我輩何以如此等閒視之？”

　　以上是佐伯矩氏所言。我認為首先應具體的提出可行方案。

【陳註】：
佐伯矩（さいき ただす 1886～1959）

　　佐伯矩醫學博士為日本營養學之父。畢業於第三高等學校醫學部（今岡山大學醫學部前身）。並至京都帝大攻讀醫化學。1902 年於內務省傳染病研究所隨北里柴三郎等學習細菌學。1905 年留學美國耶魯大學，至 1911 年間曾擔任美國農商務省技師以及醫科大學講師，並赴歐洲考查營養學等。1912 年因父親病重而返日。1914 年於東京創設私立營養學研究所，此為世界最早設立的營養學研究機構。1924 年擴大成立營養學校（即今東京佐伯營養專門學校），這是世界最早設立的營養學學校，畢業生授予營養士學位。

　　碳水化合物或稱為醣類，凡分子式可寫成 $C_m(H_2O)_n$ 的化學物質皆稱為「碳水化合物」，今醣類是指其碳數大於 2 的「碳水化合物」。醣類為人體重要的營養素，基本上分成四大類：單醣、雙醣、低聚醣和多醣。**單醣**（monosaccharide）因無法水解為更小的碳水化合物，因此是醣類中最小的分子；例如葡萄糖、果醣。單醣為體內重要的燃料，也是核酸（Nucleic Acids、主要位於細胞核內的生物大分子，作為生物體遺傳信息的攜帶和傳遞。）結構的一部分。**雙醣**（Disaccharide、二糖）是由兩個單醣分子經縮合、除去一個水分子而得。常見的雙糖為醣（葡萄糖和果糖縮合）、乳糖（葡萄糖和半乳糖縮合）以及醣（兩分子的醣縮合）。**低聚醣**（oligosaccharides、**寡醣**）不能被人體消化吸收，熱量較低，甜度約蔗糖的 30%~70% 。寡醣具有類似水溶性膳食纖維的功能，故能促進腸蠕動，分子較大，細菌不容易分解利用，雖有甜味卻不會蛀牙。**多醣**（Polysaccharide、由多個單醣聚合脫水而得）可作為儲存營養分的物質，如澱粉和醣原（又稱肝醣、動物澱粉。只有儲存在肝臟的醣原可轉由其他器官使用）。多醣不具甜味，不溶於水，不能通過細胞膜，故不能直接被吸收，必須先水解為單醣才能被吸收。又「糖」字範圍較窄，專指食糖，即具有甜味醣類的統稱，主要為蔗醣，還有葡萄醣、麥芽醣。

食品雖然標示出碳水化合物的比例，但無法釐清單醣、雙醣、低聚醣或是多醣；故佐伯矩認為不能決定飲食標準。縱然標出醣的種類，但是體外化學試管分析異於體內複雜的生理機轉。基於人種、性別、年齡、健康條件等的差別，消化與利用醣類的生理機轉也有偏差。故不能依據食品的化學分析來決定飲食標準。

查不到「Voit 飲食標準」表列細項。此「Voit」指德國著名生理學家 Carl von Voit（1831～1908）。他與 Max von Pettenkofer（1818～1901）同為現代營養學奠下基礎。Voit 測量出人體和哺乳動物的能量與物質代謝過程，測定人體脂肪、蛋白質和碳水化合物的總量。Voit 並糾正蛋白質是肌肉能量來源的錯誤主流觀點。

「Chittenden」指美國耶魯大學生理化學教授Russell Henry Chittenden (1856～1943)，他是消化與營養生化學的先驅，曾擔任過美國生理學會主席。當時科學家迷信動物性蛋白質比植物性蛋白質更有助於身體的成長發育，同時也能提高運動員的成績。因為動物肌肉中氨基酸的組成比例與人類十分相似。故當時科學家認為食用優質動物性蛋白質是人類的文明行為。Chittenden以剛入伍要接受訓練的軍人為對象，將動物性蛋白質攝取量減為平日的1/3。六個月下來，受訓練軍人的十五項耐力和健康測試由3,000分提高為6,000分。但批評者認為那是訓練的成果，而非減量攝取動物性蛋白質的因素。如果受訓練軍人多食肉蛋的話，成績應會超過6,000分。Chittenden因為實驗模式缺乏對照組，故他另以體能良好運動員（處於巔峰狀態）為實驗對象，同樣減少攝取動物性蛋白質為1/3，第五個月後體能檢測卻提高35%。又古希臘奧林匹克運動員多以素食者表現為優。即使今日仍有許多頂尖運動員也都是素食者。「Chittenden飲食標準」參見Digestive Protoolysis and Physiological Economy in Nutrition（1905）。其書中有提到「Dietary Standard of Carl Voit」（即Voit 飲食標準）一詞，但是並無表列諸細項。參考網站：www.jbc.org/content/153/2/339.full.pdf

日本天武天皇於於天武四年（675年）四月頒布〈肉食禁止令の詔〉，禁止進食佛教所謂的五畜：牛、馬、犬、猿、雞（一說為雞、羊、牛、馬、豚；或牛、羊、雞、豚、犬）。改推動以稻米為主的飲食文化。此道禁令至明治四年（1871年）十二月解禁肉食為止，共歷經約一千二百年。明治維新力行改革開放以能富國強兵。飲食文化學習西洋而漸增肉食，約一百五十年來，日本國民體格與平均壽命皆有大幅度地增高。但也常誤認動物性蛋白質的營養即可增加肌肉量。

（中篇）132.世界共通的醫學 （陳按指不分國家民族或各人的差異性而診療一律標準化）

當今醫家動口即言：「我們所遵奉的是世界共通的醫學，君所力行的醫學不過侷限於一部份的日本社會而已。君的觀點不能偏狹，否則不能整救生命。」針對此點我稍加回答：「試問身體的組織細胞是否世界完全一致共通嗎？血液具有特殊的功能，每個人血管所流通的血液乍看似為相同。實際上每個人從體外各自攝取一切有用物質，據此加以同化而得；以作為自身的組織細胞之泉源。因為是自身同化而得，故其血液特性異於從外界所輸入的他人血液。」

換言之，老師的授業不能由其弟子來替代；君王權威不能由其家臣所奪取。因此雖嘗試輸血，但是終必失敗（陳按當時輸血配對尚未正式要求）。人身組織細胞既然不是世界一致共通，各人有各人的血液特性；因此醫療處置也應各有不同（陳按其強調漢醫為客製化的醫療）。推得治療應依人而異，此道理也是自然的法則。

不用舉遠在國外的例子，觀察日本內地各處的農作物即瞭解。雖同為菸草，種植於國府、雲井、秦野者各有其風味，無法以移植來取代。又雖然同為茶葉，宇治、濱松、三重等也是各有其風味。爾等風味的差別是眾人所熟知的日常經驗。此種差異始從一個國家、一個地方、甚至是一個人，只要認真去觀察即可得知其原本獨具的特性。（和田註：我發揮個人診療之特色就是征服世界的原動力）．

世界共通的醫療如果能成立的話（陳按指診療不分國家民族或各人的差異性而一律標準化），我也願意接受，但畢竟那將是得不償失之事。歐美各國的民族富國強大，我國民因此即全部舉用而跟隨其醫理，遵奉其醫療模式，如此將會被其犧牲。最終失去了性命，散盡了財產，屆時我國的境遇將又會淪落為一個怎樣的國家呢？

（中篇）133.血清與漢方並用

除了外科手術療法以外，洋醫一般內科諸病的治療方法中，最值得我輩讚揚的是種痘療法與實扶的理亞（陳按即 Diphtheria 的日本音譯漢詞、白喉）菌的血清療法。種痘療法的佳效為眾人所皆知，今我輩僅就白喉的血清療法發表一些淺見。（陳按參見筆者醫論〈淺論流感病毒與疫苗〉）

白喉施予漢劑治療，十人中只有二、三人得救，其餘七、八人多為不治。反觀洋醫的血清療法，十人中約有七、八人得治。然而血清注射之後，完全施予洋劑的話，幾乎需費時兩、三週才能達到此療治的數目。

我輩如施予洋醫的血清注射又合併適當的漢劑，病程只需五、六日，甚少需費時十日者；其可縮短一半以上的治療時間。某白喉病患業經洋醫注射血清後，其病狀反而增劇；湯本求真改用漢劑而立即獲得速效。推得白喉血清注射合併漢劑治療能更具有確實的療效（和田註：有利者與有利者相結合則利益更大）。

（中篇）134. 將污水溝時髦化反而釀成蚊蟲叢生

東京日本橋與京橋之間的中心區域，從前即使夏日來臨卻難有蚊蟲肆虐，故居民自以為傲，並引起他處居民的羨慕。但是近來市區政府將暗渠改為明渠，木製水槽暗管改為由三合土（陳按由土、砂、和石灰三種混成而得）的堅固材料。三合土明管有良好的日光照射，以圖藉日光行消毒作用來防止微生物的繁殖。其外觀美侖美奐，構造相當地ハイカラ（陳按豪華流行之意）。同時也可一勞永逸，省去更換木製水槽暗管，毋須擔心其日久腐朽的煩惱，更能防止木製水槽頂部因道路崩落而被壓毀。但是因為三合土是明管，溝渠內容易堆積塵埃或泥石，以致會有多處的局部死水貯留；故實際上並無法防止微生物的繁殖。儘管溝渠日光照射處、乾燥處、或是廣大無邊的海水（陳按日本橋下的小河通主流隅田川再流入東京灣外海），皆能發揮消毒的作用。但是溝渠內另有局部死水貯留處卻容易滋生黴菌、繁殖孓子，因此近來造成蚊蟲叢生。其蚊蟲群起來襲之肆虐與田舍僻鄉（陳按衛生條件較差）並無兩樣。故三合土明管的污水溝設備雖然標榜較為衛生，事實上其功用又是如何？（和田註：不單是污水溝時髦化會有反效果，發生火災的地方也幾乎全在日蔭處。）

（陳按標題原作：污水溝をハイカラにして蚊軍襲來す。按ハイカラ為 high collar 的外來語）

【陳註】：

ハイカラ為 high collar 的外來語，約始於明治三十一年（1898 年）流通，當時議員流行穿著洋行時髦的高領衣服，因此引伸為時髦流行之意。台灣在日治時代也開始流通此外來語，擬音讀如北京話“海咖拉”。例如去理髮店時對老闆說聲“海咖拉”老闆即知理成西裝頭的髮型。此外來語目前台灣南部尚有流通。此文和田似在暗諷洋醫類如三合土的明渠；儘管時髦流行，但未必能真正管用。

（中篇）135. 石黑男爵的告白

大正三年（1914 年）八月歐洲突然爆發大動亂（陳按第一次世界大戰）。無法引進國外新的醫學論點（陳按特別是指德國），以致日本醫科大學上課的講義資料不足。藥品的輸入也被中斷，醫院診所的藥品匱乏而無法供應所需。如此窘境下，有識者於是大力呼籲日本醫術必須獨立 [1]（陳按以免受制於客觀因素）。石黑男爵努力奔走以圖解決藥品暴漲的困惱，並發表一些看法刊登在《日本醫事週報》第 1018 號：

"（前略）一個國家是由民族相聚集而成，必須具備各種獨立的要素。能稱為該國的食品者也好，或是稱為該國的藥品者也好，都必須自身有辨識的能力，更要再經過該國的人工處置；否則無法符合真正獨立國家的要素。目前藥品匱乏所衍生的問題，可說是最不符合利益，也最無名譽而醜態百出。幸好於一些場合下，已有人提出問題以圖喚醒世人的注意。希望在各方面人士的協助下，研究思索藥品應急的方法，更盼共同能朝向日本醫術獨立的方向而努力。

儘管我現在有此想法（陳按指盼能朝向日本醫術獨立而努力），但是我過去曾多次全力想滅絕漢醫。或是在第二版修正《日本藥局方》（1891）之際，我位居藥品調查會長的身分，雖然仿照德國藥典重視藥品精良的準則，多少還是過於急躁。我忽略了時勢以及社會等背景情況，缺乏爾等方面的考量（陳按尤指滅絕漢醫之事），以致無法達到盡善盡美的目標。造成今日的窘境，讓我體會到諺語「經過五十年的歷練後，回顧過去其中卻有四十九年錯誤。」與「踏雪前進如果沒有回顧足跡，就不曉得是否彎曲路線。」在坦然面對醫藥未來的思索之餘，回想過去我過去觀點的不周全，真是讓人感概萬千 [2]。"

觀察上段石黑男爵所述，我無法判斷其是否果真認同漢醫，或只是在解決藥品匱乏的一時之言。雖然我無法確認石黑男爵的真正心意，但是從其引用「五十年的歷練而回顧過去，其中有四十九年皆為錯誤。」等諺語的告白看來，男爵畢竟是具有反省胸襟的憂國人士。

〈和田附註〉：

1.「醫學非獨立」尚可容忍，「醫術非獨立」則終會導致亡國。

2. 石黑男爵所感慨的影響力有多大，則醫界的幸福就有多大。

【陳註】：

石黑忠悳（1845～1941）明治時代的陸軍中將、軍醫總監。參見下篇〈石黑男爵演說的評論〉。石黑 1895 年 8 月受封男爵（爵位的第五等），1920 年受封子爵（爵位的第四等）。和田此篇刊於 1915 年 6 月的第二版，故尊稱石黑為男爵而非子爵。原文「跡みればさて曲がりけり雪の道」，依其意涵應譯為：在醫學這條困難的路上（仿如雪道），必須回顧反省過去，才能得知是否犯錯（雪道是否

彎曲）。1910 年《醫界之鐵椎》第一版出版前，和田曾委請石黑氏寫序，石黑氏當場嚴拒並痛斥漢醫荒謬。此《日本醫事週報》第 1018 號於 1914 年 8 月刊出時，石黑氏（70 歲）或對漢醫已大為改觀而轉為正面看待，故石黑氏回顧過去詆毀漢醫而以諺語來表達其反悔與感慨。

《日本藥局方》即日本的國家藥典（The Japanese Pharmacopoeia），1891 年 5 月 20 日第二版告示有 445 種藥品。2016 年出版的第十七修正版。

（中篇）136. 治雞眼風的一古法

唐朝孫思邈《千金要方》有云：「罹患雞眼風而治療始終皆無法消除者：先取出癤體的黃膿，再將黃膿從雞眼風周圍的皮下注入，使其引起化膿性的炎症，而後雞眼自然就會脫落。」其已知移植化膿性黴菌來引起炎性症狀，以圖病性表皮組織的剝離。此不失為一治療的妙法，可惜其膿性的良性或惡性等，有待進一步的精密檢查，以防不備。

唐代已建有政府的癩病的院所，集中全國的癩病患者於一處，以努力防止其傳染的蔓延。其足以說明唐代的公眾衛生法已十分完備。

【陳註】：
《千金要方》與《千金翼方》皆找不到雞眼的出處，不知和田引用的出處。惟有《諸病源候論・十八卷之六・濕病諸候》：「若有發瘡處，但如黑點，繞邊赤，狀似雞眼。在高處難治，下處易治。」按其並非指雞眼。

雞眼因手足骨頭處皮膚局部長期受到擠壓、摩擦，導致表皮增生厚繭，凸出如雞眼狀的贅物。雞眼好發於足底，有硬有軟，俗稱刺瘊。雞眼用水楊酸貼布有效；跖疣則否（因其屬病毒）。**胼胝**（Callus Tylosis）多好發於足底，界線不清的蠟黃色扁平狀角質增生，面積較廣，中央厚邊緣薄，質硬，黃白色皮紋明顯，可以逐層撕去，一般不痛。**跖疣**（Verruca Plantaris）則未必發於足底受力處，其發於足跟、跖（腳趾）骨頭跖間或腳掌的疣狀贅生物，此係由人類乳突病毒（HPV）所引起。雞眼壓痛，用刀片削去表面則見有白色堅硬的核心。胼胝捏痛，可用刀片逐層削薄。跖疣不痛，用刀片削去表面則見有黃褐色血點。從內文所述，推測和田或訛跖疣為雞眼。

（中篇）137. 現今學者較少評論醫事

　　古代儒者多有評論時醫的弊端，警惕醫家的觀點與言行，藉以能改善醫界風氣。現今學者則不然，雖然頭腦敏銳，但卻甚少對醫事提出諍言。爾等多誤認醫事為專門技術，非局外人所能置喙。按如黴菌的形狀、症狀的輕重、疾病可治與不治…等以及於顯微鏡下所觀察的證據，固然是屬於醫師的專業技術，非醫界以外的學者所能疊上水練（陳按紙上談兵之意）而妄加評論。但是真理則天下萬種行業皆齊於一，醫理當然也不能獨置其外。《莊子‧天地》：「通於一而萬事畢，無心得而鬼神服。」即為此意。故諸種行業技術所能通達的真理，皆與醫理相吻合。願現今學者，從常識方面與真理方面來護衛與監督醫界。

　　コッボ氏悉聞〈防堵鼠害而鼠患反多〉一章之後，加以仿照而驗證確實有效。可見我國學者的威信足可用「鼎之輕重，未可問也。」來作比擬。

【陳註】：

　　日文漢字成語「疊上水練」為在疊席上操練游泳技術，意為紙上談兵。〈防堵鼠害而鼠患反多〉參見中篇124章。本章末段應是第二版才補錄。

　　「鼎之輕重，未可問也。」出自《史記‧楚世家》：「德之休明，雖小必重；其姦回昏亂，雖大必輕。昔成王定鼎于郟鄏，卜世三十，卜年七百，天所命也。周德雖衰，天命未改。鼎之輕重，未可問也。」《禮記‧曲禮下》：「九州之長，入天子之國曰牧。」 鄭玄注：每一州之中，天子選諸侯之賢者以為之牧也。《史記‧孝武本紀》：「禹收九牧之金，鑄九鼎。」按「九鼎」是夏禹以九牧諸侯所貢獻的黃金所鑄成，代表政權行使於天下九州。商代嚴格規定天子才能用九鼎，大夫以下用五鼎等。天子祭祀天等時必須行以九鼎大禮。故九鼎代表帝皇擁有政權的象徵而作為國寶之器。秦始皇統一天下之後，九鼎已不知下落。直到北宋崇寧四年（1105年），宋徽宗以銅二十二萬斤鑄造九鼎而以黃金外飾。

　　冷氣空調的普遍使用造成今日中暑者多與昔日不同，今日中暑者泰半為頻繁出入冷氣房，入則冷，出則熱。一會兒熱又一會兒冷，肌膚特別是頭頂的毛細孔逢熱則開，逢冷則閉。快速地轉換開闔，導致毛細孔開闔失靈；體內熱氣欲出之際，卻突遇外冷而毛細孔被外冷封住。故病人頭重暈痛，懶言，疲倦，納差，小便短赤，口渴而不多飲。筆者先以壯醫藥線灸百會、神庭等督脈穴，溫熱透開天窗的毛細孔之後，病人多當場頭清目明、掌心潤濕、背部微汗出。更送上一杯溫水，病人多豁然輕鬆，或欲小便，未服藥之前而病已去大半。類如茶壺有2孔，天窗氣孔被封住，茶壺就難以出水。用此道理向病人解釋，病人多容易明白。此例證明和田氏所謂的「諸種行業技術所能通達的真理，皆與醫理相吻合。」開方則選用白虎湯、茈胡湯等並佐以桂枝、白朮、葛根、黨參等。臨床療效肯定。

（中篇）138. 綜合觀念與各別（陳按原文作：差別）觀念的衝突

　　平出隆軒氏云：「第十九世紀醫學進步之處足以說明是冠絕古今，但其發展方向幾乎僅是客觀方面與各別（陳按分科2字原文作：差別。下同）觀念，若論及主觀方面與綜合觀念，我則苦於無法發覺到其進步之處。今日所謂的醫學專科，其愈是凸顯精巧圓熟地發展客觀方面，相對地則愈遠離脫卸綜合觀念。例如巴登古發氏（陳按 Pettenkofer）嚥下霍亂菌以證明黴菌學派主張的錯誤，此顯然就是綜合觀念與各別觀念相衝突的例子。」我觀察此論述之後，深予認同。

【陳註】：

　　平出隆軒（ひらでりゅうけん 1866～？）為名古屋小兒科名醫，其與和田同年代。研讀《醫界之鐵椎》後，數萬言反駁和田氏論點不當。和田亦提出辯解。兩人同是出身西醫背景，對漢醫持有不同看法。但是和田也有部分認同平出隆軒的見解。平出隆軒反駁全文及和田的答辯皆輯錄於下篇。

（中篇）139. 希望漢洋兩大醫學能更加接近

　　我曾聽到某漢醫云：「雖然有時也想瞭解洋方醫學，但是洋醫以外的漢醫已經具有一切的醫學基礎，那麼為何我還要去學習洋醫呢？」按其說不過是在唱高調的偏見而已。如果親自去進修洋醫，比較漢洋醫學之間的優缺點後，就不會有此偏見。另一方面，洋醫開口即排斥漢醫而予拒絕。漢醫轉洋醫者也多指責漢醫缺點，並不承認漢醫的長處；其說誤導剛踏入醫學者訛以漢醫真的是一無可取。如此漢醫與洋醫隔閡，今日漢醫即將瀕臨滅亡的地步；終會導致天下無人發揮漢醫優點於診療。洋醫家儘管也有明知洋醫存有自身缺點者，但是信賴其客觀的、各別的進步；更無餘暇去研究古聖賢所流傳下來的漢醫。兩大醫方如此的疏離，對於漢醫與洋醫則是兩相折損。這種流弊要歸咎於誰呢？普天下百姓卻得承受此種流弊之害。我很希望漢洋兩大醫術能更接近而互相融和，共圖醫學的日月發展。為了百尺竿頭能更進步，非如此從長計議不可。

【陳註】：

　　中國 1958 年第一屆「西學中」班結業。台灣則於 1994 年開設「西學中」班，西醫修習 45 中醫學分結業者可參加中醫師檢覈考試。至 2001 年底，共有 339 人結業，其中有 75 人通過中醫師資格考試。不乏乾脆改走中醫診療而享有盛譽，例如長庚中醫部郭忠禎醫師（原畢業於台北醫藥大學醫學系）即是。可惜台灣「西學中」

班於 2002 年廢除中醫師檢覈考試後而停辦。我們在考慮是否承認中國中醫學歷之前，更重要迫切的思考「西學中」的恢復。不妨規定執業西醫若干年之後，方可參加。這些「西學中」之動機應真是對中醫有興趣與熱情，就算仍然走西醫診療，至少對中醫不會具有偏見。我們在憤慨台大醫院不設中醫科之餘，如果讓台大醫科畢業者「西學中」，其氛圍自然就會改變。制度是人設的，僵局打開之後，西醫當會分辨發燒有該用冰枕者，亦有不該用冰枕者。僅此例對百姓就是一種福祉，對臨床醫療就是一種進步。發燒是否該用冰枕不是由發燒的度數決定，而是由病人的病勢陰陽來決定。《史記‧扁鵲倉公列傳》已提出「陰陽病勢」的中醫治則，可惜二千多年來沒有任何一位中醫予以論述。和田出身西醫，其自學中醫而領悟出扁鵲思惟；筆者受益匪淺而能嘉惠患者。「西學中」者因為具有科學推理的背景，自不會被抽象的玄學（五行學說、易學、運氣、藥物歸經等）所困惑。努力闡述中醫大法者竟然是由「西學中」的醫師來發揚與承繼，真是令人感慨！

（中篇）140. 漢醫是否真會滅亡

明治二十七年（1894 年）夏天，淺田栗園先生（陳按參見138頁）去世時，當時恩師長谷川泰先生告訴所有學生：「當漢醫滅亡末期之際，栗園大國手奮力發揚漢醫的蘊底，盛名聞於一世。其舉有如燈火熄滅之前，餘焰反而大放亮火。栗園前輩的去世就彷彿迴光返照，今後隨著餘焰寂滅而漢醫亦會終將滅亡。」

今日氣運漸流行宗於洋風，人人競學洋法，委實真令人感嘆。醫界同此，爭先恐後學習洋醫而捨棄漢醫。在一片崇尚洋醫的氛圍下，栗園前輩毅然堅守漢醫方，聲望隆盛於諸洋醫名家之間。勇往邁進地盡力發揚漢醫而不敢有誤，其令人敬佩的臨床驗案載錄於《橘窗書影》中。栗園前輩去世之時，不管漢醫、洋醫都哀悼痛惜；齊聲稱讚其不愧為明治時代的醫界泰斗。

雖然栗園前輩去世而不能復生，但是師法栗園前輩的漢方醫術則能繼續利民濟世。儘管如此，斯人存則漢方興，斯人亡則漢方衰；漢方醫術或會隨著栗園去世而消亡。當時懷疑恩師所言，今日我歷經周遭的氛圍，或有真有這個可能性。

【陳註】：

1875 年日本政府頒布〈醫師學術考試規則〉。1879 年頒布〈醫師考試規則〉規定全考西洋學科，其目的是要滅絕漢醫。1879 年 1 月愛知縣名古屋的淺井國幹等三百多位漢醫成立「愛知博愛會」，開辦「愛知博愛會」漢方醫院；更於 1880

年 11 月蒙縣政府同意成立「皇漢醫學專科學校」。1879 年 3 月 11 日山田業廣等人於東京成立「溫知社」，包括有淺田宗伯、森立之等名家。並發行《溫知醫談》，這是日本漢醫界最早創辦的雜誌。1881 年 4 月山田業廣去世，由淺田宗伯接任社長。同時淺井國幹也加入溫知社，並擔任該設總理。溫知社日益壯大，全國各地成立分社，會員總數高達三千人。溫知社於 1881 年 6 月 16 日、10 月 19 日、1882 年 2 月 18 日 先後三次向政府請願，申辦「和漢共立醫院」等以爭取漢醫的法律地位。可惜全部失敗。社員太田正隆出走，獨創「杏雨社」，發行《和漢醫林新誌》月刊至 1895 年 1 月止，共發行 202 期。又社員岡正吉等人出走，另成立「回天醫會」，發行《回天醫談》；回天醫會多次請願也同被駁回。1883 年政府頒布〈醫師開業考試規則〉與〈醫師執照規則〉。溫知社更於 1884 年 3 月 15 日第四次請願而失敗，諸多漢醫在絕望之餘，1887 年 1 月 20 日溫知社終於解散。

一方面吉益東洞的曾孫輩吉益復軒，其與養子吉益鐵太郎組「跡尋社」復興漢方。1880 年鐵太郎於京都發行《醫談》，並於 1883 年設立「思誠病院」從事漢方診療。淺井國幹曾邀請加入溫知社而未果，跡尋社採取單獨復興漢方的模式。

淺井國幹並不死心，繼續發行《溫知醫談》至 1889 年 12 月止。1890 年 4 月淺井國幹又號召漢醫界成立「帝國和漢醫總會」作為拯救漢醫的組織。淺井國幹被選為議長，回天會的岡正吉被選為副議長。1891 年 11 月帝國和漢醫總會正式具文向國會眾議員遊說。請願書的提綱如下：「我等向貴院提出請願，並非複雜繁瑣之事，僅僅是求得對一項法律的修改或廢止。而且，我等提出修改或廢止這一法律案的理由，不出三點，即：一、妨礙個人營業自由，束縛國民精神自由；二、破壞國家特有學術，造成國民經濟損失；三、逾越政治界限，蹂躪學術領域。這就是我等提出修改或廢止某些法律規定的理由。」

1892 年 6 月 11 日鹽田奧造等 12 名眾議院議員接受帝國和漢醫總會的請願書，向眾議院提出〈醫師免許規則改正案〉的提案。此案交由第一讀會討論，得到大多數贊成，而提交到 9 名（按含長谷川泰）組成的特別委員會。可惜諸種原因而特別委員會拖延兩年而未有結論。

當時東京醫院院長的長與專齋、濟生學舍校長兼眾議員的長谷川泰、軍醫總監的石黑忠悳合稱「滅漢興洋」三巨頭，皆為西醫師。石黑忠悳更於 1892 年 10 月 20 日，在東京華族會館舉辦演講，講題為：〈漢方を以て現今の醫師と為すことを得ず〉。筆者譯為：不得憑據漢方以作為現代醫師。演講對象為貴族院議員與醫師。貴族院為上議院，眾議院為下議院。此關鍵性的演講施壓與擔任特別委員會長谷川泰私下作梗，使特別委員會拖延提案兩年未果。「帝國和漢醫總會」氣氛一片低迷，淺井國幹為鼓舞成員士氣更於 1894 年 10 月成立「帝國和漢醫總會特別有志團體」，努力奔走幹旋。終於 1894 年 12 月在第七次議會第一讀通過

該提案。可惜 1895 年 2 月 6 日最後提交到第八次議會時，功敗垂成，眾議院以 78 比 105，27 票之差三讀否決〈醫師免許規則改正案〉。

法律程序已完全走完，整個漢醫界徹底被擊垮而絕望，相關漢醫刊物也多停刊；只剩下岡正吉於 1893 年 11 月創辦的《繼興醫報》，其繼續發行到 1899 年 12 月止。1897 年 12 月鐵太郎在《繼興醫報》刊登廣告欲向第十一議會請願，這是日本漢醫最後一次請願。請願失敗後，漢醫界八、九成改換洋醫執業，或憤慨廢業與病疾者，或轉行其他非關醫療者。吉益鐵太郎即廢棄醫業而改為致力於神道，1920 年去世，享年 76 歲。鐵太郎撰《神教》，長男吉益雄太郎於 1927 年 12 月為之作序，隔年出版。吉益雄太郎為留德醫學博士，朝西醫發展，整個吉益家族與漢醫的關係至此也畫下了休止符。

〈醫師免許規則改正案〉三讀被否決的隔年，即 1896 年，淺井國幹仍堅持志願，發表〈告原帝國醫會特別有志團體成員書〉：「節，決不移也；守，決不失也；事，決不廢也。」1900 年 11 月 15 日(陳按第一版《醫界之鐵椎於 1900 年 8 月出書》)淺井國幹返回家鄉名古屋，以祭祖的方式，在先祖墳墓前宣讀〈告墓文〉，以一千五百多字悲壯地向祖先陳述多年來捍衛漢醫的奮鬥心聲，至死不渝。1903 年 1 月 15 日病發腦溢血去世，享年 56 歲。

淺井國幹的好友岡正吉也同是苦撐漢醫最後堡壘。岡正吉於自家書齋前種了幾株芭蕉樹，1890 年作〈芭蕉說〉一文加以稱讚：「無論風吹雨打，均不屈不折，頗有古代聖人君子之風。…既然立志，必為之奮鬥，百折不撓，死而後已。不因時勢而變其道，不因成敗而變其志。」否決案後岡正吉繼續發行《繼興醫報》。並於 1895 年 6 月與 1896 年 9 月的《繼興醫報》刊登廣告，以「敏求醫館」為名，廣召學子學習漢醫，傳授《傷寒論》等典籍，力求延續漢醫人才的命脈與香火。1901 年 7 月之後失蹤而下落不明。後世尊稱：「堅守明治漢醫殘燈的最後一人。」

以上筆者從潘桂娟、樊正倫《日本漢方醫學》(北京：中國中醫藥出版社，1994 年) 摘錄整理而得。1900 年前後 30 年是日本漢醫的最黑暗期。淺井國幹、岡正吉尚在世時，和田已於 1900 年 8 月出版《醫界之鐵椎》，不知淺井、岡正兩氏曾否過目？但此書應可告慰兩氏於九泉之下。兩氏爭取的是中醫法律制度面，和田宣揚的是中醫臨床療效面。現今日本並無中醫師制度，客觀條件已難以回頭；只好變相要求所有醫學系必須開設漢醫課程，並列入醫師考照的範圍以作彌補。1989 年日本東洋醫學會更設立專門醫制度委員會，將漢醫視為一個專科。但畢竟是先西後中的學習方式，加上漢字能力低落，整體漢醫診療能力已遠不如江戶時代。1895 年 2 月 6 日的 27 票之差註定日本漢醫不歸路，本文凸顯朝中有人的重要性，此點值得我們警惕。衛福部的部長次長、中醫藥司長、國家中醫藥研究所長、國健署長、健保署長、立委、監委…等全無中醫師，中醫朝中無人是個危險的訊號。

（中篇）141. 醫師臨死前的最後感想

　　煙雨樓主人《噫醫弊》云：「普天下醫師自身面臨死亡之際，身心非常的懊惱煩悶。其將性命委由他醫診治，只得安分認命，但最後結局卻多導致死亡。當其嚥下最後一口氣之前，內心思索是否所託非人？如果他醫不可依靠，則自身畢生診療數百千名的病患是否也是不可依靠（陳按病人託其診治也是所託非人）？內心反省而悔恨畢生行醫多讓病人承受許多風險。今在世的醫學大家或博士等百年後皆化作墳墓的白骨，剩下的只是土墳上的石碑主人而已。誰都無法逃避一死，爾等醫師嚥下最後一口氣的內心思索又是如何呢？」煙雨樓主人（陳按長尾哲三）這段話對醫師頭上真是仿如一記鐵椎（陳按當頭棒喝之意，警惕醫師需盡職而臨終前方能心安理得）。

　　昔日香月牛山前輩病重命危時，命弟子持藥匙來，起坐舉藥匙於額前數次而云：「以刀殺人者應服上刑而殺頭，以藥害人者豈能無罪？我僥倖尚能保有頭顱而死（陳按一生以藥害人者不多，故臨終尚保有頭顱，問心無愧而死），皆拜此藥匙之所恩賜。」

　　香月牛山為後世學派的代表者、大醫家。連他都不敢自滿於一生的診療實績，何況是一般的時醫？爾等醫者診療時更應懷著戒慎恐懼的心態。

【陳註】：

香月牛山（かづき ぎゅうざん 1656～1740）

　　名則真，字啓益，號牛山；江戶後期的後世派代表醫家。習醫於藩醫鶴玄益，學儒於貝原益軒。其特別推崇李東垣之學，撰有《卷懷食鏡》、《婦人壽草》、《藥籠本草》、《老人必要養草》、《牛山活套》、《牛山方考》等。和田臨床雖遵照吉益東洞的古方派，但對後世派的香月牛山也相當敬佩。香月牛山瀕死前自認畢生診療已盡本份而心安理得；並謙虛地將診療效驗託由藥匙的加持使然。

（中篇）142. 醫療有其先天上的瓶頸（陳按原文作：醫の天賦的困難）

　　治療上有對有錯，針對錯誤者更改為正確的治療，其成效即顯而可見。但是縱然起步即施予正確的治療，如果企求不可治的病化為可治；需要十日的痛苦企求縮短為五日；大痛苦者企求減為小痛苦等者對醫師而言則相當困難。故醫師無法自我滿足於治療，病人相對的更無法皆滿意於醫師的診治。推得每日診療千百位病人中，完全能讓病人滿意療效而帶來自我滿足的醫師又有幾希呢？何況更有

雖自認施以正確治療法，用盡苦心投以諸湯方而不得其效，病人卻日夜危篤而陷臨死亡者。故我雖自認是盡了所有正確的治法，然而是否就是真為正確的治法？

（中篇）143. 東洞先生與子玄先生

東洞先生的內科術與子玄先生的產科術造詣非凡，皆屬空前泰斗，而能使後人有所依據。兩位前賢可導正千餘年來醫家妄言與見解上的錯誤，爾等撰述有如仲景氏再造，稱得上是千百年來的傑出醫家。

東洞先生五十歲始撰《類聚方》，子玄先生六十七歲始著《產論》。兩位前賢俊傑都須積五、六十年的歲月星霜，方能立言於天下。本人年輕淺薄，自無法與前賢並駕齊驅。漢醫固然有些缺點須予廢棄，但是不能全盤否認其優點，否則當是人類與醫學之一大憾事。今眼見漢方即將面臨毀滅，在此旦夕存亡的關鍵時刻，本人斗膽撰文著述以就教四方有識之士。拙作仿如狐貉之流卻妄想成為此股動盪中的風雲核心（筆者按自謙之詞，中篇共有143章，比第一版132章另增補11章）。

269

《醫界之鐵椎・下篇：迴響》

下篇第一：平出隆軒反駁《醫界之鐵椎》與和田啓十郎答辯

緒言：

目前舉世謳歌西洋醫學的進步，如痴如醉地崇拜洋醫並加以美化裝飾。世人甚至奔走狂傲高云：「今後將永無疾病而能長生於樂土。」天下竟未聞有一人敢對洋醫稍有質疑者。

在此一片歌頌洋醫之際，我從內心深深體察，斗膽敢不沉醉於洋醫、不被其外表裝飾所迷惑。根據事實的驗案來觀察洋醫實績，其反不如東洋醫術之妙不可思議。我將爾等證得有大效之驗案與堅信的見解公開地集成拙作，還盼世人閱讀後加以迴響。

我違反時代潮流，秉持堅信的見解而果斷地勇往邁進，紛云不斷的毀譽褒貶正有如事先之預期，故我毫無恐憂。男子漢向來頂天立地吐露胸中之真言，胸中意氣得通則有如祥雲瑞散，胸中意氣不通則凝結為妖氣不化。故我在此得到意氣相通者稱讚美譽不已，也得到意氣不通者怒罵責備不已。

拙作一出版不久，南至九州，北至北海道之間。寄信加以聲援鼓勵者有十數位，反駁攻擊者也有數位，不遠千里而當面親來訪問者也有十數位。或為振興古醫道而彼此相約共同勉勵，或感慨現代醫學之不足以信賴而商議追求古醫道，漸次地興起許多迴響。

然而其中讚美者多屬漢醫界的耆老，責罵者多屬西醫界之缺乏思慮者。讚美者與責罵者各偏執一方，即所謂僅見有一面盾（陳按原文作半面盾，手持盾牌從內外兩面觀察其功用不同，隱喻事情必須同時觀察兩面，以免偏頗）而不知兩面者。今特為了公平起見，將對比東西醫方的優劣長短，嘗試作為比較論評，以免此得來不易的論述會殘留遺憾。

責難拙作之數名中，尤以名古屋醫界的驍將平出隆軒氏雄姿豪爽的大論最為猛烈。其鳴金擊鼓而以王者之師的立場，擺出火力全開的攻擊姿態，特於明治四十三年（1910年）十一月十八日，先後三週數萬言連續在《日本醫事週報社》刊載來加以責難。閱讀後知其以洋醫家針對東洋醫術而吐露當代的大部分思惟，其餘部分恐有所遺漏，故全文採錄。並刊出本人在同一週報社所登載的答辯。原刊載標題作：〈《醫界之鐵椎》讀後感並給作者一言〉。

讚美者十數位中，特與中川氏（陳按中川昌義參見下篇第二〈石黑男爵演說〉首頁）懷舊長談而共同願為古醫道奮鬥來殉道。又醫專第一名畢業的湯本氏，重新修習漢醫方，故其能公平、痛快徹骨地試以比較東西醫方的長短。至此迴響已漸全面，故特集為一篇（陳按包括和田評論〈石黑男爵演說〉在內。本篇第一版從缺）。

（甲一）平出隆軒責質問《醫界之鐵椎・本論》：

我雖然尚未直接見到和田先生贏得尊榮，同時也不知道其生平。總之，他違反目前潮流，毫不在乎地發表自己的抱負，是一位非常具有勇氣而忠實面對古醫道的學者，因此我輩對其舉十分敬佩。最近此類書籍公開出版於世者有：近藤燕處《仰臥三年》、煙雨樓主人《噫醫弊》以及本書；爾等為指謫目前醫弊的代表作，即痛責現代醫學沉醉於客觀、各別分科的進步。其終極目標是在凸顯治療發展上不明的缺陷，關於和田提倡這一點與我稍有不同。《醫界之鐵椎》書中數度引用拙作《醫學變遷史稿》，或自云滿腔熱血贊同拙見，或妄言加以辯正。我輩豈能承擔和田感謝的好意，也不得不懇辭其妄辯的辛勞。何況和田云：「毋須萬犬對拙見狂囂猛吠，只要一犬真能指出拙見怪異可疑之處，其吠聲即足以攝人…末學將拭目以待此一犬。」事實上，我就是和田所期待「真能指出拙見怪異可疑之處」的那一隻犬，而且正對者和田大聲狂吠者。一方面和田也同是大聲狂吠。諸如彼此極力喧囂狂吠，便於對多數沉醉不醒的醫界人士揚起驚覺。洋醫引以為傲的各別分科研究，和田卻反言過細地劃分會阻礙縱斷面的憧憬，其導致遺漏橫斷面、即綜合性的研究，寄望於能改正現代醫學。我輩也認同現代醫學除了手術刀與顯微鏡所帶來的進步以外，有關治病的大要究竟有多少進步委實令人懷疑。希望補足此缺陷，發展綜合性的思惟，如此洋醫就無落伍之虞。

大致上本書是在發揚目前瀕臨滅亡之漢方醫術的特長，特予指謫西洋醫學（現代醫學）的缺點。和田多年來研究被世人視為敝履的漢方醫學，其動機十分有趣。其幼年時家族有一罹患重病者，輾轉十多位洋醫治療卻毫無進展；經由一蓬頭粗衣的漢方醫治療而病癒。因此對漢醫方的驗案種下因緣。就學習醫時，偶然於舊書攤閱及古方家泰斗吉益東洞《醫事或問》，更深深培植出研究漢醫的興趣。行醫時親自以洋醫家與漢醫家的身分診療多年，臨床比較兩者的優劣。和田云：「漢醫方淵源於東洋思想而發展，其理論是機能的、綜合的。洋醫方則是依據科學發展，其理論是機械的、各別的。和田強調例如四肢五官缺有一、二而人腦能將其統一（漢醫方）；四肢五官具全而精神上缺乏統一有如腦病者（洋醫方）。客觀的、各別分科之進步無法伴隨主觀的、綜合的進步。基於此故洋醫無法增加診療上的實效。」我輩雖然對於和田所論頗有同感，但是漢醫方是否果真如其所述即能滿足要求（陳按指主觀的、綜合的進步），關於這一點，我輩實在非常疑慮。

和田：「漢醫方之療效在於多味藥物配合的協力作用。洋醫方則惟賴主要一藥的功效，缺乏藥物間相殺、相助之性。感嘆洋醫完全不懂漢醫方複味劑的極大功效與透徹力，漢醫方在對應得宜條件下的偉大療效實際上異於個別單味藥所能具有…。」（陳按此章和田所言皆作標楷體，隆軒質問皆作細明體以利區別）

隆軒質問：「和田論述只在一味地鼓吹漢醫方的偉大療效，強要接受現代醫學教育的醫家反省，其舉可說是緣木求魚。特別漢醫方是經驗方，並非理論方，始終無法清楚說明湯方成立之理。吾輩對漢醫方的療效可說是陷入五里霧中。」

　　和田：「洋方醫術，針對下利患者給予止瀉劑、嘔吐患者給予止嘔劑、咳嗽患者給予止咳劑、便秘患者給予瀉下劑、胃痛患者給予止痛劑…。爾等即所謂的對症療法。有經驗的漢醫家絕對不會如此單純地處置；漢醫臨床針對下利患者或投以下劑、咳嗽患者或投以發汗劑…諸如此類的治療甚多。」

　　隆軒質問：「總之，我輩對症療法換句話說即在治療患者所苦悶的症狀。洋醫努力地著眼於此點，和田卻認為其毫無穩當。縱然退讓一步，儘管和田所言正確，即洋醫不考慮病症的陰陽表裏與內外病勢如何，只是依據體溫計的數字、理化學檢驗之所見而處置，施予淺俗的「對症療法」之外就毫無策略。但是漢方乃　"漢醫家靈活運用的時代流行因素使然（陳按隆軒認為漢醫方作為時代流行背景已消失，故今日也應隨著消失。和田則認為漢方是漢醫個人靈活運用而無關於時代流行）"。洋醫方是依據科學而系統的論述，機械式的診斷；其異於漢醫方全是以個人意向的運用而無法具體說明。漢醫只能推辭以個人經驗作標準，如欲詳述醫理則其妙喻宛如禪師的抽象化言語，非筆舌所能形容般地難以傳承。惟獨信賴經驗之累積來運用的漢醫方，世人要如何加以活用呢？」

　　和田：「藥物因為具有偏性，故正是利用此偏性，期望能矯正病毒所釀成的軀體機能上之異常態。當藥物失去其平素的偏性，軀體即具有此偏性來行矯正作用的傾向（陳按指軀體吸收藥物的偏性而具有調整異常態之作用）。」

　　隆軒質問：「例如藥劑配合吸血昆蟲（水蛭與䗪蟲）等去瘀血作用而得古方下瘀血湯（陳按下瘀血湯：大黃、桃仁、蟅蟲煉蜜為丸。並無水蛭與䗪蟲。其應指抵當「黨」湯：大黃、水蛭、䗪蟲），其作為外敷貼布能明顯加速化膿性炎症早日破潰排出。類如這樣簡明的陳述，即可讓人瞭解此劑外敷急性化膿性炎症總是適宜的處置。故藥物毋須言及偏性。和田強調藥物偏性應只是受好奇心的驅使，甚至令人懷疑係其沉醉迷思於漢醫方所致。」

和田：「不適宜的藥方會攪亂病症，混淆原症與附隨症，終致釀成壞症。又言應冷敷者卻反行熱敷，應溫暖者卻反行冰敷，爾等稱為逆治。洋醫的對症療法其實無意之間或即會導致逆治，甚至終會釀成壞症。」

隆軒質問：「嗚呼！和田何以失言而性情殘酷至此？我輩亦感嘆臨床逆治之弊，但是藥方不適宜而混淆原症與附隨症，甚至釀成壞症云云，對於爾等我輩則苦於渾然不知。」

和田：「例如救貧之道，洋醫是將救濟金直接發給貧困人家，漢醫則是探索個別貧困者的原因而加以整理以助脫貧。」

隆軒質問：「洋醫何以僅是給予救濟金為能事？和田認為漢醫每治一病則有益患者健康一分，洋醫每治一病卻反折損而累積弱點一分。漢方治癒一病即使身體更為健康，洋方治癒一病卻釀使身體更為衰弱。爾等試請和田舉例說明以何作為標準，才得有如此不知反省的狂妄評斷？我治一病而得以痊癒，即能使病人更為健康；和田卻認為洋醫每治一病反多會折損病人健康。居於洋醫的立場，縱然和田論述為真，但也並非我輩之罪，而是患者比常人更具有體質上的缺陷使然。何況就疾病本身而言，患者疾病各有輕重難易上的差異，故並無法一概而論。」
（陳按隆軒既言：「患者比常人更具有體質上的缺陷使然。」那麼醫師更應事先掌握，針對發病當下體質的差異而分別投以不同的藥方。而非事後以此作為藉口。）

和田：「得汗、吐、下並非受制於醫師之意圖而產生。其是攻奪病毒潛伏與全身病毒居住之處後，病毒就其所在位置，採取最為捷徑而逃竄出體外的模式，故得有汗、吐、下。病毒在逃竄過程中所產生的反應症狀稱為瞑眩（下略）。」

隆軒質問：「雖然是經驗資深者亦無法預測逃出體外的模式，正如和田所說的假以陰陽表裏內外的調查之後，投以適當的湯方，準此針對病毒居處行以汗法、吐法、下法。我輩對漢方湯劑的生理作用（身體上的反應）十分懷疑。世上縱然存在所謂病毒之標的、也就是其居處；但是能迫使其以汗、吐、下的捷徑來排泄出體外，具備有這種巧妙器械式的掃除藥劑，委實令人費解。至於和田所說投以下劑而病人卻得吐、投以汗劑而病人卻得利水，爾等應是偶然的巧合。我輩於平日診療中，常發現雖然完全不用下劑，患者卻能得以下利。在這種情況下，患者多能立刻輕爽痛快，此藥劑作用是否歸類於瞑眩？我輩也苦於不知居間正確的分界線在哪？」

和田：「表塞則裏實，裏閉則內陷，… 病毒居於表裏時失治，進入內部則轉為嚴重，甚至陷入內部更惡變為最為恐怖的症狀；也就是腸出血，腸出血就是內症向外表發漏的症狀。」

　　隆軒質問：「爾等缺乏實例說明。和田據此指謫洋醫不懂陰陽、表裏（同病異症）而統稱為異症。其表裏一詞是指皮膚、鼻咽腔、食道、胃腸、氣管、肺臟等與外在營養物質相接觸（陳按包括空氣與水）之處所而言。其內症一詞則是指腦、脊髓、骨系、筋肉、血液等之類。接下一步的見解則言表塞則裏實，裏閉則內陷…云云。按爾等症狀臨床並非少見；但是和田所謂“腸出血就是內症向外表發漏”之事，我再如何退讓也無法接受和田的說法。例如急性或慢性濕疹塗抹外用藥膏，即可乾燥落痂，同時卻會併發急性腎炎。治癒急性腎炎之後，濕疹又會復發如舊…。我也不認同這種論述。按年老而動脈硬化者，突然或會罹患大衂血，其後更併發腦出血。推得大衂血是腦出血的前兆，因為血管壁脆弱所以才會大衂血，其暫代腦血管而先行出血；限於觀察只能說居間多少有所關聯（依據誘導法）。我臨床未曾遇見“腸出血就是內症向外表發漏”者。至於和田謂“洋醫不知陰陽、表裏，無視於解剖病名與經驗病名的差別”之事；按有經驗的現代醫師對於病症何需藉由陰陽、表裏來理解呢？」

　　和田：「原本病毒菌先由表位侵患軀體，漸次進入裏位，當表裏位皆充滿毒素後，接續再陷入內位。故與其說是病毒侵入的順序，不如解釋係因身體的自然療能所致。身體的自然療能首先欲驅逐病毒從最易離散的表位而出，其目的在要求掃出病毒危害。若其無法將病毒從遁路逐離身體，則病毒延伸入裏位而使症狀漸次惡變，甚或陷入內位而釀成凶險，終使血液充滿毒素（Toxine）之劇烈障害狀態。」

　　隆軒質問：「和田所謂“病毒由表入裏而內陷”的說法完全無法認同。至於病勢轉換，特別是所謂內陷之說確實存在，相信如此論述並不足為怪。很令人婉惜地、爾近剛去世的小兒科泰斗 Eduard Heinrich Henoch（陳按德國醫師，1820～1910）認為濕疹，尤以頭部與顏面濕疹，如加以急速地強力驅除時，偶或有誘發腦膜炎、腎臟炎或其他內臟發炎的危險。此警告至目前為止尚未改變。又我對皮膚病與內臟的關係、病毒發炎病勢的分割與病位之轉換認識尚淺（陳按隆軒自謙語），以下參照拙作《實用小兒病學》（第四版）〈濕疹療法〉一節（第885頁）加以說明：

“一般黴菌產生的毒素會使皮膚反應而中毒，以致醺成皮膚發炎（發疹）。皮膚病毫無疑問的首先就是如此地產生。例如痘瘡、麻疹、猩紅熱等畢竟全係依據病體產生的毒素而使皮膚中毒的反應，此外並無其他因素。

例如乳兒濕疹，當然或有外來的反應產生，但大部分是內生的性質。舉凡嚴重的腸道症或是慢性消化不良所引起的腸管毒素等，此毒素被皮膚吸收而釀成皮膚中毒的症狀。進一步言，此毒素的產生被認為是具有易於遺傳的傾向，即稱為胎毒。或藉由血緣關係、或藉由同胞關係而導致大多數國人罹患濕疹。故不能單純地將其歸因於腺病一詞；實際上皮膚病與腺病相關者非常罕見。相反地，其係因由不斷產生的內生毒素、或是因由此傾向者、或是共同發生此契機者；推得應是具有這種體質者，身體或才容忍濕疹存在。此毒素非如和田所謂"選擇捷徑而竄逃出體外"？其係由腎臟、肺臟、汗腺各司其職，爾等共同將皮膚反應之毒素（即濕疹）執行排出體外（仿如火山噴孔）的任務。"

蔓延性濕疹的小兒偶會伴隨罹患支氣管炎。當濕疹症狀逐漸減緩時，支氣管炎反會增劇為加答兒性肺炎。又濕疹結痂脫落之際，肺炎則退燒或僅略有低燒。肺部外觀稍稍呈現浮腫，呼吸道有許多分泌物，即轉換為呼吸道黏膜的濕疹而出現浸潤性症狀，在此情況則大多數預後不良。因為釀成這種症狀時，毒素不從皮膚排出，其暫居於呼吸器官的黏膜而導致局部浸潤，肺部浸潤則可以預期終會危害到生命。故和田所謂"由表入裏而內陷"的說法不過是遁辭（陳按理屈詞窮或掩飾錯誤的搪塞語）而已（陳按隆軒認為是病毒發炎的病勢分割、病位轉換而內陷。異於和田由表入裏而內陷）。（和田註：外抹皮膚藥膏雖然皮膚病或會一時地好轉，但是卻無法徹底根治的原因在此。）

上述是就病毒發炎病勢的分割與病位轉換之拙見。我輩否定和田所謂"病毒由表入裏而內陷"的說法。從拙作發炎症狀的轉換與分割來看，還請臨床醫家不得不仔細思量；和田此說完全無益於診療而不可信。

以上只是扼要地說明，如欲各個詳加細述委實不容易。但盼讀者能掌握主要的精髓，以防止為其弊害所苦。和田提倡"醫家臨床治療諸疾，不能單純地只針對症狀治療，還要洞察表裏內外作為攻擊病毒的大目標。"關於這一點我輩謹深表認同之意。然而作為攻擊病毒材料的所謂漢方藥劑，和田只讚揚療效卓越卻毫無說明；特別是其個人驗案並無將所主以的漢方說明清楚，以致我輩對於漢方大多缺乏準則可作為採用的標準。行筆至此，畢竟和田的滔滔大論是違反目前的醫學潮流，其一廂情願地推展漢方醫學，那是不可能的事情！

我能體諒和田忠於漢方醫道，又肯定其勇氣勃勃地厚植對漢醫的學術自信。何來所謂的百尺竿頭、更進一步？故其應將漢方藥劑具體地說明清楚。幾味藥物配合出一湯方居間的生理作用與療效為何？必須加以概括論述。和田強調並非著於單味藥的本身特殊作用，而是其經合得複方後才能發揮出宏偉的驚奇療效。此理如不加以說明，將有損和田苦心地刻意論述，本書也不過是其高談闊論而已。我輩在印象中認為其不外是好奇心的驅使，終必無所成果。何況現代醫師連葛根

湯、桂枝湯或茈胡湯的湯方名稱都沒聽過，當然對漢藥的療效乃至於湯劑的主治都無所知。綜觀本書和田認為世人訛解漢醫，即"未食而嫌"。指謫未經飲食者，無法評論其味道云云；必須先吃進東西之後，才能論述其味道（陳按隱喻需先瞭解漢醫之後再來批評漢醫。參見上篇緒言和田註：食而不知味也就罷了，未食卻大力議論味道者，實乃出自偏見而不足取）。我回答目前還缺乏炊具設備，試問要如何料理而來嚐味呢？拙作《實用小兒病學》多少有論及到料理食材與烹飪方法等之說明，足以讓現代醫師易於品嘗其味道。勞煩和田不吝其勞，希望其能先製作出所缺乏的料理設備等。

　　和田於結論也自認漢方醫學的不確定性，希望能改進漢醫論述的缺點。其又云漢方醫學為機能的、綜合的治療方針。相對地，西洋醫學為器械的、各別分科的。觀察兩者間各自藏匿的缺點，即知兩者皆僅是一面的真理而已，適宜這面就不適宜另一面。目前醫學研究方面之趨勢是在期待器械的、各別分科的這面，當然多會忽略機能的、綜合的另一方面。醫者應順者現代醫學的潮流，平心而論不能就此責怪時勢。單憑漢醫機能的、綜合的診療理由欲作為社會上的需求，然而社會對此卻不顧一屑，認為其毫無價值。又今日漢醫界耆老相繼去世，其所遺下的漢醫書籍散失亡佚之際；雖特別感謝和田撰《醫界之鐵椎》公開於世的辛勞，可惜此書缺乏系統的、具體的論述。故我輩門外漢等閱讀後的印象十分茫然，不免有宛如陷入五里霧中般地遺憾。我深切期望和田能將歷來所謂漢方醫術盡力以根本具體的、系統的說明。並就和田強調漢醫在診療方針之機能的、綜合的優點，另再吸收目前快速進步之器械的、各別分科的研究，加以咀嚼、消化。如此可供科學教育制度下養成的現代醫師、直接採用自家藥庫的珍貴漢方。換言之，起草所謂現代化的漢醫論述雖恐為一大難事，但是藉由和田的努力奉獻之下，相信不久將來能在本書的發展上會更有佳作應世。」

【陳註】：

　　隆軒見解錯誤。下瘀血湯與抵黨湯都是針對發病當下病勢朝陽者而設，如患病勢朝陰者，縱然是急性化膿性炎症，絕不能投以此方，否則反生大害。因為西醫的演繹推理法則缺乏病勢的概念，例如外感者發燒服用普拿疼（主成分為Acetaminophen 乙醯氨酚）或阿斯匹靈者，為何部分患者有效，有些患者反而加重？差別就在於沒有辨別病勢。同理，發燒病人外敷冰袋，部分患者有效，有些卻反覆而始終不能退燒；此乃病勢不同之故。

　　隆軒混淆汗法、吐法、下法與得汗、得吐、得下的兩種不同概念。汗法、吐法、下法是醫師主觀的治則；得汗、得吐、得下是病毒就其位置採取捷徑逃竄出體外的客觀模式。前者醫師可以事先擬定，後者則醫師無法正確預測。換句話說，醫師施予汗法，病人或是得下而解。醫師施予下法，病人或是得吐而解。這種情形我們臨床常會碰到的，爾等非依照湯劑的治則作用，故應也是屬於廣義的瞑眩反應。和田認為病菌先由表位侵患軀體，漸次進入裏位，最後再陷入內位；隆軒

則認為是由內而外。和田認為得汗、得吐、得下是病毒主動選擇捷徑來逃竄出人體；隆軒則認為是身體腎臟、肺臟、汗腺各司其職而將病毒排出。

隆軒將潮流與真理訛為一體，這種見解錯誤。潮流會隨時間而有所變化，真理則永恆如一，始終不變。目前社會大眾雖然認同西醫遠勝於中醫，但是並不代表西醫的治療必定正確，觀西醫教科書不斷地進行改正可徵。三十多年前，西醫流行全身外抹酒精來退燒，現早已廢止此退燒法。如將時間倒回，當初接受酒精退燒者豈不倒楣？台灣 1974 年引進子宮盾避孕器、銅 7 避孕器等而蔚為流行風潮，婦女爭先恐後，當時台大醫院還得以抽籤決定蜂擁而至的婦女。而後一連串的副作用，製造避孕器銅 7 的美國金爾公司，甚至因無法應付鉅額的訴訟索賠，1986 年已不再生產銷售。如將時間倒回，當初接受爾等避孕器者豈不倒楣？試問目前西醫號稱先進潮流的諸種療法，又有多少在若干年後會被廢止或改正？例如政府鼓吹老人及幼兒施打流感疫苗就是，我們可否事先防止綁架當倒楣鬼呢？西醫治療基本上是以醫師的主觀決定，主觀的見解常會隨著時間而更改。中醫則是客觀地以病人發病當下體質所轉化的病勢來決定，病人發病當下體質永遠就是分為寒、熱、溫、涼四種，這種個人客製化的治法兩千年不變。中西醫之爭並非潮流與否的問題，而是診療思惟的差異。

腺病質（せんびょうしつ）始於江戶時代的用語，指容易感染腺病的體質。腺即內分泌腺之意。腺病質者指青少年因內分泌紊亂而體質虛弱，易患結核、淋巴結腫大、濕疹等症狀。今日本醫界仍有使用腺病質一詞者。

（甲二）平出隆軒質問《醫界之鐵椎・廣錄》：

〈醫師玩弄病人〉條（陳按中篇 013 章）：「能治病者，必用以毒藥。其有汗、吐、下、和四法。毒藥能中的則伴隨瞑眩作用，瞑眩各隨其病毒之所在而呈現出汗、吐、下、和，於是疾病痊癒。所謂汗、吐、下、和並非洋醫的汗、吐、下、和。深知此四法之當與不當，臨床處方用藥時，不為大汗或暴吐、暴瀉的瞑眩作用所驚嚇，醫師坦然面對而處變不驚，盡全力以求至善之療效，爾等醫師才是稱為能掌握臨床醫術的真正醫師…。」（陳按和田原文皆作標楷體以利區別）

隆軒質問：「先退讓一步，假設和田所述的診療為真。但是瞑眩是否真為恆定藥物的偶發作用，我實在甚為懷疑。縱然和田提倡漢方始初即得有這般自由自在的活動，我輩認為藥劑應具有確定的生理作用，故無法贊同漢方的瞑眩作用。」

〈ドル箱的病名〉條（陳按中篇 015 章，標題筆者譯為〈欺世騙財的病名〉）：「近世民間流行新創腦神經衰弱的病名。甚至常人精神稍有疲倦者也自稱係罹患腦神經衰弱症…。」、又：「顧名思義所謂腦神經衰弱者的病因應當是腦部的異常；但是從其症狀徵得卻非腦部異常所引起。即其症狀不如說是五臟六腑、血液循環、呼吸系統等的運化失調所致。換句話說，並非某種病原體直接侵犯大腦的內部，而應是長期服用某種猛烈的單味藥物、呈現出直接中毒症狀外的另一種中毒現象。」

隆軒質問：「嗚呼！和田所言何以如此唐突離題。有關於此，我懷疑和田的頭腦彷彿是天保時代（陳按天保代為 1830/12～1844/12。此句話是在諷刺和田食古不化）的漢醫。請稍加閱讀近年醫籍有關腦神經衰弱的系統記述，就能知道和田的主張有夠荒唐無稽，實在不值得我與其對抗辯論。」

〈田夫因於坐殺〉條（陳按中篇 018 章，標題筆者譯為〈農夫困病於閒坐〉）：「農夫每天早出晚歸、辛勤不斷地下田耕作，自忖這就是生活的常態。粗茶淡飯只求溫飽，自忖這就是飲食的常態。慣於簡樸刻苦的生活方式而鍛練出肌肉粗厚、強健硬朗的體魄。有朝一日，農夫突然移居豪宅大廈，錦衣美席，餐餐山珍海味，終日閒坐無事，不久其體內煩熱而生病。同理，富貴大官、膏粱子弟突然降為農夫的刻苦生活，也會容易罹患疾病。推得生活型態的急遽變化容易罹患疾病，養生之道在於不失其常。醫師囑咐病人必須至溫泉區、風景優美等處移居靜養者或可作為參考。」

隆軒質問：「我輩表示贊同之意。農夫平日一向朝夕大口地粗食米鹽，一旦罹患疾病，粗食代以煎餅而於蒲團（陳按坐墊）上慢慢地飲粥，並攝取雞卵、肉羹、牛乳等其他滋養品。或遵照醫師囑咐需易地休養等。俗醫囑咐以病人異常的生活方式來靜養攝生，不僅讓下層貧民感覺不安外，更增加貧病者金錢上的煩惱。不該推行此種貧富不均的養生法，淺薄無情的醫者應以此例而徹底反省。」

　　〈**毒物與藥物**〉條（陳按中篇022章）「：我曾答應痢疾病患欲服硬質米飯的請求，也曾答應腸窒扶斯病人欲服食西瓜與甜瓜的請求；只是囑咐其限制服量而已。同道或誤會我非但無法救治，反而是在戕害病人。可是臨床驗知此舉並未有礙療效…。」

　　隆軒質問：「我絕對贊成根據患者不同的狀況，醫師加以衡量而答應某種程度的要求，自毋須僵化於醫籍上的教條。但是如和田所述重症的腸病患者，竟然任意地允許攝取不消化的食物。如果認同其所發表的意義，恐未蒙其利，即先受其害。我相信這種負面的影響必然不小。」

　　〈**證有特效藥、病無特效藥**〉條（陳按中篇024章）：「人參能治療心下痞堅、茈胡能治療胸脅苦滿、枳實治能療腹滿、麻黃能治療發熱等者，也僅是針對局部症狀而非針對病名…。真正能拔除病根的湯方非但能治癒主症，更不會導致諸種障害。故這是稱為某『證』的特效藥而不能稱作某『病』特效藥之證據…。」

　　隆軒質問：「症狀是因由原病而後呈現。病為根本，症為表象。患者主訴的痛苦即全稱為症狀（陳按症狀尚包括一些病人無法自覺的，例如肝硬化等）。我輩深信以沃度（陳按碘化物 iodine）、水銀製劑、乃至於最新發明的六零六製劑治療梅毒；還有以奎寧治療瘧疾；爾等雖然只是少數特效藥的例子，但畢竟還是針對原病治療的特效藥，何來作者來多費心呢（陳按反諷和田：病無特效藥之說）？」

　　〈**今日之診脈者**〉條（陳按中篇027章）：「何況七種死脈的變化、主用茈胡、茯苓、石膏等之脈象等…。」

　　隆軒質問：「作者直接地陳述怪異的說法，並無具體地說詮釋。故我輩無法瞭解。除了視脈法為和田沉醉於自我認可的臆說之外，我輩並無法加以體認。」

〈診病易、診證難〉條（陳按中篇026章）引用中神琴溪：「醫書乃無用之物。觀熟練的米商隨手即能鑒清大津的稻米；只需少量的樣本即能通曉此米產自美濃何處、產自肥後何處、產自陸奧何處而絲毫無誤⋯。」

隆軒質問：「其說恐是為經驗判斷力立下證據。累積如作者程度的經驗判斷力，或許即可悟得脈理。人類出生於世上，剛開始是毫無經驗判斷力的。又多數的經驗判斷力是需要累積一定的時間與機緣，否則難以培養，故無法一步即能認知脈理。推得多數醫者傾聽作者論述脈理的收穫價值為零。不瞭解產自大津稻米的特性，恐就無法系統而具體地將經驗陳述清楚，故難以將經驗的果實以系統地敘述明白。又強行要無經驗者立刻領略要領（陳按指脈理），那也是不可能的事情（陳按隆軒強調學術為重，經驗為次。和田則認為兩者並重）。」

〈象山先生辭去醫職〉條（陳按中篇032章）：「佐久間象山先生求教於某藩醫，藩醫問曰：『先生是否明白得證之法？』先生答曰：『何為證？』藩醫曰：『人參湯有人參湯之證，葛根湯有葛根湯之證。呈現於外者為外症，呈現於腹者為腹症，呈現於脈者為脈症。各病必具有一定模式的諸症狀呈現出，醫師須辨得某證與方書的某湯劑相對應，處以該湯劑必獲佳效；否則治療無效。』象山先生聞之後云：『我身為醫師，卻不知得證之法，不經意治療故臨床無法見效。遂自慚形穢而辭去醫職，從此不再為人診療』⋯。」

隆軒質問：「我敬佩象山先生的卓見，漢醫診斷茫然無次序、無方法可以作為依據，診治數千人經驗後才漸能悟出所謂得證的判斷力。按漢醫隨意診治無效者豈止只有象山先生？我認為漢醫莫非是誠如諺語所說"承蒙自然療能恩惠"之賜才有得證之法。」

〈病患信念的厚薄〉條（陳按中篇033章）引用拙作《醫學變遷史稿》：「病人對醫師的信念（陳按指信賴度）會大大影響到治療效果。同一處方藉由不同信念則所呈現的療效不一。這不僅是我輩日常所聞，也是病人敢將生命委由草根樹皮（陳按指漢醫藥）而毫無恐懼的原因。畢竟患者信念的鞏固對治療病苦較能放心。然而治療結果並非如此。嗚呼！隆軒氏身為博學多識之士卻口出妄言，猶如逞咒罵之快，其不懂醫藥為何物而類同一般俗人。隆軒氏並且侮辱了漢醫，漢方醫理豈能以一言說明之。試問書中其自讚大效的金雞納霜與可待因（codeine）等也同為由草根樹皮所收集，又何來具有自稱特效藥的美名？請其試教之。」又云：「就病人的信念而言，我不得不再多費口舌來說明。病人信念的厚薄雖對療效有所影

響，但多只是暫時性而非根本治癒。何況心識尚未成熟的小嬰兒與不省人事的重症患者，毫無意識；試問哪來喚起其信念的感應效果？請其試教之。」又：「隆軒氏言同一張處方而未呈現同一療效者，按其主因於我輩未勤於洞察所謂的定證（陳按和田又稱固有證，即原症與附隨症相合稱），隨意地施治使然。例如胃病者應處以人參湯者卻誤投茈胡湯、應處以茈胡湯者卻誤投瀉心湯、應處以瀉心湯者卻誤投承氣湯；爾等誤投必為無效。同屬胃病，處方卻大相逕庭。醫師如果不能深思熟慮，草率地施治，治療結果則時或為卓效、時或為無效……。」

　　隆軒質問：「上述是和田認為我妄評的大概內容。我提出患者信念的厚薄對於治療有重大影響，其主要動機是基於「身心關聯」。換句話說，是指精神與肉體的密切聯絡關係。此關係恰如紙張的表裏兩面，表不能離裏，裏不能離表。同樣的，精神不能離開肉體，肉體不能離開精神；雖然分為兩者但彼此關係極為密切。現代醫學著於物質上的、器械上的進步；以致多忽略與精神與肉體的密切關係。渴望客觀上的精緻，卻只顧主觀地觀察。現代醫學的傾向，針對物質上的異常就只藉助物質的方法加以矯正，缺乏其他的方法。有關這個問題，我必須提出來力促非反省不可。患者信念薄弱的話，縱然是醫家處方但只是有如牆壁上的畫餅而已（陳按形容不具療效）。如患者信念強厚，醫家投以相同處方即常多有巨大療效。嗎啡、奎寧、Deguelin（陳按魚藤素）、Atropine（陳按阿托平，最早是萃取自顛茄、Atropa belladonna，是一種莨菪鹼、Aropane alkaloid。具有麻醉止痛與強心等作用）等是從草根樹皮採製出有力的的鹽基類而得。又日常調味料不可或缺的砂糖是從甘蔗絞汁精製而得，我並非否定直接從甘蔗絞汁出的甜味，但是使用精製後的砂糖將更為方便，這是眾所周知之事。拙作所論將生命委由草根樹皮之說是指爾等作用不明，並非斷言草根樹皮全為無效（陳按隆軒認為必須精製萃取草藥的有效成分來治療）。我只是責難民間草藥的不明作用是否能遵從和田所提出的對證治療（陳按隆軒認為瞭解草藥的有效成分才能對證治療。其誤認中醫的開方模式與西醫相同。中醫能否對證是著於患者發病當下體質陰陽所轉化出來的病勢，西醫則無病勢的概念。又中醫是一整鍋方劑的總作用，其異於個別藥物作用之相加而得）。例如從吐根萃取的吐根酊（陳按 Ipecacuanha tincture，具有催吐、去痰及治療痢疾的作用）、從遠志根萃取的遠志皂苷（陳按 Senegin、治療便秘）等的作用，故我怎會認為草根樹皮全無療效呢？縱然草根樹皮多數皆不具療效，也不應全盤侮辱漢方醫藥，畢竟漢方醫藥病並非只侷限於天然的草根樹皮（陳按漢藥還有礦物性與動物性者）。總之必須依據草根樹皮主要成分的化學作用，或是利用所分析出的生物鹼等治療疾病（陳按現多以化學合成）。今漢醫仍墨守成規承襲古代直接以草根樹皮入藥，以至於造成研究上的怠惰。故漢醫不免被批評為有如捨棄汽車而就轎籠般地迂腐（陳按西醫是演繹推理，例如胃中有幽門桿菌，而抗生素可殺死此菌，故病人經胃鏡檢查有幽門桿菌者，就必須服用抗生素，而不去考慮抗生素是否也會傷害腸胃。中醫則是綜合歸納，毋須行胃鏡檢查，也不管有無幽門桿菌，透過感官診斷，方證相對者自可治癒各種胃病。甘草的作用異於甘草精，中醫用藥不行萃取，並非怠惰，而是醫理使然。中醫著於一鍋湯，西醫著於單味藥的作用。隆軒以西醫概念來批評中醫，當然是雞同鴨講）。

患者對醫師信念的厚薄會大大影響到療效，和田也贊同我所說的這種巨大的感應，只不過和田斷言此感應療效是一時的，而非永續的。我實在很詫悶而忍不住地要問和田：「我並沒有提及將此種感應延伸到"心智尚未發達"之小嬰兒與不省人事的重症患者；在腦袋痴愚的狀況下是無法學得此種信念的。」客觀方面對物質作用（藥效）的感應、主觀方面對主觀作用（精神上）的感應；我主張兩者相合才能完全治癒疾病。凡主觀方面心智尚未發達等者，無法施予主觀作用的感應，爾等理所當然只能依賴物質作用（藥效）的感應。我所提出患者信念厚薄是專指主觀作用（精神上）的感應而言。主治醫師一句話的信賴與否，患者於病床上即或懊惱、即或撫慰，感受大相逕庭，我毋須在此多費唇舌。此感應療效究竟是一時的，還是永續的，依據病情輕重很難有一定的說法。疑難重症者此種感應療效或許是一時的。然而我輩日常最多遇見的、特別是所謂神經素質所呈現的諸種症狀者，感應療效比較多是屬於永續性而不容置疑。爾近流行所謂催眠術的治療法，或許即是利用患者信念所產生的感應療效吧！

　　我輩相信伴隨疾病的輕重與種類，治療中會有一短暫性而後全治。如果只是一時的治癒，容易日久遷延而難以治療，病勢進退消長而最後終於釀成痼疾，其轉屬多種惡變症狀而難有齊一模式。針對疾病有一時性的感應療效、甚至是較為永續性的感應療效者，我統稱為感應療效。感應療效是作為治病的材料，必須加以尊重而不容懷疑。和田如果認為萬病能永續性的治癒係全得自於藥劑者（陳按無關於感應效應），試請其教之。

　　如上所述，患者對主治醫師信念厚薄的感應，多少會影響到患者的苦痛。故同一張處方，藉由對醫師信念的厚薄則其療效當然會呈現高低不等。和田所謂："未勤於洞察所謂的定證，隨意地施治使然。例如胃病者應處以人參湯者卻誤投茈胡湯等，治療結果一為卓效、一為無效…。"我認為其宛如アヘン-トコン散（陳按 Opium Ipecac Powder、吐根散）症卻誤投ホフマン液（陳按 Hoffman's drop、acetylsalicylic acid、即阿斯匹林溶液）、或阿片加安息香酊症卻誤投以阿摩尼亞茴香精（陳按此為醫師誤治，自為無效，中西醫皆然，故毋須贅言）。方劑應是針對本位治療，即某方劑對應於某本位。方劑本位治療醫學是依據病理解剖之異常與藥物的生理作用相互對照研究而得，現代醫學當然也具有此說，而且其研究發展已不可同日而語（陳按中醫方劑的療效並非基於解剖學而立，隆軒由於不懂中醫臨床，故一直訛以為中藥與西藥的療效模式相同。簡言之中醫是對證治療，西醫是對症治療。中醫歸納統合諸症狀而出一湯方，西醫推理各局部症狀主以各單味藥而後再將諸單味藥相合）。何況我嘗試運用於臨床，發現療效與患者信念的確呈現正比例，印證了我的主張。推得（陳按醫師誤治除外）藥無療效並非因於和田論述的"未洞察定證，隨意地施治使然…。"嗚呼！和田所謂機能的、綜合的治療方針，只停留於本位醫學的巧妙運用而已（陳按隆軒責備和田不懂精神上的感應療效。按爾等與催眠作用皆非疾醫之道，乃屬遠古巫醫與今日宗教信仰的作用，基本上爾等不用藥物而與醫師臨床診療無關）。」

〈金雞納樹的樹皮與金雞納霜〉條（陳按中篇 034 章）：「瘴氣的間歇熱初起發作而病尚淺者，應施予萃取物主成分的金雞納霜。慢性期或殘餘毒邪轉移為腸胃疾病等者，則應主以金雞納樹樹皮之原藥材。金雞納霜好比是銳利單刀、迅速地直刺要害，金雞納樹樹皮則有如大軍挺進、從容不迫地完全掃蕩。得知植物原藥材功效異於所萃取純化的主成分，何況單味藥物之專精猛烈異於多味調和周全之湯方⋯。」

隆軒質問：「我輩如何得知單味劑（陳按隆軒誤也，和田是指萃取物）有如銳利直刺？又複味方劑（陳按隆軒誤也，和田是指諸種植物原藥材的合方）有如從容不迫？和田之描述並無法藉由觀察而得。我只知道依據病症施予單味藥當具有療效，必要時則應施予複方藥。」

〈漢方的處劑法〉條等（陳按中篇 035、036、037 章）：「針對於漢方的君臣佐使說；洋方合劑中最為主效者為君藥，洋方君藥幾乎是獨立發揮其藥效。其次為臣藥，佐藥為矯味藥，使藥為結構藥（水、糊糊、黏膠之類）。相反的，漢方君藥若無臣藥、佐藥、使藥之助力，君藥即無法發揮其極致作用。故漢方君藥異於洋方君藥之獨立發揮藥效。又漢方的佐藥、使藥並非只是矯味藥或結構藥而已；爾等與君藥相合而使君藥更能發揮作用。又洋方醫家縱然有研究漢藥的各種藥性，但是也限於個別單味藥物而已，未曾研究複方諸單味藥間的相互關係，亦未曾闡明以複方行治療作用之機轉。以致於洋醫並沒有說明漢方構成的原理，也不明複方整體藥性與其作用⋯。」

隆軒質問：「我輩知道黃色與青色相混合，呈現的顏色既非黃色，也非青色，而是轉為綠色。又認識到 Antipyrine（陳按安替比林是一種止痛藥、抗炎藥和退燒藥，1883 年被合成出）溶液與鐵液接觸，呈現的顏色已非原來色澤，而是轉為鮮紅色。更知道酸性溶液與鹼性溶液相混合後，其酸性會消失，也不再是鹼性，而是呈現出中和的溶液。假如複方所含諸單味藥間的相關異常變化也是如此，則我認為應已偏離單味藥的原來藥性，甚至懷疑其業經合為複方後的療效。酒精萃取葛根湯（陳按指所含的麻黃）與單味麻黃從事動物實驗後的藥性不同。酒精萃取半夏湯與單味半夏從事動物實驗後的藥性也不同。（陳按單味藥療效當然異於其參與複方後的作用。又老鼠的生理機轉異於人類。故隆軒的實驗模式錯誤，不用作實驗即可預知其結果不符）。故我不相信和田所說的複方療效，漢藥要如何百尺竿頭更進一步？有賴和田以酒精萃取複方（陳按指化學組成）來具體說明療效。」

284

〈漢藥草木多具有偏性〉條（陳按中篇 039 章）：「吉益東洞先生云：『藥者草木，偏性者也。偏性之氣皆有毒，以此毒除彼毒也。』藥之所以能稱為藥者，即其具有剽悍猛烈之氣。故漢醫書籍曰：『單味藥物的藥力過於剽悍，需調以它藥緩和以求其藥力能深達。』又曰：『藥物純攻或純補容易激化身體，反不利於治療效果。』又曰：『補和之劑的偏性較弱，如果單獨以偏性較弱的一味藥作為方劑，其療效甚輕。』洋醫不知方劑需緩猛相配、攻補兼施之理…。」

隆軒質問：「我認為偏性即特殊作用的意思，故偏性的強弱就是特殊作用的強弱。特殊作用強的藥品配合特殊作用弱者的藥品即能使藥力深達透徹，現代醫學就是基於此理來作處方。我實在很難以瞭解何以要具體標示出呢（陳按指方劑中君臣佐使以及之間比例的關係）？」

〈書法名帖與良藥〉條（陳按中篇040章）：「如果將書法名家的個別字體一橫一劃拆開來仔細論斷，並無殊勝之處。數個字體點綴連在一起才能具有風韻雅緻的美感。湯劑組成一味藥一味藥分別拆開，則其單獨作用甚微，必須數味藥合成方劑才能具有立起痼疾之功…。」

隆軒質問：「和田基於此理以作為處方的理想目標，如此我將可以將其比喻為日夜賞玩之物（陳按反諷之語句，意指毋須考量方劑中諸藥間的相互作用。因為西藥是基於演繹推理，不考慮個別體質的差異性）。」

〈非自然療法的盛行〉條（陳按中篇049章）：「爾近非自然的療法相當盛行，無論是體內、體外的處置都頗為殘酷。體內處置者例如硬性規範病人飲食。明明病人食慾不佳，醫師卻不管病人嫌惡飲食，非強進以所謂流質滋養品不可。相反的，縱然病人口渴欲飲水者、饑餓欲進食者，醫師卻絕對施以禁水、禁食。體外處置者例如病人惡寒、嫌惡冷物，偏偏醫師命令用濕布、冰囊等來外敷肌膚。爾等處置皆為錯誤。因為病人所喜愛的、所討厭的皆是其身體自然療能的表現，以求能減輕痛苦，好讓身體能早一日恢復健康。然而醫師卻加以嚴拒，醫師所為即是無視於身體的自然療能…。」

隆軒質問：「患者厭惡醫師對其所作的內外處置、或是囑咐某種禁忌。事實上醫師也是基於患者能呈現出自然療能而清楚說出，醫師並非輕率處置與禁忌。即醫師強行處置及僵化規定（陳按隆軒前後文矛盾，其在〈毒物與藥物〉條云：醫師加以衡量而答應某種程度的要求，自毋須僵化於醫籍上的教條）攝生法是必要的手段；因恐患者會不顧

身體狀況而犯下厭惡的禁忌，在這種非常時期下醫師必須強行阻斷，以免失去機宜。按患者依據個人嗜好進食而不管食物的消化性，令人費解地爾等卻消化良好。這種例子很多，例如平日嗜食麵食類的病人罹患胸中痞塞（胃中食物阻滯的感覺）者，一進食餛飩則胸中寬暢疏通感。又平日嗜酒的病人，頓飲一杯熱酒即退除風邪（急性鼻加答兒）。和田稱爾等為"非自然療法"，其批評實稍有偏頗。盲信《醫界之鐵椎》的療法，嚴拒醫師對患者之攝養處置與強行禁忌，和田這些保守的思惟不妨暫且大開眼界，希望對各種病人能臨機融通地提出策略。（陳按隆軒曲解主題，和田是指要尊重患者主觀的感受。例如病人雖發燒而主觀惡寒故不喜冰敷，但是醫師卻強行冰敷。或患者不思飲食，但是醫師卻強行施予營養品。隆軒既言患者不妨可以恣意飲食，甚至具有療效。那又何必強行禁忌或施予營養品攝生？又其對發燒者一律冰敷的正確性與否並無說明。隆軒認為醫師要臨機融通，卻一律要強行冰敷、強行施予營養品等，其舉何來融通之說？）」

〈專門的、局部的治療效果〉條（陳按中篇 074 章）：「諸如患者乖乖地接受各科專科醫師的診療，終會釀成奄奄一息，導致無手、無足、頸歪、顏面畸形、無子宮、無腎臟等怪現象陸續呈現。看起來形骸雖似具備，然而事實上卻乏平常人所應具有的功能。其仿如是行屍走肉，雖生猶死。」

隆軒質問：「和田所言稍有矯枉過正，其諷刺各科專科醫師弊病之詞過於誇大。本來，人不可能萬能的，多半情況下只能懷有特殊的一技之長，其餘技術則相對地保守退縮。熟悉擅長縱向面的技術，往往同時就疏忽遺漏橫向面的思惟，這是自然形成的結果。即愈浸淫於分別界（專門技術）之時就會離開綜合界愈遠。以軍事來比喻，步兵科、騎兵科、運輸科、工兵科等各分科採用最新的科學知識。更加以實戰經驗，儘管能經常地精銳進步，但是如果缺乏將軍統合監督的良好運籌，其戰場上的勝算還是十分微弱。耳科、眼科、婦科、皮膚科等各競其技，呈現出所謂的群雄割據的狀態。身為專科當是在其專門領域內深入透徹，自然就容易疏忽於綜合面的觀察，所以總會有和田所述釀成不少患者"行屍走肉"般地意外損傷。特別是爾近都會的中上流人士，陶醉於一知半解的專門科醫師（陳按非真正專科醫師而標榜專科醫師名號在宣傳者），東奔西跑，以能求診到這類一知半解的專門科醫師為榮，爾等事實上只是趕流行特以專科醫師作為裝飾而已，患者的軀體當然更容易受到傷害（陳按隆軒為小兒專科醫師，其言專科醫師的缺點是因由素質參差不齊所致。但是也坦承如果缺乏將軍統合監督的良好運籌，其戰場上的勝算還是十分微弱。故其自承專科醫師之侷限性）。」

〈治療的末技〉條、〈治療即破壞之說〉條（陳按中篇 081、082 章）：「治療的法則為何？大學所教導的理論與名醫專家所提出的看法未必就等同法則。而是凡能痊癒疾病的方法就稱為法則。」、「可憐的患者只能無可奈何地躺在病床上，任由醫師好奇心的催使，以扣診與聽診等來判斷疾病，詳載病名與病情的演變，最後終淪為解剖台與顯微鏡下的一個樣品而已。如果病人事先知道此種結局一定會大大地後悔…。」

　　隆軒質問：「和田引用永井潛氏《醫學與哲學》，欽慕永井潛氏熱烈痛切的論點。然而欲嚐試哲學方面的檢索之前，當得先要檢索漢醫學，我認為漢醫學的檢索十分困難。」

　　〈風藥的運用〉條（陳按中篇 088 章）：「漢方風藥運用得宜則可治療傷寒、赤痢。風藥療效甚大，單用葛根湯不但可治療熱性傳染病的傷寒、赤痢等病，葛根湯亦可治療癰疔毒腫、梅毒、中風偏痼等疾。如果無法掌握其機宜，風藥則不得其功。不獨風藥而已，其他方劑的得效與否，皆是依據能否掌握其機宜而定…。」

　　隆軒質問：「和田極其推崇漢方湯劑，誇稱漢方療效為萬能，只要其證得宜，則一方劑可當十方劑用。嗚呼！漢方的效能真是偉人（陳按隆軒反諷之語）。所謂掌握其機宜，則洋藥亦能有偉大療效，何以只讓漢藥獨占奇效的盛名呢？」

　　〈餘病〉條等（陳按中篇 091 章等）：「餘病是本病以外而偶然產生的疾病。本病具有系統條理，餘病則否。餘病完全異於本病。西醫單味複劑（隆軒按水劑、散劑或丸劑）的處方看似合理的對症療法。實際上非但不能治癒本病，甚至反而加重病勢，增劇附隨症；釀成所謂合併病、殘症，後者即坊間所稱的餘病。」、又「洋醫方難以對原病治療，甚至洋醫方偶反會加深病勢（和田註：例如痢疾施予止瀉劑者反釀成腦膜炎、麻疹施予冷確外敷反會釀成肺炎等）。漢方是針對證候治療，例如腸窒扶斯、麻疹等皆有一定型式的病程。漢方治療能縮短爾等病程，故不會釀成合併病、餘病。」、又「世人不明其醫術無法透徹病根。當呈現出惡性病變之時，只好感嘆自身屏弱所致，或自憐撫慰自身福淺壽短。爾等醫師不但欺騙了患者，委實也欺騙自己甚深。」

　　隆軒質問：「和田論述的病根如何定義呢？其所言病根的“本性”很是紛亂，所謂“無法透徹病根的治術”的內涵令人費解。和田不妨舉出一例能“透徹

病根的治術"之驗案來明示，果真如此，我輩也會乘此氣勢而陶醉於漢醫方的療效；其應不單只是和田告誡之妄語而已。」

〈現今醫學的意涵究竟為何〉條（陳按中篇095章）：「今日醫學大多只能以期待療法（陳按支持療法）而任其病程自然演變，缺乏特效藥，故不得不僅能採取對症療法。」、又「今日醫學或指頓挫藥、或指特效藥而言。根據我的臨床經驗，所謂今日醫學或指頓挫藥物、或指特效藥物者而言。漢方名稱雖然並無強調頓挫、特效的封號，但同樣具有頓挫、特效的療效；甚至施以漢方治癒所花費時間尚不及用洋醫治療的一半。所以我認為與其讚美誇大的洋醫，倒不如袒護樸質而具有療效的漢醫。」

隆軒質問：「例如臨床腸窒扶斯而疑似為初期者，投以甘汞（陳按氯化亞汞 Hg_2Cl_2）下劑治其邪熱，病人頓時輕快，並不會釀成腸窒扶斯的腸熱症。故甘汞可以說是頓挫腸窒扶斯之藥。又外感高熱需要一週餘的治療時間，投以 Aspirin 淋漓發汗，病人一天多即能解熱，療程縮短一半以上而可治癒（陳按非也，病勢朝陽者或有此療效，病勢朝陰者則否）。和田連如 Aspirin 能治癒高熱外感之事都不清楚；其卻云："漢方必能頓挫病症，且能縮短療程為洋醫一半。"故我懷疑和田的論述。單純舌戰的話，我輩實在無法直接認同其論述（和田註：統包整體治療，洋醫或即顯露出其治療上之拙劣。我治療丹毒約十日得以痊癒。治療急性肺炎只要三日必可解熱）。妄信漢方醫術，例如如和田所云："葛根湯只要能得其機宜，亦可作為治療梅毒之用。"　按從和田個人的偏見來思考，漢方醫術真是見怪不怪（陳按隆軒非也。中醫不是依據西醫的病名開方，而是綜合歸納發病當下病人體質所轉化的病勢。筆者臨床曾以白虎湯治療不孕、小青龍湯治療便秘、平胃散治療腫瘤、桂枝茯苓丸治療失眠…等都是方證相對而得其機宜。爾等開方思惟不是西醫演繹推理所能瞭解的）。」

〈洋醫非為窮困者而設〉條引《噫醫弊》（陳按中篇096章）：「各公、私立醫院對待病人的流弊，我實在不願一一陳述。以今日情勢的觀察，貧窮者無法住進設備齊全的醫院而接受理想治療。現在醫學研究的目的是朝向為富貴者療養而設，真是令人感慨…！」

隆軒質問：「天下豈有這種沒條理、沒常識的論述者。針對《噫醫弊》作者煙雨樓主人的論述，和田言及徒步疾行去患者家中往診，不過是陳義過高之辭。病院確如其所述不適合於貧民者，一方面現代醫學在本質上也既非直接應對貧民。以上應哀求富豪施捨而接續地蓋貧民療養院，因為目前所謂的病院療養是針

對中產階級以上而設，中產以下者畢竟是無法負擔的。隨著生活指數日日升高，現代社會每月的生活費支出也龐大增加，一般從事輪值服務業者實在無法負擔醫療支出。又醫學教育制度需要耗費相當的時間與金錢，故醫學在本質上既然非屬貧民，而且其趨勢也無法停止。（陳按以下意在輕視漢方診療）在缺乏牛乳、肉羹、冰囊、葡萄酒等，更沒有護士的情況下；僅憑一個藥籠、三匙藥粉即可宣稱治療萬病（和田註：漢劑藥粉三匙更能速效而全治，則又如何）？從煎藥與米粥、梅干的診療時代（陳按形容漢方診療極為簡陋）來比較，現今的醫師與現今的病床委實不得不令人感嘆確非針對貧民而設。關於此點應督促當今富豪反省，渴望能建設慈善醫院。又開業醫師對有所余裕（陳按中上階級）的患者收取較高費用，對貧民則收取較低廉的費用來平均；即開業醫應以臨機應變的方法賺取費用。欲改善非針對貧民而設的現代醫學，除此法之外，並無其他良策。然而在執行面上相當困難，暫且也只好不得不遵行現代醫學的風潮。」

（甲三）平出隆軒的結論：

和田其他論述，我有贊同者，也有與其意見或多或少相違者。批評《醫界之鐵椎》之內容超出我預期的多，謹先在此擱筆而暫時告一段落。

總括而言，和田特在拯救瀕臨湮滅的漢方醫術，其展現出氣勢，鞠躬盡瘁地鼓吹漢方醫術，故撰《醫界之鐵椎》以圖能將漢方醫術能永傳於後世；可惜並沒有將漢方醫學具體而系統地說明白（陳按因為中醫非屬演繹推理的產物之故）。和田廣泛地發揮漢醫方的偉大療效，並喋喋不休地論述洋醫方因無法得證治療，故洋醫方不能根本痊癒。諸如我輩等身為漢醫的門外漢，對其論述抱持為誇大炫耀之空話。和田雖努力撰述，但我輩對《醫界之鐵椎》評價不佳，其著作終會淪為徒勞無功的遺憾。然而其提及現代醫學是分科的進步，無法伴隨機能的、綜合的進步。關於此點相信其確能得以督促讀者反省。我輩更希望和田繼續浸淫漢醫、累積療效而能將漢方醫學說清楚。例如採取現代醫學之精華來論述漢方的主藥萃取成分。又如採取與漢藥類同作用的洋藥來陳述其運用。又如洋藥的主效與現代醫學依據病症命以病名之關係。以現代醫學教育的學子容易理解的說法來陳述漢醫，好讓大家能接受。否則單以和田陳述的理由委實不明，爾等誤區姑且不論；其所懷自信與抱負只是一種怪異氣焰的空話而終究會被埋沒。《醫界之鐵椎》對世人之視聽有所影響的話，實在是甚為遺憾。此書刊行之後，漢醫人士視為類如《論語》、《孟子》、《菜根譚》等專書的漢醫袖珍本。其雖贏得世人對漢醫方的興趣，但是相信不久的將來其煙跡必然消失。

最後向讀者與和田說明一下，拙稿是利用診療之空檔草率而成。拙稿思想雜亂，缺乏關聯性，不免前後敘述有所重複，特別是語詞上不知不覺近似於痛罵。失禮之處難以估計，在此謹對爾等疏漏表示歉意。同時希望藉由讀者與和田對於漢醫一無所知的我，不吝給予指導我所說的妄言與得罪之處。

明治四十三年（1910 年）十一月十八日

【陳註】：

隆軒見解錯誤。不同溶劑析出的成分不同，酒精萃取液異於原藥材經水溶液所析出者。又中醫為綜合歸納，西醫是演繹推理。故西藥必須弄清楚藥物的化學結構式，中藥則否。在美其名中醫現代化的旗幟下，不少學者萃取中藥，企圖以化學結構來研究中醫藥之療效，例如萃取板藍根等的化學結構可治療外感病毒、某味中藥的結構式顯示可治療肝炎等，卻不知此種模式已違反中醫之醫理。這是以西醫演繹法來研究歸納法的中醫，其領域歸屬西醫而非中醫。上世紀 30 年代余巖提出廢醫存藥就是這種思惟下的產物。例如當歸的化學成分經動物實驗可促

進血液循環，因此推理出四物湯確可補血，證實中醫是符合科學的。非也，此種演繹推理並無法詮釋中醫。因為投以四物湯之前必須先弄清楚病人的病勢朝陰，否則反而有害身體。推得「證候」為中醫診療之核心價值，失去歸納法這個過程，中醫湯方的療效就無法發揮。沒有歸納「證候」觀念的中醫，就像是斷線的風箏，其終必殞落而滅亡。西醫的病名與實證醫學是奠基於演繹推納法，2016 年健保申報強要中醫以西醫的病名申報，即誤以演繹推理來詮釋中醫，這是中醫滅亡的第一步。婦產科西醫師等也有在使用中藥四物湯、生化湯等者，差別就在於他們缺乏證候與病勢的開方觀念。孫安迪牙醫師推行的「安迪湯」同樣犯此錯誤。

因為西醫缺乏證候的觀念，只停留在針對「病原菌」治療的層次，故隆軒無法瞭解中醫開方的思惟模式。現代醫學的病名是醫師取的，相同病名即採取相同的治療標準。對中醫師而言，同一病名或會因病勢陰陽不同而用藥不同。例如外感發燒中醫能辨明可以冰敷者與不能冰敷者。西醫師則一律採取冰敷。

和田是指中、西醫學診療模式發展的差異，隆軒轉移話題為窮富不均的社會層面；其督促富豪建設慈善醫院、希望開業醫對貧民收取較低廉的費用等。按爾等社會福利等建議並無中、西醫之分，中醫師當然也樂於雙手贊成，但是其舉並無關醫學診療模式的討論。隆軒雖然解釋各種理由，但坦承現代醫學教育或是病院的規模（含大樓、儀器、病床等硬體與相關醫事人員等軟體）皆非針對貧民而設。這一點才是核心議題，既然隆軒認同和田的核心議題，又何責罵《噫醫弊》的觀點為沒條理、沒常識呢？隆軒認為現代醫學非為貧者而設是必然之惡、是無可奈何之事。和田則認為發展現代醫學雖是主流，但未必正確。按過於強調演繹推理就會著重於發展精密儀器作為目標，但是很多疾病，例如偏頭痛、失眠等常見病每每無法透過斷層掃描、核磁共振等高貴儀器檢出其病因。中醫感官診斷、方證相對，或配合針灸治療即能改善或治癒。又正子攝影號稱能預先檢出腫瘤，事實也未必如此。預檢如無法符合健保者，2015 年長庚醫院的牌價更需自費36,500 元。這種價碼擺明正子攝影的預檢是專為富貴者而設，導致醫療朝向階級化發展。大型醫院在利益導向下，競先購買精密儀器作為號召（俗稱軍備競賽），甚至招攬外國人士來台作高級健檢以結合觀光產業而賺取外匯。故現代醫學早已包裝為商業化的產業。我們肯定換肝手術、心臟移植等高難度的現代醫學之貢獻，然而畢竟受益者為少數。相對的，普羅大眾平日感冒、咳嗽、腸胃病、婦科等常見內科疾病，採取中醫治療絕對是優勢。例如夏天常見的腸病毒西醫並無特效藥，只能保守地採取支持療法，待 7～10 天後病人多會自癒。筆者一逢夏天幾乎每週都會碰到小兒腸病毒，咽痛、發燒，加上傳染力強而不准上學，故家長都很惶恐，筆者告知 3 天即過關，事實上事後家屬回報 2 天，甚至只有一晚而次晨即燒退、咽喉不痛者。小兒川崎症筆者也是如法約 3～5 天即可恢復正常。和田先從事西醫臨床，而後再轉為中醫臨床，兩者療效比較優劣，故有所感觸而發。

（乙一）和田啓十郎答辯第一節：

隆軒氏以穩健的言辭教誨末學，縷縷數萬字論述漢方醫學的蘊奧，其教示我所不足之處，實在是感激不盡。又承蒙《日本醫事週報》割愛貴重的版面，連續刊載隆軒氏對拙作的質問，以利吾輩有所學習。今我斗膽加以回文答辯，一則以酬謝隆軒氏的教誨，一則以感恩《日本醫事週報》的重視。

我在答覆隆軒氏質問之前，先嘗試對拙作《醫界之鐵椎》作一告白，然後才依序辯解。今日天下的思潮偏重於洋方醫學，漢方醫學則處於四面楚歌的境地。個人或於同學會宴席上聊及對漢醫的見解，或是在兩三種新聞雜誌上投稿漢醫的個人看法。儘管如此，不幸爾等努力皆石沉大海，漢醫默默無聞地淪於靜止。個人對漢醫的看法無法得以宣揚，在這樣的情況下，促使我完成《醫界之鐵椎》的動機。畢竟拙作可作為對漢方醫學有興趣者的參考。東洞先生曾逢世人反抗古醫道之際而感嘆云：「我將立志於闡述已被歪曲的古醫道。」末學聞之也深有同感。固然我因貧困而缺少宣傳費用，但求縮衣節食以累積毫厘，盼自己能出版專書以作為讓世人領悟古醫道的一種方法。竭盡數年之努力，終於累積資金而勉強可自費出版《醫界之鐵椎》。拙作內容貧乏，其所附的考證不夠充分，見解狹窄而且我的記憶力較弱，故拙作彷彿是營養不良的難產嬰兒（陳按皆為自謙詞）。以致拙作內容論述不夠清楚，承蒙隆軒氏不予嫌棄此粗陋之作而評曰：「便於對多數沉醉不醒的醫界人士能揚起驚覺。」此評語對我而言即是無比的光榮。

讀者或質疑我為何要撰寫拙作而敢公開於世？世事向前變遷而推移不止，漢方前輩凋零而漸去世，漢醫書籍也將散佚滅亡；故世人認為當此之際應靜默任由漢醫消逝滅亡。然而我將漢醫方妙效的概論公開論述，乃決意讓後人宗於此道者有所遵循；並對世人對漢方醫術的攻擊的要點加以辯解。同時也陳述漢方醫術的特長，嘗試對世人的訛解來說明漢醫方並非無用之物。拙作只分總論、概論，並沒有各別加以詳論，主要是針對普羅大眾而寫；並非針對醫師專業者而寫（此點已揭示於書前的〈凡例〉）。概論中約論及十之七八，其餘十之二三未論及而仍保留原貌者。今應讀者之需求，特加以補充說明。如果此個人的疏忽沒有被譴責的話，那真是我的僥倖。

隆軒質問：「漢醫方皆為經驗方，非屬理論方（陳按指謫漢醫方皆無醫理可遵循）；故我輩無法說明合得漢醫方的醫理…。」（陳按隆軒質問皆作標楷體以利區別）

和田答辯：「隆軒諷刺漢方成立的理由有如讓人陷入五里霧中云云。隆軒強求我輩能說明成方的理由。嗚呼！這哪裡是淺學魯鈍的我輩所能擔負的重大問題呀！古代聖賢輩出，仍尚無一人能解決此問題。因為我輩的說明不具有令人滿

意的價值，故我輩雖欲努力論述恐怕能力有所不足。與其如此，倒不如擇取新進卓越的、現代科學的飽學之士，闡明其奧妙機理而能毫無遺憾。更直接的講明，強求一位僅有十五年短短診療經驗、其只累積一些不夠完善驗案的年輕醫者（陳按和田的自謙辭）來擔負此重責大任；隆軒如此的需索未免失之過高。」

　　隆軒質問：「有經驗的醫家就是直接針對患者症狀處置，並不須要瞭解到陰陽表裏等…。」

　　和田答辯：「我天性不敏，故在診療處方上尚無法深思熟慮；臨床使用漢方未曾有過真正讓人折服讚嘆之案例（陳按和田的自謙辭，表示辨別陰陽表裏之能力尚為淺薄）。洋醫非常單純地只針對症狀處置，當今洋醫醫籍也沒有論述到陰陽表裏（陳按經過一百年後，目前洋醫醫籍仍然沒有論及）。儘管如此，「醫籍沒有論述而去實踐」比起「醫籍略有論述而沒有去實踐」更勝一籌、更為成熟。我輩雖寡聞淺薄，仍稍知陰陽表裏。隆軒卻渾然不知就胡亂評斷；故我深以為恥。如果隆軒的觀點屬實，那不單是醫界之幸福，也是天下萬民之幸福（陳按如果毋須辨別陰陽表裏，一切都直接針對症狀即可，那麼診治何有困難？萬病則皆可治癒）。我輩豈為好辯哉？果係徒為好辯而已，甘願任由隆軒加以重刑處分而不後悔。（和田註：小兒腦膜炎欲取得死亡證明書者，必須先檢查屍體的糞便，190 死亡病例其中有 54 例之糞便含有明顯的赤痢菌。如此令人警戒的相關問題，目前仍無人可以闡明。）（陳按和田隱喻居間有陰陽表裏之關係）」

　　隆軒質問：「漢醫方全係漢醫家靈活運用的時代流行因素使然…（陳按隆軒認為漢醫方作為時代流行背景已消失，故漢醫也應隨時代流行而消失。和田則認為兩者間並無直接關係，漢醫方乃是基於醫家個人的努力而得）。」

　　和田答辯：「按隆軒的責詞銳鋒地正深深貫穿我心窩。嗚呼！不知道要如何回答是好？向來一提到東洋醫學就會首先從上古時代揭開說起，其多是引用古代真人、至人、聖人、賢人的事跡等，直接地向社會大眾宣揚上古時代的優點。按上古時代並非盡善盡美，人文愈發達，事物就愈為融通成熟，這是必然之道。推得例如扁鵲、仲景、永田德本、吉益東洞等皆是個人自在地靈活運用漢醫方的奧妙。如今漢醫家靈活運用的時代流行背景恐不再重現而令人遺憾，但惟一慶幸地是古聖賢所遺留下來的醫書尚存，浸淫爾等醫書應另可彰顯出一道光明。換言之，有無活用漢醫方作為時代流行因素與研究漢醫方奧妙者，兩者之間並無任何關係。（陳按和田強調漢醫方之靈活運用是基於個人的努力浸淫，其與時代流行因素無關。）」

隆軒質問：「古人方劑、下瘀血湯（陳按應是抵當「黨」湯）的功效醫理透過現代醫學即能完全說明⋯。」

和田答辯：「隆軒誤解我的意思。我投以此湯之後不再外敷貼劑，現今醫者卻不聽勸告、以此湯劑作為外敷貼劑來治療化膿性炎症。古人除了內服湯劑，另或有外敷貼劑者。然而事實上此例不以切開肌膚來排膿，代以外敷貼劑從臨床可驗得究竟能有多少療效？這只不過是舉一藥劑自然性的應用法而已。」

隆軒質問：「投以藥方如果不適宜，將會混淆原症與附隨症，終而釀成壞症之事苦於不解⋯。」

和田答辯：「我先將隆軒所苦之事暫且擱置一旁，容我贅言再重複辯解其在診療上更深層次的意義。漢方每一方劑各個皆有一「定證」、或稱為「固有證」，這就是自古以來《傷寒論》等典籍條文所記載。推得各方劑必須具備「定證」固不待言，又百病的各種定證於典籍都有清楚記載。漢醫湯劑即基於定證出發，今卻相反地罕見著於定證者；反倒多是從不定的混亂病狀者出發，故很難辨認其真實的症狀。何況患者多是曠日延遲之後才來求診，在業經服用數醫藥劑後的複雜情況下，不用說其診療上當更為困難。針對服用不適宜湯方所引起的不定混亂症狀，如果放置不管，病人將更會加深病情。又從隆軒的語氣徵得其將麻疹、腳氣的"病名"對應原症、附隨症；如此定義更加混亂。其意與我的本意大相逕庭。按所謂原症、附隨症即例如治療各種消化系統疾病時，在不定混亂的症狀下，依照定型症狀的呈現條件而來選用茈胡湯、人參湯、黃連湯等。其意並非以心臟病為主症、另以腎臟病為附隨症。也不是以腎臟病為主症、另以心臟病為附隨症。」

（陳按即不以病名來區分原症與附隨症）

（乙二）和田啓十郎答辯第二節：

隆軒質問：「洋醫每治療一病，就會讓身體累積一弱點…。」

和田答辯：「我如此大膽斷言絕對非胡亂批評；我十五年來診療數萬人不失其誤故能推知。罹患所謂不治之病、衰弱至甚的患者，經予漢方治癒而仿如從死門關返回者雖然不多，又患者全體上完全健康者也是少數。大概地說，患者經予漢方治癒後基本上比以前更為健康。但如果認為刻意罹患疾病，經予漢方治療即可獲得更增進一層的健康，這是錯誤的見解。又依其病症程度救治，當然漢方診療上會存有某種困難。一言以蔽之，那就是罹患某病之狀況下呈現出：因由病毒而激發身體的自然療能所致。

漢方每治療一病，就會讓身體健康更增加一分者，這種傾向多見於青年期。壯年期時這種傾向就逐漸減少。至於老年期，倒不如說診療反會使身體健康更為折損。此即醫術背馳自然力而不宜救治疾病的證據。然而在此期間有很多病人抱病不就醫卻能得以去病，即相反的會增加健康。總之，診治其病後，身體就漸次衰弱的病例多到不勝枚舉；所以我才如此論述。隆軒以變態的病理解剖對照藥物的生理作用作研究，並採納 Cohnheim 氏（陳按 Julius Friedrich Cohnheim）與レーベル氏（陳按其原名待查）的學說等。畢竟現代醫學的蘊底是著於原因療法，隆軒身為博學之士卻仍認同此謎團。」

【陳註】：
Julius Friedrich Cohnheim （或作 Cohnheim, Julius Friedrich）1839～1884，德國病理學家。最大貢獻是證實動物體內所產生的病變是由於炎症、結核病、及其他疾病狀態所影響。Cohnheim 氏為著名的病理學科創立者 Rudolf Virchow（維丘）的學生。參見上篇第 14 章〈自然療能論〉。

隆軒質問：「就漢方湯劑的生理作用，和田自己也十分懷疑…。」

和田答辯：「我的確十分懷疑漢方到底是如何合得藥味？如何能對疾病有此作用？我幾乎無法說明居間的理由；還盼高瞻遠矚的有識之士能解決此問題。然而事實就是事實，雖無法明瞭其理由，但不能罔顧事實。我就是根據事實來舉例說明，汗、吐、下法所併發的瞑眩作用與藥物間的關係雖無法明瞭，只能依據古人的記錄作為參考，別無他法。我僅憑記憶所及，曾非投以吐劑而病人卻得吐、曾非投以汗劑而病人卻得汗。居間的生理作用我也是無法明瞭，對大多數之醫治

效用與相連續的關係皆無所感。這當然是我徒然坐視而研究不足所致，故自認非得從事更大的研究不可。又我雖然不明瞭藥物器械式的掃蕩效用，但是對於機能的恢復（德國大使館某女士，五十餘歲，罹患七年的膽石疝痛完全加以治癒）則屢試不爽。辨別偶然的吐、下與藥物瞑眩作用的吐、下，他日有類似狀態（陳按指瞑眩作用）而治癒，就能漸次地累積經驗而確定。我只能說事實就是事實、治療實效就是治療實效，以外的論述我幾乎是一無所知。」

隆軒質問：「表塞則裏實，裏閉則內陷，… 病毒居於表裏時失治，進入內部則轉為嚴重，甚至陷入內部更惡變為最為恐怖的症狀；也就是腸出血，腸出血就是內症向外表發漏的症狀…。」

和田答辯：「隆軒自云於臨床上症狀具有表位、裏位與內位者不在少數，我輩很慶幸他也有觀察到這種差別。但是他不認同腸出血為內症發漏的險惡症狀。按我所提的腸出血是專指傳染病而 Toxine 迅速蔓延、即腸窒扶斯的合併症；此症狀係在罹病之後的第三、四週時所釀成。我認為該時為表症已盡、裏症也業已完備，其終期即是內症的初期。故我斷定其為內症之一病狀。因為裏症業已完備，故腸窒扶斯的病毒有恃無恐地囂張，以致侵襲小腸而造成潰瘍面。當此之時，如果血液的供給為良性，或許有可能止血。可惜，其惡性不良的血液更會加深潰瘍面，因此我推斷其終會釀成小腸出血不止。惡性不良的血液或未即為內陷症狀的一部分，但是如果血液供給為良性的話，就不會讓小腸潰瘍面更為加深。我的見解是否完全錯誤？還請隆軒不吝予以指正是幸！

隆軒質問：「病位轉換之說…。」

和田答辯：「按隆軒能贊同此說，令我不勝感激（陳按隆軒認為是病毒發炎的病勢分割、病位轉換而內陷。異於和田由表入裏而內陷。即隆軒認為病位內陷為雙向道，和田則認為由表入裏而內陷則屬單行道。顯然和田此段並無看懂隆軒的見解，故誤以為隆軒贊同其說）。我對隆軒《實用小兒病學》大作希望能早日拜讀，目前尚無法舉列其書中所論來證實此論述，故深表遺憾。但是隆軒末尾指謫拙見「所謂病毒由表入裏而內攻」之說「此句不過為遁辭而已。」按隆軒自我抹煞難得的卓越之見，應將其更改為「此句為病理學上的一大事實。」則意義將更為活耀。如此句有所語弊的話，妄言之處，還請多加恕罪（陳按和田訛以為隆軒也贊同病毒由表入裏而內陷的單行道，故有此言）。」

296

隆軒質問：「百尺竿頭，更進一步，將所謂湯方具體地說明⋯。期待和田應得像我論述醫理一樣地略言及料理食材與烹飪方法⋯。期待和田能起草現代化的漢方醫論⋯。」

　　和田答辯：「我才疏學淺，畢生精力從事漢方研究猶恐無力說明此巍然龐大的學術，推得應會辜負隆軒的期望而無法撰出好著作。縱然如此，我豈敢稍有懈怠而不去努力奮鬥呢！古人所謂：「死而後已。」按死而後已者的熱誠猶為不足，父不能完成則子接續，子不能完成則孫接續。子子孫孫代代相傳而不屈不饒，如此豈有無法完成之理？其即如本文我所說的：「但願能請教先下賢哲有關漢方的配劑與主治。」謹此聊表其意而暫且節略之。」

　　和田按其他部分（陳按指〈上篇〉內容）隆軒指謫缺乏說明者有二、說明不清楚者有二、說法如霧裏看花者有二、不值得社會一顧者有二。並針對拙作不足處加以反覆叮嚀、指導。按我實在非常地感謝。然而拙作〈凡例〉、〈緒言〉、〈概論〉、〈總論〉閱讀之後，對於各篇的細論（即配劑的差異、診斷的差異、治療方針的差異、治療效果的差異）則大約瞭解即可。何況本書是訴求社會大眾對漢醫學基本常識的判斷，哪裏需要詳說病理、治法等細部。隆軒原本即將漢醫學內容視為相當狹小，縱然如此，我輩視漢醫學則為一巍然龐大的學術。區區三百數十頁的拙作小冊（陳按指《醫界之鐵椎》第一版），委實無法詳述漢醫各部的細節。隆軒之指謫有如一見雞卵就強要啼叫報時的公雞出現，實在是算計過早。

（乙三）和田啓十郎答辯第三節：

　　隆軒質問〈醫師玩弄病人〉條（陳按中篇 013 章）：「瞑眩是否真為恆定藥物的偶發作用，我實在甚為懷疑…。我輩認為藥劑應具有確定的生理作用，故無法贊同漢方的瞑眩作用…。」

　　和田答辯：「隆軒為更加指謫我所列舉的驗案（陳按有關瞑眩者）十數例皆為虛妄而不可思議？我認為因為我相信（陳按指瞑眩作用）而後實踐，實踐之後而後收到療效。我謹慎地反問隆軒，今日所研究出藥劑的生理作用而作為根本依據者，其是否為萬世不變、完全透徹出的真理？果非如此，那麼今日所作的研究恐也是徒勞無用。我懷疑以人間小知識無法這麼早即能全部研究出天地間的奧妙。」

　　隆軒質問〈欺世騙財的病名〉條（陳按中篇 015 章）：「我懷疑和田的頭腦彷彿是天保時代的漢醫…。」

　　和田答辯：「隆軒指謫我的頭腦是停留在天保時代（陳按 1830/12～1844/12。此句話是在諷刺和田食古不化），我倒希望說是元祿時代（陳按 1688/10～1704/4。吉益東洞生於 1702 年）的漢醫。甚至更希望是漢朝、周朝思惟的漢醫（和田註：元祿時代有吉益東洞。漢代有張仲景。周朝有扁鵲）。我的頭腦寧願被說是停留在天保時代，不願居於令人為恥的今日。我並非僅是學醫，而是學治療醫。從臨床實地治療而得有上述見解。數十名被純洋醫判定為某病名的患者經我治癒之後，其療效確實，所以我才有這樣的說法。即是從治療與藥劑的關係推得如此之結論，此外並無其他說法。我雖任憑被人愚弄（陳按指被隆軒諷刺為食古不化）或被批評為狂傲之人；然而深奧義理系統的、理論的洋醫並無法治癒疾病，依據天保時代的頭腦卻反能得以全治。兩者對比之下，我認為倒是凸顯出現代醫學的醜事，是否如此？謹此候教。

　　現今醫界的新病名之多有如雨後春筍，然而真正稱得上新病者一個也沒有。我為何會如此說呢？地球上自有人類以至於今，時代變遷與生活上的籌措等時時刻刻產生影響而有差別，但是全無自然發病者。故今日所謂新發現的病名絕無道理（和田註：然而經過數千萬年以後，未免或有嶄新的病原發生）。因此不追究真正的原因，一味地標以新病名眩惑新進的醫師，其舉不過是令人嘲笑而已。」

隆軒質問〈毒物與藥物〉條（陳按中篇022章）：「如和田所述重症的腸病患者，竟任意地允許攝取不消化的食物。如認同其所發表的意義，恐未蒙其利，即先受其害…。」

和田答辯：「我輩認為不應攝取過量的食物。特於本章末尾我註記：『爾近盛傳禁止痢疾、腸窒扶斯等病人飲用稀粥，說是流質食物會拖延病程；故將臨床經驗論述於前。』聊表拯救其弊之意，隆軒恐於閱讀上遺漏此註記。」（陳按和田強調是量的問題，而非食物的種類。故腸病患者進食少量食物無妨，進食少量容易消化的流質稀粥更無妨。）

隆軒質問〈證有特效藥、病無特效藥〉條（陳按中篇024章）：「畢竟還是針對原病治療的特效藥，何來作者來多費心呢…。」

和田答辯：「按或許如此，但是此章我意在強調毋須被所謂特效藥的美名所迷惑，不知稍有融通，只會施予僵化的治療。期盼醫師臨床可以更加靈活變通，並非否認洋醫的特效藥。醫之大道當不容許有所妨礙（陳按只會施予特效藥），醫師應該採取更適宜的治療。」

隆軒質問〈診病易、診證難〉條（陳按中篇026章）：「不瞭解產自大津稻米的特性，恐就無法系統而具體地將經驗陳述清楚，故難以將經驗的果實以系統地敘述明白。又強行要無經驗者立刻領略要領（陳按指脈理），那也是不可能的事情…。」

和田答辯：「隆軒的奇怪質問有些離題。我是在陳述經驗累積的必要性，並非討論稻米特性系統的具體論述。縱然學識上有一定的水準也是無法平白敘述出經驗。或曰必須具有稻米的學識，但是學識歸學識，經驗歸經驗，何況更非只侷限於稻米這一項。我從未強行他人作某事，然而試想洋醫、漢醫、商人、工匠等皆針對維持生計之道各謀其精，潛心浸淫，這是當然之事。洋醫在學術上如何地研究，少說也需要三～五年的時間。待積有一定的基礎之後方能專注於臨床經驗，以達到出神入化的技巧。此事實證得洋醫何需別人來強行鼓吹潛心浸淫功夫？請隆軒能心平氣和地明察是幸！」

隆軒質問〈今日之脈診者〉條（陳按中篇027章）：「故我輩無法認知其脈理，脈法應只是和田沉醉於自我認可的臆說，故我輩除此之外並無其他體認…。」

和田答辯：「隆軒自居身為漢醫方的門外漢，因此有此說法。其或為有理，然而隆軒的語意即等同“如果曾經修習而通曉漢醫方，自能瞭解脈學的論述”。拙作《醫界之鐵椎》並非只專為洋方醫家而寫（陳按指洋方醫不懂漢醫脈學並非我的責任），其主要是在感嘆洋方醫家對脈學甚為生疏之弊，我才會如此論述；況且本章內容有詳述脈論。隆軒的視野似有偏斜而遺漏閱讀，果非如此，怎會說出“和田沉醉於自我認可的臆說…”？隆軒冠冕堂皇地說我自己認可脈理，他為何會這麼地好意呢（陳按和田洞穿隆軒反諷之辭，因為句尾隆軒指謫其為臆說）？如果是這樣的話（陳按指和田自我認可脈理一事），世人凡事當先自信而後實踐，自己親自實踐之後，再傳遞給他人施行。故非對其道靈敏領悟者否則無法體認。然而世人往往自信卻不去實踐。換言之，缺乏自己認可的信念；或為妄說，或不經意地傳遞給他人施行。其舉還不覺慚愧的話，未免多少係屬厚顏之徒。」

　　隆軒質問〈象山先生辭去醫職〉條（陳按中篇 032 章）：「我敬佩象山先生的卓見，漢醫診斷茫然無次序、無方法可以作為依據，…按漢醫不經意診治而無效者豈止只有象山先生？…故漢醫名家應是誠如諺語所謂“承蒙自然療能恩惠”之賜而成。」

　　和田答辯：「我欽佩象山先生，很慶幸地隆軒也欽佩象山先生，但是我們兩人所欽佩的理由大為不同。象山先生不知得證之法，故無法以方證相對施治患者，自認為糊塗醫師，並對過去不經意地診治自覺恥辱而辭去醫職。我是對其認錯的胸襟心悅誠服。隆軒則是曲解其意，訛以為象山先生是察覺漢醫診治皆為無效之後而去職。故特在此釐清我們兩人欽佩心意上的差別。又隆軒既然口口聲聲以漢醫的門外漢自居，何以竟敢妄斷漢醫方皆為無效？甚至判定漢醫或見有療效者乃是「承蒙自然療能恩惠」之賜而成。隆軒的論述惟有凸顯其大腦、口舌、手指等各自獨立，思想、說法、記述等各自分開。我向來是思想與論述合一，不知為何隆軒能隨意地各自分開呢（陳按諷刺隆軒思想與論述分離之矛盾）？」

　　隆軒質問〈病患信念的厚薄〉條（陳按中篇 033 章）：「總之必須依據草根樹皮主要成分的化學作用，或是利用所分析出的生物鹼等治療疾病（陳按現多以化學合成）。今漢醫仍墨守成規承襲古代直接以草根樹皮入藥，以至於造成研究上的怠惰。故漢醫不免被批評為有如捨棄汽車而就轎籠般地迂腐…。」

　　和田答辯：「隆軒的責問稍具有風聲鶴唳之虞，謹此感謝他勞煩費神。但是其謂“必須依據草根樹皮主要成分的化學作用，或是利用所分析出的生物鹼等治

療疾病。"我則認為此觀點僅是世俗的見解，用以眩惑世人而已。有關人士設法引入進步的理化學、發達的現代醫學以及學理等已加以各種的研究；又年代大為發達等歷史時勢因素。總之其論述為必然的結果，推得應有雅量容納此論述。然而隆軒用引以為傲的條件指謫漢醫缺點，以洋醫所擅長之處來針對漢醫譏笑。其舉仿如竹子以每年極力增長的長度譏笑古松生長十年仍不及其一半（陳按沒有考慮到古松另有長處而非竹子所能及）。隆軒基於洋醫有利的條件、有利的時勢而凌駕漢醫不利的條件、不利的時勢之上。但是今日情況已非如此，因為我輩已論述所謂的根本治術（陳按指漢醫方）。其臨床實效足以被確認的話，上述漢醫的瑕疵有待來日研究，亦為時不晚。主要的是必須真具有根本的療效即可（陳按其他瑕疵非為重點）。」

（和田註：以上三節逐號連續刊載於《日本醫事週報》）

【陳註】：

前三節《日本醫事週報》連續刊載。第四節經過催促之後《日本醫事週報》方予刊載。第五節則不管和田如何催促，《日本醫事週報》始終不予刊載。

（乙四）和田啓十郎答辯第四節：

隆軒質問：「患者對醫師信念厚薄所產生之感應療效是作為治病的材料，必須尊重而不容懷疑。如和田認為萬病能永續性治癒係全得自於藥劑者（陳按無關於信念感應），試請其教之…。又漢方豈能巧妙運用以作為機能的、綜合的治療方針？」

和田答辯：「我認為患者對於醫師信念厚薄所產生的感應療效是一時性的效驗，而非永久性的效驗。對於隆軒主張"也有較為永續性的感應療效"者，我則持懷疑的看法。隆軒以催眠療法為例。按失眠者施予催眠療法治療數十次而仍未治癒者大有人在，故我斷言其不過是一時性的療法而已。何況催眠者與其相關著作、甚至包括催眠科的專門醫師在內，都沒有將此盲點說明清楚。其與洋醫舉凡藥劑或手術都必須說明白的立場不符。至於隆軒要求我證實治癒全係得自於藥劑者，這一點當然沒有問題，然而拙作僅區區三百多頁的概論，如何詳加說明呢？」

隆軒對拙作"人參湯證的胃病卻投以茈胡湯…。"比喻有如洋醫アヘン-トコン散（陳按吐根散）症卻誤投ホフマン液（陳按阿斯匹林溶液）。按人參湯、茈胡湯等"主治雷同"，故容易相混。吐根散與阿斯匹林溶液則"主治差異極大"。其比喻十分滑稽，好比夜晚將老松樹的影子誤為鬼影而揮劍亂砍。其對漢醫方的指謫如果屬實，我則放棄論述。洋醫應盡力於病理解剖與藥物生理作用間的研究；治療則應採取漢醫方。口舌之爭與學派新舊差別好比是蚊虻叮咬牛角而無關痛癢。」

隆軒質問〈金雞納樹的樹皮與金雞納霜〉條（陳按中篇034章）：「…我輩如何得知單味劑（陳按和田是指萃取物）有如銳利直刺？又複味方劑（陳按和田是指植物原藥材）有如從容不迫？和田之論述並無法藉由觀察而得…。」

和田答辯：「因為洋方是著於單味藥主義，提出此疑問並不令人覺得意外。縱然如此，今舉一例加以辯論。隆軒就其所言罹患胃病者，其證候有屬人參者（四味藥）者、有屬茈胡者（七味藥）者、有屬茯苓飲者（六味藥）者、有屬半夏瀉心湯者（七味藥）者。其他尚有大承氣湯、調胃承氣湯、瀉心湯（陳按指大黃黃連瀉心湯）等證候者。但是諸種胃病呈現出急性痙攣的大痛苦者，漢醫必須施予三物備急圓（巴豆大黃乾薑三味藥）或走馬湯（巴豆杏仁兩味藥）。洋醫則用嗎啡頓服或皮下注射。暫圖能先一時地頓挫病勢，隨後則更應依證候施治，以求能根本治癒。臨機應變的救急處置有如派出奇兵先予襲擊，其不過是先一時地攻奪其敵勢而已，故我將其比喻為單刀直入的奇兵小隊。隨後的依證候施治則仿如是正規大軍，如從容不地正面迎戰以求完全地拔除病根，故我比喻為殲滅敵軍的正規大

軍。洋方的嗎啡、Kampher（陳按荷蘭語，精煉的樟腦製劑，可興奮呼吸循環系統）等或可充當救急的銳利直刺藥物，但是要作為拔除病根之正規大軍的藥物，恐無能為力。」

　　隆軒質問〈漢方的處劑法〉條等（陳按中篇035、036、037章）：「假如複方所含諸單味藥間的相關異常變化同此，我認為已偏離單味藥的原藥性，甚至懷疑其業經合為複方後的療效。…酒精萃取葛根湯與單味麻黃從事動物實驗的藥性不同。酒精萃取半夏湯與單味半夏從事動物實驗的藥性也不同。故我不相信和田所說的複方療效，漢藥要如何百尺竿頭、更進一步？有賴酒精萃取複方具體說明療效。」

　　和田答辯：「漢醫諸湯方兩千來歷經無數人次的身體實驗；現代醫學所謂的新藥不過是歷經十數年的動物試驗，畢竟其尚屬未完成試驗的藥劑。故毋須走回頭路，將藥物由人體實驗改為動物實驗。假如為了理論而需要從事動物實驗的話，那當屬大學者、大富豪之流不可；或以國家資源來從事藥物的動物實驗。我乃屬淺學貧困之輩，如何敢進行此大事業呢？隆軒的指謫實在是超過一般常識。我只是就實驗上的事實舉出案例說明而已，但所支出的時間與資金皆有所不足。」

　　隆軒質問〈漢藥草木多具有偏性〉條（陳按中篇039章）：「…現代醫學就是基於此理來作處方。我實在很難瞭解何以要具體標示出呢（陳按指方劑中君臣佐使等）？」

　　和田答辯：「由於現代醫學的處方是著於單味藥的思惟，缺乏複味藥的思惟。推得隆軒固當苦於無法具體標示（陳按指方劑中君臣佐使以及之間比例的關係等），這一點我輩能夠諒解。但是希望隆軒能多少寫出一部分相關的大鋼，我輩將拭目以待。」

　　隆軒質問〈非自然療法的盛行〉條（陳按中篇049章）：「患者厭惡醫師對其所作的內外處置、或是囑咐某種禁忌…。」

　　和田答辯：「隆軒的訓誡相當妥當，勞煩其所附加的叮嚀，謹此表示感謝。」

隆軒質問〈專門的、局部的治療效果〉條（陳按中篇074章）：「專門醫師的弊病是世人趕時髦而受到一知半解的專門科醫師之傷害。」

　　和田答辯：「隆軒的金言我輩深為認同。其在〈治療即破壞之說〉條的質問中感嘆漢醫學的檢索十分困難。關於這一重點我輩必須努力著手進行，如果是明智聰慧的大醫師當然能夠承當，但是我輩孤陋淺學，自感恐為力不從心。」

（乙五）和田啓十郎答辯第五節：

隆軒質問〈餘病〉條（陳按中篇091章）：「和田認為漢方是針對證候治療，例如腸窒扶斯、麻疹等皆有一定型式的病程。漢方治療能縮短爾等病程，故不會釀成合併病、餘病。我倒希望和田能舉例說明…。」

和田答辯：「隆軒要我舉例說明，這一點毫無困難。我曾治療一麻疹患者。先經過某洋醫治療十多日，體溫仍滯留在 39.6 度不退，咳嗽頻發，我用聽診器於胸背處都聽到 Rassel（陳按囉音）（此應稱為麻疹中的肺炎，而非麻疹後的肺炎），甚至兩耳不斷流出膿汁，夜間耳內疼痛以致難以安眠。轉由我診治，我起初以為是麻疹治癒後轉為耳漏而伴隨高熱，誘發咳嗽者。故針對耳漏治療三日，但是患者發燒、咳嗽、耳痛仍然無改善。思考再三，病人恐是麻疹病毒尚未盡癒所致。於是我與患者家屬商議言其尚有麻疹殘餘，故仍應從麻疹治療。投以葛根加桔梗湯兩日，再度至患者家中往診。病人顏面雖然略有疹粒，但是軀幹及四肢全面地發出疹子，猶如剛剛罹患麻疹之狀。繼續投以葛根加桔梗湯三日，麻疹全退，咳嗽與發燒也一併消除。然而尚有耳漏殘餘，爾後投以專攻耳漏之劑月餘而痊癒。此病例到底是誤診還是僥倖，我雖無法確認。但是針對隆軒的質問，本患者倒是很適當的作為病例與診治思維，特此紀錄以代替答辯。

拙作儘可能避開純理論的陳述，著於以實踐的事實作為基礎，基於實際驗案而一掃虛構評論以作為理想。苟有因由個人德望不足以讀者信賴拙作之處，那是我的罪過，而非漢醫方的罪過。請求讀者勿混為一談。」

隆軒質問〈現今醫學的意涵究竟為何〉條（陳按中篇088章）：「妄信"葛根湯只要能得其機宜，亦可治療梅毒之用。"按和田以偏見思考，漢方醫術真是見怪不怪…。」

和田答辯：「按隆軒自認為漢醫方的門外漢，既然身為門外漢何以斷定漢醫方的診治為怪誕呢？其多少已僭越身份，我特將說明葛根湯治療梅毒的驗案。

尾臺榕堂《類聚方廣義》葛根湯條下：『頭瘡、下疳、楊梅瘡、便毒（橫痃）等無論未得膿或已得膿者，凝癧腫痛者，本方加白朮、附子湯排毒之…』云云。又淺田栗園《方證口訣》葛根湯條下：『此方治療外感，三歲小孩路人皆知。其加荊芥、大黃治療疔瘡、梅毒者，乃古方諸種妙用而為不可思議之事…』云云。吉益南涯驗案：『十七歲男子，頭頂毒發，突起發熱、譫語、煩躁，眾醫認為是傷寒，逕自從傷寒治之。南涯則認為是瘡毒所發，乃主以葛根湯加桔梗治之，諸

症頓安。」栗園驗案類此亦輯錄有數條。我輩即是依據上述驗案對證治療梅毒，治癒的患者不只有兩、三例而已。故葛根湯或可稱為治梅毒方劑，我豈敢妄言？

我於〈風藥的運用〉（陳按中篇 088 章）條另云葛根湯亦可治療中風、偏瘤（陳按半身不遂）等疾…。我雖然無適當驗案說明，但是引用栗園的驗例來答辯我並非妄言。栗園：『鐮倉河岸信濃屋金三郎妻，產後肩背強急，僵硬如木偶人，不能起臥轉側，眾醫紛亂治之數月未癒。求我診治。我稱為產後柔中風，投以葛根湯加獨活、地黃，服用五、六日，強急症狀大有改善，四肢能動，同方連進月餘而癒。』

我曾治療府下所澤一商人，五十餘歲。罹患慢性下利五年，洋醫數人治療未癒，經熟人介紹來診。我認為是昔日外邪治療不徹底，邪氣入裏下陷所致。主以葛根湯加白朮、薏苡仁半個月，利止，大便正常。恐病久餘邪未盡，續服同方半個月，前後共服一個月痊癒。如將葛根湯加味的藥抽離分析，荊芥、大黃並非疳瘡、梅毒的主效藥；獨活、地黃並非神經衝動的主效藥，白朮、薏苡仁並非止瀉的主效藥。其奧意還盼隆軒有能力判定？隆軒自稱漢醫漢外漢真是名符其實！」

隆軒質問：
「漢方是否能滿足這樣的要求，我實在甚為懷疑…。」
「瞑眩是否真為恆定藥物的偶發作用，我實在甚為懷疑…。」
「漢醫莫非是誠如諺語所說「承蒙自然療能恩惠」之賜才有得證之法。」
「妄信葛根湯只要能得其機宜，亦可作為治療梅毒之用，這是和田個人的偏見。」

和田答辯：「按隆軒論述好比向慣於以麵包、芋頭為主食者，勸以改服自認較為優良的稻米、味噌。其懷疑、斥責的勸阻心態並不足以令人心悅誠服。至於隆軒妄斷與謾罵之舉，猶如自稱耳聾者反而去責備愛好音樂的人。君子理應慎言，好漢理應自重些。

雖然其他尚有未答辯者，但已將隆軒疑義的思惟大概說明清楚。在年底繁忙之時，僅就記憶所及匆匆行文答辯。後學文筆未能精練，考證無法廣泛；故答辯中不免夾雜有文意錯雜、引喻失義之處，在此深深向讀者表示歉意。又承蒙隆軒贊同拙作之處，無法一一列出，謹此統括表示感謝之意。

曾聞〝認同者為我友，不認同者即為我師。〞我雖與隆軒未曾相識，但其對漢醫道的熱心，毫無忌諱表達存疑處；我非常感激。這是對未曾謀面的師友表示禮敬。完稿之際，謹此表示謝意，不知是否幸能讓隆軒領略答辯而破顏微笑。」

明治四十·三年（1910 年）十二月二十五日

下篇第二〈石黑男爵演說〉的評論：

東京木村賢齋先生為已故漢醫巨擘淺田宗伯的得意弟子，其曾於淺草三筋町開業。先前木村氏通過西洋醫術的試驗而取得醫師資格，但是卻就漢醫道而捨棄西洋醫術；其旗幟鮮明而雄視於一方。木村氏贊同我努力的拙作，並曾陪伴古醫道猛將的老友、中川昌義先生一起共同來相談醫事，後來彼此更深交為摯友。

中川先生出身於會津藩，其為一慷慨悲憤之士。明治維新之役（陳按即戊辰戰爭，1868 年 1 月～1869 年 5 月）佐助藩主而抵抗王師，藩主失利而受降。中川先生潛伏於高田藩，隔年天皇特赦而於當地開業，大行漢醫道。然而擔心古醫道即將滅亡，中川氏無法容忍而只貪求平安於鄉里。故曾約於明治二十年（陳按 1887 年）與同志一起努力而到處為漢醫道奔走，並於明治二十五年共同向帝國議會提出〈醫師免許規則改正案〉（世人俗稱〈皇漢醫法繼續問題〉）。改正案一讀通過，最後卻不幸三讀失敗。明治四十年（陳按 1907 年）中川氏曾於東京神田區松永街開業。

中川先生追懷過去，常言〈醫師免許規則改正案〉失敗主因是歸咎於石黑氏。其說話同時並從懷中抽出一雜誌，題為給貴族院的參考資料，日期署為明治二十五年（陳按 1892 年）十月二十日（陳按演講時間和田訛作 12 月，故加以更正）。按當時軍醫總監石黑男爵於華族會館發表演講。此份參考資料即為男爵的演講全文，內容述及比較東西醫法的見解與優劣長短的評斷。

儘管當時漢醫同道針對於此大加辯解，卻被冠上是對男爵人身攻擊的帽子。故男爵論點僅是不公平的說法。為何舉國視聽皆傾向男爵之辭而導致今天這個局面（陳按指復興漢醫運動之艱難）？（陳按經過男爵的演講）而後漢醫界雖經反覆辯解卻無效，舉國皆相信男爵所說。（陳按中川對和田云）君的《醫界之鐵椎》（陳按指第一版）所論頗令我傾心，君不妨嘗試替我評論男爵的論點。（陳按和田云）我實在不敢擔當，但為漢醫聊盡一份心意，今將嘗試為中川先生來評論男爵的演講內容。我於是接下此份參考資料來研讀（陳按和田受中川的鼓勵而寫下本評論）。

陸軍軍醫總監石黑男爵（1845～1941）為當代西醫泰斗，今日西洋醫學之所以興盛，歸功於男爵出力甚多。約於明治二、三年（陳按 1868～1869）設有昌平坂醫學校傳授漢醫（之後併入大學東校）（陳按 1797 年林羅山的漢學儒學私塾被政府接管，改為官立昌平坂學問所，又稱為昌平黌。明治新政府後，1868 年 8 月昌平坂學問所改名昌平學校，另分設昌平坂醫學校傳授漢醫。之後改名大學校。其與國學、神道的皇學相對立，彼此爭取學校的領導權。1870 年 8 月皇學取得勝利而將對方逐出。1871 年昌平學校被廢止而併入西洋醫的東校，其即今東京大學醫學部的前身）。昌平坂醫學校御用掛（教官）的漢醫名家今村了庵（陳按儒醫 1814～1890，師事多紀元堅）、尾臺良作（陳按尾臺榕堂 1799～1871）、權田直助（陳按儒醫 1809～1888）等當時撰文抗議，

反對石黑將昌平坂醫學校併入西洋醫的大學東校（陳按蘭醫於1858年首先開設神田玉池種痘所→1861年幕府接管為西洋醫學所（1862年緒方洪庵擔任所長）→1863年改稱醫學所→軍陣病院→醫學校→醫學校兼病院→1869年改稱**大學東校**→1871年合併昌平學校改稱東校→1872年改稱第一大學區醫學校→1874年改稱東京醫學校→1877年合併開成學校改稱東京大學醫學部→1886年改稱帝國大學醫學部→1897年改稱東京帝國大學醫學部→1946年又改回東京大學醫學部）。不但如此，政府還禁止將皇漢醫方列為獨立的一科。這是從學術界驅逐皇漢醫方的第一步。（和田註：當時石黑不過二十三、四歲，是否擁有此巨大權力，頗令人懷疑。暫且依據醫學史所述。）

其次明治十六年（陳按1883年）公布〈醫師免許規則〉（陳按醫師執照規則），完全皆以西洋學術作為考試科目（陳按1883年10月23日公布，1884年1月1日施行。已開業者除外，今後規定修滿3年西洋醫術者方能報考，考試分兩階段。前期試驗：物理學、化學、解剖學、生理學。後期試驗：外科學、內科學、藥物學、眼科學、產科學、臨床實驗）。這是從法律界驅逐皇漢醫方的第二步（陳按之後漢醫團體多次向議會陳情〈醫師免許規則改正案〉，議會一再地拖延杯葛，直至明治二十四年、1891年12月第七回議會被列入提案並且一讀通過。當時是由森立之起草將漢醫考試列為：究理、化學、解剖、生理、病理、藥學、治療七科）。接者漢醫界於明治二十五年（陳按1892年）在帝國議會（陳按1947年改稱國會）提出〈醫師免許規則改正案〉，希望能三讀通過而另定漢醫科目，以讓東洋醫術也能一併參加考試而取得漢醫開業執照。此時詆毀東洋醫術為劣等無用之物最為激烈者，在朝有石黑軍醫總監，在野有長谷川泰先生（陳按曾為和田的校長，和田視為恩師，故未多加責難）。可惜第三回帝國議會（陳按1892年5月2日）中漢醫團體雖辛苦徵求認同卻居劣勢，其中九名託付的議員竟然隱匿，最後只獲得眾議院通過（陳按日本當時分終身職的貴族院與定期改選的眾議院。1947年國會改為參議院與眾議院）。這是從政治界驅逐皇漢醫方的第三步（陳按1892年10月20日石黑向貴族院發表詆毀漢醫的演說來施壓，1895年2月6日第八回議會漢醫終於三讀失敗。否決漢醫團體在淺井國幹率領下的奮鬥。從此日本漢醫正式出局。今日本雖西醫考試雖將漢醫藥列為必考科目，但並無漢醫師的名稱）。東洋醫術實則從社會中滅亡。

因為石黑男爵（陳按1895年8月受封）的影響力相當大，故世人尊稱其為明治醫學的建設者。然而事實並非如此，我之所以敢嘗試針對朝野聳動的大題目（陳按指議會廢止漢醫一事）加以評論，乃是古人所謂：「道義當前，即使是師父亦不遑多讓。」故謹此請求有識之士不要怪罪於我，或加以冠上不遜的罪名。

按照醫師考試的法律則將滅絕一千數百年來的漢醫。德川幕府後期，官辦及各大藩所設稍具規模的醫學制度（陳按當時約有30所醫學館，其中只有江戶醫學館係由官辦），雖然頗有頭緒，但是猶有醫生修業年限不加規定者。故進入明治時代統一醫學教育制度的確立，仿如王政復古（陳按德川幕府時期，天皇只是象徵而無實權。明治天皇加以統一而恢復實權，其醫學制度也是全國統一規範，故曰有如王政復古）。明治十六年公布〈醫師免許規則〉後，非經考試及格者不得開業。其規定的醫師制度終於屹立不搖。

政府重視醫師的職責，認為不應輕忽而規定此醫師制度。作為一位醫師，其人格、學識、技能都應加以認證，以好讓求治的病人安心接受醫師診療，這是至公至仁的處置。

明治二十五年興起皇漢醫存廢的法律問題，東西洋醫學兩種考試分別制定與醫學真理的基本精神並無矛盾。正當此時對兩種醫師考試並存的見解，石黑大持反對立場而發表演講。男爵責罵漢醫為天下無賴，缺乏科學基礎的依據，因此道破漢醫不能隨意行醫。按醫學學術有如納百川而匯向東流（陳按中西醫目標一致）。雖然經過二十多年後的今日，中川昌義與男爵兩位正應相接近（陳按兩位皆同為人民健康謀福祉），彼此當高舉酒杯而大表贊同，並且表示萬分感謝。

然而男爵演講中的各項論點，直對東洋醫術痛加抨擊，其見解輕視東洋醫術的核心價值，誤導世人的認知至為巨大。從事醫學者，特別是對東洋醫術稍有涉獵的我，針對男爵數個疑點不應靜默不言。因此容我評論如下。

【陳註】：

長谷川泰（はせがわ たい 1842～1912）

出生於越後國（今面臨日本海的新潟縣上越市）。先隨父親學習漢醫，1862年至江戶學習洋醫，1865 年入幕府官辦的西洋醫學所第一屆（此屆共收學生 30人）研習外科手術等。石黑忠悳與其同屆且為同鄉，故兩人交情甚好。但個性有別，和田正系謂長谷個性屬陽，石黑屬陰。1874 年長谷擔任長崎醫學校的校長。1876 年創立東京醫學專門學校濟生學舍（簡稱濟生學舍）。濟生學舍是日本最早的私立醫學校，1904 年結束，1905 年改制為私立東京醫學校。1912 年其與日本醫學校合併為私立日本醫科大學，1916 年另分設私立東京醫科大學（矢數道明畢業於此校）。東京大學醫學部則屬國立，其與私立東京醫科大學為不同學校。

和田 1895 年 10 月～1899 年 4 月就讀濟生學舍而曾受教於長谷川泰，故尊稱長谷為恩師。長谷由漢醫轉為洋醫而傳授和田洋醫，和田向其學習洋醫卻又轉行漢醫。學生與恩師觀念雖然相左，但是兩人交往十分密切。只能說「醫理當前，即使是師父亦不遑多讓。」明治四十三年（1910 年）八月《醫界之鐵椎》第一版刊行。出刊前，和田同鄉畫家好友中村不折（なかむら ふせつ 1866～1943，留法，為當時西洋畫的第一人）特別繪製東洞人像相贈。長谷看過和田手稿後大為肯定漢醫，爽快地在此東洞人像上方空白處，以楷書嚴謹題寫「贊文」。內容為：「眼大如天. 學日新. 看破醫弊. 精入神. 萬病一毒. 以毒擊毒. 是此破天荒之格言. 血精療法. 免疫學. 宇內生民受幸福. 其源全出萬病一毒之原理. 嗚磋乎. 東洞先生醫學界之一大先覺. 明治四十三年六月中浣. 長谷川泰」（筆者加以斷句）。此幅東洞繪像附在《醫界之鐵椎》原版，復刻版從缺。反對漢醫的急先鋒大將，晚年看完和田手稿後立即修正其歧視漢醫之觀點，坦誠向學生表達心意並讚揚漢醫。長谷

不顧身分地看待學術對錯，其心胸如此開闊，試問現今醫界又有幾人？可惜一年多後，1912 年 3 月 11 日因為大腸疾病去世，享年 71 歲。

石黑忠悳（いしぐろ ただのり 1845～1941）

　　本姓平野，字況翁。悳為德的古字。1845 年 2 月 11 日出生於福島。16 歲過繼越後國的大姑姑家當養子，故跟著姑丈改姓石黑。1865 年進入幕府官辦的西洋醫學所第一屆而與長谷川泰同學，1869 年畢業留校任教（此時西洋醫學所改稱大學東校）。1871 年從軍而擔任軍醫。1877 年西南戰爭（西鄉隆盛率領武士征討維新政府而失敗）時擔任大阪臨時陸軍病院院長。1880 年擔任陸軍軍醫監，同時兼任陸軍軍醫本部次長。1885 年石黑擔任內務省衛生局次長。1886 年擔任陸軍省醫務局次長。1888 年擔任軍醫學校校長。1890 年擔任陸軍軍醫總監同時兼任陸軍省醫務局長，草創日本軍醫制度。石黑於 1892 年 10 月 20 日，即 51 歲時在華族會館發表演說，他毫不留情地詆毀舊漢醫落伍而力言廢止漢醫。1895 年 8 月受封為男爵。1897 年晉升中將。1902 年擔任貴族院議員。1917 年擔任日本第四屆紅十字會會長。1920 年受封為子爵。1941 年以 97 歲高壽去世。

　　1882 年，26 歲的洋醫後藤新平（ごとう しんぺい 1857～1929）承石黑推薦進入內務省衛生局服務，並經石黑介紹而認識陸軍次官兼軍務局長兒玉源太郎（こだまげんたろう 1852～1906）。後藤曾留學德國兩年獲得醫學博士，1892 年擔任內務省衛生局長。1896 年擔任台灣總督府衛生顧問。兒玉於 1898～1906 年擔任 8 年的台灣總督，並提拔後藤擔任台灣總督府民政局長（官階僅次於總督），兒玉因為軍務繁忙，常年不在台灣。一切事務皆委託後藤推動，後藤建設台灣政經、農工以及衛生、教育、科學、交通、警政等發展，奠定日治台灣的各項基礎而受今人肯定。後藤接觸台灣人民長達 10 年，熟悉台灣人的個性。黃旺成〈後藤新平氏的治台三策〉（《台灣民報》1927 年 2 月 20 日第 14 版）一文觀察到其掌握台灣人的通病：「**台灣人民的民族性：愛錢、怕死、愛面子。**」此句真值得我們深思。

　　和田 1904 年志願參軍，其職位為三等軍醫的陸軍少尉。石黑則是軍醫最高職位的軍醫總監，官拜陸軍中將。兩人為最高長官與部屬的關係。和田因眼疾等因素而於明治三十九年（1906 年）夏天退役，同年秋天於東京赤坂區青山南町六丁目三十五番地租屋開業，房東正是石黑男爵。兩人又有房東與房客的關係。1907 年 4 月和田搬移日本橋浜町二丁目十二番地購屋開業，約向石黑租屋半年多，每月租金約 15 円。搬家時，石黑特贈墨寶一幅，題文大字為：「和致芳」。受文者小字：「治本堂 和田醫伯囑」。發文者小字：「況翁 石黑忠悳」。按石黑字況翁。「和致芳」出自《楚辭・大招》：「鼎臑盈望，和致芳只。」按「只」字為感嘆字，讀音同河洛語「紙」音，其母音讀瓜音。盈望為滿溢之意。「鼎」為鍋子。「臑」指牛羊豬等的腿肉。全句形容鍋內腿肉滿溢，調和諸味而散發出香

味。漢藥方劑也需調和諸味藥物才能具有療效故曰：「和致芳」。和田畢業於洋醫學校卻改行漢醫，石黑青年時先學習漢醫而後才入西洋醫學所。和田精於漢醫內科湯藥，石黑則專於洋醫強項的外科手術。兩位醫師（和田 39 歲出書時曾請 66 歲石黑寫序而被其痛責）各據所長而針鋒相對。按戰爭創傷或意外傷害等純外科當以西醫外科為優，無可否認這是西醫的長處。但石黑依此就逕自統言西醫遠勝於漢醫、漢醫為腐朽無用之物，其見解顯然錯誤。和田所提到的「內科性的外科病」，特別是純內科病更是以中醫為勝。

　　1910 年《醫界之鐵椎》第一版出刊前，和田也將手稿另呈給石黑過目，希望石黑能為其寫序，石黑連書都沒翻閱，一見面就劈頭痛罵漢醫一頓。事實上，石黑得知漢醫治療的好處。其在 1914 年東京大學醫學部創業 50 週年（陳按從 1865 年幕府的西洋醫學所算起），發表專題云：「我必須對九泉之下今村了庵五十年前的事情謝罪，因為明治初年（陳按 1868 年）我召集東京全市的漢醫，告知毋須再依賴漢醫漢藥，應即刻廢止漢醫而改為洋醫…。會中惟有了庵敢當場表示反對。我卻將了庵的意見一腳踢開。明治四十三年（陳按 1910 年）我新潟同鄉好友的內人罹患重病而住院於東大醫院，治療無效而病危返鄉療養，承蒙新潟漢方醫師的救助而治癒。知道此實情的我，故今特在了庵的墳墓前表示謝罪。」（陳按以上參見和田正系《和田啓十郎顯章紀念文集》）。石黑對漢醫的態度或有改變。中篇第 135 章〈石黑男爵的告白〉所云：「五十年的歷練而回顧過往，其中有四十九年皆為錯誤。」此 50年一詞即指東京大學醫學部創業 50 週年一事。但是礙於制立現代醫學制度的立場，同時也企圖立下自己在日本醫學上的歷史地位，故男爵不得不犧牲漢醫，繼續打壓漢醫。其個性之陰沉可知。和田有先見之明，故中篇第 135 章云：「觀察上段石黑男爵所述，我無法判斷其是否果真認同漢醫…。」石黑的確在日本醫學史留下一席之地，現代醫學制度，特別是軍醫制度全出於他的貢獻。但是日本中醫師制度的徹底出局也是歸咎於石黑，而且再也無法回頭。

　　比起石黑以陰沉的態度對待漢醫，新文化運動領袖的胡適博士則是以謊言對待漢醫。胡適一生最痛恨人說謊，卻直到老年仍掩飾年輕時曾罹患急性腎炎之事。上海陸仲安曾以中藥治癒胡適的急性腎炎，西醫俞鳳賓博士記錄治療無效而轉由陸仲安中醫治癒之事（陳按參見羅爾綱《師門五年記‧胡適瑣記》新華書店.103 頁.2012），並留有藥方（陳按參見《中醫季刊》5 卷 3 號 92 頁）。因胡適無法接受不科學的中醫竟可以治癒其腎炎，故只好昧著良知說謊。胡適謊稱陸仲安是治療他的朋友，而非治療他本人。因為胡適推行新文化，以他的身份與立場怎能去稱讚老舊的漢醫呢？

石黑男爵的演說與評論：

（陳按石黑男爵的演講題目為：〈漢方を以て現今の醫師と為すことを得ず〉。筆者譯為：不得憑據漢方以作為現代醫師。時間為 1892 年 10 月 20 日，地點於東京華族會館，對象為貴族院議員與醫師）

　　貴族院議員的曾我子爵閣下（陳按曾我祐準 1844～1935 年，1884 年受封子爵。1891 年由子爵中相互推選出擔任貴族院議員。此演講是透過其安排，故開場白石黑先加以引述）昔日曾云：「近日東洋醫術存廢之論不斷地在議會中提出，尤其在貴族院中有許多是具有醫學身分而被天皇選任為議員者，更應明理而確定地辯論。之前曾聽聞石黑君的見解，其論足以有助於參考。」故今日我很榮幸在此作些陳述。

【石黑男爵的演說】：

〈前提〉

　　「有關漢洋醫述間的問題，之前小生（陳按男爵自謙詞）曾撰《漢洋醫辨》，目前小生也有和方與漢方的經驗（陳按事實上男爵只閱讀過漢醫醫籍，缺乏漢方診療經驗）。最初我以為在天地間建立一個國家，必須具備立國的要素，之後人民生存於其間，當無所欠缺而不需要另外仰賴外援。例如從醫療上證明，南海之地蛔蟲病甚多，故產有海人草（陳按一名鷓鴣菜，屬於藻類，具有驅蟲藥效）。北方之地風濕關節病甚多，故產有烏頭。如加以採收服用，其病自可療癒。」（陳按石黑演講皆作標楷體以利區別）

【和田啓十郎的評論】：

　　「舉凡疾病的原因，脫不了與氣候、風土、飲食、衣著、職業等生活狀態有所關聯。故依其相關因素而採取預防方法，雖然或得以避免罹患疾病；但是自然的原因所罹患出的疾病，當非得利用自然產物不可，此事毋庸置疑。

　　《素問・異法方宜論》：『故東方之域，天地之所始生也，魚鹽之地，海濱傍水，其民食魚而嗜鹹，皆安其處。美其食，魚者使人熱中，鹽者勝血，故其民皆黑色疏理，其病皆為癰瘍，其治宜砭石（切開外科術）。故砭石者，亦從東方來。西方者，金玉之域，沙石之處，天地之所收引也，其民陵居而多風，水土剛強，其民不衣而褐薦，其民華食而脂肥，故邪不能傷其形體。其病生於內，其治宜毒藥。故毒藥者，亦從西方來。（中略）…故聖人雜合以治，各得其所宜，故治所以異而病皆愈者，得病之情，知治之大體也。』

　　推得一地方之疾病各有其地方上的特性。故治病應以各地固有的治療法為主，其他地方的治療法為輔。參酌取捨以得其宜，治療上非得如此不可，即以自然為原則而立下治法的基礎。此為古今中外通用無誤的觀點。」

【石黑男爵的演說】：

「基於如此簡單的原則，有志學習本邦最早的古代醫方、即和方者，先研讀和方醫籍，仿如置身於先輩中與爾等窮究醫理，最後才能深思熟慮而有所心得。這是尚無舟車通利，出入全依賴步行的時代。待舟車開通便利之後，就不應墨守此種保守封閉的風氣。一時間本邦興起學習漢醫方，最後今更興起學習洋醫方。」

【和田啓十郎的評論】：

「雖然開闢交通而舟車便利，但是我邦人民依然居住在我邦。推得根本的治法基礎並無多少變化，故不能廢除其根本治法而完全代以洋國醫方作為診療。希望男爵能再多加考慮，以免輕率決定而有所損失。」

【石黑男爵的演說】：

「小生對於和方與漢方內涵之理解略知一二。目前漢醫今村了庵、清水世信（曾擔任皇漢醫道教官）、森養竹（陳按即森立之 1807～1885，江戶醫學館考證派的第一人）等大老與小生皆有深厚交情，彼此都曾切磋過學問。自信小生的論述並非偏僻，故樂於在此向各位陳述（陳按石黑拿當世漢醫名家作墊背，以強化其論述的正確性。事實上今村了庵是擁護〈醫師免許規則改正案〉的大將，清水世信曾擔任皇漢醫道教官，森立之史是制定漢醫七科考試科目的提案人。三人皆擁護漢醫，石黑強將三人拖下水，讓人誤以漢醫界也是認同他的見解，可知其心機之陰沉）。」

【和田啓十郎的評論】：

「男爵自信其論述並非偏僻，這是想當然耳。我也公平無私地說出看法，然而我的觀點卻完全異於男爵，特加以公開地陳述。還盼社會之識者能夠明鑑。」

【石黑男爵的演說】：

〈本論總說〉

「且說古代醫學只是單純療病的小技而已，但是現在醫學實為治理國家所必須具備的要素。治療疾病只不過是醫學的一部分，然而不以治療疾病作為基礎，也就談不上醫學了。」

【和田啓十郎的評論】：

「如此輕視古代醫法而認為只是療病的小技，自己以及他人都存有深切的理由來辯解，雖然男爵未必能接受，但是姑且加以簡略說明。因為古代療病為一切

醫學的基礎，衛生、法醫等其他諸醫事相關事項只不過被視為附帶事項，這是既成的事實。其為當然之理，又其影響確定不疑所致。但今日卻相反地著於衛生，而將治療及其他醫事等視為附屬。如此本末倒置的最後結果將失之毫釐、差之千里，必然會後悔不及。」

【石黑男爵的演說】：

「本邦醫方（陳按即和醫方）始從大已貴命、少彥名命的時代，既經歷代相傳而呈現於世。昔時交通不便，不曾與外來往，先民單純的生活故隨之疾病也很簡單；推得簡單的治療方法即足以應付。之後交通開發而便利來往，隨著事務繁多，疾病也更為複雜；本邦醫方已不敷應付。因此古代先王具有遠見，遠從三韓（新羅、百濟、高句麗）與華夏引進醫方。並參酌本邦固有醫方，彼此相融而得有漢醫方的根本，並引進漢醫方的考試規則，而建立整個醫學制度。經歷千餘年來治療我邦人民疾病者即為漢醫方，為了釐清來源，特稱為舊醫方（以下同此）。

當時全是基於本邦固有醫方，更吸取漢醫方的長處、彌補我邦醫方的短處，加以融合兩者以作為我國特有的醫方（陳按兩者相融合而得為舊醫方）而不再屬於外來。千餘年來拯救我民痛苦者全賴其功。如果那時沒有引進外來醫方的長處，墨守成規地仍僅依賴我邦醫方，我國恐不會有今日的英姿（陳按指人民健康、國家興盛）。」

【和田啓十郎的評論】：

「此考試法即幾乎全仿照唐制的《大寶律令·醫疾令》所述。然而其舉卻將日本固有醫方（陳按原文作皇國醫方）排除於外而令人遺憾。之後，平城天皇（陳按774～824）擔心古傳醫方恐會亡佚，勒令出雲廣貞、安倍真直等撰《大同類聚方》（陳按808刊印，但現已失傳）以利廣傳。如果有功效自然就會被保存，如果無功效則就會消亡，這是自然的趨勢。保存與消亡全依據功效而定，此為無可奈何之事。

默守舊方固然無法促使國家進步。雖係如此，但是不管是否具有長處而一律只搜集新方、丟擲舊方的話，那麼不用太多思考即能推得其舉必會導致滅絕。」

【陳註】：

日本文武天皇四年（700年），命刑部親王等法律學家和漢學家共19人編撰定律令。撰律大寶元年（701年）修成頒布，次年開始全面施行。該會典因制定於大寶年間，故稱《大寶律令》。共有律6卷、令11卷組成。律者相當於刑法，雖模仿唐律，但另參考日本固有秩序的制度；令者則相當於行政法、民法、訴訟法。《大寶律令》是日本最早成文的基本法典。《大寶律令·醫疾令》是仿唐代的

醫療制度，首先在日本皇宮內實行醫學教育和診療，其為日本最早的醫事制度。依據丸山裕美子〈北宋天聖令による唐日醫疾令の復原試案〉的第三條：「諸醫、針生各分經受業，醫生習《甲乙》、《脈經》、《本草》，兼習《張仲景》、《小品方》等。針生習《素問》、《黃帝針經》、《明堂》、《脈訣》、兼習《流注》、《偃側》等圖、《赤烏神針》等經。」按由唐朝《大寶律令・醫疾令》與北宋時期（1029 年）的《天聖令・醫疾令》內容推得當時仲景《傷寒論》尚未為顯學。

【石黑男爵的演說】：

「今日形勢已不可同日而語，又世風近年來漸漸興起開放，舟車的便利性日新又新，故從文武官職制度開始到百家的各種技藝等為止都無法再墨守舊制。象山先生曾言：『知彼知己，彼有所能，而己有所不能者，始會之際即能壓制勝出。』墨守千百年的舊方者，究竟有不能者，今舉一、二例說明如後。」

【和田啓十郎的評論】：

「象山先生的格言無人敢有異議。但是果如男爵後條所論，則其失其真義。」

【石黑男爵的演說】：

〈本論各論〉

「其一：有關衛生問題。其二：有關法律問題，即法醫。其三：有關療病問題。

其一：人民保有天賦的健康，防範疾病於未發，舉凡防止傳染病的傳播者，稱為衛生。

其二：檢驗屍體而判定死因，觀察創處傷口而推得致命的器械。行凶者的精神狀態之檢定，亦或刻意全出於凶殘心態。據此明示以作為裁訴、刑期的理由者，稱為醫事法律。

其三：疾病創傷的治療而免形成殘疾，拯救性命而避免釀成死亡者，稱為療病。」

【和田啓十郎的評論】：

「以上男爵說明的內容，我非直接加以辯駁不可。」

〈第一、衛生的問題〉

「首先是關於衛生的問題。以舊醫方（東洋醫方）能否開展今日的衛生事項，這是很令人猶疑的。誠如和、漢醫方並行的古代，防疫、衛生法規等從缺，人們或藉神佛信仰之力，或藉道家的攝生求仙等，單純地謀求個人長壽之道。爾等只是非常不確實的個人長生法，古代幾無今日之有助於國家的公共衛生法。」

【和田啓十郎的評論】：

「東洋的學術技藝是以修身、齊家、治國、平天下為思惟。即以心為主，以物為客；由內而外，最後終於道。（陳按《禮記・大學》：「古之欲明明德於天下者，先治其國；欲治其國者，先齊其家；欲齊其家者，先修其身；欲修其身者，先正其心；欲正其心者，先誠其意；欲誠其意者，先致其知；致知在格物。物格而後知至，知至而後意誠，意誠而後心正，心正而後身修，身修而後家齊，家齊而後國治，國治而後天下平。」）

古語云：『上醫醫國。』又云：『上醫治心。』又云：『上醫治未病。』因此推知古代的衛生法是以精神修養為主。精神正則氣血循環亦正；氣血循環正則行為亦隨之端正；行為端正則病無所入；病無所入則身體健康而長命；此就是衛生法的原則。推得東洋的衛生法主要責於個人，責於公眾則相對較輕。以圖於拯救病人為急，以謀於健康者為緩。所以依此來觀察，乍看之下古代一般公眾衛生法似較缺乏，而個人衛生法則大致完備而大有成效。然而並非人人皆認為大有成效者，這是忽略沒有觀察到之故，看來只有「真人」有此能耐吧！（陳按《莊子・逍遙遊》：「古之真人，其寢不夢，其覺無憂，其食不甘，其息深深。」此以真人反諷男爵缺乏觀察能力。）

相反地，西洋學術技藝的出發點完全不同於東洋；其是從外部物質進入內部身心而造成影響。其只求重視物質的衛生設備，不重視精神修養的衛生法。所以以此角度來觀察，乍看之下其公眾衛生法較為完備，並以此衛生物質設備來防止百萬人罹患疾病。至於已發病者雖歷經苦心，但是卻無法在第一時間加以治癒，反倒是焦慮於該病人是否會散播傳染。

現今衛生學公開立論：「疾病是自然淘汰人類的一大妙用。老朽者死去、虛弱者衰亡，少壯有為者自當能殘存。儘管醫師依據病人的病情，構思後定出治法。此種企圖違反自然淘汰的機制，與其說是救人，倒不如責備醫師無視於自然。」得意洋洋主張此謬說者，誤損人命而不覺有異，可憐！其說殘酷而不重視人道！

將疾病視為自然淘汰的一大理由，我雖不敢強烈質疑。但自然力如果係自然的生產物，也就是依據治法、施予草木金石等作用的物理化學諸力。則其所施的治法也就是自然的法則，而絕非違反自然的法則。現今醫學誇稱為進步的醫學，卻著眼於非自然的療法。其即使採用暴力的器械，企圖來治癒疾病，終必瞭解到

其難以達到目的。爾等強調應宗於自然法則，相反地卻採用非自然的療法。聞其論述之怪異，真是足以令人不堪。

拙作上篇〈自然療能論〉：「所謂疾病的形成，即身體抵抗病毒所產生的自然療能之反應作用。即罹患疾病者非為"病"而病，其實是為"癒"而病。」因此醫師的職責本分在於輔佐自然療能而殲滅病毒的根本，最後終能達成兩者（陳按輔佐自然療能與殲滅病毒的根本）應完成之事。然而西洋醫流此衛生說，有如安置內陣，故以物質器械設備加以莊嚴化，另以衛生法規加以完備化。

物質的器械設備固然不可或缺，因為諸此設備為具體有形，而衛生機關方得以形成。但其僅偏重於物質的公共衛生法，忽略非物質（陳按即精神修養）的個人衛生法，因此產生弊病。舉凡罹患疾病者（陳按此應指傳染病），即將其幽閉於一方。如更見有病者，另更幽閉於他處。全以健康者設想，雖企圖建立健康的社會，但反與期待相反，病患人數經年地增加，國民的健康度漸次減低，死亡率漸漸上升（歐美死亡率漸次下降，日本反而逐年上升，參見統計數字如後），其究竟為何？

醫術的根本主要在於治療疾病，不努力拯救死於非命者，卻藉助爾等美麗的託辭。將病者的學術理論投入岩窟中，排斥經驗上有效的湯藥而不屑一顧，以致終於造成惡果。男爵所謂"古代醫學只是單純療病的小方技而已，但是現在醫學實為治理國家所必須具備的要素。治療疾病只不過是其中之一部分…。"其如此斷定實為本末倒置，從統計的數目字來看，其舉漸漸已呈現出醫學上的弊害。

一言以蔽之，即醫學根本的基礎徹頭徹尾都是在治療疾病，故非將此作為基礎不可。衛生法優劣的最後判定是依據罹患人數的多少？治療日期的長短？以及死亡率的增減（增加率之比值也是最有力的證據）？然後才可以來論斷。」

【石黑男爵的演說】：
〈第二、法醫的問題〉
「第二點是有關於法醫的問題。本邦自古以來型式上並沒有法醫。又華夏自宋朝以來雖有論述法醫，但其說十分淺薄，僅提及表面皮毛而已。其未曾應用到理化學，也沒有明察秋毫，故基本上也可說未具有法醫。」

【和田啓十郎的評論】：
「法律本來是用來約束人的行為，故最後的判定也是在約束人的行為。立法者（或執法者）的旨意就是依據此而作出決定，而非等待天理的自然裁斷（陳按指

317

惡人必有惡報的警世語）。領導者為了整治的需要而創制法律以約束人民。道德的制裁
並不能約束人民，其所影響者只不過是利於佐助法律而已。因此揭發奸邪、避免
波及無辜等需要法律方足以約束。法醫學即是“人為力”對應的條文，以作為提
供證據物件為目的。在此前提下，以非物質、機能性治療作為方針的東洋醫術自
當不是其著眼的方向。推得強求東洋醫術致力於法醫的研究有誤。

西洋醫術是以“人為力”為主，隨著“人為力”的方面而發達，因此擅長於
法醫。東洋醫術則是以自然力為主，隨著“自然力”的方面而發達，因此在衛生
（陳按專指精神修養的個人衛生）與療病兩方面較為優勢，但在法醫方面則較為欠缺。
男爵刻意凸顯東洋醫術的缺點；相反地，寧願不去稱讚東洋醫術的長處。然而在
治理國家政經大道上，不容許爾等偏見僻說，其舉非國家利益的永遠之道。因此
不能遺失東洋醫術的長處，但同時我也願意接受西洋醫術的長處。

東洋醫術在法醫方面的缺點即誠如男爵所說，我豈敢反對？然而單憑此缺點
即作東洋醫術應滅亡的理由則以為不可，我僅就此觀點作為答辯。」

【石黑男爵的演說】：
〈第三、療病的問題〉
　　「第三點是有關於療病的問題。舊醫方者自信其療效有所根據，但我認為應
需更進一層的詳述。又第一點的衛生問題與第二點的法醫問題，舊醫方者或只是
應用而已，並不多加關心爾等領域。自古以來舊醫方者僅著於臨床診療而已。」

【和田啟十郎的評論】：
　　「東洋醫術的目的始終就是放在療病這個領域（陳按此即東洞所謂的疾醫之道）。其
醫論簡潔而療效確實，非筆墨所全能形容。應用於第一點的衛生問題也是根據療
病這領域，而使罹患病者人數減少，治癒病期縮短，死亡人數降低。世人只見其
然，而不知其所以然。這是因為東洋醫術深奧微妙所致，故非獨具慧眼者無法得
知其醫理。至於應用於第二點的法醫問題，西洋醫術能達到具有特殊的物質設備
固然是其所長，東洋醫術應取其長處而補其所短；這點我不敢加以否定。但僅是
炫惑西洋醫術的長處，而不省思東洋醫術的長處者，我僅針對此點加以斥責。」

【石黑男爵的演說】：

〈第三之一、《傷寒論》之辯〉

「舊醫方仰賴《傷寒論》所說的金科玉律作為所有醫方的醫理。相對的西洋醫方則否，其並非只有一部的古代熱性病論而已。《傷寒論》固然討論到熱性病論，但此只是諸多內科病之一，東洋醫術卻遺漏了其他數十百種的內科病。」

【和田啓十郎的評論】：

「男爵曾自云：『小生曾學習過和、漢方的經驗，以後甚至更習洋醫方。故我對和、漢方略有涉獵。』（陳按參見附錄《和田啓十郎遺稿集・有關東洋醫術的治療效果》）按其對《傷寒論》如此妄說與質疑，推得男爵雖自稱 "對和、漢方略有涉獵。" 但恐怕所學並沒有真正掌握到漢方的奧義，或只不過是在書桌上偶而一讀而已。男爵並未瞭解漢醫方的真正醫理，遑論不明臨床診療治則的妙用，不知漢方起死回生的妙效（陳按《傷寒論》是以調整發病當下的體質所呈現出來的陰陽病勢作為治則，故仲景方可治外感，又可治雜病）。

為何《傷寒論》云痛風（リウマチ）（陳按此痛風指風濕性關節炎而非尿酸過高的痛風）、消渴（含糖尿病與腎臟炎等）、腎著（含腎臟炎與尿崩症等）、腸癰（含盲腸炎與盲腸周圍炎等）、脹滿（含鼓腸（陳按こちょう腹脹）腹膜炎與腹水等）、肺萎（含肺結核等）、淋瀝（含淋病與膀胱カタル（陳按膀胱炎）等）、反胃（含胃カタル（陳按胃炎）與消化不良等）、支飲（陳按含水腫與眩暈等）、漏下（子宮出血）、癥病（子宮筋腫（陳按子宮肌瘤）與卵巢囊腫等）、咽喉痛（含扁桃腺炎）、噦逆（吃逆）、妊娠嘔吐（惡阻）、轉胞、喘息、黃疸等非熱性（陳按指非外感病）病名者真是不勝枚舉。

相對《傷寒論》病名之單純，西洋醫學羅列出無數的病名。至於西洋醫學治療諸多病名的方劑，我根據日常臨診經驗懷疑其缺少治療上的妙效。反觀《傷寒論》是萬病皆能通治，絕非如男爵所說的僅是一本專論外感熱病的醫籍而已。《傷寒論》是從無數疾病中變化無窮而出，絕非僅侷限在治療外感熱病而已，其清楚明示出證候與治法。故古人恐將《傷寒雜病論》訛作《傷寒卒病論》（陳按和田非也。《傷寒雜病論》書名係宋臣新創出，《傷寒卒病論》則出自《新唐書》的目錄。卒字當倉促、突然解；而非作雜字的俗字解。又最早書名依據《小品方》錄為：《張仲景辨傷寒并方》）。

仲景《傷寒論》已有二千年之久，其固然缺少現在所制定的諸多病名。但是真正漢方醫道的治療法並非先出病名，後出治術。漢方醫道是先洞察原證之後，才行方證相對的治法。故舉列病名的多寡並無關於漢洋治術的優劣。

因此《傷寒論》雖然缺乏記載膀胱結石、膽囊結石、痔核、痔瘺、子宮脫垂、子宮筋腫、卵巢囊腫、腳氣、丹毒、肺炎、百日咳、麻疹、痘瘡、梅毒、發狂（陳

按和田非也，宋本第 124 條抵當湯證已有出 "其人發狂" 一詞）等之類，以至於無數的病名。但是《傷寒論》宏觀原證而不會有誤，根據書中記載投以所對應的湯方，即可得到確實的療效。西洋醫術根據諸病名而雖列出諸多方劑，但是卻多欠缺臨床療效。

觀察西洋醫流的臨床，諸如膀胱結石、膽囊結石儘管施予手術摘除，癒後或還會再發（陳按縱使膽囊摘除後，也有可能因為膽汁滯流而於周圍再發色素性的結石或肝管結石）。諸如痔核、痔瘻等施予切除、燒灼（陳按包括冷凍療法）等手術，但因為未除病根（陳按癒後或還會再發）。諸如子宮脫垂者，只不過局部插入器具、予以托持固定而已。諸如盲腸炎摘除手術後，歷經數月以至於數年或仍殘有硬結復發者；甚至施予腹壁切開手術而釀成死亡者也非少數（陳按上述治療多係物理作用，並無改善病人體質）。諸如丹毒則尚未有發明特效藥，只有用血清療法治療，而其療效遠不如東洋醫方。諸如腳氣、肺炎、百日咳、麻疹、痘瘡、發狂之類，西洋醫術仍為其治法所困惑。

嗚呼！我認為男爵對《傷寒論》的妄評，助長世人對東洋醫術的誤解甚深。」

【石黑男爵的演說】：
〈第三之二、外科病的外治與內治之辯〉
「何況《傷寒論》對於外科，以及對於衛生與法醫都未提及一言，即《傷寒論》只不過是專論外感熱病的證候與治法而已，其缺乏解剖學與生理學。」

【和田啓十郎的評論】：
「雖然稱為所謂的純粹外科病，畢竟還是依身體器官的病理關係所引發。《傷寒論》固然缺乏此論，但其有涉及內科性的外科病；推得《傷寒論》所記載的湯方也可併入今日所謂的外科病的領域。諸如皮膚濕疹、皮下蜂窩性組織炎、痔瘻、痔核、丹毒、膀胱結石等之類；施予純外科手術、即所謂外科病的處置並無法根治。從爾等術後容易復發的事實即可證明，其餘就不用多說。

相反地令人懷疑，今日洋醫外科教科書已指出：「除了創傷性外科以外；其餘盡屬內科的病因所引發而釀成，故對內科不可等閒視之。」按不治其本則無法除其因，故不能只著於處置外表看得見的呈現物；否則即為主客、本末倒置。手術切斷一指，更會波及影響到他指。一瘡尚未治癒，新瘡另又復起。世人漸能體認到著於外科手術往往是得不償失（陳按臨床常見切除子宮肌瘤後，不久反而復發更大者）。

依據我輩的觀點，大多的純粹內科病如果治療得當，爾等將從外科病的範圍抽出。今不去擔心醫師內科治療能力是否退步，反而誇稱進步的現代醫學的外

科？其舉畢竟是非自然療法的進展。真正自然醫術的本旨反被抹煞。諸位憂國之士們的觀點如何？應是擔心而恐其事態嚴重吧！（和田註：洋醫所謂醫術的進步只是侷限在非自然方面的進步，但是此非自然方面的進步即是真醫術的退步。）

純粹外科病與內科性的外科病如只藉用外在手術以改善病情，其手術的方法、器械、藥品等諸西洋醫術，當於優劣中取捨其宜者。故相關識者自應具有其責任與義務不可（陳按指提升水平而利於手術）。然而外科醫術忽略病根而只在乎切除形體組織，至於再發、餘病、全身障害、畸形殘廢，甚至手術釀成死亡等幾乎不時地多有所聞。依此論斷，手術者能心安理得地謳歌而自認作出正確的事情嗎？

真正的漢方醫術的治療方針已如前所述。因此我認為解剖、生理學縱使無助於漢方醫術，然而詳論病情與治法則非得依據爾等不可。但是我輩清楚有些並非單靠解剖、生理學即能說清楚者（陳按例如子宮寒冷等機能性異常者，西醫多不認為是疾病。臨床常見人工或試管受孕失敗者，服以溫熱漢方即可懷孕）。故應致力於取捨東洋與西洋醫術的長短利害，而非將兩者分離隔開；諸如此才能稱為具有關懷胸襟的國家之士。」

【石黑男爵的演說】：

〈第三之三、雜病及雜書之辯〉

「儘管後世醫書雖然輯錄有雜病與外科疾病，但是畢竟古方（陳按指《傷寒論》與《金匱要略》等）無法治療今世疾病，以致於無法行“方證相對”來治療雜病。至於外科病，東洋醫術者連基本的解剖學都沒有修習過，故可斷定東洋醫術的外科皆為妄論。」

【和田啓十郎的評論】：

「《傷寒論》所載極為奧妙的詞句，其應用於臨床具有廣大的療效，男爵對其負面評價如前所述。遑論男爵對其他醫書的評價為：“方證不能相對、妄論、沒有輯錄雜病與外科疾病…”等。其評語固然幾乎全為謾罵不停，我雖然不能同樣地謾罵與對，但不得不為男爵所言感到遺憾（陳按反諷身份貴為男爵卻出言不遜）。」

【石黑男爵的演說】：

〈第三之四、人身古今異同之辯〉

「世人或云：『人身古今無異、疾病豈能古今有別？』此言錯誤頗大。人類

誕生於世，健全而得以成長，年齡稍長則為罹患疾病所苦惱，最後不幸而離世。按人生成長後，居間之盛年不過五十年，然後就漸漸衰敗而終於死亡。人生一世短短不足百年間即有顯著的變化，何況數世紀間應必有大變化。」

【和田啓十郎的評論】：

「依據釋迦摩尼佛三千年（陳按應作兩千五百年）前的說法，人身具備六根（陳按眼、耳、鼻、舌、身、意）與六識（陳按眼識、耳識、鼻識、舌識、身識、意識共六種感官認知的功能）以作三界（陳按欲界、色界、無色界，即構成人間情感存在的三個領域）的業（陳按人間的身、口、意）。並歷經生、老、病、死四種變態與承受此四種苦惱。我既已聽聞此說，又人身業與相（陳按相由心生。內心大腦的思惟會顯露在外部的面貌舉止上而足以讓人辨識。《金剛經》：「離一切諸相，即名諸佛。」、「凡所有相，皆是虛妄，若見諸相非相，則見如來。」）的變化至今依然如此。證明男爵所謂"人身古今變異"者，有誤。

依照男爵"人身古今變異"的說法，言"體"（陳按指身體的形態）同而"相"（陳按指大腦的思惟）異；或"相"同而"用"（陳按指六根與六識以作三界的業，引申作機能作用）異。即男爵認為古今的體（陳按指形態）、相（陳按指思惟）、用（陳按指機能）三者構成的"人身"已有變異；但是釋迦摩尼佛至今，此三者並無改變。洋醫以今日所謂日新又新之進步醫學仍無法治癒的諸種疾病，漢醫改主以二千年前的《傷寒論》湯方卻能得治。試問男爵"人身古今變異"果係正確，又要如何加以解釋？

或謂"相"、"用"古今間多少存有局部的變化（陳按例如思惟價值觀的改變與機能強弱之差別等）以作為支持"人身古今變異"的理由。那麼"人身（陳按由體、相、用構成）"更是時時刻刻、分分秒秒地變化不停，何止是古今間存有差異而已（陳按引申如依據男爵所說，西醫治法也應依分秒變化而有所調整）。古漢醫針對同一病的"相"、"用"局部變化而分別舉列其證候、詳述其變化、斟酌其病勢與病位等，明示治法與所對應的湯方。推得漢醫醫理完備而毋須男爵杞人憂天。現今西洋醫學尚未論及此部分，只是紙上空談而已，從臨床診療實績即可證明。」

【石黑男爵的演說】：

「引用最近的病例，例如疱瘡（陳按 Smallpox 又稱天然痘或天花。非指天疱瘡 Pemphigus），本邦建國以來凡一千三百九十七年未曾有過此疾，天平七年（陳按 735 年）從新羅（陳按古代韓國分作三國：高句麗、百濟、新羅 356～935）傳進乃得，釀成全國傳染疱瘡。不止是民間草民，連皇族公卿也有感染死亡者，甚至導致廢朝數日。疱瘡傳染之事歷史有所明載。又於安政年間（陳按 1855 年 1 月～1860 年 4 月）從國外傳入コレラ（陳按 Cholera 外來語的音譯。中文卻訛以《傷寒論》霍亂病名作為譯名，中醫的霍亂原本相當於西醫的腸胃炎。現今倒

果為因，反而說中醫霍亂的定義錯誤。事實上仲景時代已出有霍亂病名，然而當時還沒有 Cholera 菌），釀成全國性的傳染，在此之前，本邦未有此疾。」

【和田啓十郎的評論】：

「按疱瘡與コレラ應稱為新型疾病的傳入，不足以說是"人身古今變異"。例如嬰兒出生一個月會罹患鵝口瘡，三歲會罹患麻疹，七歲會罹患疱瘡，二十歲會罹患肋膜炎等。即對應人間的年齡會產生新型疾病；又對應世界的歲月也會產生新型疾病。爾等僅能說明是年代的差異，而非人身的差異。（和田註：隨著世界的歲月增長，新型疾病也有增加的傾向。）」

【石黑男爵的演說】：

「如果學術能比前更早發達，例如新疾病尚未傳入本邦之前，醫師就先研究預防性治療的方法，則國家何其幸運。是以醫學為苟日新、日日新、又日新，故非修習通曉四方（陳按指國外）的相關知識不可。」

【和田啓十郎的評論】：

「男爵所言甚美，但不管能否成局，醫師應當有此用意。然而我輩生性遲鈍，數年來遇到同一患者罹患同一疾病，治療上並非必以去年的治法拿來今年如法炮製，今年的治法也不敢用作明年治驗之標準。縱然是同一患者罹患同一疾病，不同時間則症狀未必相同，症狀有異則治療就跟著不同。故醫師常感嘆診病易、診證難（陳按中醫是依據病人發病當下體質轉化的病勢來調整，某病人外感此次病勢朝陽，下次或為朝陰）。

男爵提出學術需事先提前揭開，在新疾病尚未傳入之前，也就是還沒有對應疾病之前，醫師先能研究預防性治療的方法而使國家大為幸運。事實上並非如此，西洋醫術萌起已有數千年，傳入我邦又有兩百年。有云各地的風土病、有云每年的流行病、有云各人各種的疾病等（陳按隱指疾病種類繁雜，難予採取預防性治療）。數萬醫師接觸、實驗、治療數百萬病人之際，同時得從事發明與準備預防性治療的方法等，果真能有多少（陳按隱指醫師門診忙碌，難予採取預防性治療。現醫師已有分科專門從事感染與公衛者）？換言之，放棄自古以來能治療多數的疾病的漢方醫術；而改用新來的西洋醫術，相反地，其在臨床上多無所獲。故男爵所說無法獲得肯定。」

【石黑男爵的演說】：

〈本論結語〉

「舊醫方對於衛生、法醫、療病三方面的應用顯然欠缺，我上述所論還不足以完全說明，世間獨具慧眼的有識之士應該明白這一點。」

【和田啓十郎的評論】：

「男爵所說縱然只是美言蜜語，但我邦現處於過渡時代，人民軟弱的腦袋思惟已被其說攪亂，以致懷抱有不健全的思想。我輩必須認清西洋醫術與東洋醫術各有長短的利害關係，故自然在此點上不得不加以深慮。又從表面上觀察，作為我邦本來固有一員的國粹醫術被毀謗去除，甚至加以根絕禁止。如此言論委實令人十分遺憾。（和田註：國家法制如果無法被國民長期遵奉，則不單純只是因由國民頑劣愚笨而已，其中必具有潛在而無法令人遵奉的深遠理由；為政者應當全力加以調查。）（陳按 1883 年日本政府頒布〈醫術開業考試規則〉與〈醫師免許規則〉，規定只有學習洋醫並經國家考試及格者才能行醫；有行醫資格後方能使用漢方治療。和田應是針對此點有感而發。）」

【石黑男爵的演說】：

「然而近人提倡舊醫方改稱為東洋醫術，東洋醫師是新創造的，既然如此，在此情況下東洋醫師與醫師（通過〈醫師免許規則〉的醫師，即西洋醫）應該並駕齊驅，彼此可以互相競爭。」

【和田啓十郎的評論】：

「將全部醫師區分為新的東洋、西洋醫術兩種而分別制定考試法，這是違反醫學真理。男爵既然嚴峻地排斥東洋醫術，一方面又贊成東洋醫術的考試，兩者豈不矛盾？又從其演說本旨推得男爵之意也恐非如此（陳按演講約 4 個月之前，即 1892 年 6 月 11 日漢醫團體請願的〈醫師免許規則改正案〉已被眾議會接受而正式列入提案。男爵虛以委蛇表面也贊成此案，實際上他是反對東洋醫術的考試，其演講目地是藉貴族議會而向眾議會的議員施壓。和田已看穿男爵的心機。直至 1894 年 12 月此提案才一讀通過）。我明確主張一個國家制定東、西兩種醫師考試法是不合理的；而應將國粹醫術的長處單獨作為一科，醫學生在修習現代基礎醫學之後，更進一步地學習東洋醫術。若果真將東洋醫術加諸於醫學課程中，各自規劃課程則當使醫學更為完美。男爵不應急予駁倒對東洋醫術有熱誠的年輕一輩。後世聞此演講，恐會認為男爵為玉石同焚且心胸狹隘的偏頗之士。

男爵的主張基本上有六項理由，但是經我深思熟慮之後，皆無法認同，現逐一說明如後。」

【石黑男爵的演說】：

〈各項論：其一〉

「本邦醫學於數千年來拯救斯民苦痛，其功績甚多而不可泯滅。

上言本邦醫學真是功績甚多，故贏得世人稱讚而無法泯滅。但其是在文明不開化的時代才能擁有功績，如今處於開化的時代則否。有為的年輕一輩學習本邦醫學則無法再創功績。」

【和田啓十郎的評論】：

「男爵云：『文明不開化的時代舊醫方才能有功績，如今處於開化的時代則否。』果係如男爵所說，則我輩敢讓舊醫方消滅而毫不覺得可惜。然而在此引用一、二實例清楚說明以表示我對男爵所說存疑。

例如膀胱結石（石淋）的治法，西洋醫施予器械的碎石術，不得效者則行開刀手術切開膀胱以摘除結石。東洋醫因為不具備外科器械，自當無法行如法泡製。乍見甚為進步的西洋醫儘管施行碎石術與膀胱切開術，爾等卻非為根本的治療方法。於是術後結石再發，又再度手術；如此一而再、再而三的反覆手術，終於釀成病人死於非命。幾乎其基本上就是如此。洋醫治療膽囊結石也大致若此。

我舉一膀胱結石的病例說明。本區魚店某人的妻子膀胱痙攣突發，求診於我處。我診斷其痙攣為結石所致。問診其病史，她告知：『曾因罹患膀胱結石而於某大學醫院施行膀胱切開術，摘除如鴿卵般大的結石。』我言結石復發而造成膀胱痙攣疼痛，施予治法即時疼痛消除，連服兩星期，結石溶解脫出，未曾再復發。

膽囊結石的病例治驗，請參見上篇 18 章第 12 節（陳按和田用茯苓飲加半夏湯兼用承氣丸。筆者處理急慢性的膽結石或膽囊炎等，在病人右陽陵泉下兩寸的膽囊穴與其下一寸處針刺兩針，多能有佳效。甚至有 0.5 公分結石嵌於膽囊管絞痛而排定開刀者，只針一次配合七日分的科中，即排出結石而取消手術。此即和田所謂從外科病的範圍除去而歸屬內科病者。膽囊穴首載於 1959 年 8 月《中華外科雜誌》。1882 年德國 Carl Langenbuch 醫師首創膽囊切除手術，1985 年德國 Erich Muhe 醫師首創以腹腔鏡膽囊切除術。儘管其手術已從傳統手術進步為腹腔鏡法，但舉凡手術即有風險與後遺症，術後還需服用化解脂肪的藥物，此等藥會傷害肝臟。毋須手術總是上策，中醫至少可創造手術的有利條件）。東洋醫術治療膀胱結石與膽結石雖然惟有內服湯藥一法（陳按另可施予針灸，其法類如西醫外科），然而服食湯劑少則十數日多則數十日即可溶解、排出結石（最初一至二週即能排出結石），完全解脫病根。洋醫反覆再三施予手術但還是無濟於事。世人不知，看待東洋湯劑簡單平易，反而尊敬洋醫的手術技巧。儘管我對古聖賢苦心經營醫道感謝不盡，在此另更明示漢醫的驚人妙效。因此男爵認為"文明不開化的時代舊醫方才能有功績，如今處於開化的時代則否。"這句話我懷疑其說有誤。」

【石黑男爵的演說】：

「醫道例如弓箭，我邦從開國以來，歷經元龜、天正（陳按元龜為 106 代正親町天皇的年號 1570～1573。天正為 107 代後陽成天皇的年號 1573～1592。當時正處於鐵炮傳入日本之際）…以至於今，兩千多年弓箭作為守護國土，保衛皇君的利器，其功勞甚大。然而現代弓箭已不能護國衛君，改代以砲艦、砲台，故可以說弓箭已失去其原功能。今日下關（陳按又稱馬關、赤間關、赤馬關、赤關，位於本州最南端而與九州隔以關門海峽，掌控瀨戶內海與日本海的要地。1864 年英美法國等從下關海峽直入攻擊長州藩，海峽炮台全毀，史稱馬關戰爭。1894 年日本發動侵略中國的日清之戰，當年歲次甲午，故滿清稱為甲午戰爭。滿清大敗。1895 年 3 月 19 日，滿清大臣李鴻章等抵達馬關與日本內閣總理大臣伊藤博文簽定和約。和約中將台灣澎湖割讓給日本。）與觀音崎（陳按屬橫須賀市，位於東京灣，其與千葉縣的富津岬相對，1869 年在觀音崎建築日本最早的洋式燈塔。）等要衝之地或還可備用弓箭。這是時勢所然，即今世應取較為優勝者、廢除拙劣者以利經國之所需。因此我認為文明開化的現代，但不應以此埋沒舊醫方的功績。」

【和田啓十郎的評論】：

「男爵以弓箭與砲彈相提並論，其一開始比喻的基礎單位即為錯誤。單位錯誤則所成立的方程式也跟著錯誤。弓箭與砲彈的性質為全然不同的兩物，取不同類別的物質來比較其優劣，非常不當。

如果就弓箭作為本位，有五人張（陳按五人張り、ごにんばり，弓箭術語，安置機械輪軸射發的大型床弩，其需要五人同時操作。《武經總要》輯錄北宋軍隊的床弩有四人張、七人張、二十人張、四十人張、七十人張等）、十人張等者；即在一床弩基座上比較所需要的操作人數（陳按包括射程、殺傷力、購置費用等）。至於砲座，有野砲、重砲；即在一砲座上比較其口徑大小（陳按包括射程、殺傷力、購置費用等）。

今將東、西醫術比喻為弓箭與砲彈，按性質完全相異的物質是無法比較的。如果強要比較東、西醫術的話，那麼西洋醫術著於外科手術（如同砲彈的殺傷力），東洋醫術著於內科湯藥（如同弓弩的殺傷力）。偏重洋醫外科手術的弊病，往往造成有如砲彈的殺傷迅速而無法挽回性命。偏重漢醫內科湯藥的弊病，往往對某些病有所不及（例如癌腫、肉瘤、囊腫等），無論如何投藥皆無法痊癒。通常來講，湯藥服用錯誤而釀成喪命者甚為稀罕；要挽回其性命也絕非難事，故漢醫與弓弩較為相似。」

【石黑男爵的演說】：

〈各項論：其二〉

「新方（陳按西洋醫術）無法治療者，往往舊方（陳按東洋醫術）施治即能有功效。

按某些病例或許如此，但是爾等不足以形成一個流派的要素。舉例隨機取一萬個病例，新方與舊方同時各治療五千個病例；今針對新方與舊方各五千個病例中治療失敗者來討論。舊方得治者，新方同樣地得治。新方得治者，舊方多治療失敗。只有極少數是舊方得治，新方治療反而失敗者。故就統計學而論，上述命題並不成立，其比例只不過是百分之二、三而已。不只是新方舊方之爭，還有祈禱山中神靈、僧巫加持等也有不少宣稱能治癒疾病者。爾等多是精神上的疾病，器質性的疾病很少。例如當身體局部切傷、出血淋漓之時，未曾聽聞有藉加持等即能具有止血療效者（陳按男爵為外科軍醫，故多僅以外科形器上的角度來詮釋醫術。爾今精神上的疾病甚多，絕非外科醫師所能治癒。但男爵釐清疾病大致分為形器結構與機能精神兩類，看法正確）。」

【和田啓十郎的評論】：

「男爵云：『舊方得治者，新方同樣地得治。新方得治者，舊方多治療失敗。』我從臨床驗案得知其說不以為然，今舉一盲腸炎病例說明，驗得我豈為好辯哉？（和田註：舊方得治者，新方多不能治。又新方得治而舊方不得治者甚少。）

例如盲腸炎畢竟是盲腸內部積有糞塊（食物殘渣）為其近因（另有遠因）。故首先應排除盲腸內的積糞，並兼顧背後的遠因施治不可。但是西洋醫術即用阿片、嗎啡等麻醉止濇劑，反而助長腸內蠕動停滯。一時糊塗地還用冰袋外敷或塗抹外用藥（陳按指消炎藥膏等），更是拖延病情而使病情惡化。於是不得不施予開腹手術，此法非為根治之法，雖施予開腹手術，但是甚少有得治者。甚至合併釀為化膿性盲腸周圍炎（陳按或腹膜炎）者，至此不如說是死亡者較為多數；其更造成洋醫的治績低劣，這是臨床醫界皆知之事。

然而依據我臨床治療盲腸炎的驗案，舉一、二例來證明漢醫的實效。本所區表町伊藤氏的妻子、日本橋區兩國某藥鋪主人、濱町小川某氏…等人，發病初期治療，我約三、四週即予根治。埼玉縣蓮沼村中島某女罹患本病已歷經他醫治療半年、深川熊井町某氏罹患本病已歷經他醫治療三年，皆不敢中斷而繼續治療；但仍不時復發疼痛而所苦。一者我治療約二十日根治，一者我治療約一個月痊癒。下谷竹町松本某女士，罹患化膿性盲腸周圍炎，併有黃疸性肺炎，經歷他醫與某醫學士的治療，雖然皆宣布為不治之症，我治療六十五日痊癒，至今仍健在。

前述我治療盲腸炎者，未曾用過一冰袋，未曾塗抹過一外用藥；更毋須施予開腹手術。僅針對本病內服對應的湯劑，特別是合用下劑即能得以速效，以至於終得痊癒，完全恢復健康。甚至比病前更加強壯，皆未曾再復發。我的治療驗案前後有數十位，未曾有一例釀成死亡。但是有兩位患者先經歷二、三醫誤治數月後才來求診，爾等衰弱至甚（應說是病毒蓄積）；以致無法得僥倖於萬一而死亡。除了此特殊情況外，斗膽說大話我治療盲腸炎恐皆不會釀成死亡。因事實正是如此，故對男爵所謂"新方得治者，舊方多治療失敗。"之說，我認為男爵錯誤。」

【石黑男爵的演說】：

「若是以稀少的治績來論功效，統計學上則沒有意義。山靈神明、僧巫加持的療效與東洋醫術齊等，毋須智者也能知道其意涵；東洋醫術稀少的治績是無法利用統計學來說明的。例如漁船因為事故偶或漂流到美國是一回事（陳按形容其機率渺小），以漁船能否作為日本行駛美國的固定航班又是一回事。又元龜至天正年間興起日本船南下到菲律賓的呂宋島作貿易，試問今日遠洋航行有誰捨汽船而搭日本船呢？今日捨西洋醫而就漢醫之舉者同此。」

【和田啓十郎的評論】：

「男爵恐非親自臨床東、西洋醫術，其並沒有依據臨床實績判定兩者之優劣（陳按指東、西洋醫術各治療五千位患者一事）。男爵只見一般漢方俗醫輩的療效，誤以為真正國粹醫術的療效也不過如此。男爵不應這樣草率地評斷東洋醫術的療效。」

【石黑男爵的演說】：

「何況現今所謂舊醫方者，十之八九私下皆用西洋藥劑、使用西洋器械。純粹主以真正舊醫方者，幾乎可說是不存在的。蛔蟲用 Santonin（陳按山道年素，學名為 *Seriphidium cinum*）、疼痛用嗎啡、小便閉者用導尿管⋯等為者數十種。即使刻意於頭頂上梳留大髻而標榜為純舊醫方家者，其診所藥室難保沒有存放洋藥等。」

【和田啓十郎的評論】：

「真正運用國粹醫術的漢醫家，基本上幾乎不用 Santonin、嗎啡、導尿管⋯等（個別漢醫或存放爾等作為手段以利吸取人氣）。但即使備有洋醫器械，畢竟也是為了取洋醫長處以補漢醫之短處。我寧願贊成其舉，也不願意加以反對。」

【石黑男爵的演說】：

〈各項論：其三〉

「從經濟面而言，新醫方的價值較為昂貴，因為洋藥多要仰賴進口。

新醫方的診察費與洋藥的價格較為高昂雖為事實，此乃其成本較高所致。舊醫方多也是如此。買入的成本高，其賣出的價格自然較高，這是通則。但是與其治療所需要的日數來比較，仔細衡量之下，新醫方的治療並非高價。」

【和田啓十郎的評論】：

「新醫方果真能得有預期的療效而不失誤的話，爾等診察費、藥品費縱然較為高昂，最後核算起來，其價格絕對非屬高價。然而即如前所論述，新醫方的療效常與預期相反，多為拖延而不得治者。反觀宗以舊醫方速效而能得癒的實例相當多。推得新醫方的價格往往是舊醫方的數倍。」

【石黑男爵的演說】：

「雖然臨床病例多得無法計算，今僅舉一腹痛病人說明。病人求診於新醫方，醫師施予嗎啡止痛，疼痛一小時即能止住。之後病人腹痛轉求診於舊醫方，漢醫主以芍藥湯（陳按應指芍藥甘草湯，即芍藥與甘草 2 味藥）則需多時才能緩解疼痛。又漢醫宣稱鷓鴣菜驅逐蛔蟲的療效顯著；Santonin 驅逐蛔蟲也有速效。至於何者療效為佳，此事眾人皆知（陳按男爵意指 Santonin 療效勝過鷓鴣菜）。」

【和田啓十郎的評論】：

「針對男爵所舉例的腹痛患者，雖然嗎啡一瞬間即能止痛，但是卻無法根本療治，其止痛只是暫時性而無法永續（陳按藥效一過，腹痛就再發），這是不用多言而眾人皆知的事實。其縱然具有一瞬間止痛的功效，但恐會一而再、再而三不停地復發疼痛。甚至隨著拖延病情，免不了嗎啡誘發全身倦怠、食慾不振…等副作用。此病人改治以舊醫方，漢醫或投予芍藥湯、茈胡湯、瀉心湯等雖不得而知。但如能洞察其本證，處以適當湯方（陳按即方證相對），其絕對具有確實的療效。漢醫臨床療效是否果真如此，但祈學者能加以明查事實。

又蛔蟲患者，到底服用鷓鴣菜還是 Santonin 何者療效為佳一事，我在此說明舉一、二實例來說明 Santonin 的療效，其療效畢竟是不如鷓鴣菜。我的叔母某氏，曾客居於寒舍。某夜家人團聚吃晚飯，叔母先是屢屢有異物壓迫咽喉約數十分鐘，以致無法進食，告知曾有蛔蟲病史，不時皆會吐出蛔蟲。因為無法即時煎予湯劑，只好先取 Santonin 一日量讓其頓服而下。因為我知道 Santonin 療效不確實，還是另先煎服鷓鴣菜以防萬一。約於家人吃完晚飯、鷓鴣菜湯已將煎成之際；即行請問叔母：「方才服下 Santonin 藥粉已有三十分鐘，咽喉是否較為通暢輕快些？」叔母皺緊眉頭云：「沒有更為輕快，我想趕快服食鷓鴣菜湯劑。」於是就讓她服用一劑，如果不得治，我打算更增加一劑。鷓鴣菜湯服下不到五分鐘，叔母咽喉通暢爽快，即刻想要進食，胃口很好，有如正常。又有一人症同叔母，服食新醫方的 Santonin，並無輕快改善，其人如死狀，我也是主以鷓鴣菜湯劑而得以救治。

以上雖然只是兩例，然而是我親自目擊的適當案例，足可證明男爵所說無法令人認同（陳按男爵認為 Santonin 療效勝過鷂鴣菜）。但是服用 Santonin 有三大便利之處，一是較容易吞服（陳按鷂鴣菜氣腥味鹹，又湯劑量多而難服食）。二者 Santonin 雖然力薄，但緊急時可立即服用（陳按 Santonin 毋須煎煮而可隨身攜帶）。三則節省成本及工時費用，故其藥價的利潤較高（爾近原料進口價格頗為暴漲）（陳按 Santonin 售價跟著高漲）。推得藥價銷售價格的高低，未必與其療效成正比。」

【石黑男爵的演說】：

「今再舉一實例說明，可以使人更容易瞭解。我於陸軍就職，數年前從事外科消毒的工作，其費用比之前的舊法消毒增加兩千五百圓的支出，但是經予核算患者苦痛的日數，患者施治的日數卻明顯減少。如下表：

醫院 ＼ 日數	明治 18～20 三年治療日數的平均值	明治 21～23 三年治療日數的平均值
東京衛戍病院	55.740 日	48.663 日
仙台衛戍病院	62.261 日	39.985 日
名古屋衛戍病院	56.955 日	48.737 日
平均值	58.895 日	45.795 日

上表是針對治療大砲傷及腕部而被切斷者的統計，明治 18～20 三年（陳按明治 18 年為 1885 年）治療平均值約 59 日出院，明治 21～23 三年治療平均值約 46 日出院。即雖多花費兩千五百圓的支出，但卻提早 13 日出院。一方面由於術者個人技巧等因素，往昔治療則約需要 100 日計算，藉由新的消毒法則僅需 60 餘日而已，這樣的住院日數的差別很容易令人明瞭。」（陳按指雖多花 2500 圓，反有淨餘。）

【和田啓十郎的評論】：

「新醫方精進於外科手術確是舊醫方夢寐難求之事，我輩也同感嘆舊醫方無法達到其境界。新醫方的外科是應社會的需求，實際上也是不得不藉助其手術。然而前述是屬純粹的外科病，即創傷外科。雖然依統計比證實其為十分巧妙，但是普通一般外科病與此大砲傷及腕部者差異甚大。病形雖同屬外科，但兩者病因不同。後者多屬蘊藏體內的毒素發出於外部所致，逕自加以手術會帶來預料外的惡果。親族或面對手術檯上割下的殘骸而徒留哭聲迴響於空中、或於療養室只能對病人所發出的感嘆聲而加以撫慰。縱使外科手術再如何精巧，最多也不過是切除患部的形體而已，並沒有解除體內病毒之因。（和田註：已故石川啄木先生歌云：「手術後一邊撫慰著殘軀的傷口，一邊回想先前曾奢望手術會帶來全新的身軀？」）（陳按石川啄木為詩人兼評論家 1886～1912，其反諷手術多無法恢復原貌，只是遺留殘軀。）

推得純粹外科醫師多誇稱其領域。今於陸軍行軍操演之際，男爵擔任軍醫總監，以其最得意的創傷外科來概括新醫方療效勝過舊醫方。身為舊醫方者實不應緘默而不發一語。（陳按不應以擅長物理作用的創傷外科批評以擅長化學作用的漢醫方）」

【石黑男爵的演說】：

「按照世俗說法謂人命在天的話，則不管如何延請醫師診治都無法改變其生死。縱然新、舊醫師都同可治療疾病，但是治療時程何者較為快速呢？按新醫的藥物較為強烈、器械較為快利，故在治療時程的差別上，舊醫需要五日者，新醫只要四日即可。何況是就外科方面來比較，舊醫手上完全沒有任何種種器械。故基本上舊醫治療時程平均每五日之中，新醫即可縮短一日。」

【和田啓十郎的評論】：

「新醫在純粹外科的實績，我輩不敢多置喙一言。縱然如此，一般治療上所謂"新醫的藥物較為強峻、器械較為快利"、"舊醫需要五日者，新醫只要四日即可"的說法，我輩則不敢苟同。

例如急性（コローブ）肺炎（陳按コローブ為 croup 音譯的外來語，日文漢字音譯為格魯布。croup 源自蘇格蘭南方的地方病名，本指咽喉會發出嘶啞哭聲的動詞，引申作咳嗽病，此動詞已廢棄不用。1765 年蘇格蘭首府愛丁堡 Francis Home 醫師以 croupy 為關鍵詞發表論文，croup 一詞才廣泛被使用，指咳嗽時咽喉會發出嘶啞哭聲狀的肺炎。英文稱 croupous pneumonia。台灣稱為哮吼症候群。現今日本外來語已改稱クループ。和田或漢字音譯為格魯布，或依其症狀譯為肺癰。）新醫幾乎束手無策而只能期待病情自然的趨癒，故病人往往難逃一死（陳按蘇格蘭藥學家亞歷山大弗萊明 Alexander Fleming 於 1928 年發現盤尼西林，即青黴素。並於 1945 年榮獲諾貝爾生理醫學獎。青黴素能有效治療肺炎，但部分病人對青黴素有不良反應）。反觀舊醫即日就能頓挫病勢而退燒，治療五、六日後只不過剩下輕微的咳嗽而已，絕不會釀成死亡。又如丹毒，新醫採取塗擦外抹、注射等各種方法，療程往往需要數週。反觀舊醫完全毋須外治，只需數日即可痊癒。又如腳氣病，新醫投藥往往釀成腳氣衝心的副作用而尚無法治療。反觀舊醫施予適當湯方，病人即能呈現出輕快貌，絕對不會釀成腳氣衝心的副作用。

又令人恐懼的產後諸疾，例如產褥熱、崩漏、產後腳氣、乳汁分泌不足等症。新醫方並無任何設備與藥物可以預防治療。爾等諸疾如求診於舊醫方，多得是有效確實的湯劑足以對證治療。我輩多年來的臨床驗案可以證明此點。

諸如上述所列委實不勝枚舉，推得 “舊醫需要五日者，新醫只要四日即可” 的說法應是男爵自身的經驗事實而已，其不過是隨意觀察舊醫方中的俗醫所為，男爵就逕自妄下判斷。」

【石黑男爵的演說】：

「論及藥品的輸入一事，暫且先不談舊醫方無效的藥劑。其宣稱具有良效的諸多藥劑絕非國內生產即能足以供應，例如：大黃、桂皮、人參、黃耆、羚羊角、犀角、麻黃…等不勝枚舉。針對於此，新醫方則藥價相對低廉。例如以 Gentianine（陳按龍膽鹼）替代龍膽草（陳按藥用部分在其根莖）、以 Quinine（陳按奎寧，俗稱金雞納霜）替代水楊樹的皮、以皮下注射替代內服…等應用於貧窮百姓，可大大減少差價。」

【和田啓十郎的評論】：

「正如男爵說，國內生產的藥品，無論是新舊醫方都不足以應付；兩者皆需要仰賴進口。但是舊醫方所輸入者僅是原藥材而已，並非如新醫方是以完整的精製藥品輸入。推得新舊醫方的藥品自然會有天壤之別，就此點來比較，舊醫方的藥價當然是比新醫方更為便宜。

又針對替代藥品一事，真正的古醫道漢方醫家不會這樣做。後世派漢方醫家縱使有少數採取替代藥品者，那是因為在缺乏漢藥的情況下，不得已只好暫用替代藥品。例如幼子喪失父親的情況下，不得已只好以叔父暫代作為監護人。爾近洋醫方者漸漸盛行以洋藥替代漢藥，認為可以隨意取捨，爾等抱持如此輕率的觀念，認為藥效雷同而可取代漢藥以作為目的。洋醫雖然主觀認為替代藥可收到預期的藥效，可是無論如何卻無法達到其目的。何況根據漢藥原藥材的價格來比較，替代藥則相對需要兩三倍的價格。推得洋醫替代藥所損失的不只是價格而已（陳按替代藥的療效更是不及於漢醫原藥材）。

至於以皮下注射取代內服藥一事，其舉遠非屬於自然療法。皮下注射比起內服藥更需花費數倍的手續費，事實上其價格也隨即跟著提高。何況以替代藥行皮下注射的療效相對於內服藥也絕無令人稱讚之處，推得男爵認為皮下注射可造福貧民之事，其說法自相矛盾。」

【石黑男爵的演說】：

「根據明治二十四年（陳按1891年）一月的調查，一年平均藥品總輸入金額（含工業用在內）共為 1,994,319 餘圓。洋藥金額為 1,696,651 餘圓（陳按約占輸入藥品總額的85%），其中約 1/4 作為工業用，故輸入洋藥醫療用為 1,272,886 餘圓（陳按即 1,696,651 乘以 3/4。約佔輸入藥品總額比例為 1,272,886 除以 1,994,319=63.8%）。漢藥輸入金額為 297,667 餘圓（陳按約占輸入藥品總額的15%），其中約有 3/10 作為工業用，（陳按輸入漢藥 醫療用為 297,667 乘以 7/10=208,367）。故輸入漢藥醫療用約佔輸入藥品總金額的一成。」（陳按即 208,367 除以 1,994,319=10.4%。相對於洋藥醫療用的 63.8%，則前者顯然偏低。）

【和田啓十郎的評論】：

「依據三次議會（陳按1892年）已通過 22 年、即大正二年（陳按1913年）的貿易年表，藥劑、化學藥品、製藥原料類（陳按包括未經加工的原料與成藥在內）的總輸入金額共為 38,796,807 圓。其中漢藥的藥劑只有十數萬元（陳按以 13 萬計算，則約佔輸入總金額0.34%）。從事醫藥的原料則為 12,932,269 圓，約佔輸入總金額 1/3（陳按 12,932,269 除以 38,796,807 約得 33%）。另經由西洋醫推薦使用以及患者自行購服者（陳按皆指成藥的化學藥品），兩者合計最少有一千五百萬圓。此數目（陳按指成藥）約占總輸入總金額的 1/3～1/2（陳按 15,000,000 除以 38,796,807 約得 39%）。此外釀製葡萄酒用為 493,039 圓，煉乳用為 1,157,143 圓，其他滋養食物用為 211,247 圓…等（陳按另外還有工業用等）。故輸入的化學藥品（陳按成藥的一千五百萬元）實在是費用高昂。如果治療是以漢醫為主，又國產漢方藥劑足以供應的話，那麼無庸置疑地至少可省下三分之二的藥費支出。」（陳按 33%加 39%加…合計而得超過三分之二。顯然男爵說洋藥便宜可造福貧窮百姓之說有誤）

【石黑男爵的演說】：

「先前所說新醫治療能縮短日數，平均舊醫需住院治療 5 日者，新醫即可縮短 1 日（和田註：此數字無法令人理解，先暫從男爵所說）。依據統計學者的理論，凡病死 1 人即代表有 35 人生病住院的比率，估計全國約有 28,574,000 人生病住院。假設每位病人住院 20 日，共計有 571,480,000 住院日。每人一日的藥費支出需要 5 錢（陳按即 0.05 圓。其是以西藥藥價計算，如果主以漢藥則可能只要 3 錢或 2 錢而已。又明治時代小學教師的月薪約十圓）計算，則藥費總支出為 28,574,000 圓。新醫比舊醫可縮短 1/5 住院日數，故全國藥費總支出可節省 5,714,800 圓（陳按即 28,574,000 乘以 1/5）。再扣除前節所述每年輸入洋藥醫療用為 1,272,886 圓，剩餘為 4,441,914 圓（陳按即 5,714,800-1,272,886 而得，男爵算術有誤，原文訛作 4,442,014 圓。因為進口漢藥也需費用，故男爵計算基礎有問題。洋醫縮短 1/5 住院日的藥費減去進口洋藥、漢藥醫療用的總差價，才是採用洋醫的節省淨利。進口洋藥醫療用年總額為 1,272,886 圓，進口漢藥醫療用年總額為 208,367 圓。故洋藥進口需多花費 1,272,886-208,367=1,064,519 圓。洋醫治療縮短 1/5 住院日的藥費可節省 5,714,800 圓，故

4,441,914-1,064,519=3,377,395 圓，此數目才是採用洋醫比採用漢醫的節省淨利）。**兩者合計節省成本 10,156,814 圓**（陳按男爵由 5,714,800+4,442,014 而得此數目。男爵計算基礎錯誤，洋醫縮短 1/5 住院日的藥費節省金額重複多算一遍。故此句應刪除）。**雖然不能說此數目即為採用新醫所產生的直接利益，但是據此計算來評估國家整體經濟，新醫確是比舊醫更能節省淨利**（陳按男爵計算基礎有問題，高估洋醫縮短 1/5 住院日的藥費節省金額。因為漢醫的每日藥費遠小於洋醫的 5 錢，縱然漢醫需要多出 1/5 住院日，但其是服用漢藥而非洋藥，故不能以 5 錢藥費計算）。」

【和田啓十郎的評論】：

「我輩舉一、二病例來說明新、舊醫方療效的差異。就丹毒病而言，依據洋方治療經採取注射、塗擦、冰囊、滋養食品等治療方法（陳按包括內服西藥），平均療程約需一個半月。依據漢方療法只要單獨內服藥，平均約 12 日即可治癒。就盲腸病而言，依據洋方施予諸多治法（陳按包括手術與內服西藥），平均療程約需百日。依據漢方療法只要單獨內服藥劑，一個半月即可全治。洋醫治療需支付雜項費用與治療後的作業費用（陳按例如回診交通費用、復健等支出），林林總總洋醫治療費用當數倍於漢醫。何以男爵說舊醫需治療 5 日者，新醫可縮短 1 日而可節省費用？（和田註：順風揚帆則船行速，故世俗應追風來揚帆。）（陳按形容找漢醫即能順風）

男爵最得意者就是純粹外科的驗案。醫師個人開刀技巧與純粹外科的療效成正比例，純粹外科醫師幾乎毋須內科的技能。故以純粹外科的治療日數作為計算基礎並不足以說明前述的總結（陳按指內科舊醫需治療 5 日者，新醫可縮短 1 日而可節省費用）。而且一般病者以內科居多，內科性的外科病居次，純粹外科病也就是創傷外科者較為罕見。以較為罕見的純粹外科病概括整體以作為計算基礎，恐有不當。」

【石黑男爵的演說】：

〈各項論：其四〉

「醫師開業應宜任其自由，優勝劣敗而行自然淘汰。」

「此醫師開業應宜任其自由之說，即甲、乙、丙、丁凡無害於世的醫者皆可自行開業而毋須加以拘束。假設不能利國福民而被認為有所傷害者，則必須用法來加以拘束。例如與新醫方相比較，舊醫方絕非僅是利少而已，其更被認為是有害的。假令有關於性命安全而妨害到個人自由，並無不宜。故應廢止新、舊醫共同舉辦醫師開業考試。」（陳按男爵前文先是贊成東、西醫術各自舉行執照考試，此處則露出真面目，反對東洋醫術舉行執照考試，這才是其發表演講的真正目的。男爵大言舊醫方是有害的醫術，那麼對照前文"當時全是基於本邦固有醫方，更吸取漢醫方的長處，彌補我邦醫方的短處…千餘年來拯救我民痛苦者全賴其功。"豈不前後立場矛盾？還是明治維新之後，突然一夕間漢方醫學就變成有害的醫術？）

【和田啓十郎的評論】：

「醫師開業應任其自由一說，雖然從真理來觀察係最為上策，但是要特別尊重醫道，故其僅適用於精研於醫職者；這是一般社會對此的認知。然而此說產生的弊害波及之處，幾乎無法計算。僅就記憶所及，幼時我處鄉里附近有兩三位所謂的神妙醫師，稱為鍛冶醫（平常以鍛冶工為本業，偶而行醫）、桶屋醫（平常以桶工為本業，偶而行醫）…等。爾等多少懂點醫藥診療，雖然類似行醫；但是從醫師必須具有一般醫學知識的角度來觀察，爾等診療幾乎有如兒戲。如讓爾等之流恣意蔓延於社會，終會釀成嚴重的大事。推得有關於此設立一定的制度，由政府保證其素質，不失為公允仁德的作法。舊方醫家多忽視此簡單的道理，針對於此建請政府應另制定漢醫開業考。我輩在窮無對策之下，只得獻上此拙策。」

【石黑男爵的演說】：

「真正新醫需透過政府考試而決定是否發給開業執照，及格通過者即代表政府保證其素質。但是現在連利少害多、世人用之無效的舊醫都加以保證的話，其舉有如〈通貨法〉金九成、銀一成與金一成、銀九成的贋金齊同發行般地荒謬。」

【和田啓十郎的評論】：

「舊醫被訛認為今世用之無效，淪落被指責為類如偽金、贋金等的比喻。我對於男爵用如此惡言頗不以為然。與其惡言不如指出舊醫不具備基礎醫學，針對舊醫更可輕易論戰其醫理等。男爵並無意對舊醫有所期望，光憑崇高的爵位尊榮卻口出惡言，其顯耀身分的爵位光輝又有何意義？」

【石黑男爵的演說】：

〈各項論：其五〉

「舊方醫者如要繼續執業，則應只限於缺乏新醫的偏遠地方。」

〈各項論：其六〉

「新方醫者的德義心較薄，較不親切；不如舊方醫者柔順。」

【和田啓十郎的附言】：

「面對男爵的指責與國家的政策，首當其衝的舊方醫家們，恐要多費神思考如何存續的計畫良法。我僅能詳列細項說明存續舊醫的理由，而不與男爵強辯。

我寧願男爵能吸收爾等理由，因為深切地評論是頗為勞心勞力的。故如果學術上沒有需求的話，諸多評論不妨暫予省略。」

【陳註】：

男爵相當攻於心機，慣用兩面手法隱藏其真正目的而混淆立場。例如先是說贊成漢醫的執照考試，而後又反對。先是反對漢醫執業，然後又施捨說缺乏新醫的偏遠地方可允許漢醫執業。先認為漢醫是有害無利的醫術，然後又加以摸頭說漢醫者的德義心較柔順。結論更冠冕堂皇漂白為 "並無考慮到個人利害關係"。

【石黑男爵的演說】：

「上述所論得知今日國家應著力針對新醫（陳按毋須對於舊漢醫）設置一定的考試法律制度，經過考試及格者才發給開業醫的證明。然而因為不懂西洋外科就不懂治病，不懂西洋外科就無法預防傳染病。如果爾等舊醫也發給開業醫證明的話，人民依賴爾等舊醫治病必無療效，其舉則政府與掛羊頭賣狗肉者何異（男爵出身外科，故將外科列為醫師的首要）？」

【和田啓十郎的附言】：

「男爵未設立漢醫養成教育的制定科目；其論斷未免言之過早而有所失。」

【石黑男爵的演說】：

「治療 "明治維新之戰（陳按1868年）" 負傷者之醫療報告雖然缺乏完整的統計資料可作參考。但據我記憶所及，有英國公使館的 William Willis 醫師抵達越後高田（陳按越後國高田藩即今新潟縣上越市，面向日本海）。經由柏崎（陳按屬日本新潟縣，面向日本海）、會津（陳按福島縣西部，原屬陸奧國），而最後回到東京。在戰爭中此醫師共治療 16 名手腳被砍斷的傷兵，結果其中只有 2 名僥倖免於一死（陳按當時作戰多以武士刀廝殺，多為斷肢或胸腹等被剖傷者）。

過了八、九年，即明治十年發生的 "同十年之戰（陳按1877年）"，由我主持的大阪臨時醫院，診治於此戰爭中 60 位手腳切斷的負傷者，經手術後其中生還者有 33 位，死亡者僅有 27 位。後送至大阪臨時醫院者多已是負傷多日，且傷口已惡化者居多；但仍然保有令人滿意的診療成績。」

【和田啓十郎的評論】：

「外科手術顯著地進步，故足以讓洋醫自當誇耀之處；關於此點東洋醫家畢竟是無法並駕齊驅的。但是男爵在引用外科手術進步之同時，並無合併評論其內科病的治療成績。洋醫連一、兩位療效良好的內科病例也沒有引述，我迫切期望男爵能補強治療內科病例的數據。」

【石黑男爵的演說】：

「尤其現代醫學又經過十五年的進展（陳按從1877～1892年10月20日發表演說止），現今即使是年老醫師（陳按儘管其動作遲鈍）操刀，手術一百人而確信痊癒者可達九十餘人，最多只有五人死亡。遑論少壯派醫師的醫術當更為精湛。新醫方如此日新月異地大幅度進展，此點絕非憑據墨守成規的舊醫家所能達成的。特別是學術上必為古不如今，醫學診療更不能遵從千年以前的舊醫方。如果我國醫學教育仍因守在神農、仲景的學術課程，豈能有今日如此的進步？」

【和田啓十郎的評論】：

「神農、扁鵲、仲景等古醫家的觀點逐漸消失於現代醫學中。例如現代醫學治療熱性病惟有用"冷卻"方法來降溫，絕無施以"溫熱"方法降溫的觀點（非但沒有溫熱藥膏敷布或可溫敷於肌膚外部，更缺乏能溫暖體內的內服藥物）。又如下利病，洋醫只有如何直接收澀止利的考量（缺乏或可施予下劑一、二回頓挫而以求止利）。甚至缺乏"連續施予下劑以頓挫病根，病根一除則下利自止。"的治療觀念。洋醫將症狀的主客本末倒置，隨意施治；爾等卻動則開口：『世界共通的醫學就必須依據共通的醫術施治。』洋醫有何理由忽視日本與洋國人民的體質差別？有何理由忽視每一個人體質的特異性？在『世界共通醫學』口號的裝飾下，為何日本人民就得先作巨大的犧牲來陪葬？

依據大正元年（陳按1912年）八月十二日傳染病預防所的事件，警視廳第三部部長的書面文件曾紀錄：『交付小兒腦膜炎的死亡診斷書之前，先行屍體的糞便檢查。結果在190位屍體中，居然有54位糞便中明顯發現有赤痢菌。』按如果擴大檢驗，恐會有更多小兒腦膜炎屍體的糞便含有赤痢菌。證明"下利症者處以下劑則其利自止。"的正確治療觀念。洋醫胡亂地逕自投以止瀉劑來治療下利；釀成毒邪內陷而多釀成死亡。

麻疹、痘瘡等伴隨的高熱類同前述下利症，絕不能全以冷卻方法降溫（陳按應先辨別病勢陰陽），如此施治才能得到萬全的療效（和田註：發疹性高熱絕對不能用冰囊冷卻皮膚）（陳按應更正說病勢朝陽者才能施以冷卻法降溫，而發疹性高熱者多為病勢朝陰者）。

病人稍有高熱者，洋醫輩都非常恐懼，妄說高燒會繼發為腦膜炎、肺炎。故舉凡一見有高燒者，洋醫即直覺地全施以冷卻法降溫（陳按台灣西醫至 2015 年仍如此處置而列為標準程序）。洋醫這種錯誤的治療方法（陳按西醫沒有病勢觀念，高燒而病勢朝陰者照樣施予冰敷）會釀成腦膜炎、肺炎而死亡（陳按病勢朝陰者其邪熱被冰敷遏阻，無法從皮膚散出，內熱壅盛於腸胃或上衝於肺部、腦部）。身為醫師名分而卻毫不在意羞恥者比比皆是。

我曾治療一腸チフス（陳按音譯為腸窒扶斯，指腸傷寒桿菌而非關太陽病之傷寒。）病人；已歷經兩位洋醫治療，其中更有某醫院院長會診商議，但是病情依然毫無進展。病人終併發肺炎，雖然醫師施用 5 個冰囊、日夜不停地予以全力冷卻，卻仍然維持高燒攝氏 40.3～40.4 度不退。發病第 53 日，病人突然腸出血，完全昏迷而不省人事，大小便失禁，打嗝兩晝夜不停。性命旦夕垂危之際，召我診治。其症狀完全陷入陰性症狀（陳按其病勢明顯朝陰），企圖施予冷卻方法降溫必定錯誤（陳按病勢朝陰者其邪熱被冰敷遏阻而邪熱反壅盛於腸胃）。於是我撤除 5 個冰囊，囑咐嚴禁冷性飲食與藥物，改主以含有附子熱藥之黃土湯（陳按出自《金匱要略》：下血，先便後血，此遠血也，**黃土湯**主之。甘草、乾地黃、白朮、炮附子、阿膠、黃芩各三兩、灶心黃土半斤），肌膚外貼溫熱之pap（陳按其為一種含熱性膏泥狀藥物的貼布），打嗝當日即止。每日溫度下降攝氏 0.3～0.4 度。七八日之後發燒全退，體溫恢復正常，漸漸脫離鬼門關而終至痊癒。

上數病例不過是我記憶中的一例。洋醫施予錯誤的診療手段，或釀成病人長期呻吟於病床，或釀成軀體上的毀損，甚至或死於非命而含怨歸天，爾等諸多為世人所不知。醫師若不經常地遵守扁鵲、仲景的治則，則病人免不了屢召災禍。」

【陳註】：

「明治維新之戰」又稱戊辰戰爭，即 1868 年 1 月～1869 年 5 月維新政府與舊幕府之間的諸內戰。包括鳥羽伏見之戰、東北戰爭等，最後維新政府擊潰德川幕府、彰義隊、奧羽越列藩同盟、蝦夷共和國等舊幕府勢力。

明治十年發生的「同十年之戰」又稱西南戰爭，即 1877 年 2～10 月以西鄉隆盛（さいごう たかもり 1828～1877）為首，用清君側的名義對維新政府所發動之戰爭，也是日本最後的內戰。隆盛出生薩摩藩國（鹿兒島）的武士家族，輔佐維新政府勸降德川幕府而攻入江戶（東京）有功，戊辰戰爭後被命為陸軍大將和近衛都督。維新之後，隆盛同情武士沒落，以徵收台灣為名義企圖尋求出路。此建議為朝庭所拒，憤而辭官回到鹿兒島開設武士學校。1877 年率領武士征討維新政府，失敗後西鄉隆盛切腹自殺而死，壯烈悲劇地留下武士遺風。2003 年電影The Last Samurai（中譯：末代武士）是在描述日本傳統的武士道精神，即以 1876～1877 年的西南戰爭與明治維新作為背景。

西鄉隆盛同時亦為文學家，一生與台灣關係密切。1851 年初，西鄉隆盛接受薩摩藩主之命前往台灣探勘。由琉球群島南下，抵達基隆社寮島時，發現有清兵駐守，於是轉往東行，越過烏石港，從南方澳的一處沒人看守白砂海灘上岸（內埤海灘）。在該處居住半年與一位 17 歲的平埔族少女「蘿茱」相識，日本學者推測太郎（長子）應該就是在此時產下，不過父子兩人並未相見。

　　1871 年 11 月琉球宮古島 69 位漁民在屏東滿州鄉外海發生船難。3 人溺死，66 人上岸，其中 54 人或因語言溝通不良而被牡丹社排灣族殺死。12 人倖存由台灣官方轉送福州，再遣返琉球。日本藉口琉球歸其管轄而興師問罪。滿清官吏毛昶熙竟言：「生番既屬我國化外，問罪不問罪，由貴國裁奪。」日方師出有名，特將西鄉隆盛胞弟西鄉從道晉升中將，並任命為台灣蕃地事務局都督。從道 1874 年 5 月 2 日率 3658 人由長崎南下，5 月 8 日從屏東車城灣登陸，兵分三路。5 月 22 日攻進四重溪石門隘口（今牡丹鄉石門村）。原住民利用地形驍勇善戰，但因裝備落後，終於 7 月 1 日失敗投降。日軍雖僅戰死 12 人，但因山嵐瘴氣而病死 561 人。之後日軍駐紮於龜山（約鄰車城鄉海生館處），至今留有「明治七年討蕃軍本營地碑」。最後日軍透過外交途徑，獲得滿清賠償而退出台灣。此即「牡丹社事件」；日本稱為「台灣出兵」或「征台之役」。滿清於 1895 年馬關條約將台灣割讓給日本，台灣總督於 1936 年在石門隘口山頂興建「西鄉都督遺績紀念碑」，表揚西鄉從道的勝利。1945 年台灣光復，1951 年首任屏東民選縣長張山鐘認為碑文有辱國格，更改碑文作「澄清海宇還我河山」八字。其意在向海內外澄清「牡丹社事件」的經過，同時褒忠台灣原住民愛國之舉。2015 年 8 月 11 日，日本神職佐藤健一贈送檜木神社一座給當地，透過神道教、基督教與排灣族祭禮來啓用該神社（原有神社毀於 1945 年），牡丹鄉耆老希望藉此祈求和平與省思。台灣割讓日本初期，全島原住民英勇抵抗日軍，無奈各種因素不得不投降日軍。二次大戰期間，原著民反而披上日軍軍衣出征南洋（高砂義勇軍）；總數約 4000 人，不到 1000 人倖存。歷史總愛捉弄人，統治者卻喜以自己的立場來曲解歷史。

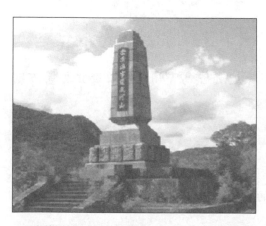

西鄉從道紀念碑碑文被改作澄清海宇還我河山

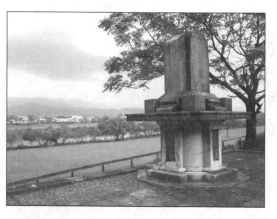

宜蘭縣宜蘭河堤岸旁的西鄉（菊次郎）廳憲德政碑

1895 年日本統治台灣，西鄉隆盛次子西鄉菊次郎（母親為日本人而非蘿茱）於 1897～1902 年赴台擔任首任宜蘭廳長。菊次郎並整治宜蘭河，修築堤防，解決水患。該堤防今稱「西鄉堤防」或「西鄉堤」即在紀念菊次郎。堤防的西門橋舊稱西堤橋，菊次郎 1902 年卸職回日後，宜蘭仕紳於 1905 年豎立「西鄉廳憲德政碑」以資紀念。1923 年將原石碑安置巨大的碑座上，並移至西門橋東側堤防的現在位置，今已被宜蘭文化局登錄為歷史建築。西鄉兩位叔侄先後曾在台灣南北各留有紀念碑。照片上左引用 Tony 的自然人文旅記。照片上右引用旅遊達人網。

【石黑男爵的演說】：

〈各項論：結語〉

　　「醫學是作謀求國家的利益，故絕對不能讓舊醫方單獨成立，也就是舊醫方不能繼續作為一項職業。無法想像昔時流行舊醫在玄關供餐、剉藥、製造藥丸，只讀數本古書醫籍，以住家即可作為修習診療的養成處所。今需先在私塾修習數年，其次於高等中學醫學部研讀五年，然後在大學修業前後又至少十年。最終還要經過嚴格的考試，不厭勞苦方能取得診療開業執照。故不能允許存有捷徑可取得開業執照的僥倖心理（陳按意指舊醫的養成教育與開業執照之取得過於草率簡易）。」

【和田啓十郎的評論】：

　　「男爵一提出此議案，立即獲得所謂有志新醫者火速贊成。一時僥倖取得漢醫資格之卑劣者固然是事實，然而果真國粹醫術被滅亡，存有極端悲憤者也是事實。為防止一時僥倖取得漢醫資格的鼠輩，東洋醫術應制定考試科目，明顯地有效遏止鼠輩而使其遁竄逃逸。此議案何以要牽累到舊醫方呢？」

【石黑男爵的演說】：

　　「以上並無考慮到個人利害關係，我所陳述者皆為實情。如果設立舊醫方則其所伴隨的弊病如下所述。」

〈其一：〉

　　「修習高等學科者、即現在所謂真正醫師的人數會遞減。爾等多轉向修習學科較簡易的舊醫方，造成劣等而不具學術的醫師反會增多。」

【和田啓十郎的評論】：

「列隊於玄關處、一蹴即至而輕易取得醫師開業資格的時代業已過去。有關於漢醫開業資格，其必須根據醫師法通過一定程度的考試。如此舊醫方修業科目的困難度絕不遑讓於新醫方。」

【石黑男爵的演說】：

〈其二：〉

「劣等的舊醫者無法貢獻於衛生、法律、軍事等用途，故雖存在有這些舊醫，但是爾等不必對國家盡義務，即所謂"治外法權醫"（陳按指義務豁免權的醫師）。」

【和田啓十郎的評論】：

「上述問題主要是由漢醫養成教育的設定科目所決定。如能規劃執行適當的漢醫養成教育制度，哪裏會培養出無益於國家的人才呢？」

【石黑男爵的演說】：

〈其三：〉

「增加劣等醫師之人數則會導致我國醫學程度的下降，伴隨著大量引進外國投機取巧的醫師（陳按大賺日本百姓的金錢），如此一來我國的資金則會輸往國外。」

〈其四：〉

「舊醫會促使國家衛生化驗判斷等的能力不足。今傳染病甚為囂張，國家無法適當而正確地作出化驗判斷，那麼意謂者人民的性命與權利將會損失。」

〈其五：〉

「舊醫終會降低外國對日本醫學素質的評價。例如我國加入國際紅十字會就是代表日本醫學具有相當的水平（陳按男爵擔任首任日本紅十字會會長），又外國承認日本醫師的診斷也是象徵日本醫學的進步。舊醫皆會降低爾等評價，甚至成為修改不平等條約的障礙（陳按 1854 年 3 月 31 日江戶幕府與美國簽訂〈神奈川條約〉，日人稱為〈日米和親條約〉。規定日本必須開放伊豆的下田與北海道的函館兩港口與美國通商，並保證遇難的美國士兵獲得安全保障等。江戶幕府的鎖國體制就此崩解。男爵中將刻意替漢醫戴上妨礙軍事外交的大帽子）。」

〈其六：〉

「諸如前述，舊醫將會使國家經濟遭受莫大的損失。」

341

【和田啓十郎的評論】：

「以上四條我雖沒有個別附上意見，重點是男爵的立場視舊醫方為劣等無用之物，理所當然會有上述的結論。然而根據我臨床實際的驗案證明，我的立場寧願說舊醫方的優點遠勝過新醫方。彼此意見既然南轅北轍，故毋須在此更加贅言。究竟孰優孰劣惟賴識者能作出公正的最後判定。」

【石黑男爵的演說】：

「從上述的結論推得必須廢除漢醫。將漢醫存之於歷史則可，今再予獨立開業則不可。如果罹患疾病時自己委託於新醫治療，一方面又公開贊同漢醫的療效。其舉好比遠洋航行時自己乘坐鋼鐵製的汽船，卻贊同友人乘坐木製的日本船一樣，其心態與不仁者何異？」

【和田啓十郎的評論】：

「無論汽船或木船，航行最重要的是能安全到達彼岸。紙上空談者毫無意義（陳按男爵早年雖曾跟隨象山先生習讀漢醫典籍，但全無漢醫診療經驗，故和田諷刺其紙上空談），順其自然藉由最後公平無私的判定，謹此靜待自然地裁斷。」

【石黑男爵的演說】：

「世俗醫師稱謂者林林總總而毫無管制。各位閣下聽取我對此重大問題所發表的淺見，我內心深深地表示感謝。目前從事臨床診療，也從事醫學研究，今日能與各位閣下議論國政，拙言如不被丟棄，謹在此懇切深篤地感激不盡。」

【和田啓十郎的評論】：

「男爵美言如蜜如酪，列座數百國會議員被灌得數十世沉醉不醒。」

拙作第一版完稿之際，曾當面呈給男爵以求其作序。一見面我客套禮敬話還沒說完，男爵即厲聲斥責：「我自幼即涉獵於東洋醫學，遠比世上所謂的漢醫輩熟稔更多的醫籍。然而漢醫並無長處可取，東洋醫術畢竟僅是無用累贅之物。」

我聽完回答男爵：「東洋醫學是實學而非紙上空談。西洋學術是依據演繹理論所構成，並以其推理的過程來判定優劣。東洋學術則是依據歸納理論來實際記載，並以其事實的驗案來判定優劣。閣下曾選擇何首漢劑湯方？使用幾年？治療幾千人而得出漢方為無用贅物的結論呢？」

男爵回答：「我雖自幼廣泛地涉獵漢方醫書，但是未曾親自配劑草根樹皮，也未曾以漢方施治於病人。」

我仰天長嘆：「假如憑藉西洋演繹法來評斷歸納法的東洋醫術，恐自當不知東洋醫術為何物。而且一旦臨床無法獲得其療效，也不管何人抗議即一概加以否定，爾等則不知東洋醫術的奧妙。閣下未曾親自臨床實驗，故未得東洋醫術的奧妙，所述不過是妄論臆說而已。」

男爵回答：「原來如此！原來如此！我之所以會排斥漢醫，乃是爾等無視現代基礎醫學，胡亂誇稱漢醫療效。天下法規繁雜多條，還好並沒有一條明文禁止使用漢醫術。今日小子你依據基礎醫學而運用於漢醫方，幾乎近似我的理想。於是立即允諾為拙作寫序。」

然而拙作第一版完稿（陳按1910）準備託人寫序時，居中有漢醫河內全節（1824～1908。幕府醫學館畢業，1876年東京開業，曾師事淺田宗伯與今村了庵，撰有《日本醫道沿革考》）、淺田恭悅（陳按淺田宗伯的養子1856～1909）兩位，洋醫有恩師長谷川泰（1842～1912）、石黑男爵。雖都承蒙應允。但是將發刊之際，河內與淺田二氏不幸相繼去世（陳按長谷川泰恐已病重或不敢打擾）。於是我考慮不託人寫序文，故沒再委託男爵寫序文（陳按指第一版）。（和田註：本書增補版完稿，再度請求男爵寫序文時，男爵以病重為由，加以辭謝。）（陳按和田於增補版大力指謫男爵的演說觀點不是，今又要人家寫序，此事對男爵的身分與立場而言真是情何以堪，換成是筆者，我也會找藉口加以拒絕。）

男爵言：『醫學應苟日新、日日新、又日新，修習通達四方，止於至善。』吾輩應奉為金玉良言而遵行之。縱然如此，但是男爵對東洋醫述最後總結為劣等一事，因為其不懂東洋醫術的真正價值，故吾輩對其總結毋須容忍。男爵並無親自臨床的漢醫驗案而口出妄言，故顯然不足以證明男爵的論點正確。

諸如男爵謬論而世俗妄信之，最終目的要將漢醫驅逐出現代社會。具有理解力而賢明的我國國民，面對醫事衛生成效的日漸衰退卻不明白。爾等與西洋醫流皆幾近入於長生不老、有如夢幻般的境界，不停地誇耀謳歌西洋醫術而不自知。

真正瞭解漢醫方奧妙者，眼見漢醫瀕臨滅亡即惶恐會陷入不測之深淵。洋醫輕薄之流不懂採用漢醫醫理的奧秘，卻逕自胡亂地嘲笑漢醫為頑陋之徒而責罵不休。按東洋醫術是我國珍貴的國粹，其被世界稱讚為最高的醫學。今漢醫若欲得其道，必須韜光養晦而靜待藏於深山野谷的名醫來發揚。如果漢醫失傳則無法得其道。我為後世者力言（陳按其為漢醫而對男爵強烈辯言），予豈好辯哉？予不得已也。

【陳註】：

演繹法（Deductive Reasoning）者，其結論必可由已知的前提而以邏輯推理得之。邏輯推理主要分為正斷法與逆斷法。例如直角三角形其中必有一個角為 90 度。正斷法為：凡三角形有一個角呈 90 度者，即稱為直角三角形。逆斷法為：凡非屬直角三角形者，其沒有一個角是呈 90 度。歸納法（Inductive Reasoning）者，其藉由觀察綜合諸多現象以導出結論，居間過程並無固定的邏輯可循，所導出的結論也未必完全正確（視其歸納能力優劣而定）。西醫是以演繹法作為基礎的，故西醫診療可建立處置的標準操作程序（SOP），例如針對外感發燒症狀者主以阿斯匹靈等退燒藥，兼用冰枕予以降溫。但西醫沒有病勢概念，不去管病人發病當下的體質是朝陰或朝陽發展，推得其標準操作程序未必真正標準，甚至反而使症狀加重。臨床驗得病人或燒退又復發燒，或燒退卻另轉為咳喘等。中醫則是以歸納法作為基礎的，故需先經由中醫師觀察綜合諸多現象以判斷病人的病勢，再透過「方證相對」選擇出真正適合病人的湯方。故中醫治療外感發燒者有用溫熱藥者，也有用寒涼藥者。簡言之中醫是行客製化而量身訂造出個人服用的湯方。西醫是藉機率的高低，選擇出適當的治法，一體通用（SOP）而不管個人發病當下體質之差異。儘管爾等現代醫學的病名相同，但是中醫開方是因人而異，故或分別處以不同的湯方。萬病同此。中醫師需得多年浸淫典籍與師友的提攜，相當經驗的累積才能確切掌握「方證相對」與「病勢」。歸納法不能保證所導出的結論必定正確，全憑個人能力而定。因為中醫師個人觀察綜合的程度不齊，即歸納的能力優劣不一，故臨床療效的優劣差異也甚大。

下篇第三〈湯本求真漢洋醫方的比較〉：

　　拙作初版而引起對古醫道興趣者，前後雖有數十名，但多係僅簡短地欲求治病之法，以求能擠入良醫的行列。其中能日夜匪懈不停地浸淫古醫道奧妙真理者，惟有吾友湯本四郎右衛門一人。湯本氏以第一名畢業於金澤（陳按屬石川縣，九州西部面日本海，福井縣東北，江戶加賀藩的城下町，當時為日本第四大都市，僅次江戶、大阪和京都）醫學專門學校，曾開業於能登國（又稱能州，能登國約在石川縣北部的能登半島）的七尾町。湯本氏俊才曾於日露（陳按日俄）戰爭中為國出征，參與紅十字的救護班編組而得有功勳。雖精於西洋醫術，但胸中仍自覺學有不足。

　　湯本氏偶讀拙作而倍感興趣，曾寄信函言立志要努力來學習古醫道，先學脈診，次學腹診。我當時以為今日洋醫連脈診都不明白，或僅知脈診而非古脈法；甚至非據古脈法而任意地批評脈學。湯本氏靜靜地先從脈學窄門而進入古醫道，日夜不停地攻讀先聖醫典（陳按指《傷寒論》、《金匱要略》等）。深思熟慮、精審細查地研究古醫道，有所疑問處便以信稿向我詢問。迄今已達三年而醫技大進，驗案頗多。其觀察犀利，慧眼炯見，立論嶄新而大快人心。我一向最不喜歡紙上談兵的虛空玄論。湯本氏親身實驗古醫道，客觀比較東西醫學而有所心得。若非得證於湯本氏的臨床驗案，拙作的理念不知要等到何時才會被證實。悉聞其評論〈東西醫法的比較〉與治驗醫案等信稿已堆積如山，今不得不舉列最適切的見解與驗案數例收錄本第二版中，以饗同好。然而讀者毋須偏信湯本氏所言，更毋須阿諛附和拙作的見解（陳按自謙詞）。今依據三年間信稿的時間次序而輯錄，讀者自能領會湯本氏先後進步的程度。

（甲）〈湯本求真的醫論〉：（標題醫論2字原文作：所感。下同）

湯本醫論〈01〉：選擇漢醫方

　　數年來我對自己所修習的洋醫毫不存疑；故熟知和田先生所提到的胃液檢查、胃洗滌等。洋醫治療胃酸過多者的病人處予鹼性劑；胃酸缺少者的病人處予鹽酸劑；胃蛋白酶缺少者的病人處予胃蛋白酶劑；消化澱粉障礙者的病人處予澱粉酶劑。自認如此的對症治療是符合解剖學、生理學以及理化知識的應用；同時也是基於精密而確實的診療。此模式只是給予相對、無害的藥物以中和病狀，即如化學家於玻璃試管實驗的方法。但是人體生理的奧妙異於無生物玻璃試管內之作用。人體胃內容物是因由胃實質的病理變化所導致，故在治療上必須糾正其胃

實質的病理變化，不能著於中和其胃內容物。好比治水須探究其源頭本因，而非著於防止末流的氾濫或枯乾，否則治水怎會成功？

並非只有消化器官如此，神經系統的疾病也是一樣。解剖學、生理、病理等的研究分類甚為詳細，其治療上卻極為單純。釋放神經作用者以沃剝劑。鎮靜神經作用者只有臭素劑（和田註：電氣、水療、鐳療法等非屬鎮靜神經作用）。其療效非但門外漢，就算是真正醫師也是無法令人滿意的。其他呼吸、循環（陳按原文血行改作循環，下同）、泌尿組織器官的治療同此，都是淺薄的、表象的療效而已。諸病的終極治療只有兩條路，亢奮性者用嗎啡劑、沉降性的疾病用樟腦劑。此外並無良策，號稱先進洋醫的真面目竟是如此，豈不應自覺形穢？

我心中曾一度湧起懷疑的念頭，現代醫學的效用只不過是麻醉、瀉下、驅蟲而已。除了等待患者基於對洋醫信念而誘導出身體自然良能的時機以外，並無其他方法能使患者儘早痊癒。故我逐漸產生診務的倦怠感，在不知不覺中萌生自暴自棄。幸而在偶然的機會下，承蒙和田先生的知遇之恩，嘉惠我而能一探偉大光明的漢醫。

閱讀和田老師大作《醫界之鐵椎》之際，其條理有序，更能符合事實。我親自實驗於臨床時，雖然心裏多少懷有不安，但是卓越的療效讓我完全冰釋、毫無存疑。同時對皮相的、客觀的、局部的、非綜合的洋醫竟耗費我半世心血，實在後悔萬千而無限感慨。原本要仿效秦始皇坑殺十萬儒生、燒毀百萬圖書而盡毀洋醫書籍；經過冷靜思考以後而作罷。畢竟人體的構造如何？各組織器官的功能如何？爾等全賴洋醫醫籍詳細解說之賜，比較參照的結果下，終於有所領悟而不再憎惡洋醫醫籍。

回顧從去年開始投入漢醫，對和田老師提出許多愚昧的問題，對其造成很大的困擾。老師有如慈母愛護子女一樣，不厭其煩地反覆再三解說，不吝巨細靡遺地指導，此恩澤令我誠摯地感激不盡。我好比暗夜獨行而處於朦朧之際，只略能一窺漢醫方的輪廓外形而已。古人名言：「書讀萬遍，其意自通。」此句真是正確，剛開始讀漢醫典籍時，只能略通其文意而已，還無法透徹其道理。反覆細讀，熟知玩味；再結合諸方知識之後，漸漸能形成更深層次的觀念。現今對陰陽、虛實、表裏、內外、主客、本末、輕重、順逆、隨證治之等真理已較有明確的概念。

【陳註】：
沃剝劑為碘化鉀 KI（俗稱鉀碘），可用於合成甲狀腺素，糾正垂體促甲狀腺激素過盛，使因缺碘而腫大的甲狀腺縮小。大劑量碘有抗甲狀腺作用。碘化鉀可改善凸眼，減慢心率，降低代謝率。在核電廠因災害而輻射外洩時，讓周邊住民服用碘片，可使碘在甲狀腺裡飽和，減少甲狀腺對放射性碘－131的吸收。

臭素劑即溴化物 Br，常溫為赤褐色液體而有惡臭味故名。其揮發物會刺激眼睛黏膜，有毒。臭素酸即 HBrO₃，台灣稱為溴酸。

鐳 Ra 是在 1898 年由居里夫人所發現，具有放射性。台灣北投地區的溫泉含有少量的鐳元素據，悉對神經痛、關節炎等有治療作用。本文 1915 年出版，離居里夫人發現鐳只有二十多年，鐳療法應指浸泡含有鐳的溫泉以治療神經痛等。

湯本醫論〈02〉：優秀的古方

《腹證奇覽》是研究腹症的重要參考書，但是其文辭曖昧不明，前後不少矛盾，而且並無網羅各種腹症，存有許多遺漏。今舉一例說明，例如桃仁承氣湯的腹症只有列出小腹急結；但是根據吉益南涯先生的治驗，有用桃仁承氣湯痊癒心下石鞕的患者。推得《腹證奇覽》僅是就其形式之說而已（和田註：中神琴溪謂書本為無用之物，正為此意）。永富獨嘯庵先生曾云：「要掌握千變萬化的腹症，必須歷經歲月與巧思，接觸相當多的患者之外，別無良策。」《腹證奇覽》這本書只能知其大要，其在細節上總是沒有說清楚。如果能將《傷寒論》、《金匱要略》、《難經》、《類聚方》等經典熟讀玩味；參照《建殊錄》、《方伎雜誌》等治驗。如此臨床面對患者時基本上就不會犯下大錯。

我至今尚未閱讀《萬病回春》、《醫心方》等後世派醫籍。原南陽、片倉鶴陵兩位先生是依據後世派觀點而撰書；其方法好比打獵的新手，散彈連發而圖僥倖以多命中。其湯方由許多種藥物組成，居中或有一、二種有適合於病症者，多少或有些效果；但是如果以整個湯方來觀察則否。暫且不提小病小邪，大病大邪施予爾等湯方則幾乎不可能痊癒。反觀仲景師的湯方，方中每一味藥都是必須的，無一味藥是多餘而充當散彈者。其對準目標無誤，全彈則具有完全粉碎病邪的偉大效力。此偉大效力的湯方即似射手名家的利弓利箭。但是如將此利弓利箭交給技術拙劣的人來操作，其運用則甚為困難；多次射擊卻始終無法命中目標，只是白白浪費子彈（陳按或利箭）而已。

儘管如上所述，但是實行起來恐非易事。不從古方入門的所謂後世派者，終其一生皆為散彈連發，僥倖萬一或擊中目標則慶幸不已，食髓知味而不知反悔。甚至僅憑數月之見識，即非議古方先賢的仲景。但是依據我深耕浸淫於古方的經歷，對古方的信念毫不動搖。即使在洋醫全盛時期的今日，仍然不屈不撓；恰如矗立於海中的巨巖，無畏怒濤狂浪猛烈地襲擊，堅持實踐先賢祖述的古方教誨。我輩後進者應對古方感動奮起。和田先生的操守自在意料中地令人仰慕。這種偉

大優秀的醫道並非經親自實驗的洋醫所能夢想得到，我輩與其體諒爾等不懂古方的真正價值，倒不如譏笑爾等之無知。

湯本醫論〈03〉：讀書的心得

　　書讀多而缺少見識者，例如貧窮者逛三越、天賞堂等百貨名飾店，眼見皆為珍貴器物而欲全部購買，無奈錢財有限，迂迴再三而始終無法決定到底要買什麼？書讀多而具有卓見者，例如富有者逛三越百貨、天賞堂名飾店，儘管珍品寶物琳瑯滿目，但是家裏都早已有購置，並不會感覺爾等為珍品。只有最具希罕的一、兩件寶物以外，並無特別購買的強烈慾望。又富者觀察物品時，不會受物品的外觀美麗所誤導；並能確切鑑賞其內在實質的好壞。因為富者會將其與先前購買的珍品作比較，故能識貨而買到真正的珍品。窮者則否，不具有鑑賞物品的判斷力，誤以為百貨名飾店所販賣者皆為真正的珍品，看到甚麼都想買下，以致終生蒙昧而損失。

　　在購物時首先要衡量自己荷包有多少金錢，在買得起的前提下選購最優良、最重要的物品；其他的物品等到另有錢財時才來購買。當慢慢地累積財富而達到有錢階級時，那不只是三越百貨、天賞堂名飾店，舉凡東京市內的大小商店、緣日店、巷內小店等都有能力購得。甚至非出土古物就無意探尋般地挑選珍奇藝品，廣泛地蒐求各種物品而不管有無必要性。可是經過仔細思考，所選購者皆為不實用的累贅物品；這是購物的蘊奧（陳按因為先已有鑑賞購物品的經驗，所以自然產生其是否為累贅物品的判斷力）。用此例來比喻讀書家、學者等研讀書所必須具有的心態（陳按即在有限的時間下首先應選讀最優良、最重要的書籍。有此判斷力後，即使有多餘的時間去看其他的相關書籍時，如經過仔細思考，自有能力分辨其優劣）。否則有如貧者上三越百貨、天賞堂名飾店等，被珍品寶物琳瑯滿目所迷惑而不知如何選購。

【陳註】：

　　「緣日」是指和神佛有緣份，用以供養或祭祀的特殊日子，以能求得神佛保佑，闔家平安。平安時代（794～1192）隨著佛教在日本盛行而漸舉行祭祀活動。這種聚會類似台灣道教宮廟作醮日。此日會聚集大量的信徒祭祀；小販也會蜂擁而至，其攤位即稱為「緣日店」。

湯本醫論〈04〉：永田德本、吉益東洞、原南陽、淺田宗伯的評論

　　書讀少不如書讀多；但是多讀不如精讀。所謂精讀必須具有透徹字裏行間的眼光，並不會被著者所同化；同化則無法瞭解著者正確與否。畢竟同化不過是膚表的從外部盲從而已，盲從只是充當著者的僕役罷了，其讀書效果必折損大半。故最初雖被著者同化，一心同體地窺探著者的真意。得其真意之後，即迅速地回歸自己本身，以批評的眼光來挑戰著者，闡述批判著者所言的優劣與真偽。

　　只有永田德本與吉益東洞先生的著作能具有真正讀書的效果。爾等思想歷經千錘百鍊，有規有矩、整體統一。恰如常山之蛇，打其蛇頭則蛇尾上撲；打其蛇尾則蛇頭返咬；打其蛇身則蛇頭與蛇尾一起夾擊。即蛇首、蛇身與蛇尾合為一體迎戰。整體作戰有如統率精銳而馳騁於千軍萬馬之間。反觀原南陽與淺田惟常先生，雖不愧為當時之泰斗；但爾等著作易陷入濫讀之弊，其思想缺乏統一[1]。軍容雖然盛大，然而多屬烏合之眾。雖或能擊潰弱敵，但對於旗鼓相當的強敵則否。如此作戰能力實在大大危險。原南陽與淺田自認屬東洞流派，但卻毫不留情指摘辱罵東洞之學；然而爾等所學卻遠不及東洞先生。例如明明是貓卻偽裝成老虎，混於老虎群中而來指責老虎的不是。真正能批評東洞之學者，需先瞭解東洞是如何處置病症。偉大的東洞先生處置都會採取對病人最有利的方式；有謂東洞濫用攻擊方劑不過是道聽塗說而已。果真原南陽與淺田施予溫補方劑而能活人性命者，理應明白舉出驗案說明。爾等漫然無據地批評讓人不得不覺得甚為傲慢。

　　又真正的批評很難從局外人的角度切入，名人縱然業經多人的評論，但是到底真偽與否只有當事人的內心才能知道。東洞先生雖有豐功偉業，但畢竟並非萬能睿智的神明，先生和凡人一樣，當然多少也是具有些缺點。然而其優點遠勝過南陽與栗園（陳按淺田惟常號栗園）所指摘的缺點；如果爾等出生與東洞先生同年代，先生的餘蔭顯然必有足以令爾等崇拜之處。我崇拜德本與東洞兩位先生，雖然我生性遲鈍，但努力向前輩學習，希望能略有所獲。今謹記錄此感想特呈給和田老師笑納審核。

〈湯本附文：中神琴溪評論吉益東洞〉（陳按中神琴溪參見 157 頁）

　　東洞的偉大毋庸置疑，但其用古方特別偏於苦寒攻下之劑（曲解仲景旨意）；故其尚未完全發揮仲景之學[2]。琴溪雖如此批評東洞；但是以東洞並非神明故免不了存有缺點來包容。琴溪卓見確深得仲景真諦；真可說是千載中第一人。畢竟如果沒有東洞先撰寫出醫論，琴溪會不會有此見解，可能還是一個大疑問。

【和田啓十郎註解】：

1. 南陽與栗園亦喜如此批評。
2. 湯本氏確為炯眼如炬。

「常山之蛇」一詞出自《孫子兵法·九地》：「故善用兵者，譬如率然；率然者，常山之蛇也，擊其首，則尾至，擊其尾，則首至，擊其中，則首尾具至。」按常山之蛇俗名稱為率然。

東洞攻下之劑有寒攻、熱攻之別。例如擅用巴豆即屬以大熱之藥攻下寒毒。推得湯本指責東洞曲解仲景旨意，恐有不妥。

永田德本（ながた とくほん 1513～1630？）

永田德本號乾室、知足齋，永正十年（1513年）出生於三河國（三河為今制國，屬東海道，約今愛知縣あいちけん東部），一說出生於信濃、美濃、或甲斐國。其為室町時代後期（戰國時代）、江戶前期的醫家。德本隨月湖的弟子玉鼎習醫。亦曾師事月湖的弟子田代三喜習醫。其原為武田信虎（甲斐國的國人領主）的御醫。武田氏滅亡後，德本淡泊名利，仁醫仁術，喜騎牛背至東海、關東諸國四處雲遊醫療。每帖藥醫僅收微薄的十八文錢（一說十六文），甚至免費為貧苦者醫治。德本曾治癒幕府將軍德川秀忠，同樣只收十八文錢。故贏得「甲斐的德本」、「十八文先生」的雅號。儘管德本師從玉鼎、三喜學習金元李、朱醫學，可是他卻獨尊《傷寒論》，不拘於病名，只專於方證相對。當時主流宗於溫補（李東垣溫補脾胃、朱丹溪補陰不足），但是德本則另擅長靈活運用攻瀉之藥物。撰有《德本翁十九方》、《梅花無盡藏》等書。現今日本的製藥公司「德本（Tokuhon）」名稱即引自永田德本。田代三喜、曲直瀨道三、永田德本三人併被尊稱為「醫聖」。寬永七年（1630年）以118歲高壽去世。一說對其生歿時間存疑。

湯本醫論〈05〉：後世方與洋醫方頗為類似

《醫界之鐵椎》所述洋醫的處置與後世方醫家很類似，然而此說必須通曉古醫道者始能深得其味；故非加以喚起對古醫道的興趣不可。我曾治癒一婦人，證屬半夏瀉心湯。此婦人多少具有消化不良，主訴食慾不佳，經常性下利。他醫多著於如何增進食慾與止利，而圖求能使病人強健。先後服過人參養臟湯、蒼鉛劑（陳按指 Bismuth 鉍化物。次硝酸鉍 Bismuth Subnitrate，有中和胃酸與止利的功效；其色如蒼鉛珍珠色，故又稱次硝蒼）、阿片劑配合訶子、肉豆蔻、神麴、麥芽等藥，或有一時莫名其妙的暫緩，但要根本治療那絕對是不可能的。

又一男子傷食，腹痛，苦悶。主以紫丸一克，服用後即吐瀉而痊癒。又一老人七十歲，過食魚肉而後腹痛，苦悶。同樣主以紫丸一克，服後吐瀉而腹痛即癒。但是其舌質布滿厚膩白苔，無食慾，胸脅苦滿，脅下痞鞕，投大柴胡湯兩日全治。

前述如採取洋醫的對症治療，給予嗎啡、蓖麻子油（陳按意圖止瀉）；或給予重曹（陳按碳酸氫鈉，今台灣南部仍發重曹的河洛音）、次硝蒼、Diastase（陳按澱粉酵素，意圖中和胃酸或增進消化）。或後世派者投以平胃散、藿香正氣散、內消散等者。爾等皆無法迅速地徹底根治。益知古醫道療效的奧妙難測；洋派及後世派之舉實為笨拙而不足取。後世派醫書諸方能有益於治療者，只有用以治療性病等兩、三方單味特效藥而已。後世派醫書另外有效的湯方就是依據仲景方加減一、兩味藥而創者；其餘的則毫無收益。縱然後世派醫方有害無益，古醫道的長處更應予以尊重。古醫道的湯方組成看起來很是平凡。然而臨床驗得其療效卻極宏大。

【陳註】：

人參養臟湯應指真人養臟湯。出自北宋《太平惠民和劑局方》1078（簡稱《和劑局方》）主治瀉下日久，大便滑脫不禁，日夜無度，甚則脫肛墜下，或大便膿血，下利赤白，裏急後重，臍腹疼痛，倦怠食少，舌淡苔白等。組成：罌粟殼、肉豆蔻、訶子、人參、白朮、當歸、白芍、肉桂、木香、甘草。共 10 味藥。

內消散有二。此是指明朝龔延賢《萬病回春・卷二》1587：陳皮、半夏、茯苓、枳實、山楂肉、神麴、砂仁、香附、三棱、莪朮、乾薑。共 11 味藥。主治過食生冷硬物，脾不能運，嘔吐，痞滿脹痛，飲食少思。

另一**內消散**為外用方。出自北宋太平興國年間王懷隱等人奉太宗廣蒐民間驗方而撰《太平聖惠方・卷七十一》992：大黃、黃芩、黃連、黃柏、地龍、乳香各分，合搗細篩為散。用生地黃汁調勻，塗於腫毒上，干即易之。不過三五度即癒。功用：清熱解毒，散瘀消腫。治婦人乳癰初起。

湯本醫論〈06〉：古方、後世方與洋方的優劣比較

譬如樹木，古方是依據主幹根本作為基準，後世則以繁雜的樹葉作為論說。日來漸能體會和田老師的見解。去年春天以來，我廣泛地閱讀後世方的醫書。於是古方、後世方與洋方三種混雜於腦中，彼此優劣點的取捨而迷惑。總之洋醫有如用手揮趕飯上群飛的蒼蠅，其並無法根本治癒。後世方類此，其治效緩慢而難以想像；能稍具效果者則多出自仲景方加減兩、三味而得者。黴毒（陳按今作梅毒）、淋病等疾古代罕見，今世常見。我認為仲景方缺乏的只是此等疾病的治療而已。

例如傷食主以平胃散、不換金正氣散等，其效果極為緩慢；故惟有病輕者能奏效。然而病輕者一般毋須求醫，自己調理飲食多可自癒。來我處求診者常是食

傷而病人呈現胸腹劇痛、苦悶不已的病重者。此時投以平胃散、不換金正氣散等後世方無法立即奏效，不能隨手而癒。洋方給予蓖麻子油、嗎啡等不過是消極性的止痛，姑息性的治療而已。此時惟有紫圓、三物備急圓（陳按日醫以蜜作丸稱為圓，不用蜜則稱為丸）能派上用場，服用後宿食停於胃中（上脘）者多吐少瀉，宿食停於腸中（中脘、下脘）者多瀉少吐。吐瀉後立有卓越的療效。又紫圓、三物備急圓藥量雖小，看似藥效薄弱；實際上卻能適當地吐瀉出大量的宿食。

後世方用神麴、山楂、麥芽、橄欖等內消宿食。洋方則施予 Taka-Diastase（高峰澱粉酶）之類的洋藥以增進消作用。表面上看起來似乎合理，宿食輕症者或許能派上用場。但是我輩臨床面對宿食重劇者，採取爾等以消食為主的緩慢方法。與其說是治療，卻無法將有害的宿食吐下而出，故根本不能速得療效。僅此一例即可說明古方的優越性，後世方與洋方顯然是瞠乎其後。

不僅是吐下劑如此，我另舉根治一下利病患。某三十歲婦人，長期下利，胸脅苦滿，胸痛。投以小茈胡湯，每日反而下利二、三行，甚至五、六行，排出許多惡穢臭物。繼續服用，前症皆除而根治，下利舊疾亦自止；近來身體健康爽快。由此驗案推得若主以洋方治療，見有下利則絕對不會給予下劑，後世方者恐也多如此（陳按多機械性、反射性地直接投以止瀉收澀藥）。我根據方證相對投以不含下劑的小茈胡湯，起初反而下利更甚，這是呈現出瞑眩狀態。然終得以驅除病毒的病根，只有古醫道才能具有治病根的奧妙。

【陳註】：Taka-Diastase（高峰澱粉酶）

日本化學家高峰讓吉（たかみね じょうきち 1854～1922）於 1894 年發明，由三共株式會社製造。Diastase 就是 enzyme（酶） 的德語讀音。德語 Taka 譯為最佳者。一方面，Taka 剛好也是 Takamine（高峰姓氏）的簡稱。高峰讓吉曾留學英國格拉斯哥大學。回國任職於農業商務部，在研究日本酒的釀造方法時，利用小麥的麥糠來製造麴而獲得專利。1890 年受聘美國釀造廠並運用此法改良威士忌酒的釀造。過程中他又發現可以分解多醣類的酵素，即「澱粉酶」的新製造法。1894 年高峰氏成功地利用澱粉酶製造出強力的消化藥劑「高峰澱粉酶」。此一消化藥劑在美國發售後極受歡迎，幾乎成為家庭的必備藥。此藥目前仍在流通。根據〈國家網路醫院〉官網：為由麴菌病中某些特殊菌培養於穀物，將所得之酵素加以精製而成；含有碳水化合物分解酵素如澱粉酵素、纖維酵素要麥芽糖酵素等；蛋白質分解酵素如胰蛋白酵素、腸蛋白酵素；及脂肪分解酵素等總共三十多種消化酵素。下左圖為當初原包裝，下右圖為今日新包裝。1900 年高峰氏成功萃取析出牛隻的「腎上腺素」。

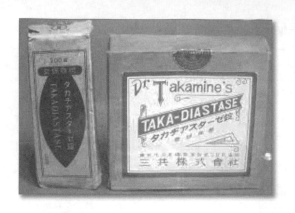
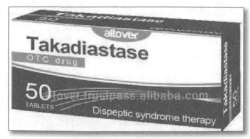

湯本醫論〈07〉：腹診為最重要的診察

東洞先生謂：「腹為有生之本，故百病根於此焉。是以診病必候其腹，外證（陳按應作症字）次之。」此為千古之真理。對照今生理學亦確為如此。腹內收容各種臟器、消化系統及其附屬組織、泌尿系統、生殖系統等。胸部則含有呼吸與循環系統、腦腔則含有神經系統及其附屬組織的五官而已。所有的臟腑及組織全賴血液以供給灌溉，而血液的本源來自消化系統的滋養，消化系統則直接受飲食所供給。即物質業經消化吸收後，提供作為軀體呼吸與循環（陳按原作血行）兩系統的活動力。故生命兩大必要根基即是藉消化與呼吸兩系統來從外界攝取。

舉凡人體各系統互有關聯而能運轉以保續生命。或多重視臟腑而輕忽消化與呼吸兩系統，實際上此兩系統的消長會波及全身，爾等影響之大令人難以想像。其中呼吸作用往往是不隨意的，其吸取的空氣質性或過於寒熱濕燥，時或含有粉塵雜物等（陳按例如霾害），或特殊的場合之外（陳按例如礦工在充滿矽化物的環境中、化學工場等）；基本上呼吸作用並不會傷害人體健康。然而食慾則是完全是意識下的動作。又飲食的內容物質並非一成不變，貴賤貧富、男女老幼各有各的嗜好，故飲食內容因人而異而具有多樣化。為了追求能增進食慾的愉快感，在必須營養品之外，另外攝取許多有害物質來滿足老饕的各種口慾（陳按例如酒）。以致罹患消化系統的病患最為常見。其病勢當會波及消化相關的組織，同時也會釀成血液瘀濁；於是終會危害人體諸系統（陳按臟腑及組織全賴血液供給灌溉）。爾等是很明確的事實，故諸病的本源不難推斷多是消化系統出了狀況所釀成。

飲食不節為諸病的根源之外，其次就是縱慾一事。縱慾會消耗精神而亦為諸病的根源，這是自古以來的定論。又女子因由妊娠、分娩等因素而致病者頗多。推得腹部臟腑的疾病會導致身體各部的疾病。又雖名之「腹症」，實際上包括了胸症、背症等諸種外症在內。東洞先生的慧眼真是不得不令人讚嘆。

〈湯本附文：雖自認健康者亦多具有疾病〉

　　我診察自認無病健康之人，但實際上真正無病健全者很少，百分之九十以上多少都具有腹症，只是沒有呈現出苦痛的感覺而已。因為疾病是活物，如果放任疾病而不予治療，讓其蔓延而不去治其根本。如此一來病毒鬱滯增長，終會起惡症而發新病。因為屆時體力已無法負擔，遠不如當出罹患的體能狀況；於是周章狼狽地胡亂醫治者比比皆是。淮南子云：「良醫常治無病之病，故無病。」（陳按《淮南子‧說山訓》：「良醫者，常治無病之病，故無病。聖人者，常治無患之患，故無患也。」）然而世人自認健康來求診者少，醫師毋須問診而能知疾之所在者也不多。

湯本醫論〈08〉：自身中毒（疾病）與其療法

　　內發疾病廣義而言就是自身中毒的惡變；醫師治療的最佳良策就是順其自然的排泄口（陳按例如口鼻、二陰、汗腺）而將瘀毒瀉出。至於如何選擇有利的排泄口，觀察疾病的大概以及所呈現出之症狀就可明瞭。例如腳氣病的病因之說雖然十分紛雜，此病本身是消化管誘發出的一種自身中毒症狀。故最初發現的症狀都是屬於消化系統，而後漸次才會有泌尿、循環、及其它諸機能症狀的產生。推得治療腳氣病首先要排淨消化管內的瘀毒為主要目標。其次排淨泌尿系統的水毒。挫其病勢則循環系統的症狀就會自然消除。

　　然而洋醫並非著眼於此，縱然著眼於此也不夠徹底。洋醫僅以硫苦作為緩瀉劑，只能治療淺表而無法透徹，反使病毒更加固著不移，助長呈現出心臟症狀。其誘發出之心臟症狀即為瘀毒的續發現象；洋醫卻另投以芰實、夾竹桃等的萃取液來治療心臟症狀。其舉有如在疲憊衰弱的馬匹上狠抽猛鞭，一誤再誤。

　　同理，尿毒症也是腎臟機能障礙、尿毒無法從尿道排出去所致。軀體尿毒試圖從其他的排泄口出去，於是在消化管釀成嘔吐、下利；在皮膚汗腺釀成發熱、發汗等症狀呈現。爾等症狀只是利於軀體生存的自然良能作用（陳按代償性地尋求出口以圖排出尿毒）。洋醫不懂此理，別無他法地在治療這些症狀，其舉好比於疲弱馬匹身上狠抽猛鞭。病人雖有暫時輕爽（陳按止利止汗），如此恐無法防惡變為成腦症（因尿毒全被封閉）。一方面，嚴重地連續下利會釀成身體虛弱，不停地汗出導致尿毒反更為濃厚，洋醫只能施予鹼性劑（陳按機械性地欲中和胃酸以止嘔吐）、解熱劑（陳按試圖解熱止汗）等姑息療法。最後必然釀成腦症。再用冰囊來冰敷解熱；或注射食鹽水；或注射樟腦液等強心劑。結果醫師終於陷入完全無計可施的地步。去年（陳按1912年）和田老師〈緬懷先帝病狀而恭敬獻上粗俗的東洋醫術〉一文中也認為這是在洋醫醫理的犧牲下而提早病逝。感嘆所及令人不得不悲痛[1]。

〈湯本附文：爾近屢增的病名〉

　　近來洋醫病名不斷增加，有如雨後春筍；這是洋醫的短見。疾病的本態同為一致，所呈現出的症狀只不過稍有些許的差異而已；洋醫卻據此些許的差異而分別各立多種病名。又洋醫只能行姑息療法而無法徹底根除病根，其讓病毒殘存鬱積於軀體內。如果針對病變的所在而誤治，必會釀成我輩所謂的「壞症」；其呈現出紛亂而無法名狀。因此洋醫實無必要屢增病名。

【和田啓十郎註解】：

1. 此為千載不變的大論。

【陳註】：

　　硫苦，或稱為七水硫苦，即硫酸鎂 Magnesium Sulfate，其化學式為 $MgSO_4 \cdot 7H_2O$ 。用作瀉劑（清晨空腹服 5～20 g ），亦可與驅蟲劑並用；與活性炭合用，可治療食物或藥物中毒。用於阻塞性黃疸及慢性膽囊炎。或用來治療驚厥、子癇、尿毒、破傷風、高血壓腦病及急性腎性高血壓危象等。今可外用熱敷，消炎去腫。無水硫苦則用作乾燥劑。

　　芡實即菱花果實，即俗稱菱角去殼後的果實。藥用芡實最早出自《備急千金要方·卷七十九》〈食治·果實第二〉：「芡實，味甘辛，平，無毒。安中，補五臟，不饑，輕身。一名菱。黃帝云：七月勿食生菱。」又《本草備要》：「菱，俗名菱角。一名芡。瀉解暑、止渴。性味甘寒。功用：安中消暑、止渴解酒，有兩角、三角、四角，老嫩之殊。《武陵記》以三角、四角者為芡；兩角者為菱。花隨月而轉，猶葵花之向日。」當時西醫萃取芡實以作為解毒、止痛劑。

　　明治天皇（1852 年 11 月 3 日～1912 年 7 月 30 日）死因為尿毒，享年 61 歲。故 1912 年 7 月 30 日以前屬明治 45 年；同年 7 月 31 日～12 月 31 日則屬大正元年。明治天皇於 1904 年日俄戰爭時即罹患糖尿病，1906 年 1 月底併發腎臟病。1911 年日本社會黨激進分子刺殺明治天皇未遂。天皇受此打擊而拒絕治療。〈緬懷先帝病狀而恭敬獻上粗俗的東洋醫術〉一文收錄於《和田啓十郎遺稿集》內。此書由和田正系整理，昭和五十四年（1979 年）醫道の出版社出版。

湯本醫論〈09〉：漢醫應採用洋方理論來補其不足

　　洋醫說：「腸管具有大量排出體內毒物的機能。」然而古方下劑甚多，東洞先生亦喜歡使用下劑，兩者大相吻合。又ヘルメル博士（陳按不詳）〈皮膚病的酵母菌療法〉云：「皮膚及其附屬器官的疾患與內臟異常或腸管病變有密切關連。故

在治療皮膚病時必須注意到此點。通俗局部的處置（陳按指藥膏局部外敷）雖暫時奏效，但是多會再復發；這就是忽略了此點。故治療皮膚病不能忽視內科療法。」

又云：「皮膚病而行以下劑，這是民間詳知的事實，也是很合理的處置。」

又云：「新陳代謝的疾病以及腸管內發酵、腐敗的情形下，很容易導致皮膚病。即尋常性座瘡、酒渣鼻、癤瘡、毛囊炎、急慢性蕁麻疹。或各種慢性濕疹，例如肛門周圍濕疹、陰囊濕疹、慢性苔蘚、禿髮性的皮膚炎、骨狀皰疹（陳按應係指帶狀皰疹，外觀長條如骨）、鬚瘡癢疹、自家中毒紅斑等。爾等皮膚病是細菌（連鎖狀菌（陳按台灣稱為鏈球菌）、葡萄球菌）或其毒素先於腸管中鬱積，而後才延伸發作於皮膚。推得爾等皮膚病的病因是腸管的惡變所釀成。內科療法與局部外敷雙管齊下方能痊癒。」

此見解並非新發現，和田老師《醫界之鐵椎》云：「皮膚與腸管相表裏。」吳有性《溫疫論》云：「裏症而發汗不出者，服用大承氣湯一劑，即得大汗出，而能根除裏熱。有如切斷縛足之鳥的繫繩而能自由飛翔、有如脫開洩水孔的栓塞而得大水傾出。」儘管漢方醫書有此記載，初學者卻很難瞭解其真義。今ドクトル氏能認清外皮膚病多係內部腸管的毒素所釀成，洋醫有此見解者委實少見。

雖然ヘルメル博士見解甚佳，洋醫處以酵母菌療法，用作抑制腸管中有害細菌的毒素。爾等試圖仿造與製造發酵物同方式來抑制細菌，但其療效遠非漢方瀉下劑所能比擬。皮膚諸病應師取仲景湯方，方證相對、適宜地選擇湯方。必能根本治癒而毋須擔心。今洋醫努力地發揚其醫說；相對地，漢醫卻擅長於臨床醫術運用。如有適當時機的場合下，漢醫應參考洋醫進步的醫說，此點絕不能忽略。

〈湯本附文：外科疾病與內因〉
大正三年（1914年）發行的《日新醫學》雜誌上，京都大學教授，即醫學博士藤波鑑氏發表〈疾病的素因、特別是腫瘍的素因〉一文。文中言：

「（上略）疾病發生不單只是表面上看得見的外因（所謂帶有某種菌者），其必有內因、即所謂的素因相應才會釀成疾病。（中略）今後吾輩不應侷限在病理解剖學、死物形式上之研究，更需跳脫死物、而研究活物的身體組織結構。畢竟真正生命並非死物，病理解剖學無法全能概括（下略）。」

吾輩漸終能醒目，失掉此真言則必會徒嘆為時已晚[1]。

【和田啓十郎註解 1.】：
湯本求真的評論甚妙。

【陳註】：

　　酵母菌（yeast）源自麵包或釀酒發酵過程中，所產生的發泡現象而命名。4000年前，古埃及人已經開始利用酵母釀酒與製作麵包了；華夏殷商時期，約 3500年前已會利用酵母釀造米酒。酵母菌是屬於真菌而對人體有益的微生物，其屬單細胞生物。酵母菌並不是分類學上的名詞，而是區分其真菌是否具有單細胞型態的類別而言。其種類有數百種，最常用於麵包或釀酒的酵母稱為 Saccharomyces Cerevisiae。在無氧氣之時，酵母會將糖類轉化成爲乙醇與二氧化碳以獲取能量。即：$C_6H_{12}O_6$（葡萄糖）→$2C_2H_5OH + 2CO_2$ 釀酒過程中保留乙醇而二氧化碳揮散。在烤麵包或饅頭的過程中，二氧化碳將麵團發起而乙醇揮散。法國香檳地區產的氣泡葡萄酒即採取在瓶中發酵法，因此保留了二氧化碳於瓶中而有氣泡。

　　製造啤酒時，利用酵母菌的發酵來抑制其他細菌而達到滅菌的作用，所得即桶裝的生啤酒（尚含有活性的酵母菌），不耐久藏。因為酒精本身也會殺死酵母菌，當酒精濃度高過 15%以上時，酵母菌則無法生存。故啤酒的酒精濃度多在15%以下。生啤酒再經過煮沸即的瓶（罐）裝啤酒，其能保持較長時間不壞（因已無活性的酵母菌）。酒精的沸點 78.4 度，水的沸點為 100 度。利用兩者沸點差異來行蒸餾，即得高濃度的醇酒，例如 58%的高粱酒等。

　　厭氧（氣）生物是指不需要氧氣生長的生物。大致上可分為三種：專性厭氧生物、兼性厭氧生物及耐氧厭氧生物。所謂「專性厭氧生物」是以發酵或行無氧呼吸生存；當暴露於有氧氣的環境之下，厭氧生物或會死亡。所謂「兼性厭氧生物」即在有氧的條件下，行有氧呼吸作用。當在無氧氣之時，則進行發酵或無氧呼吸生存。所謂「耐氧厭氧生物」是全以發酵作用，但可生存於有氧的條件下。

　　人體內的厭氧生物多存在於消化系統中，致病的菌種多為兼性菌（兼性厭氧生物）行有氧呼吸所產生的毒素。兼性菌需要氧氣來生長，而腸道內酵母菌因為代謝所需會消耗掉氧氣，間接可阻止兼性菌產生毒素。ヘルメル博士酵母菌療法即服用酵母菌以抑制腸管中有害細菌，減少毒素釋出，而試圖能治療皮膚病。但是湯本氏前已論述，人體機轉之複雜並非封閉的化學試管所可比擬。試管中酸性物質可單純地用鹼性物質來中和；人體胃液過酸卻無法單純服用鹼性藥品來根治。因為胃腑是上下流通、開放運轉著，又活躍的腸黏膜細胞可以合成和釋放多種荷爾蒙。故有許多因素會影響胃酸，其不等同試管中的化學作用。目前西醫仍以胃乳片等鹼性藥品在治療消化性潰瘍、胃食道逆流等，其舉實為愚昧。縱然有一時性地快活，但是絕對無法根治。過服、久服胃乳片反會導致腸胃蠕動緩慢、食慾減低、舌苔燥厚、口渴咽癢，腹脹滿痛終至大便秘結的窘境。西醫見此或另開立消脹氣、軟便劑，或給予浣腸從肛門通便。爾等藥品又會傷害腸胃或反使胃酸增加。彼此矛盾，惡性循環，病人永遠無法根治。健保署於 2005 年已嚴格控管制酸劑的申報。但 2012 年健保署統計，台灣一年申報的制酸劑超過 20 億顆，

平均每位民眾一年使用超過 100 顆胃藥。按此數目還不包括民眾自行去藥局購買的制酸劑以及治胃病的西藥成藥。這顯示台灣民眾喜歡服用制酸劑以外，那就是以制酸劑中和胃酸的治療思惟錯誤；否則用藥應該日漸減少才對。反觀中醫是依據宏觀的證候對應某湯方。同樣是以消化性潰瘍來求診，或用溫熱藥、或用寒涼藥、或寒熱兼雜不等。中醫治療胃病毋須特別著於制酸，全依各人病人發病當下的體質所化的病勢來對應開方。軀體自動地宏觀調控，間接地調整而平衡胃酸。由於改善軀體整個狀況，故療效穩定，不易復發。一方面醫師有成就感，更可節省健保支出；真可說是三贏。同樣地中醫治療高血壓毋須特別著於降壓，全依各人病人發病當下的體質所化的病勢來對應開方，軀體自動地宏觀調控，間接地調整而平衡血壓。萬病同此。我們有理由讓健保署知道：「發展中醫有利節省健保支出。」並藉此來提升中醫的診察費。

製造啤酒時，利用酵母菌的發酵來抑制其他細菌而達到滅菌作用是在「封閉的木桶」中。但是腸管是流通而開放運轉著，還有許多因素會有影響，故不等同木桶中的化學作用。推得ヘルメル博士以酵母菌抑制腸管細菌所產生的毒素，其同樣示犯了 "以單純化學試管比作腸管" 的錯誤。

吳有性（又可）《溫疫論·內壅不汗》1642：

邪發於半表半裏，一定之法也。至於傳變，或出表，或入裏，或表裏分傳，醫見有表復有裏，乃引《經》論（陳按指《傷寒論》）：「先解其表，乃攻其裏。」此大謬也。嘗見以大劑麻黃（陳按指麻黃湯）連進，一毫無汗，轉見煩躁者何耶？蓋發汗之理，自內以達表。今裏氣結滯，陽氣不能敷布於外，即四肢未免厥逆，又安能氣液蒸蒸以達表？譬如縛足之鳥，乃欲飛升，其可得乎？蓋鳥之將飛，其身必伏，先足縱而後揚翅，方得升舉，此與戰汗之義同。又如水注，閉其後竅，則前竅不能涓滴，與發汗之義同。凡見表裏分傳之證，務宜承氣先通其裏，裏氣一通，不待發散，多有自能汗解。（陳按上段湯本氏引用時文字略有出入）

湯本醫論〈10〉：治術的守勢與攻勢

凡物凝滯而無法流通運行則失其活力。兩手掬起清冽（陳按隱指乾淨清冷）的生水即可飲用，如果水流停滯、無法代謝則必腐敗瘀濁而無法飲用。軀體的生理與病理也是如此，新陳代謝運轉不停則屬正常的生理；鬱滯瘀濁則屬異常的病理。所謂的醫療就是脫除病理狀態而恢復到生理狀態；故疏通鬱滯為治療諸病的第一要項。當在行疏通時恐有礙正氣的虛損，即先必要施予補法（此有語病，但暫藉使用）。前者屬於積極的攻勢，後者屬於消極的守勢。古醫道以前者為主，後世

派則專行後者。兩者治療手段強弱、邪正之間的差異業已明朗。南陽先生云:「萬病十之七、八為實症,屬虛症者不過二、三而已。」此言極為正確,如果拘泥於老幼虛弱,動輒行以補法者,只不過顯示出此醫師眼光與見識淺薄而已。

〈湯本附文:今人畏懼服用下劑〉

當今為後世派的全盛潮流,醫療風氣優柔寡斷、毫無作為。醫師只圖謀維持患者目前的小康狀況,不思努力根除病毒的根底,其僅意在姑息處置而已。患者亦遂其習性,恐懼服用下劑而見如蛇蠍。東洞先生之時恰與此相反,當時憤慨世俗之流弊而云:「恐服下劑如蛇蠍,養護疾病如親兒。」如今我輩非再強調下劑不可,為了國家與人民設想,實在不得不令人感慨!

湯本醫論〈11〉:醫療衛生的奧妙應順其自然

舉凡罹患疾病即是人類違反自然的法則所釀成,醫道就是要復歸遵從此自然的法則。人類的疾病多於其他動物,太古未開發時代的疾病種類與罹患人數遠少於現今,這是很明顯的事實。儘管人智開發展現,但卻漸漸遠離自然的法則(陳按例如多吃少動),疾病多到幾乎令人應接不暇。人智雖然一時性地征服自然,自然亦必從其他地方來報復不休。因此人類應抑制「毫無止境地追求慾望與快樂」,要經常地努力從事與自然的接觸(陳按生活上與心理上儘可能反璞歸真),這是免除疾病的最佳方法。醫療也是伴隨著自然,勉勵患者必須探求而重歸於自然。

我所認知饑餓是屬於自然的感覺,畢竟是軀體內營養物質缺乏的呈現。欲喝水者就表示體內缺乏水分;欲吃肉者就表示體內缺乏動物質;欲吃青菜者就表示體內缺乏植物質。相反地,厭惡青菜者即代表體內已充塞植物質,因此毋須再進食青菜;厭惡肉食者即代表體內已充塞動物質,因此毋須再進食肉食。故特殊場合除外,依此自然的感覺來作為日常飲食的取捨,其是最佳的攝生法。洋醫卻根據不完全的所謂科學研究,忽視此自然感覺。強逼患者進食其厭惡的食物;禁止其所喜歡的食物。例如強使雞隻進食枯草、強使馬匹進食肉類;試問要如何期待雞隻與馬匹能肥滿強碩?

〈和田啟十郎附記〉:

地球分為熱溫寒三帶,季節分為春夏秋冬四季,地勢有海濱、平地、山地之分,氣候風土各異其趣。人類生於其間而各秉其氣,凡人適時食用生於其境的物產,如此適合自然,人多為體健無病。春天生長嫩芽、夏天生長茄瓜、秋天生長菓茸、冬天鳥獸繁殖。各適其時、其地而可當作食物服用(陳按春天宜吃青菜嫩芽、夏

天宜吃茄子瓜類、秋天宜吃堅果木茸、冬天宜吃鳥獸肉類）。然而當今交通道路開發，又有儲藏食物的設備（陳按指電冰箱等）。於是今人競先服食異地的食物，爭用非其時的食物。爾等遠離自然愈多，故蓄積疾病也愈深。石塚左玄《日本食物論》所述甚為詳細，足以供我輩學習參考。

湯本醫論〈12〉：物質的特色與天然藥效

地球上生長任何一物必有其用處；所謂無用之物只是尚無能力去瞭解其用處而已。依據人類的武斷認為某物為有害無用之物，但是往往只知一面，而不知另一面。例如過去麻雀等鳥禽啄奪穀類，爾等被認定為有害之物而泛濫捕殺；如今已知其同時也會啄奪田中的害蟲，故漸漸已加以保護。又如濫砍水源地的林木會導致洪水屢犯；故如今已通過荒蕪田園廣植樹林的法案以治水患。此等例證不勝枚舉。老鼠（陳按應指老鼠體毛所寄生的跳蚤、蜱蟲等）喜以寵物為媒介，雖然盡力清洗消毒寵物，但是卻無法完全消滅。所幸無法消滅，不然或會轉移而直接以人體為媒介；如此將更會危害到人類（陳按指跳蚤、蜱蟲藏於寵物身上反有助於人體健康）。

我立志於古醫道並加以沉思冥想，天下任何一物必有其用處。醫藥同此，宇宙間業已完備，但是人智淺薄而尚無法完全通曉自然界的藥物。有幸得知者而能適切地方證相對，可惜目前仍然不能盡其此法而為所困。

萬物各有其天性，菊花有菊花的香氣，梅花有梅花的香氣，櫻花有櫻花的香氣。此香氣絕對無法移轉。俗諺：「如果櫻花能散發出梅花的香氣，那麼垂柳也能像垂櫻一樣地綻開出櫻花。」永無止境的人間慾望，從事探討不可能的事情。將萬物所具有的天性（即菊花、梅花、櫻花各自具有的特色等）強與歪曲；其舉好比追隨「殺牛來矯正牛角彎度」之流者。我思考在此前提下，醫藥也是儘量利用其自然界的天性、發揮此天然藥效以作為最適當的處置。

湯本醫論〈13〉：缺少自信的隱瞞療法

我以「前門驅虎，後門迎狼。」來適切具體批評洋醫的研究情形。注射一回Salvarsan（陳按即六零六）以圖根治梅毒，豈知舌根未乾之際（陳按注射六零六會引起舌根

乾燥），梅毒已再度頻發。此藥或釀成注射部位膿瘍壞疽、高度全身症狀、甚至造成死亡等諸中毒現象。而後雖有改良的 New- Salvarsan（陳按即九一四）發明；但即使注射三、四回還是無法攻克梅毒，仍然需要配合其它的驅除梅毒的療法。又血清注射所引起的過敏反應會伴隨極為恐怖的有害現象。說得誇張一點，「血清療法」有如是在割取魔鬼的頭顱（陳按形容恐怖至極），故洋醫急奔預防其過敏反應。其舉好比一群瞎子僅藉局部的觸摸而即各自描繪大象的模樣（陳按形容洋醫只知局部、不知整體）。先哲已預知爾等的所為，毋須思考也能深知患者承受的切痛。畢竟這是本末倒置的惡果，如果立足於古醫道就可避免。推得以東洋醫術的醫理作為基礎，藉助洋醫科學能力來發揮，必能促進醫學的進步而造福於人類。洋醫諸君雖為好漢，可惜不懂兵法。遺憾地其將能力用於有害人體之處，實在非常的可惜。

　　我曾聽過德國外科醫師某醫，經常為病人施行胸部膿瘍的手術。不幸有一天某醫自己也罹患胸部膿瘍，症狀瀕臨危險之地步。同事勸告並欲為其施行手術。某醫回答：「我寧願死於鬼神之手，也不願意死於醫師之手。」於是拒絕手術而病死。按洋醫醫家的心態，不用詳說也能明白。

　　我認為〈腸窒扶斯（陳按指腸チフス、Typhoid）所引起的腦病施予腰椎穿刺法〉一文的論說是本末倒置，其舉是誤治法的最好範本。腸窒扶斯者表症既去，裏症齊全。今放任下法而不施行攻瀉，終釀成腦病（譫語、煩躁等）。洋醫卻施予腰椎穿刺法，這是方向不對的錯誤處置；其舉徒讓消化管內的黴菌與毒素忍不住地偷笑。要是我不立志於古醫道的話，此病例免不了無法處置；回顧過去，實在自覺汗顏。洋醫其他胡妄的處置不勝枚舉，污染醫道之處多到罄竹難書，僅就此擱筆。

　　尾臺榕堂先生：「嗚呼，仲景諄諄垂躋壽之法，後人不能從而奉行。反騁私見，妄捏造方劑，其弊至於今，洵（陳按音巡、真是）可慨嘆矣。莊子云：『道術將為天下裂。』雖憤世之言，亦有旨矣。」按以此段對照洋醫之舉還相當地吻合。

〈湯本附文：現代醫學到底是進步還是退步？〉
　　京都大學教授、松下禎二醫學博士於大正三年（1914 年）一月《醫學中央雜誌》發表〈大正時代的醫學期望〉一文中，大力指責洋醫的缺點如下：

　　「醫學是進步還是退步呢？特別是聯想到洋醫內科疾病的治療方法，真是令人深深懷疑。某醫曰：『儘管內科疾病的治療飛快地進步，其態似乎馴馬難追。但是只有在陰性方面（陳按應指病勢朝陽的病人，施予洋藥而能使其病勢轉陰），而陽性方面則否。將重曹（陳按碳酸鈉）、苦丁幾（陳按指某藥材的酒精萃取物）視為治療萬病的靈藥。如此亂用藥劑以致危害到病人性命。因此洋醫實際上只在陰性方面有大進步。』

嗚呼！結核病無法治、癩病不能痊癒、癌症必死。根據病理學家言結核病是人類通見常有的疾病。罹患癌症人數年年增加，但是醫師卻束手無策（中略）。或云生命寄於天地，死亡回歸天地，疾病則任其自然。如果這就是所謂現今最進步的醫術，那麼我很擔心世人會誤認醫術為無用的贅物（下略）。」

世人往往只聽到大財閥說話的語氣，眼光似乎就呈現出黃金（陳按形容自己缺少主見，人云洋醫萬能大進步，自己未經思考也訛云洋醫萬能大進步）。

【陳註】：

德國醫師 Paul Ehrlich（1854～1915）等人歷經 606 次實驗而於 1909 年成功故名。並於 1910 年以商品名 Salvarsan 上市，中文譯為砷凡納明，其含有機砷的毒藥，靜脈注射可治療梅毒、回歸熱等。從十五到十九世紀一直是使用無機汞治療梅毒，但療效不彰。Salvarsan 一上市即為當時氾濫歐洲廣大梅毒患者（包括希特勒）的福音。Paul Ehrlich 曾榮獲諾貝爾生理醫學獎，被譽為化學療法之父。1912 年 606 改良為 914，中文譯為新砷凡納明。其溶解性較好，可進行肌肉注射而便於治療。但因副作用過大而難以接受。1938 年研發提煉出青黴素（Penicillin，音譯為盤尼西林），治療梅毒可得佳效而副作用較低，於是 606 與 914 功成身退。隨即國際衛生組織宣布禁用 606 與 914。青黴素是人類最早發現的抗生素，1928 年英國倫敦大學教授弗萊明（Alexander Fleming 1881～1955）在實驗室中發現青黴菌具有殺菌作用，1938 年由牛津大學的弗洛里（Ernst Boris Chain 1906～1979）團隊提煉出來。弗萊明因此與和弗洛里共同獲得 1945 年諾貝爾生理醫學獎。

「血清療法」是將治癒的患者的血清（抗血清）注射到對應血型以及相應疾病的患者身上達到治療。一種利用被動免疫（passive immunity）的療法。將已被免疫的動物血清（抗血清）注射到該病的患者以達到治療的目的。1887 年法國巴斯德研究所 Emil Roux（1853～1933）與 Alexandre Yersin（1863～1943）在白喉桿菌培養液中發現該菌的毒素。1890 年德國細菌學家貝林（Emil Adolf von Behring 1854～1917）與日本細菌學家北里柴三郎（1853～1931、日本細菌學之父）在細菌學大師科霍（Robert Koch）的實驗室中研發抗毒血清。他們將白喉毒素注射到實驗動物體內，宣稱所產生血清具有能對抗細菌毒素的抗體。爾等認為此抗毒素（anti-Toxine）可中和白喉毒素，甚至能殺死白喉桿菌。貝林因此於 1901 年榮獲第一屆諾貝爾生理醫學獎（北里柴三郎或因政治因素而從缺）。北里柴三郎深知中醫「以毒攻毒」的醫理，貝林或受其啟發。「血清療法」試圖在治療傳染病開闢捷徑，雖可治療許多疾病，但其屬被動免疫，故持久性不足。又注射血清常會引起過敏反應，稱為血清病（serum sickness）。輕者起紅疹、發燒與關節疼痛；病甚者則迅速死亡。故血清病令人恐慌。柏林醫學教授 Paul Langerhans 的兒子在注射白喉抗毒血清後死亡，「血清療法」更是令人猶疑。

《莊子‧天下篇》：「…是故內聖外王之道，闇而不明，鬱而不發，天下之人各為其所欲焉以自為方。悲夫！百家往而不反，必不合矣。後世之學者，不幸不見天地之純，古人之大體，道術將為天下裂。」按莊子感傷偉大學術原本是完備的，後世學者不得齊全，各說一端，導致完整的道術被分離拆散。湯本氏將古醫道比作古之大體，洋醫比作後世之學者。

尾臺榕堂（おだい ようどう1799～1870）

　　名元逸，字士超，號榕堂，通稱良作。小杉三真的四子，世代業醫而居於新潟線。榕堂自幼浸淫醫藥。13歲時祖父三適（88歲）與父親三真（47歲）同年去世；大哥三省（23歲）承繼家業。某日大哥外出，病人求診，榕堂不得已代診，主以麻黃湯三帖治療外感大效，並轉以小茈胡湯而癒。次年14歲，傷寒大流行，其參與治療，自云病人多屬**陽性**，主以白虎湯、黃連解毒湯、三承氣湯而收效，並以小茈胡湯加石膏、竹葉石膏湯收其餘熱而建功。16歲前往江戶師事尾臺淺嶽習醫，前後10年。26歲因母親健康而辭師返回故鄉，並協助大哥診務，堂號「尚古堂」。次年27歲與同鄉河本里世結婚。34歲（1832）時母親以65歲去世。36歲時江戶發生大火災，恩師尾臺亦死於火災，尾臺無子，收榕堂為養子。榕堂重回江戶承繼尾臺氏香火而改稱尾臺榕堂。診業興隆並授業解惑，前後共教導學生300餘人。53歲首撰《橘黃醫談》。次年補正東洞《類聚方》而撰《類聚方廣義》（1856出版）。61歲（1859）時大哥省三以71歲去世於十日町。榕堂63歲時擔任第14代幕府德川家茂的侍醫。當時擔任幕府侍醫有三個條件：必須出家剃髮、必須以家臣自稱、不能再為街坊百姓看病。家茂免除榕堂毋須遵守此三條件，並特賜予「御典醫」的尊貴頭銜。71歲撰《井觀醫言》、《方技雜誌》。1870年11月29日這位大醫師與詩人以72歲病死東京家中。榕堂著述甚豐，其聲望與同代的淺田宗伯（1815～1894）並駕齊驅。尾臺淺嶽為岑狢丘（岑少翁 みね かくきゅう1732～1818）的高徒，岑狢丘為東洞的入門弟子，東洞《輯光傷寒論》即由岑狢丘補正。且榕堂亦曾就教於岑狢丘的兒子岑復，故榕堂為東洞的第三代弟子。和田出生於榕堂去世兩年，其崇尚東洞古方派，並深受榕堂影響，筆者認為其「陰陽病勢論」應源於榕堂。論輩分和田為東洞第四代弟子。榕堂的腹診在東洞的基礎上更有創見，他將腹部分12區域。中線及左右分成三列，胸膈、心下、大腹、小腹依上下分作四行。腹診姿勢除平躺以外，側臥、舉手，另採坐姿。榕堂言腹診難已講明；世人不知腹診而僅採平躺，如此患者的腹氣全被壓制而無法正確診斷出。所以腹診時需變換姿勢、壓按胸腹數回，先加以理氣。大病虛弱之人，腹氣多已動搖，腹診時醫師手指勿過用力，免得診畢病人腹氣障礙而反覺疼痛。榕堂手筆的座右銘：「待有餘而後濟人，必無濟人之日。待有暇而後讀書，必無讀書之時。」東京車站八重洲出口，由「柳通り」進入，建有尾臺榕堂紀念雕像及碑文。2011年10月底建碑 相片引自：www.47news.jp 2012.01.26 。另摘錄《方技雜誌》腹診原文如下：

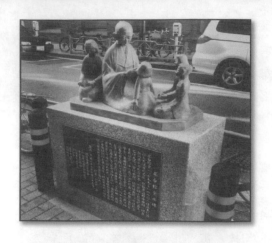
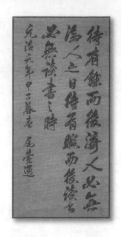

湯本醫論〈14〉：診得病人證候的苦心

我進入古醫道而應用方劑之初，都是開給父母兄弟先試服用。自己有機會的時候也是服食諸漢方，努力親身實驗而不敢有所怠慢。但是自身除洋醫所謂神經衰弱的傾向以外，基本上健康無病而少有用漢方的機會。父母兄弟之中，特別是胞妹與家父向來身體羸弱，故常作為我的試驗對象而罕有誤治。拜兩人之所賜，讓我能了解腹症、方義以及湯方主治，內心實在無限感謝。諸如此一方面研究方意及其主治，一方面體會其對應的腹症，居間的苦心慘澹，實在無法以言語來形容。累積此苦心的績效，約在去年十月，對於漠然不明的古醫道終能有所認知。

入冬以來由於外面降雪的阻隔，耳目反不被干擾，神氣清爽地更能集中思惟而利於讀書。故拜降雪阻礙交通之賜，僅在一兩月間，自認有相當進步。即使罕見的疑難雜症，對應處方幾乎不會誤診。即使誤診，自己也能檢討修正。這一切都歸功於家人給我實驗的機會，更感謝先生的厚愛與恩惠。但是人間修養之道是最為忌諱之物，粗心與自大之下，我即會誤診。在此種心理狀態下，更應戒慎恐懼。畢竟眺望前途猶遠，委由一生的光陰尚恐不足，故必須覺悟而隨時更加奮鬥。

〈湯本附文：脈診的價值〉

脈診非一朝一夕可得。例如先大概了解浮沉滑濇等脈象，以病人為師不停地磨練，他日終能登堂入室而得其奧妙。但以我今日的水準，腹症尚難完全掌握，一方面外症判斷上常有猶疑而不能確定。在此情況下，我不宜將脈診視為首要。又脈象神出鬼沒、變化多端而難以捉摸。如果不專注於腹症、外症而全依賴於脈診，我認為其舉不足可取。

【和田啓十郎評語】：

《傷寒論》所舉脈象以作判斷某湯方的決定依據，這是診脈的最重要關鍵。

【陳註】：

《靈樞‧九針十二原》：「凡將用鍼，必先診脈。」推得診脈原是專為針灸療法而設。《內經》沒有關脈與尺脈的名稱。脈分寸關尺三部是始於《難經》。仲景脈學不分左右手，不分寸關尺，仲景將寸關尺看成一部，藉以佐作部分湯方的診斷。《傷寒論》113 首湯方只有 33 首附有脈象。故診脈不是湯方療法的必要條件。

湯本醫論〈15〉：四件感想

基本上而言，多讀醫籍是有必要的。思想是依據讀書的涵養而定，讀書當然是首務。但是人的能力有一定侷限，常人無法在各方面皆能盡全力地付出。即使是卓識者，讀書不能專研的話，也是同樣無法深索其內涵。博學多識者如果思想淺薄就無法深得其奧妙（陳按指其不專心思索內涵），無法深得奧妙就不能徹底瞭解其事物，不能徹底瞭解事物就無法潛心認知其真理，以致於遠離神妙的境界，不足以靈活運用而卻多加責怪。以上即為博識家的通弊。我與其要當一位博識家，倒不如成為一位思索家[1]（陳按對比博學樣樣都懂卻無法深入思索，不如成為一門深入的思想家）。

智者千慮一失，愚者千慮一得。儘管仲景方是絕對必要的，但是東洞先生云：「宇宙之廣，豈能一人的智慧所能盡含？」此言正確。昔日聖賢的靈識雖然

能看透未來之餘。但廣大無邊的宇宙，包羅萬象，其狀態千變萬化，畢竟絕非一人的智力所能全部涵蓋；故智者免不了千慮一失。後學者著眼於此「一失」處，不偏信某家而受其侷限。修研昔日聖賢的治法規矩，領會千古不誤的湯方本劑之外；猶有不足者，求於諸子百家之說，以發揚其精粹。更要參照洋醫的研究成果，注視民間療法的發展等，加倍努力而奮鬥不已。

孟子云：「盡信書，不如無書。」（陳按出自《孟子‧盡心章句下》）此句可作為讀書人的座右銘，各種醫書的作者也必須把此句牢記在心。針對後世派醫書特別強調的所謂「奇方」，我實感十分痛切。信與不信？取捨與否？當然是依據讀者各自的喜好而定。本來「奇方」是基於經驗上而立，其缺乏何以致效的理論根據，故非親自實驗以判斷療效的有無不可，如此才能作出正確的取捨。縱然這是實驗「奇方」的最直接途徑，但是「奇方」中涉及各種動物、植物與礦物，如果要一一的全部藉由實驗以判斷取捨，那幾乎是不可能的事情。故先經由文獻的徵信與作者人格的稽查，推定篩選較有效的「奇方」來實驗，除此之外，別無他法。

我在閒暇之餘曾冥想東、西兩大文明，其發展的軌跡各異而互有長短。東方文明是形而上的、綜合的、歸納的。西方文明則是形而下的、分析的、演繹的。故在宗教、哲學等非物質方面的成就，以前者為優；在諸物質學方面則以西方文明為勝。醫學的發展同此，前者針對人身運轉活動之自然現象予以綜合、歸納而立下諸湯方，其診療簡樸、靈活而奧妙。西方醫學則是透過分析、演繹，雖然在各細部的精微發展極為驚人；但卻缺少統一的整體觀，故其診療局部繁雜而往往沒有治本。各有長短之下，不宜偏重偏輕。兩大文明應合而為一，以東方醫學為首腦，西方醫學為手足，齊心協力來嘗試共同發展。醫學進步的黃金時代不遠，可惜首腦者不振，僅殘餘手足囂張得意地揮舞闊步[2]。

【和田啓十郎註解】：

1. 從湯本氏書信可推得其近來對漢方運用自如，能登（石川縣北部的能登半島）四郡自當以湯本氏的診療技術為最優。其病人群集即使是金澤醫專（金澤市是石川縣的首府）的醫師們也無法比擬。據云湯本氏診療非常忙碌而病人常無法與其聯絡，故湯本氏的診療盛況由此可知。

2. 從此將啓開世界醫學的新紀元，真是令人覺得高興。

湯本驗案〈01〉：桃仁承氣湯

我曾經治療一婦人心下堅硬，腹滿，下肢輕度浮腫，眼睛呈現青碧色，依據吉益南涯的治驗投以桃仁承氣湯而得效。儘管我相信方證相對則必顯效，但對於本方的腹症研究許久卻無法掌握。然而最近某五十八歲婦人。其經常罹患腰痛，下腹部有棒狀物時隱時現。診其左小腹有鵝卵大堅硬物，壓按則痛引左脅下。投以本方，下利數行，腹中通暢快然，腰痛消失。續服數帖，鵝卵大堅硬物亦散去而恢復正常。又某四十餘歲婦人。月經短少，時有上衝感，頻頻衄血、吐血。投以桂枝茯苓丸料，稍加輕快。患者卻隨意自行停藥。某日罹患感冒而來院治療。診其肩背強急，無汗，微咳，發熱惡寒，投以葛根湯兩日雖感冒痊癒；但其人卻未得輕爽。行以腹診得其小腹仍有急結，投以桃仁承氣湯，急結消去，腹部不再有血症。從此驗案得知需注重腹診；又婦人多有桃仁承氣湯證。

【和田啓十郎評語】：

今婦人的確多有桃仁承氣湯證。洋醫治療上述病例，必須分別依其局部症狀來開方，腰痛、頭痛則用臭剝劑。衄血、吐血則用冰囊、Adrenaline 等。如此治療只是糊塗般地暫時性治療，病根依然存在腹部而不加以探究；縱然病人局部症狀或有暫時性的減輕，但是可憐的病人終究是無法恢復健康的。

【陳註】：

臭剝劑是指溴化鉀（KBr），白色粉末。易溶於水，可用作神經鎮靜劑，或作為急性癲癇的控制，但是濃度太高會刺激胃黏膜而引起噁心、嘔吐等副作用。

腎上腺素 Adrenaline（Epinephrine）舊稱副腎上腺素（因為在副腎的髓質發現而名）。其是日人高峰讓吉（たかみね じょうきち 1854～1922）於明治 34 年（1901 年）所合成。這是世界上最早合成的荷爾蒙。腎上腺素可升高血壓強化心臟及擴張氣管的功能，用來製造強心劑、止血劑以及氣喘的鎮靜劑等。不肖的競技運動員常偷服腎上腺素以增加瞬間的爆發力。和田啓十郎第二版於 1915 年出版，故當時日本西醫應已運用腎上腺素。

相對於 Adrenaline 是由腎上腺髓質分泌。腎上腺皮質所分泌的皮質荷爾蒙（hydrocortisone）則稱「（副）腎上腺皮質激素」。「激素」是中國用語，台灣稱荷爾蒙。1948 年由美國 Hench、Kendall 與 Reichstein 在診療類風濕關節炎過程研發而得，1950 年獲得諾貝爾獎。（副）腎上腺皮質激素具消炎（anti-inflammatory）、抑制免疫 (immunosuppression) 等作用。類固醇作用即相當於（副）腎上腺皮質激素，其對自體免疫疾病（如紅斑性狼瘡、發炎性關節炎、硬皮症、血管炎等）、

氣喘、過敏性疾病、頑固性濕疹、慢性阻塞性肺病等常有特效，台灣民間俗稱美國仙丹。因其有抑制免疫的作用，高劑量長期服用則會導致許多副作用。

東洞以某腹症來固定對應某湯方，筆者認為有誤。多種腹症皆可用桃仁承氣湯（例如少腹、左腹、右腹。肚臍、心下等處之的血瘀），甚至腹部沒有血症者亦有用桃仁承氣湯者。面褐、唇黑、舌下靜脈曲張、舌面瘀紫或血絲、鼻衄、牙齦出血、吐血、痔瘡流血、肌膚甲錯、皮膚疥癬、打撲損傷等血瘀之象都有可能主以桃仁承氣湯。換句話說，血瘀腹症不是本方的必要條件，有無皆可用此方。又某「證候」才是固定對應某「湯方」的必要條件。「證候」包括脈症、腹症、舌症、病人自覺與他覺異常的諸症狀等。湯本氏侷限於東洞與南涯的腹診見解，訛以桃仁承氣湯就是對應一固定的「腹症」，故言臨床無法掌握此固定的腹症。

中醫證候是在「**模糊中求確認**」的概念。筆者常以圍棋來比喻中醫湯方療法，圍棋老師無法確切說出第一步要如何下、第二步要如何下；但是會教導在某狀況下該如何思考。臨床有些症狀是間接被誘引出的假症，必須捨棄忽略，在掌握整體證候的宏觀病勢下對應某方，服用此湯方之後；該局部假症自然消失，故醫師不能被爾等假症所誤導。下圍棋時同樣是在「模糊中求確認」，必須掌握整個宏觀棋勢的思惟，不能被局部假象所誤導。最終得勝之後，該局部假象自然無礙。

湯本驗案〈02〉：黃連湯

某十一歲女孩。以腹痛主訴來求診，診其舌質乾燥黃苔，心下處痞堅，胸脅苦滿，食慾不振，不時地發生腹痛。開予小柴胡湯兼用驅蛔蟲藥 Santonin 於腹痛發作食頓服而下。服藥三日，排出蛔蟲數條，但是腹痛不解，仍時時發作，食慾依然不振。改用黃連湯兼用驅蛔蟲藥 Santonin，繼續排出蛔蟲數條，而後腹痛即刻減輕。服藥三日，黃苔退去，食慾增進。同藥再服三日而痊癒。

某四十餘歲婦人。腹痛而託人召診，我前往病家診療。病人往來寒熱，低燒，干嘔，因胸脅部似有苦悶，於是我隨意地投以小柴胡湯兼用驅蛔蟲藥 Santonin，頓服。可是頓服之後，病人自云腹痛非但沒有減輕，反而胃部持續疼痛更加嚴重。再次前往應診，病人煩熱，顏面潮紅，微汗流出，其狀有如方沐浴後，舌質全布滿厚黃苔，心下處按痛。我對先前之誤診感到不好意思，改用黃連湯，一帖服下，諸症皆減，五日後痊癒。

我不清楚黃連湯的腹症，即隨意地誤開予小柴胡湯，熱症投以熱藥，助長病勢，增加患者的痛苦，真是慚愧。小柴胡湯證心煩喜嘔、默默不欲飲食，似與黃連湯相似，但兩湯方的治則卻大相逕庭。仲景立方之神妙由此可知。

【和田啓十郎評語】：

湯本氏入古醫道未滿一年，其浸淫「湯證相對」奧妙之苦心真是令人感佩，他日必大有可為。孔子曰：「後生可畏」。湯本氏即為一例。

【陳註】：

Santonin 中文稱為蛔蒿，學名稱作：*Seriphidium cinum*。其是從山道年蒿提煉出來用作治療蛔蟲藥者。

【筆者驗案】：

某君男性，約 40 歲。外感十餘日，2013 年 12 月就診，服過他醫中藥未癒。腹痛，便溏，胃食道逆流，胸中煩悶，偶需深呼吸才能吸飽氣，食道有胃酸上湧而聲啞，咽喉不適，脈沉。腹診心下痞堅，微痛，稍加用力按壓則自云有氣逆上，腹部不滿，苔薄白。主以科中黃連湯 12 克五日份。過約 3 個月因胃痛回診，追問前藥服兩日後，即微汗出而病癒。此次因過食甜物而腸胃不適。筆者腹診其心下痞堅而微痛，便溏，腸鳴，有胃酸逆流。主以半夏瀉心湯 10 克，茯苓 2 克，七日份。一週後回診，大有改善，筆者腹診按其心下處柔軟，不痛。同前藥，七日份，以鞏固療效。囑咐減少服食過甜食物，以防復發。

湯本驗案〈03〉：狂症治驗

某四十歲男性漁夫。強壯肥滿，酒量為二合，甚至可達五合。我家附近為五、六十戶的小漁村，幾乎全以捕鰤魚為業，三、四年全村施予大敷網方式捕獲鰤魚，每年總捕獲量共約值四、五萬元。去年與今年則漁獲量銳減，共僅不到一萬元，尚不足購置魚網成本的二萬元，損失慘重。故本村除了兩、三位有錢人家外，皆因收入吃緊而困惱。該患者經濟水平中等，雖逢漁獲量的不景氣，生活上尚未達到窮困潦倒。但是因為收入不敷購置魚網的成本，終日茫然失神而黯然；詢問其任何事情，皆毫無表情地僅示意而不語。發病次日來診。診其顏面潮紅，眼球結膜稍有充血，類如喝醉酒狀，腹部應滿壓痛而呈現大承氣湯的腹狀，脈洪大而遲。我先投以紫圓 1 克當場頓服，給予白虎加人參湯合三黃瀉心湯倍加石膏兩日份煎劑而歸。後天家屬來告知，服藥後大下利約二十次；服煎劑後至昨晚則恢復意識，能正確辨認親友無誤。惟後頭部尚有疼痛而已，續服前煎劑兩、三日而痊癒。

【和田啓十郎評語】：

　　此患者如用洋醫處置其療效又能如何呢？洋醫無論如何處置皆無濟於事。

湯本驗案〈04〉：麻黃湯

　　某二歲女童。發熱，咳喘，無汗，鼻塞，無法飲乳，發病已四日。投以麻黃湯四日，諸症痊癒。本例似無特別紀錄的價值，但是我過去從事洋醫治療，單只是對小兒的鼻塞就極為棘手。今漢醫卻不拘於局部治療，短時間即可拔除病根而治癒諸症。古漢醫的奧妙神效實在今我很是吃驚。

　　某十歲男童。罹患咳嗽，無熱無寒，也無咯痰。試以阿斯匹靈加嗎啡（陳按嗎啡類的生物鹼可以止咳），服藥兩日後病情卻毫無進展。接著考慮其或為麻黃湯的正症（陳按以正面證狀呈現者。參見上篇 15-5），故必須主以該方。僅服用麻黃湯兩日份即全治。

湯本驗案〈05〉：竹葉石膏湯

　　某七十餘歲婦人。煩渴，身熱，主訴四肢及腰腳特別疼痛。診斷胸腹灼熱，肌膚乾燥，無汗。舌質乾燥龜裂，厚白苔而布滿芒刺，好飲冷水。聽診右肺上葉，右中葉與下葉之間有類如搓擦頭髮的聲音，時有輕咳，咽喉有痰而喘。扣診無異樣。心下至肚臍之間微滿而按壓略痛，便秘四、五日。脈滑大而不整，稍有結代脈。手足溫。投以調胃承氣湯兩日份，有數回軟便而身熱稍減，神氣稍回腹，但是其餘症狀並無變化。依據其舌苔、手足溫而喜冷飲，判斷應屬陽性（陳按即病勢朝陽之意）。但是脈象或為陰證（陳按即病勢朝陰之意）。投以小茈胡湯合茯苓四逆四日份，大便又轉微閉塞之外，其餘症狀如前。思考應屬竹葉石膏湯證，服用兩日份後，病人甚為輕快，於是繼續服用竹葉石膏湯四日份，邪熱除去，舌苔化開，渴止。自忖其為此方的正症。起初忽略了腹診，過度依賴未成熟的脈診而導致診療錯誤。現今回想起來，如果顧慮到小便赤濁的話，或即能正確判斷出其屬陽證的竹葉石膏湯證。唉！我為何會如此地猶疑而誤判呢？

【和田啓十郎評語】：

　　標為陽，本為陰。如果表裏相雜、陰陽相半，則很難辨其正症而難以投藥。故診療必須經過千錘百鍊的臨床經驗不可。實戰砲彈射擊尚需用三發來測準目標

（陳按第一發遠射在超過目標後，第二發近射而短於目標前，再利用前兩次修正目標的真正距離。），推得湯本氏在此病例的策略怎能算是拙劣呢？

【陳註】：

脈診不是開方的必要條件。《靈樞·九鍼十二原》：「凡用鍼者，虛則實之，滿則瀉之，宛陳則除之，邪勝（盛）則虛之。**凡將用鍼，必先診脈**；視氣之劇易，乃可以治也。」推得診脈原是為針灸療法而設，脈象有力者，行瀉法。脈象無力者，行補法。仲景等藉用整體脈象佐作湯方療法的參考。《內經》無關脈，無尺脈的名詞。脈法分三部是始於《難經》。仲景脈學不分三部，不分左右手，不與臟腑相配屬。《傷寒論》113首湯方中只有33首湯方附有脈象。本例湯本氏將「脈滑大而不整，稍有結代脈。」判斷為其病勢朝陰，不妥。

湯本驗案〈06〉：白虎湯兼用大承氣湯

某八十餘歲老翁。脈洪大，眼球呈現出赤脈，鼻孔、口唇色如煙燻，舌上黃白厚苔，甚為口渴，無汗，夜間發出譫語，咳嗽咯痰，胸部聽診有大水泡聲，肌膚乾燥，心下至肚臍之間稍呈鞕滿，按壓略有疼痛不適感。患者也認為病根在此而要求施予下劑。我在猶疑到底是屬白虎湯還是承氣湯證而無法正確判斷，先暫投白虎湯一日分，早晚兼用芎黃散。稍有下利外，無其他變化。於是改用白虎湯，兼用大承氣湯兩日分，服完藥後即順利恢復健康。現在回想其應屬大承氣湯證。

某五十餘歲男子。腹滿，自覺腹部有物停滯感，便秘。我診其雖有心下滿，但是並非甚為內實，投以厚朴三物湯而癒。

我原本無法完全鑑別大小承氣湯、厚朴三物湯、厚朴七物湯的腹症，但是今已漸能掌握。大承氣湯腹滿與內實皆甚為明顯。小承氣湯內實而腹滿略減。厚朴三物湯腹滿而內實略減。厚朴三物湯與厚朴七物湯皆有表邪。調胃承氣湯與大黃甘草湯證的內實又應為稍大。但不必為爾等方劑所限，諸方君臣佐使以及藥量多少之考慮，主要是依據醫師臨床所觀察其腹症、外症的事實而決定。

我認為儘管要熟讀先賢的治驗案例，但莫如分析、綜合湯方的組成，或與其他類似湯方相比較，詳盡地仔細觀察與研究才是最為重要。初學者如果不能瞭解方意，偏執於慣用的舊法則離真正的醫家尚遠。永富獨嘯庵《漫游雜記》書後跋語：「如斯書，特其標準而已，讀者毋須拘泥於驗案，毋須求真於驗案可矣。」今以此言作為讀書人的鑑戒。（陳按書末言：診病年多，為技年拙。益知窮理易，應事難也。）

　　慧眼炯亮，立論鋒銳。

【陳註】：

宋本《傷寒論》第 70 條：

◎發汗後，惡寒者，虛故也。不惡寒，但熱者，實也，當和胃氣，與調胃承氣湯。

　　筆者按第 70 條於《脈經》、《千金要方》、唐本（即《千金翼方》）、《金匱玉函經》皆作小承氣湯。仲景不講臟腑，推得調胃承氣湯的組成應即仲景小承氣湯。康平本同作調胃承氣湯，其並非獨立成一條，而是接在第 69 條之末，即 69 條與 70 條兩條連為一條。

宋本第 208 條：

◎陽明病，脈遲，雖汗出不惡寒者，其身必重，短氣，腹滿而喘，有潮熱者，此外欲解，可攻裏也，手足濈然汗出者，此大便已鞕也，大承氣湯主之。若汗多，微發熱惡寒者，外未解也一法與桂枝湯，其熱不潮，未可與承氣湯，若腹大滿不通者，可與小承氣湯，微和胃氣，勿令大泄下。

宋本第 208 條於《千金要方》作：

◎陽明病，脈遲，雖汗出不惡寒，體必重，短氣，腹滿而喘，有潮熱者，此外欲解，可攻裏也，手足濈然汗出者，大便已堅，宜承氣湯。若汗多而微熱惡寒者，為外未解也，桂枝湯主之。其熱不潮，未可與承氣，若腹大滿而不大便者，可少與承氣湯，微和其胃氣，勿令大下。

宋本第 208 條於《脈經》作：

◎陽明病，其脈遲，雖汗出而不惡寒，其體必重，短氣，腹滿而喘，有潮熱，如此者，其外為解，可攻其裏。若手足濈然汗出者，此大便已堅，屬承氣湯。其熱不潮，未可與承氣湯，若腹滿大而不大便者，屬小承氣湯，微和胃氣，勿令至大下。

宋本第 208 條於康平本分作兩條並有小字旁註：

潮熱者，此外欲解，可攻裏也

◎陽明病，脈遲，雖汗出不惡寒者，其身必重，短氣，腹滿而喘，有潮熱，手足
汗出者，此大便已鞕也
濈然汗出者大承氣湯主之。

◎若汗多，微發熱惡寒者，外未解也，其熱不潮，未可與承氣湯。若腹大滿不通者，可與小承氣湯，微和胃氣，勿令大泄下。

按第 208 條於康平本「有潮熱」旁 "有潮熱者，此外欲解，可攻裏也" 12 小字旁註。康本又於「手足濈然汗出者」旁 "汗出者，此大便已鞕也" 9 小字旁註。皆非正文，應刪。筆者認為 "若汗多，微發熱惡寒者，外未解也，其熱不潮，未可與承氣湯。" 此段嵌入式語法，宋本子目亦從缺，應刪。又 "手足濈然汗出" 宜多補一「濈」字作：「手足濈濈然汗出」。其為汗液流出綿延不斷之擬聲詞。即原先仲景小承氣湯，被增衍註解為 "微和胃氣"。之後注解混入正文而作 "調胃小承氣湯"。接著省略作 "調胃承氣湯"。如論中茈胡桂枝湯即由「小茈胡桂枝湯」省略「小」字而得。

又《脈經》出有承氣湯與小承氣湯；並無出調胃承氣湯、無大承氣湯。而唐本僅相當於宋本 248 條出過一次調胃承氣湯。《千金要方》無調胃承氣湯、無小承氣湯。只有大承氣湯及承氣湯。其「承氣湯」組成相當於宋本調胃承氣湯加枳實五枚。筆者認為《千金要方》的「承氣湯」即原仲景「承氣湯」。宋本調胃承氣湯即原仲景的「小承氣湯」。湯名演變關係如下：

原仲景**小承氣湯**→宋本等訛作調胃承氣湯：芒硝、大黃、甘草。（著於正氣虛）
原仲景　**承氣湯**→即《千金要方》的承氣湯：芒硝、大黃、甘草、枳實。
原仲景**大承氣湯**→其與宋本等相同：芒硝、大黃、枳實、厚朴。（著於邪氣實）

原仲景**小承氣湯**，宋本等訛作**調胃承氣湯**：
芒硝 唐本作半兩、諸本作半升、筆者作 4 克、大黃四兩、甘草二兩（炙）、外台作三兩
上三味，以水三升，煮取一升，去滓，內芒硝，更上火，微煮令沸，少少溫服之。

原仲景**承氣湯**即《千金要方》的承氣湯，宋本等從缺。即：
芒硝 千金要方作半升、筆者作 8 克、大黃四兩、甘草 二兩（炙）、枳實 五枚（大者，炙）
上四味，哎咀，以水五升，煮取二升，去滓，適寒溫分三服。如人行五里進一服，取下利為度，若不得利，盡服之。
（諸本誤作小承氣湯：大黃四兩酒洗、厚朴二兩炙，去皮、枳實三枚炙 上三味，以水四升，煮取一升二合，去滓，分溫二服。初服湯，當更衣，不爾者，盡飲之；若更衣者，勿服之）康本末段作小字註解。又古人如廁必「更衣」。按以上括號全段須廢除，故筆者標以小號字體。《千金要方》承氣湯含有芒硝，故不妨視為「中承氣湯」。中承氣湯的組成很合理，其甘草換成厚朴，攻下更峻一層，故稱為大承氣湯。

原仲景**大承氣湯**即與宋本等相同：
芒硝 三合、千金要方作五合、筆者作 15 克、大黃四兩、厚朴半斤（炙，去皮）、枳實五枚（炙）
上四味，以水一斗，先煮二味，取五升，去滓，內大黃，煮取二升，去滓，內芒硝，更上微火一二沸，分溫再服。諸本續接 "得下，餘勿服" 康本作 5 小字註解。唐本方中的大黃無標示酒洗。

<u>無芩連湯名不能曰瀉心</u>。半夏瀉心湯、甘草瀉心湯、生薑瀉心湯、附子瀉心湯、《金匱要略》大黃黃連瀉心湯亦有芩連；故得知宋本「大黃黃連瀉心湯」亦應有三味藥（大黃、黃連、黃芩）。

<u>無硝黃湯名不能曰承氣</u>。大承氣湯、調胃承氣湯、桃仁桂枝承氣湯皆有硝黃。故得知小承氣湯亦應有芒硝。宋本等小承氣湯組成無芒硝，誤也。

諸家或謂"白虎湯證為陽明經證、承氣湯證為陽明腑證"者，誤也。白虎湯證者大便不堅、表裏皆熱，病位不全在陽明內層。陽明病非專指胃腑，何來腑病之說？胃腑與「潮熱」、「喜忘」、「發狂」並無直接關聯。足陽明胃經之病是指經脈疾病，其前提是針灸療法。陽明病是指湯方療法，不能混淆，故何來"經病"之說？大承氣湯證脈象為沉遲而實。今但言「脈遲」者，可與承氣湯或小承氣湯鑑別，又腹部堅實、便秘程度的差別，有無譫語、順衣摸床發狂等皆須一併考量。又康平本的條文並非完全正確，小承氣湯訛作調胃承氣湯就是一例。

結論是宋本第 208 條應修正為：
◎陽明病，脈遲，汗出，不惡寒者，其身必重，短氣，腹滿而喘，潮熱，手足濈濈然汗出。若大便已堅者，可與承氣湯。若腹大滿不通者，可與小承氣湯。

《外臺秘要》引《崔氏方》（此書已亡失。崔氏西晉人）：
◎療傷寒或始得至七八日不大便，或四五日後不大便，或下後秘塞者，<u>承氣湯</u>。厚朴炙、大黃各三兩、枳實六片炙 左三物，切，以水五升，煮取二升。體強者服一升，羸者服七合，得下必效，止。（范汪方同）（范汪方已亡佚，范汪又稱范東陽，東晉人）

◎若胃中有燥糞，令人錯語，正熱盛亦令人錯語。若秘而錯語者，宜服<u>承氣湯</u>。<u>承氣湯舊用芒硝</u>，余（陳按指崔氏）以有毒，故去之，用之數年，安穩得下，良。既服湯，亦應外用生薑兌，使必去燥糞。若服湯兼兌而不得下者，可依本方加芒硝一兩。又薑兌法 削生薑如小指長二寸，鹽塗之，內下部中，立通。

從崔氏言：「<u>承氣湯舊用芒硝</u>」一詞推得《千金要方》承氣湯確含有芒硝（芒硝、大黃、甘草、枳實）。崔氏將承氣湯刪去芒硝，並減輕藥量，此與今宋本小承氣湯：大黃四兩、厚朴二兩、枳實三枚 的淵源有關。從崔氏言：「安穩得下」可知崔氏保守。其言不下者，外用生薑兌又加芒硝，豈不多此一舉？有是證毋須畏用芒硝，燥熱內實主以大承氣湯，芒硝藥量 15 克、並君以厚朴八兩領軍。邪氣稍輕則主以承氣湯，芒硝藥量為 8 克，並以甘草稍助正氣。如邪氣更輕一層者，芒硝更減為4 克，並刪去枳實，而得小承氣湯（即宋本調胃承氣湯）。又少陽病兼入陽明病的大茈胡加大黃芒硝湯，即大茈胡湯加大黃四兩、芒硝 4 克（硝黃藥量同小承氣湯）而得。

《肘後方‧三卷‧十三》：
◎天行毒病挾熱腹痛，若大便堅閉，令利者。
大黃四兩、厚朴二兩、枳實四枚　以水四升，煮取一升二合，分再服，得通者，止之。

　　按《肘後方》沒有標出方名，但是其組成與宋本小承氣湯（大黃四兩、厚朴二兩、枳實三枚）只差一枚枳實。兩者應有密切的關連性。仲景去世後，歷經三國、兩晉、南北朝、隋、唐、五代十國、甚至直到北宋，仲景之學不受尊重，其湯方或組成等常被更改。《外臺秘要》列舉傷寒八大家時，仲景還排不上。醫籍中出現茈胡被改成前胡、小茈胡湯被改名為黃龍湯等者；導致仲景版本被錯簡、衍屚而莫衷一是。北宋林億等加以整理刊印而流傳至今，雖是功德一件，但是宋臣常胡亂刪改而又不加以說明（例如序文屚衍"為傷寒雜病論、合十六卷"10字）；相對於《素問》則宋臣校註相當謹慎，凡註解必另以小字說明；並空出一格而與王冰的註解區隔。顯然北宋之時，《素問》的學術地位高過《傷寒論》。

《金匱要略‧腹滿寒疝宿食篇》：
◎病腹滿，發熱，十日，脈浮而數，飲食如故，厚朴七物湯主之。
大黃三兩、厚朴半斤、枳實五枚、桂枝二兩、生薑五兩、大棗十枚、甘草三兩
上七味，以水一斗，煮取四升，溫服八合，日三服。嘔者加半夏五合，下利去大黃，寒多者加生薑至半斤。

◎痛而閉者，厚朴三物湯主之。
厚朴八兩、大黃四兩、枳實五枚
上三味，以水一斗二升，先煮二味，取五升，內大黃，煮取三升，溫服一升，以利為度。

　　湯本氏認為厚朴七物湯與厚朴三物湯皆兼有表邪。筆者認為從湯方組成說厚朴七物湯兼有表邪尚可，但是厚朴三物湯則無表邪。厚朴三物湯雖然與上述《肘後方》的組成相同，但其重用厚朴八兩　而為君藥。《肘後方》的厚朴只用二兩　而為臣藥，故主治不同。又湯首掛以厚朴作湯名者，當以腹滿為主，內實為次。推得厚朴生薑半夏甘草人參湯亦以厚朴八兩　作湯首，故自當以腹滿為第一要件。

湯本驗案〈07〉：小茈胡湯

　　某八十餘歲老婦。一日罹患感冒，咳喘不止。自行購服成藥，雖然止住了咳嗽，但是卻轉為必須臥床而毫無食慾。家屬顧念其年事已高，命期將至為由，希

望醫師能前來病家處往診。我前往其住處診其舌上有厚層白苔而稍帶黃色，舌質乾燥卻不欲飲水。脈象正常，人有神氣。肺中葉與下葉有明顯水泡聲，但是扣診並無變化。胸脅苦滿，心下窩處痞鞕而有壓痛；另有便秘。我告訴家屬其勢必能恢復健康。投以小茈胡湯加大黃2.5克，三日份。事後家屬前來報告，黃色舌苔褪去，食慾恢復，不用臥床，甚至能自己打掃室內。

此驗案似無特別強調的必要，但是對我而言卻是費盡苦心才能獲得的結果。那就是該不該加大黃？應該加多少重量？後世派及洋醫對於老衰病人向來戒用下劑。今不顧慮老衰因素，且不在意大黃的重量，專以攻毒逐邪為主，果然能或得速效。更證明古方醫道的奧妙，後世派補益之方無此療效。

某三歲女童罹患百日咳。求診兩位洋醫共超過一個月，卻毫無進展；甚至惡化為咯血。近日舌腫，又生水泡疼痛而進食困難。我診其舌腫，面潮紅，舌苔有厚白苔，舌尖有小水泡產生，口舌乾燥，喜歡飲冷水，胸腹皮膚乾燥，肌膚而有臭味，胸脅苦滿，時時嘔吐，我投以小茈胡加石膏湯兩日分。諸病大減而人輕快許多，續開兩日藥。事後其母告知痊癒。

湯本驗案〈08〉：大茈胡湯

某醫家的跟診醫師每當夏天來臨就為腳氣所苦，病發已十年，此即所謂的慢性腳氣。今年夏天更為惡化，口唇、上肢與肚臍以下全為麻痺。腰腳無力軟弱而步行困難，常常顛簸而跌倒。微發熱，咳嗽。心悸亢進，每分鐘脈跳可達120下。心下與脅下痞鞕而略有壓痛，腹部拘攣。投以大茈胡湯（陳按大茈胡湯無大黃。而湯本有用大黃，其應稱為大茈胡加大黃湯）25日，諸病幾乎全減，只餘臍下不仁而略有麻痺感。轉用八味丸15日而痊癒。

此患者服過 Strophantin tinctuur（陳按夾竹桃類植物的酒精萃取物，具有強心作用，但對心臟有微毒性。tinctuur為荷蘭語，英文tincture，日文漢字譯作苦丁幾。指酒精萃取物，酊劑）與 Kampher（陳按樟腦的荷蘭語，英文camphor）。也服過赤小豆與麥飯。但只能鎮靜心悸、通順大便而已。服用大茈胡湯四天後，走路即能明顯輕快。故感嘆方證相對則效如浮鼓。

某男子，十六歲。鼻塞而鼻腔有鈍痛感，流鼻血而來院求診。其鼻黏膜完全肥厚，右鼻腔黏膜甚至幾乎完全堵塞而無法通氣。投以桂枝茯苓丸合芎黃散，外噴鉛丹粉末入鼻孔。數日後，輕快許多。更依腹診屬大茈胡湯證，兼有頭痛、口渴，故投以大茈胡湯加石膏，三日後，更為輕快。繼續服用，前後共8日痊癒。

從上述經驗推得東洞所云「腹為病之根柢」有很大的領悟。不能被患者兼有的外症所迷惑，否則忽略腹部的病根而只著重於淺表的外症，並無法治癒疾病。

【和田啓十郎評語】：

上述兩病例確為特效，推得湯本的診療能力當屬出類拔群。湯本慧眼而能掌握東洞先生「萬病一毒、以毒攻毒」的教誨，真可說是東洞先生的嫡傳弟子。我生性遲鈍，浸淫中醫已超過十年，卻尚無法領悟，實在自感慚愧。

湯本驗案〈09〉：桂枝茯苓丸

一婦人懷有葡萄狀鬼胎，惡阻極為嚴重，經當地知名醫家診治無效，瀕臨死亡。求診於我處。我開半夏厚朴湯先鎮止其惡阻；兼用桂枝茯苓丸合芎黃散。嘔吐停止後，只用桂枝茯苓丸合芎黃散長期服之。鬼胎終於墜下，排出瘀血而全治。

某男子，四十歲。右眼結膜下出血，主訴頭重而有上衝感。投以桂枝茯苓丸合芎黃散，服藥六日痊癒。

某男子，二十餘歲。苦於結膜充血。投以桂枝茯苓丸合大黃，兩日痊癒。但其病狀較前者為輕。

某男子，十四歲。一年前罹患水泡性結膜炎，長期接受某知名眼科診療而無效。求診於我處。右眼角膜緣有大水泡，結膜充血，畏光、流淚，角膜已形成白翳。先給予 codeine（陳按局部麻醉止痛藥可待因）水溶液點眼睛，塗敷水溶性甘汞（陳按以利消毒），硼酸水濕布（陳按以利殺菌）。治療一週，毫無作用。因考慮結膜有明顯的充血，又前兩例病狀較輕的治療經驗，或非從血症治療不可。嘗試投以桂枝茯苓丸合大黃，另只用 codeine 點眼。服藥兩日後大效，病人自感甚為輕快。一週餘後雖殘留原本舊有的白翳，其餘病狀全治。病人的雙親甚為擔憂其子的眼疾，長期接受眼科名醫的診療，付出龐大的費用卻毫無療效。經我治療不過兩週而癒，故對我非常的感恩道謝。我也經此大效的驗案，情不自禁地得意不已。

某婦人，六十餘歲。從高處墜落，肩背部跌傷疼痛，歷經多日不癒。自云項背難以旋轉活動，上肢舉高也受牽引而肩部有所障礙。我誤認為是葛根湯證，加白朮、附子兩日份而無效。經仔細診斷應確屬血症，投以桂枝茯苓丸加大黃、附子；兼用伯州散早晚各五分，兩日份。服完兩日份藥後，其病脫然而癒（該病人能自行徒步來我院，故應非屬重症）。

某男子，十七歲。面色蒼白而帶黃色，即所謂腺性病體質。主訴衄血即紫斑。診療時衄血甚為多量，用毛巾掩蓋，但血仍淋瀝滴出。除面部外，軀身及四肢散布點狀紫斑。腹診時心下濇，按之空洞無物感，腹部無力。先投以伯州散五分，效差。再投五分而血立止（師法《醫界之鐵椎》中篇第56章）。其次用桂枝茯苓丸加大黃三日量，紫斑褪色。又服三日，諸病狀痊癒。

某女子，十五歲。一向虛弱，面色萎黃，微咳，盜汗，時有心下悸，四肢筋惕，發作時有如外物襲擊般地恐怖。求診於我處。診斷右肺尖部有小水泡聲音，此外並無太大異樣。病人胞姊及大嫂皆死於肺結核。依據目前為一般貧血及稍呈羸弱的消瘦狀態，微咳，盜汗，參酌右肺尖部的異常聲音，判斷為肺尖加答兒（陳按肺尖處的肺泡堵塞不通），主以諸劑而無效。又檢測糞便有蛔蟲，投以驅蟲藥，排出蛔蟲五、六條；但是病狀及發作情形並無改變。經深思患者的身高比同年齡者高，但月經尚未來潮。又先前曾因顏面潮紅，頭重，上衝，臉頰濕疹之狀來診，投以桂枝茯苓丸兩日份而奏效。本日診其舌面有淡紫色斑點（淺田宗伯《橘窗書影》所謂的血症），判斷其屬血證。投以桂枝茯苓丸三日份，服用後病情發作減緩。接著兼用吉益東洞《方機》（陳按應出自東洞《家塾方》）的浮石丸，療效益佳，不久發作全止，血色潤澤，動作活潑，完全恢復正常。

【和田啓十郎評語】：

首例當屬是桂枝茯苓丸的正症。方證相對如果無誤的話，即應為效如桴鼓。一般西洋醫術常是根據病名來決定治法，但是東洋醫術則不侷限於病名、病狀，惟隨其原病而決定治法。如果診斷其原症無誤（陳按疾病初起侵犯局部或臟腑而造成障害者。又稱為主症。參見上篇 15-5）的話，無論或是葡萄狀鬼胎、或是眼部疾患、或是打撲損傷、或是發斑衄血、或是肉瞤筋惕發作，皆能得效。由此而知吉益東洞先生所謂萬病一毒的概念。

【湯本註（海）浮石丸】：

大黃、浮石（浮石，海中之浮石也。味鹹者，真也。不鹹者，是火山焦石流出河海也）、桃仁各等分。上三味，各別為末，糊丸。一回 4 克許，一日三回服用。治腹不滿，其人言我滿者。又治腹中（腹中二字，當作小腹）堅塊，膿血者。求真註：腹中堅塊以下之主治（陳按即主以下法），本為浮石丸（大黃、赤石脂、浮石三味等分）之主治，然亦得為本方之主治，故揭之」。

【陳註】：

上述大黃、浮石、桃仁各等分者應稱為「海浮石丸」。而「浮石丸」（莪朮、三棱、桃仁、大黃、浮石各等分糊為丸。）湯方組成出自《肘后方·卷三》，湯方名稱出自《普濟方·卷一五八》（蜜丸，米飲送服）。主治卒得咳嗽。

海浮石丸出自東洞家塾方，原名稱為「夷則丸」。華岡青州（1760～1835、其為吉益南涯的弟子）《春林軒丸散錄》1790 錄其主治腹中有堅塊而見血症者。而後或東洞加赤石脂、芒硝而為五味藥（芒硝 6 錢，大黃、海浮石、桃仁、赤石脂各 4 錢）。《春林軒丸散錄》又言（海）浮石丸主治腹不滿，其人言我滿者，腹皮見有青筋者。俗稱あいはら。あい應為漢字「相」字，はら為漢字「腹」字。あいはら（相腹）意指附加上去的腹部，著於負面的形容詞，累贅增衍之意。即腹皮表面布滿青筋，好像累贅增衍一腹部之意；其屬血症。故其人雖自覺腹滿，但醫師按其腹部之他覺並無腹滿。和田曾用「相藥」一詞同為隱有累贅增衍之意。

湯本驗案〈10〉：十棗湯

　　六十多歲婦人，突然左胸抽掣疼痛發作，呼吸短促，乾嘔發熱，頭汗出，心下痞鞕。胸部疼痛而無法側臥，只能倚物坐臥。我因為甘遂劑之戒慎，至今有所猶疑而尚未使用過。但對照其病狀符合十棗湯證，於是放膽投以甘遂粉末半錢匙（陳按以錢幣當成藥匙，姆指與食指夾緊錢幣一端，以錢幣另端挑起藥粉，稱為半錢匕。錢是指錢幣而非重量），以大棗五錢煎湯送服。次日家屬前來告知病情大有改善，但尚未痊癒，於是又投一劑。又次日家屬來答謝服藥後病已痊癒。事後我檢討當初如果甘遂粉末投以一錢匕而非半錢匕（陳按錢是指錢幣而非重量單位），說不定一帖藥即可奏效。當時我勇氣不足，連半錢匕都有所存疑，遑論一錢匕。東洞先生曾深深警戒甘遂要慎用。而且(陳按原南陽)《叢桂亭醫事小言》有前輩於欄外小字附註：「我運用甘遂劑尚未成熟之故，未蒙其效，先受其害，推得必須熟識之後方可運用。」由於此種恐怖的叮嚀，去年春天我從大阪購得甘遂之後，一直擱置在藥櫥中不用。經過此次經驗之後，我對投以甘遂劑的信心大增。如果對證，放膽使用而毋須狐疑。

【和田啓十郎評語】：

　　治療的原則為如果方證相對，即使是劇藥峻劑亦毋須恐怖。如果方證不能對應，即使是緩藥補劑也會釀成大害。醫者診療非得小心不可，但又需放膽使用。

湯本驗案〈11〉：大建中湯合附子粳米湯

　　六十餘歲婦人。宿有腹痛舊疾，最近二、三日小腹切痛陣發，腸鳴，心胸壓迫而嘔吐一條蚘蟲；無法進食，大便秘結，十時自覺發熱惡寒。診斷其舌質濕潤

而微有白苔，略有咳嗽，此外胸部診斷並無異常。腹部肚臍以上虛滿，腹皮表面稍微凹凸不平，以指頭探觸則有抵壓感；並可看到腹皮呈現緩緩蠕動發作之狀。按壓肚臍微有涼冷感應手，蠕動發作停止時則雷鳴切痛不明顯。我投以大建中湯合附子粳米湯兩日份。兩日後患者徒步輕快來院，自云服藥一日雷鳴切痛即大減；接著大便通順（但是並沒有排出蛔蟲），諸症恍如脫除而去。今日雖毫無痛苦，但為求周全，希望能再服兩日份藥。腹診其腹部滿大已平，沒有再蠕動，肚臍涼冷感轉為常溫。續前藥，兼以芎黃散與 Santonin 兩日份以利痊癒。

【和田啓十郎評語】：

附子劑的療效不是洋醫所能意料，如能對證治療，就不必藉用嗎啡止痛，而且不需要長期服用即能達到確切的效果。由本例不得不佩服湯本求真的洞察力。

【陳註】：

芎黃散即應鐘散，治諸上衝轉變不治者。方由大黃二兩、川芎六兩二味藥，杵篩為末，每服六分。酒或湯送下。不治稍加一錢，以至下為度。若有結毒痼疾者，每夕臨臥服之。

附子粳米湯出自《金匱‧腹滿寒疝篇》：

◎腹中寒氣，雷鳴切痛，胸脅逆滿，嘔吐，附子粳米湯主之。 附子一枚（炮），半夏半升，甘草一兩（炙），大棗十枚擘，粳米半升。以水八升，煮米熟，湯成，去滓，溫服一升，日三次。

跋　　

　　倫理學有所明示：「凡評斷事物的優劣長短必須得先經過親自實驗，非精通甲乙兩物的本體不可，如此才不會判斷錯誤。」然而現今醫師只醉心於洋醫方，而不知其他。洋醫家之中往往連漢醫為何物完全不了解，就逕自隨意地冷嘲謾罵，責指漢醫為舊時代的醫學；甚至肆無忌憚地批評漢方為陳腐的治方。爾等簡直可說是厚顏無恥到令人可憐的地步。昔日我畢業於金澤醫事專門學校（陳按第一名畢業），從事洋醫診療十數年。偶然間閱讀《醫界之鐵椎》之後，即立志改轉為從事漢方診療。在恩師和田啓十郎的悉心指導下，研究漢醫已有四年，故能得以瞭解漢洋醫學的優劣比較。洋醫方可取者不過是基礎醫學、外科手術、種痘法、一兩種的血清療法、三四種的器械療法、五六種的藥品而已。我毫不猶疑地敢斷言其他盡是以漢醫為擅長。真是要立志濟生救人，當以本書為階梯來努力。不計較名利，不屈不撓地研磨漢方，浸淫研究以探索漢方的奧妙，即能知我所言不假。如果爾等對漢醫只是一知半解，我認為不應具有發言資格，爾等批評的妄論就不妨一笑置之。

大正四年（1915 年）四月五日

湯本求真

編後語　　　（陳按犀川龍寫於 1971 年 8 月 1 日）

本書初版於明治四十三年（1910 年），接著於大正四年（1915 年）增補改訂而發行第二版。漢城、上海分別將第一版加以翻譯為韓文與中文而刊行。第一版俗稱明治版，第二版俗稱大正版。昭和 7 年（1932 年）春陽堂依據大正版簡明其文字後加以重新刊行，此為第三版，第三版內容約增加一倍，俗稱昭和版或復興版。可惜三種版本皆已流散，甚至連在舊書店也難以尋得。

居間曾發生關東大地震（陳按 1923 年 9 月 1 日 11 點 58 分）與太平洋戰爭（陳按即二次大戰，1941 年 12 月 7 日至 1945 年 9 月 2 日），基於戰敗國等因素，不要說一般人，即使是醫療專業者，也很少人秘藏有此書。今幸逢藥學泰斗朝比奈泰彥博士慷慨地獻出本書第三版，我尚未閱讀就誠懇地感受到本書是相當貴重。

像這樣貴重的醫籍在同道間流通之後，近來又引起漢方研究的盛況。同道們反覆地討論醫學與醫療的根本問題下，要求覆刻本書的呼聲已逐漸傳開。

昭和三十九年（1964 年）～四十年由「日中醫藥協議會」召開「現代的漢方藥展」，分別在東京、大阪、京都開展（本次開展是由中國政府提供的大陸產生藥數百點首次在日本公開）。揭示中國與日本從古至今的歷史年表、漢方醫學發展最有貢獻的八位前賢（張仲景、華佗、鑑真、曲直瀨道三、李時珍、吉益東洞、小野蘭山、和田啓十郎）。在此機緣下，多數與會者熱烈地期望能覆刻本書。又近來著者的長子和田正系博士（其與筆者同樣出身西醫的漢方臨床醫師）投書全國各地請求覆刻本書。最後本書終於能得以覆刻發行（陳按發行者即本文作者犀川龍）。

由於戰後受教的年輕一輩多缺乏漢字的讀解能力，為了使本書能更易於被瞭解起見，我們曾試提出轉譯成現代日語的計畫。雖然將本書的語意完全以現代日語來表達並非十分困難之事，但是我們還是暫先逐字逐句保留優美的原著。關於此點的箇中原委，朝比奈博士在本書的〈新序〉中已清楚說明；結果決定應以覆刻發行為首要。居間本書著者與出名的平出隆軒之爭論等，也都被收錄於本版中，故其頁數比第一版倍增。我們所覆刻者（陳按以第三版為底本）即春陽堂刊行的昭和版（第四版）（陳按 2010 年寺澤捷年等現代日語《完譯醫界之鐵椎》，終於完成先前的構想）。

朝比奈博士在本書卷頭提寫的珍貴〈新序〉，謹在此特別感謝。還有醫界的大島良雄醫博（東大名譽教授）、著名的漢方臨床醫家大塚敬節先生、同樣高名度的矢數道明醫博、慶大醫學部同仁的漢方臨床醫家龍野一雄先生（陳按日本東洋醫學會1951 年首任首長）、鈴木正夫醫博（千葉大學名譽教授）、內山孝一醫博（日大名譽教授）、

還有以〈日本の漢方界〉一文引起漢方界轟動的高橋晃正醫博（東大講師）等為之序文，都鄭重地推薦本書。這些序文的內容都非常珍貴，特重新另以別冊夾摺於本書中。還有資深的名編輯而為漢方醫界所熟悉的氣賀林一氏回想文的寄語，一併收錄於別冊中（陳按此編後語寫於昭和46年之第四版首刷，內附有夾摺的別冊。昭和49年之第四版第二刷時，已將夾摺別冊的內容直接印入，故無附別冊。諸序文與寄語皆為稱揚之辭，本書暫予省略）。再一次向諸位先生深深地表示感謝。

和田正系博士在覆刻之際，另外揭示了編後語：「著者將漢方醫學的價值呈現給不明的世人，啓蒙與敬告世人這偉大的漢方長處，而絕非是盲目的迷信。」此段話讓我聯想到昔日曾與正系共同接受中華醫學會的邀請，在訪問中國之時，國立北京中醫研究院魯之俊院長致賀詞之後，正系也致上如上述編後語的賀詞。

中西醫學不互相提攜的話，全體人民的健康就無法維持。因此在朝向科學發展的新方向下，西洋醫學能獲得許多優越的特徵，但同時也免不了存有不少缺點。中醫自古即具有悠久歷史的豐富內容，但是也尚有缺點而不能完善。中醫有缺點卻無法多取自西醫的優越處來補足，特別是在中國的歷史條件下，委實是一件不容易的事情。這多少與其殘餘的封建思想有關，即所謂的民族（陳按主義）虛無思想（誇耀自己的民族與國家，不容許其他國家勝過己國的思想（陳按即濫情））。爾等實在有必要克服這種保守主義（自己的經驗與舊思惟皆為完全正確的思想）。

基於不同年代與國家差異之下，上述的要求委實很難期待。不妨共通參考和田啓十郎與魯之俊兩位醫家而來嘗試使其化為可能。

如此病人將無恐於陷入低俗的漢方商業化之虞。今日似是而非的漢方、漢藥橫行於商業市場，真是令人擔憂。本書的發行當會使漢醫界、漢藥界、寧願更是否定漢醫的昭和現代醫界予以鐵椎重擊。我以作為發行者的一員在此表示感激。

最後本人謹在此向爽快承諾覆刻本書的春陽堂員工諸君，深厚地禮敬鞠躬。

昭和四十六年（1971年）八月一日

犀川龍

《和田啓十郎遺稿集》

*〈有關東洋醫術的治療效果〉

*〈皇漢醫道復興會主旨〉

有關東洋醫術的治療效果

啓十郎明治四十五年（1912年）四月於日本內科學會的講稿　和田正系昭和七年（1932年）十一月整理

　　世人所謂現代醫術的大進步，凡指古代無法治療之病而現代可以治療，或古代需要百日治療時間的疾病而現代只需十日、二十日即可痊癒等者。但是如果古代可以治療的疾病而現代醫術則否，或古代只需十日、二十日即可得治，而現代醫學卻需五十日、百日方可得治等者；如此我輩豈能稱讚現代醫術為大進步呢？況且現代醫術必須切開手術方能治療的疾病，但古代卻有內服湯藥即能痊癒者；如此現代醫術到底是進步還是退步呢？例如膽囊結石（本年外科學會的課題）與膀胱結石依據現代醫術只有純外科手術一途，非用外科取出不可，現代醫術並無法用純內科服藥來根治。

　　面對與我同年輕的諸位名醫博士之前，演講東洋醫術的治療效果，在此會議上揭開這樣大的講題實為笑柄，漸漸地自己深覺慚愧。然而在此僅就講題來陳述自己的心得，有鑑於對現代醫術實在有不得不言之處。

　　西洋醫術在物質的、器械的外科方面之進步發達相當顯著，對物質的病原學、解剖的生理學、手術的外科術方面之進步確實可顯示出其治療效果。但是就主要治療疾病的內科藥物方面則其療效則頗不夠完備，關於此點也是不可否認的事實。我從臨床實際從事東洋與西洋醫術驗案的比較對照，推得西洋醫術（即所謂現代醫術）之療效是遠遠不如東洋醫術（即所謂古代醫術）。

　　我何以會如此說呢？例如現代醫學在格魯布性肺炎是無法頓挫病勢，也無法縮短期治期，此為眾知之事。但是漢醫方卻有湯方能使病勢明顯地頓挫。又例如丹毒現今並無特效藥，故被西洋醫術認為是難治之病，但是漢醫方卻有顯著的療效。其餘類此而不勝枚舉。

　　如果憧憬於現今醫學之物理學上的進步，卻放任各種病魔之囂張跋扈，徒讓諸多生靈困惱病苦。這些淺薄的學者竟高唱：「我等已遵守世界共通的醫學。」爾等忽略不視日本醫術、東洋醫術的滅亡，心中無關生民荼炭與病痛，這還能算是以仁道為本旨的醫術嗎？深切地希望賢明的諸位同道非徹底地加速反省不可。

　　我國在遠古神代即有皇國醫方，中古時代渡來漢國醫方，其次還混入印度醫方等而構成所謂的東洋醫術。我國歷代名醫依據爾等醫方加以日本化的醫術，即稱為東洋醫術。近代傳入的西洋醫方我暫不討論，僅先就東洋醫術的臨床療效來向各位作報告。

東洋醫術的發達進步是先內後外。換言之其先著於主觀方面為主，而後客觀方面。反之西洋醫術的發達進步是先從客觀而後進入主觀方面。比較之下，東洋與西洋醫術的發展是站在相反的對立方向進行。東洋醫術是綜合的觀察以求**機能的恢復**；西洋醫術是差別的（陳按各別、局部）觀察欲使**器械的恢復**。觀察思惟的相反關係而造成東洋與西洋醫術根本不同（陳按例如高血壓病人，中醫依據整體病勢陰陽，病勢朝陰者給予溫熱藥，病勢朝陽者給予寒涼藥。整個軀體機能恢復正常後，血壓自然下緩而穩固。西醫則只在乎局部血壓數目的下降，以利尿或擴張血管等藥只徒能降下血壓數值，不管病人整體機能之好壞。或血壓雖控制但是整體機能卻消退乏力，或一停藥血壓就反跳而需吃一輩子。此醫療思惟稱為各別、局部的）。

西洋醫術的診斷法有聽診、打診（陳按即扣診）、分析鏡（陳按顯微鏡）等（陳按現更有各種高貴儀器），多著於機械性、物質性方面來探索人體。猶如從人體活物抽離出加以檢測，故此種死體的檢測結果未必符合真正活體的特徵（陳按其應專指分析鏡檢測而言，包括今日組織切片與抽血病理檢查等。縱然今日Ｘ光、超音波、甚至是斷層掃描、核磁共振等精密影像是直接檢測軀體而非抽離人身，但是其思惟還是試圖找出局部的異常。然而以常見的頭痛為例，儀檢卻常常無法檢測出）。東洋醫術則是以脈診、腹診（陳按還有問診、厥病診等觸診溫度）等（陳按最重要在綜合判斷其整體病勢之陰陽），多著於機能性、非物質性方面（陰陽表裏虛實）來探索人體。此種直接在人體活體的診斷奧妙，絕非在死體診斷所可比擬。換言之，西洋醫術著於死物的診斷，東洋醫術則著於活物的診斷。西洋醫術以差別的（陳按各別局部）外科治療為擅長，東洋醫術則以綜合內科治療為優點。爭論東西醫術時，各位或認為西洋醫術已被認為具有多種實效，東洋醫術又能有何作用呢？曾聞某衛生局長責罵東洋醫術的治則是無效、無害的醫術。其以弓箭標槍比擬東洋醫術，另以大砲手槍比擬西洋醫術，顯然推得東洋醫術拙劣而不足可取。

我曾請求軍醫總監石黑男爵為拙著寫序文，此特將兩人對話要點摘錄直接陳述於後。《醫界之鐵椎》完稿之時，我持一卷拜訪石黑男爵（陳按男爵擔任軍醫總監，和田志願從軍為軍醫時為其部屬，又和田曾向男爵租屋約兩年開診所，故男爵為其舊房東而認識），請求男爵寫序。管家出來問明來意。我回答：「多年來從事東洋醫學的驗案，知悉其勝過西洋醫術而更具有特殊的療效。謹呈上一卷拙著，懇乞閣下能為之寫序。」我被總家安排在接待室等候。不久，男爵出來見面，我立即起身禮敬，謝言能與其會面是無上的光榮。想不到謝言尚未說完，男爵即厲聲斥責：「你突以東洋醫術長處的驗案一卷來求寫序，而我自幼即涉獵東洋醫學之學習，恐怕遠比一般所謂的漢醫輩讀過更多的醫籍。無論如何漢醫並無長處可取，東洋醫術畢竟是無用累贅之物。如果你的愚蠢論述委由我來寫序，那我豈不是與你同樣的愚蠢？」

我聽完緩言反問：「您貴為明治醫學的開創者而為朝野眾望所歸，閣下學識淵博，研究範圍廣泛且應具有深入的實驗。推得您既然如此碩學，我才斗膽請求閣下寫序。因此敢問閣下從事東洋醫術的驗案有幾年？診療的病人有幾千人？」

男爵回答：「我廣泛地涉獵和漢的醫書，也跟過和漢醫學的前輩學習。無論如何漢方僅是草根樹皮的配劑而已，因此漢方當然無法治療疾病。」

我聽完仰天長嘆而云：「報告閣下，我從事漢醫已有十數年的經驗，施治過的病人少說也有一萬人以上。實際診療屢獲奇功，其療效勝過西洋醫術數倍，拙著都是實地驗案的記錄，絕非書生筆下的空論。拙著記述西洋醫書的學理，又記述東洋醫術的臨床經驗。早上我浸淫閣下所寫的西洋醫書之學理記述，因此熟識其規律的、順序的的模式。晚上我印證東洋醫書記述的經驗於臨床，觀察是否有與西洋醫書所說相符合者。如果西洋醫書之學理較為優越者，當然就必須捨去東洋醫書之說，這自然是不得不的作法。如果臨床實驗療效與東洋醫書記述相同，則印證古人並無欺我。又東洋醫書文簡義奧，幾乎難以登門而入，惟有臨床驗案能使人心服口服。多一日累積其實效，就多一口領會其奧妙。推得舉天下豈能丟棄、甚至毀滅東洋醫術？例如西洋醫書言明膀胱結石完全得依賴外科手術，內科無論如何治療也無法取效。但是此病採取東洋醫術治療的話，完全不用手術即能排出結石而病癒。又如盲腸炎者東洋醫術能使其一週即下床活動，兩週就不用臥床，三、四週就能根治而不會再發。西洋醫術治療盲腸炎者據我觀察一個月還很難不臥床，更要兩、三個月才能治癒；何況痊癒之後偶有復發者。施予悲痛慘澹的盲腸切除術，竟無法完全避免復發，甚有不幸手術失敗而死亡者（陳按今盲腸手術雖簡易安全但仍有風險）。其他如膽囊結石、腸チフス（陳按 Typhoid）、急性肺炎、百日咳、腳氣、丹毒、Hysteria（腦神經衰弱症）等以西洋醫術診療多有所窮，但以東洋醫術診療則罕有不治者。我只是陳述諸驗案而先於世上獨自預防東洋醫術的滅亡。一方面也能呈現活人濟世之道而忠於學術。對於此點閣下之意又如何？」

男爵呵呵大笑而云：「壯年時代我意氣風發正與你相同，如今年已過六十，撇開理字不談，我思索人一生之短暫與無垠奇妙世界的大知識相比，簡直可說是滄海一粟。因此凡事皆親自實驗後才來舉列事實的話，那是虛耗光陰而絕法讓自己愉快的事情（陳按男爵雖研讀漢醫籍但缺臨床而找托辭）。你要我爽快地答應寫序，我現即告訴你，明治二十八、九年（1895、1896年）各地來的漢醫為了陳情欲滅亡的漢醫方，慷慨激昂地舉列其妙效，以圖為新漢醫說項。我一語道破漢醫學毫無療效並加斥責，告知如熱愛漢醫而欲拯救之道，即應修習西洋醫學的規律來加以調整修改，以運用於漢醫方。而且果真喜愛漢醫，諸多法條並沒有任何一條禁止使用漢醫方。至今我尚未聽說過有修習西洋醫學而運用於東洋醫術者，今聽你說始知真有其人，我鼓勵你能繼續努力。」聽完後我即向男爵告辭，而後未再請求其寫序。

我生性遲鈍恐無法如男爵之期望。雖然不過僅就一部分東洋醫術完成其運用，以我淺學愚才即能得有許多療效，何況諸位明智之士朝漢醫方共勉的話，應能解決今日仍無法治療的多種疾病。我為生靈苦痛與古醫道的瀕臨滅亡而奉古醫道以拯救眾生，不知能否盡本分之力。但盼賢明的仁人君子不妨靜下思慮如何？

皇漢醫道復興會主旨

和田啓十郎寫於大正四年（1915年）六月　昭和七年(1932年)和田正系整理

我邦醫道從大古大已貴命(陳按一名大國樣、大黑樣、大國主命) 與少彥名命(陳按一名藥師樣)二尊發展以來(陳按御嶽大神即以國常立尊為首，大已貴命與少彥名命分立兩側共三尊的合稱) ，人皇第二十九欽明天皇(陳按509～ 571，在位539～ 571。和田誤植為第30代)的御宇十四年(陳按553年，不知其引自何處，但是552年朝鮮三國之百濟國將佛教傳給日本。又根據范行准的醫學論文集《中國醫學史略》552年梁元帝蕭繹曾贈日本《鍼經》一書，但史籍並無記載)漢國醫道始東渡我邦。英明的君主採取我邦醫道與漢國醫道之長處而來治療人民的疾病，此稱為皇漢醫道。其歷經一千數百年來，淵遠流長，其道尚在。爾近傳來西洋醫學，其理論甚精，其器械齊備，故多令人眩惑，以致捨去祖宗遺法，獨尊西洋醫術。

西洋醫術是依據物質的推理，欲求器械的整復為目的。而我皇漢醫道則是依據活物的觀察，主要是著於機能的恢復。妄圖信賴學理精微、精密器械的現代醫術，以致毀損上天所賜之軀體(陳按指手術切除)。又單獨地推理十分容易，但推理卻絕對無法治病。委予皇漢醫道則痼疾重症鮮少不能脫困者，何況病輕者當能痊癒。雖然當今醫者很少考量此點，現代的社會也沒有人敢責怪。畢竟世人多誤認而醉心於世界最高級的西洋醫術，卻很少人知道我邦的皇漢醫道。因此財團投資西洋醫術愈多，病毒的蓄留也愈深。病人甘願承受身體障礙或釀成惡疾，最後終於斃命而猶然未醒者比比皆是；此因未醒者已無法再被喚醒(陳按病人已死亡)之故。

憂國之士明知人民的損失衰弱就是國家的損失衰弱，如予以沉默則於心不忍。故吾輩敢自己計畫，為了國家人道，企求認同皇漢醫道的醫師作為顧問而組織本會。公開明確地喚醒社會的迷夢，復興我國已頹廢的精粹醫道。無法聊表以報國恩，盼理念同者能共襄盛舉入會。如此皇漢醫道的光輝將永不絕滅。謹此。

皇漢醫道復興會

發起者一同

和田啓十郎年譜

和田正系昭和五十三年（1978年）十一月三日再稿

*明治五年（1872年）十月十日

長野縣埴科郡寺尾村大字牧島（現長野市松代町大字牧島）出生。大字牧島離長野市八公里，離松代町四公里；位於面對千曲川的東岸而沿者谷街道。由信越線屋代駅（車站）乘長野電鐵線、在金井山駅下車，步行約數百米。

父親為松代藩（真田氏十萬石）士族和田牧治，次男啓十郎排行第七。父親極為嚴謹，精進於家業，故家道興盛。

明治十一、二年間（啓十郎七～八歲時），家族有人罹患重病而難逃一死者，洋醫百方治療無效；適時有一蓬頭敝衣的漢方醫者予以全治。這種臨床驗案的漢方醫術之奧妙，其深深植入啓十郎日後決定探索漢醫的初衷。

啓十郎小學畢業以後，前往離家數里的稻荷山町，其在吳服商號當一名小伙計。但畢竟此非啓十郎的志業，於是辭職返家，覺悟地進入中等學校就讀。當時長野縣普通中學只有松本（深志）一個學校而已。

*明治二十四年（1891年）十一月

長野縣普通中學畢業，其正處於人生煩悶不堪的階段。啓十郎先去基督教堂聽教而無法滿足；於是經常學習僧侶有關的經典，曾嘗試步行沿門托缽的苦難。

*明治二十五年（1892年）十月

進入東京醫學專門學校濟生學舍（校長長谷川泰）就讀。同年閒逛東京的舊書店時，偶然購得吉益東洞《醫事或問》。熟讀數回之後，對於古醫方大為感動興奮，更決心全力推展發揚古醫方。而後一生深入精通東洞翁所謂的古方醫學皆以此作為緣起。（同年三月十六日，栗園淺田宗柏去世。）

十月至隔年三月，啓十郎師事漢醫多田民之助，並成為其食客。深摯地敬慕多田老師的醫術與人格。但是當時漢醫形勢已江河日下，診業不興，師生兩人常常共同挨餓度日。多田醫師終於從東京遷返故鄉。

*明治二十七年（1894年）四月

醫術開業試驗前期（第一階段）及格。

*明治二十八年（1895年）五月

醫術開業試驗後期（第二階段）及格。

*明治二十九年（1896年）四月

醫術開業試驗後期實地試驗及格。

*明治二十九年（1896 年）五月二十二日

醫術開業免狀（陳按即開業執照）發下，「醫籍登錄第 9058 號」。當時內務大臣為板垣退助。內務省衛生局長為後藤新平（陳按 1898～1906 年曾任台灣民政長官）。
同月購買下谷區仲御徒町十一丁目五十四番地，並在此開業。

*明治三十年（1897 年）八月

移轉至本所區橫綱町一丁目二十三番地開業。

*明治三十一年（1898 年）十二月

娶長野市大門町小松かい的長女（小松治三郎的胞姊），即小松せん女士為妻。

*明治三十二年（1899 年）十二月

因為當時的形勢，對以標榜漢方的新診所而言，其診業之經營實在是十分困難，故從東京搬回離家鄉較近的更級郡稻裏村二百十一番地開業。同年十二月到明治三十七年（1904 年）八月爆發日俄戰爭到志願從軍擔任軍醫為止，長達五年間在信州善光寺、平山村的小田舍從事一般診療，除了洋醫方以外，同時也累積了漢方醫術的治療經驗。閒暇時更專力於讀書與思索，先從《素問》、《靈樞》、《外台》、《千金方》等漢方醫籍著手。又研究本邦古人的優秀醫籍。為了累積實力，自修浸淫醫籍而不敢稍有懈怠。更記錄臨床治驗、思索、研究等心得以作為他日發表著述的基礎。五年間雖然從外界的收穫不多，但是內心的收穫頗為豐富，以致寫出畢生淬煉的文稿。居間自稱無莫居士，此雅號是取自《論語·里仁》：「君子之於天下也，無適也，無莫也，義之與比。」（陳按君子對於天下各種事情，不刻意強求，不無故反對，一切按道義行事。）當時寫下的文稿至今尚存者如後所述。

*明治三十三年（1900 年）一月

生長男和田正系。

*明治三十四年（1901 年）

撰〈上帝醫論〉
撰〈東西醫法比較研究傳染病治療法對照〉
撰〈自家病自治論〉
撰〈治驗的漢洋對照〉
同年九月生長女。

*明治三十五年（1902 年）

撰〈東西醫法比較研究巴豆及應急三例〉
三月十一日撰〈鄉下地方豈無良醫〉

*明治三十六年（1903 年）
十一月五日出版《病客須知》小冊（陳按內容共 8 頁，收錄第二版《醫界之鐵椎》中）。

*明治三十七年（1904 年）
三月二十三日，分家之故而擔任戶主，同日申報。

因為志願參加日俄戰爭，八月被陸軍任命為預備見習醫官，分發至近衛步兵第三聯隊補充大隊第四中隊。八月三十日任命為三等軍醫，分發至第二軍兵砧監部。從予品出征，北上參加牛莊海域等遼東半島之戰役。不幸於戰爭中罹患眼疾，只好返回內地治療。之後至三十九年夏天為止，服務於東京衛戍部隊之附屬醫院。

*明治三十九年（1906 年）
四月，參加日俄戰爭有功，獲頒六等單光旭日勳章。

秋天，從軍中退役，之後在赤坂區青山南町六丁目租屋開設內科醫院。房東即為軍醫總監石黑忠悳（男爵）。

*明治四十年（1907 年）四月
移轉到日本橋區浜町二丁目十二番地（今清洲橋通道）開設內科醫院，並準備撰書。又憂心漢方醫學的衰亡，前往神田神社（神田明神）發心祈願二十一日，每日早晨從診所到神社虔心參拜，來回皆以徒步（浜町到神社有相當距離）。

*明治四十三年（1910 年）
八月，自費出版《醫界之鐵椎》第一版（335 頁）。先前曾拿底稿拜訪吐鳳堂、半田屋、南江堂等出版社，但皆拒絕出版。只有南江堂願意接受自費出版的條件。

十一月，名古屋平出隆軒氏讀完此書後，其於《日本醫事週報》發表〈《醫界之鐵椎》讀後對和田啓十郎提出看法〉一文。連續三週刊載平出隆軒氏反駁的文章。這些文章在當時甚至目前都是讓洋醫對漢方引起興趣的論文。

十二月，針對平出隆軒氏的反駁，著者在同一雜誌上提出答辯。但是第五節以下即拒絕刊登，無論如何催促，《日本醫事週報》就是不予刊載。很遺憾地無法呈現著者對古醫方之理解與信念的明快答辯，個中原委值得深思。

十二月二十日，出版《漢方與洋方》小冊，冊名是由中村不折書寫（陳按共 24 頁，部分內容收錄第二版《醫界之鐵椎》中）。

第一版《醫界之鐵椎》出版後，同道相繼來訪，患者就診人數也逐漸增加。著者趁機努力從事瀕臨死亡的漢方復興運動，或發表言論，或與同道開研究會。當時來往較密切者依時間順序有：木村賢齋（之後改名博昭）、中川昌義、川上元養、新妻莊五郎、安部大藏、山村正雄、中村昌惠、林晴世、岸原鴻太郎、馬場辰二、湯本四郎右衛門（之後改號求真）等人。

*明治四十四年（1911 年）四月
撰〈上宮內大臣渡邊千秋殿書〉

*明治四十五年（1912 年）
四月撰〈有關東洋醫術的治療效果〉（日本內科學會總會演說原稿）
七月撰〈上乃木大將書〉
　　　〈奉中山榮子刀自書〉
　　　〈辨明東洋醫術並無錯誤〉

*大正元年（1912 年）十月（陳按 7 月 30 日前屬明治四十五年，7 月 31 日至年底屬大正元年）
撰〈懷念先帝陛下病狀而願奉上頹廢的東洋醫術（陳按自謙詞）〉
撰〈王母桃〉三卷

*大正四年（1915 年）六月
增補第二版《醫界之鐵椎》出版（南江堂），其內容遠比第一版增加許多，裝訂
也煥然一新。又為爾近興起的皇漢醫道復興會起草〈皇漢醫道復興會主旨〉。

*大正五年（1916 年）
春天，閱完野津某氏《臨床漢方醫典》之後發表〈臨床漢方醫典讀後感〉。
由於多年來的勞心勞力，初春以來健康直走下坡，終至臥病在床。四月自覺症狀
凶危，急催家鄉胞兄和田貞治郎與長野市的小舅小松治三郎速來東京，以交代後
事。又擔心時年十七歲長男正系每晨會在枕頭上呼叫，囑咐要多加關照。又交代
平日口述筆記者皆為自身經驗的漢方治療核心，基於自病自醫的平生信念，至死
毫無改變。死亡訃音決不能書寫「藥石無效等。」而是寫「壽命相盡去等等。」
七月八日午前五時，終於在自宅結束四十五年來多災多難的一生。遺骸葬於故鄉
長野縣埴科郡寺尾村大字牧島（即川中島）的和田家族墓園，法號和合院光譽明法
啟道居士。墓碑由畫家友人（同國上伊郡高遠町人，其曾多次接受和田診治）中村不折題下
墓誌銘：

君名啟十郎和田氏寺尾村牧島之人弱冠卒中學之業尋研鑽漢洋醫學數年二十五
歲而為醫師或居東京或在鄉里日露之役為軍醫從軍敘正八位授勳六等戰後再開
業於東京益究東西醫學之長短遂著醫界之鐵椎大意曰拠洋方精緻之學理用漢方
周到之方劑始可活人也由是君名声頓騰乞治者闐門大正五年七月八日病終春秋
四十五嗚呼君短命不得大揮其技然其著書驚醒醫界庶幾無大憾乎

　大正六年七月
　　　　　　　　　　　　　　　　　　　　　　　　　　　中村不折書

附錄

*《類聚方議・卷十一・麻黃湯條辨氣血水說方議》村井杶（大年）撰

*《醫範》吉益南涯撰、大江廣彥校正

*《非方議》即《非杶大年麻黃湯條辨氣血水說》吉益南涯撰、大江廣彥校正

*《答武藤生》（南涯命弟子橫田朗代答）

*〈南涯先生六十壽序〉附於南涯《成蹟錄》之書末　中川故（修亭）撰

*《成蹟錄・跋文》附於南涯《成蹟錄》之書末　中川故撰

*《方極》(ほうきょく)吉益東洞自序

*《方極》吉益南涯跋文

*《東洞家塾方・十二律方》村井杶

附《類聚方議・卷十一・麻黃湯條辨氣血水說方議》

村井杶（大年）撰

傷寒，脈浮緊，不發汗，因致衄者，麻黃湯主之。

〈方議〉：

　　清（陳按應指南涯之弟名清，1762~1802）注云：「傷寒，脈浮緊，法當發汗，若不發汗，是失汗也。」杶按浮緊之脉是皮膚緊密，腠理閉塞，當發其汗，不發其汗，則熱鬱於內。鬱乃毒也，毒今攻於血分，因而致衄後之法也；謂之因致衄者。醫今觀病人，其脉浮緊，其證發熱，身體疼痛。無汗之證而不能用麻黃湯，是當發汗，而不能發其汗。若當汗不汗，則為失汗。失則汗毒鬱於內，而逼迫於血，故因上逆致衄也。雖然，其證未解，是以與麻黃湯主之也。凡仲景致衄之法三。一曰必衄，是用麻黃湯，而後衄乃解。一曰自衄，是太陽傷寒，雖已施治，亦未解；終其人脈浮緊，發熱，身無汗而後自衄者癒，謂之紅汗；是乃以麻黃湯取微似汗，其治自同矣。一曰致衄，是太陽傷寒，其人脈浮緊，醫今不發汗，是失汗也；後用失汗而致衄者，更以麻黃湯主之。

　　夫衄也者，血也，鼻中血出者也。是後世或以虛實表裏，別雜病與傷寒之衄者，似不是也。雖然；隨其證治之者一也。後世又或以氣血與水三物為病證（陳按應作症）之源，又以為治法之本，理則理也。雖然；今仲景之於治術也似不然。如何則於此衄，或以麻黃湯治之？或以桂枝湯治之？夫桂枝、麻黃、芍藥、生薑、大棗、杏仁、甘草，非一治血之藥；而今已治血也。桂枝麻黃二湯，非一治血之方，而今已治血也。以此觀之，治其肚腹之毒，則動水與血之毒者，如彼發熱惡寒或惡風，或頭項之強痛也，如彼身體之疼痛也，如彼鼻鳴乾嘔也，如彼喘而胸滿也，無一不治者。然則肚腹之一毒，於是有動血者，有導水者，有病氣者。豈氣血與水乎？或水血各惟病乎？或氣惟病乎？一毒動之，一毒又病之，從其毒之所易動而病之也。故仲景之為治也，隨其證而治之。頭痛衄者，桂枝湯主之。無汗衄者，麻黃湯主之。不治其衄，而治頭痛與無汗，於是衄乃治矣。故我門（陳按指東洞之者）不見氣血與水，而但治其證而已。證者何？頭痛、發熱、惡風（陳按原作惡寒）、鼻鳴、乾嘔、脉浮緩（陳按原作脉浮）、汗出，衄者，桂枝湯主之。頭痛、發熱、惡寒（陳按原作惡風）、身體疼痛、喘而無汗，脈浮緊者（陳按前8字原文作喘而無汗者），麻黃湯主之。以上二證，有氣病則氣當病也；有水血病（陳按原文作有水毒與瘀血）則當有水毒與瘀血也。吾但隨其證而治之耳，其術但在於驅其一毒而已。此病氣今水血者一毒也，吾今在於驅其一毒而已。今吾驅其一毒而試之，必不可不有其驗也（陳按必有驗）。是豈不其徵乎？又有他乎哉（陳按除以驅逐一毒可徵驗之外，並無他法）？

當今之時，天下之為醫者，苟讀書則必言理，而不知學焉。終隨其理窟而不知脫其舊窠，可勝嘆哉？又生民不幸哉？嗚呼！人之為生也，必有氣與水血，而不營之、衛之、養之、育之，何以得為其生人乎？然而受其氣於天，受其水血於父母者，豈其有病吾乎哉？吾誤釀成一毒，而使我氣與水血病此者也。夫天之六氣者，以養育之民者也。六氣豈有病生民乎？吾必有所畜一毒，而天之六氣淫，則遂擊病之者也。氣與水血亦復然。然一毒病氣，氣豈特病乎？一毒動水與血，於是與一毒混化而動。動則遂去其處，去則遂又混化為一毒，於是得不氣病亦乎？隨其所病之氣，而水乃走於所走，為腫、為疼痛、為悸、為眩、為瞤、為冒、為咳、為嘔、為淡、為飲、為掣痛、為惡寒，劇者為厥逆。亦血然，至於所至，乃為衂、為吐血、為咳血、為咯血、為痔血、為尿血、為下血、為婦人經水成變、為瘀、為斑、為諸痛。若併水（陳按指血與水相併）則為諸瘡瘍、疥癬、疔、丹毒，而出於皮膚腠理也。雖然；水血者一也。故云汗者血之餘也。汗亦水也，液（陳按指血液）亦水也，血豈不水哉？故令血病之者，亦毒也。令水病之者，亦毒也。然則令氣病之，苟不亦毒乎？

東洞翁嘗謂：「病之者毒也，毒乘之也。」豈氣特病乎？又豈毒自除乎？除之者，藥與醫也。夫一毒混化於水分，則令水分病之。一毒著於血分，則令血病之。然則人有氣分，一毒著於氣分，則令氣病之（陳按原文作則令人之氣），是一毒著於氣分也。桂枝湯證曰其氣上衝，麥門冬湯證曰上氣，皆是毒攻氣分者也。今或謂病者氣與水血耳，殊不知一毒之病人之氣及水血。故醫之為術，但在於遂除病毒而已。病毒一毒也；氣與水血者，人之所可見有者也。人苟無氣與水血，則不得為生人。人其以邪氣與水毒瘀血，得為人乎哉？一毒病之，則氣已成邪氣；水血忽成毒瘀。瘀亦毒也，邪亦毒也，於是氣豈得不為毒氣乎？是皆為一毒所毒也，或譫語妄言，或狂走煩悶，或不語無言，豈非氣之病之乎？吐下之，則水血之毒也。夫一毒也者，今飲食之毒所釀成也。人為飲食所養蓄，而其氣及水血為之所生長矣。今失其節度，故其飲食停滯，而終為一毒。而病其身體肚腹，於是氣及水血為之所毒，謂之疾病也。疾病者，醫之所當治也。

《左傳》云：「疢之美，其濕多。」《內經》曰：「毒藥攻邪（陳按出〈藏氣法時論〉。）」邪乃毒也，是豈疾病者，非人之毒乎？甄權曰：「以毒攻毒，是以毒毒之者，毒藥之毒也。」攻毒之毒者，指疾病之毒也。王冰曰：「然辟邪安正，惟毒乃能，以其能然，故通謂之毒藥。（陳按〈藏氣法時論〉毒藥攻邪 4 字之下的王冰註解）」此惟毒者乃毒藥也，乃能者毒藥之能也，是毒藥攻病，毒之謂也。故毒藥之毒干人之病毒者，毒藥之能也。故東洞翁曰：「惟毒乃能。」又曰：「毒毒於毒，不毒於人。」由此觀之，凡醫之為道，在於知毒藥之為真，與疾病之為毒而已。故欲知氣及水血，為各疾病之源者，抑未；又墜於理義穿鑿之談。要皆論說之言也，故東洞之門，不必同氣與水血，具云萬病惟一毒。不（陳按原文訛作又字）專求於外證，而在於腹候之毒如何而已。曰然。桂枝湯證亦有腹候乎？曰雖桂枝湯證，亦豈無腹候

乎？桂枝湯之方者，治一毒出而動於大表者主之方也。故桂枝湯之為證，以動於大表者為本，而以在於肚腹者為標。豈無腹候乎？夫為其證也，頭痛，發熱，惡風、惡寒、鼻鳴乾嘔，汗出，身體疼痛，屎尿有變者，皆其外證也。今其乾嘔者，毒之在於胸膈者也。頭痛，發熱，惡寒，惡風者，毒之在於肩背者也。汗出或不汗出，身體疼痛者，毒之在於脅腹。而拘急者也，屎尿有變者，亦毒在於小腹者也。皆是以乎候，而其證（陳按應作症）可察也。豈謂無腹候乎？故今以以上諸論，則其脈必浮緩也。不必問其氣之上衝否？而隨其證，與桂枝湯治之，則無不其病乃瘳。由此觀之，傷寒六七日，頭痛必衄。不必問其衄血，若有桂枝湯證，則必用桂枝湯，其衄乃止也。然桂枝湯非止衄血之方矣。下利，腹脹滿，身體疼痛者，皆水毒之所病也。又服桂枝湯，大汗出，脈洪大者，是水毒之動也。不必問其水毒，今以有桂枝湯證，則必用桂枝湯，其水乃去也。然桂枝湯非治水之方。

由此觀之，仲景之為術、必在於觀其一毒之動而遂除其一毒也。已雖曰氣與水血之變，不必治其氣與水血，可以見焉耳。但桂枝湯之證者，其人本有毒，外襲於風寒，則其毒為風寒所動，而發於大表也。雖曰發於其大表，亦其毒本在於肚腹之間。其發於大表者，謂之表證（陳按應作症，下同），又謂之太陽之證。太陽之證，其表已侵腸胃陽明；之謂其毒入於內，而淋浸腑臟。淺則謂之太陽之證；不淺不深謂之少陽（陳按原文訛作少陰）之證；已深入謂陽明（陳按原文訛作厥陰）之證。三陽（陳按指陽明病，原文訛作三陰）之證者，一毒所各結之處也。二陽（陳按指少陽病）之證者，一毒之所往來之道路也；往來而後，又還於窠窟。於是醫之為術攻擊其出者，則其毒不能再還於窠窟。其毒之往來也，氣先病者，毒先攻其氣；水先動者，毒先攻其水；血先瘀者，毒先攻其血。

故云邪之所湊、其氣必虛。雖然；仲景之為術，不必治其氣及水血，而先治其一毒。故至於小茈胡湯之證，曰往來寒熱，休作有時，默默不欲飲食，心煩，喜嘔，脅下痞鞕，或滿痛或以鞕滿，心下悸或痞鞕或咳者，謂之小茈胡湯之外症也；是毒之見於大表者也。夫心煩者，必胸中有熱，是醫不以手診之，則不能治之。脅下痞鞕，或滿痛，或鞕滿，心下悸或痞鞕，是醫不以手候之，則不知之。以有此因候重證之毒，致寒熱往來，休作有時，默默不欲飲食，心中煩悸，喜嘔，或咳等證也。痞鞕滿痛，無不一毒之結矣。或至婦人中風，經水適斷者。此為熱入血室，其血必結者，小茈胡湯主之。是雖茈胡湯非下血之方，而經水忽來，瘀血乃解。不必問其血，而其血乃下也。然小茈胡湯非治血之方。

故云麻黃湯非治衄血之方也。雖然；今有此方之證而致衄者，不問其衄，亦麻黃湯主之。然麻黃湯非治衄血之方也。

附《醫範》

吉益南涯撰、大江廣彥校正

序文（出自 1824 年大江廣彥）：

　　醫之為業豈容易乎哉？夫人生之至重，孰不欲其壽？然及其疾也，刀圭愆（陳按過失）術，死凶反手，非謹厚誠實之人，不足與言醫也。可不慎歟（陳按歟字為表疑問之語尾助詞）？予自弱冠好醫事，從某氏聞陰陽五行之說，未知所得焉。後遊學於京師，入於吉益南涯先生門。先生以其所著《醫範》及《非方議》示予。予受而讀之，則醫術之要，診察之法，言簡而意盡，瞭乎如發矇。予於是乎始似有所得也。蓋吾先生之於醫也，因一《傷寒論》為之辨說，而開示萬世之法則。其教導門生，其目有六焉：曰順逆，曰虛實，曰所在，曰主客，曰劇易，曰有無是也。天下之學者景慕，而輻輳者凡三千人（陳按經考證門生共 1375 人），可謂不墜先考之業矣。高足門人賀屋氏，嘗為後進著《傷寒論章句》、《續醫斷》，可謂勤矣。雖然；至其精，則讓於《精義》（陳按指南涯《傷寒論正義》而後學生改書名為《傷寒論精義》）、《醫範》二書多矣。讀者驗之古今醫籍，可以知其說之不謬也。是以吾家常令童子先讀《醫範》，是予所以尊信先生也。今省繕寫之勞，刻之於家塾，以傳同好者。

　　　　於時文政七年甲申（1824 年）正月　木國醫大江廣彥 謹識於大阪客居擇中館

【陳註】：

　　大江廣彥字岩田，師事於南涯。《醫範》只有短短的 10 頁，抄傳於弟子間研讀。南涯 1813 年去世，廣彥 1824 年為其寫序而刊行。村井杶（大年）為東洞的第一名弟子，其補充東洞《類聚方》而撰《類聚方議》，書中批評南涯的氣血水論有違東洞的萬病一毒。南涯撰《非方議》予以反擊，而收錄於《醫範》中。村井杶撰《醫道二千年眼目篇》30 卷以揚東洞之說。廣彥批評其 1～3 卷而撰《醫道二千年眼目篇評》，另撰《西說醫事辨》、《陰陽與神經同辨》。又村井杶弟子武藤生批評南涯，南涯令門人橫田朗答覆而撰《答武藤生書》，皆錄於《醫範》中。

本文（南涯撰於天明八年正月三十日、1794 年、45 歲）：

　　友人某（陳按指村井杶、大年）謂子曰：「子頃者示門人以氣血水辨，是背先師萬病一毒之旨。可謂孝歟？何不改其過？」猷拜謝曰：「嗟呼！子尊敬先師至矣，非猷之所及也。雖然其言異於猷之所聞。夫道者，天下之道，而非一人之道也。父所能未詳辨，子宜詳辨之。已所未能審明，人宜審明之。子思之作《中庸》也，言孔子之所未言，以發之。可為不孝乎？先人嘗謂猷曰：「汝學吾所以學，而勿謬我言。譬如畫圖，徒摸其所摸，逐失其真。吾之所以尊信秦張而學其道，以其徵諸事實而有治驗也。苟有治驗，雖非秦張之言，豈可不遵信哉？」方無古今，

論無新舊，必其之於治驗。夫氣血水辨，非余之新說。《傷寒論》書莫不由此。先人亦開其端，曰附子逐水，水蛭治血也。醫之論病證，不以此三物，以何為規矩？三物之變，三極之道也，不可不知焉？今作《醫範》，示氣血水之辨，固不背萬病一毒之旨也。

萬病皆一毒，藥亦皆毒也。以毒攻毒，是醫藥道。人之身為陰陽和平如春，此為常體。若有偏勝，此其病患，病必害性，是以謂之毒。毒無形，必乘有形，其症乃見。乘氣也，氣變焉。乘血也，血變焉。乘水焉，水變焉。夫血者，水穀之所化血也。是以有三物焉。三物之精，循環則為養，停滯則為病。失其常度，則或急或逆，或虛或實，諸患萌起，各異其狀。證緣物而生，物隨證而分。證者末也，物者本也。雖有見證，不分其物，何益之有？譬如望雲霓而不知晴雨也。凡論病以陰陽古之法也，試分其大體而已，藥方未可處矣。太陽病有桂枝湯，有葛根湯，有麻黃湯，一病而三方。所以有氣血水之辨也。其人頭痛發熱，汗出惡風，是氣之辨，而桂枝湯證也。以其發熱，知血不凝；以汗出，知水不滯。其血凝者，雖自汗出，不得發熱，項背強几几，葛根湯證是也。其水滯者，雖必發熱而不得汗出，身疼喘鳴，麻黃湯證是也。證備如此，則不辨三物，雖曰其湯證可也。或變證出，或見一證，長沙方中無可徵證，則其何由論病？何由置方？方此時，聚類推症，以分三物。

辨其主客，審其所在，知其四態，是謂之規矩。何曰「**主客**」？黃連阿膠湯、瓜蒂散、建中湯同治心中煩，而其方異者，以主客異也。黃連阿膠湯氣主，而水血為客，故但煩而已。建中湯血主，而氣為客，故悸而煩；悸者血也，劇則致衄，不得發熱，是其候。瓜蒂散水主，而氣血為客，故滿而煩，滿者水也，氣不發散，必上衝，吐水則癒，是其候也。主者先見，而客者後出，是知主客之法也。何曰「**所在**」？病位也，表裏內外是也。一身頭項背腰，此為表也。外體面目鼻口、咽喉胸腹，此為裏也。內外者，出入之辭；以睛舌心骨髓，為內極內位也。外也者，自內而外出也。內也者，自外而內陷也。對內，則表裏具外也。內外者，經也。表裏者，緯也。桂枝湯治一身煩，黃連阿膠湯治心中煩，茈胡湯治胸中煩。煩者，其氣一體，而治方何異？以其所在異也。譬如雨久而虹東見，則為晴候；而虹西見，則為雨兆也。何曰「**四態**」？急逆虛實是也。急者，順行而進之謂也。逆者，劫行而退之謂也。虛者，虧而不足之謂也。實者，盈而有餘之謂也。心煩者物，同其所在，而治方何異？以其態異之故也。梔子豉湯證發熱，氣見於外；身熱煩熱，或頭汗出是「急」而心煩也。白虎湯證熱氣伏於內，口舌乾燥，或渴，其背惡寒者，是「逆」而心煩也。酸棗仁湯證，表裏無熱，不得眠，是「虛」而心煩也。承氣湯證，表裏有熱，大便硬，是「實」而心煩也。一煩之變，如此多端。萬病之變，雖難窮極。而要之，不出乎三物之變也。三物之變，三極之道也。以此推證，何病不分？證也者，末也。物也者，本也。不知其本，焉能分其末？子其思諸。

附《非方議》即《非杶大年麻黃湯條辨氣血水說》

吉益南涯撰、大江廣彥校正

　　予頃讀村大年所著之方議，見麻黃湯條辨氣血水說。如徒論諸書生，未嘗施於事實也。其說曰：「不論氣與血，隨證治之，在驅其毒而已。」夫證在彼者，而雖羅列一身，宜以法論之。若不以法論之，其證何由得分證者？何以顯知隱也？於醫謂之應，應與證，非其本物，觀之有法。陰陽之義，以分形狀，此之謂規矩。扁鵲曰：「聞病之陽，論得其陰。聞病之陰，論得其陽。」陰陽義也，天地萬物莫離此義。陰陽以分其義，義以推其證，證以知其物，古今之通法也。氣陽而無形，水與血陰而有形也。陰者自偶，而陽者自奇也（陳按此 10 字是易學的陰陽觀，違反東洞易學無關醫學的思惟）。氣為陽，血水為陰也（陳按原文訛作水氣為陽，血氣為陰也）。陽病者，氣有動血水之證也。陰病者，有血水塞氣之證也。陰陽之義，以推諸證，則氣與水自在其中也。先師雖說萬病一毒，治辨藥能，則曰附子逐水，尤利水，䗪蟲、水蛭治血證，是其端也。夫氣與水血雖養身體之物，偏則為害。以其為害，謂之毒。毒也者，傷害物之謂也。我知其為毒，不知所以毒也。其所毒之物三，而至毒於我則一也。是以一毒一毒之謂，示治病一於攻而無補益也。豈為制法乎？

　　夫醫之治病，有其證則用其方，不加私意。從仲景之遺訓，此謂之。則雖然病之於變，異證同病，異病同證，諸證雜出，有如古訓者甚稀矣。方此時，以陰陽之義，變氣與血水，推彼知此，定其治方，此謂之法。太陽病篇壞病不舉其證，則曰隨證治之，無證則以無論之體也。少陽病篇壞病舉其證，則曰以法治之。雖然證在茲，不以法論，則其義不分。徒治其標，不能治其本，不異於小兒捕影也。楚有一將，學兵法，聞鴻雁亂行，則有伏兵，而引軍入山。豬鹿自深谷出，軍中不知有伏兵，是學證而不知義也。雖有病證，不論其義，則治之無法。雖萬病為一毒，一藥所不能治也。有熱氣則用逐氣之藥。有瘀血則用敗血之藥。有宿水則用逐水之藥。雖水血在體中，以其應見於大表，各得其物。

　　凡水之為病，或發汗、或利小便、或吐下水則其證乃已，已知其為水也。血之為病，或吐血、下血、或腫膿、或經閉漏下等諸證動，已知其為血也。氣之為病，有其狀而無其形，氣發散則其證盡退，已知其為氣也。其無徵於前者，必有徵於後。非空理，非臆見，有所見之實言也。大年不辨氣與水血，曰驅其一毒則病癒。譬如家室有災，而不辨其由，惟曰除災則家室自安。而水災不防水，火災不滅火。和得除其災哉？若有萌兆，則宜察水火之變，導之滅之。萌兆者證也，水火者物也。雖有萌兆，不辨其物，除災無由。雖有病證，不知其物，去毒無法也。故三物不可不辨。大年曰：「水血者一，故云汗者血之餘也。」汗亦水也，液（陳按指血液）亦水也，豈血非水哉？是可為之理屈而不知實也。雖血本為水，水自水，血自血，不可混淆。夫水乾則無色，血雖乾有色。若染物則不灑之以生

薑汁，其血不去。物各有分。若血塊用甘遂，水腫用桔梗，豈可獲治功乎？大年引證曰：「麻黃湯、桂枝湯雖非治衂方，服之衂即癒。小茈胡湯雖非治血之方，服之經水來。皆隨證而不拘血。仲景之法也。」此大年不知論證之法也。衂者血不為主，氣逐血之證，故瀉心湯（陳按大黃、黃連、黃芩）主治；衂藥皆氣藥也。桂枝湯、麻黃湯衂非主證（陳按應作症字，下同）。故服麻黃湯發汗則衂自止。服桂枝湯頭痛退則衂自止（陳按對照康平本此條屬 13 字一行之註解）。小茈胡湯證，寒熱主，而經水客也。故曰適斷、曰熱入血室。主去則客自散，古今之常法也。大年何讀書之粗邪？又引：「有水毒而不治水之徵，以下利、腹脹滿、身體疼痛者，及服桂枝湯，大汗出脈洪大者。」嗟乎，論證之法，何異於古也。下利、腹脹滿、疼痛者逆氣外行也。裏氣逆者，四逆湯主之。四逆湯證罷，而身疼痛者，逆氣復外行未解，桂枝湯主之。大汗出者，水脫之證。脈洪大者，氣盛之候。皆氣之變病，而藥亦氣藥也。豈得為水毒邪（陳按邪字感嘆詞，下同）？又曰：「毒竭則氣及水血，反其正也。」可謂妄說矣。一旦為邪氣、為蓄水、為瘀血者，如何邪瘀蓄去，而氣與水血得反其正乎？反其正者，身體所循環之新物，而非邪瘀蓄之舊物。以藥攻之，則其所出之物，氣與水血之外，未見有他物。何以為一毒邪？

又曰：「桂枝湯證豈無腹候乎？」可謂牽強矣。桂枝湯解表之方，而其證悉表候，何有腹候？上衝者，以其變在腹為徵歟？上衝下後變證，氣不能外行，而致此病變耳。非裏有病，此氣逆上行，表不解之候。而桂枝湯劇證也，頭痛發熱惡寒，或身疼痛。則以氣外行，不上衝也。不上衝則何以知在腹邪？豈以乾嘔為徵歟？乾嘔者，在胸之客症（陳按原訛為證字，下同）也。頭痛惡寒者，在表之主症也。桂枝湯疼痛在身，此表候也；然以身體者誤也。身體者裏，而附子證也。桂枝湯無脅腹拘急、失溺之症，而以其為徵。麻黃湯證無惡寒及身體疼痛，而以其為徵。皆私說，而非法言也。孔子曰：「非法言，不敢言。」先師之所慎也。

夫《傷寒論》係症皆出乎實者也。其症之前後、其症之有無、劇易同證、順逆同證，皆法之所存也，不可忽焉。桂枝湯證，惡寒而不喘也。麻黃湯證，喘而不惡寒也。桂枝湯身疼痛則不發熱。二方證相合（陳按指麻桂二湯），發熱惡寒，身疼痛者，大青龍湯證。此證之「有無」也。頭痛而乾嘔者，（陳按其人屬）桂枝湯證。乾嘔而頭痛者，（陳按其人屬）吳茱萸湯證。此證之「前後」也。大茈胡湯證，劇則心下痞鞕，嘔吐而下利也。易則心下急，鬱鬱微煩也。此謂之「劇易異證」矣。桂枝湯治惡寒，附子湯又治惡寒也。此謂之「順逆同證」矣。仲景之法，不可不審也。而大年曰：「隨證而已。」曰：「驅一毒而已。」曰：「不拘氣與水血。」是不知其法也。不知其法，而用藥方，非暗投冥行（陳按夜間摸黑行走而有如盲人，比喻研究學問卻不識門徑）而何也？

附《答武藤生》_{（吉益南涯命弟子横田朗代答）}

承問（陳按武藤生，下同，皆作標楷體）：東洞夫子之為教也，始於《藥徵》，終於《方極》、
《類聚方》，而雜說不與焉。然則如《傷寒論》，讀之可，不讀亦可，云云。

夫醫之學也，方與法耳。未可以闕其一也。方者藥方也，而法則施治之法也。
方意雖審，病證不明，病不可治也。病無定證，證有定義，以法論之，知其所在，
分其主客，然後方可處也。昔者東洞先生作《藥徵》、《類聚方》、《方極》，方之
極備，無復餘蘊也。然而法之未詳，學者臨病，探求《方極》中，無對其證之方。
不知運用之法，暗投冥行，使病者至危篤。是所謂堯舜之智不周於物極先務之類。
今南涯先生所以用力也。夫法之所存，《傷寒論》一書外，則無復可攄<sub>（陳按攄的異
體字，依據。）</sub>，足下其思諸。

承問：《傷寒論》所謂六經，後人之攙入也，云云。

夫《傷寒論》所謂三陰三陽，以病狀言之也，非謂經絡部位也。故稱某病，
而不稱某經也。假以示病人之大體，而論傷寒已。乃狀態頒然，條理著明，此《傷
寒論》所以為治萬病之規矩準繩也。東洞先生之時，義未詳，故削之耳。

承問：脈不足證，云云。

夫脈亦證之一端也。或以示病義，或以分疑途。《傷寒論》中所以舉脈者，
是已。夫證全具則何待脈。若見證一端，疑途難辨者，必徵之脈以斷之。太陽上
篇白虎湯條，舉脈洪大，以分於五苓散，可見。其他不暇一一枚舉。此言脈之義，
豈不確然著明乎？若夫二十七脈，及五動、五十動，候五臟之氣等說，皆後人之
妄言。係叔和之撰耳，皆未可從也。

承問：不率由《方極》、《藥徵》，云云。

夫處方不可不由極也，固矣。雖然非以法論之，則將何知其極而用之哉？故
醫之學宜先知法也。今南涯先生之教，先《傷寒論》，而後《方極》、《藥徵》，為
之故也。不然不舍，是則東洞先生之意也。

承問：仲景氏方，銖兩升合，云云。

西土尺寸銖兩升合，以世有異同，其詳不可得而知也。吾邦古來，雖有其論
之者，而未明昭著。如東洞先生有分量考，亦言其概略耳，故不博示之人。其或
有方選，以備調劑云爾。雖則數量未可悉，乃大率合於古之規，是已。故施之有
治驗。苟施之有驗，則由之可也，何更摸所之為？今足下所言桂枝湯可也。及至
大茈胡湯，其何以煮哉？

附〈南涯先生六十壽序〉附於吉益南涯《成蹟錄》之書末

中川故

　　故（陳按中川故自稱，特標以下線，下同）欽慕南涯先生也久矣！每論救濟之道，未嘗不稱揚先生也。然人人趨舍異路，不必同向。有疑焉者，有議焉者，有詆焉者。故雖不敏，敢不辨別乎？疑焉者曰：「東洞嘗發一毒之見，以新天下之耳目。四方之士靡然向風，受其指揮以張門戶，名聲鳴世者，指不暇屈也。南涯亦委曲誘導，不為不至，然未嘗見一上工出其門者，何也？」、「東洞得教化之法，而南涯則失之邪？」故辨之曰：「夫當東洞先生之時，醫法未復古，先生一唱斯業，及門之士，用力自專，勤勉不已，乃能入其室，以鳴其盛者，如彼其多矣。方今世風日見淺薄，入門受教者，或輕挑不能自守，或孱弱不能自奮。南涯先生亦知其然，故或新其舊規，委曲誘導以應之，亦仁人之用心也。而上工之不出，實時勢之所然邪？雖然；何必知今日之庸駑，不為他日之駿足哉？」疑焉者曰：「東洞唱一毒之說，為選《方極》諸書。南涯則分辨氣血水，而廢《方極》，何為相戾乎？」故曰：「東洞先生稱一毒者，舉其綱也；南涯先生辨三物者，示其目也。東洞先生選《方極》，始建旗幟。南涯先生非無取之，然其本以立，則人人知所向，方今所務，惟在講習方法，審明證候，故姑置焉耳。夫當東洞之時，舊習染骨，榛蕪塞路。先生之志專在復古，故或大音驚之，或詭言諭之。自後見之，遂似不能無弊，亦出於不得已。南涯先生則志在歸一，或修飾之，或刪正之，或矯舊規之弊，或補草創之缺。東洞猶漢高邪，南涯猶孝文邪。創業守成固自不同，在亂則先武，在治則貴文。豈得相均乎？子之所以為異，即所以同也。」詆焉者曰：「南涯在浪華（陳按大阪古名）時，診豪族山中某之病，謂曰：『疾可為矣。』投藥數日，忽斃。南涯不預告其死，是昧於治理且眩財利，故失其鑑，世之疑之不亦疑乎（陳按世人應合理地懷疑）？」故應聲曰：「否。死生者眾之所竦目，世醫以辨之為第一義，遇篤劇之病，則預設遁辭以為之地。況遇富人貴族，則戰戰兢兢不能安寢食，亦可笑也。如先生則不然，每對患者惟疾疢是視，未嘗論死生，又何問貧富乎？夫治疾者，醫之職也。辨死生者，非醫之事（陳按南涯又何能曰其疾可為）。況設遁辭以免誹譏，君子知所恥也。」故又嘗親視其為人，入則為子弟講書，出則為世人診疾，未嘗一臨花月遊戲之場所也。居恒（恒為恆之異體字，居恆即日常）非對子弟，則必以反覆古書，精究方術為務。窗間軒下亦設《傷寒論》一本，應事接物之外，必寓目（陳按觀看）於此焉。一日門生掃廁，見托板上有一本，可以知其須臾不釋之矣。其教子弟也，愚騃（陳按音捱，笨傻）不辨者，必鄭重反覆，諄諄示之。而猶不悟者，更有詳說懇諭，無有倦色。夫教人不倦，夫子既重之，況其制行如斯，則其非常人可以知也。先生今歲周花甲（陳按60歲生日），門生義（陳按應指校正《成蹟錄》的平義良）故開筵賀之，故之譾（陳按譾音剪，淺薄。自謙語）劣，亦不可默止（陳按不應沉默），乃發詹言（陳按廢話，自謙語），略述其德。嗚呼！先生之所異於人者，非短章之所能盡也。然其大者，眾皆知之。故舉其細行，以代壽言云。

附《成蹟錄・跋文》 附於吉益南涯《成蹟錄》書末

中川故

　　或語予曰："嘗聞之伊藤某曰：「往年一朝紳有病，求南涯之治得癒，設宴謝之。某（陳按指伊藤，下同）亦與焉。語次，南涯曰：『游先生之門（陳按指其父親東洞門下）者計二千人（陳按事實上考證只有 544 人），其中成名者十有餘人。今游我門者八百許人（陳按考證南涯一生門下共有 1375 人，而當時已有 800 多人），皆駑材耳。』既而南涯出，朝紳問某曰：『東洞於二千人中得數十人（陳按得數、十人。東洞門下 544 人出名醫的數目有十位），南涯於八百中未得一人，何也？』某對曰：『夫東洞者一世之偉志也，故豪傑之士皆樂相從，俊才之出門下，固宜矣。今南涯者，庸人也，不肖若某（陳按伊藤自謙）就不願立其籍（陳按歸入南涯門下），亦況豪傑之士乎？其門無有名之士，不亦宜乎（陳按推得南涯之門自當無出名醫）？』」由此觀之，南涯之為人可知也。"

　　今子所述，虛譽過實，豈非阿其所好邪（陳按您所說言過其實，或只是在阿諛伊藤之論而已）？曰：「否。予未識伊藤氏。」然以此說推之，徒見其形而未察其技之妙，惟聞其言而未知其行之實者也。蓋東洞翁時，雖已得大體，然規矩未具。南涯翁繼興，反覆精詳，其道始全矣。但其為人淳厚勤慎，不得括略宏材，是以無豪邁不群之聞焉。然其美質敦行，實君子之人也。且夫采葑采菲，不以下體（陳按出《詩經・邶風》。葑即蔓青、蕪菁，菲則似葑。這兩種植物可食部位是在地下的根莖下體，而非地上的花葉。比喻應重內在品德，而非重外表亮麗）。苟其所長可也。余已親知其人之異，又能觀其術之精，故敢編此書以示同志。規矩可觀也，活用可察也。世人誹譏，豈足論哉？

　　文政己卯（1819 年）夏四月　　平安（陳按京都舊名）中川故、其德撰　　藤長春書

【陳註】：

　　中川故、號壺山，字其德，俗稱中川修亭（1771～1850）。師事吉益南涯。1826 年撰《醫道》（1828 年刊）、1827 年刊《傷寒發微》、1833 年撰《傷寒論》（1835 年刊）。上述壽言寫於 1809 年（38 歲），跋文寫於 1819 年（48 歲）。文中其全力稱讚南涯。但是 1826 年（55 歲）撰《醫道》時，中川就完全不再提南涯的氣血水論，反而回頭走東洞的路線。《醫道》:「良醫之道，在驅逐病毒，在得其極。凡病莫非毒焉，故驅毒則病應癒矣。」推得中川晚年對南涯的氣血水論並不認同。又南涯參加病人的謝宴款待，此非東洞之作風。又南涯當著外人面前貶損弟子素質，藉以抬高自己身分更非為人師者的風範。爾舉與修亭曾於文中稱揚南涯為「仁人之用心、教人不倦、淳厚勤慎、美質敦行、君子之人」的美德不合。《險症百問》是華岡青洲將診療難點請示南涯的對話。安政六年（1859 年）刻印。

附《方極》(ほうきょく)吉益東洞自序：

書曰：「皇建其有極，不建有極，民何乎遵守（陳按皇君關於政事有建立法則者，但也有未建立法則者，試問人民如何遵守）？」醫亦然。漢張仲景著《傷寒論》，於是乎極建（陳按醫學同此，於是仲景建立了湯方的法則）。然兩千載尚矣，其書雖存，文之闕也，簡之錯也，然非仲景之古（陳按今本《傷寒論》已非仲景原著）。於是錯綜諸篇，夕考而朝試，如有得焉。於是友人雲門曾先生曰：「夫醫之掌疾病者，治之者方已，今諸家之處方，師弟子不必同，何故耶（陳按處方內容師生不同）？」曰：「無定極也。」夫仲景之為方也有法（陳按仲景湯方已囊括治法於內）。方證相對也，不論因也（陳按辨證不著於病因）。建而正（陳按建立其正路）於毒之中，此之謂極也。賢愚無違，可違非法（陳按法不可違）。治乎在茲，不乎在茲。習乎在茲，教乎在茲。此法不可以忽也。猶兵之有法，如先後之與取舍（陳按同捨字），則存於其人，此之謂略也（陳按略者臨機應變，故師生處方不必同）。略不可傳也，法可傳矣。曾先生曰：「法之可傳也方已，何不記以傳焉？」曰：「未盡也（陳按尚未全部完善）。」曰：「記其所得焉。」於是使品玄左（陳按門人品丘明）記方之所之也。名曰：《方極》

寶曆五年(1755年)乙亥仲秋日

藝陽（陳按京都在藝州、廣島之東）吉益為則公言甫撰

附《方極》吉益南涯跋文：

夫醫之學也方而已。其義乃法仲景也，推功實也。仲景已沒也，王叔和之徒出焉，乃始拔功之實，乃逐理之末。岐之又岐，以為百端也。噫，亦已甚矣。往者可往，其奈毒於千載之下，其奈夫後世喜方之徒。恍恍憰怪（陳按千奇百怪），猶以為不足，必斷略於憶。於是彼醫路之廢也，不可再興也，雖百世可知也。獨予家翁生於千載之下，憂彼醫路之廢也，不可再興也，以為己任也。乃謂余曰：「夫醫之學也方而已。故功實所處，雖則今世之方，壹是皆取之。如其取之臆也，其斷去之。此之謂法仲景之古，既而集其所試之方，名之曰《方極》。蓋極也者，取《洪範》皇極之意也。建極於醫路（陳按建立診療法則的途徑）。」家翁又謂予曰：「此書行之與不行，乃在命而已。世醫其罪我乎？吾豈畏世醫所不容乎？」予終欲贊父之業，議之諸友，諸友曰：「子志善矣。」於是謹作之跋。

寶曆十二年（1762年）冬十二月

男猷之謹撰

附《東洞家塾方・十二律方》村井杶

《禮記・月令》：「孟春之月…律中太簇。仲春之月…律中夾鐘。季春之月…律中姑洗。孟夏之月…律中仲呂。仲夏之月…律中蕤賓。季夏之月…律中林鐘。孟秋之月…律中夷則。仲秋之月…律中南呂。季秋之月…律中無射。孟冬之月…律中應鐘。仲冬之月…律中黃鐘。季冬之月…律中大呂。」即十二音律與一年中的十二個月對應。吉益東洞的 12 首家塾方命以 12 律的湯方名稱。例如太簇丸（正月音律之名）、夾鐘丸（二月音律之名）、姑洗圓（三月音律之名）、仲呂丸（四月音律之名）、蕤賓丸（五月音律之名）、林鐘丸（六月音律之名）、夷則丸（七月音律之名）、南呂丸（八月音律之名）、無射丸（九月音律之名）、應鐘散（十月音律之名）、黃鐘丸（十一月音律之名）、大呂丸（十二月音律之名）。門人稱為〈十二律方〉，實際上爾等湯方主治與季節氣候並無關聯。安永九年（1780年）村井杶重新修訂一次，俗稱〈刪定十二律方〉，部分湯方組成略有變更。夷則丸另增芒硝、赤石脂而改為五味藥。筆者按《皇漢醫學叢書・第十二卷・東洞先生家塾方》有收錄十二律方如下：

第一方：太簇丸，乃人參大黃丸。
治腹滿，心下痞鞭，飲食停滯，大便難。
大黃四十錢、黃芩、人參各二十錢
上（本為右字，下同）三味，搗篩為末，糊丸如梧桐子大，每服三十丸，白湯下之。

第二方：夾鐘丸，乃硝石大圓，今去當歸。
治腹中有結毒或心下痞鞭者。
大黃二十四錢、硝石十八錢、人參、甘草各六錢
上四味，各別杵，為散。以苦酒三合，先內大黃，煮作二合。內諸藥，如飴狀，下火冷，內硝石。杵之為膏丸如梧桐子大，每服三十丸，飲服之。
杶按今古方家稱用硝石，以煙消之硝石者，非也。此硝者水消之硝石也（陳按芒硝）。

第三方：姑洗圓，乃控涎丹（陳按日醫凡以蜜作丸則特稱作圓）。
治諸痰飲水毒。
甘遂、大戟、白芥子各等分
上三味，杵篩為末，蜜丸如梧桐子大，每服五十丸，以生薑湯服之。

第四方：仲呂丸，乃如神丸。
治水毒大小便不通者。
大黃六兩、甘遂、牽牛子各三兩
上三味，杵篩為末，糊丸如綠豆，每服二十丸，白湯下之。

第五方：**蕘賓丸**，乃**平水丸**。

治腳氣腫滿不大便者。

商陸四兩、甘遂二兩、芒硝、芫花、吳茱萸各三兩

上五味，為末，蜜丸如梧桐子大，飲服三丸，日三。

第六方：**林鐘丸**，乃**甘連大黃丸**。

治心煩不大便者。

大黃六兩、甘草、黃連各二兩

上三味，杵篩為末，糊丸如梧桐子大，每服三十丸，白湯送下之。

第七方：**夷則丸**，乃**海浮石丸**。

治腹不滿，其人言我滿者。

海浮石、大黃、桃仁各等分

上三味，杵篩為末，糊丸如梧桐子大，每服三十丸，白湯服之。不知稍加之。

第八方：**南呂丸**，乃**滾痰丸**。今以甘遂代沉香。

治諸痰飲咳嗽，大便不利者。

黃芩四兩、甘遂、青礞石各二錢、大黃八錢

上四味，杵篩為末，糊丸如梧桐子大，每服二十丸，日三。或至三、四十丸，溫水下之。

製礞石法：青礞石、焰硝各等分，土器中煅過，以金色為度。研飛，曬干用。

第九方：**無射丸**，乃**牡蠣角石散**。

治諸瘡瘍膿出不止者。

牡蠣、鹿角霜各一錢、輕粉五分

上三味，杵篩二味為末，以輕粉合冶雞子白，煉為膏，黏瘡上。

第十方：**應鐘散**，乃**芎黃散**。

治諸上衝轉變不治者。

大黃二兩、川芎六兩

上二味，杵篩為末，每服六分，酒或湯送下。不治，稍加一錢，以至下為度。若有結毒痼疾者，每夕臨臥服之。

第十一方：**黃鐘丸**，乃**三黃丸**。

治大便難，煩悸而心下痞者。

大黃四十錢、黃芩、黃連各二十錢（陳按組成與比例同《金匱要略》三黃瀉心湯）

上三味，杵篩為末，糊丸如梧桐子大，每服二、三十丸，白湯送下。以下為度。若急下之，則酒服之。

第十二方：**大呂丸**，乃**備急圓**，今以糊丸。

大黃、乾薑、巴豆各等分

上三味，先杵二味為末。別研巴豆，合冶，糊丸如綠豆大，每服一、二丸，以下為度。不知稍加。

　　枡按以上十二方，先師家塾嘗以十二律命方。銘皆是塾生憾方名之不著（陳按指東洞門人塾生遺憾方名難以記著，改以律名代之，以利熟記）而命之者也；恐非先師意。雖然海內通稱，而以律呼之。故今仍舊以為目，冒以第一第二分之，并枡記。

（陳按村井枡即村井琴山 1733～1815，東洞稱讚為第一名的弟子）

陳淼和醫論

評和田啓十郎〈吉益東洞先生小傳〉

　　和田啓十郎〈吉益東洞先生小傳〉乃節錄《東洞遺稿・東洞先生行狀》而得。由於和田引述簡略並稍有錯誤，今依據吉益南涯寫其父親的行狀，從時間點而言更為正確。故以後文取代前文並加以註解。「行狀」或「行述」的稱呼始於元朝，漢朝只稱「狀」。多由死者親友敘述死者世系、生平、生卒年月、籍貫、事跡與思想等，以提供史官立傳。內容或有美化，請讀者自行評斷。首先敘述背景資料：

　　古代日本除了家庭姓氏之外，天皇另賜族氏。第 50 代桓武天皇（737～806）賜第三子氏族平氏。第 56 代清和天皇（850～880）賜第六子氏族源氏。平氏、源氏皆為族氏而非家庭姓氏。兩貴族常爭權（十三世紀的《平家物語》即記載 1156～1185 源氏與平氏爭權的歷史）。1180～1185 年兩武士貴族開戰，史稱源平合戰，源氏勝出。源賴朝於 1192 年就任征夷大將軍，在鎌倉設立幕府，從此武士地位提高，由武家幕府作為中央統治中心，直至 1868 年明治時代的大政奉還為止；共有三個幕府政權、合計 677 年。清和源氏為源氏的最大主流氏，歷代多為武將。源賴朝即為其後裔（室町幕府的足利家與江戶幕府的德川家康亦出自清和源氏）。清和源氏世襲封於紀州、河州與五畿。紀州又稱紀國、紀伊國，日本古代令制國（約今和歌山縣與一部分的三重縣）。本州的紀伊半島即古代紀國與伊勢國相合稱。紀伊國的上方為河內國，又稱河州（約今大阪市）。五畿七道是古日本在律令制下的行政區域。五畿指京都之京畿區域內的五國，又稱畿內、五畿內。當時擔任封建領土武將的領袖稱為「管領」，也是歷代承繼。

　　源賴朝建立鎌倉幕府後，很多源氏武將被冊封而以封地改作姓氏。畠山氏始祖為畠山重能，其父親秩父重弘為源賴朝的表弟；冊封武藏國大里郡畠山村（今東京上方埼玉縣深谷市）而改姓畠山。其子畠山重忠（1164～1205）亦隨源賴朝作戰有功。河紀二州的族人因此而改姓畠（畠原為町的古字。和製漢字則將畠視為畑的古字，音讀はたけ，旱田之意。中文無畑字）山。畠山一族祖先出自武士貴族的清和源氏。畠山持國擔任管領，由於無嫡子，故以胞弟畠山持富之子，即畠山政長（1442～1493）續位管領。此舉引起畠山持國庶子，即畠山義就的不快。兩派敵對多年。政長以紀州為主，義就以河州（紀州直上方）為主。政長第 4 代孫政慶（畠山氏最後一位管領）為躲避豐臣秀吉追殺，不得已投靠河州遠親半咲（笑的古字。此為和製漢字，開之意，音讀さく）齋。半咲齋父親義益為義就的第 4 代孫，義益或免被秀吉追殺，先前已改名為姓而作義益氏。半咲齋本名助秀，再從義益氏改姓吉益氏，號半咲齋。當時武將多懂跌打刀傷之事，半咲齋整理家傳方而撰《換骨抄》，1585 出版。此即所謂「吉益流金瘡產科」。當時河州與紀州畠山族者都面臨被追殺的命運，立場一致。故當 1590 年畠山政慶投靠晚他一輩的半咲齋時幸被收容。政慶隱身改姓吉益氏，並跟著半咲齋習醫。

織田信長（おだ のぶなが 1534～1582）出生於尾張國（今愛知縣西部、首府為名古屋）。其為當時最強的戰國大名，並於 1568～1582 年間掌握了日本政局，推翻了名義上統轄日本逾 200 年的室町幕府（足利氏將軍），並使持續百年的戰國亂世走向統一。

豐臣秀吉（とよとみ ひでよし 1537～1598）奉其主織田信長，並成為接班人，獲賜氏姓「豐臣」。興築大阪城展現戰力、攏絡德川家康以壯陣容。秀吉將胞妹旭姬嫁給家康，並將生母送到家康身邊作人質，家康因此臣服秀吉。並藉家康之助攻克關東後北條氏的小田原城。基本上統一日本而維持約 20 年的豐臣政權。秀吉晚年發動朝鮮戰爭，戰爭末期逝世，被日本朝廷賜封「豐國大明神」。因此吉益南涯稱豐臣秀吉為「豐國公」。秀吉死後，德川家康（とくがわ いえやす、1543～1616）從 1603 年受封征夷大將軍開始，直到 1868 年明治維新為止，維持 266 年日本統一而穩定的德川幕府。德川家康出身三州（古今制國，又名三河，在今愛知縣東部、約名古屋東邊）。家康死後被日本朝廷賜封為「東照大權現」。並於 1617 年在關東北部栃木縣日光市，建造東照宮，供奉家康為江戶幕府之神。因此吉益南涯稱德川家康為「神祖」。

織田信長、豐臣秀吉、德川家康並稱為日本戰國時代的「三英傑」。織田信長與德川家康並非主屬關係，而是軍事結盟，史稱織德同盟。雙方信守承諾，釐清國界，撤離邊界而維持長時間的友好。織田氏歷代武家，曾為室町幕府將軍足利氏的重臣，世襲守護越前（今本州面日本海的福井縣越前市）、尾張等封地。織田氏自稱為平資盛的後人，平資盛的父親為平親真（1260～1290），又稱為織田親真。祖於第 50 代桓武天皇（737～806）賜第三子氏族平氏。織田信長的次子（側室所生）織田信雄（1558～1630）深得父親器重。1582 年織田信長去世，隔年 1583 年長男信孝（另一側室所生）與信雄爭奪繼承權，最後信雄勝出，信孝失敗而自殺。另一方面，家臣豐臣秀吉自認為織田信長的繼承人，因此與織田信雄敵對。秀吉武力強大，信雄只好求援於曾與父親軍事結盟的德川家康。因此掀起了「小牧長久手」之戰。但信雄卻又私下接受秀吉開出的和談條件，背叛家康而私與秀吉講和；此戰結束後並臣服於秀吉。1590 年攻占後北條氏的小田原之後，因為拒絕移封到駿河國而激怒秀吉，於是信雄被除去封國，並且交付看管，從此剃髮出家。因為織田氏祖於平氏，故吉益南涯稱呼織田信雄為平信雄。

推得吉益氏是由吉益助秀（半咲齋）所開創，父姓為義益氏，祖姓為畠山氏。吉益助秀 1585 出版《換骨抄》，建立所謂的「吉益流金瘡產科」。為了要釐清東洞家族人親族關係，今以吳秀三《東洞全集》，大正七年（1918 年）發行，昭和四十五年（1970 年）覆刻，思文閣發行版為主。參考和田正系：〈革命の醫傑吉益東洞〉，《漢方の臨床》第九卷，昭和 37 年（1962 年）12 月號。首次製作畠山一族擔任管領承繼表與吉益家族譜系，請參見下篇表列。

畠山一族擔任管領承繼表與吉益家族譜系

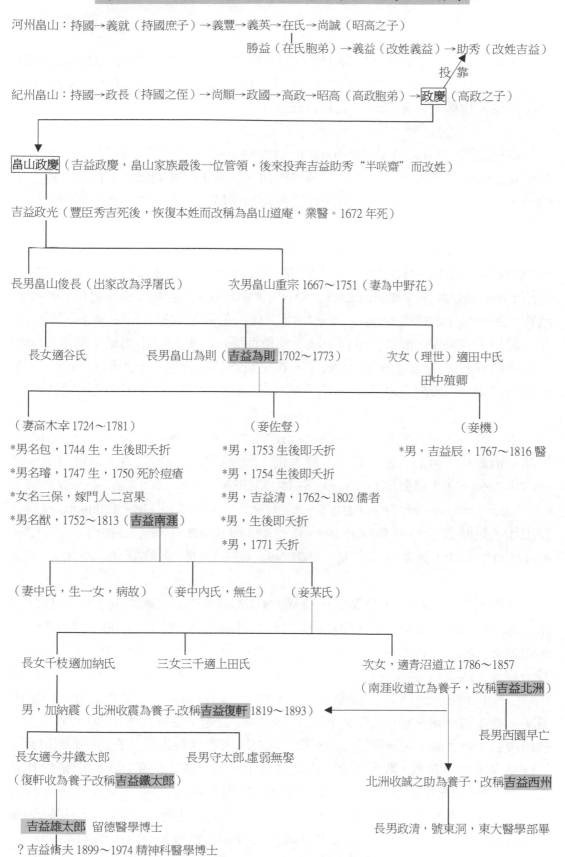

河州畠山：持國→義就（持國庶子）→義豐→義英→在氏→尚誠（昭高之子）

　　　　　　　　　　勝益（在氏胞弟）→義益（改姓義益）→助秀（改姓吉益）

　　　　　　　　　　　　　　　　　　　　　　　　　　投靠

紀州畠山：持國→政長（持國之侄）→尚順→政國→高政→昭高（高政胞弟）→政慶（高政之子）

畠山政慶（吉益政慶，畠山家族最後一位管領，後來投奔吉益助秀"半咲齋"而改姓）

吉益政光（豐臣秀吉死後，恢復本姓而改稱為畠山道庵，業醫。1672 年死）

長男畠山俊長（出家改為浮屠氏）　　　　次男畠山重宗 1667～1751（妻為中野花）

長女適谷氏　　　　　長男畠山為則（吉益為則 1702～1773）　　　　次女（理世）適田中氏

　　　　　　　　　　　　　　　　　　　　　　　　　　　　　　　　田中殖卿

（妻高木幸 1724～1781）　　　　　　　（妾佐登）　　　　　　　　（妾機）

*男名包，1744 生，生後即夭折　　　　*男，1753 生後即夭折　　　　*男，吉益辰，1767～1816 醫

*男名璿，1747 生，1750 死於痘瘡　　*男，1754 生後即夭折

*女名三保，嫁門人二宮果　　　　　　*男，吉益清，1762～1802 儒者

*男名猷，1752～1813（吉益南涯）　　*男，生後即夭折

　　　　　　　　　　　　　　　　　　*男，1771 夭折

（妻中氏，生一女，病故）　　（妾中內氏，無生）　　（妾某氏）

長女千枝適加納氏　　　　三女三千適上田氏　　　　　　次女，適青沼道立 1786～1857

　　　　　　　　　　　　　　　　　　　　　　　　　　（南涯收道立為養子，改稱吉益北洲）

男，加納震（北洲收震為養子.改稱吉益復軒 1819～1893）◄　　　　　

　　　　　　　　　　　　　　　　　　　　　　　　　　　　　　長男西園早亡

長女適今井鐵太郎　　　　　　長男守太郎.虛弱無娶

（復軒收為養子改稱吉益鐵太郎）　　　　　　　　　　　　北洲收誠之助為養子，改稱吉益西州

吉益雄太郎 留德醫學博士　　　　　　　　　　　　長男政清，號東洞，東大醫學部畢

?吉益脩夫 1899～1974 精神科醫學博士

吉益南涯《東洞遺稿・東洞先生行狀》校註

　　先生諱為則，字公言。安藝（陳按本州西邊的廣島縣）人也。其先（陳按祖先）出清和帝，姓源氏，管領⁽¹⁾（陳按屬足利氏室町幕府 1338～1573）政事畠山政長（1442～1493）之裔孫也。世襲封河紀二州，五畿皆屬麾下。

　　高祖高政（東洞為其第 4 代孫故應稱高祖，原文訛作曾祖）之時，盡亡其封國（陳按廢除紀州與五畿之冊封），獨保河州高屋城。高政病而卒，其子政慶幼弱，不得立。傳之弟昭高。元龜四年（1573 年），家臣游佐氏叛圍高屋城。昭高自殺，政慶得遁出。

　　在紀州天正十二年（1584 年），豐國公（陳按指豐臣秀吉、1537～1598）之始定天下。神祖（陳按指德川家康、1543～1616）援平信雄（陳按平信雄即織田信雄、1558～1630），起兵於三州（陳按古今制國，德川家康出身三州）。陰使（陳按暗中唆使）其臣忠勝於紀州約政慶及諸將，將襲公（陳按指偷襲豐國公、豐臣秀吉）之後。公聞之大怒，十三年春三月，引兵入紀州。其勢銳，而難與爭鋒，諸城望風而下。政慶知其不可敵，棄軍走熊野（陳按今制國熊野國，位居紀伊半島的最南端），其諸城皆其親戚也。十八年（1590 年），熊野諸城皆降，政慶無置身之地，潛行走河州（陳按北上大阪），匿於吉益半咲齋家。

　　半咲齋者，畠山之族也（陳按河州畠山義就之第五代族人，撰有《換骨抄》，1585 出版），世業金瘡產科，有名於世，謂之吉益流也。政慶懼誅，遂冒其姓，以醫自隱。慶長六年（1601 年），淺野幸長（陳按 1576～1613、紀州藩主。1598 年豐臣秀吉死前，設立五大老制度的五奉行，以承政權。淺野幸長的父親為其一）之封紀州。畠山義就（陳按屬河州畠山）子孫，皆出仕。是時秀吉（陳按秀吉死於 1598 年）已薨（陳按薨音轟。《禮記・曲禮下》：「天子死曰崩，諸侯曰薨。」），雖無見誅之懼（陳按雖然沒有被誅殺的恐懼），政慶立志不仕。

　　元和五年（1619 年），幸長之子長晟（陳按淺野幸長無子，長晟為其兄之子），移封藝州（陳按今廣島縣）。畠山之族，始徙廣陵（陳按今廣島縣首府廣島市，因河州畠山後裔皆擔任紀州藩主官吏，淺野氏封地被移轉到廣島縣，爾等需同時過去），政慶不往而死（陳按死在紀州）。其子政光，遂徙廣陵（陳按跟著河州族人搬到廣陵），居山口街。於是安藝候（陳按應指淺野長晟）使人勸出仕焉。政光善繼父志，不肯仕，以醫為業。至是復其姓，曰畠山道庵（陳按舊名吉益政光），以寬文十二年（1672 年）而死。妾谷氏生子⁽²⁾，男二人。長曰俊長，始七歲。次曰重宗，始五歲。以故家人悉皆散走，二子幼，不能自存。以國泰寺主僧為親戚，收而養之。由此俊長出家為浮屠氏。妾谷氏養重宗於其父家。重宗者，先生之父也。及其長，娶豫州松山（陳按又稱予州，今制國，即今四國愛媛縣，首府為松山）侯臣中野氏之女（陳按中野花）。以元祿十五年（1702 年）五月某日（陳按五日，國曆 1702 年 6 月 26 日），生先生於廣陵也（陳按已生一女，後另生一女名理世）。

先生少，有志。以其先為天下之顯宗，將興其家。從阿川氏（陳按指阿川氏第一代，即阿川三之助 ?～1743）學兵法，馳馬擊劍，不修祖先之業。及稍長，悟太平之世不可以武興。慨然誓天曰：「大丈夫不能為良相，必為良醫。」遂學醫；先生年十有九矣。政光（陳按東洞祖父畠山道庵）門人有津祐順（陳按曾敘重宗及東洞兩父子學習金瘡產科）者，傳其金瘡產科之術，授之於先生。先生曰：「懷孕者，婦人之常也。金瘡者，外傷也。無病則不藥而可。有病則隨證治之，何分科哉？」於是有奇術者，二三則取之。篤志疾醫道，寒夜避爐，以慎其眠。蚊螫攻身，以戒其睡。讀（陳按自修）《靈》、《素》、《難經》、百家之書，研究精論，遂廢陰陽五行之鑿說（陳按 37 歲前往京都之前，已看破《內》、《難》之假說，並知《傷寒輪》無關陰陽五行）。乃嘗語人曰：「非醫天下醫，救疾之功也不多焉（陳按教導俗醫正確醫理，間接能夠拯救眾人。否則只憑個人診療，救人人數委實有限）。非出京師（陳按京都，在大阪東北約 43 公里，794 年開始天皇居於京都，舊名平安京。1869 年明治天皇才將皇居遷往東京），授教之業也不宏焉。」

元文三年（1738 年）春三月，先生與父（陳按畠山重宗）、母（陳按中野花）、女弟（陳按胞妹理世），徙於京師。卜居（陳按卜卦選擇處所，擇居之意）於萬里街春日路南，唱古醫道。蓋年三十七矣（陳按來京都約 4 年，41 歲結婚）。先生曰：「我不能興吾家，今以醫隱，何污本姓？」復改吉益氏[3]。是時業未行，弟子未進。遇盜亡貨財（陳按碰到盜匪劫財）。貧困既窮，乃造偶人，鬻而假食（陳按製作人偶與缽皿燒陶販賣以度三餐。鬻，販賣。假食，乞食度日）。生生友枏尾氏者，仕於佐倉侯松平左近將監。侯時專天下政權，威震四方。枏尾氏有公事入京師，訪先生。憐其貧而老親（陳按父母二老）在焉，薦先生於佐倉侯。侯欲召以為侍醫。枏尾氏大喜，而急告於先生。先生以書報曰：「始以子為知我者，今識子非知我者（陳按今方知非真瞭解我）。吾雖貧而老親在，豈降吾志污辱祖先乎？貧者，士之常也。窮達者，命也。假令術而不行，天未喪斯道也，吾果餓死耶？窮則必有達，行道樂道，貧困何憂？」辭而不仕。

延享元年（1744 年，來京都六年），歲在甲子。先生年四十三，貧益甚。以雙親尚在（按東洞母親中野花死於兩年後 1746 年），雖奴婢共具不異於昔時，橐中常空（陳按橐音駝，口袋。橐中意指財物），夕食絕朝糧。於是齋戒斷食七日，乃詣少彥名廟（陳按少彥名即少彥名命、一名藥神樣，原文訛為少名彥。其常與神農氏一起供奉，各地皆有。此指京都西本願寺北方約 700 公尺，稱五條天神社者、又稱天使の宮。此是 2 年後即 1746 年 6 月 17 日，45 歲），告於其神（陳按東洞藉京都少彥名廟而稟告廣島的嚴島大明神）曰：「為則不敏，過志古醫道，不顧眾懼，推而行之。今也貧窮，命在旦夕。我道非，而天罰以貧與？為則知其是，而未知其非也。假令饑且死，不敢更轍矣。大明神吾邦醫祖也，請垂照鑒。道非其道，速斷我命！若推而行，則必害萬人。誅一夫救眾，固吾之所願也。」告神而還焉，先生平日有所驩（陳按歡的古字）交之賈翁，適過其家。賈翁欣然奉金，謂先生曰：「吾有餘金，以奉給於先生。」先生愕然，固辭曰：「吾不知償之。豈受此金邪？」賈翁勃然作色，膝行進（陳按跪著用雙膝向前移動，非常敬畏恭謹之意）曰：

「吾何望償乎？今奉此金，非為先生，為天下萬民也！」先生感其言，拜而受金，家給得漸足焉（陳按此後家裏經濟漸足以開銷）。

其後（陳按1746下半年）有一病者，先生往而診之。山脇東洋先生會先生論其處方，東洋服其言，使病者服其藥，不日而治焉。東洋知其非常人，厚交為親友。先生名所以益顯者，東洋揚之也⁽⁴⁾（陳按藉助皇宮御醫山脇東洋的宣揚，東洞才漸有名氣）。

延享四年（1747年），先生年四十六（陳按原文訛為45歲）。（陳按當年春天從萬里街春日路南遷到東洞院街，6月生子名璿，可惜四歲死於痘瘡）徙居於東洞院街，因號曰東洞（陳按先號東庵，再改號東洞，通稱周助）。是時業已行，弟子大進焉。京師有閑齋先生者⁽⁵⁾（陳按名維岳），時以唱古醫道鳴於世。先生與閑齋、東洋交，讀《傷寒論》。閑齋為年長，因以為講主。先生數論其謬誤，閑齋曰：「東洞僻說多，不改其弊，終日不果。」先生曰：「吾讀《傷寒論》，苦思久矣。今欲切磋得其旨，吾說若有謬，請教督之。為則雖不敏，敢不奉教邪（陳按邪、耶皆為感嘆詞，讀音為啊或呀）？今雖有所考，嘿（陳按同默字）而不論，吾不能知我非，又不得聽人之是，讀書何益之有？」閑齋不應。自是之後，先生不臨，終而廢絕焉。其後，東洋欲復讀《傷寒論》。先生曰：「前絕閑齋（陳按與閑齋絕交）。而陰讀（陳按私下研讀）《傷寒論》，吾意不安也。不如與諸儒先生讀《春秋左氏傳》，旁談醫事。」東洋為大然，乃集諸儒先生讀《春秋左氏傳》，東洋至死不絕焉。

寬延四年（1751年），先生年五十。選長沙諸方，以類聚之，名曰《類聚方》。於是方意著明，《方極》乃出焉。推功實，審藥能，作《藥徵》三卷。門人鶴元逸有《醫斷》之著也（陳按最後兩篇攻補與虛實是由中西深齋補錄）。由是業大行，弟子愈益眾（陳按前後共有544位弟子）。至自遠方，莫不受業焉。是歲春三月，南部侯（陳按其藩又稱盛岡藩，即今本州東北部，仙台上方，北奧之地）有病，使侍臣審其病狀，請處方於先生。初，候信先生之術，使侍醫數輩從學於先生。方此時，召還其侍醫孔尹肅，使調進先生之處方。服數月，不得其效。至明年二月，既危篤也，召先生於其國。先生往而診，乃謂侯曰：「非前劑不應，君侯病劇，未得其驗也。臣無他術，固不知其死生，敢辭。」候曰：「先生勿辭。非他醫之所能治也，寡人心決焉，以死委先生。」先生乃許諾，益進前劑。明日，侍臣謂先生曰：「寡君黜孔尹肅。」先生曰：「何之故？」侍臣曰：「昨先生所進之藥，與尹肅所獻同方。而寡君嚐之，其味大異，故咎其學之粗也。」先生曰：「侯過矣，侯過矣，是不辨方略之過也。尹肅有何罪？夫方可傳，略不可傳也。尹肅所用者方，而我所用者略也。君侯病篤，非平劑所能應也。故倍其分量，是味所以異也。請試使尹肅記其分量，吾亦以證之，毫釐無違，是其方也。尹肅何罪之有？」侍臣告諸侯，侯聽而知過，即赦尹肅。侯由是益信先生，議及政事。侯病有癒，必將用也。其四月，侯病稍退，氣體爽然，食始進，侯不勝悅。饗先生，賜左右酒。公族群臣，初有喜色。北奧之地，四月猶大寒，而一日熱如盛夏也。侯遇此變氣，病勢復加，幾將殆。

侯遽召先生，挈手而訣曰：「諸侯服先生藥，寡人尤其先也。今服良醫之藥，斃於良醫之手，寡人無遺憾也。」言絕，泪下而逝焉。先生自北奧，過東都（陳按東京）。堀田侯（陳按指堀田正亮，1712～1761 下總佐倉藩主，即今東京都千葉縣佐倉市）於其邸，而謂曰：「有內命（陳按奉德川將軍之命），今試汝醫。」一醫在侯之側。先生問曰：「君不知醫，試之如何？」侯曰：「醫官望三英（陳按望月三英 1697～1769 將軍的奧醫師，折衷派）在焉。」曰：「無益。」曰：「醫而論醫，何無益乎？」先生曰：「臣竊聞望氏之說，其道異於臣所說。以此思之，則望世聽臣說，必以為非。望氏之所論，而臣亦不為是。是非之辨，誰能判之？所以謂無益者是也。」侯曰：「善。然則不可試乎？」先生曰：「試之有道。若欲試臣，先選病者百人。半以托望氏，半以托臣。問其治驗可也。」侯曰：「善。汝退而待他日。」先生退旅舍，待命數日。長門周南先生有宿疾，欲求先生診治，先以書約，是時來於京師。先生乃迄於堀田侯邸而請歸，曰：「君欲試臣，請速其計。若無意用臣之言，久留臣無益也。臣請歸矣。」侯諭曰：「台命不可促（陳按奉將軍囑咐，無法催促），暫待他日。」先生曰：「有遠方病客來而久待臣者。思其病苦，則臣不忍徒送日。請許其歸，不得待他日。」遂歸京師。

寶曆壬午歲（1762 年），先生年六十一。夏五月，是其辰也（陳按東洞生日為 5 月 5 日端午節）；親戚門人上其壽。先生舉觴（陳按酒杯）而謂眾曰：「吾年六十一，胤子（陳按子孫）幼弱，未視弟子達其道者。若大開家塾（陳按廣設私立醫學校），教育生徒，傑者出其中。雖然吾之貲財不足給之。自今以往，我將貨殖（陳按累積財富）。」於是益儉其身（陳按自身更加節儉），效陶朱公之法，貨殖數歲，家累千金（陳按累積財富數年而達到相當數目）。乃求便利之地（陳按尋求適當場所），營宅（陳按開設診所於京都城西門外）於皇城西門外。未迄開家塾也（陳按但是卻始終沒有設立學校成功）。

明和六年（1769 年），先生率家族適安藝（陳按又稱藝州，今廣島縣。東洞於 1738 年，即 37 歲離開安藝而遷來京都），祭祖道庵君（陳按即其祖父畠山道庵，舊名吉益政光）於廣陵城下，國泰寺中墳墓之地。春二月，發京師（陳按從京都出發）。過攝、播、備（陳按攝州又稱攝津國，京畿五畿之一，約大阪市等。播州又稱播磨國，約今兵庫縣，首府為神戶市。備州又稱吉備國，約今岡山縣，首府為岡山市）之諸州，門人頗重。簞食壺漿，迎於數里之外。擁病人追其跡者，綿綿不絕焉。由是日行漸四、五里，數十日到藝州。其故友親戚遠迎，或先驅，或扈從，莫不盡歡喜也。居藝月餘（陳按住在安藝一個多月），四方聽而通刺（出示名片以求延見）請謁、病人求治者，滿家溢門。（1769 年）其夏五月，還京師，徙居（陳按從東洞院街遷出）於皇城西門外之新築（陳按將診所重新翻新兼作住家），先生年六十八也。其年既老，恐志願之不達，欲速其功，反失計畫，大亡貲財（陳按東洞診金藥價薄利。又全力支助後輩，食客眾多，開銷大增，入不敷出）。於是百事皆壞，鞅鞅不樂（陳按鞅鞅與快快通假，悶悶不樂之意）；家事悉任長子猷（陳按猷為吉益南涯，事實上為三子，因前二子夭折，故自稱長子）。其秋七月，孛星（陳按俗稱彗星、掃帚星）出，先生視而惴懼。即入寢，謂猷曰：「今見孛星，其輝光射心。吾省我身，不知犯天威也。頃者欲

果積年之志願，設智巧，仰機利，是逆天命也。是以計畫背馳，大亡積貨。汝賣諸物，而償不足。勿遂我污行矣。吾自今以往，歷行諸州救病人不能來京師者。從邇迄遠，以死所為墳墓之地。汝幸年長，孝養汝母，教育汝弟，勿辱汝祖先。」訣而將出，猷及家族固止之。其冬十月，中津侯以祿五百石招先生，辭而不往。（陳按中津侯）召猷，亦固辭焉。明年中津侯過湖南，宿於大津（陳按京都東側十多分鐘車程，臨琵琶湖）驛。使人迎先生，往而見之。秋八月，小泉侯來於京師求診治。

明和八年（1771年），先生年七十。五月初吉（陳按生日），實為其辰。開賀筵於圓山，親戚弟子數百人，上壽賦詩歌。諸侯大夫、諸先生，聽而壽者尤眾，莫不仰先生之德也。其明年，山崎侯召先生，往其國而謁，言及政事。先生謂侯曰：「臣聞侯喜謁浮屠師，有之乎？」曰：「有。」曰：「何為？」曰：「聽道欲補政也。」先生曰：「噫君何求道之異？是所謂緣木求魚之類也。」侯曰：「如何？」先生曰：「浮屠師斷親戚、棄妻子。為道也政者，在親親也，在御妻子也。浮屠師何知其情？是緣木求魚之類也。」侯聽而大喜，遇先生益厚。居數日，還京師。其冬，宇土侯（過伏）見，使侍醫迎先生。先生往，見宇土侯。凡諸侯見先生，非必病而請診治，慕其德而見者也。故親送迎，遇以師弟（陳按弟子）之禮也。

安永癸巳歲（1773年）秋九月二十二日，先生卒然目眩，痰飲迫於咽喉，舌強不得語。明日服紫圓大吐瀉，胸中爽然，食大進。明日復不能食、不得言。日中之時，起坐，拱首正面，半眼。猷從後擁之。氣息甚靜，身不少動，以二十二日子（陳按子時）而歿。禮葬之於洛東（陳按京都古稱洛陽）東福寺中莊嚴院，先塋（陳按墳墓）之次。先生享年七十二。始移京師，娶伊井氏之女（陳按即元配高木幸1722～1781。1744年曾生一子，名包，生後即夭折）。生一男，名曰璿，四歲而夭死。其後有子，男女四人。長子猷（1752～1813），時年二十四。次曰清（陳按1762～1802，妾佐登所生），始十二歲。次曰辰（陳按1767～1816，妾機所生），始七歲。女子（陳按名三保，妻高木幸所生）後適門人宮果也。先生為人也，剛強篤實，不好浮華，容貌卓絕，黃髮如蝟毛，威風凜凜，眼光射人。其對人論道也，終日不厭，忘食廢寢，厲言瞋目，勢益壯。對者恐怖，一言半辭不能出，莫敬而不加禮也。先生克守節儉，麤（陳按同粗）衣食，卑居宅，賤物不暴用。常戒家人曰：「物者皆出乎天，而非我有也。暴殄天物，聖賢之所慎也。一掬（陳按以手掌捧取）之水，思枯竭之時，不可暴用也。」其慎用如是矣。是以雖如嗇財用，臨時不吝。若有志篤而貧者，雖技藝之徒，皆養而使達其志。於是食客不絕門，諸藝傑出之徒，出於門者重焉。嗚呼！先生之德盛矣哉。哀子（陳按父死母在曰孤，母死父在曰哀。高木幸晚東洞8年死，應更正為孤子）猷謹狀。

【註解】：

1. 鎌倉時代之後，1336～1392年同時出現南、北兩個天皇，各自皆有繼承，史稱為南北朝。室町幕府第三任征夷大將軍足利義滿（1368～1394任將軍）打

敗南朝而統一南北朝。設立「管領」一職，主要輔佐將軍職務及管理封地，分由畠山氏、細川氏、斯波氏輪流擔任，特稱為「三管領」。

2. 重宗也同與哥哥俊長一起被國泰寺和尚的親戚養育，和尚去世後，重宗轉被廣島橫川谷氏女者收養。重宗成年後，畠山道庵門人有津祐順告知其非屬古氏血統，而是畠山管領的後裔、生父為畠山道庵。於是改姓畠山，並隨祐順學習金瘡產科。另視谷氏為繼母，故俊長與重宗並非谷氏所生，谷氏也非道庵真正的妾。南涯所述有誤。重宗的長女（東洞胞姐）嫁給谷氏外孫保田氏。

3. 陳按東洞祖父吉益政光改回原姓稱畠山，名字改稱道庵。東洞父親為畠山重宗。東洞原姓畠山。畠山一族歷代多為武將，高祖畠山高政之前擔任封地的管領，之後家道日衰，高政兒子畠山政慶時，甚至逃亡求生。東洞有意重振家風而習武，可惜逢太平盛世，武士無法發揮。東洞不得已而暫隱於醫業，自認有辱畠山的武將家風，故將姓氏畠山改為吉益，即改稱為吉益為則。

4. 某日，東洞攜自製人偶到店鋪寄售，見店鋪員工上下緊張，一問方知店主老母罹患傷寒，近日病篤。東洞自云：「我原本事醫者，命薄才改從事製作人偶。今悉聞老夫人罹患大病，如係嚴重的傷寒，不妨讓我一診。」主人曰：「平生廉直的周助，讓其診脈亦無所謂。」東洞細診並詢問何人診治？主人曰：「禁裏御醫山脇東洋診治。」東洞拜見藥單後云：「確係大病，治療得法，早日恢服為宜，用之當去掉石膏，請轉告東洋先生。」稍後，東洋來診，調劑之際稍加思考時，主人轉告東洞之語。東洋乃拍手稱嘆曰：「我近日亦正思量是否當去石膏，即聞其語，則今日去之。」離開病家，東洋即前往陋巷拜訪東洞。其後，店主因老母痊癒而重謝東洋，然東洋先生卻謂：「彼時若無東洞之言，陷於誤治而不自知。全治乃彼之功，謝金自當他受。」從此二人之交漸厚，東洞名氣亦漸為人知。（陳按本節摘錄《東洞全集》引自《遊相醫話》）

5. 松原一閑齋（まつばら いっかんさい 1689～1765）名維岳，通稱次郎，幼名重郎。堂號成章堂。閑齋為儒醫，仁心寬厚，即使瀕死病人求診，皆盡力診救，心存一絲希望也不放棄。師事儒醫並河天民，天民為大儒伊藤仁齋（1627～1705）的高徒。閑齋無著作，門人勸其著書以為授業依據。閑齋認為學術日新又新，希望能給學生最完善的醫理，故無法撰寫固定的醫籍。1765 年以 77 歲死於京都。古方派四大家依序為：名古屋玄醫（1628～1696）、後藤艮山（1659～1733）、松原一閑齋、山脇東洋（1706～1762 曾向後藤艮山習醫）。名古屋玄醫後來被推為古方派的開創者。古方四大家為：後藤艮山、香川修庵（1683～1755 曾向後藤艮山習醫、向伊藤仁齋習儒）、閑齋、山脇東洋。後來吉益東洞擠掉後藤艮山，古方四大家改為：香川修庵、閑齋、山脇東洋、吉益東洞。或有將後藤艮山包括在內而同列為古方派五大家。古方派五大家之中以東洞為代表。

〈東洞先生行狀〉之補充

宋明理學（日人稱為朱子學）於室町幕府後期（戰國時代）傳入日本，德川家康幕府統一後定為官學，重用林羅山（1583～1657）等人而使朱子學達到高峰。多隱於僧院的民間儒者相對地引起反彈，反對幕府的朱子學。例如江藤樹的陽明學派；山鹿素行（古學派）、伊藤仁齋（古義學派或堀川學派）、荻生徂徠（古文辭學派）的復古派；井上金峨的折衷派等。復古派者主張復古，或將儒家思想帶入醫學，作為醫者的內在修養，世稱為儒醫。由於金元諸家是基於運氣、藥物歸經、五行生克等抽象玄虛而立。李東垣強調補胃氣，朱丹溪強調補陰（陽常有餘、陰常不足）以及隋唐道家修練神仙、服食丹藥、靜坐的養生觀；爾等多少與朱子學的「居靜窮理」相合。所以在民間復古的風潮下，仲景古方派的醫學自然與復古派的儒學同一陣線。《東洞遺稿·答秦與一書》：「儒、醫雖不同道也，其復古一也。」

山鹿素行（やまが そこう 1622～1685）

本名高祐，字子敬，又稱甚五右衛門，陸奧國會津（屬福島縣）出生。其為儒家古學派的始祖。山鹿素行汲取中國儒家思惟，對日本的武士道精神，進行了全面的闡述。1630 年（9 歲）拜入大學頭林羅山門下學習朱子學，15 歲開始向小幡景憲和北條氏長學習兵學、在廣田坦齋處學習神道。1656 年撰《武教小學》、《武教要錄》、《武教全書》，開創山鹿流兵學。1665 年他批判朱子學對儒家經典的注釋，視孔子以後的宋儒為異端，主張應直接向周公、孔子學習聖教而撰《聖教要錄》。日本稱讚山鹿素行：「國人道德的權威，武士道精神的真諦。」

伊藤仁齋（いとう じんさい 1627～1705）

京都堀川出生，名維楨，字源佐，號仁齋、棠蔭。其為江戶幕府前期的儒學者、思想家。後人稱為古學先生。撰《論語古義》、《孟子古義》、《語孟字義》、《中庸發揮》、《童子問》、《古學先生文集》等。三十七歲時對宋明理學（日人稱為朱子學）產生疑問，認為《大學》非孔子遺書，理氣之說非聖人本旨，廢除漢唐宋明各家注釋，直接從孔孟原典求取聖人之道。類如不用宋代聲韻學，而直接以河洛語詮釋秦漢文獻的語音。仁齋尊崇孔孟之學，視《論語》為最高無上之書；同時推崇《孟子》（按《論語》、《孟子》、《大學》、《中庸》合稱四書。《詩經》、《尚書》、《禮記》、《周易》、《春秋》合稱五經。六藝中的《樂》於漢代已失傳）。其強調日常道德之實踐，不重視考據及理論。反對朱熹靜觀（道教靜坐）的理氣說，屏除「居靜窮理」、即不以個人身心修養探究事物。仁齋在堀川設立古義堂講學，後世通稱古義學派或堀川學派。香川修庵曾向仁齋習儒數年（修庵 23 歲時仁齋去世）。松原一閑齋為儒醫並河天民（1679～1718）的學生，天民為仁齋的高徒（天民另向名古屋玄醫學習《傷寒論》）。故一閑齋的儒學是屬於仁齋的古義（堀川）學派。

荻生徂徠（おぎゅう そらい 1666～1728）

名双松、字茂卿，號徂徠，通稱總右衛門。江戶幕府中期的儒者、思想家與文獻學者。父親荻生景明為第五代將軍（德川綱吉）的侍醫。胞弟荻生北溪為第八代將軍（德川吉宗）的侍醫。徂徠評擊宋明理學不過是基於臆測與虛妄之學。其對德川吉宗提出「政談」以改革政治；提出「經世論」而將政治宗教道德分開。後世稱為徂徠學派。山鹿素行的古學派最為日本化（提倡武士道而最後歸於日本神道）；徂徠學派則是中華與日本相間；而堀川學派則最具有中華化。儒者山縣周南（山縣孝孺 やまがた こうじゅ 號周南 しゅうなん、1687～1752。出身周南國，今本州西邊、近於九州的山口縣）為徂徠的門人，山脇東洋、吉益東洞皆曾向周南習儒。《東洞遺稿・送谷子蕘歸赤穗城序》：「是故欲養疾病者，先正方法。欲正方法者，先詳藥能。欲詳藥能者，先讀《傷寒》、《金匱》。《傷寒》、《金匱》者，古書也；不學古文辭者，不能讀也。知古文辭，而後讀《傷寒》、《金匱》。讀《傷寒》、《金匱》，而後詳藥能。詳藥能，而後方法正。方法正，而後疾病養，醫事畢矣。」推得東洞中晚年之儒學是屬徂徠的古文辭學派（徂徠學派）。

堀川學派與徂徠學派兩者在儒學上同屬復古派，皆主張復古，反對朱子學的窮理虛空之論。皆以王道思想為核心；皆以實學（通經、修德、用世）為價值。在醫學上也同宗於《傷寒論》與《金匱要略》的古方派。診療治則本應一致，為何松原一閑齋會與吉益東洞反目而拒絕往來？原因十分複雜，筆者粗略歸為一閑齋（堀川學派）者「**尊師而重道**」；東洞（徂徠學派）則是：「**重道而尊師**」。儘管堀川學派反對朱子學，但對於孔孟之學仍採取「疏而不破注」的保守心態。對宋本《傷寒論》同此，以經解經，不敢逾宋本條文雷池一步（尊師而重道）。故堀川學派基本上較徂徠學派更傾向宋儒。當時官學倡導朱子學，儒者反對朱子學。同是復古派也有尊孟、反孟的不同言論。此風氣開創學術自由討論的氛圍，啟發東洞大膽批判宋本夾雜後人羼衍的水分。醫學不同於史學，東洞所依據的並非文獻資料，而是臨床經驗。東洞先臨床印證醫理，再追求真正的仲景之學（重道而尊師）。今據張崑將《日本德川時代古學派之王道政治論：以伊藤仁齋、荻生徂徠為中心》（國立台灣大學出版中心 2004）整理兩派差異列表如下：

	古義學派（堀川學派）	古文辭學派（徂徠學派）
相異之處	極度尊崇《孟子》、斥《大學》、疑《中庸》	百般非議《孟子》、傾重《荀子》筆者認為其另重視五經
	以仁義禮智為德	以仁智為德、以禮義為道
	仍落入己身之窮理、不言古文辭	杜絕靜思窮理、重視古文辭
	著於德性、道為自然	著於政治、道全出於作為
	倡學為聖人	學不可至聖人

東洞幼年習武，立志恢復先祖的武將家風，19 歲之前曾向阿川氏學兵法，馳馬擊劍等。其後棄武習醫，居間應參有山鹿素行的武士道思惟，而將武士道精神帶入醫道。《東洞遺稿・寄長門縣次公書》：「…僕少事於醫，而醫道多歧。張仲景及孫思邈、王燾者有焉。劉完素、張元素、李杲、朱震亨者有焉。其子其孫，副墨[1]、洛誦不可枚舉也。初僕為劉張李朱之術，而病不治。乃更為王燾、孫思邈，為仲景，而猶未也。忽覺夫副墨[1]之子、洛誦之孫，擾擾相聚，屋上架屋，塞井為臼[2]。向所謂仲景，非真仲景。因退審查，自擊其塞者、去其架者，而始豁然見其法度備具焉。」推得東洞習醫之初紛亂多歧，從臨床驗得劉張李朱之術不能治病。孫思邈、王燾雖曰仲景之學，卻非真正仲景之學，夾有雜學而不能全應用於臨床。東洞自己潛心研究，而終能釐清診療之術惟有真仲景之學。

《東洞遺稿・家約》（陳按 1769 年寫）：「吾乃發大願心，有以祈於嚴島明神[3]。及吾去鄉來京也，復有以祈於五條天神。一日，悟萬病惟一毒之理。以是試事，得扁鵲之術於心。以是講業，傳醫之道於人…萬病惟一毒，眾藥皆毒藥。以毒攻毒，毒去體佳。初無益損於元氣也，何補於云乎哉？而世醫好言補者，蓋其重糈（陳按精米，引申作錢財）之心使之也，彼豈不知補之無術哉？今夫病者不知醫，醫曰補則喜，醫曰攻則懼。醫而好言補者，是以容悅事之人也，可恥之甚。」東洞 1738 年（37 歲）從廣島搬來京都，人生地不熟，又無粉絲。雖掛上「古醫道」的招牌，卻罕有病人求診。不得意之下常去五條天神社（即少彥名廟）祈福。及者，直到之意。推得其所悟「萬病惟一毒」的時間是「直到」來京都之後，某日在祈福時所悟出的。東洞在 1746 年 6 月 17 日在去五條天神社敬設儀式，同時稟告廣島的嚴島大明神，並寫下〈祭安藝嚴島大明神告文〉：「…及漢有張機者，為長沙太守。機之為醫也，隨證投毒藥，不敢拘病因。為則不肖，以大明神之靈，幸知從事其教，亦隨證投毒藥，莫不瞑眩，而疾乃瘳。《書》曰：藥弗瞑眩，厥疾弗瘳。為則竊謂，張機之為方，實三代遺法也，何必惜其他不傳乎？自漢以降，王叔和、葛洪、胡洽、陶弘景、巢元方、孫思邈、甄權、王燾之論，皆不專從古方，雜之以仙，又加之以陰陽之說，而疾病醫之道熄焉。陰陽五行之醫隆盛，殆以千年矣。為則之家，幸以大明神之餘福，而名在醫流也久矣。而傳本邦之故，亦與張機之術不異也。於是好古而修疾醫之道，理瞑眩劑以與人。夫非常之原，庶民懼焉，況於毒藥瞑眩乎？為則不肖，膺非常之原，則人畏我甚於虎狼。曰：以毒藥治病，病治而死從之。…敢昭告於大明神，若吾道不違仁，則神尚助我，傳之於後世。若夫非道，則是害神之主而乏祀也。神其誅我，誅一人而除萬人之害，則固吾之願也。神鑒是祈。醫生吉益為則誠恐誠惶，頓首，頓首。」按推得 **1746 年 6 月 17 日之前，東洞已悟出萬病惟一毒、以毒攻毒之理**。東洞勇於面對疾病，敢直接挑戰的決鬥性格，正屬武士道「勇」者的作風。

東洞從廣島來京都之後，生活艱困，1738 年（37 歲）友人柂尾氏好意介紹當侍醫，其為維護理念，堅忍武士風格；辭侍醫並責怪友人不瞭解其心境。1746

年 6 月 17 日（45 歲）東洞祭文之「道非其道、速斷吾命」更是武士悲壯的殉道精神。1752 年（51 歲）時，堀田侯欲以望月三英測試東洞功力，東洞認為望月（折衷派）理念不同，毋須逞口舌輸贏。提出乾脆擇取 100 位病人，50 位由將軍奧醫師望月三英診治，50 位由東洞診治。直接從臨床療效來與望月三英論高下，大膽地下戰帖。其舉仿若宮本武藏（1584～1645）在巖流島與佐佐木小次郎單挑決鬥的模式。爾等充分顯示東洞將武士道「勇」者精神帶入醫道。德川家康的儒臣林羅山提出神道即堯舜之道，皇祖皇宗的正道，與儒教的精神同一。東洞云：「張機之為方，實三代遺法也。」即言古方派是尊堯舜之道與周朝疾醫之道。其信仰的安藝嚴島大明神、五條天神皆屬神道。神社的鳥居即神道的圖騰，嚴島（宮島）有名的海上鳥居更是直接漆以圖騰之紅色。故東洞夾有神道的「仁」德。

　　東洞行醫以「仁」德為本性，以「勇」為手段，而達到救治性命的目的。所謂「萬病一毒、以毒攻毒」，毒藥攻擊疾病時所伴隨的瞑眩反應只是過程。其舉類如今外科手術施予開腔剖肚的手段方能救治疾病。故不能用「殘酷不仁」的字眼來作負面評價。《東洞遺稿・呈山崎侯執事書》：「天地大德曰生，聖人大德曰仁。自天子以至於庶人，一是皆以行仁為本。」推知東洞以仁德為本，不分親疏皆待以仁、勇。又《東洞先生答問書》：「先妣嘗患痰喘胸痛，時年七十有三，病革矣（陳按嚴重）。余曰：『死，命也。不可如何？雖然所憂如此，豈可委於命乎？請見予之所為。』眾目皆栗栗懷疑懼。余曰：『病勢駿急，死生在於瞬息。藥難再，非一舉以殲酷毒，噬臍不及。』乃作呂丸（陳按黃芩、甘遂、青礞石、大黃）倍甘遂以盡之。頃刻發瞑眩，吐瀉數回，脈息微微，如死狀者一晝夜。至明日，爽然如宿醒之解，而復常。其後壯健無病，以天年終焉。是當時子弟所親見也。」又兒子璿歲罹患痘瘡，東洞主以大劑承氣湯與走馬湯（巴豆、杏仁），不幸失敗而夭折。按此段與東洞學生所編其驗案《建殊錄》略有差異。《建殊錄》：「先生令子千之助（陳按應是璿字號），四歲而患痘瘡，證候甚急也。紫圓（陳按代赭石、赤石脂、巴豆、杏仁。東洞則言大劑承氣湯與走馬湯）飲之，雖頗奏效，病勢轉迫，卒至不可救矣。後數年，其妹四歲，亦患痘瘡，瘡窠概密，色亦紫嘿，呀咬喘鳴，不勝悶苦。先生亦為紫圓飲之。於是族人某者誚曰：『嚮者或訾先生曰東洞之處方也，不論內外，諸疾必下之。是以竟殺其子矣。而今亦下之，如有不諱，則得不慈之譏乎？』先生曰：『方證對應，其毒盛死者，是其命也。豈拘毀譽而變操乎？』亦飲之不休，諸證皆退，痊癒。」按東洞對其親人自有仁慈之心；施予劇藥而不計毀譽，當有勇者大無畏之武士道精神。故「萬病一毒、以毒攻毒」是以武士道作中心思想的產物。

　　東洞 1746 年 6 月 17 日寫祭文時診業不興，窮困潦倒，當時尚未認識山脇東洋。而〈東洞先生行狀〉：「延享四年（1747 年），先生年四十六。徙居於東洞院街，因號曰東洞，是時業已行，弟子大進焉。京師有閑齋先生者，時以唱古醫道鳴於世。先生與閑齋、東洋交，讀《傷寒論》。」推得東洞應是在 **1746 的下半年**認識東洋，承蒙御醫東洋的宣揚，東洞的診務才得以興盛。山脇東洋是後藤艮山的學

生，後藤艮山（1659~1733）《救弊醫話》：「百病生於一氣留滯，可以虛鬱二字而盡蔽其義。」按此「氣」是言身體的元氣。其始於虛，終於鬱。已經形成虛鬱者，若人不能養慎，則加虛增鬱，互相影響，為病更甚。東洞反對元氣之說。《東洞遺稿·答山恕庵書》：「謹奉二月二十六書，披緘捧讀，乃審足下齡踰（陳按同逾字）七十，孜孜敬業之狀，何其壯也。並示以所撰《元氣論》，理義深奧，可謂過後藤氏之說遠矣（陳按美言遠勝於後藤）。但恨世無扁鵲，雖有齡踰七十，孜孜敬業如足下者，將誰適從？亦惟是人心不同，其猶面邪（陳按人心多樣有如各種人面。邪字為感嘆字。尊稱無人像您如此敬業）。乃不佞所見有與足下異者。今妄言之，請足下妄聽之可。夫醫者，治疾者也。不辨其理，不推其因。特視病見於大表者，以知毒之所在以治之，則何病不已？是扁鵲之教，而不佞所奉以周旋也。乃氣者造化之主，非人所為，則置而不論焉，不亦可呼？」鶴元逸 1747 年末整理東洞所說《醫斷·元氣》：「元氣之說，聖人之所不言，六經莫有焉。蓋自漢儒創也，下至唐宋大盛，遂為醫之恆言。曰元氣虛，曰元氣衰，曰補元氣。夫元氣者陰陽一元氣也，天之所賦，人之所生，所謂先天之氣也，是豈可虛衰者哉？亦豈可補乎哉？若夫隨年齒而旺衰者，天地之道，萬物之常也，非人力之所能挽回矣。如其當強壯而衰弱者，則有所抑遏也，除其所抑遏者，自當復其常矣。彼不辨之，妄以為虛衰，而欲補之，可謂愚矣。」按東洞認為元氣隨年齡自有盛衰，非藥物所可挽回。艮山元氣虛鬱之說，只是疏通其暫被抑遏受阻的元氣。元氣的老化並無法逆向年輕。

東洞 1746 下半年與東洋、閑齋相交，三人中以閑齋年紀最大。故研討《傷寒論》時，由其擔任主講。東洞多次指出閑齋錯誤之處，閑齋也反擊：「東洞僻說多，不改其弊，終日不果。」閑齋以經解經，對宋本條文完全接受。東洞則指出宋本後羼入許多衍文。這是兩位復古派醫家的最大歧點，此導火線終於反目而絕交，講堂也跟著停止。東洞事後私下再讀《傷寒論》，反省其古文辭有待加強而心中不安。於是邀諸儒讀《春秋左氏傳》（陳按指《呂氏春秋》、《左傳》等諸子百家），稍加涉及醫事。東洋大為贊成也參與研讀，直到東洋 1762 年去世之前都沒有中斷。東洞 1747 年春天從萬里街搬到東洞院街，更勤加研讀四書五經與諸子百書。

早年東洞研讀《呂氏春秋·盡數》（陳按即：流水不腐，戶樞不蠹，動也。形氣亦然，形不動則精不流，精不流則氣鬱。鬱處頭則為腫為風，處耳則為挶為聾，處目則為眵為盲，處鼻則為鼽為窒，處腹則為張為疛，處足則為痿為蹶。）與〈達鬱〉（陳按即：凡人三百六十節，九竅五藏六府。肌膚欲其比也，血脈欲其通也，筋骨欲其固也，心志欲其和也，精氣欲其行也，若此則病無所居而惡無由生矣。病之留、惡之生也，精氣鬱也。）兩篇時，自悟出「萬病一毒」的理論依據。《古書醫言》卷末：「嚮讀於《呂氏春秋》，而雖有獲於病之大本為一毒，然未獲其治法也。故孜孜汲汲，夜以繼日，久之始獲於《傷寒論》，不知手舞之足蹈。是三代疾醫治萬病一毒之法也。於是朝考夕試，視病之所在，以處其方，信而有徵。」又《東洞遺稿·復西以章書》：「中華之書，其說萬病一毒，見於《呂氏春秋》。」按《呂氏春秋》並無直接出「萬病為一毒」字眼，只見有上述兩段隱喻的文句。

《東洞遺稿・復醫官一甫屈君書》：「《呂覽》（陳按即《呂氏春秋》）之所論，諸病為鬱毒。是故仲景之為方也，不拘傷寒、中風，視毒之所在。扁鵲曰：『言病之所在。』仲景之術不其然乎？」故東洞於1751年（寬延四年）50歲時，選用仲景諸方而撰《類聚方》。東洞並尊扁鵲（病應見於大表等）為疾醫之祖。

東洞在武士道中心思想的指導下，聯結扁鵲、《呂氏春秋》、仲景三者，從理論依據到臨床湯方，架構完整。醫家多認為東洞「萬病一毒」源起於後藤艮山的「萬病生於一氣之留滯」，但是艮山主張元氣說，東洞則否。艮山將仲景之說與《內經》、《難經》陰陽五行、臟腑經絡聯結，東洞則否。艮山重視食療治病，東洞則認為毒藥以攻邪，養精以穀菜肉果。推得兩者並無啟承關係。東洞「萬病為一毒」是受《呂氏春秋》所啟發。

東洞《醫事古言》與《古書醫言》都是讀四書五經的心得（《醫事古言》可視為《古書醫言》的雛本）。東洞除《醫事或問》以日文草書書寫外，其他著作全以漢文書寫。可見東洞漢學造詣深厚，其古文辭（漢文）水平皆在你我之上。廖育群：「《傷寒論》中的一些方劑確實具有簡潔、效果明顯的特點。但又有多少醫家敢在高血壓眩暈時使用含有附子的真武湯；在感冒患者身上使用桂枝、麻黃、人參、附子呢？」（陳按引自廖育群《吉益東洞：日本古方派的岱宗與魔鬼》上海交通大學出版社 2009 ）不清楚廖氏到底有無臨床經驗？或者這就是目前中國中醫診療的寫照？我輩等就是如其所說，在高血壓眩暈時使用真武湯者。至於感冒患者身上使用桂枝、麻黃、人參、附子的病人，我個人一天診療或就有十多位。高血壓180、外感發燒40度、皮膚病等投以桂枝、麻黃、乾薑、附子、吳茱萸等溫熱藥而改善甚至痊癒者，對我輩而言已是平常之事。

【註解】：

1. 副墨，指文字。《莊子・大宗師》：「聞諸副墨之子。」洛誦，反覆背誦。《莊子・大宗師》：「副墨之子，聞諸洛誦之孫。」成玄英疏：「臨本謂之副墨，背文謂之洛誦。」

2. 《淮南子》曰：「解門以為薪，塞井以為臼，雖小用而所喪大矣。」因小失大之意。屋上架屋，在屋頂上再加蓋屋頂，多此一舉之累贅。

3. 嚴島明神（阿岐嚴島大明神）位於廣島縣的廣島灣，一直都是東洞的信仰寄託。平安時代末期以來向為平清盛家族所庇護，並為海上交通要地。戰後（1950）改稱宮島。其與松島（宮城縣）與天橋立（京都宮津市）合稱日本三島，皆為風景勝地。嚴島（宮島）設有著名的海上鳥居。

吉益東洞及南涯小傳與醫療思惟之差異

吉益東洞（よします とうどう 1702～1773）：

　　名為則，字公言，通稱周助。吉益氏本姓為畠山，先祖世襲紀州（今本州的紀伊半島）管領，歷代皆為武將。曾祖畠山政慶是最後一位管領，因逃避豐臣秀吉之追殺，1590 年逃命投奔河州畠山家族遠親。河州畠山遠親歷代皆以金瘡產科為業，河州畠山義益與畠山政慶同輩，或早聞有風聲，改名作姓而為義益氏以求保命。義益之後，其兒子名助秀，更將姓氏由義益氏再改作吉益氏，號半咲齋。吉益助秀（半咲齋）就是吉益氏的開創者。畠山政慶被半咲齋收容後，乾脆也改姓吉益氏以隱藏身分，並跟著半咲齋習醫。政慶是東洞的曾祖父。吉益政慶生子為吉益政光（東洞的祖父），同樣跟著半咲齋習醫。1598 年豐臣秀吉死前，五大老冊封紀州給淺野幸長。畠山家族多恢復紀州藩的一官半職；吉益政光則拒絕當官，繼續從醫，並回復本姓而稱作畠山道庵。淺野幸長的兒子淺野長晟，1619 年奉命移封廣島縣，畠山氏官眷們也隨著去廣島縣。畠山道庵（即吉益政光）也隨著家族去廣島縣，吉益政慶則否，其老死在紀州。

　　1672 年畠山道庵死於廣島縣，留有二幼子。長子俊長，七歲。次子重宗（東洞的父親），五歲。二子年幼而交由親戚國泰寺住持扶養，俊長後出家為僧。重宗轉由谷氏認養冠原姓而稱畠山重宗。重宗生有一長女（東洞胞姊），1702 年農曆 5 月 5 日（依《漢方の臨床》12 卷 12 號 727 頁西岡一夫〈期待の家譜〉考證）重宗生長男畠山為則（即東洞），過數年生次女名理世（東洞胞妹）。東洞自幼先隨阿川氏學武，培養出武士道精神。但當時天下太平，不能發揚武將家業，其恐有辱先祖，故隱姓而改作吉益氏，即稱作吉益為則。19 歲棄武學醫，先跟著祖父畠山道庵的門人習金瘡產科，此即 1585 年半咲齋《換骨抄》等。或謂東洞所修的產科來自蘭醫，非也；而是吉益流家傳的產科。為則嫌金瘡產科機械呆版、挑戰性不夠，於是自學漢醫。先讀《內經》、《難經》、百家之書等。37 歲前往京都之前，已悟出《傷寒輪》無關陰陽五行，因此廢除《內經》、《難經》之假說。

　　1738 年（37 歲）畠山為則攜父母與胞妹由廣島遷往京師（京都）接受考驗，以古醫道從事診療。自認無法復興祖宗之武將大業，恐有辱家門，故隱改姓氏為吉益而稱為吉益為則，約 4 年後(41 歲)結婚。這期間由於沒有粉絲，也沒有弟子，不盛行古醫道，以致診務不興，收入微薄。又遇上盜匪劫其錢財，終淪於貧困潦倒，只好編造人像木偶與缽皿燒陶販賣以度三餐。當時友人枕尾氏，任職於權貴的佐倉侯之下。枕尾來京順道拜訪為則，不忍為則窮困不堪，好意推薦他擔任佐倉侯的御醫。佐倉侯答應，枕尾氏大喜急告為則，為則回信：「我以為你為知己者，今天才知道並非知己。我雖貧困且上有雙親要扶養，但是不能降志而辱祖先。

貧者，士之常也。窮達者，命也。如果醫術不能推行，那是上天要亡此道，我果真會餓死？窮則必有達，行道樂道，貧困何憂？」辭而不仕。

1744 年（43 歲）之後更加貧困，口袋常空，有一餐沒一餐，幾乎山窮水盡。延享三年、1746 年（45 歲）6 月 17 日 先齋戒斷食七日，備全禮儀，參拜藥神少彥名廟，稟告藥神：「為則不敏，過志古醫道，不顧眾懼，推而行之。今也貧窮，命在旦夕。我道非，而天罰以貧與？為則知其是，而未知其非也。假令饑且死，不敢更轍矣。大明神吾邦醫祖也，請垂照鑒。道非其道，速斷我命！若推而行，則必害萬人。誅一夫救眾，固吾之所願也。」參拜之後，不久有舊識賈翁來訪，奉上禮金曰云：「吾有餘金，以奉給於先生。」為則驚訝之下予以拒絕。賈翁跪進云：「吾何望償乎？今奉此金，非為先生，為天下萬民也！」為則深受感動而拜納。家裏經濟從此漸足以夠開銷。

應是 1746 的下半年，為則攜自製人偶到店鋪寄售，店主老母罹患傷寒而病篤。為則自薦診之。承蒙主人允許，為則細診並詢問何人診治？主人曰：「御醫山脇東洋。」為則拜見藥單後云：「確係大病，治療得法，早日恢服為宜，用之當去掉石膏，請轉告東洋先生。」稍後，東洋來診，調劑思考時，主人轉告為則所說。東洋拍手稱嘆曰：「我近日亦正思量是否當去石膏，即聞其語，則今日去之。」離開病家，東洋即前往陋巷拜訪為則。其後，店主因老母痊癒而重謝東洋，然東洋先生謂：「彼時若無東為則之言，陷於誤治而不自知。全治乃彼之功，謝金自當他受。」從此二人交情漸厚，為則名氣亦漸廣為人知。

1747 年（46 歲）春天從萬里街春日路南遷到東洞院街（6 月生子名璿，可惜四歲死於痘瘡），故先號東庵，再改號東洞。是時診業已興，弟子大進。京師有松原一閑齋以唱古醫道而名。東洞藉東洋而認識閑齋，共研《傷寒論》。由閑齋主講。東洞指出其謬誤，閑齋云：「東洞僻說多，不改其弊，終日不果。」先生曰：「吾讀《傷寒論》，苦思久矣。今欲切磋得其旨，吾說若有謬，請教督之。為則雖不敏，敢不奉教邪？今雖有所考，默而不論，吾不能知我非，又不得聽人之是，讀書何益之有？」閑齋不應。自此兩人斷絕。

1751 年（50 歲）東洞擇選長沙諸方，以類聚之，名曰《類聚方》。之後撰《方極》、《藥徵》。診業興盛，弟子更多。隔年二月，南部侯有病，東洞前往北奧診視，四月南部侯不幸往生。

1762 年（61 歲）五月五日生日，親戚門人為其作壽。東洞舉酒杯而云：「吾年六十一，胤子幼弱，未視弟子達其道者。若大開家塾（陳按設立大規模的私立學校），教育生徒，傑者出其中。雖然吾之貨財不足給之。自今以往，我將貨殖（陳按累積財富）。」於是益儉其身（陳按自身更加節儉），效陶朱公之法，貨殖數歲，家累千金

（陳按累積財富數年而能達到相當數目）。乃求便利之地（陳按尋求適當場所），營宅（陳按開設診所藥店於京都城西門外）於皇城西門外。未迄開家塾也（陳按但是卻始終沒有設立學校成功）。

　　1769 年（68 歲）夏天五月，東洞從東洞院街遷往皇城西門外，將診所藥店的新建築兼作住家。因為年已老邁，窒礙無法完成設立學校的心願。而且愈是想存錢建校，愈是無法累積財富，甚至漸漸虧空。由於東洞診金藥價薄利，又全力支助後輩，弟子食客眾多，開銷大增，終於入不敷出。於是東洞從此悶悶不樂。

　　1773 年（72 歲）秋天九月二十二日，東洞突然目眩，痰飲梗於咽喉，舌強而無法言語。明日服紫圓大吐瀉，胸中爽然，食大進。又明日復不能食、不得言。子時而歿。先生為人也，剛強篤實，不好浮華，容貌卓絕，黃髮如蝟毛，威風凜凜，眼光射人。其對人論道也，終日不厭，忘食廢寢，屬言瞑目，勢益壯。對者恐怖，一言半辭不能出，莫敬而不加禮也。先生克守節儉，粗衣食，卑居宅，賤物不暴用。雖然自身甚儉，但弟子有志氣而貧困者，皆多加照顧生活。（上述全文多引自〈東洞先生行狀〉等）

　　南涯訛谷氏為祖父重宗之妾，混淆孤子與哀子等尚情有可言。但是南涯記不清楚父親生日的正確日期則是匪夷所思。當時統以農曆一種，尚無西元曆法。而且東洞去世時，南涯 24 歲，業已成人，怎會不知父親之生日？又南涯 32 歲時母親才去世，總可以問問母親吧。筆者推測〈東洞先生行狀〉或非出自南涯本人，而由其門人代寫。縱然如此，南涯總該過目校稿，或其根本不當一回事。

　　鶴田沖，字元逸，肥前佐賀人。1747 年末整理東洞所說而撰《醫斷》，不久即去世。那時東洞剛開始成名，痛失弟子之餘而感嘆 ：「惜哉鶴氏之子，天若假之年，輔翼吾道，無或慊然也已，何其不幸也。」1752 年東洞寫《醫斷》後序。另由中西深齋（1724~1803）於 1759 年補上〈虛實〉與〈元氣〉兩篇以及跋文。此書反映出東洞的獨特觀點，對當時後世派衝擊極大。畑惟和（1721~1804）於 1762 年撰《斥醫斷》加以駁斥。1766 年堀江道元《辨醫斷》跟進以黜逐東洞觀點。東洞門人田忠榮信（1732~1792）撰《辨斥醫斷》回言辯解。後世派與古方派藉《醫斷》形成大論戰。至於 1811 年南涯口述，門人賀屋恭安輯錄《續醫斷》則是搭《醫斷》的順風車，藉此書名以表正統古醫道之延續而已，其內容卻多有違背東洞觀點者。南涯甚至藉門人大江廣彥於 1794 年撰《醫範》大加指責東洞錯誤。按如將《醫斷》視為古方派挑戰後世派的揭竿之作，那麼《醫範》即為古方派向後世派投降的輸誠書。南涯投機取巧，既要贏得延續古醫道的正統大旗，又責罵自己父親給後世派聽。故後世派接納南涯，未曾有批評南涯者。一方面南涯承接東洞的餘蔭而診務大興，門人眾多，名利雙收。然而其氣血水三物之辨等終被其外孫吉益復軒完全否定，吉益復軒又重回東洞的觀點。

《斥醫斷》斥責《醫斷》可嘆息者有三，可為流涕者有二。以下分述五點：

一、嘆息為棄醫經陰陽、變更古今不移之道而異其端。

按：應指內難而言。醫家多崇古，叛離主流者多會被冠上異端。至今將湯方訛宗以內難者仍大有人在。《素問》五臟生理配屬構想的安排不能作為診療醫理。

二、嘆息為仲景依據《素問》、《陰陽大論》。東洞雖取方於仲景卻隨意取捨，任加妄說，例如人參無補而治心下痞，附子無溫而逐水。

按：《素問》、《陰陽大論》乃引仲景序文，筆者考證仲景序文出自後人屬衍，不是仲景寫的，論中條文無關《素問》、《陰陽大論》。仲景人參生用異於後世蒸曬炮製者。言附子無溫確為可議，但是論中附子多為生用。

三、嘆息為東洞不求標本，不究病因，有攻而無補。

按：論中何以治外感湯方亦可治雜病？不過證候相對而已。例如白虎湯可治外感、暑病、溫病、糖尿病、皮膚病、失眠、不孕症等。而且以白虎湯治療不孕症者療效特快，往往數週即可懷孕。告訴同道，大家多認為笑話。有學生 PGY 新進醫者如法炮製，果真不足一月而讓多年不孕者受孕。病人還送來送子觀音琉璃以表謝意。誰說科學中藥療效不如水藥煎劑？誰說湯方診療必須依據病名病因？中醫奧妙在於證候相對，病名病因參考即可。無奈健保申報必須依據西醫的病名。中醫高位者樂於終能與西醫接軌，實為毀滅中醫的殺手。「有攻無補」則是語詞學上的毛病。藥為我方，病為敵方，東洞凡治病卻疾統言攻敵。「攻」者並非等同苦寒藥。後世派的補劑是用溫熱藥來認定。東洞用巴豆，不就是用溫熱藥？《建殊錄》共 54 例，東洞用了 35 首湯方。其中小茈胡湯 6 例、苓桂朮甘湯 5 例、茈胡桂枝乾薑湯 4 例、芍藥甘草附子湯 2 例、大烏頭煎 2 例、桂枝加附子湯 1 例。另含巴豆治劑 11 例。這些溫熱藥合 31 例，佔總數 54 例約 60%。有否符合後世派認定的溫熱藥？東洞總言藥即為「毒」，藥效發揮的作用統稱為「攻」，異於張子和的苦寒「攻」下。

四、流涕者為東洞謂死生者，醫所不與也。終令庸愚者視人死為風花。

按：東洞是說給仁醫聽，搶救重症者要當下立斷，毋須介意病人生死以及己身得失毀譽之事，以免猶疑再三而失其時機。卜卦病人生死則是算命之事而非醫者。《斥醫斷》則是說給俗醫聽。

五、流涕者為東洞不辨嬰兒稟賦薄弱，一切攻擊之施。甚至其子痘疹之治，慘刻益酷，可不謂忍乎。

按：此招狠毒，直接在東洞內心哀痛處灑鹽。為何不提東洞另一女同樣處以劇藥治痘疹而救活之事？又東洞母親咳喘處以劇藥南呂丸（黃芩、甘遂、青礞石、大黃）而痊癒之事？

此外《斥醫斷》主張中醫有五行生克，並舉宋本仲景序文：「夫天布五行以運萬類，人稟五常以有五臟⋯。」按前已述仲景無寫序言，且論中亦無五行生克的條文。筆者已考證湯方療法與針灸療法皆無關於五行生克。又《斥醫斷》主張診療有關於天地運氣，按《內經》舊本並無此說，運氣七篇出自唐朝王冰所羼衍。筆者醫論已言：「五運六氣充其量只是全體人類流行病學的預報模式（類似天氣預報的構想模式），不能用於個別診療」。又《斥醫斷》主張元素藥物歸經之說更是荒唐。其將湯方療法與針灸療法混為一談，非也。其舉宋本條文：「太陽少陽併病，刺大椎及肝俞。」按大椎屬督脈，肝俞屬足太陽經脈，皆非關足少陽經脈。針灸更與湯藥是兩回事，故此條康平本作 13 字一行，屬追註，而非正文。總結《斥醫斷》所言多非，經不起臨床驗證，雖是主流，但主流未必代表就是正確。

東洞對於金元時期的李東垣（補土派）與朱丹溪（滋陰派）大加撻伐，對於張元素的藥物歸經之說也痛加重擊。但是對於劉河間（火熱派）與張子和（張從正、攻邪派）則罕有批評。張子和認為凡病之生必因於邪，邪入則生鬱為滯，久鬱則氣化為火，久滯則水停成濕，而創為病因、病機。其說似對後藤艮山的一氣留滯說（虛鬱）有所承啟。又東洞的貴人山脇東洋是艮山的學生，儘管東洞反對艮山的元氣說，但或藉由此關係，東洞對艮山點到為止，並無用力批評。

吉益南涯（よします なんがい 1750～1813）：

名猷，幼名大助，又叫周助，俗稱大輔、周輔，字修夫，初號謙齋，晚號南涯。京都出生，享年六十四歲，其墳墓葬於東洞墓旁。東洞墓園側旁早葬有東洞得意弟子中西深齋。東洞俗稱周助，南涯也俗稱周助。甚至第三代的北洲、第四代的復軒也皆稱周助。即古方派吉益氏流全俗稱周助，同名之累，故部分文獻有所混淆。東洞約於 1742 年（41 歲）在京都結婚。吉益猷的生母東洞元配高木幸，1744 年生一男名包，生後即夭折。1747 年春天東洞從萬里街搬來東洞院街後，不久生一男名璿，4 歲死於痘瘡（1747/6/13～1750/10/19）。東洞哀傷之餘，寫了一篇祭文。高木幸又生一女名三保，嫁給東洞弟子二宮果（1752～1830 號桃亭，1767 年拜師。兼畫家，擅長以金箔作畫而鑲於漆器上，謂之沉金彫。東洞畫像即出自二宮果）。高木幸再生猷。故吉益猷雖自稱長子，但實為第三子。東洞另納有兩妾，大妾名佐登，生子多夭折，只存一男名清（東岳 1762～1802 儒者）。小妾名機，生一男名辰（贏齋 1767～1816 醫師）。1773 年東洞以 72 歲去世時，吉益猷 24 歲，東岳 12 歲，贏齋 7 歲。八年之後，1781 年吉益猷生母高木幸以 58 歲去世。

《類聚方》（1751）、《方極》（1755）、《藥徵》（1771）三書是東洞研讀《傷寒論》與《金匱要略》的心得，並作為授課的核心。吉益猷重新撰《傷寒論正義》等作教材，晚年將其修訂而改名作《傷寒論精義》。農曆 1788 年 3 月 7 日（39 歲）京都發生大火災，吉益猷老家被焚毀，故從京都搬到大阪（舊名浪華，後改名大坂，含有

士字旁，因恐武士會再作亂，再改名大阪）船場伏見街居住。其位在水之涯邊，又大阪位居京都之南，故號南涯。三年後，1791 年（42 歲）時將大阪房屋讓渡給胞弟贏齋，再返回京都舊址的東洞院街三條西側構築新屋。南涯 1794 年(45 歲)撰《醫範》(參見附錄)。又基於《傷寒論》而創「氣血水論」等，修改東洞「萬病一毒」之說。並將《藥徵》全面修改為《氣血水藥徵》，此書將《傷寒論》、《金匱要略》的 67 味藥物按氣血水、表裏內外而分類。氣藥分作內位、裏位、表位。血藥分作內位、外位。水藥則無內外表裏之分。《醫範》：「夫道者，天下之道，而非一人之道也。」用力指責父親“缺點”，後世派大為快哉。其舉完全消彌後世派的敵意，未曾有批評南涯不是者。東洞去世時，南涯只有 24 歲，要照顧東岳與贏齋之外，還要承續東洞診務家業，情況艱辛；故不得不多次毀謗父親以求生存。

　　南涯改「萬病一毒」為「氣血水三毒」，改《藥徵》為《氣血水藥徵》(陳按 44 歲之前撰)等否定東洞觀點。雖然消弭後世派的敵意，但也引起東洞門人的反彈，嚴厲批評南涯背離東洞，以致引起東洞流的內鬥。東洞 1751 年撰《類聚方》，1755 年撰《方極》。1771 年定稿《藥徵》，共有 53 種藥物（皆親試、附未親嘗之藥物）。東洞門人村井琴山於 1772 年撰《方極刪定》，1778 年撰《藥徵續編》；另撰《讀類聚方》以補強東洞之說。《藥徵續編》增輯 78 種藥物而於 1787 年刊行。南涯應是在 1796 年第二版時補上《藥徵續編》序文。南涯於序中大加讚美：「…村井大年，肥後人也，篤信吾先考東洞翁。治舊痾，起廢疾，名聲振四海。頃者集《藥徵》不載之藥品，稽古徵今，審其功能，作《藥徵續編》，大年之精斯道也。讀此書而觀其所論，則可知焉。」此時南涯門人大江廣彥已撰《醫範》兩年，內容大力抨擊村井。南涯先貶後褒，前後矛盾。南涯刪改《藥徵》的詮釋。村井則承繼《藥徵》說法並加以補充。彼此觀點不同。觀南涯《醫範》：「其言（陳按指村井）異於猷之所聞。」、《非方議》(參見附錄)：「大年不知論證之法也。」既然兩人觀點存有差異，南涯又何需去稱讚村井而補寫序文呢？回頭看《藥徵續編》南涯序文：「仲景氏出，方法悉備。其書雖存，而知意味者鮮矣。於是治疾之要，惟知隨證而不知觀證之有法也。其論藥能方，驗藥功，混為一，終不能辨本性也。如斯而得入神，孰不為良醫邪（陳按邪字為感嘆詞）？」此段影射村井（大年）只知承繼東洞「隨證治之」是錯誤的，甚至連父親也被責備為“非良醫”。推得南涯序文表面上稱讚村井，實際上暗地貶抑其不知治法。何況村井此書已出版九年之後，南涯才補上序文；這種小手段絕非豪邁直爽的東洞所能認同。在《非方議》一文中，南涯更用“大年何讀書之粗邪”、“可謂妄說矣”、“可謂牽強矣”、“非暗投冥行而何也”等負面的情緒字眼，更加炮轟父親東洞“非良醫”。對照其在《藥徵續編》序文中假惺惺的恭維語句，南涯的舉止暗藏心機，頗為可議。

　　南涯《醫範》回擊村井：「夫道者，天下之道，而非一人之道也。父所未能詳辨，子宜詳辨之。…方無古今，論無新舊，必期之於治驗。夫氣血水辨，非余之新說。《傷寒論》書莫不由於此。先人亦開其端曰：附子逐水。水蛭治血也。

醫之論病症，不以此三物、以何為規矩？三物之變，三極（陳按極者極意，奧妙）之道也，不可不知焉。今作《醫範》示氣血水之變，固不背萬病一毒之旨也。」按「方無古今，論無新舊，必期之於治驗。」固然有理，但將太陽病桂枝湯證歸為氣毒、葛根湯歸為血毒、麻黃湯證歸為水毒。其詮釋則過於牽強。南涯《非方議》：「桂枝湯證，惡寒而不喘也。麻黃湯證，喘而不惡寒也。桂枝湯身疼痛則不發熱。二方證相合（陳按指麻桂二湯），發熱惡寒身疼痛者大青龍湯主之。」按南涯有誤，麻黃湯、桂枝湯證皆同為發熱惡寒、頭痛、身痛。其將太陽病分桂枝湯、麻黃湯、大青龍湯三綱應是仿《千金翼方‧傷寒卷》者。

村井杶（大年）與其門人武藤生（武藤直記）為一組代表東洞。南涯與弟子大江廣彥、橫田朗為一組。雙方激戰的內容請參見附錄。主要的爭執有三點：

1. 東洞認為今本《傷寒論》錯簡、從缺、並屬有衍文，不可盡信，以免被誤導。指出仲景原書不言經絡臟腑五行運氣等。南涯則條文照單全收，毫不懷疑。
2. 東洞認為「法」在「方」內，仲景之法即「方證相對」，湯方已囊括法於內。南涯私創「法」與「方」分離。法者本也，方者末也。法為活理，方為死物。
3. 東洞萬病一毒異於南涯氣血水論。

東洞教學或暫擱置《傷寒論》而先從《藥徵》著手，其已整理過藥味而能掌握仲景旨意。其次研讀《類聚方》與《方極》，將相關湯方集中比較來瞭解，並採取方證相對來診療。南涯則主張直接從《傷寒論》下手，將今本《傷寒論》的條文全視為出自仲景。其先私創「治法」後，再對應「治方」。南涯抨擊東洞不懂「治法」，指出臨床湯方無法相對應時，則醫師束手無策，徒讓病人篤危。

《傷寒論》共有 113 首湯方（其中只有 33 首附有脈象）。宋臣林億校正完《傷寒論》後留有一篇序文，內言：「證外合三百九十七法，除複重定有一百一十二方。」按《太陽中篇》禹餘糧丸，有方名，無藥味，故宋臣不予計算。宋臣的「法」是依照宋本〈子目〉定義：凡條文出有湯方名稱或針灸者曰「法」，否則曰「證」。因宋本增列〈可與不可〉諸篇，重複舉列條文，故「法」的數目大為增加。其他諸本皆無〈子目〉。日醫所參的《傷寒論》沒有〈子目〉，故南涯所謂的「法」非指〈子目〉的「法」，也非關仲景的「法」。

東洞《古書醫言》卷末：「嚮讀於《呂氏春秋》，而雖有獲於病之大本為一毒，然未獲其治法也。故孜孜汲汲，夜以繼日，久之始獲於《傷寒論》，不知手舞之足蹈。是三代疾醫治萬病一毒之法也。於是朝考夕試，視病之所在，以處其方，信而有徵。」推得「萬病一毒」為治療總綱。其「法」藏在《傷寒論》的「方」內，即方證相對。又「極」字中正法則之意，《方極》書名即為辨別湯方的法則。南涯還為《方極》寫後序，不知為何反又責備東洞不懂治法，南涯之舉前後矛盾。

明刻正版趙開美《仲景全書》（1599）共輯有四書、26卷。依序為：a.《傷寒論》十卷（即宋本）b.《注解傷寒論》十卷（成無己注，即成本）c.《傷寒類證》三卷（金朝宋雲公撰）d.《金匱要略方論》三卷（元朝鄧珍本）。此正版趙開美《仲景全書》除初刻外，另有修刻。當初應是某華人借得全套《仲景全書》初刻本翻刻之後再出口至日本，其行句編排方式與文字皆似初刻本，翻刻時間應在1652年稍前。此《仲景全書》原藏於楓山秘府而後移藏於內閣文庫，故稱內閣本或秘府本。1668年內閣本《仲景全書》中的宋本被立伯（饗庭東庵）單獨抽出刻印，省略〈子目〉而刻印，稱為寬文本《傷寒論》。其行句編排方式已異於內閣本的宋本。故曰重刻。寬文本《傷寒論》是日本最早單獨刻印的宋本，在此之前日醫皆宗成本。1498年留學中國，攜帶醫書返日的田代三喜（1465~1537）與其學生曲直瀨道三（1507~1594）所宗《傷寒論》即為成本，不具〈子目〉。1790年中西深齋《傷寒論辨正》即以寬文本（已刪去子目）作底本。推得閑齋、東洞、南涯皆同宗以寬文本。寬文本（宋本的子本）部分條文與詞句並非出自仲景。但是閑齋（堀川學派）照單全收，毫不猶疑。東洞（徂徠學派）則依據臨床釐清正文與羼入的衍文，故東洞多次指出閑齋講解《傷寒論》有誤，兩人終於鬧翻而斷絕往來。而南涯也訛寬文本條文全出自仲景，故主張直接研讀吸收，此點與東洞嚴重分歧。

1955年以前，中國（含清朝與明朝）中醫《傷寒論》皆宗於成無己本。1912年宋本復刻本從日本傳回中國，1955年重慶市中醫師公會依此加以刻行。1991年劉渡舟再加以校注宋本而刻行，之後中國就改以宋本作為標準本，今宋本地位不容許挑戰。但是仲景之學非關針灸經絡、臟腑五行生克，仲景脈學不分寸關尺、不分左右手…等。又宋本第九條：◎太陽病，欲解時，從巳至未上。按漢朝每日計時是以雞鳴、日出、蚤時、餔時…等作為時制名稱，一日基本上是區分16單位而非12單位。三國之後才有日加子時、日加丑時、日加寅時…作為時制名稱。單獨以子時、丑時、寅時…作為時制名稱是更以後的事情。顯然該條及其他5條欲解時皆非出自仲景。其餘不在此贅言。推得後人羼衍許多詞句與條文入宋本中，但是爾等臨床事實中國中醫似無法接受。

廖育群：「如果是站在進化史觀的立場上看待漢代以降千百年來後人對張仲景《傷寒論》的整理、注釋，恐怕很難簡單地說是"竄改"。因為正是由於有了這些大膽的取捨與重新編排，甚至是某些新內容的羼入，才形成一本專門論說外感病的獨立著作。…無論是從理論發展的角度看，還是從指導臨床治療方面講，經過"竄改"的《傷寒論》都比那個醫家心目中無比尊崇的原本更有價值。」（出處同前）。廖君如係欲圖為宋本包裝美化，那筆者無法認同。針灸是屬於外治病，類如西醫外科，用器械不用藥物。湯方是屬於內治法，類如西醫內科，用藥物不用器械。針灸與湯方是兩回事，不容混淆。針灸足**陽明**經的足三里穴，其療效異於治**陽明**病大承氣湯。不能說因為同樣有"陽明"一詞就將兩者劃上等號。《素問‧熱論》、〈刺熱論〉、〈評熱論病〉三篇的前提是在講十二經脈針灸療法的

431

構想，從篇名一「刺」字即可明白其無關內科湯藥。好事者硬說《傷寒論》承啓於此三篇。又言：“仲景言足經，不言手經” 來強解。真是離題遠矣。論中有關經脈與針灸詞句對照康平本皆作小字註解或旁註，或以 13 字一排而視為後人衍文。宋本太陽篇 “刺風池、風府” 更是矛盾，因為此兩穴根本不屬於足太陽經脈。又外感風寒病異於水腫或淋病結石，桂枝湯與麻黃湯怎會著眼於足太陽膀胱腑？好事者屢衍針灸經脈入宋本而混淆湯藥，如果說這就是進化史觀，豈不貽笑大方？又《傷寒論》並非 “一本專門論說外感病”，論中湯方更可治雜病。

南涯雖然照單全收宋本條文，事實上私下參考東洞觀點而調整。其命弟子橫田朗答辯《答武藤生》（參見附錄）：「夫《傷寒論》所謂三陰三陽，以病狀言之也，非謂經絡部位也。故稱某病，而不稱某經也。…東洞先生之時，義未詳，故削之耳。」按既然承認仲景不講針灸經絡，東洞削除之，又有何錯？既然承認東洞不以針灸經絡詮釋《傷寒論》，為何又責備東洞「義未詳」？南涯自己也同樣不講針灸經絡，那南涯豈非也是「義未詳」？《答武藤生》內容極短不足一張 A4。雖託辭忙碌而由橫田朗代答辯，南涯恐係不方便公開責備「東洞義未詳」，只好另找弟子來攻擊自己的父親。南涯面子裏子都要，東洞真是承受不白之冤。

又《答武藤生》：「夫醫之學也，方與法耳。未可以闕其一也。方者藥方也，而法則施治之法也。方意雖審，病證不明，病不可治也。…昔者東洞先生作《藥徵》、《類聚方》、《方極》，方之極備，無復餘蘊也。然而法之未詳，學者臨病，探求《方極》中，無對其證之方。不知運用之法，暗投冥行，使病者至危篤。」

南涯口述，1811 年門人賀屋恭安加以輯錄《續醫斷》。書內首章〈方法〉：「藥曰方，治曰法，法定而後方定矣。方法之義，不可不知焉。方也者，方隅（陳按屋角呈四方形）之方，不可變易者也。麻黃湯治表水，而不能治裏水；茈胡湯治裏水，不能治表水。藥定於一方，不可變易，故藥以方而言也。法也者，法則之法。孔子曰：『制而行之謂之法。』（陳按南涯引用錯誤，孔子並無此說。應出自《易經·繫辭上》：「見乃謂之象；形乃謂之器；制而用之，謂之法。利用出入，民咸用之，謂之神。」）法必得其人而後成焉，法在醫而不在病也，所以推證知物、辨順逆、明虛實、定所在、分主客者，是之謂法也（陳按南涯又另創法的定義，此異於仲景之法），施治之規矩也。法立而後轉機可見焉，藥方可處焉。不知法者，不能得病之條理，故治以法而言也。法成則事從焉，出於一而協於方，統之謂之道，道者人人之所由是而之也。」

賀屋恭安《好生緒言》：「法者何也？視病下方之規則也。非病有規則，而我立其規則，故法者在我焉者也。必據古言，必本古意，見推證而知氣血水，辨順逆虛實，定表裏內外，分主客，明劇易，投此毒攻彼毒，斯乃南涯先生之所以為法也。孔子曰：『制而行之謂之法。』（陳按引用錯誤）然則法亦非有定範，病證

有條理，而方劑無條理，分條理者謂之法。法者本也，方者末也。法為活理，方為死物。秉法論證，依證知義，證義既明，而後處之方，故方非有條理者也。」

【註解】：

賀屋恭安（1779～1842 かや きょうあん）。

　　長州藩醫，長州藩廳設在萩城（今本州西端山口縣萩市）。賀屋恭安師事吉益南涯，之後與能美洞庵共同設立萩藩校醫學所明倫館（後改名好生館）。撰有《好生緒言》、《河豚談》。另將南涯口述輯錄為《續醫斷》與《傷寒論章句》。

村井琴山（1733～1815 むらい きんざん）

　　肥後（今熊本縣，九州中部）出生。名杶，字大年，通稱椿壽，號琴山。父親村井見朴為古方派醫師，曾與杏川修庵有私交。村井琴山先學於山脇東洋，不久遊京都而師事東洞數月。1769 年再度來京都師事東洞。當欲辭別東洞而回九州開診時，東洞親自相送，並譽其為門人中之第一人。村井 1772 年 9 月撰《方極刪定》、1778 年 4 月 12 日撰《藥徵續編》、1778 年 7 月 8 日撰《讀類聚方》以補強其師東洞所說。東洞 1771 年撰《藥徵》輯錄 53 種藥物；1784 年 11 月南涯跋文，1785 年刊行。村井仿《藥徵》模式，另輯 78 種藥物，1769 年～1778 年 4 月 12 日共費時 10 年完稿《藥徵續編》，1787 年 10 月 12 日付梓刊行；1796 年仲冬南涯寫序。南涯寫序時間點不符，應是《藥徵續編》第二版刊行時，南涯再另增補序文。1809 年村井撰《醫道二千年眼目編》13 卷以讚揚東洞。1815 年以 83 歲去世。

吉益南涯座右銘（參見《漢方の臨床》1965 年 12 卷 9 號 552 頁西岡一夫〈南涯八勿文〉）
醫之慎也，有八勿矣：
勿施未決，治屢移方，效王莽之陋（陳按指王莽胡亂變法而誤，勿隨意改方之意）。
勿泥舊功，方徒守一，受守株之誉（陳按醫舊例皆不改方，有如守株待兔，不知靈活改方之意）。
勿眩惑病因，背脈證之候（陳按迷惑於病因而違背脈候，證字原文訛作症）。
勿緊縛死生，失攻擊之時（陳按當攻則攻，過於顧慮死生，反會失其時機）。
勿厭寒暑風雨，而忽天授（陳按醫師為上天所賦予之職務，往診時不應考慮天氣是否惡劣）。
勿分貴賤貧富，而貪貨利。
勿好奇方，恣加減，發其舊（陳按不要迷信秘方，不要任意加減而變更湯方原組成）。
勿立私意，逞我見，毀他醫。

　　日人西岡一夫期待能有東洞譜系，雖然吳秀三（參見《東洞全集》1917）與和田正系（參見《漢方の臨床 14 卷第 2、3 號合刊》1967）各有分析，筆者更加整理完全，總算完成東洞的家族譜系。台灣少有研究東洞者，今筆者勉強充數以供參考。

評吉益東洞《方極》與吉益南涯《氣血水藥徵》

按「極」字，中也，中道，中正法則之意。「方極」即湯方的中正準則。《方極》由東洞口述，門人品丘明輯錄並寫跋文，品丘明跋文末言：「名曰《方極》，取義於中極已。」東洞《方極》有篇自序（陳按參見附錄），《皇漢醫學叢書》第十二卷收錄《方極》遺漏序文。自序「皇建其有極」指君王對於政事必須建立中正準則。其出自《尚書·洪範》：「皇極，皇建其有極。」《傳》曰：「皇之不極，是謂不建，時則有日月亂行。」按南涯後序：「醫之學也方而已。」言臨床辨別湯「方」即是診療之事。東洞自序：「醫之掌疾病者，治之者方已」、「仲景之為方也**有法**」。東洞弟子鶴元逸記輯錄師說而撰《醫斷》：「治有四，汗吐下和是也。其為**法**也，隨毒所在，各異處方，用之瞑眩，其毒從去，是仲景之為也。」即仲景湯「方」已將「法」囊括於內，其法就是「方證相對」。南涯命門人橫朗田撰《答武藤生》云：「然而法之未詳，學者臨病，探求《方極》中，無對其證之方，不知運用之法，暗投冥行，使病者至危篤。」

仲景的「法」是：方證相對。宋本〈子目〉的「法」是：條文出有湯方或針灸者，其係約於隋朝好事者所增衍。南涯認為「藥曰方，治曰法。推證知物（陳按指氣血水邪）、辨順逆、明虛實、定所在、分主客者，是之謂法也。」三種「法」內涵各有不同，〈子目〉非出自仲景，暫且不談。南涯私將辨證策略移作法，其法異於仲景，以致造成混淆。東洞自序「仲景之為方也**有法**」。故東洞的「法」即同於仲景。例如病人發熱惡寒，頭項強痛，無汗，脈浮緊者等，醫師行方證相對而辨得麻黃湯，即開出麻黃湯，這過程就稱為法，故曰「仲景之為方也**有法**」。

南涯另私創「法」而異於仲景。南涯弟子賀屋恭安《好生緒言》：「法者本也，方者末也。法為活理，方為死物。」而東洞自序言：「賢愚無違，可違非法。」即指法（方證相對）是固定的、不可改變 （違）的，換句話說，法是死物而非活理，能改變而靈活運用者就不能稱為法（可違者非法）。顯然南涯已曲解東洞師取仲景的旨意。《答武藤生》：「昔者東洞先生…不知運用之法，暗投冥行，使病者至危篤。」其訛將法視為可運用者，實已違背東洞對法的定義。東洞《方極》師取仲景將治法含於湯方中，南涯閱先予以稱讚，卻另外定義法並與湯方分開看待；南涯所說自相矛盾。南涯 1794 年撰《醫範》，內容大力責備村井杶（大年）的觀點。兩年後，1796 年村井杶《藥徵續編》再版時，南涯卻又刻意補上序文而多加讚美其觀點，其舉止似乎慣用褒貶兩面手法。

南涯的「法」屬於辨證策略。在病人病勢陰陽已明確的條件下，其類如數學考試以選擇題作答：ⓐ1. ⓑ2. ⓒ3. ⓓ4。東洞是直接演算題目而求得答案 4。南涯則是將 1（或 2 或 3 或 4）代入題目中看看是否能吻合，不能吻合者即剔除。

東洞正面辨其證候而得湯方，南涯則反面剔除無法吻合的湯方。臨床病人證候明顯者，直接行方證相對而得湯方。如果證候複雜而難以判斷湯方者，則先辨病勢陰陽，再採反面的剔除法，排除有疑慮的湯方。東洞自序：「略不可傳也，**法可傳矣**。」〈東洞先生行狀〉云：「**方可傳**，略不可傳。」兩句並無矛盾，因東洞宗「仲景之為方也有法」，不妨合稱「**方法可傳**，略不可傳。」所謂略者，策略應變、靈活運用之意。〈東洞先生行狀〉言南部侯命孔尹肅調劑東洞處方，服數月不得其效。當東洞親自診療服其處方，不日即見效。南部侯發現味道異於孔尹肅所調，因此罷黜孔尹肅。東洞為之說情，謂藥方及比例並無改變，只是藥量加重一倍而已。並稱此為「略」。按略者依病人臨床症狀隨機應變的策略，臨床狀況無法預估，故謂略不可傳。又南涯反面剔除法的前提是病勢已明者才能執行，此是不得已的辨證策略，故氣水血辨並無法作為辨證的第一線。

　　東洞舉「萬病一毒」為總綱，師取仲景行方證相對來逐出其毒即為「法」。南涯將辨證策略私創為「法」而曲解仲景的「法」。《醫範》：「夫氣血水辨，非余之新說。《傷寒論》書莫不由此。先人亦開其端，曰附子逐水，水蛭治血也。醫之論病證，不以此三物，以何為規矩？三物之變，三極之道也，不可不知焉？今作《醫範》，示氣血水之辨，固不背萬病一毒之旨也。」按從中川修亭《醫方新古辨》得知以氣血水三物詮釋《傷寒論》者首出並河天民（1679～1718，其為儒醫，曾向伊藤仁齋習儒；另向名古屋玄醫習《傷寒論》）。伊藤仁齋→並河天民→松原一閑齋是屬於儒學的古義（堀川）學派；而東洞中晚年之儒學則是屬於徂徠的古文辭學派。按痰、淡兩字通假，苓桂朮甘湯證之心下有痰飲，實為淡飲之訛，淡飲即指水邪。後世派鼻祖田代三喜（たしろさんき1465～1544）留學中國帶回李東垣、朱丹溪學說，宗以《內經》，著於陰陽五行、天人相應等說。其將疾病分為氣血痰三物。三喜與弟子曲直瀨道三（まなせ どうさん1507～1594）創出主流而被稱為後世派。儘管後世金元醫家對痰字另有認知，但是南涯的氣血水三物作病因則與後世派類同。顯然南涯背棄東洞的儒學思想，且向三喜、道三靠攏。南涯言：「夫氣血水辨，非余之新說。」以此句來爭取後世派者之認同，舉起高竿投降白旗，故後世派者罕有人批評責難。推得或謂南涯氣血水說是承繼東洞萬病一毒者，非也。其是背棄東洞所說，而南涯這些思惟最慢在45歲撰《醫範》之前皆已完成。

　　南涯言：「三物之變，三極之道也。」是指氣血水三物異常變化則病疾，故需以氣血水作為醫道的中正法則。南涯將「一毒」分為「氣血水三毒」作病因，以符合後世派之說。門人賀屋恭安《好生緒言》：「見推證而知**氣血水**，辨順逆虛實，定表裏內外，分主客，明劇易，投此毒攻彼毒，斯乃南涯先生之所以為法也。」故南涯又將氣血水三物當作辨證策略。即先必須辨氣血水邪，再辨治法，最後才診得湯方。上段南涯在辯解他並沒有違背東洞「萬病一毒」，只是細分為三物而作私創的運用之法。然後再利用門人補上一槍，見《答武藤生》：「昔者東洞先生…不知運用之法，暗投冥行，使病者至危篤。」這應是罵給後世派聽，

南涯連父親都敢公開責罵以向後世派者交心。南涯失去倫理與醫理，雖然是為了圓融以求生存，但對照東洞處於困境時的堅毅忍辱，父子兩人個性有千里差別。南涯弟子修亭與外孫吉益復軒卻否定氣血水辨，又回過頭來宗於東洞所說。

東洞曰：「附子逐水，水蛭治血也。」是在詮釋藥能（功效），而非著於作為辨證策略。湯方是一鍋湯的整體作用，異於個別藥能的相加。例如麻黃合杏仁、甘草、桂枝則為發汗。麻黃合杏仁、甘草、石膏則為治喘咳。前者病勢朝陰，後者病是朝陽，兩湯方只不過差一味藥，主治卻大有差別。東洞以「萬病一毒」作為總綱，直接行「方證相對」即診得湯方。故應先習《藥徵》而知藥能，次習《方極》而知湯方的中正準則（汗吐下和四法藏括於湯方中），後習《類聚方》而鑑別釐清相關諸湯方之差別。就臨床實務而言，見病人有桂枝湯（或葛根湯、麻黃湯）證候者，直接用桂枝湯（或葛根湯、麻黃湯）即可痊癒。南涯則先必須透過氣血水三物之辨，運用治法後，辨得屬氣邪者用桂枝湯（屬血邪者主以葛根湯、屬水邪者主以麻黃湯）（參見附錄《醫範》）。按其舉畫蛇添足，此氣血水辨全無必要。運用之法是屬策略，臨床靈活變化。故南涯認為法為活理，方為死物。而東洞認為方證相對的辨證法是固定不可違（變化）。顯然父子觀點南遠北轍，南涯還好意思說：「予終欲贊父之業。」甚至稱讚自己：「子志善矣。」（參見附錄《方極》後序）

《金匱要略》當歸芍藥散（芍藥一斤、澤瀉半斤、茯苓四兩、白朮四兩、當歸三兩、芎藭三兩）南涯認為是「血氣急之證，而芍藥、當歸等之所治也。」（參見《觀證辨》）按此方與溫經湯皆可治療血瘀腹痛，兩湯同為病勢朝陰者而設；鑑別的要點筆者簡明作一濕一乾。當歸芍藥散方中澤瀉、茯苓、白朮皆為利水之藥，故其亦有關於水邪。不能說只是"血氣急之證"。此方以芍藥為君藥，著於腹中痙攣拘急而痛，透過腹診其腹部柔軟（水邪）而有壓痛（氣血邪），病勢朝陰。東洞引用扁鵲：「病應見於大表。」故依據東洞方證相對，即可直接主以此方。依據南涯「氣血水辨」首先辨氣血水邪，再辨治法，最後才求得湯方。然而「氣血水辨」辨出"血氣急之證"並不符合當歸芍藥散（沒有考慮水邪）的證候。就算符合"血氣急之證"，也無法與溫經湯作鑑別選擇。溫經湯（當歸二兩、芍藥二兩、芎藭二兩、吳茱萸三兩、人參二兩、生薑二兩、桂枝二兩、甘草二兩、阿膠二兩、牡丹皮二兩、半夏半升、麥冬一升）其與當歸芍藥散同樣具有當歸、芍藥、芎藭。又就算能辨得去血毒治法，也無法可診得當歸芍藥散；因為也有可能是病勢朝陽的桃仁承氣湯、大黃牡丹皮湯等。推得南涯的氣血水辨無法作為辨證母綱，又辨證母綱必為偶數，氣血水三毒卻為奇數，故南涯之說矛盾。東洞方證相對直接出湯方。疑難雜症無法確認湯方時，則先辨其陰陽病勢，再考量氣血水毒之策略。推得氣血水三毒只能作策略，不能作母綱。

東洞舉萬病一毒只是**總綱**，南涯析分為氣血水三毒以作**病因**，強以充當辨證策略。但是氣血水辨作為母綱是有問題的，其並無法直接診得湯方。南涯處處責

難東洞之說來討好後世派，以利其診務之發展。其試圖凌駕東洞所說而欲立新說，但是南涯才能有限，反而凸顯其學識淺薄，破綻百出。對比兩人著作如下：

東洞《藥徵》⇆南涯《氣血水藥徵》或稱為《藥徵辨》
東洞《方極》⇆南涯《方規》。修改內容稱《方極解》，最後又改稱《方庸》。
東洞《類聚方》⇆南涯《觀證辨》。又稱《觀證辨疑》、《古方觀證辨疑》。
東洞《醫斷》⇆南涯《續醫斷》
東洞《建殊錄》⇆南涯《續建殊錄》

　　南涯《續醫斷·一毒》：「太極生兩儀，既有陰陽，陰陽之外，非阫（陳按改的古字，原字是丙、攴兩字上下相疊）有太極也。太極從物而分，故一生二，二生三，然後妙用可言矣。有氣血、有水，一毒必乘之，故言三物者，三極之道也。」按東洞居於臨床事實而反對術數陰陽與五行生克，南涯卻搬出《易學》太極陰陽之說來唱反調。《醫斷·脈候》：「人心之不同，如其面也，脈亦然。古人以體肥瘦，性緩急等，為之規則，然是說其大抵耳。…知平生之脈，病脈稍可知也。而知平生之脈者，十知一二耳。是以先生之教，先證而不先脈，先腹而不先證。…且如留飲家脈，千狀萬形，或無或有，不可得而詳矣。夫脈不足以證也。如此，然謂五動或五十動，候五臟之氣者，妄甚矣。如其浮沉遲數滑濇，僅可辨知耳。三指舉按之間，焉能辨所謂二十七脈者哉？世有隱其病，使醫者診其脈，以試之者。乃恥其不知之似拙，以意推度，言其彷彿，欲以中之，自欺之甚矣。醫思其諸。」而《答武藤生》：「若夫二十七脈及五動、五十動候五臟之氣者，皆後人之妄言。」此部分南涯贊同東洞的脈學觀點。但是他認為仲景脈學以肚臍旁兩寸為關脈，半身以上的脈動屬陽脈以候氣，半身以下的脈動屬陰脈以候血。

　　《續醫斷·脈候》：「古者脈分陰陽，而不論三部。《傷寒論》之舉脈，莫不皆然。上部為陽，下部為陰，以切總身之脈也。…《難經》曰：『譬如人之有尺，樹之有根。』荀悅《申鑒》曰：『鄰臍二寸，謂之關。關者所以關藏呼吸之氣，以秉授四體也。』…陽脈診氣為主，陰脈診血為主。陽者昇，陰者降。昇者氣也，降者血也。氣無質，故昇矣；血有質，故降矣。猶火之昇，水之降也，此所以配氣血也。凡《傷寒論》中舉脈者，以此示病義，以此分疑途。」按南涯強調以氣血水辨三物，今半身以上的陽脈候**氣毒**，半身以下的陰脈候**血毒**。試問**水毒**之脈又由何部之脈診候呢？抑或已將"氣血水辨"改為"氣血辨"？筆者已考證診脈非為開方的必要條件。《傷寒論》113首湯方中只有33首附有脈象可徵。《靈樞·九鍼十二原》：「凡將用鍼，必先診脈。」推得診脈是行針之前用作補瀉的依據。漢代仲景借用整體脈象佐以作為部分湯方的「證候」之一（東洞則將證候與脈候、腹候分開別論）。《傷寒論》脈學不分左右手、不分寸關尺，也無南涯所謂的"陽脈候氣、陰脈候血"之說。南涯新創之脈學純屬臆測，論中找不到相關條文。"氣血水辨"三物之毒卻只候"氣血辨"兩物之脈，自我矛盾。東洞不取《難

經》所說，南涯卻宗《難經》：「譬如人之有尺，樹之有根。」按筆者已考證寸關尺並無與五臟相配屬，此臆測是從《易經》竄入（參見筆者醫論）。中西醫的腎臟功能應完全一致，橈動脈更無候腎臟的任何證據。何來"尺脈候腎"之說？南涯違背東洞所說，試問《續醫斷》的醫理要如何"續"？如何「予終欲贊父之業」？

　　《建殊錄》共錄東洞驗案 54 例、35 首湯方，由東洞門人嚴恭敬輯錄，田中榮信校閱，寶曆十三年（1763 年）刊行。《皇漢醫學叢書》輯錄《建殊錄》時只收錄 51 例，缺 3 例。《續建殊錄》連附錄共輯南涯驗案 89 例、67 首湯方，南涯門人武貞夫於文正元年（1818 年）序、文正五年（1822 年）刊行。兩書比較，南涯用方柔軟平和，不如東洞剛猛嚴峻。例如《建殊錄》巴豆治劑共有 11 例，其中 7 例單獨服用（含紫圓 5 例、走馬湯 1 例、三物備急丸 1 例），4 例為同時兼用其他湯方。使用巴豆 11 例占總數 54 例的比值約 20%。《續建殊錄》巴豆治劑共有 10 例，其中 1 例訛用紫圓反而病情加重。其餘 9 例（含紫圓 7 例、白散 1 例、白丸 1 例）中有 7 例同時兼用其他湯方，白散（即桔梗白散）與白丸 2 例是單獨服用巴豆。成功使用巴豆 9 例（實際上為 8 例，其中一例重複用 2 次）占總數 89 例比值約 10%。東洞多單獨服用巴豆，南涯則多兼用其他湯方。又東洞用大承氣湯 5 例，南涯 1 例也沒用。推得南涯診療向來只求安穩。東洞弟子村井杶《醫道二千年眼目篇》讚揚東洞。南涯弟子大江廣彥批評 1～3 卷而撰《醫道二千年眼目篇評》，內云：「蓋施治之道，不如由平和奏效也。然有取瞑眩焉，則不得已而然矣。」東洞認為瞑眩為必然之道，南涯則認為不得已而瞑眩。南涯避重就輕，但求平和，因此臨床上較少挑戰重大惡疾，試問其舉如何「予終欲贊父之業」？當時後世派責難東洞濫用劇藥，草菅人命。東洞幼子璿罹患痘瘡被其醫死更讓後世派者找到把柄，批評東洞慘忍而無人性。這樣的無情打擊，南涯看在眼裏自會有所感受。東洞去世時南涯才 24 歲，既要承繼家業，更要扶養母親與幼弟。為了生存之道，他批判父親東洞，改變用藥思惟但求平和即可，盡量避開用劇藥。

　　古方派大將山脇東洋於寶曆九年（1759 年）解剖死囚屍體而撰《藏志》，其內繪有圖錄，指出漢醫五臟六腑所說機能錯誤。東洞亦提出中醫解剖學之非。古方派一切講求親自實驗，原本自然易與蘭醫相結合。南涯於 1794 年撰《醫範》。1805 年宇田川玄真翻譯法國解剖學撰《西說醫範提綱》。蘭醫流派漸於日本興盛，於是與古方派處於競爭的對立面。南涯面對兩大壓力，前已述對於後世派卑躬屈膝，甚至惡意毀謗父親的觀點以向後世派交心。但是對於蘭醫派則從其門人大江廣彥《西說醫事辨》可知其態度，內中鋒銳畢露，火力全開：「今舍其生之血氣陰陽，而解其死之骨節內景，何以能焉？…今本之陰陽通天地與人，以臨疾病，猶恐失之。何況西說紛紛擾擾，百疾異本，或在上下，或在內外，或腸或液，亡羊迷路，逐末萬種，欲以察之乎？倒置失措，忙怳煩苦，終未可以為工也。…其所長蓋瘍醫而已。然其內治亦不然矣，汗吐下法行其中正可也，猶行大道於天下，夫大道者何所不通哉？所謂大中至正是也。醫以是劑，以是診，以是處方，病是

438

以除。」按南涯原本不言仲景的汗吐下**法**，另創辨證策略代稱為**法**。上段卻又拿東洞當擋箭牌，強調方證相對以作為法，豈不前後矛盾？

紀洲華岡青洲（はなおか せいしゅう 1760～1835）三代為醫，其於天明二年（1782 年）、23 歲來到京都，師事 33 歲的南涯學習漢醫；另師事大和見立學習蘭醫。1785 年返回紀洲開業，並潛心研究出通仙散麻醉劑（曼陀羅花八分、草烏頭二分、白芷二分、當歸二分、川芎二分）進行外科手術，並以麻醉劑治療惡瘡、惡性腫瘤、痔瘡、脫肛、下疳、乳腺炎等各種外科手術。1805 成功地完成乳癌手術，此舉比西醫乳癌手術麻醉早了 40 年。當時醫界欲向他學習麻醉術者（含蘭醫流派）高達 1300 人，培育了很多門生，在外科領域得有一席之地。青洲曾將自己臨床難點近一百條請教諸醫未果，多只答覆數條而已，惟有南涯答覆最為完全。青洲之問讓南涯駭愕良久，並命門人中川修亭記錄答覆與青洲自答者。事實上未滿百條，修亭（時年 24 歲）另補數條以湊足總數 100 條（策），此書稱《險證百問》。書前有署名野村鄂的序文，修亭並寫了一篇〈南陽原先生_{文案}〉說明始末。所署日期為甲戌 6 月 17 日。按甲戌指文化十一年（1814 年），即南涯去世的第二年。修亭說明這是 20 年前（約 1794 年）青洲（時年 35 歲）專程請教南涯（時年 45 歲）的記錄。其標題作〈南陽原先生_{文案}〉有誤，應係〈青洲先生_{文案}〉之訛。淺田宗伯與西岡一夫皆曾註釋《險證百問》。南涯曾教導華岡青洲學習古方，青洲在蘭醫派又擁有很高的聲望，或因這層師生關係故蘭醫派不敢對南涯有所惡言。

東洞傑出弟子中神琴溪（1744～1833）以 90 歲高齡去世，先後門人達 3,000 人。有云南涯弟子 3,000 人，非也，此數首出《醫範》大江廣彥的序文。南涯 64 歲去世，遠不如琴溪 90 歲。吳秀三依東洞門人通刺記（格式由鶴元逸設計），寶曆元年（1751年）至安永二年（1773 年），東洞弟子 546 人。安永三年（1774 年）至文化十年（1813 年），南涯弟子 1,412 人。文化十一年（1814 年）至天寶十四年（1843 年），北洲弟子 675 人。三人合計 2,633 人。但是依據町泉壽郎考證（《日本醫學史雜誌》47 卷 1 號 2001），東洞弟子 544 人，南涯弟子 1,375 人，北州弟子 677 人，復軒弟子 361 人。四人合計共有門人 2,957 人。或四人皆俗稱周助，大江廣彥或將總數全冠在南涯之上。

東洞言人心如面，多樣而難料，應先觀察是否具有仁德，而後給予不同的教導。村井杶曾呈《藥徵》筆記，東洞不諱言這是早年被學生盜竊的教材。東洞也知道有弟子只是想學些臨床的一招半式，就打著他的旗號招搖營利。更加上他直率之性，故得罪很多同道；抨擊其無仁心、劇藥殘暴等各種負面批評。例如龜井南冥《我昔詩集》：「余初以父命委贄門下。居五六日，知其說偏僻出乎不學，一再詰問。東洞以余年少未歷事，不肯商量。余心惡之，自悔來，遂辭去。」按委贄即繳交費用之意。龜井花了錢就以為立可買得診技，事師五、六天，還不懂皮毛就強詰東洞說明白，沒禮貌地責問。或根本就否定東洞，父親要他來學而非真心求師。試問東洞之學五、六天即能弄懂？其不具有仁德之心，東洞自當有所

保留不教。東洞七十歲時龜井復來拜會，當時東洞已老病，龜井尚寫詩加以調侃（可見龜井缺乏仁德之心，推得當初東洞故意敷衍不教他是正確的）：

"東洞先生老學醫，經方祖述漢張機。星霜七十窮何久，弟子三千信且疑。
萬病有源為一毒，私言雖好奈公議。英雄心事猶堪憐，目睫依然鸞鳳姿。
村井琴山見之加改竄，老學醫改唱疾醫。星霜改春秋，何久改愈固。
且疑改不疑，有源改無源。私言雖好改言有徵，奈公議改勿私議。
猶堪憫改都如此，其（琴山）篤於信師如此。"（吳秀三《東洞全集》引自《閒窗筆錄》）

望月三英（1697～1769）為德川將軍的御醫，擁有奧醫師（專為將軍及其家族診療者）職稱，屬折衷派，撰《醫關玄稿》等。書內諷刺東洞：「頃者有一草醫，開口稱周漢，夷考其術，特出張子和之餘留。鹿暴自用，試人刀匕，病而死若人之手（陳按隨意處置而死），不若轉於溝壑之癒也（陳按縱然不病死也很難痊癒）。」

結論：

吉益東洞以萬病一毒、以毒攻毒作總綱，以方證相對為法開方。縱然或不夠圓滿，但醫者一心一意就是要消滅病疾。故治病不分親疏，劇藥當用即用，毫不遲疑，成敗歸於病人天命，褒貶得失任由世人批評。後世派者則認為天命之說是東洞在找藉口，粗暴不仁。東洞自認問心無愧，不因別人批判就改變治療思惟。東洞母親咳喘給予劇藥而癒。二幼女先後罹患痘瘡投以紫圓而一活一死。又《建殊錄》的忠實驗案。又《類聚方》中「為則按」、「不試方十八方」等充分表露嚴謹的學術態度。東洞貧困潦倒卻寧願作人偶缽器的家庭代工長達6年，仍堅持理想，謝絕當藩醫。其高亮的節操，不因貧窮而變職志。68歲時拒絕諸侯500石的高薪，欲將診務交給南涯而雲遊遠地為人診病，以設想遠地不便來京的患者服務，囑咐家人若其死在某地，就直接安葬在某地即可。東洞處處為病人設想，灑脫地看待人生，豈是汲汲於投機的南涯所能比擬。70歲時東洞承山崎侯召見以論政事，當時山崎侯與浮屠師交往甚密。東洞當頭棒喝：「浮屠師斷親戚、棄妻子。為道也政者，在親親也，在御妻子也。浮屠師何知其情？是緣木求魚之類也。」東洞呈現直率仁慈，不畏濫情而敢講真話。「吾道不行，速斷吾命」其願意殉道以告神明。又東洞主動單挑御醫望月三英，每人各診50人，依療效來與後世派論輸贏。其勇於面對惡疾與挑戰，更具有武士道的精神。《建殊錄》言某女孩生翳失明，東洞投苓桂朮甘湯合芎黃散，兼進紫圓攻之；障翳稍退，左目復明。但族人駭於古方峻藥，恐有不測。家長聞之大懼而謝辭，改由他醫師施予溫補之劑，久之更復生翳而左眼復失明。家長甚悔，再來懇求東洞醫治，東洞治同前方數月，兩目復明。因為世人多喜溫補養生，故東洞古醫道無法得到認同。現今電視滋肝補腎的中藥廣告天天打，包裝宣稱健康食品更是琳瑯滿目，世人早以習於溫補養生。醫師開口腎陽虛、腎陰虛以為流行，病人多樂於接受；故古醫道仍是不易推行。東洞古醫道用藥精簡而價廉，加上食客眾多，又要培養後進。晚

年東洞終於入不敷出而掏空，無法完成其建校的願望。68 歲時見彗星射心而驚嚇，知大限已至，暗喻自己貪財（以圖建校）故遭受報應。當時堀川學派對於孔孟與宋本《傷寒論》仍採取「疏而不破注」的保守心態，以經解經，不敢逾宋本條文一步。東洞則認為宋本羼衍後世條文，必須改正。雖然閑齋是透過其貴人山脅東洋而認識，且閑齋年齡較長。兩人又同屬古方派，卻因對宋本見解不同而直接指出閑齋之訛，兩人鬧翻絕交。事後東洞再研讀宋本，反省古文辭能力有待加強而不安。於是邀諸儒及東洋研讀《春秋左氏傳》等。其一生都是在檢討、反省自己的作為。東洞認為天人相應、術數陰陽、五行生克等無關疾病診療。言五運六氣者，無驗於病。但內心具有敬天的精神，一再自我檢驗，不敢稍有逾矩天地者。東洞當然有所缺失，例如訛以某腹症對應某湯方、未試當歸芍藥散等湯方…。但是對於中醫之誤區已盡全力釐清，可惜今日中醫診斷學仍訛宗以五行、運氣等。

相對於東洞的堅毅仁勇之風，凸顯南涯的投機與媚世。自幼看父親艱辛地執著於古醫道，顛沛流離，獨自奮鬥一生，到頭來還是兩袖清空。南涯既要照顧幼弟，一方面要承繼家業，生計壓力頗大，故自以生存為首務。當時後世派無情地攻擊古醫道粗暴殘忍，新興的蘭醫又咄咄逼人地與其競爭。從《醫範》等得知，其對後世派採取投降輸誠的低姿態。首先以「醫道非一人之道」否定東洞。更責備東洞不懂運用之法，卻訛將辨證策略充作法。並附和後世派而批評藥效瞑眩非為常態，主張用藥平和為上。雖曰"氣血水論"是改進萬病一毒之失，實則向後世派三喜、道三的"氣血痰說"靠攏。南涯言：「夫氣血水辨，非余之新說。」以此爭取後世派者的認同，故後世派未有批評南涯者。

南涯《續醫斷》、《續建殊錄》雖然打著延續東洞《醫斷》、《建殊錄》的古醫道旗幟，實則醫療思惟迥異。披古醫道之皮而行後世派之法。甚至連東洞最反對的易學術數也搬來說理。由於氣血水論畢竟不能作為辨證的第一線，直接行方證相對即可直接出湯方，毋須多衍一層氣血水辨。例如診得麻黃湯證候者就直接出麻黃湯即可，毋須先辨其屬水邪。疑難雜症或無法行方證相對者，第一線先辨病勢陰陽，再行氣血水辨作為策略。南涯對蘭醫派則強烈抨擊，又藉弟子華岡青洲在蘭醫派的高聲望，故蘭醫派對南涯之流多有禮讓。南涯得意弟子中川修亭晚年就不認同其氣血水論（參見附錄《成蹟錄·跋文》），回過頭再宗東洞所說；南涯的外孫吉益復軒亦同此。南涯參加病人的謝宴款待（參見附錄〈南涯先生六十壽序〉）。另當著外人面前貶損弟子素質皆非東洞風格，亦非為人師者德範。南涯行有餘力卻沒有完成父親建立醫學校的遺願，至於忘記父親生日正確日期，更非人子之道。又訛高祖為曾祖，訛谷氏為畠山道庵的妾…等。推得〈東洞先生行狀〉南涯只是掛名而已，應係其學生代替他寫作。台灣教授升等評鑑著於國際期刊的論文篇數，故學術界仍盛行此風，教學解惑反淪為其次，至於德行身教那再說吧。

吉益北洲、吉益復軒、吉益鐵太郎小傳

吉益北洲（よします ほくしゅう 1786～1857）：

　　猗宮府侍醫青沼雄安的次子青沼道立，一名正親，字信夫，號鴨洲，又號北洲，通稱道玄，俗稱周助。自幼家學，年 15 歲通曉詩文。年 22 歲師事南涯，修習氣血水說。文化九年（1812 年）、北洲 27 歲與南涯的二女結婚。因為南涯無子，故收北洲為養子並改姓氏為吉益，稱吉益順或吉益北洲。1813 年南涯去世，北洲 28 歲承繼南涯的家業，繼續教導門人。文化十一年（1814 年）撰《金匱精義》，此書與南涯《傷寒論精義》相呼應。晚年無子而收南涯的外孫（南涯長女嫁給加納氏）加納震為養子，因此加納震改稱為吉益復軒。天保十四年（1843 年）九月、58 歲退隱，家業交給養子吉益復軒（25 歲）。1844 年北洲前往北陸越前國旅遊時，順道診治金澤藩（石川縣，面日本海，離京都車程 2 個多小時。加賀屋即位於金澤）某氏疾病而名聲大噪。前田侯欲聘為侍醫，北洲以年老為由謝辭歸回京都。其後金澤百姓懇請赴金澤診療，北洲不忍推辭，1845 年 10 月再度前往金澤。居於金澤年餘時，前田侯再度誠意聘請，1847 年終入其藩籍任侍醫。從此就長住金澤，並收門人小澤勸哉兒子小澤誠之助為養子，改稱**吉益西洲**並繼承北洲在金澤的家業（北洲有 2 位養子，復軒承繼京都的家業，西洲承繼金澤的家業）。西洲承北洲之餘蔭，同被聘為侍醫，祿百石；娶同藩醫官黑川元良的女兒為妻。北洲兼攻繪畫，曾繪東洞之畫像等。後數年北洲罹患中風，卒於安政四年（1857 年）八月，享年 72 歲。北洲撰有《傷寒論記聞》、《金匱要略記聞》、《續續藥徵》、《傷寒論系譜》、《九散方》、《北洲遺稿》、《北洲遺草》等。門人淺井主計撰《金匱要略章句》、池田德郎撰《類聚方掌故》。另有門人如：堤良平、小川壽軒、花崗莊平、花崗準平、村田順道、森林平、鈴木榮軒等。（參見《東洞全集》引自《中外醫事新聞別刷》）

吉益復軒（1819～1893）：

　　吉益震，或名震助，一名為彥，字士靜，號復軒。南涯長女嫁給加納万五郎的第三子，生一子名震，加納震即南涯的外孫，兩人有血緣關係。南涯收第二女婿青沼道立為養子，青沼道立改稱吉益北洲。北洲曾生子名西園而亡，1843 年收加納震（時年 25 歲）為養子，因此加納震改名為吉益復軒（即為東洞的曾孫，有血緣關係）。復軒並不接受南涯的氣血水辨說，反改宗以外曾祖父的萬病一毒之說。復軒 30 歲時向吉田某學習王陽明學說，大有所獲。行醫之餘講授《大學》、《中庸》、《論語》、《傳習錄》（明代儒家王守仁撰）等，聽講者眾多。元治元年 7 月 19 日（1864 年 8 月 20 日）之變（禁門の変、蛤御門の変、元治の変或元治甲子の変）京都發生政權上的武力衝突，復軒從東洞院街三條西側老家遷移到高倉街四條南側，以古醫道自稱，聲譽隆盛。明治十一年（1878 年）復軒與金澤的漢醫（或擬為西洲等）合作而建立集誠病院，門人池田周多率先響應；由復軒擔任院長，並講授《藥徵》、

《類聚方》、《傷寒論》、《金匱要略》等。集誠病院的支院、富山醫院設立時，復軒欲再前往，但 1879 年返回京都後而作罷。明治二十六年（1893 年）一月忽然罹患疾病。10 月 24 日去世，享年 75 歲。（參見《東洞全集》引自《中外醫事新聞別刷》）又引矢數道明所述，奧田鳳作（1811～1894）師事磯野弘道，後者即為岑少翁的門人，岑少翁即東洞弟子。推得奧田鳳作與吉益復軒同為東洞的第三代弟子（鳳作大復軒 8 歲）。復軒於 1843 年、25 歲時曾將〈古醫道的復興計畫〉呈獻給鳳作參考。奧田鳳作撰《長沙腹診考》、《腹候辨》、《腹診圖考》、《腹診問答》等。

吉益鐵太郎（よします てつたろう 1845～1920）：

伯州久米郡津原（約今島取縣倉吉市）、今井元城醫師的長男，名哲，字好宗，號四峰，通稱鐵太郎。天保 16 年（1845 年）出生。師事吉益復軒，復軒長子守太郎（1843～1908）體弱無法承繼家業，亦無娶妻。復軒長女（守太郎的胞姊）嫁給今井鐵太郎，復軒並收為養子，改稱吉益鐵太郎。因復軒身體尚健，鐵太郎先暫回鄉開業。1880 年復回京都發行《醫談》，淺井國幹曾邀請他加入溫知社而未果，其與復軒組跡尋社獨立復興漢方，1883 年設立思誠病院從事漢方診療。1895 年 2 月 6 日第八議會〈醫師免許規則改正案〉以 27 票之差於三讀被否決。1897 年 12 月鐵太郎在《繼興醫報》刊登廣告欲向第十一議會請願，這是日本漢醫最後一次請願（陳按 3 年後和田出版《醫界之鐵椎》）。請願失敗後，整個漢醫界徹底被法律排除在外。鐵太郎廢棄醫業改致力於神道。1920 年去世，享年 76 歲。撰《神教》，長男**吉益雄太郎**於 1927 年 12 月作序，隔年出版。另撰《舉似一德鈔》。雄太郎遷至岐阜縣大垣市（陳按京都稍西北方，車程約半小時），並收藏有二宮桃庭所繪的東洞畫像。岐阜縣大垣市另有**吉益脩夫**（よします しゅうふ、1899～1974）者，其與南涯字脩夫同名。大正 13 年（1924 年）畢業於東京帝國大學醫學部，1942 年獲得醫學博士。曾師事精神科醫學教授吳秀三，專攻於精神醫學、犯罪學、精神鑑定等。吉益脩夫是否確為吉益雄太郎的兒子？有待進一步的考證。

吉益東洞與安藝（廣島）同鄉惠美三白（伯）（1707～1781）深交，共同致力於醫學研究。兩人皆為一時之俊材，東洞前往京都發展，三白則留在廣島，堂號皆作「晚成堂」。兩人聲譽遠播，但是思惟不同。三白認為疾病是因由先天父母所傳胎毒與後天飲食之毒所致。東洞則統綱為萬病一毒。《東洞遺稿·與鷗渚書》：「又聞吾友惠美三伯亦足下之一相知也，彼亦一俊人，苟非豪傑若足下者，必不能喻之，是所有效於足下也。三伯於吾技乎不疑，惟虛實補瀉，或不能無之。夫精氣奪則虛，邪氣盛為實。攻病必以毒藥，養精必以穀肉果菜。」東洞肯定三伯為俊傑，但堅持毒藥不能養精的觀點，託鷗渚將此觀點帶給三伯。又三伯認為專精仲景之學，並教導其有仁愛之心，人人即皆可為仲景。東洞則認為誠者為與生俱來的天性，仁心是君子自有的先天特質，無法透過教導而得。《東洞遺稿·復惠美三伯書》：「承諭『誠』一以向病者，則胸中自仲景生焉；向書則書中自仲

景生焉。又曰有能一日用其力於仁，則何人不為仲景哉？…然非君子則不能為良醫，君子知命，故不處毀譽之際，見義而勇，臨危而安，萬死一生，惟疾病是治。小人則否，是小人之所以不能為良醫也。夫以天下醫道為任，使後世率由其教者，足下其人也。何『誠』一云乎？夫『誠』者天地鬼神之德也，不可以為教也…。何則『誠』者自然之德，言不勉而中，不待勉強也。用力於仁，勉強也…。」東洞暗喻如弟子心中缺少仁愛誠德，就毋須教以醫事，因醫者無仁則無助於世人。

惠美三白為安藝藩醫，撰《醫方略說》，1781 年去世，享年 75 歲。其將醫術傳給其子惠美玄覽（1762～1841），通稱三圭，撰《流行病愚考》，1841 年去世，享年 80 歲。惠美三白→傳子惠美三圭→傳門人吳黃石→傳子吳秀三

吳黃石（1810～1879），安藝藩醫，本稱山田泰元，名貞胤，通稱黃石。其父親山田黃石亦為藩醫。由於歷代皆住於吳浦莊山田（今廣島縣吳市），故山田泰元改稱吳黃石，另號吳山。吳山師事惠美三圭學習漢醫；而後向江戶伊東玄朴學習蘭醫。吳山長子吳文聰，統計學學者。次子吳秀三（1865～1932），通曉蘭醫，1890 年畢業於於東京大學醫學部，曾留學德國，醫學博士，1901 年擔任東大教授，專攻精神醫學。同時也是醫學史專家，《東洞全集》是其代表著作。論輩分吳秀三同吉益復軒。吳秀三曾來過台灣。吳秀三教授是日本精神醫學先驅。他曾留學德國慕尼黑大學，追隨克雷佩林（Emil Kraepelin 1856～1926）並將其精神醫學帶回日本，故為日本精神醫學的主流。吳秀三教授於 1910 年帶領兩位助手到台灣台中縣群大番進行三個月 Cretinism（陳按指愚侏）調查工作。助手之一的中村讓，他在居台期間發現當時台灣精神醫學的空白，遂於 1916 年 5 月 15 日再次來台，擔任基隆醫院院長，同時開始台灣最早的精神科門診和住院。次年受聘為台灣總督府醫學校（台灣大學醫學院前身），成為第一位講授精神醫學的專科醫師。（參見王浩威〈1945 年以後精神分析在台灣的發展〉草稿 2004/9/1）

吉益東洞著作列：

01.《醫斷》一卷（門人鶴元逸集東洞所說而編。元享四年、1747 撰，1768 刊）

02.《類聚方》一卷（寶曆元年、1751 撰，1764 刊，1799 再版）

03.《方極》一卷（寶曆五年、1755 撰，1764 刊，東洞口述，品丘明輯錄）

04.《醫事或問》二卷（共有 37 問。明和六年、1769 撰，1825 刊）

05.《藥徵》三卷（明和八年、1771 撰，1784.11 南涯跋文，1785 刊）

06.《建殊錄》一卷（門人嚴恭敬集東洞驗案 54 例。寶曆十三年、1774 刊）

07.《東洞遺稿》三卷（東洞兒子猷、清、辰三人合編。寬政十二年、1800 刊）

08.《醫事古言》一卷（文化五年、1808 刊）

09.《方機》一卷（東洞口授。門人於文化八年、1811 編輯，僅供門人抄寫）

10.《古書醫言》四卷（1813 初刻，1864 刊）

11.《東洞先生答問書》一卷（尾臺榕堂校訂）

12.《丸散方》一卷（僅供門人抄寫）

13.《醫方分量考》一卷

14.《輯光傷寒論》一卷（明和二年、1765 東洞口述，門人岑貉丘補正）

15.《刪定十二律方》一卷

16.《家塾丸散方》一卷

17.《腹診論》並圖三卷

18.《東洞先生痘瘡新論》一卷

19.《東洞先生配劑錄》二卷

20.《東洞先生應問錄》一卷

21.《東洞翁遺草》一卷

吉益南涯著作列：

01.《醫範》。1794(45 歲)撰。1824 大江廣彥校正，1825 刊行。

02.《氣血水藥徵》。又稱《藥徵辨》（享和三年，即 1803 撰）。

03.《觀證辨》。又稱《觀證辨疑》、《古方觀證辨疑》。

04.《方機》(文化八年、1811 刊，南涯口述，乾省守業輯錄。)

05.《方規》。修改內容另稱《方極解》，最後又改稱《方庸》。

06.《方義辨》

07.《傷寒論正義》。晚年修改內容後改書名為《傷寒論精義》

08.《成蹟錄》（南涯口述，門人中川修亭輯錄）

09.《險證百問》（南涯與華岡青洲的疑難問答，由門人中川修亭輯錄）

10.《續醫斷》（南涯口述，門人賀屋恭安文化八年、1811 輯錄）

11.《傷寒論章句》（南涯口述，門人賀屋恭安輯錄）

12.《續建殊錄》（南涯口述，門人武貞夫輯錄）

13.《金匱要略精義》（南涯口述，義子、女婿吉益北洲輯錄）

吉益北洲著作列：

01.《金匱要略精義》

吉益東洞門人列：

*吉益猷 1750～1813，東洞嫡子，字修夫，號南涯→傳養子北洲→傳養子復軒。
*吉益清 1762～1802，東洞庶子，號東岳，業儒，校正《東洞遺稿》、《藥徵》。
*吉益辰 1767～1816，東洞庶子，號贏齋，大阪業醫。校正《方極》、《藥徵》等。
*二宮榮藏 1751～1829，東洞女婿，名果，號桃亭，畫有東洞像→傳子二宮良作。
*田中殖卿，東洞外甥（東洞胞妹理世之子)，通稱玄藩，校正《藥徵》。
*中西惟忠 1724～1803，號深齋，撰《傷寒論辨正》→傳子中西鶯山 1772～1823。
*村井椿壽 1743～1815，名枕，字大年，號琴山，撰《藥徵續編》等。
*中神琴溪 1744～1833，通稱右內，號生生堂，門人達 3,000 人，撰《生生堂治驗》。
*嚴溪恭，字敬甫，輯錄東洞口述的《建殊錄》。
*岑少翁 1732～1818，號貉丘，補正《輯光傷寒論》→傳子岑復→傳門人尾臺榕堂。
*田中榮信 1732～1792，號張海，校閱《建殊錄》，撰《辨斥醫斷》、《長沙證彙》。
*品丘明，輯錄《方極》，並寫其跋文。
*鶴田沖 1727～1756，字元逸，1747 年 10 月整理東洞所說而撰《醫斷》，末兩篇則
由中西深齋補錄。元逸替東洞設計學生〈通刺記〉（名冊），並留有一篇序文。

吉益南涯門人列：

*吉益北洲 1786～1857，吉益順，南涯的女婿，收為養子。校正東洞《古書醫言》。
*華岡青洲 1760～1835，發明曼陀花等作為麻醉劑，請問南涯而被輯錄《險證百問》。
*華岡良平，華岡青洲的胞弟，撰《鹿城醫談》。
*賀屋恭安，1779～1842，輯錄南涯《續醫斷》。
*中川故 1771 ～1850，號壺山，俗稱修亭。輯錄南涯《成蹟錄》、《險證百問》。
*大江廣彥，輯錄南涯而撰《醫範》。
*武貞夫，輯錄南涯《續建殊錄》。
*橫田朗，撰《答武藤生書》。
*赤石希範，南涯《傷寒論精義》執筆之一。
*長野孔弼，南涯《傷寒論精義》執筆之一。
*田中貞皐，南涯《傷寒論精義》執筆之一。

吉益北洲門人列：

*吉益復軒 1819～1893，名震，號復軒。南涯的外孫，北洲的養子，承繼京都家業。
*吉益西洲 1819～1866，吉益北洲的養子，承繼北洲在金澤的家業。

吉益復軒門人列：

*吉益鐵太郎（1845～1920），復軒的二女婿，收為養子，中年廢棄醫業，撰《神道》。

五行相生源自五星運行再藉由曆制祭祀而羼入中醫

摘要：

今本《內經》五臟配屬五行的相生序作：**木、火、土、金、水**。《史記·曆書》：「黃帝考定星曆，建立五行。」《史記·天官書》：「天有五星，地有五行。」推得中醫五行相生序始由五星運行（歲星、熒惑、填星、太白、辰星）化作曆制（一年五季），見於《管子·五行》而依序改作木行、火行、土行、金行、水行。此行字讀同運行的「行」音。《禮記·月令》一年分為四時十二月，因吸收一年五季的曆制而增為祭祀豬（牛羊）的五臟。《禮記·禮運》：「播五行於四時。」按「播」者安插之意，由於4與5無法相容，故中央土不占四時，懸空於「季夏」與「孟秋」之間。並由五季祭祀次序分別先配屬豬五臟中的一臟。配屬規則是牲立南首，並依豬五臟的解剖位置而定。即豬頭朝南，豬身伏趴供桌上。從豬背垂直鳥瞰，豬脾在東側而配屬春（木）。豬肺在南而配屬夏（火）。豬心在中而配屬季夏（土）。豬肝在西側而配屬秋（金）。豬腎在北而配屬冬（水）。西漢末、新朝揚雄將豬五臟的祭祀優先次序移花接木作為人體的五臟；即人脾在東配春（木）。人肺在南配夏（火）。人心在中配季夏（土）。人肝在西配秋（金）。人腎在北配冬（水）。劉歆再改作：人肝在東配春（木）。人心在南配夏（火）。人脾在中配季夏（土）。人肺在西配秋（金）。人腎在北配冬（水）。其相生序即：春肝（木）→夏心（火）→季夏脾（土）→秋肺（金）→冬腎（水）。《洪範·五行》作：**水、火、金、木、土**。其「行」字讀行業的「行」音。此或《左傳》：「天生五材，民并用之，廢一不可。」之意。五種行業序並無相生關係，故非中醫五行之源。中醫五行配屬五臟純係類比構想，無關診療。中醫五行相勝源於鄒衍的朝代更替而羼入，亦非關診療。揚雄與劉歆兩套五行配屬五臟是依據**解剖位置**等安排，非關**生理功能**。中醫（包括湯方與針灸）全不涉及五行學說，典籍上也無法支持，故不能作為醫理。又易學只講陰陽而沒有五行。

本文：

一、先秦兩漢天文與曆法簡述

遠古華夏民族利用圭表（土圭與表竿）定出方向與時間。取固定長度（8尺）之表竿直立於地面，以表竿為圓心劃出一圓圈，另取日出與日落之表影與該圓圈的兩個交會點，將兩個交會點拉出一延長線，左側即為東方，右側即為西方。又以每天太陽投射於土圭刻劃盤面的表竿影長變化（表竿與盤面合稱為日晷），可推得每天晝日的時刻。成語「立竿見影」由是而生。冬天太陽照射較為傾斜，表

影相對較長。每天固定於正午觀測表影差異，當發現表影最長之日稱為冬至，即太陽處於最南端。隨後太陽逐漸由南向北移動，天氣日漸回溫變暖。當發現表影最短之日則稱為夏至，即太陽處於最北端。先後連續兩次冬至之間的日數稱為一回歸年。先民除以圭表定季節外，另佐以斗柄來觀察。《鶡冠子‧環流》：「斗柄東指，天下皆春。斗柄南指，天下皆夏。斗丙西指，天下皆秋。斗柄北指，天下皆冬。」而四象、二十八宿是以冬至為起點算起。《爾雅》：「夏曰歲，商曰祀，周曰年。」陳久金考證夏曆《夏小正》[1] 為太陽曆，無關月亮朔望，其太陽曆一年為 360 天，接續有 5～6 天臘日（過節）。商朝最崇尚祭祀，甚至有以活人作為祭禮者（人牲），每 10 天一祭，祖靈全部被祭完一回稱作一祀，相當於 360 天，其非關陽曆或陰曆。商朝發明陰陽合曆以利指導農牧，另創天干地支來記日，每 60 天一循環週期，全年分為春、夏、秋、冬四季與十二個月，大月 30 天，小月 29 天，全年 365 又 1/4 天，19 年中有 7 個閏月。周朝一年則以月亮朔望的陰曆，平均 354 天，閏月 384 天。西漢開國續用秦朝的顓頊曆（創於-366），其屬陰陽合曆，以 365 又 1/4 日為回歸年長度，另稱作四分曆，以 29 又 499/950 日為朔望月長度，19 年 7 閏。顓頊曆依夏曆而以孟冬之月為歲首，但已無法吻合月亮朔望，故於西漢武帝（-104）改進為太初曆。太初曆是以 365 又 385/1539 日為一回歸年，以 29 又 43/81 日為一朔望月，又稱八十一分律曆。西漢末劉歆又改進為三統曆，首先將二十四節氣編入曆法。三統曆一直維持到元代。

戰國中期甘公（楚國人，《史記》則稱齊國人）、石申（魏國人）率先觀察「五星運行」，新城新藏[2] 考證爾等觀察之時間點約為西元前 360 年。五星運行之「行」字，河洛語讀為：京五喜。其與河洛語「形」字同音。旅行、運行之意。甘公、石申當初五星命名為歲星、熒惑、填（鎮）星、太白、辰星。後人依序改稱：木星、火星、土星、金星、水星。

1934 年長沙子彈庫帛書被盜掘而公開，全書共 953 字，其是目前出土年代最早的帛書，其背景相當於戰國時代的楚國。內容敘述南方楚民族的天文曆法，故又簡稱為《楚帛書》。台灣董作賓等人曾加以考證，認定《楚帛書》記載為四時及月令出行之宜忌，是楚國巫者占驗時月所用。按《楚帛書》先言青赤白黑四神表示一年四時，次用「青赤黃白黑」五木表示一年五季。其五木比《管子‧五行》用「木火土金水」五行表示一年五季更為樸質。「青赤黃白黑」五木者或言一年中樹木季節的顏色變化。「木火土金水」五行或言一年中物候等隨季節的變化。陳久金認為《管子‧五行》的寫作年代在先秦，可視為是**齊**月令。而《禮記‧月令》可視為**秦**月令。《楚帛書》可視為**楚**月令。《夏小正》則可視為**夏**月令。

1973 年長沙馬王堆三號出土之帛書中，約有八千餘字與天文相關之論述，原件無標題，馬繼興命名為《五星占》，並考證寫作年代約西元前 170 年，推定為中國最早之一部天文書（按中國最早之曆書則為《夏小正》）。陳久金：「《五星占》記載對

五星的理解和其運動位置之推算方法。《淮南子·天文訓》側重天文演化和天文理論之探討。《史記·天官書》較多地側重於星座知識的介紹。」按因為《五星占》含有一些非關天文學的占卜內容，應加予區隔。馬繼興：「…其中雖有許多唯心主義的占星學內容，但我們用一分為二的觀點，批判地吸收其中有用的東西，…。」按《五星占》是依木星、火星、土星、金星、水星的順序加以論述。

二、五行相生與配屬五臟依時間次序之演變

a.「五星運行」(-360)：歲星、熒惑、填星、太白、辰星五星循環運行相生不息。

b.《楚帛書》：前期作青、赤、黃、白、黑五木，將一回歸年分作五季的太陽曆。後期作青、赤、白、墨四木，一年分作四時、十二個朔望月的陰陽合曆。

c.《管子·五行》：一年五季作木火土金水五行，其屬太陽曆制。並無關於四時，亦無祭祀三牲五臟。其中央土單獨占一季節（一年的 1/5）。

d.《五星占》：依木星、火星、土星、金星、水星次序論述。沒有祭祀三牲五臟。其中央土單獨占一季節（一年的 1/5）。陳久金考證記錄年代應為-247～-177 年。

e.《禮記·月令》：一年分作四時、十二月。**首創祭祀**三牲五臟。其中央土先祭三牲的心臟，但是不占季節時段（一年的0），只懸空於「季夏」與「孟秋」間。

f.《呂氏春秋·十二紀》：此篇為後人抄自《禮記·月令》而增衍，一年作四時、十二月，**有祭祀**三牲五臟。其中央土先祭三牲的心臟，兼占於季夏（六月）。即「孟夏」、「仲夏」、「季夏」屬火，但是「季夏」亦兼屬土。班固《白虎通·五祀》加以沿用。又《白虎通·五行》則將四時各九十日的最後的十八日分屬土。即：「土王（旺）四季，各十八日，合九十日為一時，王九十日。」按土行畸形地分配於四時的末十八日。

g.《淮南子·時則訓》：仿照《禮記·月令》**祭祀**三牲五臟，其中央土配屬「季夏」。即「孟夏」、「仲夏」屬火，而「季夏」則歸屬土（土行占一年的1/12）。

h.西漢末、新朝揚雄（-53~18）《太玄·太玄數》：「木藏脾，侟志，為盲。火藏肺，侟魂，為盲。土藏心，侟神，為愚。金藏肝，侟魂，為瘖。水藏腎，侟精，為聾。」按其將祭祀**三牲五臟**的順序移花接木作**人體五臟**：脾（木）、肺（火）、心（土）、肝（金）、腎（水）的配屬。首開將五行屬入人體五臟的**類比構想**。

i.今本《內經》應是西漢末、新朝劉歆（-50~23），**更改**五行配屬人體五臟的順序，由揚雄：脾（木）、肺（火）、心（土）、肝（金）、腎（水）更改作：肝（木）、心（火）、脾（土）、肺（金）、腎（水）。更改時間應晚於揚雄《太玄·太玄數》。

j.許慎《說文解字》：「腎，水臟也。肺，金臟也。脾，土臟也。肝，木臟也。」又云：「人心，土臟，在身之中，象形。博士說以為火臟。」許慎尊博士以心配屬火臟。推得今本《內經》五臟配屬五行必早於《說文解字》（100~121完書）。

三、從五季無祭祀發展到四時祭祀豬五臟衍生 4、5 不相容的矛盾

《管子·五行》的五季（木行、火行、土行、金行、水行）並無祭祀豬（牛羊）五臟。《禮記·禮運》：「故天秉陽，垂日星；地秉陰，竅於山川。播五行於四時，和而後月生也。」一年五季被吸收安插入四時。《禮記·月令》：「孟春之月，日在營室，昏參中，旦尾中。其日甲乙。其帝大皞，其神句芒。其蟲鱗。其音角，律中大蔟。其數八。其味酸，其臭羶。其祀戶，**祭先脾**。東風解凍，蟄蟲始振，魚上冰，獺祭魚，鴻雁來。天子居青陽左个。乘鸞路，駕倉龍，載青旗，衣青衣，服倉玉，食麥與羊，其器疏以達。是月也，以立春。先立春三日，大史謁之天子曰：某日立春，盛德在木…。」按所謂〈月令〉即依曆制於該月的天象、物候，以及該月應有規範宜忌與五行的配屬。因其屬陰陽合曆的四時（春夏秋冬）、十二月（孟春、仲春、季春、孟夏、仲夏、季夏、孟秋、仲秋、季秋、孟冬、仲冬、季冬）。故四時只能與祭祀三牲四臟。即：春時（孟春、仲春、季春）每月先祭祀三牲（應以豬為代表，以下僅用豬字）的脾臟。夏時每月先祭祀豬肺。秋時每月先祭祀豬肝。冬時每月先祭祀豬腎。而"播五行於四時"得解決數目4、5 不相容的矛盾，只好維持四時與十二月不動。中央土不占四時，懸空於「季夏」與「孟秋」間。其曰：「中央土。其日戊己。其帝黃帝，其神後土。其蟲裸，其音宮，律中黃鐘之宮。其數五。其味甘，其臭香。其祠中溜，**祭先心**。天子居大廟大室，乘大路，駕黃騮，載黃旗，衣黃衣，服黃玉，食稷與牛，其器圜以閎。」因為豬心位於解剖位置中央，故以中央土配屬祭祀豬心。

四、西漢末之前未見心臟配屬火行

西漢韓嬰《韓詩外傳·卷十》：「寡人有四子，猶有四肢也，而得代焉，不可患焉！…人心有四肢，而得代焉，則善矣。」其以心臟為中心。西漢董仲舒（-179~-104）《春秋繁露·五刑相生》：「中央者，土君官也。」爾等與西漢定國運為土德有關。西漢《足臂十一脈》與《陰陽十一脈》"感傳脈道示意線"朝向心臟方向循行。顯示**針灸醫學最早是以心臟為核心**。隋朝蕭吉《五行大義》引許慎《五經異義》：「《尚書》（按指《今文尚書》）夏侯、歐陽說："云肝木，心火，脾土，肺金，腎水。此與前同。"《古文尚書》說："云脾木，肺火，心土，肝金，腎水。此四臟不同。"《禮記·月令》云"春祭以脾，夏祭以肺，季夏祭以心，秋祭以肝，冬祭以腎"。皆五時自相得，則《古尚書》是也。」按《今文尚書》先出，《古文尚書》後出。清朝王謨《漢魏遺書鈔》考證前者並無此段。今《古文尚書》係後人託名偽作。即上段《今文尚書》與《古文尚書》皆為後人屬衍，不可信。許慎《說文解字》宗於博士以心為火臟，此「博士」是指東漢（非西漢）經學博士。許慎師祖於劉歆。劉歆開創古文學派，如其於《古文尚書》謂心為土臟，許慎卻言心為火臟者豈不與師祖矛盾。許慎只言「人心，土藏，在身之中。」8字，並

無言「木藏脾、火藏肺、金藏肝、水藏腎」（揚雄的類比）。許慎只提及昔時曾有心臟作為身體核心而配屬土行（針灸醫學）的觀點，並無牽涉其他四臟配屬五行之事。許慎五臟配屬五行為：「肝，木臟。心，火臟。脾，土臟。肺，金臟。腎，水臟。」按此配屬應源自師祖劉歆。其與今本《內經》五臟五行之配屬相同。

揚雄直接將**祭祀豬五臟**的順序移花接木作**人體五臟**：脾（木）、肺（火）、心（土）、肝（金）、腎（水）的配屬。因為西漢曾有以心臟作為身體核心而配屬土行（針灸醫學）的觀點，又五季祭祀豬的五臟也是以中央土行配屬心臟。兩相吻合，揚雄或藉此將祭祀的豬五臟順序移花接木為人體五臟配屬五行。樊圃指出五臟附五行是受古代祭祀的啟示[3]。筆者找出揚雄的論點證據而加以補充。豬牲伏趴在供桌上（背面向天）。人牲則方向相反，人牲是以仰躺於在供桌上（腹面向天）。人首朝南，依據解剖位置，則人肝應居東而配屬木行。揚雄之類比構想顯然與人體解剖位置不符，故必須加以更改。西漢末改國運土德為火德之說甚為流行，東漢開國第二年 (26) 即正式公布改國運為火德。國君與人君（人心）相對應，故以人心配屬火行而居南方。人腎居於最低配屬水行而居於北方。

針灸療法是基於針砭 "感傳脈道示意線" 而發展，《陰陽十一脈》診斷處即為治療處，穴名即脈名。依據血管動脈跳動故曰「是動則病」；其與心臟跳動同步，即針灸醫學是以「心臟」土行為核心，因此十一「脈」原稱為十一「衇」。湯方療法著於化學作用，針灸療法則著於物理作用，兩者可以互補，但是不能取代。藥物飲食皆先入於胃，湯方醫學是以「胃」為核心。西漢司馬遷《史記・扁鵲倉公列傳》：「胃氣黃，黃者土氣也。」按《史記》輯錄年代至漢武帝元狩元年 (-122 年) 為止；約早於劉歆百年。劉歆或承此觀點而將人脾（脾與胃相連）配屬土行而居中央。剩下人肺自就配屬金行而居西方。即當時人體五臟配屬五行有揚雄 (-53~18) 與劉歆 (-46~23) 兩套類比，兩人年代非常接近。揚雄觀點見《太玄・太玄數》的直接證據。劉歆的觀點則係由流派世孫許慎《說文解字》反推而得。西漢漢哀帝繼位，朝廷權力漸落入外戚王莽之手，王莽推舉劉歆高任光祿大夫官職。相對劉歆顯赫的職位，揚雄人體五臟配屬五行之說居於劣勢，無人再提起。東漢初，古文經學仍盛，故心屬火行的五臟配屬五行居於主流。但是《素問・靈蘭秘典》：「心為君主之官」，其仍殘留隱有心臟配中央土的觀點。**兩套人體五臟配屬五行類比皆與解剖位置等有關，而非關生理作用**；推得爾等類比的配屬構想不能用於臨床診療。兩套也有可能非為前後關係，而是平行發展。

五、今本《素問》應曾被劉歆刪改

劉歆為古文經學創始人，漢哀帝即位時，劉歆欲將《左氏春秋》、《古文尚書》等列入學官。今文博士等不肯置對，拒設古文經博士。劉歆言辭甚切而強行，引

起太常博士等怨恨。大司空師丹責怒“奏歆改亂舊章，非毀先帝所立”。清代學者劉逢祿懷疑《左傳》遭到竄改而引起論戰。康有為認為東漢以來經學，多出劉歆偽造，是新莽之學，非孔子經學。劉向（-77～-6）撰《別錄》一書，為華夏最早的分類目錄。其子劉歆在其基礎上撰《七略》。東漢班固（32～92）引用而輯於《漢書·藝文志》中，內容記載至西漢為止的學術發展狀況；分類記錄典籍，為華夏現存最早的圖書分類目錄。其收錄醫經七家中，僅存有《黃帝內經》十八卷。齊朝（屬南朝）王儉（452～489）仿《七略》而撰《七志》。梁朝（屬南朝）阮孝緒（479～536）加以總結目錄學而撰《七錄》。《七錄》雖已亡佚，但於《廣弘明集·卷三》收錄《七錄》的阮孝緒自序，序文日期署為梁普通四年（523年）；序中證實分類目錄學的先後傳承關係。《隋書·藝文志》：「《黃帝素問九卷》，梁八卷。」故今本《素問》上推於梁朝《七錄》時已佚失一卷，再上推於《漢書·藝文志》、劉歆《七略》。故知劉歆與今本《素問》關係密切。今本《甲乙經·卷一》：「肝為牡藏…其味酸。」之下宋臣加註小字：「素問曰肝在味為辛，於經義為未通。」又：「心為牡藏…其味苦。」之下宋臣加註小字：「素問曰心在味為鹹，於經義為未通。」又：「肺為牝藏…其味辛。」之下宋臣加註小字：「素問曰肺在味為苦，於經義為未通。」按推得北宋時或存有未經劉歆刪改的《素問》版本。今本《素問》經劉歆刪改與其喜於刪改、偽造的風格相吻合。

六、從曆制月令之規範放大充作人體生理作用的構想

前已述《禮記·月令》「木行規範」只是構想，全無關與診療。揚雄將「木行規範」的"祭先脾"訛移作於人脾；劉歆再更改訛移作人肝。故今本《素問》見有「木行配屬肝臟」的規範：味酸入肝、肝藏魂、肝主筋、肝脈弦、肝色青、怒傷肝、肝開竅於目、肝主春天屬木行…。其餘火行配屬心臟、土行配屬脾臟、金行配屬肺臟、水行配屬腎臟的規範同此。爾等規範皆只是構想而已。例如某山凹凸遠觀類如駱駝貌，故取其名為駱駝山；非其山裏真有駱駝。何況揚雄與劉歆五臟配屬五行是依據解剖位置等，而非依據五臟的生理作用來類比。既然五行並非依據生理作用配屬五臟，又怎能以五行生克強解五臟間的生理作用呢？

七、天文曆制等大量滲透《內經》、中醫五行相生即源於此

《素問·陰陽應象大論》：「天有四時五行，以生長收藏，以生寒暑燥濕風。人有五藏化五氣，以生喜怒悲憂恐。…故曰冬傷於寒，春必溫病。春傷於風，夏生飧泄。夏傷於暑，秋必痎瘧。秋傷於濕，冬生欬嗽。」按四時指春夏秋冬循環不息。「五行」指《管子·五行》，一年分作五季，每季72天而相生。後段是類比構想，非關臨床；故「冬傷於寒，春必溫病。」不能作為溫病學的理論基礎。

《素問‧金匱真言論》:「五藏應四時…。東方青色,入通於肝…其應四時,上為歲星…。南方赤色,入通於心…其應四時,上為熒惑。中央黃色,入通於脾…其應四時,上為鎮星…。西方白色,入通於肺…其應四時,上為太白星…。北方黑色,入通於腎…其應四時,上為辰星。」按其與「五星運行」五星名稱相同,其五星相生的次序亦相同。此五星配屬人體五臟出自紙上安排,全非診療之事。

《內經》有作數目 72 者源自《管子‧五行》,例如《素問‧刺要論》:「脾動則七十二日,四季之月。」〈氣穴論〉:「府俞七十二穴。」〈陰陽類論〉:「春,甲乙青,中主肝,治七十二日。」數目作 354 者或源自周朝陰曆,例如《素問‧五藏生成論》:「小谿三百五十四。」數目作 360 者源自曆法或一祀。例如《素問‧陰陽離合論》:「大小月三百六十日成一歲,人亦應之。」〈六節藏象論〉:「天有十日,日六竟而周甲,甲六復而終歲,三百六十日法也。」《靈樞‧邪客》:「人有三百六十節。」另有作 365 數目者亦源自曆法。例如〈六節藏象論〉:「計人亦有三百六十五節以為天地久矣。…故大小月三百六十五日而成歲積氣餘而盈閏矣。」按此篇 360 日與 365 日並存,矛盾,推得此篇必經後人增衍過。《素問‧鍼解》:「人九竅三百六十五絡應野。…除三百六十五節氣,此之謂各有所主也。…人肝目應之九,九竅三百六十五。」〈氣穴論〉:「氣穴三百六十五,以應一歲。…凡三百六十五穴,鍼之所由行也。…谿谷三百六十五穴會,亦應一歲。…孫絡之脈別經者,其血盛而當寫者,亦三百六十五脈,並注於絡。」〈氣府論〉:「凡三百六十五穴也。」〈調經論〉:「四支九竅,五藏十六部,三百六十五節,乃生百病。…夫十二經脈者,皆絡三百六十五節。」〈徵四失論〉:「夫經脈十二,絡脈三百六十五。」《靈樞‧九鍼十二原》:「節之交,三百六十五會。…十二原者,五藏之所以稟三百六十五節氣味也。」〈小鍼解〉:「節之交三百六十五會者,絡脈之滲灌諸節者也。」〈邪氣藏府病形〉:「十二經脈,三百六十五絡,其血氣皆上于面而走空竅。」〈邪客〉:「歲有三百六十五日。」

天干數目 10 與地支數目 12 大量滲透入《內經》。例如《素問‧本病論》:「十干、十二支」。《靈樞‧邪客》:「天有十日,人手十指。辰有十二,人有足十指,莖垂以應之;女子不足二節,以抱人形。」按「天有十日」非言 10 個太陽,而是天干有十。地有十二時辰,即十二地支。10 足趾不夠比對,男性陰莖充當 2 趾計算,女性懷胎亦充當充當 2 趾計算。另有十二經脈、十二絡脈、十二經絡、十二經水、歲有十二月,人有十二節、十二節、大谷十二分、十二俞、十二臟之相使、十二官,治在陰陽十二官相使中、皮之十二部、十二原、十二禁、十二時、十二痹、十二邪、十二盛。《靈樞‧五亂》:「經脈十二者,以應十二月。十二月者,分為四時。」《素問‧陰陽別論》:「人有四經十二從…,四經應四時,十二從應十二月,十二月應十二脈。」按四經指人應依循春夏秋冬四時(經字同月經之經,非指經脈。)「十二從」於《太素》作「十二順」,梁武帝避父諱名順之而改。言人應依循 4 季、遵行 12 月的各種規範。其即《禮記‧月令》內涵之滲透。

太陽一回歸年為 360°，分成 12 等分，稱為中氣。每一中氣均分為二，稱為節氣。故共有 24 中氣與節氣，或簡稱 24 節氣，每一節氣為 15°。依序為：立春、雨水、驚蟄、春分、清明、穀雨、立夏、小滿、芒種、夏至、小暑、大暑、立秋、處暑、白露、秋分、寒露、霜降、立冬、小雪、大雪、冬至、小寒、大寒。而《靈樞》、《素問》（除運氣七篇以及後人偽作〈刺法論〉、〈本病論〉以外），出有「立春」節氣名詞者共 2 處。出有「春分」者共 5 處。出有「立夏」一詞者 1 處。出有「夏至」者共 7 處。出有「大暑」者共 3 處。出有「立秋」者 1 處。出有「白露」者共 2 處。出有「秋分」者共 5 處。出有「立冬」者 1 處。總計 27 處有關於節氣者。劉歆三統曆首將 24 節氣納入曆制中；且今本《內經》更改五行相生配屬五臟的時間應晚於揚雄。推得**今本《靈樞》、《素問》成書應晚於新朝劉歆**。

　　黃道帶上的二十八宿分成四個大天區，每「象」都含七宿：東方蒼龍（角、亢、氐、房、心、尾、箕）。北方玄武（斗、牛、女、虛、危、室、壁）。西方白虎（奎、婁、胃、昂、畢、觜、參）。南方朱雀（井、鬼、柳、星、張、翼、軫）。用以記錄方位。1978 年在湖北隨州出土的戰國曾侯乙墓，繪有二十八宿圖像的漆棺木。故二十八宿源於戰國後期。《靈樞‧衛氣行》全在講二十八宿與五十營的搭配，但是數目計算並不吻合。

八、中醫五行相生順序是採木、火、土、金、水的五星循環次序

　　五行相生源自五星運行而制定曆法、祭祀，最後再屬入醫學。其生生不息的循環觀念，以天人合一思想類比生命的永恆不斷。西漢董仲舒（-179~-104 年）《春秋繁露‧五行之義》：「天有五行：一曰木，二曰火，三曰土，四曰金，五曰水。木，五行之始也；水，五行之終也；土，五行之中也。**此其天次之序也**。木生火，火生土，土生金，金生水，水生木，此其**父子**也。」按其言木、火、土、金、水是依天之序，指五星運行次序，並以儒家父子思惟詮釋。五行順序主要有三種：

（甲）作「**木、火、土、金、水**」（本組稱為中醫五臟的五行相生序）順序者：
　　見於《素問‧金匱真言論》、〈陰陽應象大論〉、〈寶命全形論〉。此序是源自《管子‧五行》的曆法，將一年分成五季，每季 72 天，依序分屬木行、火行、土行、金行、水行。此即《史記‧曆書》：「黃帝考定星曆，建立五行。」原本無祭祀三牲五臟。《禮記‧月令》承繼《管子‧五行》，另增祭祀牲畜五臟的順序，分別是脾（木）、肺（火）、心（土）、肝（金）、腎（水）。西漢末年揚雄再將祭祀三牲五臟移花接木充作人體五臟生理的**類比構想**。爾等非出自臨床。又因祭祀三牲是牲首朝南，豬身趴在供桌。從豬背垂直鳥瞰，豬脾反在東邊而配屬春木，豬肝反在西邊而配屬秋金。豬心居中而配屬中央土。豬肺居上方而配屬南方火。豬腎居下方而配屬北方水。推得祭祀五臟的優先順序是依豬的解剖位置而定。

（乙）作「金、木、水、火、土」順序者：

　　　見於《素問・移精變氣論》、〈藏氣法時論〉、《靈樞・陰陽二十五人》，醫家未提及此順序。東漢王充《論衡・說日》：「夫日猶月也，日而有十，月有十二乎？星有五，五行之精，金、木、水、火、土各異光色。如日有十，其氣必異。按「日而有十」應指天干有十，王充訛作十個太陽解。「日」為陽而象天，「月」為陰而象地。「月有十二」則指地支有十二。星光亮度曰「精」。〈移精變氣論〉：「余欲臨病人，觀死生，決嫌疑，欲知其要，如日月光，可得聞乎。岐伯曰：『色脈者，上帝之所貴也，先師之所傳也。上古使僦貸季，理色脈而通神明，合之金木水火土四時八風六合，不離其常，變化相移，以觀其妙，以知其要，欲知其要，則色脈是矣。色以應日，脈以應月，常求其要，則其要也。夫色之變化，以應四時之脈，…命曰聖王。』」按王冰以肝木、心火、脾土、肺金、腎水詮釋上段，非也。其五行之序異於五行相生，故非關五臟。其以日光類比面色、月光類比脈象，觀色脈變化對應五星亮度辨化來占卜吉凶而施予祝由。《五十二病方》有許多祝由之術。《五星占》是以五星運行循環的位置來占卜。本段是以五星的亮度辨化來占卜，故篇名曰〈移精變氣論〉，但其占卜內容從缺。東漢吳平復輯《越絕書・計倪內經》：「審金木、水火，別陰陽之明，用此不患無功。」按「計倪」即越王勾踐。當時「金木、水火」仍作陰陽占卜之用，尚未涉及到天文學。

　　　劉向（按劉歆之父）《說苑・辨物》：「所謂五星者，一曰歲星、二曰熒惑、三曰鎮星、四曰太白、五曰辰星。欃槍彗孛，旬始枉矢，蚩尤之旗，皆五星盈縮之所生也。五星之所犯，各以金木水火土為占。春秋冬夏伏見有時，失其常，離其時，則為變異，得其時，居其常，是謂吉祥。」按掌有政治權力者常藉天文現象曲解綁架人民。例如月蝕、五星連線等恐嚇將有大疫、大災難或是暗喻將改朝換代。皇朝登基時之天象則恰好出有祥瑞吉兆，暗示天意如此。此「五星運行」原本屬於天文學的專業知識，但占卜者卻強將此納入占卜內容，以占卜術混淆天文學。

　　　《素問・藏氣法時論》：「合人形以法四時五行而治，何如而從，何如而逆…。岐伯對曰：『五行者，金木水火土也，更貴更賤，以知死生，以決成敗，而定五藏之氣，間甚之時，死生之期也。』」按此段播五行於四時、五季對應五臟的類比構想，屬於五行相生序，故此段 “金木水火土也” 應更正作「木火土金水也」。《靈樞・陰陽二十五人》：「願聞二十五人之形，血氣之所生，別而以候，從外知內，何如？…岐伯曰：『先立五形，金木水火土，別其五色，異其五形之人（按以上6字應從《甲乙經》作異於五聲4字），而二十五人具矣。…』」木形之人，比于上角似於蒼帝，其為人蒼色（按《甲乙經》無此4字），小頭，長面大肩背直身小，手足好…。」按本段以五臟配屬五行，依每一行的抽象外觀對應五色與五聲之變化。其屬五行相生序，故上段 “先立五形，金木水火土。” 應更正作「先立五行，木火土金水。」即先以五行相生序類比五臟，抽象描繪其外觀。再以五聲、五色而變化出二十五形。爾等都是紙上推演的模擬構想，不能作為臨床診療的理論。

（丙）作「水、火、木、金、土」順序者：

見於《尚書‧洪範》與《漢書‧五行志上》等。《尚書‧洪範》將五星運行的「行」訓作五種行業的「行」，此「行」字讀音與字義不同於運行之「行」字。又此順序與（乙）組的順序有相生的關係。將「土」德視為最尊，不動。其餘四德則有相生關係。即（乙）組「金」生（丙）組「水」、（乙）組「木」生（丙）組「火」、（乙）組「水」生（丙）組「木」、（乙）組「火」生（丙）組「金」。東漢班固《白虎通‧五行》：「五行之性或上或下何？火者，陽也，尊，故上。水者，陰也，卑，故下。木者，少陽。金者，少陰。有中和之性，故可曲可直。從革。土者最大，苞含物，將生者出者，將歸者，不嫌清濁為萬物。《尚書》曰：水曰潤下，火曰炎上，木曰曲直，金曰從革，土爰稼穡。五行所以二陽三陰何？土尊，尊者配天；金木水火，陰陽自偶。」按「有中和之性，故可曲可直。從革。」應作：「木與金皆有中和之性，故木可曲可直；金從革。」形容「木」的質地有硬有軟，故曰可曲可直。「金」的質地特別具有延展性，故有如皮革之性。「木」與「金」皆有中和之象，故這組的陰陽對比軟弱。《呂氏春秋‧舉難》：「譬之若金之與木，金雖柔，猶堅於木。」而水、火分居上下，尊卑迥異，故「水」與「火」這組的陰陽對比強烈。《白虎通》：「木者，少陽。金者，少陰。」或為：「木者，陰儀之少陽。金者，陽儀之少陰。」的省語。其已隱有將五行滲透入易學之苗。

華夏最早的曆法應是夏朝《夏小正》的「太陽曆十月曆制」，其以太陽光照指導農牧業等物候（按天象之寒暑等變化曰氣候，地運之動植物等變化曰物候）。將全年分作陰半年與陽半年，各下分五個月合全年為十個月，稱十月曆制。陳久金指出《夏小正》發明於夏朝而寫作於春秋時代[4]，其與〈月令〉的孟春第一個月星象相同，兩者寫作年代一致，約在西元前五、六世紀。夏朝被殷商所滅，其宗室遺裔仍保有夏朝傳統文化，並於周朝時被封為杞國。孔子為了解夏朝文化而去杞國考察，故《夏小正》應出自孔子。夏朝「觀象授時」，以北斗九星（按春秋後期則改用北斗七星）於初昏時斗柄下指為「冬至」。夏曆一年分為陰、陽兩個半年，陰半年以夏至日為始，陽半年以冬至日為始（故曰冬至一陽生）。每半年下分水、火、土、金、木五個月。即陰、陽半年各下分五個月。陰半年180日過完與陽半年180日過完，另各有2～3日的年節。陳久金並實地考察雲南大、小涼山彝族等約1950年仍使用全年作木、火、土、銅（金）、水五單位（季），每季72天，各下分公（陽）、母（陰）兩月；此為十月曆制的變革。即十月曆制有新舊兩種。舊制者陰、陽半年各下分「五」月，新制者全年分作「五」季，兩者都無關「五」臟。

天體五星循環不息的概念只論述五星相生，並無涉及相克。「五」星循環更無配屬「五」臟生理。甘公與石申觀測五星合撰《甘石星經》[5]（據新城新藏考證甘公與石申約於-360年觀測五星。）五星原名（《內經‧金匱真言論》仍有記載）：「一曰歲星、二曰熒惑、三曰填（鎮）星、四曰太白、五曰辰星。」按應是同時期「稷下學宮」學者將五星依序改名為：木星、火星、土星、金星、水星。五星又稱五曜，加上

日、月，合稱七曜（按至今日本與韓國之星期一～星期日即以七曜日分別命名）。易學含《易經》與《易傳》皆不談五行。宋朝陳摶重新依己意繪寫〈河圖〉與〈洛書〉之後，五行正式開展而滲透入易學。畢竟易學數目是以 2 的冪次方來卜卦，唐突地強插入數目 5 來配屬，兩者無法相容，已失其陰陽之意。請參見筆者下篇醫論。太極混沌一體，無陰陽之分，以一圓圈代表整個宇宙。陰儀代表月，陽儀代表日。四象代表四季。八卦則代表物候。故易學根本無涉於醫學，參見下表：

八卦、物候	坤.地	艮.山	坎.水	巽.風	震.雷	離.火	兌.澤	乾.天
四時	冬		秋		春		夏	
四方	北		西		東		南	
四象	太陰		少陽		少陰		太陽	
兩儀	陰儀（月）				陽儀（日）			
易學	太極（混沌一體）							

　　易學的太少陰、太少陽指一年季節分作四個時段的名稱。因為經脈學說也有太少陰、太少陽，同名之累，好事者訛將兩者相連，刻意或誤將易學屬入醫學。類如中山路、中正路與中山大學、中正大學兩種不同概念，因為同名稱而混淆。《靈樞·九鍼十二原》：「陰中之太陰」。其即指源自易學「陰」儀「中之太陰」而得，同為類比冬天、北方。這就是易學屬入醫學的最直接證據。

　　在科學不昌明的古代惶恐社會，利用敬畏天地的心理，在西周初期用此包裝成《易經》一書，藉抽策占卜判斷吉凶，以天地陰陽作為行事成敗的預測參考。即藉由抽策的天道名義來指導人事吉凶。其以 2 的冪次作為抽策占卜，三爻一卦。今廟宇作醮求籤的「擲筊」即源於此，較慎重的仍是以連續 3 次聖杯才算數。《易經》抽策有共 8 種排列組合，上下共 64 卦。此卜卦吉凶說穿了只是數學的機率遊戲而已，今農民曆記載某日某事的吉凶即源於此。五、六百年後，約孔子時期出有《易傳》用來解釋《易經》，其從卜卦中更提升出為哲學思想。從《易傳·繫辭上傳》：「夫易，聖人所以崇德而廣業也。知崇禮卑。崇效天，卑法地。天地設位，而易行乎其中矣。成性存存，道義之門。」可徵。總之，易學根本無關五行，應是於宋朝才被五行所滲透。易學有陰陽，其屬抽象的數目抽策。中醫也有陰陽，其屬具體的診療之事。兩者不容混淆。爾近有醫師出版《算病》一書，如此診療又何需望聞問切？一切交給數學機率遊戲即可，故筆者不能與其同道。

　　相對地，五行學說也吸收易學的水分，撇開土德不動，採取四德而作兩兩對比。（乙）組「金、木、水、火、土」者是以天上五星亮度作為占卜，以父子相生序而得（丙）組「水、火、木、金、土」。（丙）組原係作為地面抽策的占卜，《尚書·洪範》採用此序作五種行業類別，五行相生序並非源於此。

九、祭祀豬五臟解剖位置的次序對應季節與方位

祭祀與出兵為古代國君兩大事。《左傳》:「國之大事,惟祀與戎。」商朝是殘酷地將活人殺死以祭拜天地鬼神,或以活人來陪葬;謂之「人牲」。世界古民族多有此風。周朝開始改用牛羊豬三牲(三牢)代之,稱為「犧牲」。陪葬則以木俑或土俑代之,秦始王的兵馬俑即是。供奉的祭品給「尸」者享用,尸者立行依附鬼神。尸者有肉而無靈魂,故曰行尸走肉。靈魂藏於五臟,故尸者抽象式地飽食五臟美酒以還天地輪迴。「尸位素餐」指擔任尸者卻素食青菜而不食五臟肉酒,形容任其職位卻怠忽職守者。先秦《禮古經》或稱《儀禮》,其〈特牲饋食禮〉篇詳載五臟祭。當時五臟只配屬五方、五時,並未配屬五行、五色、五味等。直到《禮記·月令》才有記錄三牲五臟與五行的配屬。

唐朝孔穎達《禮記正義》:「**牲立南首**,肺祭在前而當夏也。腎最在後而當冬也。從冬稍前而當春,從腎稍前而當脾,故春位當脾。從肺稍卻而當心,故中央主心。從心稍卻而當肝,故秋位主肝。此等直據牲之五藏所在而當春夏秋冬之位耳。」下圖豬頭朝南而將側面解剖標以方位,豬伏趴在供桌上而非側躺,鳥瞰向下俯視,豬脾長如尺帶(故俗稱腰尺)而橫跨於左側(東方),故對應春天,五行配屬木。參見下圖:

圖片引自佛山科學技術學院家畜解剖學

十、《金匱要略》 "治肝補脾" 之臟腑五行生克補瀉矛盾

《金匱要略·臟腑經絡先後病脈證第一》

問曰：「上工治未病，何也？」

師曰：「夫治未病者，見肝之病，知肝傳脾，當先實脾，四季脾王不受邪，即勿補之。中工不曉相傳，見肝之病，不解實脾，惟治肝也。夫肝之病，補用酸，助用焦苦，益用甘味之藥調之。酸入肝，焦苦入心，甘入脾。脾能傷腎，腎氣微弱則水不行；水不行則心火氣盛；心火氣盛則傷肺；肺被傷則金氣不行；金氣不行則肝氣盛；故實脾則肝自愈；此治肝補脾之要妙也。肝虛則用此法，實則不在用之。經曰：虛虛實實，補不足，損有餘，是其義也，餘藏準此。」

按篇名〈臟腑經絡先後病脈證〉有誤，其應是宋臣模仿宋本《傷寒論》篇名：〈辨某某病脈證并治〉而得。藏於仁和寺而被日本視為國寶的《小品方·卷一》錄有：「張仲景辨傷寒并方有九卷，而世上有不齊九卷，未測定幾卷，今且以目錄為正。」《小品方》是東晉陳延之於 454～473 年所撰。《隋書·卷三十四·志第二十九》錄有：「梁有張仲景辨傷寒十卷。」按梁朝 502～557 年，晚於《小品方》成書的時間。故今《傷寒論》舊名最早應作**《張仲景辨傷寒并方》**。并通並字，條文同時出有湯方之意。成無己《注解傷寒論》篇名：〈辨某某病脈證并治法〉，比宋本篇名多一法字。《金匱玉函經》篇名作：〈辨某某病形證治〉。高繼沖本篇名作：〈辨某某病形證〉。《千金翼方·傷寒卷》（唐本）篇名作：〈陽明病狀〉等。推得仲景篇名「并方」被宋臣訛衍作「脈證并治」，強加 "脈" 字於中，誤導診療思惟。《傷寒論》全書 113 首湯方只有 33 首附有脈象。其餘 80 首湯方並無具脈象。筆者強調診脈並非開方的必要條件。對照康平本與宋本的 "仲景序文"，明顯得知後人私衍 "為傷寒雜病論，合十六卷。" 10 字。宋本《傷寒論》篇名被人增衍一 "脈" 字亦不足為奇。

上文末句「經曰」即指《難經》。《難經·第七十七難》（經言上工治未病，中工治已病者，何謂也？然：所謂治未病者，見肝之病，則知肝當傳之與脾，故先實其脾氣，無令得受肝之邪，故曰治未病焉。中工治已病者，見肝之病，不曉相傳，但一心治肝，故曰治已病也。）與〈第八十一難〉（經言無實實虛虛，損不足而益有餘。是寸口脈耶？將病自有虛實耶？其損益奈何？然：是病，非謂寸口脈也，謂病自有虛實也。假令肝實而肺虛，肝者木也，肺者金也，金木當更相平，當知金平木。假令肺實而肝虛微少氣，用針不補其肝，而反重實其肺，故曰實實虛虛，損不足而益有餘，此者中工之所害也。）而得。《金匱要略》此篇 "治肝補脾之說" 矛盾重重。後世多訛此篇作為五臟生克補瀉的湯方診療依據，非也。筆者說明如下：

1. 《白虎通·五行》的土行沒有連續合算，而是分散於四季（時）末各十八日。這是很畸形的配屬土行。因為其承繼《禮記·月令》，原本作為敘述各季節的天文氣候與地面物候，以及規範各季節應遵守事項。每年依四時季節重複

循環。但因"播五行於四時",數目 4 與 5 不相容而造成紊亂。「土王四季,各十八日」雖勉強解決數目 4 與 5 不相容的問題,但五季間無法連續循環相貫,已失〈月令〉原意。《金匱要略》此篇宗於《白虎通・五行》的觀點,但是五行生克補瀉應將土行居於中央(季夏),兩者矛盾,故"四季脾王不受邪,即勿補之。"共 11 字應出自後人羼入。

2. 篇名既作「臟腑經絡先後病」是指經脈學說十二經脈(絡脈)的疾病,或是十二經脈配屬臟腑的疾病。理應行以針灸治療。但卻又述及藥味,混淆針灸療法與湯方療法,兩者矛盾。故"夫肝之病,補用酸,助用焦苦,益用甘味之藥調之。酸入肝,焦苦入心,甘入脾。"共 29 字應係後人羼入。

3. 今本《內經》肝臟木行,心臟火行,脾臟土行。依上段所言 29 字,則肝病應用酸味藥作為「君藥」,焦苦藥作為「臣藥」。而入脾的甘味藥只能作為「佐藥」或「使藥」。按照君臣佐使藥之重要性差別,肝病除主以酸味藥直接入肝以外,必須優先主以焦苦藥(味苦入心),而非優先主以甘藥(味甘入脾)。否則豈不"治肝補脾" 的重要性不如 "治肝補心"。故上段 29 字論述矛盾。

4. 依據邏輯學而言,要討論五元素中任二元素的互動關係,必先將其他三元素預設為固定常數的條件下,然後才能討論此二元素之互動變化。在數學上可先設定其他三元素為常數,但是在人體無法預設一臟固定不予運轉,何況強迫三臟暫時固定不予運轉,此前提不合臨床。故無論是 "治肝補脾" 或 "治肝補心",不管是指湯方療或針灸療法之邏輯皆不合人體的生理作用。

5. 若肝虛釋為肝的正氣虛,實脾則土氣旺。土氣旺則克水氣、瀉火氣、生金氣、侮木氣。侮木氣則肝的正氣愈虛,加重肝的病情,實脾焉能治肝病?矛盾。

6. 此篇既作為首篇,應有提綱挈領的作用。然而《金匱要略》其他篇中無再提及五臟配屬五行生克補瀉之條文,相對地此首篇講五行生克顯得十分唐突。推測首篇應非《金匱要略》原文,整篇內容應是後人羼入。

今本《靈樞・本輸》陰經井木、陽經井金。似具五行學說。但對照未經宋臣校正的日本仁和寺本《黃帝內經太素・卷十一・本輸》,並無"木、金" 2 字。故此 2 字是楊上善(約 575~670)之後被羼入,非屬舊本原文。日醫丹波康賴 984 年所撰《醫心方・針灸卷》的五輸穴亦無"木、金"。故"木、金" 2 字是 984 年以後(應是南宋時)被羼入。推得針灸療法並無五行。上圖:今本《靈樞・本輸》陰經井穴五行配屬木,陽經井穴屬金;但是無出水、火、土。下圖:日本仁和寺本《黃帝內經太素新校正》井穴並無配屬"木、金" 2 字。影印書頁如後:

入于陰之陵泉，陰之陵泉者，輔骨之下陷者之也，爲輸。

腎出涌泉，涌泉者，足心也，爲井。

溜于然谷，然谷者，然骨之下也，爲滎。

注于太谿，太谿者，內踝之後，跟骨之上陷者之中也，爲輸。

行于復留，復留者，上內踝二寸，動而不休也，爲經。

入于陰谷，陰谷者，輔骨之後，大筋之下，小筋之上也，按之應手，屈膝而得之，爲合，足少陰經也。

膀胱出于至陰，至陰者，足小指之端也，爲井。

肺出少商，少商者，手大指內側也，爲井。

溜于魚際，魚際者，手魚也，爲滎。

注于太淵，太淵者，魚後下陷者之中也，爲輸。

行于經渠，經渠者，寸口之中也，動而不居，爲經。

入于尺澤，尺澤者，肘中之動脈也，爲合，手太陰經也。

心出中衝，中衝者，手中指之端也，爲井。溜于

461

《黃帝內經太素》全書三十卷，出自隋末唐初楊上善，其整編漢代《素問》與《九卷》（按皇甫謐另稱《鍼經》，唐朝王冰改名為《靈樞》），將兩書相合而重編，並以小字註解。可惜《太素》流傳不廣，北宋前應已亡佚。據錢超塵考證鑑真和尚 753 年將《太素》東傳日本。清朝駐日大使楊守敬於 1880 年發現日本存有仁和寺所藏，署有「傳寫仁和三年舊鈔本（唐代光啓三年，即 887 年）字樣」，共有二十三卷，殘缺第一、四、七、十六、十八、二十、二十一共七卷。第三卷卷末題記：「仁安二年（1167 年）正月十三日，以本書寫之，同十四日移點了。丹波賴基。」清光緒二十七年（1897 年）袁昶首先印刊二十三卷本《太素》，俗稱通隱堂本或漸西村舍本。1924 年蕭延平以《靈樞》、《素問》、《甲乙經》、《醫心方》等，對二十三卷本《太素》考校刊行；俗稱蕭本或蘭陵堂本。仁和寺又於 1918 年、1936 年發現《太素》第十六與第二十一兩佚卷，另有第二十二殘卷《九刺》、《十二刺》兩篇，以及他篇卷部分段句。錢超塵以東洋醫學會照相影印之仁和寺本（即丹波賴基手稿）為底本，參照小曽戶丈夫之監修本，2006 年出版《黃帝內經太素新校正》[6]（附《黃帝內經明堂殘卷》）。蕭延平校註時首先發現今本《靈樞·本輸》井穴增衍 "木、金" 2 字。1964 年劉衡如校正《靈樞經》[7]時也有提到。參見下圖影印：

終始，絡脉之所別処①，五輸之所留②，六府③之所与合，四时之所出入，五藏之所溜処④，闊数之度，淺深之状，高下所至。願聞其解。岐伯曰：請言其次也。肺出于少商，少商者，手大指端內側也，为井（木）；溜于魚際，魚際者，手魚也，为滎；注于太淵，太淵⑥，魚后一寸⑦陷者中也，为腧；行于經渠，經渠*，寸口中也，动而不居，为經；入于尺澤，尺澤*，肘中之动脉也，为合，手太陰經也。心⑧出于中冲，中冲*，手中指之端也，为井（木）；溜于劳宫，劳宫*，掌中中指本节之內間也，为滎，注于大陵，大陵*，掌后两骨⑨之間方下者也，为腧；行于間使，間使之道⑩，两筋之間，三寸之中也，有过則至，无

① 処：应据《太素》卷十一《本輸》改为"起"，与"始"、"止"协韵。
② 留：此后应据《太素》卷十一《本輸》补"止"，与"始"、"起"协韵。
③ 六府：此前《太素》卷十一《本輸》有"五藏"，据后文"是六府之所与合者也"，五藏二字当刪，楊注亦誤。
④ 五藏之所溜処：《太素》卷十一《本輸》作"藏府之所流行"。
⑤ 木：《太素》卷十一《本輸》无，疑是后人据《難經·六十四難》及《甲乙》卷三沽注。今加括号，以下諸"木"、"金"字並同。
⑥ 太淵：此后应据《太素》卷十一《本輸》补"者"字，与上文句法一致，下有*者同。
⑦ 一寸：《太素》卷十一《本輸》作"一下"字。
⑧ 心：《太素》卷十一《本輸》同，《甲乙》卷三第二十五作"心主"，《素問·气穴論》王注作"心包"。
⑨ 骨：《太素》卷十一《本輸》、《千金》卷二十九第十一及《医心方》卷二第一同，《甲乙》卷三第二十五、《千金翼》卷二十六第一之二十三、《外台》卷三十九及《素問·气穴論》王注作"筋"。
⑩ 之道：《太素》卷十一《本輸》作"道"，楊注未有解釋，例之前后各条，想系"者"字，初誤为"道"，后人或以費解，又加"之"字也。《甲乙》、《千金》、《外台》及《素問·气穴論》王注均无"道"字，应据改。

为井（金）；溜于通谷，通谷*，本节之前外側⑪也，为滎；注于束骨，束骨*，本节之后陷者中⑫也，为腧；过于京骨，京骨*，足外側大骨⑬之下，为原；行于昆侖，昆侖*，在外踝之后，跟骨之上，为經；入于委中，委中*，膕中央，为合，委而取之，足太阳⑭也。胆出于竅陰，竅陰者，足小指次指之端也，为井（金）；溜于俠溪，俠溪*，足小指次指之間也，为滎；注于临泣，临泣*，上行一寸半陷者中也，为腧；过于丘墟，丘墟*，外踝之前⑮下，陷者中也，为原；行于阳輔，阳輔*，外踝之上，輔骨之前，及絕骨之端也，为經；入于阳之陵泉，阳之陵泉*，在膝外陷者中也，为合，伸而得之，足少阳⑯也。胃出于厲兌，厲兌者，足大指內次指之端也，为井（金）；溜于內庭，內庭*，次指外間⑰也，为滎；注于陷谷，陷谷*，上⑱中指內間上行二寸陷者中也，为腧；过于冲阳，冲阳*，足跗上五寸陷者中也，为原，搖足而得之；行于解溪，解溪*，上冲阳一寸半陷者中也，为經；入于下陵，下陵*，膝下三寸，胻骨⑲外三里也，为合；复下三里三寸为巨虚上廉，复下

① 外側：《太素》卷十一《本輸》无，疑是后人依《明堂》沽注。
② 陷者中：《太素》卷十一《本輸》无，疑是后人依《明堂》沽注。
③ 足外側大骨：《太素》卷十一《本輸》作"外踝"。
④ 太阳：此后应据《太素》卷十一《本輸》补"經"字。
⑤ 前：《太素》卷十一《本輸》无，疑是后人依《明堂》沽注。
⑥ 少阳：此后应据《太素》卷十一《本輸》补"經"字。
⑦ 外間：此后《太素》卷十一《本輸》有"陷者中"三字，但《千金》卷二十九第一无。
⑧ 上：与后文重，应据《太素》卷十一《本輸》刪。
⑨ 骨：《太素》卷十一《本輸》无，比照上文句法，亦不当有，疑是后人沽注。

　　蕭延平與劉衡如雖然發現今本《靈樞·本輸》井穴增衍 "木、金" 2 字，但兩人非臨床醫師故皆無加以詮釋。筆者針刺沒有應用五行，然而困於《靈樞·本輸》 "木、金" 2 字，故僅持懷疑態度。直至 2013 年 5 月研究《太素》時才得到此證據，針灸確實沒有五行。針灸補瀉並非依據穴位的位置（硬體），而是依據脈象施以手法（軟體）。故《靈樞·九鍼十二原》云：「凡將用鍼，必先診脈。」

《素問‧太陰陽明論》：「帝曰：脾不主時，何也？岐伯曰：脾者土也，治中央，常以四時長四藏，各十八日寄治，不得獨主於時也。脾藏者，常著胃土之精也，土者，生萬物而法天地，故上下至頭足，不得主時也。」《素問‧刺要論》：「刺皮，無傷肉。肉傷則內動脾，脾動則七十二日、四季之月。病腹脹煩，不嗜食。」宋臣林億注文：「七十二日、四季之月者，謂三月、六月、九月、十二月各十二日後，土寄王十八日也。」按兩段皆為「播五行於四時」，四時卻無季節配屬脾臟的說帖，一種畸形的配屬脾臟季節，因只是類比而非關診療故無所謂。

十一、結論

仲景《傷寒論》六病自成一系統，不講臟腑、經絡、運氣、易學；其診治思惟異於《金匱要略》。《金匱要略》非出於仲景。《傷寒論》依據發病當下病人的體質而施陰陽病勢之辨證。體質偏寒涼者主以溫熱藥，體質偏溫熱者主以寒涼藥。故《傷寒論》既可治外感病，又可治雜病。對中醫師而言，治療外感與惡性腫瘤的用藥思惟並無不同，並非一遇惡性腫瘤就聯想到野生人參、牛樟芝、牛黃、冬蟲夏草、藏紅花等高貴藥材。醫師更不能趁病人之危來貪圖厚利。中醫並非依據現代醫學的病名診治。**筆者用桂枝湯加減治癒外感高燒咽喉痛者不知凡幾**。以高血壓求診者或用溫熱藥、以皮膚病求診者或用溫熱藥、以下利求診者或用寒涼藥、以不孕求診者或用寒涼藥…。如果說筆者診治稍有療效者，其秘訣不過掌握陰陽病勢而已。又《傷寒論》的前提是湯方療法（屬內科），著於化學作用。經脈疾病的前提是針灸療法（屬外科），著於物理作用。儘管同有三陽三陰的名稱，但是概念不同，不能混為一談。故仲景書不講經絡；不講六經辨證。對照康平本即知凡是經絡針灸字眼皆作註解，全係後人增衍所竄入。

中醫“臟腑辨證”流行數十年，多以《金匱要略》首篇作為理論依據；筆者已說明其五臟生克補瀉之荒謬。又病人選擇“臟腑辨證”法的前提為何？即醫師要如何判斷何種疾病要優先採用“臟腑辨證”？如何優先採用“三焦辨證”？“衛氣營血辨證”？“八綱辨證”？爾等選擇辨證法之依據又為何？當學生提出質疑時，我們要如何給予滿意的答案呢？“臟腑辨證”離不開五行配屬五臟。本文已闡明東漢許慎：人肝（木）、人心（火）、人脾（土）、人肺（金）、人腎（水）的配屬類比構想源自其師祖西漢末、新朝的劉歆。許慎與劉歆皆屬古文經學流派。唐朝孔穎達卻訛此套類比出自《今文尚書》。但考證《今文尚書》並無出此套類比。否則古文經學流派者卻去認同《今文尚書》的觀點，豈不矛盾？

最早提出五行配屬人體五臟的類比是稍早於劉歆數年的揚雄。即：人脾（木）、人肺（火）、人心（土）、人肝（金）、人腎（水）。孔穎達卻訛此套類比出自《古文尚書》。筆者考證《古文尚書》並無此段，其乃出自揚雄《太玄‧

太玄數》。又《古文尚書》係後人偽書，不足為言。否則既列為《古文尚書》，古文經學者劉歆卻不認同其觀點；另予以更改五行配屬五臟的類比，豈不矛盾？

揚雄五行配屬人體五臟的類比源自《禮記·月令》祭祀豬五臟的優先次序。其優先次序為：豬脾（木）、豬肺（火）、豬心（土）、豬肝（金）、豬腎（水）。揚雄移花接木以人體取代豬的五臟次序作為類比構想。唐朝孔穎達《禮記正義》以豬首朝南，豬背趴在供桌上。依解剖位置而定祭祀豬五臟的優先次序；其與人體五臟生理作用全無關聯。揚雄逕自將豬轉換為人體。劉歆考慮人牲是仰躺於供桌上，其解剖位置與豬左右相反。又西漢末國運改火德之風甚上，國君（皇帝）對應人君（心臟），應居南方。因此而劉歆更改揚雄五行配屬五臟的類比次序。

〈月令〉是一年分作四季、十二月的陰陽合曆；將一年分作五行（五季）的太陽曆者為《管子·五行》。後者被〈月令〉吸收故曰：「播五行於四時」。五行滲透入**祭祀**源自〈月令〉。因祭祀是依據曆制而定，而五行滲透入**曆制**則源自《管子·五行》。又因曆制是依據天文學說，其則源自天文學的「**五星運行**」循環。爾等五行循環順序作：木、火、土、金、水。〈月令〉五行配屬祭祀**豬**的五臟順序同此。揚雄、劉歆五行配屬人體五臟順序亦同此；差別是對應的臟名不同。揚雄為：木（脾）、火（肺）、土（心）、金（肝）、水（腎）。劉歆更改其次序而作：木（肝）、火（心）、土（脾）、金（肺）、水（腎）。天文星象大量滲透入《內經》，整本《內經》至少有三種曆制：干支曆、太陽曆、陰陽合曆。今本《內經》五行配屬五臟與劉歆觀點相同，推得應係劉歆刪改舊本而得。《內經》著於五行相生，甚少論及五行相勝。此為天人合一、生命永恆運行循環思惟之延伸，正與天文學五星運行的現象相符合；其相生序作：木、火、土、金、水。而《尚書·洪範》五的行相生次序卻作：水、火、木、金、土。推得《內經》五行配屬五臟並非源自〈洪範〉，而是源自祭祀←曆制←五星運行。

《內經》仿照《禮記·月令》五季（五行）提出五臟生理的規範構想（例如肝主筋、肝味酸、肝色青、肝藏魂、肝開竅於目…等），這是藉由天文五星運行、曆制與祭祀的類比。今人卻訛作中醫理論。劉歆依解剖位置（非依據五臟生理作用）更改揚雄的五行配屬五臟。我們熟知的中醫理論：「五行配屬五臟生理」，爾等竟然是從祭祀豬五臟而得，實在極為荒唐。至於針灸補瀉應依據脈象而採取不同的手法（軟體），後人訛以選擇穴位來作補瀉（硬體）。我們透過文獻的比對，考證得知《靈樞·本輸》的井穴並沒有配屬五行"金、木"2字；其是後人增衍而得。五俞穴配屬五行是出自後來的《黃帝內經明堂》，從楊上善仁和寺《黃帝內經明堂》殘卷（只有首卷）可徵。總結五臟配屬五行以及五臟各種規範類比並無關於臨床診療；**中醫理論（包括湯方與針灸）只有陰陽而無五行**。又易學是宗於數目2的數學機率遊戲，其藉天文學的日月與四季先訛作為占卜學，隨後又萌生出哲學。易學全無涉及數目5的五行學說，易學的陰陽也異於中醫的陰陽。

參考文獻

1. 陳久金：《帛書古典天文史料注析與研究》萬卷樓圖書有限公司 2001/5
2. 新城新藏：《中國天文學史研究》，沈璿翻譯，翔大圖書有限公司 1993/11
3. 樊圃：〈五臟附五行是受古代祭祀的啟示〉陝西中醫學院學報 1994/10、1995/1
4. 同 1.
5. 同 2.
6. 楊上善編撰，錢超塵、李雲校注：《黃帝內經太素新校正》（仁和寺本）學苑出版社，2006
7. 劉衡如：《靈樞經》人民衛生出版社 1964

寸關尺分候臟腑之診係由易學屬入而非臨床驗得

2013/3/15〈台北市中醫藥論叢〉‧2016/1/31 修正

摘要：

　　五行學說與易學皆屬入中醫，中醫必須與爾等臆說脫鉤。我們習以寸關尺分候五臟（右寸肺、左寸心、右關脾、左關肝、尺脈候腎）之疾。但甚少追問其文獻來源。此配屬最早出自《河圖》，《脈法讚》加以引用，再引入《脈經》。《難經》寸關尺是先分候經脈，再透過經脈各自內屬臟腑。「經」字為固定時間規律的循環，例如女子的月經週期。經脈實際上未必呈線性進行，亦無與臟腑相連，更非為恆定存在的解剖組織。當行以針灸刺激時則呈現，針灸刺激一結束則多隨即消失。其暫時性類如候鳥的飛行途徑，當氣溫下降（刺激出現）時則自然呈現，氣候一回溫則其途徑多即消失。經脈相互間並無循環週期的時間規律，**故不能稱作 "經脈"，應稱為 「感傳脈道示意線」**。血衇則為恆定存在的解剖組織。先賢能辨清兩者差異而分別創有「脈」與「衇」字。在病人未同步施予針灸的條件下，醫師所診的寸關尺是血衇（橈動脈）而非經脈，血衇必須符合心臟血液動力學等機轉；故寸關尺皆能候得心律不整而非侷限於左寸。解剖寸關尺血衇處並無各自內屬臟腑。病人在未同步施予針灸的條件下，「感傳脈道示意線」根本未被激發，此時內服的藥物當無感傳脈道示意線可歸屬。金元醫家盛行的藥物歸經、藥物入臟腑之說錯誤。針灸療法屬外科（物理作用），湯方屬內科（化學作用），兩者不容混淆。《難經》寸關尺既然分候經脈，對象自是指針灸，不可訛移作湯方。《靈樞‧九鍼十二原》：「凡將用鍼，必先診脈。」被訛作 "凡將開方，必先診脈。" 漢代醫家開方多無診脈，或藉診手太陰脈口整體佐作開方的參考。仲景脈學不分寸關尺，不分左右手。《傷寒論》113 首湯方僅 33 首附有脈象，其餘 80 首則否，故診脈並非開方的必要條件。易學方位為上南（君位）對應夏天、下北對應冬天。心為人體之君，類比太陽而居上南。腎為人體最低處，類比太陰而居下北。易學屬入脈學是以<u>陽儀</u>對應<u>陽寸</u>配屬居高位的心肺，以<u>陰儀</u>對應<u>陰尺</u>配屬居低位的肝腎。心臟跳動在左，故左寸配屬心脈；寸部剩下右側當配屬肺脈。心腎上下對比，故左尺配屬腎脈。肝臟理應居於右尺，但因為肝臟歸為陰儀（左側），且其解剖位置高於腎臟，關脈位置高於尺脈，故應以左關候肝脈較為妥當。五行藉祭祀方位、國運火德配心與解剖位置屬入醫學，易學則藉季節方位與解剖位置屬入醫學。易學無關於五行，四象只能分候四臟之脈，增補右關分候身體中部的脾脈以湊足五臟。五行以春天東方（身右）配肝，秋天西方（身左）配肺。易學則以秋天西方（左側陰儀）配肝，春天東方（右側陽儀）配肺。基礎不同而左右相反。因係方位等的類比，非關生理功能，左右相反的矛盾並無所謂。而且爾等配屬只是類比的構想，非關診療。兩千年醫家對寸關尺配屬五臟基本上無異議，今筆者首先揭發脈診誤區以更正中醫之診斷。又脈診儀不能分候臟腑之疾。

前言：

　　儘管寸關尺分候六腑尚有爭議，但其分候五臟似為中醫的診斷標準，甚至延伸出"臟腑辨證"。但卻無法證明其文獻真貌。《素問》、《靈樞》沒有關脈與尺脈名稱。《難經》始分作寸關尺三部，兩手六部：**寸關尺～分候十二經脈～各自內屬臟腑**。其並非直接內屬臟腑。第一階段先分候十二經脈，第二階段再由十二經脈各自內屬臟腑。數目 12 分屬手足各為 6，這是在談針灸而非湯方療法。夏朝一年分作五季，商朝一年分作四季。先民用圭表和日晷觀測太陽，太陽由東向西進行，上南而下北。方位與四季的對應分別為春（東）、夏（南）、秋（西）、冬（北）；爾等對應原先並無關醫學。在天人合一思想的滲透下，西漢晚期五行與易學羼入中醫，分別以五季與四季類比臟腑。易學太極混沌一體，依據日照多寡分出陽儀（日）與陰儀（月）。再生四象對應四季：陽儀轄春（少陰）、夏（太陽），陰儀轄秋（少陽）、冬（太陰）。其原屬天文學。之後易學以陰陽共 64 卦轉為占卜學，更引申為哲學，最後強將易學四季太少陰、太少陽的時段名稱訛作太少陰脈、太少陽脈解，而羼入醫學。**易學不談五行**，北宋陳摶將五行滲透入易學，補上中央土而強冠以五行。其舉實已違反易學陰陽 2 的冪次方之前提。《易經・說卦》：「聖人南面而聽天下。」其以南方君王類比太陽來對應心，少陰對應肺、少陽對應肝、太陰對應腎。經脈本為 11 條，增補一條，數目 12 才能對等。因為五行數目 5 與 12 無交集，易學數目 4 才能與 12 條經脈搭配，故寸關尺分候五臟捨五行學說而以易學羼入。然而易學四象只能配屬四臟，《內經》只好增補「至陰」對應居季節中央的長夏來配屬脾臟。易學太少陽與太少陰本為互相平衡，卻另孤單多出「至陰」，實已違反易學陰陽平衡的邏輯前提。故《內經》此舉實為矛盾。又五行學說強配屬 12 條經脈，導致火行的表裏經有兩組（君火與相火）的矛盾，其舉實也違反五行學說的邏輯。五行是源於五星運行，藉引入曆制、祭祀，最後更由豬五臟移花接木為人體五臟，十分荒唐。五行學說與易學本皆無關於診療之事，必須爾等臆說抽離中醫。本文目的即在於指出中醫診斷學之誤區。

本文：

一、分類「是動則病」與「所產病」是以感傳脈道示意線成立為分界

　　出土《足臂十一脈》與《陰陽十一脈》之脈道走向皆朝心臟循行，中醫最早是以心臟為核心。此腕踝處線段處既為診斷處，又為治療處。當初尚無脈道的概念，只是腕踝脈口處與軀體病處呈上下、內外等對應。診其脈口處搏動的盛虛而採取或瀉或補之治則。此類疾病稱為「**是動則病**」。而後針灸刺激病人時，發現大部分病人在四肢有感傳呈線性之發生（少部分病人以點、帶狀、平面、立體進行，或甚至無感傳），醫家描繪其示意線，筆者稱為「感傳脈道示意線」。沿示意線之疾病，可於阿是穴處或脈口處施以針砭來治療，此類疾病歸為「**所產病**」。

腕踝十一脈並沒有冠上「經」字。臨床觀察針灸感傳進入胸腹腔之後模糊不清，大多呈現出面與體相雜而難予界定。故《足臂十一脈》與《陰陽十一脈》之「感傳脈道示意線」並無各自內屬臟腑。「感傳脈道示意線」成立之後，沿線的肌表疼痛、麻痹、痠脹等處屬「所產病」，其病位較「是動則病」淺。《內經》將「所產病」改稱為**所生病**，並將其與「是動則病」之分類混淆。《難經》作者則訛作氣病、血病解。《內經》腕踝十一脈之脈口線段被分為兩腧穴，其中之一稱原穴。並增衍出一條手心主經（後改名手厥陰經）而合為十二條"經脈"，陰經陽經配對，陰陽相貫，如環無端，虛構出十二"經脈"形成一循環而生生不滅，以合生命永恆的天人合一理想。「脈」改稱為「經脈」，按「經」字隱有在時間規律下重複循環之意，例如女子月事稱為月「經」週期。《靈樞·根結》：「一日一夜五十營，以營五藏之精。」即指一日一夜二十八"經脈"（左右各十二"經脈"，另含任脈、督脈、兩蹻脈）規律循環有 50 次。為了滿足經脈間循環進行之需要，不得不改變足三陽經與手三陰經之感傳進行方向，由朝心臟改為離心臟進行。整個"經脈學說"看似圓滿，實出於紙上安排的構想。臨床從未見有此循環之軌跡。

二、感傳脈道示意線是暫時性的傳導而類如候鳥的飛行途徑

　　舉望天空不見有恆定之鳥飛行途徑，可是當氣溫下降時此途徑自然呈現，其為候鳥生存而設的暫時性途徑；氣候下降的外在刺激為其呈現之必要條件。人類軀體並無存在恆定的感傳脈道示意線，當醫師施予針灸外在刺激之必要條件下，病人或可於四肢自覺到此示意線，其為有利於生存而暫時性激發。因為感傳脈道示意線異於血脈、神經、淋巴等恆定之解剖組織，故不可藉血液動力學、神經電位或淋巴功能來詮釋感傳示意線。屍體解剖更無法找到示意線之物質基礎，60年來科學儀器尋求示意線之努力全屬白卷，因為弄不清示意線非恆定組織而失敗。灸感內容比針感豐富。感傳或點狀跳躍，或線狀、帶狀、平面、立體或多樣同時兼雜。在四肢多呈線性進行，進入胸腹腔則感傳內容相當為複雜而難以描繪其狀。病人經針灸刺激後多先能感覺痠麻脹沉痛以及寒熱之溫度，此為感傳之起步，少數病人全無感傳而卻有療效者。灸感之溫度雖多為溫熱，亦有自感寒涼，或為寒熱兼雜者，另有得屎氣或微汗出者。感傳之方向雖多從刺激穴點漸傳播到遠方，亦有由刺激穴點直接跳躍到遠方者，或反從遠方漸傳播到刺激穴點者，甚至有於刺激穴點與遠方之間來回流注者。總之感傳途徑相當多元化，同一位病人連續治療兩次，先後刺激之感傳途徑也未必一致。手太陰脈於《足臂十一脈》稱為臂太陰脈，「出腋內廉，之心；其病心痛，心煩而噫」。手太陰脈於《陰陽十一脈》稱為臂巨陰脈，「出臂內陰，入心中；是動則病心滂滂如痛，缺盆痛，甚者交兩手而戰；其所產病，胸痛，脘痛，心痛，四末痛，瘕，為五病」。按只言治療「心」，並沒有論述「肺」。筆者臨床常以壯醫藥線點灸手太陰太淵穴治療心痛、心律不整、心搏不足等者，多能改善。反之以此穴治療咳嗽、氣喘等肺臟

疾病則療效不彰。推知經脈學說將手太陰內屬「肺臟」是出自類比。針灸無法勾勒出一條感傳線清楚地從手太陰脈口內屬到肺臟，亦無法勾勒出從寸關尺處以線性聯結十二經，遑論再從十二經脈各以線性內屬其臟腑。《難經》以寸關尺分候十二經脈、內屬臟腑並非臨床而得。《難經》寸關尺是先分候十二經脈而非臟腑。何況寸關尺分候十二"經脈"前提是「針灸療法」而非「湯方療法」，後人卻誤以寸關尺分候臟腑，並且訛作湯方診斷。儘管這是主流見解，但是必須更正錯誤。針灸模型的經脈線（感傳脈道示意線）應標以虛線，即如下圖的候鳥飛行路線：

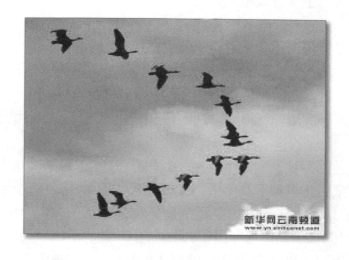

三、曆法五季與五星運行衍生五行學說而屬入五臟規範與生克

中醫五行起源眾說紛紜。先從「行」字讀音來釐清。河洛語「行」字有三種讀音，一讀同河洛語「杏」音，同河洛語德行之「行」音。即仁義禮智信五常之性。見於《論衡・問孔》與《風俗通義・聲音》。馬王堆漢墓帛書《老子》則作：「仁義禮智聖。」按「聖」為「信」音的通假字，兩字河洛語讀音雷同。西漢董仲舒賦五行以木為仁，火為禮，土為信，金為義，水為智，而後則形成為儒家之本。東漢章帝建初四年（79年）班固《白虎通・情性》：「五藏者何也？謂肝心肺腎脾也。肝之為言干也；肺之為言費也，情動得序；心之為言任也，任於恩也；腎之為言寫也，以竅寫也；脾之為言辨也，所以積精稟氣也。五藏，肝仁，肺義，心禮，腎智，脾信也。…故《元命苞》曰：「目者肝之使，肝者木之精，蒼龍之位也。鼻者肺之使，肺者金之精，制割立斷。耳者心之候，心者火之精，上為張星。陰者腎之寫，腎者水之精，上為虛危。口者脾之門戶，脾者土之精，上為北斗，主變化者也。」或曰：「口者心之候，耳者腎之候。」或曰：「肝繫於目，肺繫於鼻，心繫於口，脾繫於舌，腎繫於耳。」按《白虎通》發揚西漢董仲舒《春秋繁露》類比手法，將君臣、父子、夫婦之義與天地星辰、陰陽五行等各種自然現象相類比。此為儒家五行配五臟繫竅的類比。

「行」字另讀銀行的「行」音，指五種行業。源由《尚書・洪範》竄入中醫作五臟的關範，例如肝色青、肝味酸、肝脈弦、肝部脈如十二菽之重、肝臟其華在爪等類比構想。俗稱「五材」，其五臟五種規範各自獨立，彼此間並無生克關係。又《道德經・成象》：「神，謂五臟之神也。肝藏魂，肺藏魄，心藏神，腎藏精，脾藏志，五藏盡傷，則五神去矣。」按其"肝藏魂"等亦屬五臟規範之類比。

「行」字又讀運行的「行」音，其源由曆制與天體「五」星運「行」循環不息，竄入中醫而衍生作五臟生克。

五「行」三種讀音依河洛語十五音法分別標作：
*五「行」：京六喜。讀同河洛音：德「行」。五常，儒家衍用於五臟繫竅之類比。
*五「行」：江五喜。讀同河洛音：銀「行」。指五種行業類別，衍用於五臟規範。
*五「行」：京五喜。讀同河洛音：運「行」。指五行學說，衍用於五臟生克。

呂不韋《呂氏春秋》（按-239 年成書，即秦朝成立時），但是其〈十二紀〉首篇則是西漢某人衍竄而託名呂不韋所撰。因秦昭王（在位-307～-251）開始施行顓頊曆（屬於陰陽曆，以 19 年 7 潤來調整），其以夏曆冬天十月為歲首（一年之始），輪至九月為歲末。歲首十月同樣稱為十月，不稱一月或正月。秦始王統一天下仍遍行顓頊曆，西漢開國繼續使用，直至漢武帝施行太初曆時（-104）才被廢止（太初曆於西漢章帝元年，由劉歆重新編訂，改稱三統曆止，共施行 188 年）。太初曆是以夏曆的春天正月為歲首。今觀〈十二紀〉亦以「正月」為歲首；顯然非屬呂不韋時代，即顓頊曆的十月為歲首矛盾。推得《呂氏春秋・十二紀》首篇寫作年代是屬於太初曆的背景，即西元前 104 年之後。〈十二紀〉："**祭先脾**…立春，盛德在木"、"**祭先肺**…立夏，盛德在火"、"**祭先肝**…立秋，盛德在金"、"**祭先腎**…立冬，盛德在水…"。另於季夏之月（六月紀）最末段輯有："中央土，其日戊己。其帝黃帝，其神后土。其蟲裸，其音宮，律中黃鐘之宮。其數五。其味甘，其臭香。其祀中霤，**祭先心**。天子居大廟大室，乘大路，駕黃騮，載黃旗，衣黃衣，服黃玉，食稷與牛，其器圜以閎。"此〈十二紀〉首篇完全抄襲《禮記・月令》。但是〈月令〉只云孟春之月、仲春之月、季春之月…孟冬之月、仲冬之月、季冬之月。〈十二紀〉卻訛衍對應正月紀、二月紀、三月紀…十月紀、十一月紀、十二月紀，自露馬腳〈十二紀〉此篇之寫作年代為西漢後期，託名呂不韋所撰。

《禮記》[1]是春秋與戰國時期的作品，〈月令〉篇於西漢末、東漢初被戴聖（約稍晚於劉歆數十年出生）補輯。〈月令〉、〈十二紀〉五臟非指人體五臟，而是祭祀三牲（牛、羊、豬）的五臟順序。又中央土居於季夏之月與孟秋之月間，實際上並無配屬季節，此與木、火、金、水各佔一季節（4 個月），兩者矛盾。"中央土"既無分配到季節月份，其規範在實際上無法執行。因為〈月令〉本意是當月份應遵守的指導規範，則豈不與篇名〈月令〉相抵觸？此顯然是一年 4 季

12月之曆制向一年5季10月曆制滲透所產生的矛盾。又〈月令〉與〈十二紀〉都無涉及人體的五臟。班固（79年）《白虎通·五祀》三牲五臟的祭祀順序同此。

《淮南子》[2]是淮南王劉安（-164～-122）等人仿照《呂氏春秋》而加潤飾，並於建元二年（-139）獻給漢武帝。原名《淮南鴻烈》、《劉安子》，劉向（-77～-6）校定後改名《淮南子》。其〈時則訓〉同〈十二紀〉首篇，以孟春之月、仲春之月、季春之月…孟冬之月、仲冬之月、季冬之月對應正月、二月、三月…十月、十一月、十二月。並將季夏之月（六月）分配給中央土德：「**季夏之月**，招搖指未，昏心中，旦奎中，其位中央，其日戊己，盛德在土，其蟲臝，其音宮，律中百鍾，其數五，其味甘，其臭香，其祀中霤，**祭先心**。涼風始至，蟋蟀居奧，鷹乃學習，腐草化為蚈。天子衣黃衣，乘黃駵，服黃玉，建黃旗。食稷與牛，…**六月官少內，其樹梓**。」則木德配屬1月、2月、3月。火德配屬4月、5月。土德配屬6月。金德配屬7月、8月、9月。水德配屬10月、11月、12月。〈時則訓〉雖然解決〈十二紀〉土德無季節月份可配屬的矛盾，但是其五德強與12月配屬亦不合邏輯，此也是一年4季12月之曆制向一年5季10月曆制滲透所產生的矛盾。〈時則訓〉全篇並沒有涉及到人體的五臟。

《淮南子·墜形訓》："東方川谷之所注，日月之所出，其人兌形小頭，隆鼻大口，鳶肩企行，<u>竅通於目，筋氣屬焉，蒼色主肝</u>，長大早知而不壽；其地宜麥，多虎豹。南方，陽氣之所積，暑濕居之，其人修形兌上，大口決眦，<u>竅通於耳，血脈屬焉，赤色主心</u>，早壯而夭；其地宜稻，多兕象。西方高土，川谷出焉，日月入焉，其人面末僂，修頸卬行，<u>竅通於鼻，皮革屬焉，白色主肺</u>，勇敢不仁；其地宜黍，多旄犀。北方幽晦不明，天之所閉也，寒水之所積也，蟄蟲之所伏也，其人翕形短頸，大肩下尻，<u>竅通於陰，骨幹屬焉，黑色主腎</u>，其人蠢愚，禽獸而壽；其地宜菽，多犬馬。中央四達，風氣之所通，雨露之所會也，其人大面短頤，美須惡肥，<u>竅通於口，膚肉屬焉，黃色主胃</u>，慧聖而好治；其地宜禾，多牛羊及六畜。木勝土，土勝水，水勝火，火勝金，金勝木…。是故以水和土，以土和火，以火化金，以金治木，木得反土。五行相治，所以成器用。"田樹仁等[3]考證前述標以底線者非屬〈墜形訓〉原文，其係出自後人竄衍。即〈墜形訓〉原稿全篇並沒有涉及到人體的五臟。

《淮南子·精神訓》："夫精神者，所受於天也；而形體者，所稟於地也。故曰：一生二，二生三，三生萬物。萬物背陰而抱陽，沖氣以為和。故曰：一月而膏，二月而胅，三月而胎，四月而肌，五月而筋，六月而骨，七月而成，八月而動，九月而躁，十月而生。形體以成，五臟乃形。<u>是故肺主目，腎主鼻，膽主口，肝主耳</u>，外為表而內為裏，開閉張歙，各有經紀。故頭之圓也象天，足之方也象地。天有四時、五行、九解、三百六十六日，人亦有四支、五藏、九竅、三百六十六節。天有風雨寒暑，人亦有取與喜怒。<u>故膽為雲，肺為氣，肝為風，腎為雨，</u>

脾為雷，以與天地相參也，而心為之主…。」按此篇宗以老子思想論述胎兒發育成人而以天地來類比。1973 年馬王堆出土的《胎產書》（其作一月流刑、二月始膏、三月始脂、…）[4]即有此說，內容樸質並無論及人體五臟，類比不同。又〈精神訓〉重出於《文子・九守》，但是標以底線者於〈九守〉卻作："<u>肝主目，腎主耳，脾主舌，肺主鼻，膽主口</u>"、"<u>膽為雲，肺為氣，脾為風，腎為雨，肝為雷</u>"。按馬王堆醫書的埋葬年代是漢文帝十二年(-168)，抄錄年代約西元前 4 世紀末～西元前 3 世紀初。《文子》確為先秦古書，文子相傳為老子學生，稍小於孔子。其寫作時代約與《胎產書》相當或更早。照理〈九守〉胎兒之論亦應同《胎產書》樸質，今本〈九守〉內容細緻，顯然出自後人竄衍。推得〈九守〉標以底線者是抄自〈精神訓〉，並變更臟腑與開竅之對應，時間點應在西漢後期。其目的是在鋪陳中醫理論的虛擬構想，但是還差一步，其"脾主舌、膽主口"於東漢班固（32～92）《白虎通・情性》作"脾繫於舌、心繫於口"。舊本《內經》又對調變更作"脾開竅於口、心開竅於舌"。五臟對應五竅之類比總算固定下來，而後才有舊本《內經》之完書。**舊本《內經》完書時間稍在晚於新朝。**

　　田樹仁等考證「先秦時當無五行配五臟、五行配五臟是漢代經師的產物」。其論述精闢，筆者補充關鍵時間點為東漢初的揚雄[5]（-53～18）。其《太玄・太玄數》首先將三牲五藏祭祀的順序移花接木到人體五臟與疾病之配屬。內言：「木藏脾，侟志，為衄。火藏肺，侟魂，為盲。土藏心，侟神，為愚。金藏肝，侟魂，為瘖。水藏腎，侟精，為聾。」按其將木火土金水依序對應人體脾肺心肝腎。這類比是仿照祭祀三牲五藏的順序，第一次五行配屬人體五臟從此展開序頁。而後《內經》再變更木火土金水依序對應人體的肝心脾肺腎。學者或謂兩組五行配屬五臟乃《古文尚書》與《今文尚書》之爭，非也。《古文尚書》為後世託言的偽書，而《今文尚書》並無此文句（後詳）。今將五行配屬五臟從牲畜五臟的祭拜順序轉作人體五臟生理之過程列表如下：

五行與五臟之配屬：	木	火	土	金	水
《禮記・月令》祭祀三牲五臟順序：	脾	肺	心	肝	腎
《呂氏春秋・十二紀》祭祀三牲畜順序：	脾	肺	心	肝	腎
《淮南子・時則訓》祭祀三牲五臟順序：	脾	肺	心	肝	腎
《白虎通・五祀》祭祀三牲五臟順序：	脾	肺	心	肝	腎
《太玄・太玄數》<u>人體</u>五臟的類比：	脾	肺	心	肝	腎
《內經》<u>人體</u>五臟的類比：	肝	心	脾	肺	腎

　　筆者強調〈月令〉、〈十二紀〉、〈時則訓〉、〈白虎通〉的五行配五臟是指祭祀三牲的五臟順序，不是指人體的五臟。〈精神訓〉雖首先論述人體肺腎膽肝四臟腑依序與目鼻口耳的對應，並無五行配五臟。〈九守〉更改作肝腎脾肺膽五臟腑依序分別與目耳舌鼻口的對應，亦不符合五行配五臟。

唐朝孔穎達（640）《禮記正義・月令疏》引東漢許慎（58～147）《五經異義》云：「故《異義》云：《今文尚書》歐陽說："肝木也，心火也，脾土也，肺金也，腎水也。"《古尚書》說："脾木也，肺火也，心土也，肝金也，腎水也。"許慎按："〈月令〉春祭脾，夏祭肺，季夏祭心，秋祭肝，冬祭腎。與《古尚書》同。"鄭（鄭玄127～200）駁之云："〈月令〉祭四時之位，及其五藏之上下次之耳。冬位在後而腎在下，夏位在前而肺在上，春位小前故祭先脾，秋位小卻故祭先肝。腎也、脾也，具在鬲下。肺也、心也、肝也，具在鬲上。祭者必三，故有先後焉，不得同五行之氣。<u>今醫疾之法，以肝為木，心為火，脾為土，肺為金，腎為水，則有瘳也。若反其術，不死為劇。</u>"如鄭此言，五行所主，則從《今文尚書》之說，不同許慎之義。」

隋朝蕭吉（594）《五行大義》：「許慎《五經異義》：《尚書》夏侯、歐陽說："云肝木，心火，脾土，肺金，腎水。此與前同。"《古文尚書》說："云脾木，肺火，心土，肝金，腎水。此四臟不同。"《禮記・月令》云"春祭以脾，夏祭以肺，季夏祭以心，秋祭以肝，冬祭以腎"。皆五時自相得，則《古尚書》是也。」筆者按續接的鄭玄駁文同孔穎達語，但無上段筆者標以底線的 33 字。推得此 33 字駁文應是孔氏等託名鄭玄增衍。又清朝陳壽祺（1813）《五經異義疏證》此段有云：「案漢人但稱《今尚書》，裴松之注《三國・吳志》始稱《今文尚書》。」按其指出孔穎達引《五經異義》增衍一"文"字。

〈月令疏〉引《五經異義》云：《古尚書》說："脾木也，肺火也，心土也，肝金也，腎水也。"有誤。應該是引自揚雄《太玄・太玄數》。又《今文尚書》先出，《古文尚書》後出[6]。2013 年 1 月 4 日，清華大學藏戰國竹簡第三批整理成果問世。李學勤考證有三篇簡文與東晉時期《古文尚書》的〈說命〉篇內容完全相異，故傳世本《古文尚書》確係後人偽作。按傳世本典籍經過歷代傳抄遺漏、復輯，竄衍己意，多異於原本。先秦兩漢典籍《尚書》、《史記》、《淮南子》、《春秋繁露》、《內經》、《傷寒論》[7]、《金匱要略》、等皆不能宗以傳世本。甚至漢後的《甲乙經》、《脈經》等亦如此。《古文尚書》既為偽書，符合筆者考證脾木、肺火、心土、肝金、腎水的類比非引自《古文尚書》。漢武帝即位後，接納董仲舒的意見，強化中央集權統治，罷黜百家，獨尊儒術。西漢哀帝（-3）時，擔任秘閣劉歆（-46～23）批判今文經學為秦王焚毀殘物，力揚古文經學，爭將《左氏春秋》與《古文尚書》等古文經書列於學官。其舉引起今文與古文學派之爭。西漢末期、新朝、東漢初期以古文學派勝出。東漢漢光武帝於建武二年（26 年）改國運為火德之後，今文學派勝出。東漢末年鄭玄（127～200）統一古、今文學兩派。前述「鄭駁之」即鄭玄反駁之語。清朝王謨（1798）《漢魏遺書鈔》復輯歐陽生《今文尚書說》，最末頁王謨注：「肝木也，心火也，脾土也，肺金也，腎水也。〈月令疏〉引《異義》"《今文尚書》歐陽說"。按此條於《今文尚書》未詳何篇，故列於此。」

伏生講授《今文尚書》給歐陽生與張生，張生傳授給歐陽高、夏侯勝、夏侯建，此三人為經學博士。蕭吉所稱夏侯、歐陽即指此三人。《異義》即許慎《五經異義》。〈月令疏〉即孔穎達《禮記正義・月令疏》。雖然孔氏引許慎《五經異義》，但是王謨考證指出所引「《今文尚書》歐陽說」不知出於《今文尚書》何篇。許慎師承賈逵，賈逵師承其父賈徽，賈徽師承劉歆。劉歆家承父親劉向而為古文經學的開創者，許慎師祖於劉歆，許慎（121）《說文解字》：「肝木臟也、脾土臟也、肺金臟也、腎水臟也。」全同《內經》的類比。另云：「心：人心，土藏，在身之中。象形。博士說以為火藏。」特將「心」配屬土臟，又同時配屬火臟。許慎此類比有兩項討論，一者東漢中期古文經學衰敗，揚雄〈太玄數〉：「木藏脾、火藏肺、土藏心、金藏肝、水藏腎」之說業已沒落。二是《今文尚書》根本沒有五行配屬人體五臟。推得許慎並無叛離師祖劉歆而去支持《今文尚書》。揚雄雖與劉歆同年代，但劉歆並無以心為火臟來作五行配五臟。許慎所言博士非指西漢末期的歐陽高等三人，而是指東漢的經學博士。許慎只有提及「人心，土藏，在身之中。」，並無言「木藏脾、火藏肺、金藏肝、水藏腎」（揚雄的類比）。許慎此舉是專指針灸療法的「感傳脈道示意線」皆朝心臟進行，心臟居人身之中，而與土德居中之意相合。如此而已，故針灸療法的脾肺肝腎沒有配屬德象。

東漢光武帝改國運為火德之後，今文學派大為抬頭，五行火德配屬心臟、五行配屬人體五臟類比之說漸次興起；揚雄首開以木火土金水依序配屬人體脾肺心肝腎。在此之前中醫五行並無配屬五臟類比。孔氏引《異義》云：「《今文尚書》歐陽說：肝木也，心火也，脾土也，肺金也，腎水也。」時間點矛盾，漢武帝（-136）設立五經博士，歐陽高為第一位尚書博士。東漢初揚雄（-53～18）〈太玄數〉首先將三牲五藏祭祀的順序移花接木到人體五臟與疾病之配屬。即《內經》「肝木，心火，脾土，肺金，腎水。」之類比時間必晚於揚雄，故所說必非出自歐陽高。許慎《五經異義》應不會犯此錯誤。《五經異義》於隋唐之際應已亡佚。清朝陳壽祺《五經異義疏證》全依孔穎達引語而復輯此書，並以蕭吉作為按語。筆者認為蕭吉與孔氏所引非出自許慎，附帶鄭駁之語皆應是在許慎之後託名所竄衍。故王謨於《今文尚書》找不到歐陽高所說的出處。

學者爭論兩套中醫五行配屬五臟時，多謂木火土金水於《古文尚書》依序配屬脾肺心肝腎，於《今文尚書》依序配屬肝心脾肺腎。兩者皆以孔氏〈月令疏〉引許慎《五經異義》作為依據。所引顯然有誤。隋朝蕭吉《五行大義・五行名》：「許慎云：“木者，冒也。冒地而生。”、“土者，吐生者也。”」等皆確出於許慎《說文解字》。筆者認為《五經異義》於隋唐之際應已亡佚，蕭吉有看過《說文解字》，但應無見過《五經異義》。蕭吉從《說文解字》：「心：人心，土藏，在身之中。象形。博士說以為火藏。」訛認「博士」即為西漢歐陽高等三人，而誤判「心為火臟」成立於西漢。因此揣測《五經異義》引《尚書》作為說帖，並竄衍鄭駁之語評判兩套五行配屬五臟。而後孔氏亦應無見過《五經異義》，孔

氏或僅是承隋朝蕭吉的見解，稍加潤飾，孔氏或他人更增衍鄭駁的 33 字。故先秦兩漢《尚書》相關文獻皆無此說，《古文尚書》更是偽書，書內亦無此說。

《尚書‧洪範》：「我聞在昔，鯀陻洪水，汩陳五行；帝乃震怒，不畀洪範九疇，彝倫攸斁。鯀則殛死，禹乃嗣興，天乃錫禹洪範九疇，彝倫攸敘⋯。一、五行：一曰水，二曰火，三曰木，四曰金，五曰土。水曰潤下，火曰炎上，木曰曲直，金曰從革，土爰稼穡。潤下作鹹，炎上作苦，曲直作酸，從革作辛，稼穡作甘。二、五事：⋯。」按「汩」字讀「古」音，亂也。汩陳五行指人事物的安置雜亂無章。本篇敘述周武王（約-1000 年）向箕子請教治國之道，箕子以夏帝大禹治水成功乃基於孰悉九項國政所致來說明；第一項要了解世間有五種元素，各有其質性與作用。按其隱喻人事物多樣雜亂，物要適其功用，人要適其專長，故皆應劃分為五類。本篇五「行」讀為行業的「行」音，作類別之意。而後其竄入中醫而作五臟規範。其五臟規範間並無生克關係，故並不符合五行學說。

《晏子春秋‧景公從畋十八日不返國晏子諫》：「寡人知有五（按應從《韓詩外傳》作四）子，猶心之有四支（支與肢字通假），心有四支（肢），故心得佚焉。」[8] 按《晏子春秋》應是戰國時期齊國晏子之後人等所作，當時即以心臟比喻為君王。董仲舒（-179～-104 提倡天人感應、三綱五常等儒學而為中國社會思想規範。）《春秋繁露‧天地之行》：「一國之君，其猶一體之心也。隱居深宮，若心之藏於胸；至貴無與敵，若心之神無與雙也。高清明而下重濁，若身之貴目而賤足也；任群臣無所親，若四肢之各有職也；內有四輔，若心之有肝肺脾腎也。」其〈五行對〉：「身以心為本，國以君為本。」〈五行之義〉：「土居中央。」〈五刑相生〉：「中央者土，君官也。」按其延續《晏子春秋》「心為君王」的觀點，方位配屬中央土，類比心臟約居身體中心。又將《晏子春秋》「心有四肢」的觀點，延伸類比為肝肺脾腎四臟。但是只有「心臟配屬中央土」，其餘肝肺脾腎四臟並無配屬象德與方位。

西漢針灸療法惟有以心臟類比中央土，但並無五行配屬五臟。東漢則有湯方療法以脾胃類比中央土，並有五行配屬五臟。後者並向前者滲透，但是前者於今本《內經》仍有殘存保留。例如《素問‧靈蘭祕典論》：「心為君主之官」即是。西漢前期埋葬的馬王堆醫書《足臂十一脈》與《陰陽十一脈》是講針灸療法，十一脈"感傳脈道示意線"皆為朝心臟進行，並無五行配屬五臟。《內經》時代雖虛擬出經脈學說，並從湯方滲透入針灸療法而有五行配屬五臟。但《素問‧經脈別論》：「太陰臟（按象胃）、少陽臟、陽明臟（按象心）」等直接以經脈作為臟名，此對應異於經脈學說之足太陰脈（按象脾）、足陽明脈（按象胃）。〈扁鵲倉公列傳〉的〈齊章武里曹山跗病〉：「又灸其少陰脈，是壞肝剛絕深⋯。」按其將（足）少陰脈對應肝臟，異於經脈學說足少陰脈對應腎臟。推得經脈學說五行配屬五臟的臟名並非一步到位。前述係在滲透過程中殘留的舊臟名，故另稱〈經脈"別論"〉，以凸顯其異於經脈學說之臟名。

《周禮‧天官》：「疾醫掌養萬民之疾病。四時皆有癘疾，春時有痟首疾，夏時有癢疥疾，秋時有瘧寒疾，冬時有嗽、上氣疾。以五味、五穀、五藥養其病。五氣、五聲、五色眡其死生。兩之以九竅之變，參之以九藏之動。凡民之有疾病者，分而治之；死終，則各書其所以而入于醫師。瘍醫：掌腫瘍、潰瘍、金瘍、折瘍之祝藥劀殺之齊。凡療瘍，以五毒攻之，以五氣養之，以五藥療之，以五味節之。凡藥，以酸養骨，以辛養筋，以鹹養脈，以苦養氣，以甘養肉，以滑養竅。凡有瘍者，受其藥焉。」按「五藥」是指草、木、蟲、石、穀五類藥。其言「藥味」酸、辛、鹹、苦、甘，分別與骨、筋、脈、氣、肉相對應；另言「藥性」滑者養竅。《周禮》當時已對數目「五」字獨有偏愛，萬物皆劃分為五類，但其不能稱作五行學說。且並無言及「五臟」，只提及「九竅」與「九臟」對應。

　　《管子‧五行》（按其非出於管子而是稷下學宮之學者所託名）依五星運行次序將全年分作五個單位（季），每季 72 天（按全年合 360 日）。其與十月曆制（新制）相同，而將萬物現象歸劃為五類。《素問‧陰陽離合論》：「余聞天為陽，地為陰，日為陽，月為陰，大小月三百六十日成一歲，人亦應之。」按其即基於《管子‧五行》而企圖對人體生理亦作出五類規範，《素問》作者只是紙上類比而提出構想而已。《史記‧曆書》：「蓋黃帝考定星曆，建立五行，起消息，正閏餘，於是有天地神祇物類之官，是謂五官。」推得五行學說起源確與曆法有關。秦漢以後十月曆制退出中原地區，僅流傳於與夏朝同為西夷血統之彝族等西南地區，彝族民俗活動的夏至火把節與冬至的星回節皆祖源於十月曆制。

　　《管子‧五行》為何以木行、火行、土行、金行、水行的次序，各 72 天對應一年？因一年之首，萬象更新，草木發芽生長，樹木有直立之象，類比木行最合。夏日炎炎，自當對應火行。秋天葉落，有肅殺之氣，斬殺人犯多在秋天而稱秋決；金字隱有金屬武器之象，兩者相合，故秋天配屬金行。一年之末，萬物閉藏，冬日寒冷，水有趨下末尾之象。故冬天配屬水行。又土有居中之象，對應一年中央（季夏），其當屬土行。另一原因是天之五行依木火土金水的次序運行不息，滲透入曆制，故每年也應依木行、火行、土行、金行、水行的次序運轉循環。

　　曆法五月（五季）與五星循環原皆基於天體運轉的自然現象，原無關於五行相克；只著於五行相生的循環觀係。「五行學說」應從「五」星運「行」所衍化出的學說。《左傳‧昭公三十一年》（-511 年）：「火勝金，故弗克。」《左傳‧哀公九年》（-486 年）：「水勝火，伐姜則可。」兩者雖局部提及五行相克，但是完整的五行「相克」理論是鄒衍[9]（-305～-240）所提及。其「五德終始說」認為王朝更替乃根據五行相勝之序。「五德」指五行木火土金水的五種德性。「終始」指「五德」循環運轉的生克關係。黃帝居以土德，夏禹代以木德克土，商湯代以金德克木，周文王代以火德克金。故接續周文王者將以水德克火。造成隨後的秦朝自居水德。鄒衍強以此學說託詞歷史變遷、改朝換代的理由。即開創王朝皇帝

的五行配屬為：黃帝（土）→夏朝（木）→商朝（金）→周朝（火）→秦朝（水）。而後歷代皇朝自稱「奉天承運皇帝」者，即「承」此五德終始的德「運」，以影射開創王朝登基之舉乃符合上天旨意。

西漢劉邦滅秦，最先亦承繼秦朝國運水德。受鄒衍五行相克之說所影響，漢武帝（-156～-87）時改國運為土德（以土德克秦朝的水德）。東漢時漢光武帝於建武二年（26年）再改國運為火德。「一國之君，其猶一體之心也。」君王掌握國運，故以火德類比人體心臟。一方面揚雄將豬五臟直接移花接木於人體五臟，縱然只是類比也委實不合理。劉歆想像人牲取代豬牲而仰躺供桌上時，頭部朝南，即最高位的心臟居於南方；故心臟、<u>南方、夏天、五行屬火</u>。腳部朝北，即最低位的腎臟居於北方；故腎臟、<u>北方、冬天、五行屬水</u>。肝臟的解剖方位居於東方（人牲的右側）；故<u>肝臟、東方、春天、五行屬木</u>。脾胃解剖位置居於軀身的中央位置；故脾臟、<u>中央、長夏、五行屬土</u>。剩下的西方當就配屬肺臟；故肺臟、<u>西方、秋天、五行屬金</u>。《內經》五行配屬五臟的類比模式從此就被固定下直至今天。

《史記‧扁鵲倉公列傳》記載扁鵲與倉公（-205至～-140）軼事。因作者西漢司馬遷（-145～-86）並非醫家，又經後人傳抄增衍等，故傳世本多有失真。《素問》較少論及五臟相克。〈宣明五氣篇〉：「五邪所見，春得秋脈，夏得冬脈，長夏得春脈，秋得夏脈，冬得長夏脈。」即吸收針灸療法脈診轉為湯方五臟相克的類比。司馬遷依據此類比訛作醫案，錯誤。今本《靈樞‧本輸》的「井木、井金」規範五俞穴的五行類比。筆者曾被誤導作：「五行相生相克之對等關係只限於指導針灸療法，不能指導藥物或湯方療法。」[10] 對照仁和寺本《黃帝內經太素》[11] 得知《靈樞‧本輸》並無 "木、金" 2字，其乃楊上善之後所增衍。

五星與五季原本只詮釋運轉不息之自然現象。在天人合一思想下，五行學說竄入中醫而類比五臟配屬，五臟相生循環不息的生命觀可滿足帝王追求生命永恆的長生思想。而後更類比出五臟證候與脈象之構想。爾等皆非關臨床診療。《素問‧宣明五氣篇》：「五味、五氣、五并、五液、五禁、五發、五臟所惡、五臟所藏、五臟所主、五勞所傷。」皆是類比規範下的構想。「肝脈弦、心脈鉤、脾脈代、肺脈毛、腎脈石」亦為類比規範下之構想。不能將味酸入肝、心惡熱、脾為涎、肺主皮、腎藏志…等應用於診療之證候。亦不能將肝脈弦…等應用於診療之脈象。這些都只是紙上的安排構想，不能應用於診療，可惜今日中醫教科書仍訛作指導臨床之基礎理論，實已偏離實證醫學。朱木通《中醫臨床二十五年》翻譯日本田中博士：「有一派所謂後世醫方家，竟直接採取《素問》的學說為治療原則，則屬使人啼笑皆非之事。這一派之中更有硬性地將《素問》之陰陽說（非三陰三陽），或五行說滲入治療之中，想來這也是生吞活嚼，不能融合《素問》的真正思想所致。其實《素問》所說的五行說與陰陽說（除三陰三陽），其真正使命是在規律人體的生理病理之理論基礎構想而形成而已，並不關與治療上之性

質。」[12] 章太炎〈論五臟附五行無定說〉[13]：「然則分配五行，本非診治的術，故隨其類似，皆可比附。就在二家（筆者按指《今义尚書》與《古文尚書》）成說以外，別為配擬，亦未必不能通也。今人拘滯一義，輾轉推演於臟象病候，皆若成之言理，實則了無所當，是亦可以已矣。」對照中醫大學仍在傳授五行學說，豈不荒唐？

小結：

　　人體五臟五行生克源於「五」星運「行」與一年分作五季的曆制，〈月令〉、〈十二紀〉、〈時則訓〉、〈五祀〉的五臟皆為祭祀豬五臟。人體五臟的五種規範則源於《尚書・洪範》。兩者皆於西漢末～東漢初屬入醫學。重要關鍵是揚雄從祭祀豬五臟順序移花接木，直接訛以木火土金水類比人體五臟。在此之前中醫並無五行配屬五臟。東漢武帝紹令國運由土德改為火德，五行學說屬入中醫更加發酵，劉歆更改木火土金水順序類比人體的脾肺心肝腎改為肝心脾肺腎。**東漢前期《內經》湯方療法五行配屬五臟之類比終於完成**（稍後再向針灸療法滲透）。五行配屬五臟非關《尚書》與《五經異義》。《古文尚書》為偽書。許慎《五經異義》曾被後人託名竄衍引用《今文尚書》。揚雄與《內經》五行配屬五臟的差異並無所謂，本毋須爭論。因反正爾等都是虛擬的構想類比而已，非關臨床診療。

　　五行學說的「行」字為動名詞，具有運行的動作意涵。仿取曆法五季與五星運行的循環概念，在天人合一思想下強以配屬五臟，影射性命亦應永恆循環運行。故五行學說屬入中醫最早是著於五臟相生的永恆循環生命觀，而後才論述五臟相克。如果沒有運行的意涵則不能稱為五行學說，只能說是五臟的五種規範構想，如同大禹治水的五種行業類別。故肝色青、肝主筋、肝味酸、肝脈弦、肝開竅於目、肝主風、肝有曲直之性…等屬於五臟規範的構想而非五行學說。此虛擬的構想更不能作為診療的依據。吾輩論腎為寒水之臟而與西醫的腎水腫接軌，將腎「水」作**解剖**實質的水分解。但論及肝主風木時，卻將「木」字作**臟象**涵解而非作有形的木柴解。矛盾。肝木條達之性是源自「曲直作酸」，卻捨「曲」字而專論「直」字。矛盾。更重要的是五臟生克與規範只是紙上安排，非臨床驗得，絕不能作為診療的依據。文獻得知五臟與五竅、五味的對應各有不同，但因只是虛擬而已。例如肝風內擾、肝陽上亢、腎水不足、肺金生腎水、肝木克脾土…等只能看成一種類比的安排構想，不能作為診療醫理。類比對應的差異無關診療。

　　《內經》為多人多時期的總著作，不同篇章的類比有異。例如《素問・陰陽應象大論》以耳為腎竅、舌為心竅。〈金匱真言論〉言心開竅於耳、腎開竅於二陰。「耳」屬腎竅或心竅？《淮南子・精神訓》言鼻為腎竅。則腎竅究竟屬二陰？耳？鼻？出土《陰陽十一脈》直接將手少陽三焦經作「**耳脈**」。《靈樞・經脈》：「三焦手少陽之脈…其支者，從膻中上出缺盆，上項系耳後，直上出耳上角…。其支者，從耳後入耳中，出走耳前。」、「膽足少陽之脈，起於目銳眥，上抵頭角下耳後…其支者，從耳後入耳中，出走耳前…。」耳脈何以會連繫到足少陽膽經？又

〈陰陽應象大論〉肺主皮毛。〈宣明五氣篇〉肺主皮。《靈樞・本神》肺主氣。《管子・水地》肺主骨。類比不同。〈宣明五氣篇〉肝主酸。另本《素問》肝主辛《甲乙經・五臟變腧》的注文。〈水地〉言肝主苦。類比不同。《內經》鹹味屬腎。另本《素問》鹹味屬心《甲乙經・五臟變腧》的注文。〈水地〉鹹味屬肺。類比不同。爾等類比僅是虛擬構想而已，無關臨床。百家齊放，諸家五臟配屬類比不同並無所謂。

四、易學始由天文學→占卜學→哲學→最後羼入醫學

　　《易經》約於商朝末年～西周初期由周文王所奠定。最早是源自天文學，視混沌未開的宇宙為太極一體。觀察日、月之間有獨立、對等、統一的交替關係而分作陰儀與陽儀。依陽光長短一年四季的循環關係而分作四象：冬（太陰）、秋（少陽）、春（少陰）、夏（太陽）。其中太陰與少陽屬陰儀，少陰與太陽屬陽儀。至此仍全屬天文學的範圍。先民居於科學未開化的古代社會，對於天地的雷、風、火、水等自然現象無法明白，故創八卦來觀察：天（乾卦）、地（坤卦）、水（坎卦）、火（離卦）、雷（震卦）、風（巽卦）、山（艮卦）、澤（兌卦）。卦字可與掛字同音通假，懸掛於高處便於觀察諸現象；每一卦並標上符號以利區辨。至此勉強尚屬天文學的範圍。接者統治者或藉先民敬畏天地的心理，透過諸現象的觀察來強解己意以利於統治。當統治者本身有所猶疑時亦先經過卜卦，預測吉凶以作為行事的參考。《易經》共有 64 卦（上經 30 卦、下經 34 卦），乾卦為第一卦，最後一卦為末濟卦。每一卦並有條文，稱為「卦辭」。至此《易經》已脫離天文學而轉為占卜學。無獨有偶地，西洋人也將天文學轉為命理的占星學。

　　《易傳》由七篇文章構成，成書於《易經》後約五六百年，約相當於孔子時期。《易傳》為《易經》最原始樸質的說明，兩者不妨合稱為易學。《易傳》共有七篇文章，分別為：《彖傳》上下卷、《象傳》上下卷、《繫辭傳》上下卷、《文言傳》、《說卦傳》、《序卦傳》、《雜卦傳》共計十卷，合稱《十翼》。翼者為羽翼輔佐之義。東漢許慎《易緯・參同契》：「日月為易，象陰陽也。」其以日象陽、月象陰，引申從太極混屯展開運轉天地的規律。這一點與五星運行循環不息有相同概念，都是在詮釋天地空間、時間的變與不變之永恆觀。《易緯・乾鑿度》又云：「易一名而三義，所謂易也，變易也，不易也。」筆者釋為：「陰陽對立，互相更換，合而為一且始終不變。」易學揭示人類日常生活必須遵循陰陽變動的規律，即以天道來指導人道之意。此時易學已從單純的占卜學另萌生出哲學。約與《易傳》同時代的《老子》之「道生一」哲學概念，其與易學「太極」同屬為宇宙論者；即萬物由原始單一的實體演化而出來詮釋。易學哲學的研究基本上分為兩派：其中以具體物象詮釋易學稱作「象數學派」，另以抽象意涵詮釋易學則稱作「義理學派」。

易學者抬出孫思邈：「不知《易》者，不足以言太醫。」作為藉口以向中醫靠攏。事實上此句非出自孫思邈而是出自明朝孫一奎[14]。《繫辭傳上·九》：「大衍之數五十有五（原文脫有五2字），其用四十有九，分而為二以象兩，掛一以象三，揲之以四以象四時，歸奇於扐以象閏，五歲再閏，故再扐而後卦。乾之策二百一十有六，坤之策百四十有四。凡三百有六十，當期之日。二篇之策，萬有一千五百二十，當萬物之數也。是故四營而成易，十有八變而成卦，八卦而小成。引而伸之，觸類而長之，天下之能事畢矣。」上段於註解[15]說明。易學與中醫雖皆本於陰陽，但隨即分道揚鑣。易學陰陽無形、抽象而屬數學陰陽卜卦之遊戲。中醫陰陽具體診療而可觸摸。易學是以2的冪次方行占卜，其與數字5不容，故**易學不談五行生克**。《繫辭傳上·十一》：「河出圖，洛出書，聖人則之。」按河圖洛書早已亡佚，今者係出於北宋陳摶所偽作，其強將數字 5 置於東西南北的中央，歸屬土德，企圖與易學四象（2^2）相併。五行與易學相併實已違反易學邏輯。

　　易學太少陽與太少陰是指一年季節分作四個時段的名稱，爾等與經脈名稱、仲景六病同名。但是意涵不同，不容混淆。研究《傷寒論》者，多訛以針灸經脈意涵來強解仲景之學。又易學屬入醫學也是基於同名而得。

　　易學依陽光多寡分出陽儀（日）與陰儀（月）。日照較長者為陽儀，轄有春與夏，位居右側。日照較短者為陰儀，轄有秋與冬，位居左側。夏天（南方）日照炎炎，火燄向上，其有陽極之象，故對應陽儀的太陽。冬天（北方）寒水凍結，日照最短，水往下流，其有陰極之象，故對應陰儀的太陰。春天（東方）即臨夏天，陰寒之氣漸退，日照漸增，故對應陽儀的少陰。秋天（西方）即臨冬天，陽熱之氣漸退，日照漸減，故對應陰儀的少陽。少字作退字解，少陰即退陰之意，退除陰氣則陽光普照，故少陰歸於陽儀。少陽即退陽之意，退除陽氣則陽光閉藏，故少陽歸於陰儀。如此安排陽儀中有陰陽，陰儀中也有陰陽。春（東方）、夏（南方）、秋（西方）冬（北方）一年四季循環不息故稱《易經》，經字有固定時間循環之意，例如女子的月經。在此《易經》內涵完全是講天文學，而後易學以2的冪次方作為占卜學，又萌生出哲學，依天地之道指導人道。最後易學屬入醫學。

　　《易經·說卦》：「聖人南面而聽天下，嚮明而治，蓋取諸此也。」易學以南方為君位，心為人體的君王；屬入醫學時以南方夏天配屬心臟。相對地以北方冬天配屬居人體最低位的腎臟。太陽由東向西運轉，南方居上，北方居下。故心臟居上，腎臟居下。上位最尊，自當配屬心臟。如此符合「心為人君」的類比。心肺居高，有陽之象，故陽儀配屬之。因心為人君，陽儀的太陽既已配屬心臟；陽儀剩下的少陰當配屬肺臟。心臟與腎臟互相對比，因太陽既已配屬心臟，故太陰相對地配屬腎臟。肝腎居低，有陰之象，故陰儀配屬之。因陰儀的太陰既已配屬腎臟，陰儀剩下的少陽當配屬肝臟。易學2的冪次方非關五行學說，故原本只配屬四臟。**易學配四臟是依據季節方位與解剖位置，非關四臟的生理功能。**

《素問‧刺禁論》：「藏有要害，不可不察，肝生於左，肺藏於右；心部於表，腎治於裏；脾為之使，胃為之市。」**表**隱喻為上部，**裏**隱喻為下部。心腎的關係著於上下，肺肝的關係則著於左右。〈刺禁論〉即指「肝臟由左側陰儀所生（長），肺臟則（收）藏入右側陽儀。」易學理論為陽進陰退，由左側的少陽→右側的太陽，故曰生。由左側的太陰→右側的少陰，故曰藏。五行與五臟自然吻合，但是易學只有四象，為了對應五臟故增補「脾為之使，胃為之市。」爾等非關真正要害，只是類比而已。**五行配五臟是依據祭祀方位、國運火德類比心臟與解剖位置**。其分候心臟（夏天、南方）、腎臟（冬天、北方），此與易學的配屬相同。但是肝臟配屬在右（春天、東方），肺臟配屬在左（秋天、西方）；此點則恰與易學配屬肝、肺的左右位置相反。**五行學說的右側是指祭祀方位，易學的左側則是指季節方位**。兩者對應的基礎不同；因為皆非關診療，故兩者肝肺的配屬左右相反並無所謂。易學始由天文學（參見下圖），最後屬入醫學（參見下表）：

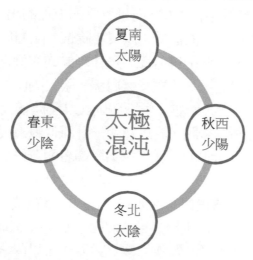

《素問‧金匱真言論》	北風生於冬，病在腎。	西風生於秋，病在肺。	東風生於春，病在肝。	南風生於夏，病在心。
《素問‧六節藏象論》	北風生於冬。**陰中之太陰**，腎也。通於冬氣。	西風生於秋。**陰中之少陽**，肝也。通於春氣。	東風生於春。**陽中之少陰**，肺也。通於秋氣。	南風生於夏。**陽中之太陽**，心也。通於夏氣。
《靈樞‧九鍼十二原》	**陰中之太陰，腎**	**陰中之少陽，肝**	**陽中之少陰，肺**	**陽中之太陽，心**
《靈樞‧陰陽繫日月》	**陰中之太陰，腎**	**陰中之少陽，肝**	**陽中之少陰，肺**	**陽中之太陽，心**
《素問‧刺禁論》	腎治於裏	肝生於左	肺藏於右	心部於表
四時	冬	秋	春	夏
四方	北	西	東	南
四象	太陰	少陽	少陰	太陽
兩儀	陰儀（左）		陽儀（右）	
易學	太極			

觀〈九鍼十二原〉：「陰中之太陰、陰中之少陽、陽中之少陰、陽中之太陽。」即源自易學「陰儀中之太陰、陰儀中之少陽、陽儀中之少陰、陽儀中之太陽。」〈陰陽繫日月〉等篇同此。易學羼入醫學的配屬是肝（秋）、肺（春）；五行學說羼入醫學的配屬是肝（春）、肺（秋），兩者相反。〈金匱真言論〉兼雜易學與五行學說，造成肝臟、肺臟的配屬與易學相反。〈六節藏象論〉也兼雜易學與五行學說，造成春氣、秋氣的配屬與易學互反：「心者，生之本，神之變也，其華在面，其充在血脈，為陽中之太陽，通於夏氣。肺者，氣之本，魄之處也，其華在毛，其充在皮，為陽中之少陰，通於秋氣。腎者，主蟄封藏之本，精之處也，其華在髮，其充在骨，為陰中之少陰，通於冬氣。肝者，罷極之本，魂之居也，其華在爪，其充在筋，以生血氣，其味酸，其色蒼，此為陽中之少陽，通於春氣。北風生於冬、西風生於秋、東風生於春、南風生於夏。」

易學羼入脈學時並無參照祭祀方位，而是以季節方位的**陽儀、陰儀對應陽寸、陰尺**。陽寸（陽儀）配屬居高位的心肺；陰尺（陰儀）配屬居低位的肝腎。因為心臟跳動於左側，故陽寸的左側配屬心脈。陽寸剩餘的右側當自候肺脈。又心腎上下互相對比，既然左寸候心脈，故左尺候腎脈。陰尺剩餘的右側理應候肝脈，但易學陰儀居左（陽儀居右），如右尺候肝脈則與其屬陰儀而居左的易學邏輯矛盾。又肝臟的解剖位置也高於腎臟，故以左關候肝脈似較為妥當。易學四象只能配屬四臟，為了要吻合五行學說的五臟，故另增補右關分候居身體中間的脾脈。

五行學說配屬五臟是先透過祭祀豬五臟之後，再移花接木於人體五臟。易學配屬依據季節方位，並無關祭祀。原本只配屬四臟。羼入中醫時間點前五行在先，易學在後。易學以陽儀對應春（少陰）、夏（太陽），以陰儀對應秋（少陽）、冬（太陰）。其太少陰與太少陽是指季節時段，非關經脈。**五行配屬五臟**是依一年分作**五季**的「太陽曆」；易學**四象配屬四臟**是依一年分作**四季**的「陰陽合曆」。五行羼入醫學時，脾臟季節分得全年的五分之一。易學羼入醫學時，增補的脾臟不占季節。《素問‧金匱真言論》、〈太陰陽明論〉、〈刺要論〉、〈刺禁論〉、〈陰陽離合論〉、〈脈解〉與《靈樞‧九鍼十二原》等皆有易學羼入。《素問‧移精變氣論》、〈藏氣法時論〉、《靈樞‧陰陽二十五人》等作「**金、木、水、火、土**」依序排列者也是易學配屬四臟。因易學四臟對應五行矛盾。只好另以「陰中之至陰，脾也。」、「中央為土病。」來修補此矛盾。

《素問‧脈解》：「太陽所謂腫腰脽痛者，正月太陽寅，寅，太陽也，正月陽氣出在上，而陰氣盛，陽未得自次也，故腫腰脽痛也…。」、「陽明所謂灑灑振寒者，陽明者，午也，五月盛陽之陰也，陽盛而陰氣加之，故灑灑振寒也…。」、「太陰所謂病脹者，太陰子也，十一月萬物氣皆藏於中，故曰病脹…。」、「少陰所謂腰痛者，少陰者，腎也，十月萬物陽氣皆傷，故腰痛也…。」等皆是從《易緯‧通卦驗》[16] 以節氣羼入《內經》的類比模式，非關診療。

五行與易與屬入《內經》比例甚多，筆者認為讀《內經》要站在椅子上讀，從高處立體鳥瞰來讀。不能直接以字面上詮釋。例如有一座山，有人認為外觀似為駱駝而命之駱駝山，有人認為外觀似為筆架而命之筆架山。爾等只是類比，山中並無駱駝或筆架。我們訛以藏象學說強解人體生理，就如同於「駱駝山中找駱駝」、「筆架山中找筆架」般地荒謬。筆者考證五行與易學屬入中醫實至為無稽，更不符合臨床實證；遺憾地是中醫教材目前仍作為診療理論。

五、易學以陽儀對應陽寸、陰儀對應陰尺的類比來分候臟腑

觀《內經》脈理寸口只作一部，並無關脈與尺脈的名稱。分作寸關尺三部者首出於《難經》，故從脈學的發展次序推得《難經》成書的時間晚於《內經》。《難經》標以扁鵲撰者，應是後人託名，非真出於扁鵲。《難經》完全講針灸經絡（物理作用的外治法），不講湯方（化學作用的內服藥法）。後人混淆兩種不同的治療方法，訛以《難經》脈理強冠於湯方療法之上，前提錯誤。〈十八難〉寸關尺三部是分候 12 條經脈（而非直接分候五臟），《脈經・卷一》加以引錄。《脈經・卷一》同時另引用《脈法讚》云：「肝心出左，脾肺出右，腎與命門，俱出尺部。」按《脈法讚》此書早已亡佚不可考。但是隋朝蕭吉《五行大義・卷第三》：「《河圖》云：『肝心出左，脾肺出右，腎與命門，並出尺部。』」中醫頭號戰犯余巖[17] 1933 年指出《脈法讚》只是將「並」換成同義的「俱」字而已。此點與筆者考證其源自易學相符合。2015 年筆者細看余巖之書，倍感驚訝，中醫頭號戰犯實際上為中醫大功臣。可惜至今中醫無人反省，以人廢言，故本文加以補錄。

寸關尺分候臟腑向來被訛作湯方診斷的依據。中醫誤以此作為內科診斷學核心，大家視為理所當然，罕有人質疑其文獻的來源，以訛傳訛。儘管配屬六腑多有爭論，命門之說也有爭論。但是寸關尺分候五臟基本上無人有異議，兩千年來似乎已為中醫的標準診斷。然而在文獻上完全經不起檢驗，其係由易學屬入的證據鑿鑿，今筆者首先揭開此誤區的細節，爾等配屬作為診療理論最為荒謬。寸關尺分候臟腑是從易學竄入。一在寸關尺手處，一在軀體內臟腑，此種遠距離的配屬本為紙上虛擬。《難經》前提為針灸療法，故不言分候「臟腑」，改為分候臟腑外附的「經脈」。〈十八難〉：「脈有三部，部有四經。手有太陰陽明，足有太陽少陰，為上下部…。」其臟腑藉外附的經脈而聯繫到手部寸關尺處，看似較合理，也是紙上虛擬。元朝滑壽註上部即寸部，指手太陰肺脈；下部即尺部，指足少陰腎脈。肺高腎低故合稱上下部。滑壽避談手陽明的大腸脈與足太陽的膀胱脈，大腸與膀胱皆在軀體低位，如何合稱上下部呢？又雙手要向上高舉，才能符合陽寸（候身體上部）、陰尺（候身體下部）的類比，參見下圖。常態雙手下垂的姿勢，反呈現出陽尺（候身體上部）、陰寸（候身體下部）。此矛盾罕人提及。總之寸關尺分候臟腑是由易學屬入。余巖也痛責中醫寸關尺分候臟腑作為診斷。

寸關尺分候臟腑的起源與演變

《河圖》	肝心出左，脾肺出右，腎與命門，並出尺部。
《脈法讚》	肝心出左，脾肺出右，腎與命門，俱出尺部。
《脈經》	《脈法讚》云：肝心出左，脾肺出右，腎與命門，俱出尺部。魂魄穀神，皆見寸口。左主司官，右主司府。左大順男，右大順女。關前一分，人命之主。左為人迎，右為氣口。神門訣斷，兩在關後，人無二脈，病死不愈，諸經損減，各隨其部，察按陰陽，誰與先後，陰病治官，陽病治府，奇邪所舍，如何捕取，審而知者，<mark>鍼入病愈</mark>。 心部，在左手關前寸口是也，即手少陰經也，與手太陽為表裏，以小腸合為府，合於上焦，名曰神庭，在龜尾下五分。 肝部，在左手關上是也，足厥陰經也，與足少陽為表裏，以膽合為府，合於中焦，名曰胞門，在大倉左右三寸。 腎部，在左手關後尺中是也，足少陰經也，與足太陽為表裏，以膀胱合為府，合於下焦，在關元左。 肺部，在右手關前寸口是也，手太陰經也，與手陽明為表裏，以大腸合為府，合於上焦，名呼吸之府，在雲門。 脾部，在右手關上是也，足太陰經也，與足陽明為表裏，以胃合為府，合於中焦脾胃之間，名曰章門，在季肋前一寸半。 腎部，在右手關後尺中是也，足少陰經也，與足太陽為表裏，以膀胱合為府，合於下焦，在關元右，左屬腎，右為子戶，名曰三焦。
〈十八難〉	脈有三部，部有四經，手有太陰、陽明，足有太陽、少陰，為上下部，何謂也？ 然：手太陰、陽明金也，足少陰、太陽水也。金生水，水流下行而不能上，故在下部也。足厥陰、少陽木也，生手太陽、少陰火，火炎上行而不能下，故為上部。手心主、少陽火，生足太陰、陽明土，土主中宮，故在中部也。此皆五行子母更相生養者也。
《脈訣歌括》 五代、高陽生	心與小腸居左寸，肝膽同居左關定。腎居尺脈亦如之，用意調和審安靜。肺與大腸居右寸，脾胃脈從關裏認。命門還與腎脈同，用心仔細須循趁。
《四診心法》	右寸肺胸，左寸心膻。右關脾胃，左肝膈膽。三部三焦，兩尺兩腎。左小膀胱，右大腸認。

　　考證《脈訣歌括》是五代（907～979）高陽生託名王叔和所撰，或有訛將此書與《脈經》相混淆者。六腑與命門之配屬諸說紛紜，加上對應五行的諸種模式皆有矛盾。《脈經》同時引用〈十八難〉與〈脈法讚〉。又〈三十六難〉云：「其左為腎，右者為命門。」《脈經》則稱：「左屬腎，右為子戶，名曰三焦。」故叔和書相當雜亂。但是上表其云：「鍼入病愈」一句清楚表達寸關尺分候臟腑之診是在講針灸療法，基本上掌握了《難經》的前提。即**寸關尺分候臟腑之診並無關於內服湯藥之事**。更何況這只是類比的構想，爾等係從易學屬入的人為安排而已，並非由臨床驗得。真相大白，對中醫人真是情何以堪。推得藥物歸經、入臟腑，三部脈對分屬臟腑來開方等完全荒唐。陽儀對應陽寸、陰儀對應陰尺見下圖：

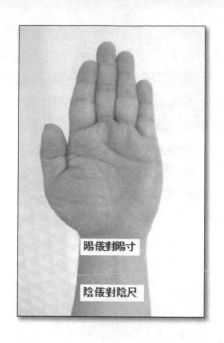

六、十二月曆制竄入經脈學說之循環與各自內屬臟腑的構想

夏朝「十月太陽曆制」將一年分作五季、十月，數字 5 衍生五行學說而竄入中醫。商朝原為「十二月太陰曆制」，但是月亮盈虧之週期無法符合農業作息，故另以「觀象授時」推定一回歸年的長度，並以「大月 30 天、小月 29 天」與「平年與歲終置潤之閏年」來調整，故商朝應屬陰陽合曆。商朝將一年分作四季、十二月，數字 12 衍生經脈學說而竄入中醫。商朝另發明干支計年、計日的曆法。10 天干輪六回、12 地支輪五回得 60 一甲子而後相會，爾等曆法仍流行至今於民間。西周開始藉二十八宿以觀察月亮之運動。二十八宿又分為四組，每組有七宿：東西南北四個方位分別與青龍、白虎、朱雀、玄武四種動物形象。《靈樞·衛氣行》：「歲有十二月，日有十二辰，子午為經，卯酉為緯。天周二十八宿，而一面七星，四七二十八星。」即為星象曆法滲入中醫之論述。中醫經典所取的曆制有夏朝「十月太陽曆」與商朝「陰陽合曆」等。例如《素問·宣明五氣篇》：「肝脈弦、心脈鉤、脾脈代、肺脈毛、腎脈石。」是依據「十月太陽曆」而一年分作五季的類比對應。《難經·十五難》：「春脈弦者，肝，東方木也…。夏脈鉤者，心，南方火也…。秋脈毛者，肺，西方金也…。冬脈石者，腎，北方水也。」則是依據「陰陽合曆」而一年分作四季之類比對應。《傷寒論》輯有大小青龍湯、白虎湯、玄武湯的湯方相關天文名稱。

經脈學說配屬十二條經脈，陰經、陽經配對為表裏經，先前出土的《足臂十一脈》與《陰陽十一脈》需要增加一條而合為十二條經脈，否則奇數無法配對。十二條經脈再各自內屬臟腑，因為五臟五腑只能提供十條經脈內屬，故必須另創第六臟與第六腑。由於數目 5 與 12 不相容，故產生五臟五腑、五臟六腑、六臟

六腑等不同配屬。《素問‧調經論》:「夫子言虛實者有十,生於五藏,五藏五脈耳。夫十二經脈,皆生其病,今夫子獨言五藏,夫十二經脈者,皆絡三百六十五節,節有病,必被經脈,經脈之病,皆有虛實,何以合之。」岐伯曰:「五藏者,故得六府與為表裏,經絡支節,各生虛實,其病所居,隨而調之。病在脈,調之血。病在血,調之絡。病在氣,調之衛。病在肉,調之分肉。病在筋,調之筋。病在骨,調之骨。」此論企圖化解 5、11、12 之間的矛盾。《難經》兩手寸關尺六部共十二個位置,恰可分候十二條經脈。但兩手六部配屬五臟時,卻多出右尺無臟可配屬,須另以第六臟配屬,《難經》並無出第六臟的名稱。其右尺先分候手心主經與手少陽經的表裏經,第二段再內屬手心主之「臟」與三焦「腑」。手心主經之後改名為手厥陰經,其「臟」名稱改為心包絡。但是心包絡居於心臟之外膜,理應同候於左寸,今卻候於右尺,違反《十八難》:「寸主胸以上至頭之有疾也、尺主臍以下至足之有疾也。」又三焦並非全位於下部（上焦位居上部、中焦位居中部）,卻又全候於右尺（主臍以下至足之疾）。《難經》前後文顯然矛盾。

小結:

　　數目 12 源自商朝十二月曆制,其衍生經脈學說而羼入中醫。從《足臂十一脈》、《陰陽十一脈》到《內經》經脈學說的十二條經脈,並非意謂針灸的進步與成熟。後者的脈道循環全為虛構,古今醫家從未呈現驗得此循環。經脈並非全以線性進行,只能稱為「感傳脈道示意線」,甚至或有不產生感傳者。十二條經脈各自內屬臟腑亦為虛構。觀《素問‧陰陽別論》:「四經應四時,十二從應十二月,十二月應十二脈。」《靈樞‧經別》:「內有五藏,以應五音、五色、五時、五味、五位也;外有六府,以應六律。六律建陰陽諸經而合之十二月、十二辰、十二節、十二經水、十二時、十二經脈者,此五藏六府之所以應天道。」《靈樞‧邪客》:「歲有十二月,人有十二節。」按以上數目 12 者都是十二月曆制的虛擬產物。

七、《足臂》與《陰陽》之「是動則病」為最早的臨床脈診

　　1973年湖南長沙出土馬王堆漢墓帛書,經中國馬王堆漢墓帛書整理小組馬繼興等編為《五十二病方》,而於1977年出版。其收錄《五十二病方》、《足臂十一脈灸經》、《陰陽十一脈灸經》(俗稱甲本)、《脈法》、《陰陽脈死候》五帛書合為一卷。《陰陽十一脈灸經》(俗稱乙本)、《導引圖》、《卻穀食氣》三種帛書合為一卷。另有《養生方》、《雜療方》、《胎產書》。因為甲本、乙本內容基本相同,故只算一種而共計十種帛書,以上書名由整理小組所命名。另有《十問》、《合陰陽》、《雜禁方》、《天下至道談》四種竹簡。1983湖北張家山出土漢墓竹簡八種,經中國張家山漢墓竹簡整理小組合編為《張家山漢墓竹簡》,而於2006年出版。其中的《脈書》亦含有《陰陽十一脈灸經》(俗稱丙本),另收錄有與馬王堆《脈法》與《陰陽脈死候》,且內容而更為齊全,故可彼此互校補缺。《足臂十一脈灸經》除足厥陰

脈以外，其餘十條脈文末作：「諸病此物者，皆久泰陽脈（皆久少陽脈、皆久陽明脈、皆久足少陰脈、皆久足泰陰脈…）。」馬繼興訓「久」為「灸」通假，指灸療，故命之為《足臂十一脈灸經》與《陰陽十一脈灸經》；筆者認為不妥。按「物」指內容，例如言之有「物」。而「久」為滯留或堵塞封蓋之意。《孟子·公孫丑下》：「久於齊　，非我志也。」《儀禮·既夕禮》：「甒二醴酒，冪用功布，皆木桁久之。」漢朝為直接灸，脈口動脈處不應施以直接灸。又灸療與後文所提的「砭石」不符。「諸病此物者，皆久泰陽脈」此句應釋為：「凡以上諸病皆因由某物（氣滯血瘀等）堵塞足太陽的脈口所致，造成脈口之搏動異常而須以砭石通瀉之。」其餘同此。

　　丙本有「久」字兩處。見於足少陰脈之末句：「少陰之脈，久則強食，產肉，緩帶，大丈，被髮，重履而步，久幾息（乙本作久希息）則病已矣。」陳惠玲博士[18]認為此句應是後人增衍，其「久」字應作「久遠」解。筆者則認為此「**久**」字應作「**堵塞**」之意，非作日久的「久」字解。陳氏將「產」肉解作「生」肉，正確。但其釋為「生熟」的「生」字，認為腎陰不足，虛火上炎，口乾舌燥…故反其常態，強改以食「未烹熟之肉」。此見解不妥，日本人喜愛食生魚片等，豈為多屬陰虛火炎者？陳氏或引用楊上善《太素》之注：「強令人生食豚肉…。」馬繼興則引用張志聰而將「生」字作「牲畜」解，亦誤也。「幾希」即稀少之意，省文作「幾」或「希」字。息、熄兩字通假。按「強食」即「過食、飽食」，吃下過多食物之意。「產」肉、「生」肉指長出過多贅肉。「久幾息」形容「**堵塞**」之脈氣即將消失。丈、杖通假，指大型枴杖。全句應釋為：「足少陰脈堵塞造成飽食，贅肉增生，故得鬆弛皮帶以緩肥胖的腰圍。步履蹣跚須以大型枴杖支撐過重的軀體。臂肩背等處贅肉影響手臂上舉之靈活，以致頭髮無法梳理成整齊的髮髻，造成散髮披肩。當施砭石瀉之，脈氣得以疏通，則其病將癒。」陳氏認為《陰陽十一脈灸經》與「灸療」無關而應更名為《陰陽十一脈經》。筆者認為應作《陰陽十一脈》（以下簡稱《陰陽》）與《足臂十一脈》（以下簡稱《足臂》），因全篇不提「經」字。又十一脈道間並無循環構概念，故不能稱為經脈。

　　·《足臂》與《陰陽》無手厥陰脈，感傳脈道示意線皆朝心臟進行，無表裏經配對。十一條感傳脈道示意線各為獨立線段，並無構成循環，故只稱「脈」，而非"經脈"。《足臂》臂太陰脈「之心」；足少陰脈「出肝」；《陰陽》臂太陰脈「入心中」；足太陰脈「被胃」。此外並無內屬臟腑。按《足臂》與《陰陽》並非原創，條文已夾有註解，故不能照單全收。當時應有不同版本，上述臟腑名稱或屬註文。先民臨床實踐得知脈口搏動異常與病處對應，此類疾病稱「**是動則病**」。砭石通瀉脈口同時可治療數病，並描繪出脈口至病處的示意線段為「脈」，並以此同時作為「脈道」名稱。臨床針灸病人脈口時，四肢時常呈現（而非必定）線性感傳可徵。描繪出十一條感傳脈道示意線後，沿示意線相關的疾病歸類為該脈道所產生的疾病，故稱「**所產病**」。「所產病」者可砭瀉脈口或阿是穴，其診斷並不侷限於脈口搏動異常。之後沿者「所產病」示意線段漸次形成若干腧穴。「是動則病」

與「所產病」名稱只見於《陰陽》，而《足臂》主治多屬「所產病」的內容。「是動則病」為最早之臨床脈診，診斷與治療同在脈口處，爾等無關湯藥。

《內經》作者把十二脈配屬中醫臟腑，增補一條手厥陰經，將兩條手經增為三條，感傳脈道示意線方向與所生病內容也予以調整。虛擬成陰脈與陽脈配對為表裏，並規劃陰脈與陽脈相貫，十二脈成一循環模式，一日一夜循環 50 次而謂之「五十營」。因已虛構成一循環模式，故將「脈」改稱為“經脈”。由十一「脈」增為十二“經脈”。《素問・陰陽別論》：「人有四經十二從，何謂？岐伯對曰：四經應四時，十二從應十二月，十二月應十二脈。」而《黃帝內經太素》「十二從」作「十二順」。《素問》避梁武帝父親諱名順之而改「順」為「從」字。按此「經」字隱含循環之意。筆者釋為：「天有四種季節輪替，人亦有四類經脈輪替。」十二月皆順四種季節而循環（每種季節有 3 個月），十二脈亦皆順四類經脈而循環（每類經脈有 3 條脈）。此四類經脈輪敘為：手三陽從手走頭→足三陽從頭走足→足三陰從足走胸腹→手三陰從胸腹走手→⋯。按十一「脈」感傳脈道示意線皆朝心臟進行，然而為了圓滿十二脈道虛擬的循環，不得不改變足三陽與手三陰共六條感傳脈道示意線的方向。從朝心臟改為遠心臟方向進行，如此十二條經脈才能形成一循環而生生不滅，圓滿天人合一的永恆生命觀。

由十一脈到十二經脈循環與各自內屬臟腑並非一蹴即至。《素問・經脈別論》：「太陽藏獨至、陽明藏獨至、少陽藏獨至。」又：「太陰藏搏者，用心省真，五脈氣少，『胃』氣不平。」又「陽明藏何象？岐伯曰：象心大浮也。」按從「太陽藏」、「陽明藏」、「少陽藏」、「太陰藏」推得當初先以脈道名稱命其內屬臟腑的名稱。即脈口、脈道、內屬的臟腑三者名稱相同。太陰臟（藏）關於『胃』，陽明臟關於『心』，爾等異於經脈學說的臟腑配屬。即：十一脈感傳脈道示意之「線段」原本各自獨立，透過想像而將線段「延長聯繫」到配屬的臟腑，並以脈口名稱同步命名脈道與內屬臟腑的名稱。增補手心主經，虛擬出各自內屬臟腑、陰陽相貫、如環無端，十二經脈脈氣前後一氣呵成的循環模式。整套經脈學說皆出自人為安排的虛構而成。隨著五行學說羼入醫學，將太陽臟改稱膀胱，陽明臟改稱胃，少陽臟改稱膽，太陰臟改稱脾⋯等。推得此循環純屬虛構，即整個經脈學說全係假的，不能用於臨床診療醫理。《靈樞・根結》與〈經筋〉篇雖增為十二條脈而符合經脈學說。但其感傳脈道示意線的走向卻由四末朝頭部與心臟方向進行可徵，爾等與《足臂》、《陰陽》的十一脈走向相符。故知〈根結〉與〈經筋〉篇撰寫的時間是介於《足臂》、《陰陽》與經脈學說之間，其屬過渡期的著作。又感傳脈道示意線並無各自內屬臟腑，但解剖臟腑等客觀事實存在下，先民自然存有誘因意圖將兩者聯結，故藉想像強將感傳脈道示意線「延長聯繫」臟腑而加以配屬。當然也有腧穴治療上的示意線之參與。余巖也早於指出經脈學說之荒謬。

手太陰感傳脈道示意線內屬肺臟的聯繫只是紙上作業,其它十一條感傳脈道示意線同此。12 條感傳脈道示意線的循環不成立,更無一呼脈行 3 寸、陰陽相貫、一日一夜循環「五十營」之事。這一點余巖也早已指出此為臆說,可惜中醫至今仍將爾等虛構充當中醫醫理。臨床針灸感傳進入胸腹、頭內則模糊不清,不可能呈線性進行。感傳內容十分豐富,點狀跳躍、線性、平面、立體或多種混雜者。病人在感傳途徑或覺熱感,亦有覺冷感者。感傳途徑有從取穴處到病處者,亦有反從病處到取穴處者,甚至全無感傳者。因為 12 條感傳脈道示意線形成一循環是出自人為安排的臆說,故實際上不夠資格稱為經(固定時間內重複循環)脈。

八、暫時性感傳脈道示意線(軟體)異於恆定的血衇組織(硬體)

先民應能辨清硬體血衇與軟體感傳脈道示意線的差別,故《內經》留有「**衇**」與「**脈**」兩字。但是《內經》時代已混淆兩種概念,今日甚至訛以解剖方法尋找感傳脈道示意線的物質基礎。醫師診脈如果未同步施以針灸,則病人寸關尺處即屬「血衇」,非關感傳脈道示意線。同理,病人服藥時如未同步施以針灸,則感傳脈道示意線尚未被激發出來,故沒有藥物歸經這回事。「血衇」系統為**恆定**的解剖組織,感傳脈道示意線則為**暫時性**的途徑。當我們看銅人模型或針灸經絡圖時,須先存有「感傳脈道示意線並非解剖組織」的概念。筆者建議感傳脈道示意線應標以虛線而非實線,虛線更能隱含暫時存在的特殊性、或未必以線性進行的特性。常人未經針灸等刺激則其感傳脈道示意線基本上不產生。某些重病患者或自發感傳脈道示意線。切斷神經即不能繼續傳導。切斷感傳脈道示意線卻仍可繼續感傳。筆者曾觀察一車禍病人,「閉眼」會有自發感傳,由足陽明脈面部的巨髎→四白→承泣直接垂直上跨眼部,上接於足少陽脈的陽白(直對瞳子)→頭臨泣→目窗→⋯。當張開眼睛阻斷感傳時,則感傳轉由眼角兩側環繞、上交會於眉毛上處之陽白穴處→目窗→⋯。此種「**開眼感傳**」異於神經系統的模式。推得針灸感傳雖然有神經、血管或淋巴系統等組織之參與,但是爾等傳導不能與針灸感傳劃上等號。尤以爾等為恆定存在的解剖組織,感傳脈道示意線則否。後者是在針灸等外在刺激下,藉由既有解剖組織而形成一暫時性、特殊性的傳導。候鳥飛行途徑亦是借用既有的翅膀組織而飛行不同之途徑。差別是針灸感傳途徑是於體內進行,候鳥途徑則是於體外進行。

感傳脈道示意線未必呈線性進行,更非為屬固定存在的解剖系統。針灸常有左右或上下同步感傳,例如只針灸右合谷穴,但左合谷、雙太衝穴卻一起感傳。此特性完全異於解剖系統之傳導模式,故不能單獨以神經、血管或淋巴傳導來概括針灸感傳。類如燒餅雖由麵粉、芝麻、酥油、鹽巴等組成,但是不能單獨以麵粉、芝麻、酥油、鹽巴來概括燒餅風味。推得針灸環跳穴、內關穴等毋須以神經系統的觸電感作為標準。

透過氣功禪坐等雖能自我激發感傳,但是其內容為奇經八脈而非十二經脈。奇經八脈感傳時最先由陰蹻脈的照海穴處產生。陰蹻脈源於腳後跟(踵)處,故《莊子·內篇》:「真人之息以踵,眾人之息以喉。」即此意也。事實上只是一種注意力集中於照海穴即可產生感傳,毋須特別修練。筆者亦可自發陰蹻脈感傳。臨床依據《靈樞·寒熱病》而取照海穴治療失眠。依據《靈樞·脈度》陰陽蹻相交則為濡目而取照海穴治療乾眼症等眼疾。依據《寒熱病》:「癃,取之陰蹻。」而治療小便不利。曾治療病人因服西藥而腿腫9公斤,取照海一穴針上加灸,沒有服湯藥,每日治療一次,前後十餘日,水腫消盡,完全恢復正常。

針灸足三里或於胃部有溫熱感傳,那只是穴點對病處的反應,不能放大為足三里處有"一條線"直接聯繫到胃。針灸足太陽脈至陰穴亦可於胃部有溫熱感傳者同此。否則至陰穴處亦應有"一條線"聯繫到胃部。否則試問胃腑到底歸屬足陽明脈或足太陽脈?同理,針灸合谷穴可得屎氣從大腸出,不能放大為合谷有"一條線"直接聯繫到大腸。針灸足少陰的脈照海穴亦可得屎氣從大腸出者同此。否則照海穴處亦應有"一條線"直接聯繫到大腸。試問大腸腑到底歸屬手陽明脈或足少陰脈?針灸感傳進入胸腹腔後,其軌跡或呈帶狀、平面、立體等夾雜模糊不清,絕非呈清晰的線性關係。十二條經脈各自內屬臟腑、十二條經脈陰陽相貫、互為表裏、首尾相連而循環不息,都是想像下的虛擬描繪。既然"十二經脈"沒有各自內屬臟腑,故無法藉由"寸關尺分候十二經脈"來診斷臟腑之疾。

《足臂》與《陰陽》的手太陰脈口是著於「心疾」而無提及「肺疾」。《靈樞·熱病》:「熱病,而汗且出,及脈順可汗者,取之魚際、太淵、大都、太白。寫之則熱去,補之則汗出。」《靈樞·厥病》:「厥心痛,臥若徒居,心痛間,動作,痛益甚,色不變,肺心痛也,取之魚際、太淵。」按手太陰脈口之原穴太淵雖主治「肺心痛」,但仍離不開「心痛」,其「肺」字應是滿足手太陰內屬肺臟所增衍。臨床咳嗽氣喘病人,筆者取足太陽經風門、肺腧穴等之療效頗佳。

九、醫師是診血衇而非經脈、脈診儀測血衇、能量檢測儀是測神經

診脈時如無同步施以針灸,則寸關尺處搏動即橈動脈的血衇壓力,其壓力屬心臟血液等機轉而非關經脈學說,故寸關尺三部皆可候得心律不整而非侷限於左寸。爾近發明脈診儀測寸關尺脈壓,因病人並未同步接受針灸,故所測脈壓即是橈動脈脈壓,不能用於詮釋經脈。「脈壓」為血流順血管縱行壓力,而「血壓」則為測量血管血流橫截面壓力。兩壓力方向互呈垂直,故**不能以診脈去判定病人的血壓值**。就如同不能以身高去判定病人體重。在「血衇」條件下,不能談寸關尺分候經脈;亦不能談藥物歸經、入臟腑之事。金朝張潔古論藥性厚薄、浮沉升降可也;論藥物歸經、入臟腑則不可。清朝汪昂《本草備要》:「梔子輕飄象肺,

色赤入心。荔枝核似睾丸，色黑入腎。」按其以藥物外觀形狀顏色配屬臟腑，最為離譜。醫師不能以診寸關尺揣測用藥配屬臟腑，因「血衇」異於"經脈"，而且藥物屬湯方療法，經脈則屬針灸。《靈樞·九鍼十二原》：「凡將用鍼，必先診脈。視氣之劇易，乃可以治也。」已被訛解作："凡將開方，必先診脈。"醫師診脈時如同步針灸手太陰脈，其感傳脈道示意線雖大多能於手太陰脈口處恰巧與橈動脈血衇重疊。但其非屬血衇，故不能以心臟血液生理學等詮釋。感傳脈道示意線為暫時存在，非為固定組織，故解剖學並無法證實"經脈"的物質基礎。

良導絡是檢測自律神經而非測十二經脈。1957年良導絡發明人中古義雄發現十二經脈原穴（按腧穴為硬體）具有低電阻、高電流之現象，有利於神經傳導，故曰良導絡（Ryodoraku）。因自律神經之交感神經興奮時則電阻降低，故中古義雄定調為檢測交感神經。爾後研究者受十二經脈各自配屬臟腑"構想所誤導，訛衍出"良導絡可透過十二經脈來檢測臟腑疾病"。延伸發明一些能量檢測儀器。然而自律神經傳導與針灸感傳是兩種不同概念。感傳脈道示意線或有神經之參與，例如針內關穴偶會刺到正中神經而有觸電感，但是兩者不能劃上等號，針刺穴位也非以有觸電感作為療效之標準。經絡能量檢測儀並非測十二經脈，而是測「神經」。就算是測"十二經脈"也無各自內屬臟腑。

診脈搏動處為動脈血管而非靜脈，先民或從動脈解剖得知其空蕩，不若靜脈血量豐富，故以『氣』含量多少來表示。《靈樞·九鍼十二原》：「視『氣』之劇易乃可以治也。」而非言視『血』之劇易…。不同動脈的氣血比例也不同。〈九鍼論〉：「陽明多血多氣，太陽多血少氣，少陽多氣少血，太陰多血少氣，厥陰多血少氣，少陰多氣少血。故曰刺陽明出血氣，刺太陽出血、惡氣，刺少陽出氣、惡血，刺太陰出血、惡氣，刺厥陰出血、惡氣，刺少陰出氣、惡血也。」〈五音五味〉與《素問·血氣形志》三陽血氣同此，三陰血氣之多少則否。此符合解剖學。按「劇易」為「難易」之意，指《足臂》與《陰陽》十一脈口搏動之異常與否。故**脈診儀**測寸關尺是測**血衇**。**能量檢測儀器**測十二原穴（硬體）則是測**神經**。針灸感傳有血衇、神經之參與，但是不能劃上等號。針灸感傳為暫時性的傳導，不成循環。血衇與神經則屬解剖組織，其傳導為恆定的循環。又《難經》、《難經》、《脈經》、《甲乙經》等典籍並無論述寸關尺可直接分候臟腑之疾。

十、「相脈之道」為同步對比太谿脈與寸脈、其係最早的動脈健檢

《張家山漢簡》：「相脈之道，左□□□□□案之，右手直踝而寸之。它脈盈，此獨虛，則主病。它脈滑，此獨澀，則主病。它脈靜，此獨動，則主病。夫脈固有動者，骭之少陰，臂之鉅陰、少陰，是主動，疾則病。此所以論有過之脈殹，其餘謹視當脈之過。」

5個脫字筆者補上：手足上去案。斷句應為：左手，足上去而案之。右手，直踝而箄之。「案」與「按」字同音通假。「去」字指去離，引申作上掀足背去離原位之意，以尋找某適當角度。「箄」為圓空小竹節，可盛飯或當筆筒用。孔子：「賢哉回也！一箪食，一瓢飲，在陋巷，人不堪其憂，回也不改其樂。」醫師左手四指壓在病人右足背，並以左拇指頂住病人足心而以某角度上掀足背（參見圖 1、2）。醫師以右拇指診病人右踝太谿脈，並另圈起右手類如竹箄狀而以 2.3.4 指診脛骨外側動脈（見圖二）。醫師雙手藉「案之」與「箄之」以尋找箄脈的搏動。其難以候得，必需反覆尋求某適當角度才能讓右手 2.3.4 指候得。筆者命為「箄脈」，其位於脛骨動脈下部。「此脈」即「箄脈」，「它脈」為以拇指診病人太谿穴的搏動，因為「拇指」遠離 2.3.4 指而分立於它處，故曰「它」。醫師右拇指診太谿脈，同步以右 2.3.4.指診箄脈，**兩脈同步對比**即為「**相脈之道**」。（參見圖 3、4）同理可候病人的右足。太谿脈盈，箄脈虛，則主病。太谿脈滑，箄脈澀，則主病。太谿脈穩靜，箄脈躁動，則主病。第二段「骭之少陰」即足少陰脈口，約於太谿與水泉穴間的搏動。「臂之鉅陰」即手太陰脈口，相當於太淵、經渠穴間的搏動。「手之少陰」即手少陰脈口，相當於神門、陰郄、靈道穴間的搏動。在常態下，上述三脈口搏動穩定。如果三脈口搏動呈現異常時，則主病。

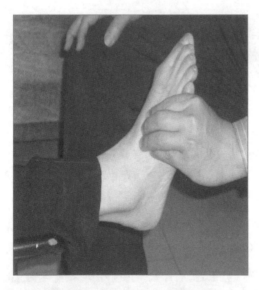

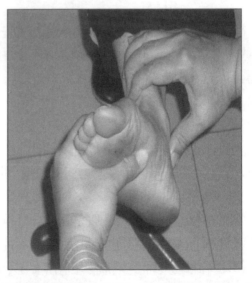

圖1：筆者左手四指壓在病人右足背，並以左拇指頂住病人足心，掀足背上尋適當角度。

圖2：筆者右拇指診病人右踝太谿脈作它脈，而右手圈成箄狀，並以 2.3.4 指診脛骨外側的箄脈。

下圖3：左手固定。同步對比右拇指的它脈與右手2.3.4指的箄脈，此種脈診動作謂之相脈。

下圖4：筆者行相脈時之另一角度

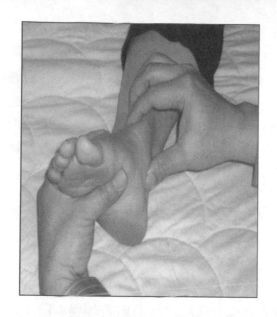
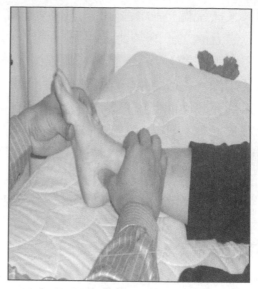

　　《內經》並無「相脈」一詞，文句亦有變更。全元起本《素問·三部九候論》：「以左手，足上去踝五寸而按之。右手，當踝而彈之（今本《素問》作：以左手，足上去踝五寸按之。庶右手，當踝而彈之。）其應過五寸以上，蠕蠕然者，不病；其應疾，中手渾渾然者，病；中手徐徐然者，病；其應上不能至五寸，彈之不應者，死。」按其診足陰側的大隱靜脈而非診足陽側的脛骨動脈，《素問》作者並將「箪」改為「彈」字。其論縱然有理也是另一回事。太谿穴脈動與陽側箪脈應相平衡。如果太谿脈盈而箪脈虛、太谿脈滑而箪脈澀、太谿脈穩靜而箪脈躁動，則皆主病。相命為預測命理，相脈為預測脈理。醫師以拇指與 2.3.4 指同步對比太谿脈和箪脈。如果對比呈現異常，儘管表面健康，但血峽已病。「相脈」為最早的動脈健康檢查，應可深入研究其與心、腦血管疾病等。相字預測之意，例如相命、命相。

　　「**是**主**動**，疾**則病**。」即「是動則病」的全名。在常態下，足少陰脈口、手太陰脈口、手少陰脈口皆搏動恆定，故曰「是主動」。「**疾**」非指急速，而是指「病疾、**異常**」之意。「是動則病」的脈口既是診斷處，又是治療處。三脈口如脈動異常（脈疾）：太快、太慢、結代不整等則皆主病，故曰「疾則病」。其餘八脈口處於常態下搏動不明顯，當搏動反呈明顯亦主病。其為廣義「是動則病」的範圍。全文應作：「**相脈之道：左手，足上去而按之。右手，直（當）踝而箪之……。**」

十一、易學強以寸關尺配屬五臟、《難經》再改作分候十二 "經脈"

　　上述長篇釐清《難經》寸關尺～分候十二經脈～各自內屬臟腑是從易學竄入的虛擬構想。筆者將經脈標作 "經脈"，標此符號者皆強調其屬虛擬。學者或云寸關尺脈診法源自《內經》，非也。按《內經》甚至根本就沒有關脈與尺脈的名

493

稱。又《靈樞·論疾診尺》是診「尺膚」而非診「尺脈」，不容混淆。總言寸關尺分候五臟之診的類比最早源自易學《河圖》。《脈法讚》加以引用，《脈經》再引用《脈法讚》。易學羼入《難經》，〈十八難〉寸關尺先分候十二經脈，再透過示意想像，十二經脈再各自聯繫到內屬的臟腑。《脈經》同時引用〈十八難〉，並加以補充。然而此虛擬構想的對象是在講針灸療法，並非指湯方療法。臨床考證寸關尺並無直接分候臟腑，亦無分候十二經脈，故"寸關尺分候臟腑作為湯方診療醫理"顯然錯誤。中醫診斷學第一課竟是由易學羼入。

東漢班固（32～92 年）《漢書·藝文志》尚無《難經》書目，推知《難經》成書上限約西元 100 年，其書匯集多家而得。三國吳國太醫呂廣首先重新編次注解而撰《黃帝眾難經》。之後唐朝楊玄操將《難經》歸為 13 篇，元朝吳澄改編為 6 篇。元朝滑壽（伯仁）《難經本義》又改為 7 篇。爾等篇數雖異，但 81 難的數目則維持不變。明朝王九思《難經集註》，清朝錢熙祚修訂，其沿用唐朝楊玄操《難經集注》與北宋王惟一《王翰林集注黃帝八十一難經》之注，是現存流傳廣大之注本。《難經》在楊玄操之前稱《黃帝八十一難經》。楊玄操《難經集注·序》增衍係出自扁鵲：「黃帝八十一難經者，斯乃渤海秦越人之所作者也。」《新唐書·藝文志》從其說而輯有「秦越人《黃帝八十一難經》二卷」之書目。故後世謂《難經》除託名黃帝外，又有託名扁鵲秦越人所撰者，事實上並非出自黃帝或扁鵲。

今本《難經》是呂廣編次，清朝錢熙祚修訂《難經集註》與元朝滑壽《難經本義》而得。中國衛生部"十一五"規劃教材、烟建華《難經理論與實踐》[19]依此編為國家標準本，然非為最善本。1736 年丁履中（丁錦）《古本難經闡注》重編 81 難條文次序而優於此本。其將〈十八難〉首段與次段移到〈三難〉；第三段移到〈五十五難〉之末。因為〈一難〉言獨取寸口。〈二難〉定義尺脈與寸脈。〈三難〉尚未定義三部，也未言明十二經脈配屬臟腑；就直接談「關之前者、關之後者」矛盾。1760 年日醫藤萬卿《難經古義》[20]則將〈十八難〉首段移作〈三難〉；次段移到〈四難〉；第三段移到〈十七難〉之末；其與丁氏相合。兩本皆緊接〈二難〉之後，就先定義三部。但是丁氏重新編次亦有非處，例如將〈七十五難〉變更次序而編於〈十二難〉。台灣唐湘清《難經今釋》[21]：「經言東方實，西方虛，瀉南方，補北方。是講的治療學，不是講的脈法，而丁履中的《古本難經闡注》，竟把這難列在〈第十二難〉，殊與前後不能銜接，似有未合。但在藤氏的《難經古義》，沒有這樣的錯誤。因此我的看法，覺得日本藤萬卿的《難經古義》，較丁履中《古本難經闡注》編次更為合理。現在我寫這本《難經今釋》，就是根據藤氏《難經古義》的編次…。」

筆者認為藤氏本勝過丁氏本，丁氏本勝過"十一五"本。其〈十八難〉首段：「脈有三部，部有四經，手有太陰、陽明，足有太陽、少陰，為上下部，何謂也？然：手太陰，陽明金也；足少陰，太陽水也。金生水，水流下行而不能上，故在

下部也。足厥陰，少陽木也，生手太陽、少陰火，火炎上行而不能下，故為上部。手心主，少陽火，生足太陰、陽明土，土主中宮，故在中部也。此皆五行子母更相生養者也。」按兩手 6 部十二條經脈為了搭配五行相生，火德出現兩次，不符合五行的邏輯。易學 4 象原本只對應 4 臟而擴充作 4 經、4 部，為了搭配五行，另增補脾臟外附脾經。再透過經脈學說表裏經規範，5 部分候 10 經。但是右尺仍無分候，只好再補上手心主、手少陽三焦表經。一切都是虛擬，易學 4 象、五行 5 臟、經脈學說兩手 6 部矛盾圖筆者繪圖如下：

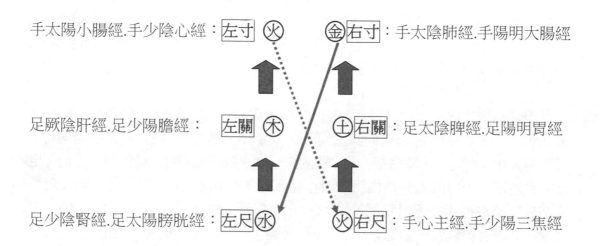

手太陽小腸經.手少陰心經：左寸 ⊗火　　金⊗ 右寸：手太陰肺經.手陽明大腸經

足厥陰肝經.足少陽膽經：左關 ⊗木　　土⊗ 右關：足太陰脾經.足陽明胃經

足少陰腎經.足太陽膀胱經：左尺⊗水　　火⊗右尺：手心主經.手少陽三焦經

　　　上述分候必有其因由，但是從未有醫家提及是源出於易學。易學「陰儀之太陰、陰儀之少陽、陽儀之少陰、陽儀之太陽」類比四臟而羼入中醫，並依序配屬「腎、肝、肺、心」四臟。《難經》是講針灸，前提指經脈，故四臟需以經脈來包裝。此包裝必須先假設「四條經脈各自內屬臟腑，而且外聯於寸關尺處」為真。當然這只是紙上虛擬，根本是假的，尤其是易學四象類比四臟也是虛擬。《靈樞・經脈》：「經脈者，常不可見也，其虛實也，以氣口知之。」此作為擋箭牌，以充當寸關尺處找不到"經脈"物質的藉口。易學不講五行，因為五行學說配屬五臟，數目吻合無礙。但是易學配屬四臟顯然與五行學說的五臟格格不入，五行學說滲透入易學，故易學四象之外另需增補一臟來類比。但是數目 5 不再是屬於易學的內涵，矛盾。又縱然曲解易學也有講五行，兩手六部又與五臟矛盾，只好另虛擬出火行有二組來對應。但是數目 6 不再是屬於五行學說的內涵，矛盾。推得**易學 4 象、分候 5 臟、兩手 6 部經脈 12 條**，三者無法相容，必會產生矛盾。又表裏經的配屬也是虛擬，非為臨床驗得。一連串的類比、虛擬、矛盾。更何況前提是針灸經脈而無關湯方療法。我們竟然用寸關尺分候臟腑作為湯方療法的診斷標準，回顧文獻，委實今吾輩汗顏。總之易學與五行皆需抽離出中醫。

　　　〈四難〉：「呼出心與肺，吸入腎與肝，呼吸之間，脾受穀味，其脈在中。」關脈居尺脈與寸脈之「中」，脾臟軀體解剖位置亦約居「中」間，隱喻相合。然左關已候肝經，故剩下右關中位自當分候脾經，因而配屬出**"右關候脾經"**。

《內經》經脈學說虛擬表裏經配對循環而多出"心包絡"第六臟，於是《難經》作者藉此將「右尺」分候心包絡外繫的"經脈"，即手心主經。因此配屬出**"右尺候手心主經"**。按《難經》並無第六臟"心包絡"的名稱，故右尺候手心主經於《難經》並無「臟名」可內屬。但其它5部所分候的經脈則皆有「臟名」可內屬，矛盾。《內經》後來將"手心主經"更名作"手厥陰經"，以與「足厥陰經」對稱。經脈學說是基於「對稱」與「循環不息」而虛擬。

　　「足厥陰」於《足臂》作「足希陰」。按「希」、「捲」同音通假，捲束衣袖之意。足太陰與足少陰脈口皆位於足之陰側，「足希陰」脈口（行間至太衝）卻翻過陽側之足背上，其從陰側捲上於陽側故曰「希」。蕨類植物之葉末亦從陰側翻捲上陽側故曰「蕨」。「手厥陰」是對稱「足厥陰」而命名，其已不含「希」義。

　　因經脈學說之手太陰經脈線是由胸腹走向拇指，故《難經》作者設定尺脈為根而類比「陰象」，寸脈為標而類比「陽象」；定出「陽」寸「陰」尺之陰陽屬性。陽脈得「寸」內九分，陰脈得「尺」臂內之一寸，故曰陽「寸」、陰「尺」。但《足臂》脈道示意線段的走向是由脈口朝心進行，則豈不應定為「陰」寸「陽」尺？又基於陰陽表裏經之配對關係，《難經》作者規範：左寸候『心經與小腸經』、左關候『肝經與膽經』、左尺候『腎經與膀胱經』。右寸候『肺經與大腸經』、右關候『脾經與胃經』、右尺候『手心主經與手少陽三焦經』。兩手六部如此分候模式看似圓滿，卻自相矛盾而無法解決。《難經》作者抬出五行學說來杜悠悠之口。上圖：左尺㊌→左關㊍→左寸㊋。右尺㊋→右關㊏→右寸㊎。按左右手雖各自符合五行相生之模式，但兩手六部整體卻無法符合五行相生模式。右寸㊎→左尺㊌，其左右雖不同手而五行相生尚勉強說得通。但左寸㊋ - - -▶ 右尺㊋不符合五行相生，故筆者標以虛線。兩手六部企圖規劃五行相生而遵從循環不息原則，但㊋卻出現兩次，其序由左至右、由尺至寸：㊌→㊍→㊋ - - -▶㊋→㊏→㊎。按這不是五行相生順序。其強套上五行相生掩飾數目5與6之矛盾，更凸顯荒謬。

　　〈十八難〉次段：「上部法天，主胸以上至頭之有疾也；中部法人，主膈以下至齊之有疾也；下部法地，主齊以下至足之有疾也。審而刺之者也。」今其右尺候『手心主經與手少陽三焦經』，《難經》手心主經雖無出內屬之臟。但於《內經》其臟是指軀體上部之心臟外膜：心包絡。則"右尺卻候上部之臟"豈不矛盾？另手少陽經內屬「三焦」，被設定為有名無實而分別於軀體上、中、下三處，則"右尺卻候上焦、中焦、下焦"三處矛盾？右寸候大腸經，其內屬大腸的解剖位置卻位於軀體下部？左寸候小腸經，其內屬小腸卻位於軀體下部？又表經之疾異於裏經之疾、經脈之疾異於臟腑之疾，試問如何於右寸一處隔出診斷肺經、大腸經、肺臟、大腸腑的空間？還好《難經》寸關尺分候臟腑只是類比的虛擬構想。

《難經》「命門」名稱有兩處：〈三十九難〉[22]與〈三十六難〉[23]。按《內經》已出有「命門」一詞，指目[24]。而《難經》的「命門」定義異於《內經》。《難經》共八十一難，其篇序及段落應曾被更改過，〈三十六難〉內容在解說〈三十九難〉，故應續編在後。〈三十九難〉：「…五藏亦有六藏者，謂腎有兩藏也。其左為腎，右為命門。命門者，精神之所舍也。男子以藏精，女子以繫胞。其氣與腎通，故言藏有六也…。」〈三十六難〉：…「腎兩者，非皆腎也。其左者為腎，右者為命門。命門者，諸神精之所舍，原氣之所繫也。男子以藏精，女子以繫胞。故知腎有一也。」按左尺候腎經、膀胱經；右尺候手心主經、手少陽經。左尺候腎經之後再內屬腎臟與命門。推得「腎臟」外附於「左側腎經」；即「其左為腎」是指「左側腎經內屬腎臟」。又「命門」外附於「右側腎經」；即「右為命門」是指「右側腎經內屬命門」。而左右兩側腎經皆由左尺候得。故曰：「命門之氣與腎氣相通。」當然以上皆為虛擬類比，非關診療。

　　《難經》將精神與生殖疾病皆由「命門」統括，以擴大寸關尺分候經脈的範圍。「命門」只是《難經》作者虛擬出的臟器概念，非為經脈名稱，更非解剖器官。前已述《難經》亦無第六臟「心包絡」一詞。因為「命門」既非為經脈，故寸關尺無法直接分候，須先透過腎經，再內屬到命門"臟"。即：左尺～左側腎經～內屬腎臟。左尺～右側腎經～內屬命門。這些都是虛擬類比，非關診療。王叔和《脈經》以兩尺候兩腎經，左尺主真陰，右尺主真陽。即：左尺～左側腎經～內屬腎臟（同《難經》）。右尺～右側腎經～內屬子戶（異於《難經》）。按《脈經》右尺則候有腎經、手心主經、手少陽經共條三經脈，不合類比規範之六部各分候表裏經兩條。元朝滑壽《難經本義》言左尺候腎，右尺候命門。但是命門非為經脈，寸關尺不直接分候，且如此安排則手心主經內屬命門。張介賓《質疑錄》[25]言：「兩腎之中為命門，兩腎屬水，有陰陽之分，命門屬火，在二陰之中。」徐靈胎《難經經釋》[26]言：「腎之有兩，皆名為腎，不得名為命門。右主腎中之火，左主腎中之水。」按爾等眾說紛云、彼此矛盾並無所謂，因為爾等僅係人為虛擬構想的規劃，非關臨床。又儘管《難經》以「命門」名義擴大兩手六部之診斷範圍，但是大腦、胰臟等實質臟器卻無經脈內屬，其類比規範顯有缺陷。

　　宋朝虞庶注《難經》：「命門為相火。」元朝滑壽注《難經》：「心包絡為相火。」按《難經》、《靈樞》與全元起本《素問》皆無「相火」一詞。「相火」最早出自王冰本《素問》增衍之〈天元紀大論〉：「君火以明，相火以位。」與〈六微旨大論〉：「顯明之右，君火之位也。君火之右，退行一步，相火治之，復行一步，土氣治之，復行一步，金氣治之，復行一步，水氣治之，復行一步，木氣治之，復行一步，君火治之。」王冰竄衍運氣七篇是在虛擬天地間每隔 60 年之疾病循環模式，非關診療。五運（木運、火運、土運、金運、水運）對應六氣（風、寒、暑、濕、燥、火），因 5、6 數目不相容，故將「火運」之下分為君火、相火，共六運以對應六氣。爾等是在虛擬全人類疾病隨天地氣運而循環，非關個人疾病，

更非臨床之事。後世將命門之火與相火混為一談，甚至張介賓再誤作診療醫理，提出引火歸元（引浮越之火歸於腎氣）之說。於是後世有用肉桂、附子熱藥引下者，有用龍骨、牡蠣之品以重墜而下者等。筆者尊重諸醫使用桂附或龍牡等各人心得，但不能扯上《難經》命門之說，更不能扯上運氣「相火」之說。「命門」是《難經》作者虛擬出的臟器概念之構想，後世訛衍作手心主心包絡、臍下三焦動氣…等者，皆誤。「相火」則是屬於運氣學說的名詞，不能與「命門」相混淆。

十二、仲景脈學不分寸關尺、不分左右手

本文至此都是論述針灸療法，尚未提及湯方診療。針灸療法從體外肌膚施以器械，基本上可歸類於西醫外科。湯方療法由喉咽內服湯藥，基本上可歸類於西醫內科。西醫外科與內科的概念差異大家容易明白，針灸與湯方的概念卻常被混淆。我們必須掌握針灸療法著於診脈，湯方療法著於證候。漢朝湯方醫家開方多不診脈象，部分湯方佐以手太陰脈口的整體脈象（不分寸關尺）作參考。《傷寒論》言太陽病脈浮，並無言左右手哪隻手脈浮，也沒有言寸關尺哪部脈浮。宋本《傷寒論》篇名作：「治某某病脈證併治」者係出自後人增衍。又《傷寒論》113首湯方只有 33 首湯方附有脈象，其餘 80 首湯方並無提及脈象可徵。臨床得知脈弦者可用半夏瀉心湯，脈滑者亦可用半夏瀉心湯，脈浮者可用吳茱萸湯，脈沉者亦可用吳茱萸湯…等。何況脈診原是為針灸療法而設，故**臨床絕不能單獨以脈象去推得藥味或湯方**。宋本《傷寒論》條文有作寸關尺者對照康平本《傷寒論》則皆屬注解或追論。又〈平脈法〉與〈辨脈法〉兩篇皆是後人增衍。又仲景脈學並無淵源於《難經》。

《難經》脈學是左以候左，右以候右。男脈在關上，女脈在關下。男子尺脈恆弱，女子尺脈恆盛。《難經》脈學須雙手高舉方能符合〈十八難〉次段：「上部法天，主胸以上至頭之有疾也；中部法人，主膈以下至齊之有疾也；下部法地，主齊以下至足之有疾也。審而刺之者也。」當雙手自然下垂時，寸脈反居於最低處而造成“寸關尺分候軀體下、中、上三部”。當病人橫伸手臂讓醫師診脈時，寸關尺三脈皆呈水平位置豈不造成“寸關尺皆候軀體中部”？〈十八難〉次段是依據手太陰肺經從胸腹走向拇指而類比，《足臂》、《陰陽》脈道走向與其相反，爾等並非基於臨床經驗而得。

《素問·熱論》、《刺熱篇》、《評熱病論》三篇是提出六條經脈疾病之構想；從「刺」熱篇即知是指經脈之針「刺」療法。《傷寒論》則是講罹患外感六類疾病之湯方療法。宋本《傷寒論》序文 "撰用素問、九卷、八十一難、陰陽大論、胎臚藥錄，并平脈辨證" 23 字於康平本是作為小字註解。甚至整篇序文筆者曾考證非出自仲景[27]。宋本有關傳經、隨經、…及針灸字詞於康平本皆作註文或追論。故我

們應言「六病辨證」而非"六經辨證"。又論中並無採用《內經》與《難經》之內容。宋本「辨脈法」、「平脈法」、「傷寒例」三篇非出於仲景，乃後人所增衍。論中無關斗曆、節氣、五運六氣。仲景脈學不分左右手、不分寸關尺。宋本有分作寸關尺之條文者對照康平本皆屬注解。《傷寒論》是源自《湯液經法》而非《內經》、《難經》，不可以後者來詮釋仲景之學。何況《難經》完全不講湯方。《素問》只有六首湯方[28]。《靈樞》只有五首湯方[29]。《素問》多為五臟規範之類比模式，《靈樞》則多著於經脈；爾等皆與《傷寒論》大相逕庭。仲景之傷寒是正氣不敵邪氣之「**相對寒**」，不是外在天寒地凍之「**絕對寒**」。太陽病之涵義不同於凍僵凍斃。一年四季都有太陽病而非局侷限於冬天寒冽之氣，一年四季也都有溫病而非侷限於春天溫浮之氣。太陽病與溫病非以季節或外淫之種類為必要條件，而是依據病人「發病當下」的體質為必要條件。同一霍亂疫毒流行之年，有得病者，有不得病者，全依據「發病當下」各人正氣與邪氣之間的爭勝。

十三、五運六氣無關於中醫臨床診療

全元起《素問》舊本並無五運六氣，唐朝王冰竄衍運氣七篇入於《素問》之中。王氏強以氣候與物候來框限疾病流行之週期規律，推測疾病每隔 60 年會重複流行一次，**五運六氣充其量只是全體人類流行病學的預報模式**，不能用於個別診療。金朝劉完素刪去 60 年週期規律之前提，將王冰〈至真要大論〉病機十九條 176 字增為 277 字，訛移疾病預報模式為臨床診療。劉完素為金元四大家之首，雖云五運六氣，卻只著於以苦寒藥去除火熱之邪，世稱寒涼派之祖。事實上〈至真要大論〉有云：「盛者責之、虛者責之。」劉氏專攻瀉火熱而疏於溫補陽氣。即專責其盛者，疏於責其虛者。此點張介賓有加以批判。又「**病機**」是指服藥之後的病理機轉，例如服用五苓散後，見其小便得利者，此為病癒之機兆。又如服用吳茱萸湯後，診其腕踝部溫熱差之界線已朝指尖方向下移者，儘管主證沒有改善，但已露痊癒之病機，故毋須轉方，繼續服用原方，必有痊癒之日。而未服藥之前，病人疾病之發展趨勢則稱為「**病勢**」。中醫診療關鍵是病人「發病當下」體質寒熱溫涼之不同，而非外淫風寒暑濕燥火六淫種類之差別，更非關流年司天在泉等運氣。醫師基於**個別病人**發病當下體質之差異而辨其陰陽病勢，或開予溫熱藥物或寒涼藥物。流年司天在泉運氣等則是虛擬**全人類**疾病預報之循環模式。「個人」與「全人類」兩者對象迥異。王冰〈六元正紀大論〉等云：「厥陰司天之政，氣化運行後天…終之氣，畏火司令，陽迺大化，蟄蟲出見，流水不冰，地氣大發，草生，人迺舒，其病溫癘…。」按所述只是一種構想而已，非關臨床。《洪範·五行志上》：「木曰曲直」。按木之質性，可曲可直。後世不提木「曲」，只提木「直」，而有"肝木條達、疏肝解鬱"之說。「肝主木」只是五行類比規範，舊說則為「脾主木」。五志：肝主怒、脾主憂。依此規範「鬱」應屬脾，而非屬肝。前已述"駱駝山"中無駱駝，爾等類比非關診療。

不同地域的不同氣候特徵，不同時間氣候的正常與異常變化，都與生理、病理、藥理有密切關系。例如，心血管病、呼吸道病死亡率在冬季達到高峰；風濕病、關節炎的發病率在冷濕氣候條件下為乾熱氣候的 4 倍；瘧疾多發生在溫度高的潮濕地區等。

十四、診脈非為開方的必要條件、脈診儀不能分候臟腑之疾

最早醫方《五十二病方》皆憑證候而不依據脈象；《武威漢代醫簡》同此。首先出有脈象者應屬倉公醫案，但其統言寸口整體脈象，並無區分寸關尺三部。倉公提出校準的「平脈」而非應診當下之脈象。按倉公是依據「脈法曰：年二十脈氣當趨，年三十當疾步，年四十當安坐，年五十當安臥，年六十已上氣當大董。」約西元前兩百年即知生理標準數值須依年齡而校正。倉公並認為「診法常以平旦」以減少飲食、活動等誤差。倉公又言：「脈法不可勝驗，診疾人以度異之。」按服用抗過敏、安眠藥、降壓藥、甲狀腺藥物、抗焦慮及精神科藥物等西藥都會影響到脈象。倉公當時並無服用西藥的顧慮，但其已知脈法有不可勝驗之處。今病人多服西藥干擾脈象，脈勢與病勢常不一致，脈學又何能盡信而勝驗之？今病人看中醫之前多有服用西藥，試問診脈如何排除干擾？又病人隨到隨診，試問如何校正為平旦之脈象？反觀西醫抽血健檢都要求平旦空腹以減少誤差。前已述《傷寒論》113 首湯方只有 33 首附有脈象。推得診脈並非開方的必要條件。爾近脈診已被神格化，或言診脈即可分候臟腑之疾、或言開方無須病人開口者、甚至有舉脈象而一味藥一味藥來組方者。

中醫感官診斷無法以儀器取代，實證醫學並非意謂診斷儀器化。脈診儀、經絡診斷儀都是診斷恆定的解剖組織；而感傳脈道示意線則是須施針灸才能暫時激發的非恆定傳導。推得脈診儀屬於西醫生化檢驗儀器之範圍，無關於針灸經脈。縱然就算脈診儀有關於針灸經脈，但是寸關尺並不能分候臟腑之疾。縱然就算脈診儀能分候臟腑之疾，其準確度也遠不如超音波、X 光等，遑論核磁共振等精密儀器。例如超音波一掃即知膽囊炎、膽結石；脈診儀檢測左關能確知否？肝功能各種指數抽血一清二楚，脈診儀檢測左關能確知否？又測左關時如何釐清肝經與膽經之部位空間？更何況診脈並非開方的必要條件，大多《傷寒論》湯方須捨脈診而從證候。寸關尺血管如有各自聯繫到其內屬的臟腑，以西醫生理學之發達早就清楚發現，輪不到脈診儀。脈診儀檢測時如無同步施以針灸，感傳示意線尚未被激發，則沒有針灸經脈所產生之「氣」，又如何去分候中醫之臟腑脈「氣」。故脈診儀既不能檢測有形之臟腑器官，亦不能檢測無形之臟腑脈「氣」。西醫檢測儀器已達極致，我們抬出脈診儀恐會自曝其短而落人口實。西醫演繹推理而多需藉以客觀的儀檢，中醫責著於病人主觀的訴求而醫師綜合歸納其證候與病勢。今中醫強調其診斷儀器，就如同硬將西醫病名冠於中醫證候之上，皆不合邏輯。

十五、結論

寸關尺分候臟腑、特別是分候五臟之疾向來就是中醫診斷學的核心。叔和以下近二千年來罕有質疑者。尤以 1742 年吳謙《醫宗金鑑・四診心法》將其對象由針灸移花接木為湯方療法後，其訛作湯方診斷更錯誤地深植中醫而牢不可破。本文從《靈樞・九鍼十二原》：「陰中之太陰，腎也。陰中之少陽，肝也。陽中之少陰，肺也。陽中之太陽，心也。」考證其係由易學陰儀（太陰、少陽）與陽儀（少陰、太陽）竄入中醫而得。易學是以抽策作為卜卦之數學遊戲，滲透入醫學而得寸關尺分候臟腑之診法。此診法非出自臨床實踐，也得不到西醫解剖的支持，**無關於臨床診療**。如此之結論委實令我們中醫界震撼！

〈十八難〉寸關尺分候十二經脈源由易學四象分候四臟而得，先將「臟」改為外繫的經脈，另增「右關」分候脾經。再藉表裏經配對而分候十條經脈。另安排手心主經與手少陽經配屬於右尺，以符合經脈學說的十二條經脈，全屬虛擬。

由於《足臂》、《陰陽》文獻散失殘缺，《內經》作者已不明「是動則病、所產病」之遍身十一脈口診療法。《素問・五臟別論》以「藏於胃以養五藏氣，氣口亦太陰也。」強解"獨取寸口"之合理性。《素問・三部九候論》舉列軀體上中下各二條"經脈"以仿照遍身診法。其天部雖提及：上部天兩額之動脈、上部地兩頰之動脈、上部人耳前之動脈。中部與下部卻僅有經脈名稱而無動脈出處。隨後遍身十一脈口診療法於《難經》時代已完全亡佚，《難經》作者訛將「是動則病、所產病」誤作氣病、血病解，並以「寸口者，脈之大會…，五臟六腑之所終始，故法於取寸口也。」強解"獨取寸口"的合理性。按"獨取寸口"另一因素是其脈口搏動明顯，且部位曝露而方便於診斷。《難經》將《素問》軀體三部九候縮小類比為手太陰之浮中沉三部，但只虛晃一招而已，並沒有繼續規範三部浮中沉共九候之對象。寸關尺診法源頭是指針灸療法而非湯方療法。又從《足臂》、《陰陽》十一條脈到經脈學說的十二條經脈並非意謂進步與成熟，只是利於安排陰陽相貫的表裏配對。十二條經脈並無各自內屬臟腑，其間亦無循環關係。總之整個經脈學說全係虛擬的構想而已，無關臨床。

五行學說淵源於一年「五」季得太陽曆，滲透中醫而有臟腑五行生克模式。其五行順序為：木、火、土、金、水。一年「十二」月之陰陽合曆，滲透入中醫而有經脈學說。故將《足臂》、《陰陽》十一條脈增衍為「十二」條，其陰經陽經各為六條。易學原屬抽策之數學卜卦而無關診療，兩儀生「四象」藉搭上「四季」而竄入中醫。四象對比五行只好將脾臟土德視為最尊（裁判角色）。其五行順序為：金、木、水、火、土。〈五十六難〉[30]：「肝之積名曰肥氣，在左脅下…。心之積名曰伏梁，起齊上…。脾之積名曰痞氣，在胃脘…。肺之積名曰息賁，在右脅下…。腎之積名曰賁豚，發於少腹…。」按腎「下」、肝「左」、肺「右」、

心「上」之類比規範即由易學四象竄入。〈十六難〉[31]：「假令得肝脈，…其內證齊左有動氣，按之牢若痛…。假令得心脈，…齊上有動氣…。假令得脾脈，…當齊有動氣…。假令得肺脈，…齊右有動氣…。假令得腎脈，…齊下有動氣…。」按其腎「臍下」、肝「臍左」、肺「臍右」、心「臍上」之類比規範同此。空出之脾臟前者以「脾之積名曰痞氣，在胃脘…。」後者以「脾脈，…當齊有動氣。」強解 4 象對 5 臟之矛盾。爾等方位與五臟之類比皆由易學四象所竄入，臨床確有這些腹部病狀，但不能以方位來歸類而分候五臟。

　　日本腹診有訛以《內經》、《難經》（丹波元堅《診病其侯》為代表）而舉列〈十六難〉、〈五十六難〉為依據者，顯然錯誤。日醫腹診以宗於《傷寒論》、《金匱要略》者（吉益東洞《腹診候》為代表）為正確，但是其不應完全否定脈診。又以某腹症去對應某湯方，非也。另訛「支」為「脅」處、不理會腹部溫度等皆亦為不妥。《史記‧扁鵲倉公列傳》診虢國太子：「…試入診太子，當聞其耳鳴而鼻張，循其兩股以至於陰，當尚溫也。」故知扁鵲最早施以腹診。《傷寒論》：「胸脅苦滿、心下悸、心下支結、心下痞滿、從心下至少腹鞕滿而痛不可近、腹滿、臍下悸…。」等腹症非透過腹診不可，部分腹症病人並無自覺而需靠醫師診得。**漢代尚未發明椅子**，病人平躺，仲景診病人胸腹等，《傷寒論》相關腹症條文由是而生。研究《傷寒論》就得先複製當時診間之場景，揣摩學習仲景之診斷方法。五苓散證之腹滿、半夏瀉心湯證之心下痞滿…等條文並非透過診脈而得。中醫強調宏觀，故不能捨棄大體積、具體可摸之腹診。**腹診之目的在於豐富診斷學的內容**。筆者定義腹診為：「以望聞問切感官診察病人胸、腹、背等外部形態與寒熱，另透過叩擊推按等手法察覺其內部悸、動、滿、結、軟、硬、塊痛、波移聲等異常證候，鑑別湯方與氣、血、水邪病勢之一種中醫診斷方法。」

　　易學另滲透入宋本《傷寒論》，按傷寒為陰邪，陽儀與陰儀各有陰象，陰儀之陰象為太陰（6），陽儀之陰象為少陰（7）。宋本《傷寒論》第七條：「…發於陽者七日愈，發於陰者六日愈。以陽數七，陰數六故也。」筆者譯為：…發於陽儀者七日痊癒，發於陰儀者六日痊癒。因為數目七屬陽儀，數目六屬陰儀。按這些都是易滲透入醫學的虛擬，非關臨床，故康平本《傷寒論》即低兩格抄寫而視為後人追論，推得宋本第七條非出自仲景。

　　《難經》寸關尺之對象是針灸療法，其診法之規範分作兩階段，先分候十二經脈，再由十二經脈各自內屬臟腑。即：寸關尺～分候十二經脈～各自內屬臟腑。《難經》論述針灸而無關湯方療法。針灸著於外科、物理性治療，湯方著於內科、化學性治療，兩種療法不容混淆而必須加以釐清。針灸「足陽明」脈的足三里穴與服用大承氣湯治療「陽明」病是兩回事，雖然同有「陽明」一詞，但是概念不同，療效不能相互取代。漢代醫家開方多不診脈象，少數湯方藉診手太陰脈口整體脈象佐作開方的參考。"凡將開方，必先診脈？"並無文獻依據。

針灸感傳的內容或有血衇與神經等參與，但感傳脈道示意線為暫時而非恆定的解剖組織，故必須與血衇、神經、淋巴鑑別。"寸關尺分候臟腑之疾"不管是指感傳脈道示意線或血衇、神經、淋巴皆不成立。不管是針灸或湯方亦皆不成立。感傳脈道示意線是施予針灸刺激後才暫時而得，其前提當然是指針灸而非湯方療法。《難經》虛擬兩手六部先分候臟腑，再內屬臟腑，爾等是一種類比的構想，非關診療。出土《足臂》、《陰陽》的感傳脈道示意線亦無內配屬臟腑。臨床觀察感傳進入胸腹腔呈現平面、立體等模糊不清，並非呈線性關係。十二"經脈"更無一氣呵成地構成一循環。所謂十二經脈陰陽相貫、表裏經配對、各自內屬臟腑等皆屬虛擬。筆者尊重諸醫診寸關尺與湯藥間有各人的臨床經驗，但中醫湯方診斷就是不能以寸關尺分候臟腑之疾。切脈著於寸口整體脈象。脈診、腹診、厥病診[32]等診斷需參合望診、聞診、問診。中醫湯方診斷是綜合所有證候（包括脈象）而行方證相對，或判斷「陰陽病勢」；部分症狀（包括脈象）或捨去不參。不能僅藉某脈象就開某方，亦不能僅就某腹症就開某方。**中醫只有陰陽而無五行**（包括針灸與湯方）。**既沒有五臟規範**（肝主筋、肝味酸、肝色青、肝藏魂、肝屬風木、肝脈弦…等），**更沒有五臟生克**（肝木克脾土、心火刑金、補腎滋肝、培土生金、瀉南補北、肺與腎金水相生之妙…等）中醫診療類如圍棋，規矩簡單，然宏觀陰陽之棋勢卻奧妙無窮。**易學、五行學說、五運六氣等皆無關中醫診療**。

《扁鵲倉公列傳》：「聞病之陽，論得其陰。聞病之陰，論得其陽。」得知扁鵲是行「陰陽病勢」開方之第一人。診得病人的病勢朝陽發展者，就需救其陰氣；診得病人之病勢朝陰發展者，就需宣扶其陽氣。扁鵲又云：「陰石以治陽病，陽石以治陰病。」即用藥大法為：病勢朝陽者，開予寒涼藥（陰石）；病勢朝陰者，開予溫熱藥（陽石）。仲景承繼之，113首湯方既能治外感，又能治雜病，同為調整病勢之故。發燒病人要不要用冰枕不是發燒度數所決定，而是其病勢所決定。病人惡寒者，不管發燒幾度就是不能用冰枕。西醫則一律用冰枕、服解熱鎮痛劑；於是發燒暫退而復燒、發燒雖退而轉為咳嗽。便秘病人要不要用瀉藥不是便秘程度所決定，而是其病勢所決定。病人惡寒者，不管便秘如何嚴重就是不能用瀉藥。西醫則一律用軟便劑、浣腸藥瀉之；於是愈瀉愈便秘、病人愈虛弱。同理，咽喉痛而病人惡寒則用溫熱藥。高血壓而病人惡寒則用溫熱藥。肝炎、腫瘤、痛風、水腫、甲亢、中風、濕疹、外感…舉凡病人惡寒皆用溫熱藥。中醫西醫內科孰優孰劣，顯而易知。**使用中藥的醫師非即稱為中醫師，必須具有方證相對與陰陽病勢思惟的中醫師才是真正的中醫師。**

感傳脈道示意線非為恆定之解剖組織，施以針灸時才能暫時存在。醫師診寸關尺是診血衇，其不能分候五臟之疾。常態下感傳脈道示意線並不存在，推得藥物歸經、入臟腑根本不能成立。流行半世紀"臟腑辨證"是依據"寸關尺分候五臟"之診斷；依據"藥物歸經、入臟腑"之用藥；依據"臟腑五行生克補瀉"之治則。按三項皆誤，故湯方"臟腑辨證"當然行不通。中國今以"體質辨證"取

代“臟腑辨證”。中國中醫藥學會 2009/4/10 發布由王琦教授執行之「中醫體質分類與判定標準」，將平素體質分為平和質、氣虛質、陽虛質、陰虛質、痰濕質、濕熱質、血瘀質、氣鬱質、特稟質九個類型。按平素體質只能充作飲食起居的參考，病勢則依「發病當下」寒熱溫涼所轉化。全壘打高手上場也有可能被三振，能否得分全依「比賽當下」的狀況而定。故不能依據平素體質來診療開方，中國此 “體質辨證” 國家標準錯誤。最後以「**診脈非為開方的必要條件**」作為結語。

註解

1. 西漢劉向（-77～-6）蒐集孔子弟子及戰國時期儒家文章 130 篇。數十年後戴德將其簡化為 85 篇稱《大戴禮記》，後來其姪戴聖又將《大戴禮記》簡化為 46 篇，另加〈月令〉、〈明堂位〉、〈樂記〉共得 49 篇，稱為《小戴禮記》，或簡稱為《禮記》。

2. 《淮南子》是西漢淮南王劉安（-164～-122）及其門客李尚等八人，仿秦呂不韋著《呂氏春秋》而集體撰著。淮南王於建元二年（-139）獻給漢武帝。此書強調道家思想和無為的宗旨。

3. 田樹仁、王建中〈就西漢無心屬火說等問題答質疑〉中華醫史雜誌 1995/7 p179-182

4. 《胎產書》：“禹問幼頻曰：我欲殖人產子，何如而有？幼頻答曰：月朔已去汁□，三日中從之，有子。其一日男，其二日女也。故人之產也，入于冥冥，出于冥冥，乃始為人。一月名曰流刑，食飲必精，酸羹必熟，毋食辛腥，是謂哉貞。二月始膏，毋食辛臊，居處必靜，男子勿勞，百節皆病，是謂始藏。三月始脂，果宵效，當是之時，未有定儀，見物而化，是故君公大人，毋使侏儒，不觀沐猴，不食姜，不食兔羹；□欲產男，置弧矢，□雄雉，乘牡馬，觀牡虎；欲產女，佩簪珥，紳珠子，是謂內象成子。四月而水授之，乃始成血，其食稻麥，鱓魚□□，以清血而明目。五月而火授之，乃始成氣，晏起□沐，厚衣居堂，朝吸天光，避寒殃，其食稻麥，其羹牛羊，和以茱萸，毋食□，以養氣。六月而金授之，乃始成筋，勞□□□，出游于野，數觀走犬馬，必食□□也，未□□□，是謂變腠□筋，□□□□。七月而木授之，乃始成骨，居燥處，毋使定止，□□□□□□□□□□□□□□，飲食避寒，□□□□□□□□□□美齒。八月而土授之，乃始成膚革，□□□□□□□□，是謂密腠理。九月而石授之，乃始成毫毛，□□□□□□□□□□□□□□□□□□□□□□□伺之。十月氣陳□□，以為□…。”

5. 揚雄（-53～18）撰《方言》、《法言》、《太玄》。《太玄》又稱《太玄經》、《玄經》結合儒家、道家和陰陽家。以《老子》以玄為中心，認為一切事物從發展到旺盛到消亡都可分成九個階段。《太玄·太玄數》：“三八為**木**，為東方，為春，日甲乙，辰寅卯，聲角，色青，味酸，臭羶，形詘信，生火，勝土，時生，**藏脾**，侟志，性仁，情喜，…，為木工，為矛，為青怪，為鼽，為狂。二七為火，為南方，為夏，日丙丁，辰巳午，聲徵，色赤，味苦，臭

504

焦，形上，生土，勝金，時養，**藏肺**，佮魂，性禮，情樂，…，為火工，為刀，為赤怪，為盲，為舒。五五為土，為中央，為四維，日戊己，辰辰戌丑未，聲宮，色黃，味甘，臭芳，形殖，生金，勝水，時該，**藏心**，佮神，性信，…為土工，為弓矢，為黃怪，為愚，為牟。五行用事者王，王所生相，故王廢，勝王囚，王所勝死。四九為金，為西方，為秋，日庚辛，辰申酉，聲商，色白，味辛，臭腥，形革，生水，勝木，時殺，**藏肝**，佮魄，性誼，情怒，…為金工，為鉞，為白怪，為瘖，為譖。一六為水，為北方，為冬，日壬癸，辰子亥，聲羽，色黑，味鹹，臭朽，形下，生木，勝火，時藏，**藏腎**，佮精，性智，情悲，…為水工，為盾，為黑怪，為聾，為急。”

6. 《尚書》最早稱《書》。《漢書・藝文志》言是孔子搜集虞書、夏書、商書、周書等先秦文獻百篇整編而得。秦始皇焚書時，秦朝博士伏生將其藏於壁中。秦末兵禍，伏生流亡；待西漢建立而天下安定時，伏生重返故鄉，發現所藏亡失數十篇，僅剩 29 篇。之後朝廷派遣晁錯依伏生講授，以漢代當時隸書紀錄故稱《今文尚書》。伏生詮釋《尚書》傳授給歐陽生（歐陽和伯）與張生，張生傳授給歐陽高、夏侯勝（大夏侯）、夏侯建（小夏侯），合稱《今文尚書》三家。據《漢書・儒林傳》歐陽生另授倪寬，寬又受業孔安國。《漢書・藝文志》:「《古文尚書》出孔子壁中。武帝末，魯共（恭）王壞孔子宅，欲以廣其宮，而得《古文尚書》及《禮記》、《論語》、《孝經》凡數十篇，皆古字也。共王往入其宅，聞鼓琴瑟鐘磬之音，於是懼乃止不壞。孔安國者，孔子後也，悉得其《書》，以考二十九篇，得多十六篇。」按《古文尚書》又稱《孔壁本尚書》，相傳魯恭王拆除孔子故宅舊牆時所發現，是用先秦古文字體書寫，故稱《古文尚書》。其經孔子後人孔安國（-156～-74）整理，篇目比《今文尚書》多 16 篇。東漢時孔安國《古文尚書》已佚失，東漢杜林約建武六年（30 年）在河西獲得《古文尚書》漆書 1 卷。其篇數與《今文尚書》同為 29 篇，並無孔安國本多出的 16 篇。西晉永嘉年間戰亂，《今文尚書》與《古文尚書》散失。東晉元帝時期，豫章內史梅賾獻出《古文尚書》給皇帝，內有孔安國序言和注釋。梅賾本《古文尚書》一共 58 篇，比《今文尚書》多出 25 篇。現通行《十三經注疏》所收錄《尚書》即梅賾本。
7. 包括宋本《傷寒論》也難逃多處被竄衍；內科療法被訛添一“經”字而混淆為針灸療法，湯方傷寒六病訛作針灸六經解。仲景言太陽病脈浮，然書中又有分寸關尺三部者，兩者互相矛盾。
8. 此段重出於《韓詩外傳・卷十》：「寡人有四子，猶有四肢也，而得代焉，不可患焉。晏子曰：然。人心有四肢，而得代焉。」按齊景公（-547～-490）曾問政於孔子，其在位 58 年，喜好打獵及飼養狗馬。宰相晏嬰勸諫不該荒廢國政，齊景公納諫而返回朝廷。
9. 鄒衍（-305～-240，為戰國末期著名的陰陽家，曾撰《鄒衍四十九篇》、《鄒衍始終五十六篇》，都已佚傳，今只能由其他史料間接窺之。

10. 陳淼和：〈湯方辨證依據陰陽病勢而無關五行學說〉中醫藥研究論叢 2010/3 p12-24

11. 隋朝楊上善編撰。錢超塵校注：《黃帝內經太素新校正》日本仁和寺本 學苑出版社 2006/3

12. 朱木通：《中醫臨床二十五年》林白出版社 1985/9 p306

13. 章太炎：《章太炎全集·八》上海人民出版社 1994/12 p187

14. 明朝孫一奎（號生生子，1522~1619）《醫旨續餘·卷上·第四章不知易者不足以為太醫論》生生子曰：「天地間非氣不運，非理不宰，理氣相合而不相離者也。何也？陰陽、氣也，一氣屈伸而為陰陽動靜，理也。理者、太極也，本然之妙也。所以紀綱造化，根柢人物，流行古今，不言之蘊也。是故在造化，則有消息盈虛。在人身，則有虛實順逆。有消息盈虛，則有範圍之道；有虛實順逆，則有調劑之宜。斯理也，難言也，包犧氏畫之，文王象之，姬公爻之，尼父贊而翼之，黃帝問而岐伯陳之，越人難而詁釋之，一也。但經於四聖則為《易》，立論於岐黃則為《靈》、《素》，辨難於越人則為《難經》，書有二而理無二也。知理無二，則知《易》以道陰陽，而《素問》，而《靈樞》，而《難經》，皆非外陰陽而為教也。《易》理明，則可以範圍天地，曲成民物，通知乎晝夜；《靈》、《素》、《難經》明，則可以節宣化機，拯理民物，調燮箚瘥疵而登太和。故深于《易》者，必善於醫；精於醫者，必由通于《易》。術業有專攻，而理無二致也。斯理也，難言也，非獨秉之智不能悟，亦非獨秉之智不能言也。如唐祖師孫思邈者，其洞徹理氣合一之旨者歟，其深于《易》而精於醫者歟，其具獨秉之智者歟。**故曰：不知《易》者，不足以言太醫**。惟會理之精，故立論之確，即通之萬世而無敝也。彼知醫而不知《易》者，拘方之學，一隅之見也；以小道視醫，以蔔筮視《易》者，亦蠡測之識，窺豹之觀也，惡足以語此。」

15. 《繫辭傳上·九》：「大衍之數五十有五（原文遺漏有五 2 字），其用四十有九，分而為二以象兩，掛一以象三，揲之以四以象四時，歸奇於扐以象閏，五歲再閏，故再扐而後掛。乾之策二百一十有六，坤之策百四十有四。凡三百有六十，當期之日。二篇之策，萬有一千五百二十，當萬物之數也。是故四營而成易，十有八變而成卦，八卦而小成。引而伸之，觸類而長之，天下之能事畢矣。」按《繫辭傳上·八》得推演（衍）之大數為 55，但是僅用 49。取蓍草或細竹籤 49 根（策），隨意分成兩把握於左右手，左手之策數象天，右手之策象地。先抽出一根夾於左手第 4、5 指縫間，以象人，此稱為「掛一」，天地人合稱三才。將右手之竹籤（天策）暫擱置一旁。以右手每次抽（揲）左手中 4 根竹籤（1 揲 4 策），此稱為「揲之以四」，以象春夏秋冬四時。不能完全抽空，故左手殘餘 1 或 2 或 3 或 4 根竹籤，此稱為「歸奇」，將奇零餘數夾於左手第 3、4 指縫間。然後將被暫擱置於一旁之地策改握於左手中，重複 1 揲 4 策之動作，所得「歸奇」之殘餘為 1 或 2 或 3 或 4 策夾於左手第 2、3 指縫間。總數 49 支扣除 4、5 指縫間之 1 支得有 48 支

策。當 3、4 指縫間「歸奇」為 1 時，則地策數「揲之以四」之「歸奇」為 3，天策餘數與地策餘數相加 1+3=4。當 3、4 指縫間「歸奇」為 2 時，則地策數「揲之以四」之「歸奇」為 2，天地策兩餘數相加 2+2=4。當 3、4 指縫間「歸奇」為 3 時，則天策數「揲之以四」之「歸奇」為 1，天地策兩餘數相加 3+1=4。當 3、4 指縫間「歸奇」為 4 時，則天策數「揲之以四」之「歸奇」亦為 4，天地策兩餘數相加 4+4=8。所以 48 根策扣除天地策餘數共 4 或 8 得剩下 44 或 40。完成「分二、掛一、揲之以四、歸奇」四個動作（四營）稱為「一變」，其曰「是故四營而成易」。「一變」之後剩下 44 或 40 根策，第二變與第三變不用「掛一」，僅行「分二、揲四、歸奇」。第二變以 44 或 40 根策為基準，行以分二、揲四、歸奇之後，剩下 40、36 或 32 根策。第三變以 40、36 或 32 策為基準，行以分二、揲四、歸奇之後，剩下 36、32、28 或 24 根策。36、32、28、24 各除以 4，而得 9、8、7、6。上述 6、8 屬陰爻「- - 爻」，7、9 屬陽爻「一爻」。經此三變目的在於從「9、8、7、6」中得出一數字，由此數字而確認其屬「一爻」或「- - 爻」，並將符號劃在最底層。每三變得有一爻，一卦有六爻，依序將符號從底層往上疊起。故曰「十有八變而成卦」。乾卦之策數最多則為每次皆得 36，故 36 乘以 6 而得 216 策。坤卦之策數最少則為每次皆得 24，故 24 乘以 6 而得 144 策。216+144=360 策。總數與一年 360 日相當。顯然易學是以一年**四季**為基準，其時間點晚於一年分作**五季**者。

16. 《易緯》作者不詳，今本皆復輯而殘缺。此書通過卦氣的徵驗，以天象詮釋萬物成長、政治興衰以及人體疾病等預測關係。東漢鄭玄曾加註解。《易緯·通卦驗》：「凡此陰陽之雲…坎震離兌為之，每卦六爻，既通于四時，二十四氣，人之四肢…亦存于期。故其當至不至，則萬物大旱，大豆不為，人足太陰脈虛，多病振寒。未當至而至，則人足太陰脈盛，多病暴逆，臚張心痛，大旱，應在夏至。…當至不至，則先小旱，後小水，人手太陰脈虛。人多病喉脾。未當至而至，則人手太陰脈盛，人多熱，來年麻不為。…大寒雪降，草木多生心，鵲始巢。當至不至，則旱後水，麥不成，人足少陰脈虛，多病蹶逆，惕善驚…。」爾等節氣與疾病卻屬入《內經》。

17. 《余雲岫中醫研究與批判》安徽大學出版社 2006/9 p102

18. 陳惠玲：〈馬王堆漢墓簡帛古醫書「脈」字考-兼論原始脈觀〉先秦兩漢學術 2008/9 p61-79

19. 中國衛生部"十一五"規劃教材，烟建華《難經理論與實踐》人民衛生出版社 2009/2

20. 藤萬卿：《難經古義》自序寫於日本寶曆十年（1760），其子仲實跋於安永元年（1772）。於 1773 年出刊。1936 年世界書局《珍本醫書集成》收錄。1961 年台灣世界書局《增補珍本醫書集成》全套 24 冊，將《難經古義》、丁履中（丁錦）《古本難經闡述》、葉霖《難經正義》等收錄於第一冊。

21. 唐湘清：《難經今釋》國立編譯館主編 中國醫藥學院協編 1968/7

22. 〈三十九難〉:「經言府有五,藏有六者,何也?然:六府者,正有五府也。五藏亦有六藏者,謂腎有兩藏也。其左為腎,右為命門。命門者,精神之所舍也;男子以藏精,女子以繫胞,其氣與腎通,故言藏有六也。府有五者,何也?然:五藏各有一府,三焦亦是一府,然不屬於五藏,故言府有五焉。」

23. 〈三十六難〉:「藏各有一耳,腎獨有兩者,何也?然:腎兩者非皆腎也。其左者為腎,右者為命門。命門者,諸神精之所舍,原氣之所繫也。男子以藏精,女子以繫胞,故知腎有一也。」

24. 《素問·陰陽離論》:「太陽根起於至陰,結於命門。」、《靈樞·根結》:「太陽根起於至陰,結於命門。」、《靈樞·衛氣》:「足太陽之本,在限以上五寸中,標在兩絡命門。命門者,目也。…手太陽之本,在外踝之後,標在命門之上一寸也。」

25. 明朝張介賓(號景岳 1563~1640)於天啓四年(1624 年)年合《素問》與《靈樞》兩書為一書而撰《類經》,張氏晚年駁諸家俗說而撰《質疑錄》。《質疑錄·論右腎為命門》:「命門居兩腎之中,而不偏於右,即婦人子宮之門戶也。子宮者,腎臟藏精之府也,當關元、氣海之間,男精女血皆聚於此,為先天真一之氣,所謂坎中之真陽,為一身生化之原。」又其〈論命門之火不可偏診於右尺〉:「所謂命門之火者,即兩腎中之元氣也。元氣生於命門,而不偏於右。…然則論命門之火者,當於何診?仍診之於兩尺可也。以兩尺之強弱,驗命門之火之衰旺為得耳!」按兩篇皆提出"命門居兩腎之中",已偏離《難經》之觀點。

26. 清朝徐大椿(字靈胎,晚號洄溪老人 1693~1771)撰有《難經經釋》、《洄溪脈學》、《洄溪醫案》、《醫學源流論》、《蘭臺軌範》等,見《徐靈胎醫書全集》五洲出版社 1998/5

27. 陳淼和·歐陽玉娥:〈仲景序文應係後人託作於孫思邈之後、王冰之前〉中醫藥研究論叢 2010/3 p 25-42

28. 雞矢醴、四烏鰂骨一藘茹丸、生鐵落飲、澤瀉飲、蘭草飲、左角髮酒

29. 寒痹熨法、馬膏桂酒塗法、半夏秫米湯、豕膏、連翹飲

30. 〈五十六難〉:「肝之積名曰肥氣,在左脅下,如覆杯,有頭足。久不愈,令人發咳逆,痎瘧,連歲不已。以季夏戊己日得之。何以言之?肺病傳於肝,肝當傳脾,脾季夏適王,王者不受邪,肝復欲還肺,肺不肯受,故留結為積。故知肥氣以季夏戊己日得之。…心之積名曰伏梁,起齊上…。脾之積名曰痞氣,在胃脘,覆大如盤…。肺之積名曰息賁,在右脅下,覆大如杯…腎之積名曰賁豚,發於少腹…。」

31. 〈十六難〉:「假令得肝脈,其外證善潔,面青,善怒。其內證齊左有動氣,按之牢若痛。…假令得心脈,其外證面赤,口乾,喜笑。其內證齊上有動氣,按之牢若痛。…假令得脾脈,其外證…。其內證當齊有動氣,按之牢若痛。其病腹脹滿,食不消,體重節痛,怠墮嗜臥,四肢不收。…假令得肺脈,其外證面白,善嚏,悲愁不樂,欲哭。其內證齊右有動氣,按之牢若痛。…假

令得腎脈，其外證面黑，喜恐欠。其內證齊下有動氣，按之牢若痛。其病逆
氣，少腹急痛，泄如下重。」

32. 陳淼和〈研究傷寒論應從河洛語與厥陰病著手〉中醫藥研究論叢 2008/9 p 6-21

參考文獻

唐朝王冰編注：《黃帝內經素問靈樞》大孚書局印行 2009/9

段逸山：《素問全元起本研究與輯復》上海科學技術技出版社 2001/9

隋朝楊上善編撰，錢超塵校注：《黃帝內經太素新校正》日本仁和寺本 學苑出
版社 2006/3

晉朝皇甫謐：《黃帝針灸甲乙經》綜合出版社 2001/4

晉朝皇甫謐撰，黃龍祥校注：《針灸甲乙經》華夏出版社 2008/9

黃龍祥：《中國針灸學術史大鋼》華夏出版社 2001/4

陳久金：《帛書古典天文史料注析與研究》萬卷樓圖書有限公司 2001/5

劉壽永主編：《易經難經新釋》中醫古籍出版社 1994/3

中醫不能迷思於實證醫學

～發展中醫必須用中醫的方法～

摘要

　　中醫現代化、中藥科學化彷彿是中醫存亡的兩劑猛藥。近年來中醫被誤認必須宗以實證醫學（EBM）發展。過去西醫一直是由西藥的發明帶領，西藥先依實驗室所得證據（藥理）→動物→人體（再藉化學合成改良）的次序發展，即先從實驗室分析確認某藥理後才最終應用於人體臨床。這種由「藥」指揮「醫」的診療模式直到 1992 實證醫學後才改變。實證醫學基本上是改由「醫」指揮「藥」的模式。中醫的發展次序則是由人體→醫理→人體，即直接從臨床得到某湯方的驗效後，再回過頭思索其醫理，重複此醫理而應用治療其他病人。西醫生理學需詳研人體生理作用的細部機轉，中醫生理學即和田啓十郎《醫界之鐵椎》[1] 言著於「觀察平人的正常態，熟悉正常態自能鑑別其異常態。」西醫對中醫與中藥有不同的看法，多認為中醫是落伍的江湖術數；中藥則尚有可為，但是需經萃取純化而藉科學化的試驗進行研究之後才能入藥。此即「廢醫存藥」。1929 年余巖：「廢除中醫理論、對中藥進行化學分析，進行動物實驗，以便提取新藥。」西醫對中醫多持負面看法，但有誰能正確瞭解中醫辨證之法？這個前提說不清楚，爾等的負面看法就必須保留。否則有失客觀，更違反自以為傲的科學邏輯。中醫辨證只有陰陽病勢。中醫沒有五行生克，沒有藥物歸經，沒有五運六氣，寸關尺脈象並無各自分候臟腑[2]。經脈非解剖學產物，生理機能並無中西醫差別。西藥皆為化學合成，只考慮化學結構之療效，不考慮原藥材寒熱質性的效用。即使同為米粥，病人喝一碗熱粥或冷粥的作用絕對不同；何況是不同藥材寒熱質性的差別作用。因此西醫不具陰陽病勢的思惟，而這正是中醫診療的關鍵。西醫處方是複劑單味，中醫湯方則是單劑複味。中醫注重藥物相互作用與一鍋湯的總效用。例如麻杏甘石湯與小青龍湯皆含麻黃而能治喘咳；前者病勢朝陽故合石膏，後者病勢朝陰故合桂枝。西醫治喘咳凡用麻黃素時，不管病人發病當下冷熱的體質。實證醫學是依據病名（例如外感），或單一症狀（例如偏頭痛）為前提；以「全體病人通用」之療效總結作為診治「個別病人」參考；其只能提供療效的機率，但無法確切說出個人療效如何。中醫以證候行客製化之診療應較精準，中醫師能正確診斷者即能精準開出湯方。西醫思惟是演繹推理，著於單味藥物的化學結構療效，並以「**病原體**」之種類為目標。中醫思惟則是綜合歸納，著於方劑之整體作用，並以「**病人**」發病當下體質所轉化的病勢陰陽為對象。西醫醫理有具體系統的模式可循（例如象棋），易教易學。中醫醫理宏觀全局之概念較為模糊（例如圍棋），難教難學。中西醫本為事物的相對面，發展中醫藥不能走西醫實證醫學的路線，否則有如下圍棋時強採象棋的固定思惟般地荒謬。中醫失去證候則有如斷線的風箏，終必殞落。強採西醫實證醫學包裝中醫現代化者終必滅亡。

前言：

　　本文先說明實證醫學內容。其次釐清臨床中醫診療辨證是異於西醫對中醫的世俗概念。中醫湯方辨證只有一種，凡病開方皆宗以扁鵲所言的：「**陽石以治陰病，陰石以治陽病。**」即依據發病當下病人體質寒熱來行陰陽病勢之辨證。發病當下體質寒涼者給予溫熱藥，體質溫熱者給予寒涼藥。同樣外感發燒 40 度，或開溫熱藥（病勢朝陰），或開寒涼藥（病勢朝陽）。此種客製化的診療正是實證醫學的終極理想。雖然在迎合中西醫結合、中醫科學化、中醫走向全球化等潮流口號下，筆者認為不能以實證醫學的西醫病名或單一症狀來應用於中醫臨床。發展中醫需基於證候為方能得到療效，但盼讓西醫結合中醫，讓全球走向中醫化。

一、實證醫學的起源

　　在 1972 年英國臨床流行病學家 Archie Cochrane（1909～1988）提出實證醫學（EBM）的概念。Archie Cochrane 云：「Conscientious, explicit, and judicious use of current best evidence in making decisions about individual patients. 」（謹慎地、明確地、小心翼翼地採用目前所公認的最佳證據，以作為個別病人診療的決策參考。）Archie Cochrane 強調 randomized controlled trials（RCT，隨機對照試驗）的重要性，即認為醫療應運用業經嚴謹研究而證實有效的資料，才能提供正確的診療服務。1992 年加拿大 McMaster 大學 Gordon Guyatt 教授正式提出 Evidence Based Medicine 一詞（EBM，實證醫學）。

　　實證醫學的三大要素：Clinical Expertise（臨床專業）、Best Research Evidence（研究證據）、Patient Values（病人的價值觀）。

　　實證醫學的四大臨床問題：Therapy/Prevention（治療與預防的問題）、Diagnosis（診斷的問題）、Harm/Etiology（危害與病因的問題）、Prognosis（預後的問題）。

　　實證醫學的五級實證醫學證據等級。Level I：有顯著意義的隨機對照試驗（Randomized controlled trials, RCT）報告。Level II：世代研究（Cohort study）。Level III：病例及對照組研究（Case-control study）。Level IV：病例報告（Case series）。Level V：專家意見（Expert opinion）。實證醫學（EBM）是以流行病學和統計學的方法，從龐大的醫學資料庫中嚴格評讀、綜合分析找出值得信賴的部分，並將所能獲得的最佳文獻證據，應用於臨床工作中，使病人獲得最佳的照顧[3]

實證醫學的最初目標為通過基礎醫學研究和以病人為中心的隨機化雙盲臨床試驗，找到更敏感、更準確的疾病診斷方法，更有效、更安全的治療手段，以及更方便、更價廉的疾病防治辦法。運用臨床醫師積累的臨床經驗，迅速地對就診病人的健康狀況做出綜合評價，提出可能的診斷以及擬採用的治療方案。針對每位病人就醫的選擇，對疾病的擔心程度以及對治療手段期望的不同，而採取不同的治療措施[4]。

西醫進入實證醫學的時代，多少或受到新藥發明遠不及新病名產生速度的影響。希望能在既有的藥品中重新再作評估與整合，並改以病人為主角，藉此提高療效以突破苦無新藥的瓶頸。一方面健康食品、輔助與替代療法（Complementary and Alternative Medicine, CAM）、中醫湯方與針灸療法等的漸漸盛行，造成主流醫學受到挑戰。在鞏固其主流醫學地位的潛意識下，西醫企圖對爾等也作一整體性的衡量。希望以實證醫學的模式評斷爾等的療效，以利提供治療資訊給病人。當然這有裁判兼球員之嫌，我們寧願說其是出於善意的、無私的、不考慮是否與本身利益衝突下來執行實證醫學。

二、實證醫學的終極理想

實證醫學是用「**全體病人通用**」療效總結作為診治「**個別病人**」參考。此總結相當明確，甚至以數字清楚表達；然而應用於個人臨床治療卻多含混不清。其例如某電視台天氣預報：「根據氣象預報，明後天寒流來臨，下雨的機率有80%；請多加厚衣保暖並攜帶雨具。」此段氣象預報總結用於個人即有很大的差異性。首先每個人對寒冷的定義不同。多年前曾與友人於秋天去中國東北遊玩，當天雖稍有陽光，但是氣溫只有9度，我與友人雖厚衣頭帽，兩人還直抖索。旁邊見有俄國人竟穿短袖還在吃冰淇淋。彼此相望皆頗詫異。故寒流報到，未必意味者每個人都得厚衣保暖。其次下雨機率80%，此數字相對地還有20%不會下雨；或是台北東區下雨，但台北西區不下雨。故人人攜帶雨具卻未必人人皆用得上。儘管總結治療以統計數字量化，但是病人只在乎自身能否**確定**治癒或改善。實證醫學卻無法確定個人的療效，只能說出其治療機率如何；就如上述氣象預報的總結一樣。推得「全體病人通用」之總結與「個別病人」的療效不能劃上等號。

西醫是以「**病名**」作為分類標準，而且愈分愈細。例如病理學家依據組織學將肺癌分為肺腺癌、鱗狀細胞癌、大細胞癌、小細胞癌等。從治療方面又將前三種歸類為非小細胞肺癌（NSCLC），以與小細胞癌（SCLC）作為區隔。中醫則是以「**證候**」作為辨證標準，對應每個人發病當下體質差異的證候而開予某湯方；不妨稱為客製化的治療。例如外感病，或開桂枝湯、麻黃湯、葛根湯、白虎湯、

解肌湯（黃芩湯加葛根4錢麻黃1錢）、五苓散、麻黃附子細辛湯、吳茱萸湯等。中西醫診療的基本「元素」不同。故不能套用。例如製作西裝，西醫以工廠生產線量產XL、L、M、S四種以供參考。中醫則是每一個人皆量身訂製而得。「病名」是醫師間接觀察、描繪病人症狀而發明的，故病名無限多，年年皆有新更正或新發現。於是又有XXL、XXXL等加大型的量產；或同是L型但另分有腰圍或袖長差別者等。隨著科學愈發達、生理學愈進步，西醫病名分類也會愈多種。其目的是盼藉由愈多種的病名分類來提高療效。「證候」則是病人直接呈現出來的諸相關症狀，其是由發病當下體質溫熱寒涼所化生。中醫的診療是個人化的醫療。實證醫學則是用"全體病人通用"的療效總結給診治"個別病人"參考。就涵蓋範圍而言，"全體病人通用" ＞ "個別病人"。西醫隨著病名分類愈來愈多種，"全體病人通用"的分類會愈細，其內容涵蓋與"個別病人"的差距會日漸縮小。換句話說，實證醫學的終極理想就是"全體病人通用" ＝ "個別病人"。如同量產西裝多過XXXL、XXL、XL、L、M、S六種，每種又依頸圍、胸圍、腰圍、袖長、腿圍、大小腿長度等細分若干種，以使選購者更能適合個人身材。即朝個人量身訂製的目標發展。推得**實證醫學之終極理想就是中醫客製化的診療**。但因實證醫學沒有考慮發病當下病人體質這個關鍵因素，故實證醫學是無法達成其終極理想。例如病人發燒40度，西醫治療就是不管病人體質一律服用解熱劑（甚至瀉鹽）、外敷冰枕、冰袋。中醫對於發病當下體質溫熱者（病勢朝陽）也會給予寒涼藥；但是對於發病當下體質寒涼者（病勢朝陰）則會給予溫熱藥。推得發燒是否要用冰枕並非發燒度數決定，而是基於發病當下體質所導致的病勢來決定；這種客製化醫療思惟超乎西醫的認知。實證醫學最多只能提供發燒用冰枕的療效總結機率，此總結機率並無法確認個人發燒時到底要不要用冰枕。

三、中醫湯方的辨證法必須加以釐清

三之壹：五行相生源自五星運行再藉由曆制、祭祀而羼入中醫

今本《內經》五臟配屬五行的相生序作：木、火、土、金、水。《史記・曆書》：「黃帝考定星曆，建立五行。」《史記・天官書》：「天有五星，地有五行。」中醫五行相生序係由五星運行化作曆制（一年五季），見於《管子・五行》而依序改作木行、火行、土行、金行、水行；其五行尚未與祭祀三牲的五臟相配屬。

《禮記・月令》：一年分作四時、十二月。**首開祭祀**三牲（豬）五臟，並對應五行。其中央土不占四時，懸空於「季夏」與「孟秋」間，中央土先祭豬的心臟。因吸收一年五季之曆制而增為祭祀豬的五臟。《禮記・禮運》：「播五行於四時。」按「播」者安插之意，由於4與5無法相容，故中央土不占四時，懸空於「季夏」與「孟秋」之間。五季祭祀次序分別配屬豬的五臟，其五行尚未言及人

體。祭祀是依「牲立南首」的原則。豬脾長度30～60公分，寬度5～7公分，外形如橫尺，故俗稱腰尺，或稱橫聯。豬首朝南趴在供桌上時，豬脾由身右橫伸超過左肝而位居供桌最左邊，故豬脾方位配屬東方，對應春天。豬肝反居供桌右邊，故豬肝配屬西方，對應秋天。豬肺居上方頭位，故豬肺配屬南方，對應夏天。豬腎居下方配屬北方，對應冬天。其播五行於四時配屬祭祀豬順序為：春東（脾木）、夏南（肺火）、中央（心土）"無配屬時段"、秋西（肝金）、冬北（腎水）。

《淮南子‧時則訓》：仿《禮記‧月令》一年四時、十二月，**祭祀豬五臟**。其五時、五方、祭祀豬五臟順序。中央土先祭豬的心臟，配屬「季夏」。其「孟夏」、「仲夏」屬火，騰出「季夏」歸屬土。其五時配五方祭祀豬五臟的優先順序為：春東（脾木）、夏南（肺火）、季夏中央（心土）、秋西（肝金）、冬北（腎水）。

西漢（-202～8）末揚雄（-53～18）最早將《淮南子‧時則訓》祭祀**供豬五臟**的優先順序移花接木類比作**人體五臟**。即人脾在東配春（木）；人肺在南配夏（火）；人心在中配季夏（土）：人肝在西配秋（金）；人腎在北配冬（水）。在揚雄之前，五臟配屬五行皆指祭祀的三牲。揚雄《太玄‧太玄數》：「木藏脾，侟志，為虺。火藏肺，侟魂，為盲。土藏心，侟神，為愚。金藏肝，侟魂，為瘠。水藏腎，侟精，為聾。」這是最早將人體五臟與五時、五方、五行的類比構想。其係從供豬五臟之解剖位置所安排的構想，並無關於人體的生理作用。

今本《內經》應是西漢末、新朝劉歆（-50～23）**更改**揚雄五行配屬人體五臟：春東（脾木）、夏南（肺火）、季夏中央（心土）、秋西（肝金）、冬北（腎水）創：春東（肝木）、夏南（心火）、季夏中央（脾土）、秋西（肺金）、冬北（腎水）。更改理由有三，一是劉歆應知揚雄以供豬解剖位置移花接木於人並不合理，設想人躺於供桌上（人腹朝上而異於供豬背朝上）。人體胰脾相對位置與形狀與豬相反，人腹朝上時人脾掛身稍左而呈拳頭狀（人胰呈帶狀橫向身右）。故人躺於供桌上時，人肝（身右）方位配屬東，對應春天，五行屬木。此即今本《內經》春東（肝木）之由。二是東漢國運改為火德，「火」德位尊，故人心應居最高的上部，居於南，對應夏天，五行屬火。此即今本《內經》夏南（心火）之由。三是湯方療法畢竟飲食直入下胃，經脈學說胃脾相表裏，五臟改以脾胃為核心，人脾約居於軀體的中心，其方位配屬中央，對應季夏，五行屬土。此即今本《內經》季夏中央（脾土）之由。又不管人腹朝上或供豬背朝上，供豬腎臟與人體腎臟皆居於最下方，腎臟（水）對應皆為冬天、北方。剩下的肺臟（金）的對應即為：秋天、西方。推得人體五臟、方位、五季、五行的配屬與「解剖位置」有關，其非關「生理功能」。又劉歆更改時間必晚於揚雄《太玄‧太玄數》。

《洪範‧五行》是作：**水、火、金、木、土**。其五行相生序非關中醫五行。中醫五行配屬五臟純係類比，非由臨床驗得。中醫五行相勝則源於鄒衍的朝代更

替而屬入，亦非關臨床。揚雄與劉歆先後兩套五行配屬人體五臟是依據**解剖位置**的安排構想，非依據五臟**生理作用**。故中醫五臟配屬五行非關生理作用，只是圓滿五行學說的類比而已。事實上《素問‧藏象論》之五色、五味、五液、五音、五時、五方等皆為臟腑的五類規範[5]，還談不上五行學說。因五「行」學說需含有生克運「行」循環之動態意涵；五類規範是靜態的，類如五種「行」業的規範構想而已。兩個「行」字讀音亦不同。爾等皆非關診療，故不能作為中醫理論。

三之貳、中醫無五行學說、依據五行學說的臟腑辨證不能成立

依據邏輯學而言，要討論五元素中任二元素的互動關係，必先將其他三元素預設為固定常數的條件下，然後才能討論此二元素的互動變化。在數學上可先設定其他三元素為常數，但是在人體無法預設一臟固定停止運轉，何況強迫三臟暫時固定停止運轉，此前提不合生理事實。故《金匱要略》首篇〈臟腑經絡先後病脈證并治〉"治肝補脾"之說不符臨床[6]。該篇是後人增衍，並無法作為全本《金匱要略》提綱挈領的作用。宋本《傷寒論》首篇〈傷寒例〉同此，亦為後人增衍。《內經》五行配屬五臟只是類比，而非關人體生理的真正作用。所謂肝主春木而屬東方、肝色青、肝脈弦、肝藏魂、肝主筋、肝主風、肝主怒…等非關人體生理作用，而是五行學說屬入醫學的構想，絕對不能用於診療。台灣醫家朱木通《中醫臨床二十五年》引用日本醫學博士田中吉左衛門：「有一派所謂後世醫方家，竟直接採取《素問》的學說為治療原則，則屬使人啼笑皆非之事…。其實，《素問》所說的五行說與陰陽說（非三陰三陽），其真正使命是在規律人體生理與病理之理論基礎構想而形成而已，並不關於治療上之性質[7]。」按田中博士真是一語命中《素問》五行學說的本質。推得湯方療法不存在五行生克（勝）補瀉之理論。故湯方自然就沒有 "臟腑辨證" 的理論。

諸家或舉宋本《傷寒論》仲景序文："撰用素問、九卷、八十一難、陰陽大論、胎臚藥錄，併平脈辨證"證明《傷寒論》源自《內經》，並以臟腑學說為基礎。按出有仲景序文只有宋本與康平本；康平本上述11字是作小字註解。事實上仲景序文筆者已考證是出自後人所偽造[8]。就整本《傷寒論》內容而言，更無臟腑生克之說，故推得仲景開方非行 "臟腑辨證"。

三之叁、經脈學說係人為構想、經脈疾病需行針灸而與湯方無關

經脈應稱為感傳脈道示意線，非屬解剖學的產物，其需在針灸刺激下，才能暫時性存在，針灸一結束則多隨即消失。其暫時性、特殊性有如候鳥的飛行途徑。出土《五十二病方》只言「脈」而非言 "經脈"。按「經」字隱有在某時段重複規律循環之意，例如女子月經。這是從五星循環運行與天人合一思惟下的類比。由於《五十二病方》只有11條脈，無法配屬於手足三陰三陽，《內經》作者只好

另增一條手厥陰心包經來對應。經脈學說是一種人為構想，非關臨床，臨床沒有表裏經相配合，十二經脈也沒有成一循環，更沒有各自以線性聯繫配屬的臟腑。寸關尺也沒有各自分候臟腑。故經脈學說是構想安排的假說，不能用於臨床[9]。服藥之際如無同步針灸，根本沒有感傳脈道示意線被激發出，故哪來的藥物歸經？仲景不講針灸，宋本《傷寒論》傳經、針灸的條文對照康平本則皆屬後人增衍羼入。仲景三陰三陽非關經脈之疾，論中應稱為「六病辨證」。其是在陰陽病勢作母綱下再細分為三陰三陽病。推得湯方沒有"六經辨證"之理論。

三之肆、三焦（膲）原指豬的胰臟而非軀體的上中下三個部位

中醫湯方辨證流行有臟腑辨證、六經辨證、三焦辨證、八綱辨證、衛氣營血辨證、運氣辨證等。當病人就診時，諸種辨證法我們如何選用之？諸說紛紜。按《素問》運氣七篇是唐朝王冰增衍補錄的，非為《素問》舊本原文。其推測疾病每隔60年重複流行一次，五運六氣充其量只是全體人類流行病學的預報模式，不能用於個別診療[10]。醫師開湯方不能依據時辰、季節、年曆來推算，否則診療豈變為紙上推演的算病郎中。故運氣辨證法不能成立。所謂肝主風、腎主寒等五臟配屬五（六）氣的抽象概念也不合生理學；因為同一軀體的生理功能並無中西醫的差別，診療是具體實際而非抽象概念。前已述中醫沒有五臟配五行之事，有將五行與運氣結合；即所謂肝主風木、腎主寒水等者作為診療理論，更是玄虛而為人所詬病。八綱辨證分作：陰、陽、虛、實、表、裏、寒、熱。其中陰陽是總綱（母綱），其餘六者為子綱。因為虛者有陰虛、陽虛之分，實者也有陽實、陰實之別。陰虛者的同義詞即為陽實，試問陰虛與陽實之間要如何鑑別？此辨證法將母綱與子綱並列，違反邏輯，不符合辨證母綱獨立、對等、統一的三原則。推得八綱辨證不能成立。

醫家多釋三焦為上中下三焦，錯誤；違反了一臟對一腑的安排模式。三焦需從《脈經》作：三膲。三字訓作多字解，例如：三思而後行。膲，形容肉不盈滿、不充實貌；非作燒焦解。《呂氏春秋·精通》：「月也者，羣陰之本也。月望則蚌蛤實，羣陰盈；月晦則蚌蛤虛，羣陰膲。」《淮南子·天文訓》：「…是以月虛而魚腦減，月死而贏蛖膲。」推得「膲」作「虛膲」解；引伸形容膲萎不豐貌。《靈樞·根結》：「皮膚薄著，毛腠夭膲，予之死期。」即為此意。五行配五臟始由祭祀的三牲，西漢末揚雄首先移花接木於人體，劉歆次將變更五臟與五行的對應。前述豬脾外形如橫尺，故俗稱腰尺。豬胰富油脂，遠小於豬脾。其狀凌亂膲萎，散掛在豬脾左側、小腸稍上處。豬胰被當廢物而不作食材，原無名稱，宋代《廣韻》稱其為「豬脾息肉」。意指是由豬脾所增生出的息肉。因為豬胰外形凌亂膲萎（膲），故《禮記·月令》祭祀選擇五臟時不用豬胰；而用充盈滿實的豬脾。

人體胰脾相對位置恰與豬相反，人胰扁長橫躺在上腹部的中央，長度可達15公分，並非如豬胰之凌亂虧萎。儘管漢代解剖十分原始，但是不可能沒發現人體胰臟的存在。但因人體五臟配屬五行是源由祭祀豬的五臟，而豬胰虧萎不豐盈充實，故五臟配五行用豬脾不用豬胰，揚雄與劉歆先後從供豬移花接木轉為人體時，同樣照抄，用脾不用胰。這就是《內經》五臟配五行時有脾無胰的原因。

11條感傳脈道示意線增作12經脈時，其中10條配五行而各分屬臟腑，火行（心與小腸相表裏）以外，另增一組火行（心包與三膲相表裏）。既然心包膜附在心外緣，三膲也應與小腸緊密。正與「三膲」原指「豬胰」的位置相符合；其形容一堆（三）虧萎（膲）的油脂而命名。如將軀體劃分為上焦、中焦、下焦三個部位，造成一個心包對應三個部位的三膲，不符合一臟一腑相表裏的安對應模式，故其前提即有問題。推得湯方沒有"三膲辨證"之理論。

三之伍、傷寒與溫病是依據發病當下病人的體質而非季節來分

《素問·生氣通天論》：「是以春傷於風，邪氣留連，乃為洞泄。夏傷於暑，秋為痎瘧。秋傷於濕，上逆而欬，發為痿厥。冬傷於寒，春必溫病。四時之氣，更傷五藏。」〈陰陽應象大論〉：「冬傷於寒，春必溫病；春傷於風，夏生飧泄；夏傷於暑，秋必痎瘧；秋傷於濕，冬生欬嗽。」〈金匱真言論〉：「夫精者身之本也，故藏於精者春不病溫。」按爾等病症與四時季節循環對應的規劃構想，非關臨床診療。〈熱論〉：「凡病傷寒而成溫者，先夏至日者為病溫，後夏至日者為病暑。」是強調中暑為夏日獨有的病名。《傷寒論》：「太陽中熱者，暍是也，汗出惡寒，身熱而渴，白虎加人參湯主之。」也是指中暑。又：「太陽病，發熱而渴，不惡寒者，為溫病。」此條才是仲景的溫病，但遺漏湯方。可從《千金要方·傷寒卷》補上「解肌湯主之。」筆者臨床用之多有療效。仲景傷寒意指「發病當下體質偏寒者」而設。仲景溫病意指「發病當下體質偏溫者」而設。爾等全無關於季節、年曆。仲景溫病的病位在外層，類如太陽病，故條文開頭先提有太陽病。

仲景之寒不是天寒地凍之寒（即凍僵、凍死），而是正氣不敵邪氣之寒。桂林本《傷寒論》分立外淫風寒暑濕燥等外邪干人而病，看似圓滿而被奉為古本。按其訛仲景之寒為外淫之寒，已露馬腳；顯然是偽作。又宋本《傷寒論·傷寒例》將「冬傷於寒，春必溫病。」誤作臨床診療，更結合四時、斗曆、年月、節氣的外淫而云："冬時伏寒，變為溫病。"其理荒唐。仲景傷寒不限於冬天，仲景溫病也不限於春天。即一年四季皆有傷寒，一年四季也皆有溫病。是基於發病當下體質不同，而非發病季節不同。否則四季如春之處豈非皆為溫病？病人從北方（寒涼）來南方（溫熱）看病時，又以何為基準？明朝吳又可（1582～1652）《溫疫論》之「溫疫」與「瘟疫」同音通假，其是指傳染惡疾；非關仲景的溫病。

三之陸、衛氣營血不能作為湯方母綱而僅是病勢朝陽下的子綱

　　清朝葉天士（1667～1746）《溫熱論》：「溫邪上受，首先犯肺，逆傳心包。肺主氣屬衛，心主血屬營。辨營衛氣血，雖與傷寒同，若論治法，則與傷寒大異。」其依溫熱病傳變情況，創立衛氣營血的辨證理論；並制定溫病各階段的療法。葉天士可說溫病學的開山祖師。他認為外感溫病由淺入深分為衛分、氣分、營分、血分四個階段。並觀察到外感夾有濕邪或呈現出斑疹於胸背兩脅：「點大而在皮膚之上者為斑。或雲頭隱隱，或瑣碎小粒者為疹，又宜見而不宜多見。」、「然斑屬血者恆多，疹屬氣者不少。斑疹皆是邪氣外露之象，發出時宜神情清爽，方為外解裏和。如斑疹出而昏者，此正不勝邪而內陷，或胃津內涸之候矣。」又云：「再有一種白痦，小粒如水晶色者，此濕熱傷肺，邪雖出而氣液枯也，必得甘藥補之。」對舌診與齒診多有獨特心得。儘管其以臟腑說明的醫理不盡符生理學，但對臨床觀察相當用心，所輯亦全為其臨床經驗，故值得參考。衛氣營血辨證法只能作為在「病勢朝陽（體質溫熱）」下的辨證子綱，而「病勢朝陰（體質寒涼）」者則否。故衛氣營血辨證不能作為湯方辨證的母綱。

三之柒、《溫病條辨》應係紙上拼湊而非臨床心得

　　吳鞠通（1758～1836）《溫病條辨》被認為是溫病學的代表作，中醫師特考曾將其列入範圍，故影響甚大，禍害也尤深。其〈原病篇〉以「冬傷於寒，春必病溫。」、「藏於精者，春不病溫。」作為溫病的病因。按前已述爾等非關臨床診療，而是疾病與四時季節循環對應的規劃構想。鞠通不知醫理反而責備吳又可：「不明伏氣之理，以為何者為即病之傷寒；何者不即病，待春而發之溫病；遂直斷溫熱之原非風寒所中。不則己之不明，反責經言之謬。」鞠通舉《內經》伏氣之說。按伏氣一詞並非出自《內經》，而是出自宋本《傷寒論‧平脈篇》，此係後人增衍而非仲景所言。顯然引用錯誤。其〈原病篇〉第一條：「溫病者，有風溫、有溫熱、有溫疫、有溫毒、有暑溫、有濕溫、有秋燥、有冬溫、有溫瘧。」按溫疫即瘟疫，沿戶傳染、死亡甚多而異於溫病，其病勢也未必全屬溫熱。溫瘧屬瘧病，其有往來寒熱之特性而異於溫病。鞠通統混為一談，錯誤。

　　〈原病篇〉第二條：「凡溫病者，始於上焦，在手太陰。」鞠通註：「傷寒由毛竅而入，自下而上，始足太陽。足太陽膀胱屬水，寒即水之氣，同類相從，故病始於此。…治法必以仲景六經次傳為祖法。溫病由口鼻而入，自上而下，鼻通於肺，始手太陰，太陰金也，溫者火之氣，風者火之母，火未有不克金者。故病始於此。」按其引用運氣及五行生克者皆是構想模式而非關臨床。足太陽膀胱經、手太陰肺經這是指針灸療法，其與湯方療法是兩回事，鞠通卻相混淆，錯誤。又傷寒由毛竅而入、溫病由口鼻而入，自下而上、自上而下等皆為紙上臆測。

〈原病篇〉第三條：「太陰風溫、溫熱、溫疫、冬溫，初起惡風寒者，桂枝湯主之。但熱不惡寒而渴者，辛涼平劑銀翹散主之。溫毒、暑溫、濕溫、溫瘧，不在此列。」按少了一個「秋燥」，矛盾。鞠通註：「仲景《傷寒論》原文"太陽病，但惡熱不惡寒而渴者，名曰溫病，桂枝湯主之。"蓋溫病忌汗，最喜解肌。桂枝湯本為解肌…。」按《傷寒論》原文是作：「太陽病，發熱而渴，不惡寒者，為溫病。」並沒有句尾"桂枝湯主之"5字。鞠通缺乏學術道德，先造假仲景條文，然後再大力批評仲景此條不該用桂枝湯。又桂枝湯中桂枝與芍藥需等藥量，而鞠通桂枝湯中桂枝用六錢、芍藥用三錢。錯誤。此份量應稱為：桂枝加桂湯。其書前〈凡例〉：「是書雖為溫病而設，實為羽翼傷寒。若真能識為傷寒，斷不疑麻桂之法不可用。若真能識得溫病，斷不致以辛溫治傷寒之法治溫病。」按既然言不能以辛溫之法治溫病，但其第一個湯方還是用桂枝湯，矛盾？鞠通連桂枝的藥量都抄錯，可見絕非臨床醫家。又云：「傷寒自以仲景為祖，參諸家註述可也。溫病當於是書中之辨似處究心焉。」又云：「傷寒論六經由表入裏，由淺及深，需橫看。本論論三焦，亦由淺及深，需豎看。與傷寒論為對待，文字有一縱一橫之妙。學者誠能合二書而細心體會，自其不逮，誠不敢自謂盡善又盡美也。」按鞠通處心積慮要與仲景平起平坐，文字運用相當優美；然而《溫病條辨》的銀翹散尚可使用外，此書筆者評價甚低。其言冬日傷寒才用仲景方，此外（春、夏、長夏、秋）則皆需用溫病方。但從書中第一方用桂枝湯開始，整本《溫病條辨》用了極大量的仲景方。如此橫看、豎看兩者用方雷同，豈不多此一舉？又前已述三膲原指豬胰，而非軀體上下的三個部位。推得三焦（膲）辨證不能成立；而衛氣營血辨證尚能作為病勢朝陽下的子綱。

三之捌、中醫湯方辨證只有陰陽病勢辨證一種

發病當下溫熱寒涼體質兩千年來不變，其辨證母綱即為陰（寒涼）、陽（溫熱）病勢。這並非筆者發明，《史記·倉公扁鵲列傳》：「聞病之陽，論得其陰。聞病之陰，論得其陽。」、「陽石以治陰病、陰石以治陽病。」兩千年前已說明中醫辨證為陰陽病勢，病勢朝陰者主以溫熱藥（陽石），病勢朝陽者主以寒涼藥（陰石）。如此而已。仲景在陰陽病勢母綱辨證下發展出三陰、三陽共六種。外感病可用，雜病亦可用。陰陽病勢辨法與仲景六病關係如下列：

病勢朝陰：發病當下體質偏**涼**者屬太陽病、少陽病
　　　　　發病當下體質偏**寒**者屬三陰病
病勢朝陽：發病當下體質偏**溫**者屬溫病
　　　　　發病當下體質偏**熱**者屬陽明病

三之玖、吉益南涯訛以氣血水三邪作為母綱

　　吉益南涯（よします　なんがい　1750～1813）出生早於吳鞠通8年，其為吉益東洞（よします　とうどう1702～1773）之子。吉益東洞可說是日本古方派的戰神，浸淫《內經》、《難經》後存疑不信，大膽突破當時主流的金元諸家玄虛醫理，屏除五行、運氣等抽象學說。在華夏發展溫病學之際，強調以《傷寒論》腹診作為臨床實證的依據。主張取則於扁鵲，考方於仲景。用力一呼「疾醫之道」，視治病救人為醫師惟一職務。認為藥即為毒、凡藥皆具有偏性，能療病不能養人。食物則為平和之性，能養人不能治病。提出：「萬病皆一毒，藥亦皆毒也，以毒攻毒，是醫要道。」主張攻毒逐邪為治病的不二法門。和田啓十郎讀醫學院時偶逛舊書攤，購得吉益東洞《醫事或問》而自修漢醫。行西醫後發現瓶頸，改行漢醫而療效驚人，執力復興漢醫，撰有《醫界之鐵椎》，其東京診所原址附近立有紀念石碑，尊稱為「復興漢方之地」，影響近代日本中醫甚大。按吉益東洞其攻毒逐邪除苦寒攻下外；另有以溫熱藥攻毒者，然世俗多慣稱溫補，名稱不同，用藥一樣。推得「萬病一毒」符合扁鵲的陰陽病勢辨證。即：

病勢朝陰：用溫熱藥攻毒
病勢朝陽：用寒涼藥攻毒

　　世俗喜接受溫補而惡攻毒的名稱，僅管用藥一樣，但攻毒一詞令人畏懼而抗拒。吉益南涯違反父親思想，將病因一毒分成三毒而撰《氣血水辨藥徵》。其《醫範》引用扁鵲：「聽（陳按應作聞）病之陽，論得其陰。聽（陳按應作聞）病之陰，論得其陽。」、「氣陽而無形，水與血陰而有形。陰者自偶，而陽者自奇也。水（陳按衍字）氣為陽，血氣（陳按應作水血）為陰也。陽病者，氣有動血水之證也。陰病者，有水血塞氣之證也。」筆者認為診斷時必須先判斷病人病勢陰陽的母綱，「氣血水辨」只能作為子綱。氣血水3邪無法對等，故不能作為母綱。南涯將水邪與血邪合為一，皆歸為病勢朝陰，即：

病勢朝陰：水邪與血邪為主、氣邪為次
病勢朝陽：氣邪為主、水邪與血邪為次

四、中藥科學化將摧毀中醫師的辨證角色

　　1885 年日本藥學家長井長義（ながい　ながよし　1845～1929）從雙穗麻黃（蛇麻黃）中分離出活性成分；兩年後萃取其生物鹼而應用於散瞳，但也發現高劑量使用會造成中毒。直到 1924 年中藥藥理研究創始者陳克恢（美國約翰霍普金斯大學醫學博士、中央研究院第一屆院士 1898～1988）與 C. F. Schmidt 萃取出麻黃素（Ephedrine），並藉由動物實驗發現其臨床上之重要用途。證實麻黃素可作為腎上腺素的替代物使用，也證實傳統中醫使用麻黃的諸多方式是有道理的[11]。按麻黃素主要作為

提高人體新陳代謝速率：心跳加快、血管收縮、血壓上升、精神亢奮等。曾作為氣喘的特效藥，但是會產生失眠、心血管疾病、中風等副作用。觀麻杏甘石湯（麻黃合石膏）可治氣喘而病勢朝陽者而設、麻黃湯（麻黃和桂枝）可治氣喘而病勢朝陰者而設。兩湯方皆含有麻黃，組成只差一味藥而作用大異。因為劑中另有其它藥監製，故基本上不太容易產生副作用，而且考慮到發病當下病人體質的差異性，客製化的衡量體質給藥故療效確實。西醫用麻黃素治氣喘者沒有客製化，不管病人寒熱的體質差異而統一模式開藥，遑論其副作用。故西醫"實驗室"的藥物純化不如中醫用原藥材直接依據發病當下體質的差異開方者。

日本 1868 年明治維新以後，約歷經三十年業已廢止漢醫；漸次再將中醫收編為西醫領域。現日本並無中醫師職稱，而（西）醫師可以合法開中藥。2004年日本將〈中醫學概論〉列入全國醫學系的必修課程，2008 年醫師資格考試更將其納入試題。看似保留了中醫藥，類如婦產科醫師使用生化湯者。但是如果不管發病當下病人體質寒熱之差異；凡產後就開生化湯，月經不調就開四物湯，平常保養就用中將湯。其舉只能稱為使用中藥的醫師，而非真正的中醫師。一方面受漢字能力普遍低落影響，日本湯方辨證能力已大不如前。江戶時代出有吉益東洞父子等日本古方派大將，其卓越的診療將中醫臨床推向高峰。近百年來雖然歷經和田啓十郎（撰《醫界之鐵椎》1872～1916）、湯本求真（撰《皇漢醫學》1876～1941）、大塚敬節（撰《傷寒論解說》與《漢方診療三十年》等 1900～1980）三位師生關係的大力繼承與宣揚，但隨著中醫被西醫收編，日本卓越的中醫診療基本上可說是大不如前。

從長井長義開始，日本可說致力於中藥科學化的先鋒。在改良藥物製型方面，現流通的「科學中藥」（簡稱科中）正式應稱為「中藥濃縮製劑」，其始於日本早期的浸膏加以乾燥而得。留日藥學博士許鴻源1946年創立順天堂藥廠，1950年任職台灣省衛生試驗所所長時，赴日考察長倉藥廠之後研發成功的。除了像石膏、代赭石等礦物用藥之外，如果藥廠正確擇藥、並按照標準程序煉製，基本上科中療效不亞於水藥。筆者開科中多有治癒大病。但是有些藥材先下、後下的差異，科中較難掌握。但同一湯方不同藥廠的口感、療效病人反應不一，造成中醫師使用上的困擾。另一方面藥廠的專業性有待提高，例如逍遙散、補中益氣湯中的茈胡應是南茈胡（清肅裏熱而補中），但藥廠全誤為北茈胡（清肅裏熱而透外）。而且茈胡應以春採（鮮嫩潤澤）為正確，但全誤用秋採（燥老枯乾）。大致上發明科中製型的方便性是值得肯定，問題是出在如何辨證正確使用湯方。

中醫界於1929年3月17日大遊行抗議政府廢除中醫的提案，雖然抗議成功，保留了中醫的命脈。中醫師這塊招牌沒有走向與日本漢醫相同的滅亡地步，但是中醫界卻羞於戴上「不科學」的帽子，甚至急者與「不科學」作切割。1931年國醫館成立時，其〈國醫館組織章程草案〉第一條：「本館以採用**科學方式**，整理

521

中國醫藥，改善療病與製藥方式為宗旨[12]。」台灣於 1963 年 10 月 22 日正式成立「國立中國醫藥研究所」，由李煥燊教授任所長。2013 年 6 月 19 日改制為衛生福利部國家中醫藥研究所，其〈組織法〉第二條第四項：「中藥藥理成分之分離、純化、鑑定及其他藥物化學有關之研究。」所長黃怡超教授西醫出身，藥理學博士（2016 年 2 月因轉任衛福部中醫藥司司長；另由台大藥學系教授顧記華藥師接任所長）。下轄六組有 19 位專任博士，全是藥理學、生化、生命科學等背景；沒有一位是中醫師背景。其中最接近中醫核心的中醫藥典籍組只有兩位，一位專長卻是天然物化學、分析化學。另一位專長卻是生物化學、細胞生物學、血小板藥理。近 10 年來全所 20 位專任博士有關中醫基礎理論、臨床診斷、辨證開方、中醫藥典籍研究的論文第一作者幾乎掛零。不如將其預算轉撥給中醫健保給付，如此對中醫更有直接貢獻。中醫界對爾等怪象也沒意見。推得不管是政府或是中醫界多持「輕醫重藥」的心態，多熱衷於向「科學化」靠攏以圖漂白身份。

研究中藥當然並非中醫師的專利，受到少數中藥萃取物應用於臨床的鼓舞，龐大的藥師、生藥學者團隊多鎖定中藥為對象。從貢獻醫療的宏觀立場，我們也樂見爾等有所突破。1924 年陳克恢將麻黃素推向臨床。1971 年屠呦呦藥學家從《肘後備急方》：「青蒿一握，以水二升漬，絞取汁，盡服之。」得到啓發，終於在 1971 年 10 月 4 日從生藥青蒿萃取具有 100% 瘧原蟲抑制者成功。她更於 1972 年 11 月 8 日得到抗瘧單體：青蒿素。因此屠呦呦女士於 2015 年 10 月 5 日榮獲諾貝爾生理學與醫學獎。此外中藥成分的化學結構分析幾近全部解開，中醫界固然可吸收這些知識，但是對於臨床辨證開方毫無助益。爾等團隊研究中藥是從萃取純化物的化學結構著手，中醫研究中藥則從原藥材的藥性（包括寒熱質性）著手。爾等研究是框限於單味藥的藥理，中醫則在乎此味藥與其它藥間的相互作用。爾等用藥是依據病名而一體通用，中醫則是依據證候而辨證選用。換言之，中醫不是依據化學結構開方，不是以單味藥的藥理開方，而是著於一鍋湯的總作用。更重要是湯方必須經過中醫師辨證這一關鍵程序才能發揮真正的療效。中藥既經萃取純化後已失其原藥材的藥性。又就算要以化學結構來研究中藥，也應考慮藥與藥的相互作用。例如麻黃石膏合用與麻黃桂枝合用的化學反應之間差別。桂枝湯既經煮沸後的化學總作用與結構異於其個別五味藥之結構相加，其五味藥複雜反應的化學作用爾等絕無法說清楚。

例如水梨與荔枝在科學分析下標明水分、糖分等不同化學組成，但中醫的思惟卻是著於質性寒（水梨）、熱（荔枝）的差別。體質寒涼者不宜多吃水梨，體質溫熱者不宜多吃荔枝。科學的角度在於說明兩種水果所含不同的營養成分，但中醫診療卻需依據發病當下體質寒熱來選擇此兩種水果。營養成分的化學分析完全符合現代科學的內涵，質性寒熱則非今科學的內涵。前者以**化學結構式**決定，後者以**生活經驗**決定。前者屬**固定式的藥理**，質性寒熱則係**浮動式地取用**。病人此次發病當下體質偏寒而適合吃荔枝，下個月發病當下體質或偏熱則適合改吃水

梨。西藥在乎分析化學結構的藥效，中藥則必須先經中醫師診斷其陰陽病勢後，才能適當地選擇水梨（病勢朝陽）或荔枝（病勢朝陰）服用。比喻說，某女子在兩雙鞋子購買挑選時猶疑，一雙為時髦的高跟鞋，另一雙為布鞋。西醫是藉科學分析兩者材質的差異性來說明，中醫則先詢問該女子今天是要參加宴會還是爬山、依功能性不同來提供。即西醫強調固定「鞋子」本體的物質結構，中醫則浮動於「穿鞋子者」當天買鞋之目的。中醫師的角色即在判斷病人的陰陽病勢（判斷客人該選用何種鞋子為宜）。

桂枝湯、桂枝加桂湯、桂枝加芍藥湯皆為相同的五味藥，只是桂枝與芍藥的藥量有別，三首湯方經中醫師臨床辨證即正確選用。試問西醫如何依據某種病名或從化學結構來鑑別使用？因為居間化學總作用與結構分析過於複雜，故爾等研究人員不敢去碰「湯方」這一塊。西醫甚至刻意忽略「**湯方療效必須經過中醫師辨證的縝密思惟才能展現**」，企圖剔除被爾等視為"江湖術數"的中醫。強將中藥從中醫體系分離出來，代以便宜行事的研究「單味藥」。西醫欲以科學化大帽子，用化學結構來宣示西醫比中醫更懂中藥。其最終目的盼能類如日本將中藥納入西醫體系，或將中醫收編為西醫體系下的一個專科，其位階淪落為與婦產專科醫師、皮膚專科醫師同等。屆時中醫師這塊招牌自然凋亡。「**畫作風格必須經過畫家構圖的縝密思惟才能展現**」。畫家固然要對每種色料有所掌握，甚至對每種色料的化學結構有所了解，但是並非僅將單種（或數種）色料直接塗在紙上就能表現出某種畫風。中醫辨證與湯方是綁在一起的，未經辨證的湯方就如同僅是各種色料一樣，無法展現畫風。推得中藥科學化就是殲滅中醫湯方的殺手。中藥科學化則中醫師的角色將會歸零，中醫師毫無存在的必要。筆者認為中醫的確「不」是「科學」所能涵蓋，故稱中醫「不科學」也是名符其實。中醫界毋須自戕，更毋須急著要與科學沾上關係。前已述研究中藥並非中醫師的專利，同理「科學化」也並非研究中藥的惟一方法。何況「科學化」一詞或可有其他定義。

醫療史專家雷祥麟指出：「當年杜聰明就基於多種原因，而反對以藥學權威朝比奈泰彥博士為代表的學界共識：『單味劑藥品』才是理想的藥品。而（杜氏）主張多味藥品的混合將是未來的趨勢，進而主張直接以多味藥進行人體實驗。這種『複和劑主義』也是杜聰明覺得研究漢醫藥一定需要引入實驗治療學的兩個理由之一[13]。」按杜聰明（1893～1986）為京都帝國大學醫學博士，留日期間與余巖（1879～1954）為好友。杜氏為台灣首位醫學博士，高雄醫學院創辦人，台灣大學醫學院院長並曾代理校長，教育部醫教會委員，參與審核中國醫藥學院成立，並曾推薦其弟子邱賢添醫學博士為第四任院長。杜氏著力於中醫藥的研究，可惜違反西醫主流而受到批判，終極一生並無法完成建立「漢醫醫院」作為實驗的心願。杜氏的見解正確，儘管其深入蛇毒的藥理研究相當傑出，也知道麻黃素萃取的療效，但其始終圍繞湯方整體作用（而非單味藥）的中醫治療核心。可惜缺乏臨床經驗，不懂方證相對與病勢；然而杜氏並無以《內經》五行強作醫理。

余巖早年研究過中醫，之後留學日本，1916 年畢業於日本大阪醫科大學。回國後擔任公立上海醫院醫務長，次年辭職而自行開業，並研究中醫典籍。他對中醫古典文獻浸淫頗深，撰有《古代疾病名候疏義》、《靈素商兌》等。《靈素商兌》一書對《靈樞》與《素問》論述之陰陽五行、臟腑經絡、寸關尺分候臟腑等提出嚴重批判。書中云：「四千餘年來之經驗，誠有不可厚非，而無其學說理論則大謬，而無有一節可以為信。」、「廢除中醫理論、對中藥進行化學分析，進行動物實驗，以便提取新藥。」余巖於 1929 年 2 月提出〈廢止中醫提案〉，相對地引起中醫界的反彈，而於 3 月 17 日舉行全國大遊行。中醫界抗議成功而保留了中醫的命脈，並將 317 訂為國醫節。余巖至今仍成為中醫界的頭號敵人。事實上他對《內經》的批判，筆者全部認同，在此方面簡直可說是中醫的救世主。只是余巖對《內經》直接解讀文句，無法像前述田中吉左衛門的高見：「…其真正使命是在規律人體生理與病理之理論基礎構想而形成而已，並不關於治療上之性質。」此外余巖也缺乏中醫診療經驗，否則應不會建議「廢醫存藥」，而且視野不如杜氏的「複和劑主義」與「以漢醫醫院作實驗治療」的思惟。

五、中醫現代化導致日本小茈胡湯事件之惡巇

五之壹：日本小茈胡湯死亡事件之始末

　　1994 年 1 月至 1999 年 12 月，日本報導服用小茈胡湯有 188 病例引起間質性肺炎（Interstitial Lung Disease, ILD），此病又稱為瀰漫性肺炎（Diffuse Parenchymal Lung Disease, DPLD）。「間質」指發病是從肺胞與肺胞之間開始，主要侵犯肺泡上皮細胞，肺臟微血管內皮細胞、基底膜、肺內血管以及淋巴周圍組織，其會導致肺臟萎縮，因而肺臟組織結構惡變，末期時終釀成肺纖維化（Idiopathic pulmonary fibrosis, IPF）而死亡。188 病例中有 22 例造成死亡，小茈胡湯與干擾素（Interferon）合用治肝硬化、肝臟腫瘤時，更會造成間質性肺炎而致死亡。日本厚生省 2000 年 1 月 14 日發出〈醫藥品醫療用具等安全性情報通令〉：**全面禁止肝炎、肝硬化、肝癌患者使用小茈胡湯**。生產小茈胡湯之津村順天堂社，於 1997 年宣佈破產，社長津村昭於 2000 年被判刑 3 年。此藥廠成立於 1893 年。小茈胡湯暢銷時，該社業績被衝上高峰，卻也因小茈胡湯死亡事件讓百年老店劃下句點（中將湯即為該社研發）。1992 年日本漢方製劑總生產額約 1800 億日圓，小茈胡湯一種即占 445 億日圓，約佔 24%，可說是中藥最為暢銷的湯方。經此事件連帶地使日本人對中醫藥失去信心，中藥銷售額大幅度下降。按禍首應是有地滋教授（ありち しげる 1922～1987），其七十年代發表〈津村小茈胡湯對慢性肝炎有治療效果〉論文，在有心人宣傳炒作下，小茈胡湯被轟動為"保肝聖方"。現流行健康食品之「絞股藍（台灣俗稱七葉膽、日本俗稱福音草）」，也同為有地滋教授"科學分析證實"，遲早必會出問題。現在日本小茈胡湯濃縮藥末之罐裝外標示如下：

「はきけ、食欲不振、胃炎、胃腸虚弱、疲労感および風邪の後期の症状」。筆者譯為：「噁心嘔吐、食欲不振、胃炎、胃腸虛弱、風邪外感之後期諸症狀與所引起之疲勞。」按其不再標示小茈胡湯能治療肝膽病。日本醫界極重視此事件，多不再認為中藥湯方是安全而無副作用[14]。

五之貳：中醫之湯方證候不能轉換為西醫的病名

中醫要現代化必須先通過實證醫學的雙盲實驗與檢視等，否則中醫診療就不會被認同；最多只是被視為病例報告而已。以上是西醫普遍的看法，你中醫不過實證醫學這一關，西醫就不接受。「實證醫學」似乎成為一道高牆，以此關卡住中醫診療的負面形象。中醫界或急於培育中醫院所負責醫師的實證醫學訓練，或汲汲努力欲通過此關卡而圖求西醫認同者。筆者認為是本末導置，毫無必要。今舉風行世界的吉普賽 flamenco 吉他為例，有銀手指之稱的 Manitas de Plata 大師（1921/08/07～2014/11/05）剛去世。筆著約 1970 年聆聽其唱片演奏，很多年都懷疑那是兩人合奏的錄音。直到約 2000 年向張哲雄老師正式學習時，親眼看詹老師彈奏後，才知到一個人確可同時彈出如此豐富的和弦與音階。Flamenco 無法依據主流五線譜或吉他專用的六線譜來彈。故彈古典吉他者一輩子也無法彈出一曲 flamenco。音樂院校嘗試用五線譜來統一記錄與教學 flamenco 吉他，但是全部失敗。世界音樂潮流在演變，flamenco 也不例外，有人試圖將 flamenco 現代化、國際化，即所謂的 new（nuevo）flamenco。而將原有傳統的 flamenco 區隔稱為 gypsy flamenco。就如同現代中醫與傳統中醫之分。今藉 YouTube 聆聽兩者的差異，即可明白縱使 new flamenco 彈奏者速度、和弦雖可類似 gypsy flamenco，但就是缺乏 gypsy flamenco 特有元素的 duende（精靈）。其索然無味，好比一碗沒有辣椒與酸菜的牛肉麵。吉普賽人學歷不高，沒進音樂學院、不懂五線譜，Manitas de Plata 甚至是文盲。但只要能彈好 flamenco，其他又有何妨？吉普賽人堅持特有元素的 duende，並不在乎不符合五線譜這一關。中醫界也應堅持自己特有元素的證候與病勢，毋須強改以「西醫病名辨證」去符合實證醫學這一關。沒有辣椒與酸菜就失去正宗牛肉麵的風味；沒有證候與病勢就失去正宗中醫的診療特色，中醫師更無存在的必要。西醫一般認為 "實證醫學雖有其極限，但其是目前醫學發展最好的一個模式，中醫必須進入實證醫學的領域。" 問題是這套實證醫學連外感發燒病人到底能不能用冰枕都無法作出正確判斷，如此豈非要中醫自廢武功？

前述日本小茈胡湯事件在中國也引起議論紛紛（台灣則罕人提及），但是並無人指出確切的癥結所在。筆者認為主因是誤以西醫病名來對應開方。前已述中醫湯方療法與針灸療法是兩回事。針灸療法是在治療經脈疾病而設，故足少陽膽經之病異於少陽病。經脈學說出自人為安排的構想，12 脈道既無呈一循環，足少陽脈與足厥陰脈更無表裏關係。足少陽脈並無以線性聯繫於膽、足厥陰脈亦無以線性聯繫於肝。今誤將「肝」炎、「肝」硬化、「肝」癌藉經脈學說聯繫到足厥

陰脈，再透過其與足少陽脈的表裏關係，訛以為治療足少陽脈即可治療「肝」炎等。最後又混淆針灸療法（物理作用）與湯方療法（化學作用），終於導致此悲劇。事實上日本厚生省只說對一半，肝炎、肝硬化、肝癌患者如果具有小茈胡湯之證候者，仍然還是得用小茈胡湯。這也是說明為何只有 188 例副作用（推測應有數千人肝炎患者服用）。此小茈胡湯本身非戰之罪而蒙受冤屈，這是日本強以現代醫學收編中醫的苦果。

五之叁：韓國珍珠草、片仔癀、牛樟芝是以西醫病名辨證

珍珠草（*Phyllanthus urinaria Linn.*）台灣俗名珠仔草。大戟科葉下珠屬，其為一年生草本植物，民間用於咽喉痛、腹痛、腸炎等清熱解毒或外敷疔腫、蛇毒咬傷等。中國雲南西雙版納傣族等用於治療黃疸性肝炎、水腫、泌尿系統感染、腸炎下利。傣族等則將珍珠草葉泡茶代飲以解暑清熱。1982 年印度德里大學有肝病之父尊稱的 S.P. Thyagarajan 在體外試驗發現印度 *Phyllanthus niruri Linn* 萃取物能使 B 型肝炎表面抗原（HBsAg）降低活性作用（inactivation）而發表於印度期刊。1988 年 10 月 Thyagarajan 用 *Phyllanthus Amar* 萃取物治療 37 例 HBsAg 帶原者，可使其中 22 例轉陰。Thyagarajan 並與美國的 Dr.Baruch S.Blumberg（論文發表署名 B.S.Blumberg，1925/07/28～2011/04/05。其於 1965 年發現 B 肝病毒、1976 年獲諾貝爾獎。世界肝炎日即訂在其生日 07/28）共同發表在世界醫學著名的英國《The Lancet》（中文譯作《刺胳針》）[15]。這是國外開啓對 B 型肝炎病毒（HBV）療效的首次報告。但是研究受到侷限，1990 年 6 月泰國 Amorn Leelarasamee 等學者加以否定。1991 年 5 月年荷蘭 Luuk Berk 等學者亦持保留看法。1994 年同為印度學者孟買醫學研究中心 J.C. Doshi 等學者也是加以否定[16]。Thyagarajan 與 Blumberg 並無法提出有力的證據來支持其醫理。按同樣得 B 肝，臨床症狀未必一致，基本上即分為病勢朝陽與病勢朝陰兩類。我們應根據其證候開方，而非根據西醫病名開方。千篇一律皆按西醫病名給藥，完全不管病人發病當下的體質寒熱溫涼，如此的實驗方法是具有嚴重缺陷。

1998 年 12 月 3 日 WHO 在東京都舉辦〈病毒肝炎的預防與控制〉會議時，韓國肝病權威 Tae-Ho Jung（中文譯作鄭泰浩、論文發表署名 Chung, T. H.）提出論文，發表韓國珍珠草（*Phyllanthus urinaria Koreana*）對 B 肝病毒具有抑制作用。並爭取 WHO 於韓國設置「亞洲肝炎研究所」。在此之前鄭泰浩並無 *Phyllanthus urinaria Koreana* 臨床治療 B 肝的國際期刊論文。韓國錦禧公司（1996 年成立）以「肝淨（Hepaguard）」為藥品名稱，隨後於 1999 年 2 月 11 日獲得韓國 FDA 註冊通過。每粒肝淨含珍珠草萃取物 500 毫克，每瓶 180 粒。藥品廣告卻抬出 B.S.Blumberg 作宣傳。並特別強調惟有韓國的珍珠草是種植在人蔘地附近，才獨具有此療效，其他產地則否。有趣的是，北京銀輝生化科技有限公司與美國 Silver Beam Biopharm Ltd. Co 共同研發於 2006 年 10 月亦以「肝淨（Liveguard）」作為藥品名稱通過中國專利註冊，其組成為冬蟲夏草、人參、葛根、甘草、決明子、澤瀉（不含珍珠草）。

並被國家中醫藥管理局科技成果重點推廣項目。最近其藥品名稱又改為「干淨（Liveguard）」。治療 B 肝為何都會扯上人參、冬蟲夏草等高貴藥？韓國珍珠草比起中國成藥治肝名藥片仔黃（主成分為牛黃，麝香，蛇膽，田七等珍貴藥）或台灣電視密集廣告治肝的「牛樟芝」三藥優劣比較如何？同時服用否療效倍增？爾等藥皆無辨證，不管病人體質寒熱溫涼，皆以西醫 B 肝病名來開藥；故筆者從不贊成病人私自服用。說不定改天爾等藥又是另一次日本小茈胡湯事件的翻版。

五之肆：西醫對疾病之譯名亦多混淆

　　1854 年溫州與江蘇常熟；1856～1858 年寧波、杭州、上海；1860～1861 年江蘇金壇與浙江烏鎮等發生過 Cholcra 二次瘟疫的大流行，死傷無數。當地俗稱吊腳痧、子午痧（朝發夕死）、瘤螺痧、吐瀉病等。這是一種凶險致命的傳染病，其異於附於《傷寒論》書後的霍亂病（相當於西醫的腸胃炎）；溫病醫家王世雄（1808～1867）《霍亂論》誤將兩者混淆一談。爾後西醫引進 Cholera 時就直譯為霍亂，原屬中醫的霍亂病名就消失無蹤。現台灣將 Cholera（霍亂）視為法定傳染病，1965 年以後台灣基本上已無本土性霍亂病例。今天某中醫健保開出理中湯，申報病名如果依照典籍填上「霍亂」一詞，保證會被審核的同道刪除費用，甚至譏笑這位中醫缺乏現代化？日本則以外來語將 Cholera 翻譯作コレラ。日治時代，台灣亦曾大規模流行 Cholcra，民間同樣稱此病為コレラ；無人稱其為霍亂。台灣中醫霍亂一詞，現幾乎已被西醫收編；病症卻異於《傷寒論》所附的霍亂。日本醫師必須修習中醫課程，日本醫界提到「霍亂」一詞全認為係中醫的專有病名；另以「コレラ」對譯 Cholera，無人混淆。日本醫師讀出コレラ的發音，洋人皆懂。台灣醫界喜言要與世界接軌，但是讀出霍亂的發音，洋人卻不懂。日本醫師能清楚分辨コレラ（Cholera）與中醫霍亂的差別。台灣醫師則否。

　　先有病名 Typhus，後有病名 Typhus abdominalis（又稱 Typhoid）。1829 年法國醫師 Louis 認為 Typhus 應分有兩種而頗為「類似」，故新創 Typhoid 一詞，即從 Typhus 分出而單獨另命以新病名。按-oid 字尾為類似之意。例如金屬 metal，類金屬 metaloid。德文 Typhus 一字源自拉丁文 Typhos， Typhos 加上字尾-oid 則得 Typhos-oid，拼音省略「os」即為 Typhoid。因為當初 Typhus 會發熱惡寒，症狀很像中醫的麻黃湯證，故中國丁福保醫師首先於 1908 年將 Typhus 訛譯作 "傷寒"。日本方面則在 1855 年由緒方郁藏將 Typhus abdominalis 譯作「腸（腸）窒扶斯」。按腸字指病位 abdominalis，窒扶斯則為 Typhus 的漢字音譯。1910 年日醫和田啓十郎《醫界之鐵椎》直接訛以數學等號作："腸窒扶斯＝傷寒"。但此種等號僅流通於日本漢醫界，日本西醫仍譯作腸窒扶斯。1923 年日本內務省正式以片假名音譯為「腸チフス」。約 1937 年日本將「腸チフス」的原文 Typhus abdominalis 改換作 Typhoid，造成「腸チフス」與對譯的 Typhoid 讀音不一致；並另以「發疹チフス」（因為病人身上會有紅疹）對譯 Typhus [17]。之後「腸窒扶斯」

一詞就逐漸作古，不再使用。又隨著日本漢醫團體沒落，錯誤的"腸窒扶斯＝傷寒"訛譯也跟著凋亡而不再流通。現日本醫界提到「傷寒」一詞，毫無疑問皆認為係中醫的專有病名；以「腸チフス」對譯 Typhoid，以「發疹チフス」對譯 Typhus。無人混淆。台灣 1895 ～1945 年於日本統治時代也將 Typhus abdominalis 譯作「腸窒扶斯」，死亡極多；家母亦曾罹患而倖存。民間俗稱「窒扶斯」，此俗稱有誤，因為「窒扶斯」為 Typhus 的音譯，其死亡率極低。1946 年至今台灣官方仍然沿用丁福保的訛譯，即以"傷寒"對譯 Typhoid。並以"斑疹傷寒"對譯 Typhus。故導致中醫有傷寒病名，西醫也有傷寒病名，而兩者症狀不同的怪象。又 Typhus 的病原為立克次體。Typhus abdominalis（Typhoid）病原為 Typhusbacillen，其屬沙門氏桿菌（Salmonella），亦被訛譯作"傷寒桿菌"。中國的中、西醫也各有傷寒病名，其混淆病名與台灣一樣。今天西醫譏笑中醫與仲景不懂「傷寒」病名？缺乏現代醫學素養？熟悉上段背景，即知西醫倒果為因，只是主流聲音較大而已。

H_1N_1 當初依據世界衛生組織（WHO）譯為「猪流感」，但是因為以色列猶太教禁食豬肉而抗議，美國豬農也抗議對豬肉有負面形象，於是 WHO 更改病名對譯為「墨西哥流感」。但沒證據顯示墨西哥是疫疾源頭，墨西哥也抗議此病名有政治成分。WHO 再度改病名對譯為「北美流感」，歐盟則改病名對譯為「新流感」。最後 WHO 改用「A 型 H_1N_1 流感」。但是台灣官方則維持「H_1N_1 新型流感」之病名。按依據病毒的表面存在兩類蛋白質，一為紅血球凝聚素（hemagglutinin），共 16 種，以「H」代稱。另一為神經氨酸酶（neuraminidase），共有 9 種，以「N」代稱。按既然要精準對譯為中文病名，則 WHO 之「A 型 H_1N_1 流感」依病理譯作"甲型紅血球凝聚素第一種且神經氨酸酶第一種流感"？還是著於音譯作"甲型也去萬恩萬流感"？ 如果大家都能接受西醫對傳染病以中英夾雜對譯作「A 型 H_1N_1 流感」或「H_1N_1 新型流感」；則中醫亦可仿照而將 H_1N_1 對譯為「甲型瘟疫 H_1N_1」或「瘟疫新型 H_1N_1」。即把這些惡性傳染病歸屬中醫「瘟疫」的範圍，以區隔中醫「傷寒」或「溫病」之病名。

六、發展中醫就必須要用中醫的方法

六之壹：中醫以感官診斷並不落伍

中醫以四診行感官診斷大致上屬於西醫一般理學檢查的內涵，差別是少個聽診器罷了；但是診斷的思惟不同。西醫看咽喉，但不管舌診。舌診對中醫診斷極有價值，病人當下體質水濕、燥乾、濕熱膠結、血瘀等皆可佐作參考。護士巡房會計算病人脈搏次數，然而西醫是不把脈的。診脈雖然不是開方的必要條件，但富有診斷意義。心律不整或心臟有問題者，往往診脈即能確定。雖然無法透過診脈鑑別是二尖瓣脫垂還是三尖瓣脫垂等細項（此種鑑別對中醫開方並無差異），但能定

性檢測正常與否。反觀西醫儀器雖能鑑別二、三尖瓣脫垂等細項，但是往往脈診已確知心臟異常，然而心電圖、心臟超音波未必全能監測出。又病人回診時中醫可透過舌診、脈診與前次相比較，以對照開方正確與否。血壓計、溫度計近年才放寬中醫師使用，但筆者臨床不用。因為依據陰陽病勢開方，並非依血壓計或溫度計的數值高低來開方，充其量以手背探病人額頭溫度。基本上中醫四診與西醫雷同，都是透過醫師思惟來主導診斷。差別是中醫會診斷即會開方。西醫則腦中先浮出可疑病名，另安排檢查提高診斷機率，有些疾病更需藉抽血與影像檢查才能作出正確診斷；但正確診斷並不等同能正確開藥。由於健保對醫師勾檢驗另有給付費用，自然造成西醫行感官診斷的怠惰。筆者認為應取消給這筆費用而平均移作西醫的診斷費。觀看精神科、皮膚科、痔瘡、攝護腺肥大等也都是透過感官診斷的量表來評估，故中醫兩千來以感官診斷並不落伍。誰說中醫診斷不科學？

六之貳：以中醫感官診斷取勝的病例說明

吳茱萸湯證臨床並無法驗得細菌病毒，病人血液生化檢查、各種高貴儀器檢查皆正常。西醫就常託辭為自律神經失調，建議轉看精神科。病人多苦於現代醫學之無奈，往往有自殺的念頭。一某總醫學中心的老護士，自云是經歷數任院長的資深護士，全院上下醫師都很熟悉，醫檢、掛號都很方便。多次儀器檢查就是差不出病因，十多年來卻被疾病折磨，最後吃精神科憂鬱症藥物二年多，病情更加嚴重。她是南華大學同事的媽媽，從未服過中藥。我只花幾分鐘就判斷出屬於吳茱萸湯證，四味藥服完一週即大有改善，兩週痊癒。追訪數年無復發。事後她告訴我曾好幾次站在醫院頂樓想跳樓以解決苦痛。吳茱萸湯是厥陰病的惟一湯方，外感病亦有主以此湯者。宋本等以烏梅丸治厥陰的條文是錯簡，烏梅丸是治療寄生蟲引起的蟲厥。吳茱萸湯與烏梅丸皆有「手足厥冷」的共同症狀，但兩湯方可以鑑別。另有一吳茱萸湯證達 19 年的婦人治癒後，展示腕部三次自殺未遂的痕跡給我看，看過無數醫師，儀檢正常最後也是吃精神科憂鬱症藥物。故臨床被西醫診為憂鬱症或自律經失調者，筆者多會考慮是否為吳茱萸湯證。

淡江大學某教授一直為右手臂所苦，右肩疼痛，無法使力，手臂無法向後伸展，如廁後無法擦屁股，病發兩年。骨科、神經科等該化驗、儀檢等全都作了。全後換了三家大醫院，肌肉鬆弛劑、止痛藥、類固醇等皆無效。最後 T 大診斷為自律神經失調，一樣轉看精神科服用憂鬱症藥物。該藥物讓他精神失序，終日昏沉、判斷力減弱，開車還險出車禍。掛電話時他很焦慮著急，當天休診，因為是我淡江的老師，故請他當晚直接來我家中診療。病人採坐位，我站在其右後方。我以左手掌搭按其右肩，以右手抓住其右手臂，轉其右手臂兩、三圈，即診斷出其右肩骨有錯縫，半脫位。故轉動其右手臂時，我的左手掌能察覺到喀喀的骨頭摩擦聲音。先稍加理筋，瞬間將肩骨復位，發出喀嚓一聲，然後再理筋。前後治療三分鐘，疼痛感立即消失，手臂靈活輕鬆。旋轉手必檢查時已無異聲。他不固

形象,急得當場蹲下測試擦屁股的動作,右手臂即能完全正常伸展。他還是有些懷疑要借廁所實地演練。如廁後面帶笑容,重重地以右手掌拍打我肩膀,點頭表示滿意。並感嘆如此簡單之事,大醫院儀檢繁複而治療全然無效。我告知類似腳踏車脫鏈是屬於物理結構的問題,藥物的化學作用無法解決,一定要行復位手法才能根本治癒。因為 X 光為平面照相,醫院常只照一張,往往會有死角。或係錯縫細微而 X 光無法判讀出。但是醫師以徒手如上檢查即可容易判斷是否異常。

又過一年,前述淡江大學教授之子,32 歲,歸國學人,目前在新竹科學園區工作。失眠,不安,胸悶苦惱,欲嘔吐,大便溏,食慾欠佳,頭痛,注意力不集中,電腦工作幾乎不能勝任。發病年餘,經西醫數科診治無效,生化檢驗並無大礙。未服中藥,現服精神科所開之抗焦慮及安眠藥物等數種。眼神呆滯,口角有泡沫,情緒沮喪,不喜言語,前後共說四句話而已,濁音低重,手足冰冷,腕踝以上溫和。脈沉濇不整,時或稍數,舌滑水濕,不流汗。服吳茱萸湯水藥(吳茱萸用兩錢半)。服藥二日,其父來電云病人聲音變清而高。一週後回診手足回溫,指間稍涼,較多言語,眼神靈活,較能安眠。服完二週回診,病人迎面即與我打招呼,有活力,能笑口握手說謝,指間亦溫,脈稍浮,不濇,有規律,舌稍潤。服第三週病癒,正常上班,再服一週鞏固療效。追訪數年,無再復發[18]。

六之參:中醫醫療史者訛解中醫臨床診療

爾近中醫醫療史相當興盛,這對中醫是件好事。但是醫療史者或藉閱讀些醫案就逕自發表見解。筆者認為爾等踏入臨床這塊領域要很謹慎,否則容易出錯。例如日本中醫醫療史專家山田慶兒就將針灸療法(物理作用)與湯方療法(藥物作用)混淆在一起。其評論《傷寒論》:「根據三陰三陽之六條經脈之脈診,將疾病的症候群大別分為六個類型,即所謂六經病[19]。」按太少陽與太少陰於《易經》是指季節時段,於針灸是指經脈名稱,於《傷寒論》則是指外感病的六種類型。太少陽與太少陰名稱雖然相同,彼此內涵卻不同,不容混淆。出土《五十二病方》的病名是講針灸療法;仲景書則是講湯方療法(宋本針灸條文是出自後人增衍)。物理與化學作用可以互補,不能取代。脈診原是專為針灸療法而設。《靈樞・九鍼十二原》:「凡將用鍼,必先診脈。」可徵。仲景等醫家藉助整體脈象(不分寸關尺、不分作左右手)佐作部分湯方的診斷。診脈不是開方的必要條件,《傷寒論》113 則湯方只有 33 則湯方附有脈象可徵。故仲景不是根據脈診來分六病,而是根據病人發病當下體質先分為陰陽病勢母綱,母綱下再下分三陰病與三陽病。

六之肆:西醫實證醫學不能用於中醫湯方

科學技術者常云數據會說話,但是數據常說假話,不同背景者解讀也不同。例如台灣政府將國內生產總值(Gross Domestic Product,GDP)數值美化,即把

台灣訂單、大陸生產者計算在內；違反 GDP 的定義係指 Domestic。病人發燒 40 度，中西醫的思惟有別。西醫通篇一律用冰枕、解熱劑、瀉鹽退燒。中醫則需診斷其病勢陰陽，或用冰枕、寒涼藥退燒（病勢朝陽）；或用暖包、溫熱藥來退燒（病勢朝陰）。考科藍實證醫學資料庫（Cochrane Database of Systematic Reviews）一篇由 Martin M Meremikwu 等撰寫[20]，三軍總醫院楊登和翻譯：〈物理方法來治療小孩的發燒〉。其結論為：「**一些小型研究顯示使用微溫海綿擦拭對於降低小孩的發燒有幫助。**」此種研究模式對中醫師而言顯然無用。小孩發燒究竟病勢是朝陰或朝陽，必須先勾稽出來，才能確切發揮中醫療效。實際上，西醫很難接受"高燒卻不能用冰枕"的思惟。筆者用桂枝湯、小茈胡湯等溫熱藥治癒嬰兒外感發燒 40 度者，每週有數例；皆囑咐不能用冰枕，注意保暖，勿喝太多水（五苓散證尤然，喝多就吐）。筆者用解肌湯、白虎湯、連翹等寒涼藥治癒嬰兒外感發燒 40 度者，每週也有數例；皆囑咐用冰枕，兼用冷水擦身體，房間要通風，勿用防踢被，多喝冷開水。推得發燒要不要用冰枕不是由發燒度數決定，而是其病勢所決定。凡有演講，筆者都會強調此治療思惟。身為醫師如果連自家小孩外感發燒都無法正確處置；只是依照標準程序一律用冰枕、以及盲信"感冒要多喝水"的錯誤口號。那任誰都可以當醫師，醫學院苦讀七、八年豈不白費？爾近台灣兒科醫學會建議"兒童發燒不宜用冰枕來作退燒處置"，也是錯誤。

實證醫學第一級實證醫學證據：有顯者意義的隨機對照試驗（RCT）。今就雙盲實驗（Double Blinding）來說明。200個外感病人，護士在病人不知情的狀況下，隨機給予桂枝湯（實驗組）或澱粉安慰劑（對照組），兩組各100人，皆同樣開給3天份藥量。3天後實驗組中病癒或改善者假設共為50%（體質寒涼者），但有50%服後咽喉疼痛或病症加重（體質溫熱者）。對照組中病癒或改善者假設共為25%（即不藥而癒者），但是產生咽喉疼痛或病症加重者只有25%，另50%持平。故其結論為：「桂枝湯或可治療外感，其療效高於不服藥者一倍，但是服藥後咽喉疼痛或病症加重的機率也高於不服藥者一倍。」按整個研究方法雖然完全符合實證醫學的要求，但是這種模式不能適用於中醫的證候與病勢。就如同以五線譜或六線譜強硬要求gypsy flamenco符合其樂譜般地無理。中醫在雙盲實驗之前應先考慮病人「發病當下體質」這條件，直接勾稽出「脈浮緩，頭痛，嗇嗇惡寒，淅淅惡風，翕翕發熱，鼻鳴乾嘔者。」諸病例。然後再分別給予桂枝湯（實驗組）或澱粉安慰劑（對照組）行雙盲實驗。其結果必令人滿意。問題是西醫主流認為以「病名（或單一症狀）」行雙盲實驗是最完善的、最科學的，不存在有其他研究方法。按此種濫情於科學研究方法的獨霸思惟，本身就不夠科學。眾人皆知水梨與荔枝的寒熱質性，但是卻無法經由西醫實證醫學的研究方法來證實。

六之伍：腹診是中醫診斷的重要方法之一

腹診的定義

病人自覺或醫師透過感官察覺病人腹、脅、胸、背、腿的外部形態與溫度，另藉扣擊、推移、按壓手法察覺內部悸、動、滿、結、軟、硬、塊痛、水移聲等異常症狀，其目的是判斷湯方證候與鑑別陰陽病勢（含氣、血、水邪子綱等）的一種中醫診斷法。

腹診的姿勢

日醫多採取平躺、雙手雙腳自然伸直。另可採取平躺、屈膝彎腿的姿勢。肥胖病人等必要時也可兼及側躺位置。診斷肝膽疾病時要令雙手上舉，病人吸氣令其憋住不吐，以利診斷。

腹診起源於扁鵲

《史記·扁鵲倉公列傳》治虢國太子尸蹶：「越人之為方也，不待切脈望色聽聲寫形，言病之所在。聞病之陽，論得其陰；聞病之陰，論得其陽。**病應見於大表**。不出千里，決者至眾，不可曲止也。子以吾言為不誠，試入診太子，當聞其耳鳴而**鼻張，循其兩股以至於陰，當尚溫也。**」按此段為腹診的起源。見、現兩字同音通假，大表指病人胸腹等肌表。病應見於大表意指病狀呈現於胸腹肌表。《晏子春秋》：「夫不出於尊俎之間，而知千里之外，其晏子之謂也，可謂折衝矣。」指不離酒席餐桌即能輕鬆地折衝千里之外的問題。《韓非子》：「故天子惟其人。天下者，至重也，非至彊莫之能任；至大也，非至辨莫之能分；至眾也，非至明莫之能和。」決者決斷、診斷之意。至眾者無數多之意。曲止者阻礙、不行之意。《管子》：「故善為政者，田疇墾而國邑實，朝廷閒而官府治，公法行而私曲止。」故「不出千里，決者至眾，不可曲止也。」應釋為：「輕易即能思考出應對病人的問題，如此的診斷方法（腹診）已用於無數病人身上，沒有行不通的。」

《傷寒論》條文多基於腹診而立

論中胸脅支滿、心下痞、腹脹滿痛、小腹不仁…等證候未必全是病人的自覺主訴，大部分是醫師藉腹診所診斷出的症狀。如果不作腹診則無法得知，即醫師無法了解條文旨意與湯方應用。西醫「病名」無限多，新藥與疫苗老是跟不上，病毒細菌又會突變。湯方著於「證候」，出土《五十二病方》與《武威漢代醫簡》的湯方全無附脈象。前已述《傷寒論》113 則湯方只有 33 則附有脈象。推得腹診的重要性遠勝過脈診，中醫臨床診斷必須要掌握腹診。

日醫腹診分為內難派（錯誤）、傷寒派（正確）

日醫腹診始於竹田陽山（たけだ じょうか 1573～1614），江戶時期達到高峰，明治維新之後，日本廢除漢醫，日醫漢文程度與腹診發展也隨之下降。日醫腹診分為內難派、傷寒派。內難派者舉《內經》、《難經》之〈十六難〉與〈五十六難〉為依據，其以丹波元堅《診病其候》為代表。另一是舉《傷寒論》、《金匱要略》條文之腹診者稱為傷寒派，其以吉益東洞《腹診候》為代表。按內難派者

是宗以形象配屬臟腑的臆說作為醫理，非也。例如臍下有動氣候腎病、臍左有動氣候肝病…。「心之積，名曰伏梁，起齊上」、「肺之積，名曰息賁，在右脅下」…。爾等是在五行學說規範下、人為強作安排的構想，完全不符合臨床解剖。又臟腑生克係五行學說羼入中醫的毒瘤，需加以剔除。人體生理學只有一套，沒有中西醫的差別。現代生理學既然無五臟生克的作用，如果存在臟腑生克則西醫不難發現。中醫（湯方與針灸療法）皆無關五行學說，故內難派的腹診臨床行不通。

吉益東洞將腹診發揚光大但其腹診亦有疑點：

　　吉益東洞為日本古方派之代表性人物。當時日醫多用金元醫家湯方，著重《內經》、《難經》理論，甚至空談五行術數、運氣學說，此稱為後世派。東洞先習蘭醫產科，培養出臨床實證之思惟。而後修研中醫，獨尊《傷寒論》與《金匱要略》，完全捨棄內、難與金元諸說。注重實際療效，強調「隨證投藥」，主張「萬病一毒」，大力提倡「腹診」，以尋找「毒氣」之病兆為第一要務。東洞云：「先證（症）而不先脈，先腹而不先證（症）。」、「腹者有生之本，故百病根於此焉。是以診病必候其腹。外證次之。」其直接用腹診來對應湯證，不以病形去辨證論治，療效提高，湯方與條文對應明確，思惟有跡可循，故醫家群起再重視漢代醫學，此稱為古方派。腹診可使診斷易於臨床掌握，有門可入。其言脅下「滿」者，醫師用手指巡其肋骨間可察覺。即除了病人自覺之外，醫師他覺亦可診出，故能與《傷寒論》等條文對應而有助於學習仲景之學。東洞著述甚多。有關腹診之《腹診候》、《吉益腹診》、《吉益腹診口傳》並無刻印出版，僅以手稿傳抄於門人弟子，因為日醫視腹診為秘技，不傳外人。《日本漢方腹診叢書》方予以蒐錄，此叢書所輯全為手稿影印。筆者針對東洞腹診存有疑點：

1. 不能固定某腹候去對應某湯方。東洞性情過激而為人所責。其臨床以某腹候直接對應某湯方，有誤。相同腹候可能對應不同的湯方，同一湯方或有兩種以上的腹候。東洞影響甚巨，現今日醫或仍訛固定以某腹候對應某湯方者。
2. 不能完全捨棄脈診。日醫多言外感候脈，雜病候腹，按實未必然。東洞完全捨棄脈診，有誤。診斷情報愈多愈好。例如五苓散證腹滿而脈浮數，則須要脈診與腹診互參。更何況有些雜病得腹候並無異常，或於脈診中求真章。
3. 東洞腹診遺略溫度。腹診之寒熱可作為鑑別湯證之重要判斷。診腹部溫度常有誤差，有時以指掌輕按之熱，但再以手掌久按臍部與水分之間，往往卻有一股涼意直湧而上手心，此乃真寒假熱也。有時寒熱不清，須以手掌邊過腰部診其後背，背為陽中之陽，更容易襯托出寒象。
4. 「胸脅」是指「胸」與「脅」兩個部位。《諸病源候論‧胸脅痛候》：「邪氣乘於胸脅，故傷其經脈，邪氣之與正氣交擊，故今胸脅相引而急痛也。按相引者，指兩者之間互相牽引。東洞腹診圖的「胸脅」標示為肋弓下側、約相當於橫膈，其將「胸脅」視為一個部位名稱，有誤。

腹診的要點

1. 腹診只是診斷的一部分而非全部。東洞以某腹候固定去對應某湯方者，非也。
2. 鑑別湯方與氣、血、水邪。然腹診或未必符合整體病勢，故有時需捨去腹診。
3. 療效之判斷。例如苓桂朮甘湯證，儘管服藥後病人主訴並未明顯改善，但是腹診其心下處的水邪已有減少，病癒之候，毋須改方。又如當歸芍藥散證，儘管服藥後主訴並未明顯改善，但小腹痙攣痛結已有減輕，病癒之機，毋須改方。即著於服藥前、後腹候的相對比較。
4. 透過腹診可得知胸脅支滿、心下痞、腹脹滿痛、小腹不仁…等證候而能了解《傷寒論》條文旨意等。更可辨清病人屬血邪、氣邪、水邪、悸動…等而作為病勢辨證開方的重要參考。西醫腹診則直接著於臟腑器官所屬的疾病。
5. 腹診不是開方的必要條件。

腹診臨床舉例說明

　　五苓散證是小孩常見的外感病。特別是幼兒不易表達；筆者捨脈診就腹診而屢建功。大腹腫滿，拍其腹部有振水聲，問家屬尿布濕量減輕，大便水溏，喝水減少，甚至吐水（奶）者可徵。一、兩天內多可退燒改善。如只吐食而二便正常，腹部有鼓聲者則屬太陰病的外感，主以桂枝湯或厚朴生薑半夏甘草人參湯（足部稍冷）。如果併指掌於心下凹處診得心下痞，雖腹滿而分垂兩側（異於大腹腫滿），略有振水聲，肚臍稍冷（或手足稍冷），吐食下食者，屬桂枝人參湯證。往來寒熱（家屬會說時發燒時停止），嘔吐不止，大腹腫滿而有鼓聲者，屬大茈胡湯（無大黃）證。往來寒熱，胸脅支滿，腹部基本上正常者，屬小茈胡湯證。又苓桂朮甘湯證無外感，併指掌於心下凹處有水聲漩渦直下，或水聲橫移者，足部稍種，大腹不腫，頭暈眩。雖與五苓散同為小便不利、大便水溏但可相互鑑別。茯苓甘草湯的腹候亦有水邪、無外感而類如苓桂朮甘證，但是病人腕踝以上溫熱，腕踝以下寒涼；其足背趺陽脈浮緊有力，反而強過寸口脈，故可與苓桂朮甘證鑑別。

六之陸：脈診是中醫診斷的重要方法之一

　　中醫脈診已被神化。病人希望醫師具有神秘的洞察能力，部分醫師亦持脈自傲，毋須病人開口。局外學者或是江湖術士更是大吹法螺，搞得脈診像是特異功能而為人所詬病。病人偶或要求筆者先透過脈診說出病情，或嫌筆者診脈時間不夠久，或只診單手脈。甚至筆者開好藥而被病人提醒沒有診脈；故臨床只好盡量一見面就記得先診脈。事實上筆者理不出頭緒者，診脈的時間也就愈久。有把握的證候只要幾分鐘即能開出湯方，故偶或忘記診脈，但其療效滿意。筆者尊重同道脈診上各有獨特的造詣，但是寸關尺絕對不能分候各臟腑，其是從易學屬入中醫而非得自臨床經驗。拙文[21]已有討論。《內經》脈理沒有分為六部，《內經》根本沒有「關脈」一詞。寸關尺分作三部者是始於《難經》，其前提是講針灸療法而非湯方療法。網站有自稱脈學專家者甚至連此前提都搞不清楚。

脈診的要點如下：

1. 寸關尺皆屬血管（橈動脈）的平行壓力，量測血壓則是血管的垂直面的壓力。

2. 湯方之辨證。例如診斷麻黃湯證與桂枝湯證時，需以脈象緊與緩加以鑑別。

3. 療效之判斷。例如半夏厚朴湯證脈略數，服用幾天後，脈速會減為常值。中暑病人之脈象多沉，經治療後，其脈位會升為常位。心律不整者經針灸內關穴後，脈象恢復正常規律。治療前後脈象的相對變化是脈診之重要目的。

4. 寸關尺分候臟腑之診是由易學羼入而非關臨床。今人習以《四診心法》對應臟腑之診斷非也，因為不符合橈動脈的解剖。如託言所診為氣脈而非血脈，那更離譜；因為診斷時並無同步針灸，哪來的經脈線？何況經脈未必呈線性關係，也沒有各自直接聯繫到臟腑，故應稱為感傳脈道示意線而非經脈。

5. 脈診只是診斷的一部分而非全部。故不能以某脈象去固定對應某湯方，更不能某脈象去固定對應某藥。

6. 脈診能鑑別湯方與病勢。然而脈診或未必符合整體病勢，故有時需捨去脈診。

7. 常態下關脈最浮出而易診得，其次為寸脈，尺脈最沉弱而難診得。反此者病。

8. 常態下寸口脈強過足背的趺陽脈。反此者病，多屬逆上之疾。

9. 脈診不是開方的必要條件。

六之柒：厥病診是中醫診斷的重要方法之一

厥病的定義：「病人腕踝以下寒冷、腕踝以上溫熱。」如果四肢整條都冷則稱為手足逆冷或四肢逆冷。厥病的證型有寒厥、熱厥、氣厥、血厥、水厥、厥陰病。論中厥陰病的條文有誤。筆者改為：

◎厥陰外感，發病當下其人體質偏寒，腕踝上溫下冷，氣上撞，欲嘔，心中疼熱，饑而不欲多食者，吳茱萸湯主之。（非主以烏梅丸）

上述條文雖然用字不美，但是臨床容易掌握其證候。厥病診法與陰陽病勢等並非筆者新發明，只是加以整理彙集而已。即：

寒厥：桂枝加附子湯、抵當（黨）烏頭桂枝湯、附子理中湯
熱厥：白虎湯、白虎加參湯
氣厥：茯苓桂枝五味子甘草湯、橘皮湯
血厥：黃連阿膠湯、桂枝茯苓丸加黃芩（自擬方）、溫經湯加附子（自擬方，病勢朝陰）
水厥：茯苓甘草湯
厥陰病：吳茱萸湯

六之捌：河洛語十五音是研究漢代醫學的重要工具

河洛語十五音是以漢字作為音標符號，15個子音字，30個母音字，八聲調，簡單易學，發音精準。台灣地處邊陲，反而保留一些古音、上古音，對研究《傷

寒論》等漢代醫學具有優勢。即在關鍵處需用漢代語音了解條文的原意。例如台灣河洛語仍稱外感為：「感中風邪、感中風寒」。此即仲景所謂之中風、傷寒。西醫或譏中醫亂用病名，腦出血稱為中風，太陽病桂枝湯證也稱為中風。殊不知兩「中」字讀音不同，混淆病名的是西醫而非中醫。河洛語「中」字讀音有三種：

河洛語十五音的「中」字讀音標作：宮一地。宮為母音（韻母），一為聲調（河洛語為八聲調），地為子音（聲母）。與河洛語「忠」字讀音相同。現流行用abc標河洛語，雖美其名為國際化；但標示的讀音無法精準。其標為：tiong[1]，發音擬似而已。此「中」字作中間中央解，又可作「內」字解等。中國、腹中痛、胸中堅痛、《金匱要略》五臟風寒積聚篇之肺中風、肺中寒（肺臟之內部有寒邪）的「中」字皆須發此音（此中字置於詞首需轉音為第六聲）。

河洛語「中」字讀：宮三地。與河洛語「漲」字同音。英文標為：tiong[3]。此「中」字作得到解。又此「中」字與「得」字通假。《周禮·地官師氏》：「掌國中失之事」。即掌國「得」失之事。又《康熙字典》：「矢至的曰中」。故知百發百中、中毒、中邪、中獎、中傷（毀謗）、中計、腦溢血之中風、中經絡、《金匱要略》中風歷節等之「中」字皆讀此音（此中字置於詞首需轉音為第二聲）。

河洛語「中」字讀：宮六地。英文標音為：tiong[6]。此「中」字作臨其身解。《莊子·達生篇》：「中身當心則為病，猶醫書中風中暑是也。」桂枝湯證中風、感中風邪、中暍、中暑、中痧等「中」字皆讀此音（此中字置於詞首需轉音為第三聲）。北京話（普通話）無此音，但有類似之詞彙例如：著了涼、著了風寒等[22]。

拙文已考證《傷寒論》桂枝湯服法：「右五味，㕮咀三味…。」其「㕮咀」原作「父且」，而與「斧粗」同音通假。斧粗與切細相對應。諸家詮釋作："咀嚼"解，非也。不合衛生與臨床實務。學者訓為"品嚐"解，亦非也。五味藥何以只先品嚐三味藥，不通。又《素問·四氣調神大論》：「道者，聖人行之，愚者佩之。」其「佩」字乃「悖」字同音通假，河洛語十五音兩字讀音相同可徵[23]。

十五音是研究《內經》《傷寒論》等漢代經典的必要工具，亦可用來訓釋出土的簡帛文獻。先有語音，後有文字。先秦兩漢從事醫療的民間人士部分因文字運用水平不高，常有許多別字、通假字等；今可藉河洛語十五音加以釐清還原。漢字之字形、字音、字義皆有其獨特的意涵，絕非英文所可轉換的。中醫原即以漢字來表達運用，要學好中醫當然就必須學好中文。日本明治以來減少漢字的使用後，連帶地降低中醫的水平；中國建國後將正體字改為簡體字同此。韓國1986年廢除漢字更是自廢武功。推得台灣中醫界用正體字，又多懂河洛語，對研究中醫可說是碩果僅存、一枝獨秀。遺憾的是爾近台灣中醫界多以能用英文寫作而發表於國外期刊為榮，這當然與制度有關。一甲子來台灣河洛語因為政治因素而遭

受打壓，被貶為不入流的方言。大學院校無人教授十五音，甚至有所謂本土派的學者主張廢除文言文，殊不知文言文即為河洛文（讀書音），只是讀音被簡化四聲而已。今懂河洛語的年輕人在迅速減少；故台灣中醫界的優勢也在迅速流失。筆者主張一年一期的全聯會《台灣中醫醫學雜誌》、一年兩期的台北市公會《中醫藥論叢》與其他各地中醫師公會、各中醫團體的論文刊物全部整合為一本。先暫時一年出版四期（季刊），中文、英文稿件同時輯錄。強化論文寫作水平，可作為國內中醫院校碩博士指定的發表平台，並接受醫療社會、文化等相關周邊領域的文章。醫經醫史、簡帛文獻等非得用中文表達不可的論文，如果是為了圖與國際接軌而強行代以英文寫作，其舉則是本末導致。故我們必須自創「台灣中醫」品牌，以此刊物代表台灣中醫整體的標竿，自可吸引中國等國外醫界投稿。有朝一日自會被國際認同，更有可能被列入 SCI。但盼全聯會能有所作為。

七、依據西醫免疫學而亂服中藥溫補者恐有禍害

2014 年 12 月當選台北市長的柯文哲醫學博士，身為急診創傷科主任，開口必講求科學數據。其妻為資深小兒科主任，同為台大醫科畢業，可說是信仰科學的西醫鐵桿。2011 年其妻罹患肺癌經切除 20%肺葉。日前當選受訪在電視上公然秀出以牛樟芝投入電磁爐壺中，壺內似有枸杞子、紅棗（或有蟲草）等。其妻一邊用剪刀剪入牛樟芝，一邊告訴記者這是兩人平日養身防癌之道。畫面清晰。按爾等平日生病必不會看中醫，卻樂於長期亂服溫補中藥來"養生"？世人多喜溫補"養生"而惡於苦寒瀉下。免疫學之迷思加上電視廣告的洗腦，竟連西醫鐵桿也亂服中藥（不符中醫證候與病勢醫理）。悉聞北部某治癌醫院的醫師非常反對病人看中醫，鄙視中醫落伍。不知該醫院的醫師是否也會私下亂服中藥來溫補？

爾近台大免疫博士孫安迪牙醫發明"安迪養生湯"廣為流傳。孫氏自云：「孫安迪的安迪湯：…我在每個演講場合都會介紹黃耆、枸杞、紅棗組合起來的這一帖中草藥，以前在門診散發小傳單給病人帶回家參考，算一算，我親手發出去的傳單至少有二十萬張，長年累月的推廣，據說賣這些中草藥的人因此賺了不少銀子，但我把它當作是積德，所以有些朋友把這帖補身藥膳，用我的名字簡稱為"安迪湯"。…經常服用，可增強免疫，延緩衰老，平時多喝此還能有效預防感冒…。如果想使頭髮茂密烏黑，可另外加 3 錢何首烏；口乾舌燥者，可以另加 3 錢麥門冬、3 錢熟地；如果是呼吸系統氣管不好，就加 3 錢西洋參；如果貧血，可加入一、兩片當歸；另外加入 4 錢黨參和 4 錢刺五加，就有輔助抗壓、抗癌的效果。但是有糖尿病的人必須減少紅棗的使用量，以免血糖升高…。」（參見《溫馨會刊》2007／3 ）。按藥物具有偏性，體質燥熱豈能平日多喝溫補之劑？如依據其加減溫補、按表開方，則中醫診療又何有困難？臨床常見本月體質寒冷，下月體質或溫熱等者，今不管體質而一味地長期溫補，豈無禍害？白虎湯證、黃芩

湯證等病人都是屬於氣虛者，其病勢朝陽，溫補必大害。筆者 2009 年第一次去長庚中醫部演講的主題即為「**誰說氣虛者必須溫補？**」筆者針對氣虛病人有用寒涼藥而得效者、貧血病人有用寒涼藥而得效者、咳嗽氣喘病人有用寒涼藥而得效者、外感病人有用寒涼藥而得效者、甚至不孕婦女筆者亦有用白虎湯而得孕者…。病人一向多喜溫補而惡苦寒涼藥，但是醫師不能投其所好而亂開溫補。孫牙醫或缺乏中醫診療經驗，強以西醫免疫學訛作中醫辨證，外行充當內行。使用中藥的醫師並不等同中醫師，必須具有中醫方證相對與病勢思惟者才是真正的中醫師。又吾輩從未聞有 "仲景湯"、 "思邈湯"、 "林億湯" 等湯名者。故湯方私冠姓名者不管有意、無意皆屬個人的風格問題，在此不予置評。

結論

　　西醫一邊責罵中醫落伍、不科學，一邊卻喜亂服溫補中藥來 "養生" ？「棄中醫、存中藥」漸成為主流。吾輩也應自我檢討與反省，今中醫師撿便宜地慣以三首湯方以上，即俗稱 "疊方" 者盛行。爾等 "疊方" 助波推瀾導致中醫證候已被疏離，中醫師的角色自然就被架空。中醫用四物湯、生化湯，西醫也用啊！中醫開溫補藥，西醫也會。中醫同時疊上三首湯方，西醫更可同疊四、五首湯方。例如失眠者即疊以加味逍遙散、酸棗仁湯、溫膽湯、甘麥大棗湯、桂枝加龍骨牡蠣湯、茈胡加龍骨牡蠣湯、六味地黃丸同疊七湯方、各 2 克科中。不用辨證，全依病名一律標準開藥，我們又有何立場說其不對？如此中醫師可以速成，診療開方毫無困難。西醫甚可譏笑中醫不懂化學結構、生化免疫，自認比中醫更了解中藥，整個中醫藥應交由西醫來研究發展。實證醫學更是西醫使出的殺手鐧，凡無法通過這一關者，就是不科學、就是無療效。按中西醫的醫理不同，各有遊戲規則。中醫證候不能轉換為西醫的病名。失去證候的中醫就如同斷線的風箏。儘管其繪有現代化、全球化、實證醫學、中西醫結合等美麗圖案，儘管其飄逸於風中阿娜多姿；但終究必會殞落，中醫也必將滅亡。日本小茈胡湯治療肝炎的死亡事件就是一件慘痛教訓可徵。

　　2016 年 1 月開始健保署規定中醫需採用 ICD-10（國際疾病分類第十版）申報。中醫界多雀躍終於擠入國際化，筆者實感憂心。因 ICD 是以西醫病名為前提，不符中醫證候。衛生署長一向為西醫，副署長有牙醫師，而中醫師最多只能擔任中醫藥委員會主任。2013 年 7 月 23 日中醫藥委員會改制衛生福利部中醫藥司，司長卻轉由西醫擔任。遑論衛福部部長次長、健保署與國健署正副首長等全非中醫。國家中醫藥研究所 2016 年 2 月 1 日由台大藥學系教授顧記華藥師擔任。反正無論如何轉，就是全無中醫師的份，中醫師全聯會對此怪象毫無警覺，甚至還樂於配合接受 ICD-10。整個趨勢很明顯，台灣中醫遲早會步入日本的後塵，即將中醫收編降為西醫體系下的中醫專科（類如婦產專科）之位階。中醫依西醫病名申報將釀成新進中醫師不懂「證候」。中醫失去核心「證候」則將走向滅亡。

疾病基本上可分為兩類，一是器質上的疾病，即身體組織等有形的結構出了問題。另一是功能性的疾病，即結構雖然正常但卻不能發揮正常的作用。前者易以科學的手段來發現其異常，後者則否。前者例如蛀牙、腰椎脫位、子宮瘜肉…等。後者例如牙齒浮火熱疼、腰部痠軟無力、子宮寒冷…等。西醫診斷藉助精密儀器的檢查，故前者以西醫治療為長。中醫診斷在於依據醫師巧思地判斷病勢，或予寒涼藥、或予溫熱藥，故後者以中醫治療為長。臨床上多有病人苦痛而儀檢卻找不到異常者；西醫往往框限於科學化而判斷病人正常，或歸咎於腦神經衰弱、自律神經失調者。證候是病人主觀感覺或醫師客觀發現，科學儀檢並無法百分之百發現病人證候。因為西醫培養全是基於自然科學訓練之背景，故武斷地以為凡是疾病皆難逃科學手段的儀檢。甚至將科學凌駕於醫學之上，逕自認為凡非科學手段所能發現者就不是疾病。爾等對於功能性的疾病毫無所悉，更不會承認中醫的療效。例如不孕症婦女多有屬於子宮寒冷者，儘管作過人工受精、試管嬰兒失敗，筆者開給當歸芍藥散等溫熱藥而能懷孕生子。相對有子宮燥熱者，筆者開給白虎湯等寒涼藥而能懷孕生子。反觀西醫多認為手足寒冷不是病，也沒有子宮寒冷或子宮燥熱這回事。

新文化運動領袖的胡適博士一生最痛恨人說謊，卻直到老年仍掩飾年輕時曾罹患急性腎炎之事。上海陸仲安曾以中藥治癒胡適的急性腎炎，西醫俞鳳賓博士記錄西醫治療無效而轉由陸仲安中醫治癒之事，並留有藥方[24]。因為胡適無法接受不科學的中醫竟然可以治癒其腎炎，故只好昧著良知說謊。前榮總神經外科主任沈力揚是留美顯微手術的先驅，罹患血癌時抱病為前行政長孫運璿中風開腦成功而蔚為佳話。沈主任接受化療時曾云：「寧願死於科學，也不願活得不明不白。」其為科學殉道當然值得尊重，但也凸顯對於功能性疾病認知的空白。連曠世文豪、留美名醫都缺乏對功能性疾病的認知，何況是一般民眾。

中醫的陰陽病勢類如陰陽相爭的圍棋。圍棋老師無法向學生清楚說明第一步如何下、第二步如何下，棋理無法以數字表達；但是老師會傳授在某情況時該如何下，以利宏觀全局而確切取得最後勝利。中醫診療規律的概念模糊，醫理也是無法以數字確切表達；但是老師會傳授在某情況時該如何辨證開方，以利宏觀全局而確切取得最後療效。相反地，西醫生理、藥理、診斷、病理等陳述清楚，實證醫學更將診療的資訊完全公開透明，但是對於個人療效的確實性則無法保證，一切推給實證醫學總結的機率而已。

現代醫學是建築在自然科學的基礎上而發展，西醫也自認這就是醫學的全部，主觀誤認除非能以自然科學觀察、詮釋者以外，任何處置皆不應具有療效。西醫診療框限於科學，故反常被科學數據所誤導。直到今日外感病等發燒者，西醫一律用冰枕、開予解熱劑；高燒者則更直接用瀉鹽，這就是其治療發燒的標準程序。於是有得效者，有雖暫退燒而復發或轉為它疾者。西醫沒有病勢的概念，

不知發燒是否要用冰枕、解熱劑、瀉鹽劑並非由發燒度數決定，而是由病人的病勢陰陽所決定。病勢朝陽者上述皆對，病勢朝陰者則否。發燒超過 39 度而經由筆者開予溫熱藥而退燒痊癒者不知凡舉。高燒者開寒涼藥直覺上似乎符合科學邏輯，但未必符合臨床事實。其它疾病同此。故不能將科學與醫學劃上等號，因為還有一半的功能性疾病非藉科學儀檢所能涵蓋。故世人謾罵中醫不科學；是的，因為中醫的確「不」是「科學」所能涵蓋。

傳統 gypsy flamenco 從不擔心能否與現代音樂、主流音樂接軌。其堅持獨特的樂理、duende，吸收阿拉伯、南美等樂音於其內容中，反而成為惟一通行全世界的民族音樂。同樣的，傳統中醫毋須擔心能否與現代醫學、主流醫學接軌。應堅持獨特的醫理、證候，吸收西洋醫學於其內容中，反能成為惟一與現代醫學分庭抗禮的民族醫學。例如中醫應吸收現代解剖生理，X 光、超音波與生化檢驗數值都是廣義的望診。最後還是那句話：「**失去證候的中醫就如同斷線的風箏，終必殞落。**」本文總結：中醫不能捨棄證候而強行轉換西醫病名去迎合實證醫學。

參考文獻

1. 和田啓十郎：《醫界之鐵椎》（日文）。春陽堂書局，增訂改版，1971 p.32
2. 陳淼和：〈寸關尺分候臟腑之診係由易學羼入而非臨床驗得〉。中醫藥研究論叢 2013; 16(1): 81-122
3. 全段引自 2005 林口長庚紀念醫院實證醫學中心官網
4. 全段引自 2012/3/28 馬偕紀念醫院官網對實證醫學的功能論述
5. 陳淼和、陳怡帆：〈臟象論等非屬五行學說而是臟腑之五類規範－其非關診療故不能作為中醫理論〉。中醫藥研究論叢 2009; 12(2): 1-23
6. 陳淼和醫論：〈五行相生源自五星運行再藉由曆制祭祀而羼入中醫〉。
7. 朱木通：《中醫臨床二十五年》。林白出版社，1985 p.306
8. 陳淼和、歐陽玉娥：〈仲景序文應係後人託作於孫思邈之後、王冰之前（683～761）〉中醫藥研究論叢 2010; 13(1): 25-42
9. 同 2.
10. 同 2.
11. 雷祥麟：〈常山：一個新抗瘧藥的誕生〉。錄於李建民主編：《從醫療看中國史》。中華書局，2012 p.365
12. 〈國醫館組織章程草案〉。醫界春秋 1931; 56: 33-34
13. 雷祥麟：〈杜聰明的漢醫藥研究之謎：兼論創造價值的整合醫學研究〉。錄於《科技、醫療與社會》2010
14. 陳淼和：〈《傷寒卒病論》之小柴胡湯非為肝膽病而設〉。中醫藥研究論叢 2009; 12(1): 17-30

15. S.P.Thyagarajan, S .Subramanian, T.Thirunalasundari, P.S.Venkateswaran, B.S. Blumberg：〈EFFECT OF PHYLLANTHUS AMARUS ON CHRONIC CARRIERS OF HHEPATITIS B VIRUS〉。《The Lancet.》1988 Oct 1;2(8614):764-766.

16. J.C. **Doshi**, A.B. Vaidya, D.S .Antarkar, R. Deolalikar, D.H. Antani：〈EFFECT OF PHYLLANTHUS AMARUS ON CHRONIC CARRIERS OF HHEPATITIS B VIRUS〉VIRUS〉。《Official Journal of the Indian Society of Gastroenterology 》。1994, 13(1):7-8

17. 廖俊裕：〈章太炎醫學思想與其中西醫學匯通之研究－以《傷寒論》為文本〉南華大學自醫所碩士論文。2013 p.120-124（筆者為論文指導老師）

18. 陳淼和：〈研究《傷寒論》應從河洛語與厥陰病著手〉。中醫藥研究論叢 2008; 11(2): 6-21

19. 山田慶兒著，李建民主編：《中國古代醫學的形成》。東大圖書公司，2003 p.16

20. Meremikwu MM,Oyo-Ita A. Physical methods versus drug placebo or no treatment for managing fever in children. Cochrane Database of Systematic Reviews 2003, Issue 2. Art. No.: CD004264. DOI: 10.1002/14651858.CD004264.

21. 同 2.

22. 陳淼和：《傷寒卒病論台灣本》。集夢坊出版社，2008 p.1

23. 陳淼和：〈灸壯與灸戕通假、哎咀應作父且而與斧粗通假〉。中醫藥研究論叢 2014; 17(1): 41-55

24. 羅爾綱：《師門五年記・胡適瑣記》。新華書店，2012 p.10

正、証、證、症四字的音義研究

～ 三臕是形容豬胰凌亂扁萎不豐貌故祭祀不用～

中醫藥於漢朝達到高峰，以漢文寫作故稱漢方醫學，日本人今仍稱中醫為漢方醫學（かんぽういがく）。漢代醫學用漢代語言詮釋最為正確，在關鍵處需透過河洛語十五音法，複製仲景當時寫作語音來瞭解條文的真正旨意。北京話（普通話）讀《傷寒論》或會曲解條文。西漢《史記》：「昔三代之居，皆在河洛。」按「河」指黃河，「洛」指黃河中段向南支流的洛水。河洛地區即相當於所謂的中原、今洛陽與西安之間三百公里的區域。自古歷代皆以中原地區作為古都。西元前1046年西周定都於鎬（今西安的東鄰）；西元前771年東周定都於洛邑（今洛陽）；西元前221年秦始王統一後定都咸陽（鄰近洛陽）；西元前206年西漢劉邦定都長安（鄰近西安）；西元9～23年王莽建立新朝定都長安；西元25～220年東漢劉秀定都洛陽。推得發揚中華文化需靠河洛語，其係源自西周以來中原地區所通行的官方語言。用北京話只能上溯至宋朝為止。北京話將漢語讀音省略，無入聲，無第6音階，無轉音階。例如「堂堂正正」2個堂字與2個正字用北京話是讀同音；但是於河洛語詞首的堂字、正字皆須轉音階而改變讀音。改變讀音的目的在於使語調更具有音律感，讀音更能優美典雅，故稱為雅音或雅言。《詩經》、《尚書》、《論語》等皆是採用雅言，而非採用北京話的讀音。

清初顧炎武《天下郡國利病書》引《防閩山寇議》：「漳猺人與虔汀潮循接壤…常稱城邑人為河老。謂自河南遷來，畏之，縣陳元光將卒始也。」按河老或稱學佬，係屬南方漢族。根據〈河洛語十五音法〉「老」字標為：高二柳（擬音如北京話肉字）。「洛」字標為：光八柳。故老、洛兩字的子音相同，兩字的讀音非常雷同。陳元光（陳敏的么弟）即開章聖王。爾等為了避開西晉永嘉之亂等，從河南中原遷徙南下。河老人與黃河、洛水的地緣相同，名稱起源更符合《史記》所載。1918年連橫《台灣通史》將「河老」更改對應漢詞作「河洛」。推得「河洛人」與「河洛語」之新創名詞迄今約百年而已。2002年梁炯輝《韻鏡今音審訂》則從廈門音研究出老、洛兩字乃音變而得。又有稱福佬者乃河老轉音所致。

中醫為中華文化之一員，發揚中醫文化無法全依北京話或簡體字。現通行北京話是遷就之道。中國使用簡體字、日本1868年去漢字化，韓國廢除漢字甚至將原典改為韓文；爾等的中醫水平也跟著低落。近年台灣政府將漢字拼音由通用拼音改為中國的漢語拼音，例如將Jhong（忠）改為Zhong、Sin（信）改為Xin。試問在英文國際化下，外國人（包括台灣居民）有多少人能正確讀出Zhong、Xin的發音（當初中國聯俄抗美，故採用俄語作為漢語音標）？甚至圖謀「用簡識繁」的政策，標準「正」體字卻被冠上負面的「繁」體字。還好眾人反對而作罷，否則"用簡

識繁" 一旦施行，此高層人士將是台灣中醫的罪人。爾近中國、日本、韓國中醫臨床逐漸地低落，語言政策應該是一個重要的因素。欲學好中醫之前，就得先學好中文。就如欲學好莎士比亞之前，就得先學好英文。爾等都是天經地義之事。

台灣地處邊陲而保有漢代文化。現台灣通行的河洛語約九成源自漢語，台灣中醫師研究漢代醫學獨具優勢。台灣通行的河洛語有稱閩南語者，不妥。因為閩南語尚包括客語、粵語、桂柳話等。有稱為台灣話者，亦不妥。因為台灣話尚包括古荷蘭語、西班牙語、台灣原住民語、日語、美語、法語、北京話等。台灣河洛語主要源自雅言，國民政府 1951 年來台因政治因素將其醜化為不雅的方言。

正字

「正」字從一與從止字，上之一字者象人首，下之止字者與趾字同音通假；即頭腦命令足趾向某地出發之意。「正」字可通指遠行、拜訪他邦、巡行他處（包括打獵）等。因為作戰必須遠行，故「正」字引申討伐動兵之意。甲骨文「正」即指討伐，《合集》6441：「今者王正土方」（君王現在要征討土方）。而後隨人首行走的方向稱為「正面」，其與「背面」對比。從「正面」之解更廣義作端正、正常、準則、糾正、校正、正當、第一、整齊、不偏等解。文字分化之故，再從「正」字分出「征」字，讀音相同，專指征討。《正字通》：「左步為彳，右步為亍，合彳亍為行。」征、行兩字常同義連用合稱「征行」。催討稅金含有強迫、征伐之意，故曰「征稅」。在文字分化的過程中，正與征兩字可相通用。例如年首的第一個月稱正月，又稱征月。而國家事物皆為準則，故稱為正事。《郭店簡・性自命出》簡56-57：「上交近事君，下交得眾近從正，攸身近至仁。」（遵循道德與上交往，即能懂得侍奉君主。遵循道德與下交往，即能贏得眾人信賴而可處理政務。修身即為得仁德之道）。推得「政」字也是從「正」字分化而得，國家之「正事」就被分出而改稱「政事」。

錢大昕（1728～1804）：「上古音沒有輕唇音、舌上音。」上古音與古音約以漢代為界，先秦兩漢只讀上古音，漢朝以後才發展出輕唇音、舌上音。先秦兩漢讀音稱「上古音」，三國至隋唐間另發展出「古音」，宋朝開始之讀音則稱「近音」。古音與近音並沒有完全取代上古音，今日有些字上古音、古音與近音同時並存。台灣地處邊陲，民間通行的河洛語仍有相當多上古音、古音，對研究漢代醫學等文獻助益甚大。河洛語「正」字有兩種上古音。依據河洛與十五音法標作：伽一曾（置於詞首需轉讀第六音階）。台灣民間諺語：正月正媒人未出廳（正月初一為農曆新年，媒人公休以免相沖）。廳字讀音擬如：ㄊㄧㄚ。句中「正」字讀：伽一曾。句首「正」字則需轉讀第六音階。「正」字另一種上古音標作：伽三曾（置於詞首需轉讀第二音階）。真正的「正」字，其河洛語讀：伽三曾。真真正正句尾的「正」字亦讀此音；句中的「正」字則需轉讀第二音階。「正」字的古音標作：京三曾（置於詞首需轉讀第二音階）。其讀音擬如ㄓㄧㄥˇ。公正的「正」字，其河洛語讀：京三曾。

正確的「正」字，因置於詞首，故河洛語需轉讀第二音階。「正」字的近音與古音相同。「正」字的北京話注音則為：ㄓㄥˋ。

正、證、証、症四字讀音演變如下表：

正體字	正	証	證	症
上古音	伽一曾 伽三曾	伽一曾（失傳） 伽三曾（失傳）	姜一地（失傳）	尚無創造此字
古音	京三曾	京三曾	京三曾 京一地（失傳）	京三根（文讀音） 京三曾（白話音）
近音、今音	京三曾	京三曾	京三曾	京三根（文讀音） 京三曾（白話音）
北京話注音	ㄓㄥˋ	ㄓㄥˋ	ㄓㄥˋ	ㄓㄥˋ
簡體字	正	证	证	症

證字

東漢許慎《說文解字》：「證，告也。從言；登聲。」今十五音法「登」字標作：京一地。例如登山的「登」字讀此音（置於詞首需轉讀第六音階）。「登」字的上古音則讀重唇音而應標作：姜一地。此讀音現已失傳。因漢代（上古音）「證」讀同「登」音故亦應標作：姜一地。又「證」字的古音應同「登」字標作：京一地。但是河洛語「證」字的上古音（姜一地）與古音（京一地）現今皆已失傳。河洛語「證」字現今只標作：京三曾。此讀音與「正」字的古音、近音皆相同。例如身分「證」、准考「證」皆讀此音（京三曾）。證件的「證」字因置於詞首則需轉讀為第二音階（相當北京話注音的第四聲）。

《玉篇》釋「證」字：「驗也。」《增韻》（即南宋《增修互注禮部韻略》的簡稱）：「候也、質也。」又《白虎通・辟雍》：「所以考天人之心，察陰陽之會，揆星辰之證驗，為萬物獲福無方之元。」推得證驗、證候是同義複詞，用以加強語氣。例如出發、問訊為同義複詞。先秦兩漢文獻「證」字多作證驗解。中醫專有名詞「**證**」一字最早出自仲景《傷寒論》，其指驗得某特定湯方（或某病）所具有的病狀。例如桂枝湯證、小柴胡湯證、「陽明證，其人喜忘者，必有畜血…。」等。

《內經》舊本無「證」字。只在唐朝王冰增補的〈至真要大論〉出現一「證」字：「氣有高下，病有遠近，證有中外，治有輕重，適其至所為故也。」《內經》描述病情是用「**狀**」字與「**病能（態）**」一詞。例如《素問》：目裏微腫如臥蠶起之狀〈平人氣象論〉、願聞其異狀也〈太陰陽明論〉、肺咳之狀〈咳論〉…等。《靈樞》：

其病各有形狀〈脹論〉、如懷子之狀〈水脹〉、其狀赤黑〈癩疝〉…等。又《素問‧病能》的「能」字是「態」字的省筆俗字，病能應即作病態解。例如：按脈動靜，循尺滑濇，寒溫之意，視其大小，合之病能，逆從以得，復知病名〈方盛衰論〉、願聞其診及其病能〈風論〉…等。

宋本《傷寒論》與《金匱要略》另以「狀」字描述病情。例如：如瘧狀、如結胸狀、如見鬼狀者、翕翕如有熱狀、其身如蟲行皮中狀者、尿如皂角汁狀〈以上見於《傷寒論》〉…等。其人如冒狀、狀如傷寒、如風痺狀、目如脫狀〈以上見於《金匱要略》〉…等。《難經》有出「證」字。例如：內證、外證〈皆見於第十六難〉。《難經》另以「狀」字描述病情。例如：若豚狀〈第五十六難〉、如動脈之狀〈第七十八難〉。

今宋本《傷寒論‧傷寒例》出有中醫專有名詞「證候」一詞：「…今搜採仲景舊論，錄其證候、診脈、聲色，對病真方有神驗者，擬防世急也。」又「…此以前是傷寒熱病證候也。」但是〈傷寒例〉並非出自仲景，而是後人所羼衍。梁（南朝）陶弘景《華陽隱居補闕肘後百一方‧序》：「余又別撰《效驗方》五卷，具論諸病證候，因藥變通…。」這應是中醫首出「證候」一詞的確切文獻。按陶弘景（456～536），字通明，自號華陽隱居。齊（南朝）褚澄《褚氏遺書》：「除疾之道，極其候證，詢其嗜好，察致疾之由來。」按褚澄死於583年，但或云《褚氏遺書》是後人託名之作，非真出於褚澄者。又〈傷寒例〉：「春夏養陽，秋冬養陰，順天地之剛柔也。…陰脈弦堅者…。」按梁武帝蕭衍（464～549）於502年登上帝位，為避諱其父親名順之，故改順字為從字、循字者。又隋煬帝楊廣（569～618）於604年登上帝位，為避諱其父親名堅，故改堅字為鞕字。〈傷寒例〉既然照樣用順字與堅字。推得〈傷寒例〉應是仲景之後至梁朝、隋朝時並未被傳抄。唐高宗李治（628～683）去世後，為了避諱，將「治」中湯改為「理」中湯。〈傷寒例〉卻含有19個「治」字，推得〈傷寒例〉在唐朝也未被傳抄過。

「證候」另用於診療以外的領域，指氣象。《晉書‧天文志上》：「張平子、陸公紀之徒，咸以為推步七曜之道，以度曆象昏明之證候，校以四八之氣。」

仲景只出「證」字，《傷寒論》並無出「症」與「証」字。前已述中醫「證候」一詞最早出自陶弘景，仲景並無使用「證候」。而「證候」是同義複詞，作為加強語氣用。「候」字用於診療則與「診」字相當；例如候脈即診脈之意。另《說文‧人部》「候，伺望也。從人；矦聲。」按例如等候、問候，此「候」字並無關於診療。仲景用「證」字是與湯方綁在一起，由於當時尚未創造出「症」字，故在文字運用上並無疑慮或混淆。「桂枝湯證」者，即統言具有桂枝湯所有病狀（甚至包括脈象）在內。「太陽病外證未解」者，即指太陽病桂枝湯、麻黃湯等對應湯方所呈現在外的諸病狀而言。

証字（証字無關診療之事）

　　証，諫也，諍也，規勸之意。「証」字從「言」從「正」，即向某人直接說出正確的話。《說文・言部》「証，諫也。從言；正聲。」推得「証」字與「正」字上古音相同，台灣河洛語「正」字尚保留有兩種上古音，而「証」字的上古音今業已失傳。又《說文・言部》「諫：証也，從言，柬聲。」按「諫」字河洛語十五音標作：求三干。「柬」字則標作：求二干。音階有異。「諫」字北京話讀同「建」字，注音為第4聲。「柬」字北京話讀同「揀」字，注音為第3聲。音階亦有異。故諫、柬兩字母音與子音雖同，但是音階有異。故《說文》訛將諫、柬兩字視為同音。按「諫」字本為古代部屬對君主、尊長言行的不是而提出批評或勸告。例如規諫、進諫。秦始皇曾下〈逐客令〉，驅逐所有六國客卿，被驅逐的楚國李斯撰《諫逐客書》闡述說明君王心胸應「有容乃大」，事後秦始皇因此廢除了〈逐客令〉，命人追回李斯，並恢復官職。又秦國設有「諫議大夫」官職。

　　《戰國策・齊策一》：「齊貌辨（本段人名標以底線以利閱讀）之為人也多疵，門人弗說。　士尉以証靖郭君，靖郭君不聽。」東漢高誘注：「証，諫也。」此段另出《呂氏春秋・知士》「士尉以証靖郭君，靖郭君弗聽，士尉辭而去。孟嘗君竊以諫靖郭君，靖郭君大怒……。」推得証、諫兩字義相同。清段玉裁《說文解字注》：「証，諫也。《呂覽》士尉以証靖郭君。高曰。証，諫也。今俗以証為證驗字。遂改《呂覽》之証為證。」按後人將「証」訛為「證」的俗字，甚至回頭將《呂氏春秋》原文「証」訛改為「證」字。《呂氏春秋・貴當》：「其朝臣多賢，左右多忠，主有失，皆交爭証諫。」高誘注：「証亦諫也。」故「証諫」為同義複詞。《台語彙音》[1]釋「諫」字為：「諍也，直言以諫也。」即証、諫、諍3字基本相通。証字無關診療。因証與証的簡體字皆寫成「证」，故更易混淆。日本明治維新以後，由於漢字能力漸趨沒落，導致多將「証」訛作「證」字解。

症字

　　河洛語讀音基本上分為兩類，文讀音（有音必有字）與白話音（有音未必有字）。白話音中有音無字者，不可私自以己意造字，以免造成混淆。文讀音是正式文書的讀音，白話音則多係市井交談之用語。

　　中國張效霞博士撰《回歸中醫》[2]與《臟腑真原》[3]等。《回歸中醫》書中提出「症」首見於南宋李昴英《文溪集》：「症候轉危，景象愈蹙。」按上段李昴英（1201～1257）出自其《文溪集》第九卷。此「症候」非指疾病診療，而是形容政局不安定。張君言「症」字指疾病首出明朝萬曆進士謝肇淛（1567～1624）《五雜組・物部》：「人有陰症寒疾者。」張君又引吳有性（字又可1582～1652）《溫疫論・正名》：

「如病證之證，後人省文作証，嗣後省言加广為症。」而訛認證、証是正字與俗字的差別，證、症是通用字與醫學專用字的差別而已。

　　元朝無名氏《碧桃花》第二摺：「我害的病，不陰不陽，發寒發熱，不如是甚麼症候。」按元朝（1271～1368）稍晚於李昂英歿時。其「症候」則指疾病診療。又郭雍（1095～1187）於 1181 年撰《傷寒補亡論》，書中用了許多「症」字。例如卷十六：「裏症、表症」。又卷十七：「蓋痙者病名，如曰中風、傷寒之類。痙者症名，如結胸、痞氣之類也。」又卷十八：「傷寒相似諸症十四條」、「痰症」。雖然《傷寒補亡論》是明朝萬曆甲戌年（1574）年由劉世延重刻，而非宋朝《傷寒補亡論》舊本。但既然郭雍區分病名與症名，其將「症」字視為局部異常而非統言整體異常，故症、證兩字的意涵已有差別。推的郭雍舊本應即有「症」字。

　　按吳又可將「証」視為「證」的省略字，顯然錯誤。前已述「証」字為規勸之意，証、諫、諍 3 字可相通；「証」字無關診療。故張君認為"證、証是正字與俗字的差別"之見解亦誤。張君云：「可見，"證"與"証"本為形聲義完全不相同的兩個字。但歷經一千多年的沿革，到 1715 年成書的《康熙字典》，"證"已然成為"古文"。」[4]按前句正確，後句錯誤。張君引用《康熙字典》斷句不對。實際上《康熙字典》作：「證古文䛬。」非作「證，古文。䛬。」（參見附錄張玉書編.王引之校《康熙字典》影圖）即「證」字古文寫成「䛬」字。張君訛作「證」字已作古，現無人使用。試問緊跟著的「䛬」字又作何解？中華民國身分「證」即用此字，又學生「證」、准考「證」、「證」件、「證」據…等得知「證」字 2016 年仍在台灣普遍流通。張君訛以「證」字已作古是從簡體字的角度詮釋，或張君不熟正體字，又將《康熙字典》斷句錯誤所致。前已述「証」字無關於診療之事，故「証」候是「證」候的錯別字，而非俗字。

　　張君又云：「宋朝以前的醫籍中未見到"症"字。」（引自《回歸中醫》232頁）按這句話錯誤。宋本全作「證」字，無出証字與症字。康平本《傷寒論》或有作13字一行，或以小字將宋本部分文句標作旁註與嵌註，以釐清爾等非出自仲景，而是後人增衍。但是康平本幾乎與宋本全作「證」字，但也有作「症」字者。

宋本130條：
◎藏結無陽證，不往來寒熱一云寒而不熱，其人反靜，舌上胎滑者，不可攻也。

按此條康平本將本條作13字一行抄寫，視為後人追註而非仲景原文：
◎藏結無陽症，不往來寒熱，其人反靜，舌上胎滑者，不可攻也。

　　按本條於成無己《注解傷寒論》、《金匱玉函經》、《千金翼方‧傷寒卷》皆同作「證」字。《千金要方‧傷寒卷》、康治本與高繼沖本《傷寒論》此條則

皆從缺。為何康平本會作「症」字而非作「證」字呢？並不能單純地歸於傳抄者筆誤。因為今本《脈經》只有本條例外，其也皆作「證」字。推得康平本與《脈經》皆在本條同作「症」字，此並非偶然的巧合，其中必定有蹊蹺。推測本條應係在《千金翼方》之前，即680年之前，被後人增衍入《傷寒論》者。

　　按《脈經》經過宋臣修訂，但宋臣並沒有將《脈經》藏結無陽「症」改為藏結無陽「證」。**顯然「症」字在北宋之前即已存在，而且有關於診療**。故張君言「症」自發明的時間有誤。又康平本13字一行追註者被衍入《傷寒論》的時間當在北宋之前。此亦足以說明康平本並非從宋本所析出，否則康平本應該作：藏結無陽「證」。

　　宋本大青龍湯條正文「無少陰證者」，此5字於《和家氏傷寒論》作「無少陰症者」小字旁註。《和家氏傷寒論》為康平本的另一抄本，兩本為同一母本，但是由不同人抄寫。康平本此條雖缺「無少陰症者」5小字旁註，但是其正文亦缺「無少陰證者」或「無少陰症者」一詞。可見康平本抄寫遺漏此5小字旁註。

　　又宋本抵當湯條正文「所以然者，以太陽隨經瘀熱在裏故也」。此15字於《和家氏傷寒論》與康平本同作「所以然者，以太陽隨症瘀熱在裏故也」旁註小字。推得兩本的母本雖然訛將「隨經」抄作「隨症」，但此15字不作正文是正確的。因為觀論中條文內容並非基於經脈疾病而立。《素問》的〈熱論〉、〈刺熱論〉、〈評熱病論〉三篇講的是針灸經脈，從「刺」字即可得知。仲景則是講內服湯藥。一為外科，一為內科，完全是兩回事。只不過「太陽」、「陽明」、…「厥陰」的六病名稱與經脈名稱相同而已。仲景六病強要套上經脈疾病，於是有傳足經不傳手經之說，以免12條經脈與6病數目不符的窘境。然而其言太陽病傳給陽明病，卻與經脈學說的足太陽經傳腎經，腎經傳心胞絡經，…的傳經次序矛盾。

從症字與避諱字考證後人託作仲景序文所屬入康平本與宋本的時間

　　北宋治平二年（1065 年）朝臣林億等人輯校刊印《傷寒論》（大字本），元祐三年（1088 年）另刻小字本以廣流通。兩本皆已散失，只通行 1144 年成無己本（成本）。直到明朝萬曆二十七年（1599 年）趙開美偶得小字本重刻《傷寒論》，並收入《仲景全書》；可惜華夏流通約 50 年即失傳。所幸《仲景全書》翻刻東傳日本，1668 年日醫析出《傷寒論》，1912 年由日本傳回中國，但並未受到重視，直到 1991 年劉渡舟加以詮釋作為標準本，此即所謂的宋本；居間八百多年華夏中國研究《傷寒論》者多宗於成本。日醫則多宗於宋本。今宋本與康平本輯有仲景序文，2008 年拙作《傷寒卒病論台灣本》附〈仲景序文非出於仲景或叔和〉，2010 年撰〈仲景序文應係後人託作於孫思邈之後、王冰之前（683～761）〉。今

再考證仲景序文「世」作異體字「丗」,此乃《備急千金要方》孫思邈序文避唐太宗李世民之諱而省筆;後人託作仲景序文再引用而得。故仲景序人應是唐太宗後,某藏有康平本 A 君引用《備急千金要方》序文標「張仲景曰」字句,增衍"哀乎趨世之士,馳競浮華,不固根本" 14 字,偽託仲景之名屬入康平本(簡稱康仲序)。A 君仿照康平本編排模式,主文 15 字一行。追註 13 字一行(天布五行以下共 220 字)。另有 23 小字嵌註:"撰用素問、九卷、八十一難、陰陽大論、胎臚藥錄,并平脈辨證"。以及"集論曰" 3 小字旁註。A 君將仲景序文偽冒康平本舊樣模式,企圖提高康平本的完整性。B 君於成無己之後(1145)、郭雍之前(1180)將康仲序增衍的"哀乎趨世…" 14 字挪於後,刪去"傷寒卒病論" 5 字,另衍"為傷寒雜病論,合十六卷"10字;附在宋本卷首,此即郭雍所見的仲景序文。其《傷寒補亡論》有引述,但是並無追註 220 字、23 小字旁註與 3 小字嵌註。因為格式明顯可看出爾等非屬正文而不用。220 字出自真本《千金要方》「卷一序例·治病略例第三·方論曰」,根本不是仲景所寫,故康平本作為追註是正確的。

郭雍並為《傷寒雜病論》一詞辯護,言序文標目《傷寒卒病論》之「卒」為「雜」字的省筆而得,以解決序文同時出現《傷寒雜病論》與《傷寒卒病論》的矛盾。而後 C 君將 220 字爾等全都混作正文,全篇附於宋本卷首,此即 1599 年趙開美《仲景全書》宋本仲景序文樣式(簡稱宋仲序)流傳至今。《備急千金要方》序文作「委付庸醫」。康仲序留一空格作「委付囗醫」。按留空格可作脫字,另可避諱宋哲宗趙傭(後改名趙煦,在位 1085~1100)而留空。康仲序含有脫字更易偽冒為康平本舊樣。宋仲序補作「委付凡醫」,以「凡」同義字避諱「庸」字。推得康仲序於 1101 年後屬入康平本。宋仲序於 1181 年後屬入宋本。又《傷寒補亡論》有「症」字,而康平本有引用,兩項證據合得康平本(含《和家氏傷寒論》)東傳日本時間應晚於 1200 年。

討論:

先秦兩漢的典籍文獻並無出「症」字。「症」字是誰發明,目前則無法可考。1181年郭雍《傷寒補亡論》,書中用了許多「症」字。此合乎筆者考證「症」字在北宋之前即已存在,而且有關診療。中醫專業的疾病字眼,習冠上疒頭而得。例如聲音發不出者,即在音字冠上疒頭而得「瘖」字。顛簸倒地者,冠上疒頭而得「癲」字。皮膚長有斑點者,冠上疒頭而得「癍」字。推得當正常人無法行走(罹患疾病而異常)時,或即在「正」字冠上疒頭而得「症」字。故症、病兩字可以通用,並可相合為「病症」而作同義複詞。前已述《內經》描述病情是用「狀」與「態」字,即症、病、狀、態4字基本上相通。故病症、症狀、病狀、病態四組同義複詞皆可相通。爾等只是單純形容罹患疾病所呈現出的病情,並無聯想到對應某湯方或是某種病。又前已述在文字分化的過程中,正與征兩字可相通用,例如正月又稱征月。

中醫「辨證論治」一詞首出於1955年2月任應秋前輩於《中醫雜誌》撰〈偉大的祖國的醫學成就〉：「祖國醫學幾千年來在臨床治療上能夠解決問題，主要就是由於"辨證論治"治療體系的建立…。」1955年4月任君於《中醫雜誌》撰〈中醫的辨證論治體系〉：「…但中醫的證候決不同於西醫的症狀，中醫的證候，完全是施治用藥的標準。而西醫的症狀，不過是描寫病人的異常狀態，殊非診斷治療上的關鍵…。」1976年1月任君於《陝西新醫藥》撰〈談談中醫的辨證論治〉：「如果以"症狀"為依據進行治療，那是"頭痛醫頭，腳痛醫腳"，是一種不徹底的療法，也是一種不科學的療法。只有以"證候"為根據進行治療，才是從根本上治療，比較徹底的治療。所謂"對證下藥"就是要針對"證候"，而不是針對著"症狀"。」按文中「證」字，任君原作"证"字，筆者加以更正。

1984年上海鄧鐵濤錢前輩主編的五版教材《中醫診斷學》：「"證"與"症"文字學上，兩者通用。現已嚴格區分，症是一個一個的症狀；而證是證候，是辨證所得的結果。」按文中「證」字，鄧君原作"证"字，筆者加以更正。又"證"與"症"兩字在文字學上並不通用。文字學上「證」者，告也，驗也。「症」者指異常狀態，可用於描述政局或身體狀態。鄧老所言前句錯誤，後句正確。

符友豐1994年8月於《醫學與哲學》撰〈論證的概念與辨證論治思路（按證原文作证）〉，對五版《中醫診斷學》駁云：「這深刻說明我們中醫學界的大多數人連最起碼的邏輯問題也沒有搞明白，閉門造車到了何等的地步。眾所周知，語詞是概念的語言形式，概念是語詞的思想內容，文字是書面語言的細胞或表意的基本單位，既然"文字學上兩者通用"，又怎麼會出現概念的"嚴格區分"？」張君支持符友豐的觀點，張君云：「筆者不才，實在無法弄明白中醫學界"公認"證（按證原文作证）與症涵義不同、不能互用的"根據"從何而來？」[5]

張君舉《辭海》1936、《辭源》1908、《中文大辭典》1962、《漢語大詞典》1986云證為病況、證與症通用、證通症、症為證的俗字。但是《康熙字典》1716的證字條並無此說，甚至也無收錄症字。陳寶興《台語彙音》的祖本為福建泉州黃謙《彙音妙悟》1800所撰，其將症字標為：根三曾。按讀音同進字。症字白話音則標作：京三曾。讀音同正字。

同以客觀溫度計測得病人「發燒40度」，但是中西醫的診療概念不同。西醫直接統以冰枕、內服退熱劑、外用栓劑、注射葡萄糖生理食鹽水以降溫；過去甚至以酒精外抹肌膚或服瀉鹽來降溫者。中醫則需先辨別病人病勢，病勢朝陽者，主以寒涼藥；病勢朝陰者，儘管發燒40度，仍然主以桂枝、麻黃甚至是乾薑、附子等溫熱藥來降溫。推得「發燒40度」一詞儘管文字學上「完全相同」，然中西醫的解讀迥異。何況文字學上僅是「通用」者的概念當有「嚴格區分」者。又證與症字讀音並不一致，兩字在文字學上無法通用。

張君將宋本序文"并平脈辨證"認為是《平脈》與《辨證》兩醫書，有誤。又宋本序文既非出自仲景，故「辨證」一詞並非最早出自仲景。仲景只將「證」字引入中醫而作為專業術語，並無提及「脈證」、「辨證」之詞。《傷寒論》自成一體系，不講臟腑、經絡；其診療思惟異於《金匱要略》。故後者非出自仲景。從其使用摩膏等藥來解外感，應與華佗有關。今宋本有「傷寒卒病論」、「傷寒論」、「傷寒雜病論」三種書名。顯然有被後人羼衍過，不可能在一篇序文中有這樣明顯的錯誤。諸多學者，甚至包括日醫都誤以為《傷寒論》治外感，《金匱要略》治雜病，故合稱《傷寒雜病論》者，非也。按《傷寒論》諸方皆可治療雜病。

宋本三陰三陽篇篇首出有："辨太陽病脈證并治"、"辨陽明病脈證并治"…。成無己《注解傷寒論》多一「法」字而作："辨太陽病脈證并治法"、"辨陽明病脈證并治法"…。《金匱玉函經》作："辨太陽病形證治"、"辨陽明病形證治"…。高繼沖本作："辨太陽病形證"、"辨陽明病形證"…。又《千金翼方·傷寒卷》作："辨太陽病用桂枝湯法"、"辨太陽病用麻黃湯法"…、陽明病狀、少陽病狀、太陰病狀、少陰病狀、厥陰病狀。康治本、康平本則從缺。藏於日本仁和寺而於 1985 年被發掘的《小品方·卷一》錄有：「張仲景辨傷寒并方有九卷，而世上有不啻九卷，未測定幾卷，今且以目錄為正。」《小品方》是東晉陳延之於 454～473 年所撰。《隋書·卷三十四·志第二十九》錄有：「梁有張仲景辨傷寒十卷。」按梁朝 502～557 年，晚於《小品方》成書的時間。故今《傷寒論》舊名最早應作**《張仲景辨傷寒并方》**。并通並字，論及內容並出湯方之意。《傷寒論》113 湯方中只有 33 首附有脈象，《金匱要略》的湯方亦多不具脈象，故診脈不是開方的必要條件。推得"并平脈辨證"一詞確非出自仲景。〈辨脈法〉、〈平脈法〉、〈傷寒例〉也皆是後人羼入。

張君又云：「筆者對歷代文獻搜尋爬梳及對1950年代以來有關學術論文逐一翻閱後，當今學界所理解和認識的"證（按證原文作证）"的概念，實際上是根本不存在的，是一個人為臆造出來的"怪胎"。故而才有"厘正"之說。」[6]按《傷寒論》仲景明言桂枝湯證、小茈胡湯證…等，其「證」字是與「湯方」綁在一起的，這就是中醫專業術語對「證」字的概念。因為既然已移作中醫專業術語，自當會異於《辭海》等的解釋，故才稱作專業術語。張君邏輯本末倒置，怎能說是一個人為臆造出來的"怪胎"？例如中醫太陽病的「太陽」專業術語異於《辭海》等的解釋，否則豈不應釋為"天上的太陽"？仲景的「證」字不能用《辭海》等詮釋。也不能單獨從文字學來詮釋。

張君視證為告字而云：「自古以來患者就醫，必須先向醫師訴說病情，或訴說病痛，故有"告醫"之說。"告醫"的內容如頭痛、發熱等也因之而稱為"證"—告也。從這一點上，亦可以基本看出中醫所謂的"證"應該是相當於我們今天所說症狀、主訴之類的。」[7]眾所周知病人主訴只是一種參考，無法據其主訴即

對應出湯方。某些病情病人無法自覺，例如腹診、寸口脈診、趺陽脈診、舌診、觸診等。臨床常觸得病人足尖涼冷、腹部悸動與壓痛…等，病人多無法自覺，或以為那不是病情。病人也不懂病勢。故我們無法將病人主訴輸入電腦即能得其對應湯方。例如我們想在某地蓋一間房子而提出個人的需求，但是建築師並無法據我們的需求即能蓋出房子。建築師必須考量地質結構、建築法規、陽光、空氣流通，甚至是風水地理等實際情形。仲景桂枝湯證條文不是指「病人的主訴」，而是指「醫師的綜合診斷」。不是個人對房子需求的理想圖，而是建築師整體審慎構思後的成屋。再說病人主觀的主訴往往是錯誤的，明明其病勢朝陽，病人卻想溫補者大有人在。有些病情病人並不在意或認為與病情無關，甚至病人自己無法得知（如腹診、脈診、舌診等），爾等必須透過醫師的診斷。張君訛將桂枝湯證等條文視為「病人主訴」，筆者實在很懷疑張君是否曾有中醫診療經驗？

電腦為何無法代替中醫的診斷，因為電腦只要蒐得資訊就當成要素，不會刪除。但是實際上有些病情是假象，必須刪除。例如圍棋也是講陰陽，在整體棋勢之考量下，有些局部有利的要素就必須放棄，以圖結局的勝利。故除非時間拉長到使頭腦思慮疲勞，否則電腦下圍棋不易贏過一流棋士。廖育群《吉益東洞》：「時至今日，當計算機被應用於中醫診療──只要輸入臨床所見症狀，計算機就能根據設定的程序開出藥方時，重讀吉益東洞《藥徵》者，又開始讚嘆其思惟方是簡直就和計算機的工作原理一樣。」[8]。凸顯廖君應是缺乏診療經驗使然。

醫史學者多喜跨臨床診療這塊領域而被人所詬病，因為學者論診常打高空，以個人臆測來推論臨床。例如醫史專家日本山田慶兒教授云：「在宋學的影響下，驟然興起了《傷寒論》的理論性研究。而且產生以六經病為基礎的、所謂辨證論治的理論。將疾病進行分類，欲要據此明確治療之原則的辨證論治，至今仍被作為中醫之臨床醫學的基礎。」[9]按經脈的前提是針刺療法（暫不談灸療），只用器械，不用藥物，屬於物理性的治療，約可歸類西醫的外科。湯方療法只用藥物，不用器械，屬於化學性的治療，約可歸類西醫的內科。針刺療法屬黃帝派，湯方屬伊尹派。中醫臨床第一步，先要釐清兩種不同的療法。《內經》是著於針灸療法，其《素問》不過僅有四首簡略的湯方而已。《傷寒論》則是講湯方的專書，書中並無「經脈」字詞，宋本針刺諸條對照康平本即知皆屬後人增衍。服用陽明病承氣湯之療效異於針刺足陽明脈的足三里穴。山田慶兒混淆兩種治療方法。湯方療法不是六條經脈之辨，而是三陽病與三陰病的**六病辨證**。中國醫史學專家廖育群師承山田慶兒，亦逕自訛認《傷寒論》就是"六經辨證"。《傷寒論》所謂經水適斷、經水適來的「經」字是指月經而無關於經脈。此外仲景不言經字，宋本傳經、過經、再經…等詞皆是後人屬衍，也不符臨床。版本學是醫史學者重要的研究課題，宋本條文未經考證之前，不能照單全收，否則有違學術專業。吉益東洞基於此，故其教導學生不直接先從宋本下手，以免被宋本誤導。

廖育群新書《重構秦漢醫學圖像》：「診脈的方法也是一樣，即便是到了東漢《難經》成書，寸口脈分為尺寸兩部時，亦至多與陰陽相配；而到了西晉《脈經》成書時，寸口脈則分為三部，並分別與人體上、中、下相對應。」[10] 按《難經》一共只有81條，〈十八難〉清楚論述寸關尺已分別對應身體上、中、下三部，廖育群教授已撰書數本，身列中國醫學史專家者，實不該犯如此重大錯誤。

　　同一具軀體的解剖與生理功能不能有中西醫之差別，中醫的臟腑功能與現代生理學一致，並無另外的功能。如另有一套的中醫臟腑功能，以西醫生化、解剖與儀器之發達，其機轉早就被發現。現代醫學已詳脾臟是人體中最大的淋巴器官，具有造血、儲血以及免疫功能等。古代中醫在五行學說下，規劃出脾主運化、脾主濕土、脾主四肢、脾主肉、脾主意、色黃入脾…等五臟分類構想，非關臨床。五行相生與少數相勝文句，皆屬類比的構想，非關臨床。研究《素問》在篇章中爬梳固然重要，更要將視野拉高；釐清篇章文句是在講臨床針灸實務，還是在闡述類比的構想而已。學者多侷限在《素問》字詞間打轉，接受針灸足少陰脈的隱白穴時，會有一條管道直接聯繫到脾臟。也接受針灸手少陽三膲脈的關衝穴時，會有一條管道直接聯繫到三焦。試問誰能說出其「感傳脈道示意線」進入腹腔到脾臟的精確途徑？從不懷疑井穴隱白或關衝內屬脾臟、三膲的臨床實務。如此大家何必爭論三膲究竟何指？有形、無形？只要醫師針刺一下病人的關衝穴，沿其「感傳脈道示意線」即可清楚三膲的正確位置所在？馬王堆出土〈足臂十一脈〉與〈陰陽十一脈〉並無內屬臟腑，也沒有脈道循環關係。而後為了滿足手足三陰脈與三陽脈，另增一條手厥陰心主脈與手少陽三膲脈配對。十二經脈循環、陰陽相貫、分配表裏五行、內屬臟腑等全係人為的紙上安排，不能當作中醫理論基礎。

　　張君認為三焦是指大網膜、小網膜、腸系膜。非也，三焦原作三膲，意為肉多呈扁萎不豐貌而應即指胰臟。三字訓為多字解，例如三思而後行。三膲作為一個腑而與心包配對。後來「三」字被訛作數目3解，才有上焦、中焦、下焦之說。變成3個腑對應1個臟（心包），豈不怪哉？膲字非作燒焦、干焦解，而是形容萎扁不充實、不豐滿貌。《呂氏春秋‧精通》：「月望則蚌蛤實，羣陰盈；月晦則蚌蛤虛，羣陰虧。」《淮南子‧天文訓》加以補充：「…是以月虛而魚腦減，月死而蠃蚘膲。」按「月死」或稱「月晦」。陰曆每月最後一天，月亮最暗之時。蠃蚘為蚌蛤之屬，逢月晦時其肉扁萎、不充實、不豐滿。虛字與膲字對等。古無胰字，直至北宋《類篇》才首先輯錄「胰胂」或「胂胰」；但其是指夾脊肉。按「胂」為肌肉伸長貌狀。「胰」從肉從夷，夷訓為平字，例如夷為平地。「胰胂」指沿脊椎邊緣一長條扁平的肌肉，即夾脊肉。《素問‧刺腰痛》與〈繆刺論〉：「兩髁胂上。」指兩髁骨沿脛骨內側之伸長狀肌肉。當初《禮記‧月令》祭祀是用三牲（以豬為例），豬胰豐實呈帶狀橫跨於腰，長度如尺，故台灣河洛語俗稱「腰尺」。豬胰右上端懸掛凸出凌亂的肉狀稱為「脏」，其不具臟形而不取，故春季配屬祭祀五臟的優先次序是選用豬胰，而非豬脏（宋朝改稱豬胰，脏與胰字同音）。

五行學說滲透中醫是以祭祀五臟次序為基礎。西漢末揚雄首由祭祀五臟移花接木配屬人體五臟：木（脾）、火（肺）、土（心）、金（肝）、水（腎）。緊接者劉歆將五行配屬人體五臟改為：木（肝）、火（心）、土（脾）、金（肺）、水（腎）。五行配屬五臟是源於祭祀，豬胵凌亂扁萎不豐盈，故祭祀時不取。五行配屬五臟從豬移花接木於人時，人與豬的脾臟位置相反，雖然人胰豐盈呈帶狀橫跨於腰，但上述因素而不取。〈二十五難〉：「心主與三焦為表裏，具有名而無形。」即形容心主只是包於心臟外的一層膜，不具臟形。另形容三膲狀貌扁萎不豐盈，亦不具臟形。又《史記·扁鵲倉公列傳》首先輯錄以胃（而非脾）主色黃而五行配屬土的醫案。人脾連於胃旁而有緊密關係，故連帶地將脾臟歸屬土行而主色黃。即五臟五腑選擇脾臟而非胰臟的原因除祭祀外，另有解剖學的考量；但無關診療。

　　豬「胵」形態為一堆凌亂扁萎不豐盈，故與古名「三膲」之貌相吻合。其不具臟形，故五行學說不取。宋朝才首先命名豬胵為豬胰。又為了圓滿虛擬的經脈學說不得不再多湊合出一對臟腑。五行學說與經脈學說與的臟腑配屬不同。前者從祭祀豬脾（不取凌亂扁萎的豬胵）移花接木於人脾。後者多出一對火行，即心主（心包）與三膲。既然心主附於心臟而同屬火行，三膲亦應鄰近小腸而同屬火行。故三膲不能作上中下三個部位解。又再多湊合出一對臟腑時，也有解剖學上的考量。推得五臟五腑、六臟六腑對應配屬並非出自診療上的經驗，而是源於祭祀並考量解剖位置。又爾等僅是類比規畫的安排，絕對不能用作辨證開方的基礎。

　　張君云：「臟腑是中醫理論的重要概念，臟腑學說是中醫基礎理論體系的核心組成部分，它不僅貫穿於中醫基礎理論的全過程，也是中醫臨床診治用藥的指導。臟腑理論的深入或研究，必將帶動中醫基礎理論的發展，進而帶動整個中醫學科的發展。」[11]按張君隨意揣測中醫是行臟腑辨證，其純憑想像。儘管流行八綱辨證、六經辨證、三焦辨證、衛氣營血辨證、臟腑辨證等。近年中國又興起體質辨證。試問診療病人時要如何在諸辨證法中作選擇？「辨證論治」本身沒有錯，但是不能有多種辨證法同時並存。辨證母綱必須符合獨立、對等、統一的三個原則。湯方辨證母綱只有一種，所有病人一體適用，那就是辨其「陰陽病勢」。此出自《史記·扁鵲倉公列傳》：「聞病之陽，論得其陰；聞病之陰，論得其陽。」、「陰石以治陽病，陽石以治陰病。」中醫"臟腑辨證"邏輯前提即無法成立，因為辨證母綱必須「對等」，而"臟腑辨證"所依據的五行生克補瀉，其數目 5 為單數，無法「對等」（偶數才能對等）。又五臟亦無法「統一」。因為有些疾病並非五臟所能包括，例如腦病、胰臟病、皮膚病、傷科疾病等。又金元時期興盛的"藥物歸經、歸臟腑"理論不能成立。如指解剖的五臟，則所有藥物全先歸於胃，次歸小腸…。如指氣化的五臟，則豈不與張君強調中醫的五臟即為解剖的五臟矛盾？如指經絡，其對象應為針灸療法而非關湯方療法；何況服藥之際並無同步施予針灸，感傳脈道示意線根本尚未呈現，何來歸經之"路徑"？中醫用藥並非以臟腑作為指導，推得中醫"臟腑辨證"不可從。張君誤矣！

張君云：「目前的臟臟腑學說理論體系只是"縱"的方面，對五臟六腑的功能進行敘述和解釋，而缺乏"橫"的方面對人體功能系統的描述和建構。由此而導致了學生在學習臟腑學說之後，難以建立起一個中醫關於水穀傳化、水液代謝、呼吸氣化、營血循環、神治活動、生殖化育等方面是如何運行的"總畫面"。我們目前迫切需要解決的一個重大理論問題是：構建一個"橫向"系統論述臟腑學說的理論體系…。」[12] 按張君既然於書中多次強調中醫的臟腑為解剖學上的臟腑，即指人體內的實質器官，而非藏象的臟腑。如此中醫的臟腑功能不管"縱"的方面、"橫"的方面都不能越出現代醫學"總畫面"之範圍。試問中醫要如何建構、發明另一個"橫向"系統的臟腑功能？張君論點前後矛盾。

結論：

　　「証」字是諫言、規勸之意，無關於診療之事。奧田謙藏、和田正系等日醫訛以「証」字表達「證」的意涵，非也。和田正系《漢方治療提要》[14] 引用奧田謙藏的見解定義「証」，其應更正為「證」。筆者譯為：「身體內之病變而呈現於外的徵候，據此證明病的實際狀態。或據此證來開立某湯方者，稱為立證。」此定義不妥，因為承氣湯證等屬陽明病諸湯方具有內在徵候。和田啓十郎混淆証、症兩字。又「證」字，告也、驗也。仲景將其轉作中醫專業術語，「證」是指經由「醫師的整體診斷」而能推得某湯方或某病者。論中「表證」與「裏證」專指太陽病而言。故云：「中風發熱，六七日不解而煩，有表裏證，渴欲飲水，水入則吐者，五苓散主之。」又大承氣湯、宜抵當（黨）湯條皆告誡需以「無表裏證」者為前提。而「太陽病」與「少陽病」諸證合稱「外證」。故論中云：「太陽病，外證未解。脈浮弱者，當以汗解，宜桂枝湯。」、「太陽病，外證未解者，不可下也，下之為逆，欲解外者，宜桂枝湯主之。」仲景書無「證候」一詞，此詞首出陶弘景《華陽隱居補闕肘後百一方・序》，又後人羼入宋本的〈傷寒例〉亦有「證候」一詞。證、候兩字為同義複詞，作為加強語氣用。又仲景時代尚無「症」字，中醫「症」字首見於今本《脈經》與康平本「藏結無陽症」條。《脈經》專講脈學，因篇章有所遺缺，故後人增衍《傷寒論》條文（無湯方組成）於內，爾等條文並非出自王叔和。《脈經》與康平本皆僅在此條同出「症」字，並非純屬巧合。《千金要方》並無臟結條，《千金翼方》則出有臟結條，故推測此臟結條應在680 年之前被人增羼入者。或許舊本《千金翼方》亦作「藏結無陽症」，經宋臣林億校訂後改為「藏結無陽證」。「症」字係由「正」字冠上广頭而得「症」字，其先作為診療專業用語而指身體的異常狀態。之後加一「候」字而得「症候」，更可移作形容政局異常者也稱為「症候」。

　　或謂康平本為江戶晚期日醫從宋本析出之偽作，果係如此則臟結條應同宋本作「藏結無陽證」。今康平本作「藏結無陽症」而作 13 字一行追註；無獨有偶《脈經》也只有本條作「症」字，其餘皆作「證」字。推得康平本確非從宋本析出，

後人或 680 年之前將臟結條等羼入康平本。同時代《脈經》也被增衍入《傷寒論》的諸多條文。推得今宋本作「藏結無陽證」者有誤，應更正作「藏結無陽症」。

中國深受簡體字之害而影響到中醫水平。今證、証兩字簡體字同作「证」而混淆，又張君不熟正體字、訛解《康熙字典》等因素。造成張君誤以為「證」字已作古文、無人使用（台灣目前仍大量使用證字）。又誤以為中醫「證」與「証」是正字、俗字的差別（按應是正字與錯別字的差別）。又誤以為中醫「證」與「症」是醫學專用字與通用字的差別（按應是經由醫師整體診斷與病人主訴病情的差別）。推得張君認為證、証、症、証四字可以通用之總結；錯誤。

「症」，病人主觀或醫師客觀察覺出身體呈現諸異常狀態與現象者。無關湯方。「證」，醫師整體診斷諸病情、辨別病勢後而對應某湯方或某病者。有關湯方。

簡言之，中醫「證」字是與某湯方綁在一起，「症」字則否。任應秋前輩所提「辨證論治」一詞正確，不能訛作 "辨症論治" 解。任君言：「…但中醫的證候決不同於西醫的症狀，中醫的證候，完全是施治用藥的標準。而西醫的症狀，不過是描寫病人的異常狀態，殊非診斷治療上的關鍵…。」其言亦正確而可宗。換言之，西醫的診斷在診出病名，中醫的診斷在診得證候以對應湯方。

近代西醫發現有些病狀具有群組的關聯性，以「症候群」譯作 Sydrome 的中文醫療專門用語。例如 Menopausal Syndrome 譯作：停經或女性更年期症候群。Tourette Syndrome：妥瑞症候群。Metabolic Syndrome：新陳代謝症候群。Shoulder Impingement Syndrome：肩關節夾擊症候群。Irritable Bowel Syndrome：激躁性結腸症候群。爾等「症候群」是西醫的專有名詞，其概念有點類似中醫的「證」。中西醫同有「症」字概念，但是惟獨中醫師用「證」字來作為專業診斷。故中醫師方證相對之診斷需言「辨證」，不能言「辨症」。又出土醫籍文獻無證、症字。

因為征稅的「征」與徵求的「徵」音義雷同，或謂兩字可通用。但兩字河洛語讀音不同，征字標作：京一曾。征讀同增音，有強迫之意；例如征服、征伐、征討。徵字標作：京一地。徵讀同丁音，召集也，即有請求之意；例如徵請、徵求、徵詢、徵召。儘管北京話征、徵兩字讀同音；又兩字簡體字同作征字，但是征、徵兩字不能通用。催繳稅金有強迫之意，推得稅捐稽「征」處，不應作稅捐稽 "徵" 處，稽查與征稅之意。徵字另標作：根一地。徵讀同珍、津音。《台語彙音》註為：驗證也。《素問·脈要精微》：「徵其脈小，色不奪者，新病也。徵其脈不奪，其色奪者，此久病也。徵其脈與五色俱奪者，此久病也。徵其脈與五色俱不奪者，新病也。」、〈徵四失論〉、〈陰陽類論〉：「冬三月之病，病合於陽者，至春正月脈有死徵，皆歸出春。」《靈樞·熱病》：「所謂勿刺者，有死徵也。」按徵字當動詞作診斷解，徵字當名詞為徵兆、現象；「病徵」即指疾病的徵兆。

《台語彙音》瘕字讀同徵音，註為：腹結、腸內病也。《金匱要略‧瘧病》：「此結為癥瘕，名曰瘧母。」〈婦人妊娠病〉：「婦人宿有癥病，經斷未及三月，而得漏下不止。胎動在臍上者，為癥痼害。」〈禽獸魚蟲禁忌〉：「鱠食之，在心胸間不化，吐復不出，速下除之，久成癥病。」、「食鱠多不消，結為癥病。」癥字即指腹中積聚之疾病，推得「癥病」異於「病徵」。因為「癥」字簡體也寫作「症」而更加混淆，按癥、症兩字音義全異。儘管簡體字的使用人口遠遠多過正體字（東馬沙巴也是用正體字）者。但是簡體字摧殘中華文化，也加深中醫學子的迷惑不解。張君不能以簡體字的概念來指責正體字的意涵。馬總統在統一的濫情下，前幾年竟然提出「用簡識繁」的荒唐計劃。按馬總統應稱正體字；繁體字是中國人的用語，隱有麻煩複雜之意。所幸國人反對而作罷，否則馬總統將是中華文化的殺手，也是中醫的罪人。

參考文獻

1. 陳寶興《台語彙音》增修本 王家出版社 2008/8
2. 張效霞《回歸中醫》對中醫基礎理論的重新認識.青島出版社.2006
3. 張效霞《臟腑真原》華夏出版社.2010
4. 《回歸中醫》231 頁
5. 《回歸中醫》233 頁
6. 《回歸中醫》218 頁
7. 《回歸中醫》233 頁
8. 廖育群《吉益東洞》日本古方派的岱宗與魔鬼.45 頁.上海交通大學出版社
9. 山田慶兒《中國古代醫學的形成》17 頁.廖育群、李建民編譯.東大圖書 2003
10. 廖育群《重構秦漢醫學圖像》190 頁.上海交通大學出版社.2012
11. 《臟腑真原》9 頁
12. 《臟腑真原》17 頁
13. 和田正系《漢方治療提要》6 頁.醫道の日本社 1962

附錄《康熙字典》影圖：

新書預告！！《傷寒論台灣本‧河洛語有聲書》

　　2008 年拙作《傷寒卒病論台灣本》出版，承蒙諸位先進指正，不勝感激。例如錯誤別字、書名不妥、訛以為偽書《輔行訣用藥法要》為出土醫書、論中日數為生物節律…等。今改正書名，全書重新釐清更正，並配以陳均育老師十五音法的河洛語讀音，預計 2018 年出版。河洛語有兩種，一種有音無字，稱為白話音。一種有音有字，稱為文讀音。文言文即為文讀音的河洛文，只是北京話將其讀音省略。台灣有幸地處邊陲，今流通的河洛語約有九成與古漢語相通，漢代醫學是用漢代語言寫作表達，故關鍵處必須借用河洛語來詮釋。中醫是中華文化的一員，在河洛語快速流失的這一代，盼能保留文化傳承給中醫新鮮人，同時可讓學子更易瞭解《傷寒論》等漢代醫學而有利學習。

灸壯與灸戕通假、㕮咀應作父且而與斧粗通假

仲景方之桂枝並非宋臣由桂皮所改名

2014/3/17《中醫藥論叢》　2016/2/9 訂正

摘要：

針的單位曰「刺」，灸的單位曰「壯」。歷代醫家釋灸「壯」多訛作健「壯」解。河洛語「壯」音讀同河洛語「粽」字音。另可與「戕」字通假，讀如北京話的「牆」字音，作殘害解；其字義與健壯無關。針療穿刺皮膚故曰刺，灸療灼爛肌肉中故曰戕。出土文獻只作「父且」，並無作「㕮咀」者，兩字的口旁是後人增衍。「父」為「斧」字省去斤旁而通假，其字義與父親無關。《五十二病方》續斷作續「䋏」可徵。「且」為「粗」字省去米旁而通假。父且即斧粗之意，其詞義與「細切」相反而非作咀嚼解。中央研究院某學者訛作「品嘗」解。桂枝水解物質與桂皮揮發油脂功用有別。日醫真柳誠誤以仲景方之桂枝原作桂皮，考證宋臣林億並無更改桂枝作藥名。《諸病源候論》越婢湯作起婢湯。按婢、髀兩字同音通假，指整條腿骨。越者越過、跨過之意；其與躍起相通。腿腫水邪退去則腿骨跨起靈活，故曰越（起）髀湯。《素問》：「道者，聖人行之，愚者佩之。」其「佩」字非作佩服或佩戴解。《台語彙音》佩、悖同讀注音的ㄅ音而通假，其作違反、逆亂之意。研究漢代醫學必須藉助漢代語音，河洛語十五音法為重要工具。

關鍵字：㕮咀、愚者佩之、越脾湯、菌桂、河洛語十五音法

前言：

計算灸療次數的「壯」字多訛作健壯解，炮製藥材的「㕮咀」一詞多訛作咀嚼解。本文透過漢代語音加以釐清。日醫真柳誠忽略臨床藥物業經水煮後的生物活性變化，漢代出土文獻的「桂」是以長度作單位並以手粗斧，故仲景是用桂枝而非桂皮。本文目的在於更正爾等誤區。

本文：

一、愚者佩之的「佩」乃「悖」字同音通假

《素問・四氣調神大論》：「道者，聖人行之，愚者佩之。從陰陽則生，逆之則死。從之則治，逆之則亂。反順為逆，是謂內格。是故聖人不治已病，治未病；不治已亂，治未亂；此之謂也。」按上段愚者「佩」之。初唐楊上善注為「佩戴」於衣裳 ；日本森立之（1807～1885）《素問考注》從之。中唐王冰（710～804）

注為「佩服」聖人之心合於道；清朝張志聰（1630～1674）《黃帝內經素問集注》從之。按以字形「佩」字強解，則文義顯然不通。元朝李冶（1192～1279）《敬齋古今黈》云佩與背字通音。日本丹波元簡（1755～1810）《素問識》從之而注佩、背兩字古可通用。胡澍（1825～1872）《內經素問校義》注佩、倍兩字古同聲而通用；其引《荀子‧大略篇》：「教而不稱師為之倍」而注為：「聖人行道，愚者倍道也，行與倍正相反。」按以聲韻來詮釋「佩」字已勝過從字形者。最正確者為元朝滑壽（1306～1384）《讀素問抄》注「佩」宜作「悖」；明朝吳昆《注黃帝內經素問》從之。筆者按河洛語「佩」與「悖」字同音通假，十五音皆標作：邊六蕊。違反、逆亂之意。《禮記‧中庸》：「萬物並育而不相害，道並行而不相悖。」西漢‧桓寬《鹽鐵論‧詔聖》：「非二尺四寸之律異，所行反古而悖民心也。」按「悖」與「行」的字義相反。得知〈四氣調神大論〉：「道者，聖人行之，愚者佩之。」實即「道者，聖人行之，愚者悖之。」按北京話排、賠、爬字的子音讀ㄆ音，但此3字河洛語子音今仍皆讀ㄅ音。陳寶興《台語彙音》[1]佩、悖兩字讀音同作：邊六蕊。推得「佩」的子音讀「邊、ㄅ」音，而非讀「頗、ㄆ」音。

二、灸壯的「壯」與「戕」字同音通假

　　戕字為殘殺、毀害之意。《左傳‧宣公十八年》：「凡自內虐其君曰弒，自外曰戕。」《左傳‧襄公二十八年》：「陳無宇濟水而戕舟發梁。」杜預注解戕字為殘壞。按「濟水」為渡水之意。「發」者離出之意，例如稱射箭為「發箭」。「梁」通「樑」字，指橋樑。《詩‧大雅‧大明》：「大邦有子，俔天之妹，文定厥祥，親迎於渭，造舟為梁，不顯其光。」按其非指具體的橋樑建築，而是眾舟船身橫併緊靠，以長板架跨船舷兩側而密連，跨板互相接續而拼連一臨時性橋樑。十多年前筆者曾遊中越邊境之廣西某市，以小河隔開中越兩國，築有固定橋樑而各設海關。河面窄處僅數十米，友人指著舢舨言夜晚海關下班後，舢板自動群集，橫併緊連，各自架上長板於船舷，續接而跨連為機動橋樑，私下貿易就此進行，甚至連摩托車亦呼嘯而過跨板。「造舟為梁」即為此意。「不顯其光」是不顯露光芒，但其為反述語。因為渭水寬闊，需要很多舟船橫拼緊連才能跨成渭水以拼成橋樑，反述其場面浩大。「戕舟發梁」即毀壞舟船而所跨的橋樑隨著自然撤出，相當於破釜沉舟之意。《漢語大辭典》「戕」可作為「壯」字的被通假字。

　　壯字為健壯、壯大之意，河洛語讀同河洛語之「粽」字音。《漢語大辭典》「壯」可作為「戕」字的通假字。按其河洛音讀同北京話的「牆」字音。《漢書‧敘傳下》：「安國壯趾，王恢兵首，彼若天命，此近人咎。」顏師古注壯字為傷也；直謂墮車蹇耳，不言不宜征行也。按韓安國與王恢皆為漢武帝的大將，漢武帝採王恢策略征戰匈奴失敗，歸咎王恢，逼得王恢自殺而死。丞相田蚡亡後，韓安國暫代丞相職務，擔心同為漢武帝之替罪羔羊，故意於上下馬車時扭傷腳趾，

以行動不便作藉口而辭丞相職務。安國知天命以保身，王恢不知武帝性格而自取其咎終致兵（殺）首。《方言·卷三》：「凡草木刺人，北燕、朝鮮之間謂之茦，或謂之壯」。晉朝郭璞注：「今淮南人亦呼壯。壯，傷也。案吾鄉謂刀刃微傷，如剃髮見血之類，曰打壯子。音初兩切，或諸兩切。」按「初兩切」河洛音擬讀如ㄔㄧㄤˋ。「諸兩切」河洛音擬讀ㄗㄧㄤˋ。淮南語音與中原稍有不同。《肘後方·卷六·治卒為竹木刺肉不出方》：「用牛膝根莖和搗以傅之，即出，縱瘡合，其刺猶自出。」《醫心方·卷十八·治竹木壯刺不出方》引之，唐朝郭知玄加注：「刺在肉中曰壯。」《外臺秘要·卷二十九·療刺藏在肉中不出方》引《集驗》同。按「藏」作隱藏解，非作臟腑。丹波雅忠（1021～1088）《醫略抄》亦作壯刺。丹波元簡注：「蓋艾灸之灼肌膚，當其火氣之徹，有如物之刺者，故謂之壯乎。」按針療穿刺皮膚故曰刺，灸療灼傷入肌肉故曰壯（戕）。壯、刺兩字義類同而聯用，稱為同義複詞；例如增益、書籍。河洛語「刺」讀如北京話「恰」音。灸「壯」讀如北京話的「牆」音，字義並無關於健壯。灸「壯」歷代醫家多作健壯解，字義不通。森立之《傷寒論考注》桂枝加桂湯條雖有論述，但並無提及「戕」字的通假。筆者更進一步以河洛語音將灸「壯」直接釋為灸「戕」的通假。

　　《史記·刺客列傳》荊軻刺秦王訣別歌曰：「風蕭蕭兮易水寒，壯士一去兮不復還！」「復為羽聲慷慨，士皆瞋目，髮盡上指冠，於是荊軻就車而去，終已不顧…。」按「兮」讀呀音或啊音，作感嘆詞，多見於楚辭。戕字置於詞首則由第2音階轉第1音階（讀如北京話槍音）。而「羽聲調」即腎聲，為最低調。荊軻不會誇傲而以勇士自居，故其壯士非指勇士，而應係「戕士」的同音通假，作為殺士、刺客解。如此詮釋方能與篇名〈刺客列傳〉相符。

　　「灸刺」2字併用指灸療與針療，即灸、刺之意。《武威漢代醫簡》[2]：「年已過百歲者不可灸剌（刺），氣脈壹絕，灸剌（刺）者隨箴（針）灸死矣。」「五辰辛不可始久（灸）、刉（刺）、飲藥，必死。」又《素問·血氣行志篇》：「是謂五藏之俞，灸刺之度也。」又〈奇病論〉：「病名曰息積，此不妨於食，不可灸刺。」又〈血氣行志篇〉：「形樂志苦，病生於脈，治之以灸刺。」同出於《靈樞·九鍼論》。又《靈樞·四時氣》：「灸刺之道，得氣穴為定。」又〈禁服〉：「盛則徒（從）寫之。虛則徒補之。緊則灸刺且飲藥。陷下則徒灸之。不盛不虛，以經取之。所謂經治者，飲藥，亦曰灸刺。」又《金匱要略·腹滿寒疝宿食病》：「寒疝腹中痛，逆冷，手足不仁者，身疼痛，灸刺諸藥不能治，抵當（黨）烏頭桂枝湯主之。」而《素問·玉機真藏》：「是故風者百病之長也，今風寒客於人…或痺不仁腫痛，當是之時，可湯熨及火灸刺而去之。」其意指：「…可湯熨，及火灸"刺而去之"。」此「刺」字無涉針具，是用火灸瞬間灼刺皮膚即刻離手。《史記·扁鵲倉公列傳》：「疾之居腠理也，湯熨之所及也。」按「湯」指熱水，以毛巾浸熱水後撈起扭乾，熨披於皮膚以去表寒的外治法。《千金要方·傷寒上》引〈華佗曰〉：「夫傷寒始得一日在皮膚，當摩膏火灸之即愈。」其意指：「…當摩膏、火灸之即癒。」按

「摩膏」為摩法與膏法的合稱。先服傷寒膏，病人再以雙掌摩擦身體促進藥熱之作用。《傷寒上》出有〈傷寒膏〉用吳茱萸、附子等藥浸酒再煎以豬脂為膏狀。「火灸」非指艾灸，而是醫者右手持小火炬，左手持乾布，小火炬灸觸病人皮膚瞬間即刻離手，同時迅速以左手乾布快壓灸處以促使火熱進入體內。二十多年筆者在廣西民族醫院曾見有此治風濕痺痛的外治法。小火炬瞬間灸觸皮膚有如刺法，故言：「…及火灸“刺而去之”」。廣西壯醫藥線點灸療法更合此意。艾草直接行化膿灸、艾條溫合之間接薰灸，今更有針上加灸等。事實上艾條亦可直接行“刺而去之”。臨床治療帶狀皰疹，輕者施以壯醫線灸即可，重者必需以艾條直接瞬間點刺。曾治療一嚴重帶狀皰疹，大紅疹粒寬約 10 公分，整整纏腰一圈，病發一年，住院治療無效，病人疼痛異常。筆者點燃艾條，保有灰蒂約 1 公分，瞬間輕觸“刺而去之”，約施百“刺”。開桂枝茯苓丸等科中。一週後，告知當晚即能熟睡，疼痛大減，檢視腰部有起 3 處水泡（手法稍慢或過重所致），以針挑出水泡消毒。同上法再施約七十“刺”。隔週大紅疹粒全部枯萎黑乾，病人幾無疼痛，同上法再施三十“刺”。第四週門診改用壯醫線灸而癒。亦曾以壯醫線灸治癒被虎頭蜂叮螫造成手臂疼痛而麻痺者。高熱最易破壞生物鹼的毒蛋白，推得被虎頭蜂、毒蛇螫咬者首要應即以火灸之，例如用打火機燒灼患處，儘管會造成局部嚴重燒傷，但應可保命。總結針療尖銳瞬間刺入皮膚，故施針曰「刺」。灸療灼爛肌肉，故施灸曰「戕」。

三、「父且」與「斧粗」同音通假

出土文獻作「父且」而非作“㕮咀”。“㕮咀”一詞首見於今本《傷寒論》桂枝湯條，應是後人私衍上口旁，將「父且」訛作衍“㕮咀”。觀《武威漢代醫簡》共出有「父且」七處，另出有「父」一處：

(17) 治百病膏藥方：蜀椒一升，付（附）子廿果（顆），皆父，…。

(47) …凡七物，皆父且，漬以淳（醇）酒五升，卒（晬）時。煮之三。

(57) 治千金膏藥方：…凡四物，皆冶父且，置銅器中，…。

(71) …付（附）子一分，早（皂）莢一分，皆并父且，合和，…。

(80甲) 治久咳逆上氣湯：方茈菀七束、（麥）門冬一升、款冬一升、橐吾一升、石膏半升、白□一囷、桂一尺、密（蜜）半升、棗卅枚、半夏十枚，凡十物皆父且。

(80乙) 半夏毋父且，洎水斗六升，炊令六沸，浚去宰（滓），…。

(87甲) …皆父且之，以駱蘇（酥）煎之，三沸，藥取以傅之，良甚。

(89甲) 百病膏藥方：蜀椒四升…凡四物，父且，漬以淳（醇）醯三升，…。

按數字為醫簡之序號。第 (17) 諸藥用斧背礎碎。或曰缺一副詞而應作父且，非也。有無副詞皆合，例如生薑作切或細切。第 (80甲) 取桂枝一尺長，用斧刃粗

略剁斷；再與蜀椒等藥則用斧背硾碎。半夏「毋父且」即毋須硾碎。當時應是隨手選取無柄的斧狀石頭（石杵），尖銳端有如斧刃，另一端稍寬如斧背，斧刃與斧背之功用不同。台灣台中惠來遺址有加工過的精緻石斧[3]出土，足供參考。

1930 年甘肅、內蒙額濟納河發現漢簡約一萬枚，此處相當於漢朝張掖郡居延地區等，故稱《居延漢簡》。1972 年同處又發現漢簡兩萬多枚，稱為《居延新簡》。1998 年同處又發現漢簡五百多枚，稱為《額濟納漢簡》。《居延新簡》出有「父且」一處（編號 E.P.S4.T2：65）：「□□皆父且，以淳（醇）酸漬之壹宿，……費（沸）藥成，浚去宰（滓），以酒飲。」

出土「父且」又見於《馬王堆醫書・雜療方・內加及約》[4]：「取空壘二斗，父且，段（碫）之，□□成汁，若美醯二斗漬之。□□□□去其掌。挑桃毛二升，入□中撓（攪）□。取善布二尺，漬□中，陰乾，□□□□□□□布，即用。用布抵揗（循）中身及前，舉而去之。」按其屬藥熨法，陰莖進入陰道稱「內」。「內加」指增加行房次數。「約」者約束，本指強化女子縮陰功能；此處則指約束男性射精的時間。「中身」指陰莖。「前」指龜頭。「舉而去之」指勃起後就不需要再以藥布抵抹。學者多釋「空壘」為「葛藟」，言葛、空兩字古音相通。按非也。河洛語葛、割母音同讀瓜音。空、孔母音則同讀江音。葛與空 2 字母音有別，子音亦不同。《詩經・王風》有〈葛藟〉篇名。《詩經・周南》：「南有樛木，葛藟纍之。」葛洪《抱樸子・金丹》：「取千歲虆汁及礬（番）桃汁…。」按「藟」屬藤類，蔓延瓜葛於草木而曰「葛」，其異於豆科的葛根。「虆」省去糸底得「藟」字，葛藟乃同義複詞，2 字同音通假。葛藟又稱千歲藟，俗稱野葡萄，屬葡萄科。《神農本草經》蓬虆：「一名覆盆，味酸平，生平澤，安五臟，益精氣，長陰，令堅，強志，倍力，有子。」森立之據唐朝蘇敬《新修本草》等考注作蓬虆。《五十二病方273》[5]輯有逢（蓬）蔂。故蔂、虆 2 字通假。按取實（子）入藥，今稱覆盆子，其為薔薇科懸鉤子屬的聚合果，類如桑葚，多為紅色或黑色。推得蓬虆（空壘、覆盆子）異於葛藟（野葡萄）。蓬虆有縮小便之功，故俗云覆（尿）盆。

〈內加及約〉的空「壘」應是空「纍」的異字，而「纍」為「虆」字省去艸字頭而得。即藟、虆、蔂、纍 4 字相通。覆盆子的蒂頭內凹如孔洞，故曰空（孔）纍。其可「長陰、令堅」，指增強陰莖的內加功能更為堅舉。宋朝唐慎微《大觀本草》千歲藟（葛藟）汁：「味甘平，無毒，主補五臟，益氣，續筋骨，長肌肉，去諸痺」。顯然覆盆子主治比葛藟汁更符合條文所述。又葛藟是取汁作為藥用，藥汁無法父且（砸斷硾碎）。故筆者認為「空壘」為覆盆子，而非葛藟汁。即葛藟（野葡萄）、葛根、蓬虆（覆盆子）為三種藥。「取空壘二斗，父且，段之。」即盛取覆盆子兩斗的容量，用小石杵的斧背粗略地硾碎，加以碫冶炮製。段通碫字，原指磨石，此當動名詞，加以碫冶之意。

《五十二病方·諸傷 18》：「傷者，以續ᄈ（斷）根一把，獨□長支（枝）者二廷（梃）…。」又〈傷痙 30〉：「…以□并盛，漬井ᄈ（斷）□□□出之，陰乾百日…。」又〈犬筮（噬）人傷者 62〉：「取丘（蚯）引（蚓）矢二升，以井上罋ᄈ（斷）處土與等，并熬之…。」按續「斷」省去斤旁而作續「ᄈ」。井「斷」省筆作井「ᄈ」。井深如谷，故河洛語稱為「谷井」，讀音同「古井」而義非。井斷處即谷井底部，其處為谷井的底部故曰井斷。谷井是以石頭或磚塊砌成，上部凸出地面之外觀有如大罋（甕）故曰「井上罋」（但無甕底）。環繞井上罋外圍 1～2 米之地面多鋪以石頭或磚塊，磚石間隙填以泥土。「井上罋斷處土」指「罋」外圍而與地面交接圓環處之土，間隙泥土潮溼生冷或長有苔蘚，亦同取二升，故曰「與等」。「斷」字省去斤旁而作「ᄈ」字，同理「斧」字亦省去斤字底而作「父」字。此「父」是省筆字，其字義不能作為父親的「父」字解。

四、「父且」的上古音讀作河洛語「斧粗」

先秦兩漢屬上古音，三國隋唐屬古音。上古音無捲舌、輕唇音。例如桂「枝」北京話讀ㄓ（捲舌音）。河洛語讀音如注音：ㄍㄧ。推得河洛語保留先秦兩漢的上古音。北京話子音ㄈ為輕唇音，其於上古音讀重唇音如注音：ㄅ或ㄆ。例如北京話「蜂」讀ㄈ音，河洛語讀ㄆ音。北京話「房」讀ㄈ音，河洛語讀ㄅ音。亦有重唇與輕唇音並存者。例如北京話「婦」讀ㄈ音；河洛語「婦」產科讀ㄈ音，媳「婦」則讀上古音ㄅ。北京話「父」讀ㄈ音。父老的「父」字十五音法標作：龜六喜。河洛語讀同婦產科的「婦」音（ㄈ音）。父母的「父」字十五音法標作：稽六邊。其子音則仍保留讀上古的重唇音，讀如ㄅ音。《張家山漢墓竹簡》大父又稱泰父，指祖父。大母則指祖母。後來大父、大母引伸通指男性、女性。今出殯孝燈仍有書「大父」[6]者，即通指男性。上古音「大父」讀音擬如北京話的“逮玻”。而後音轉擬如北京話“答玻”，再音轉擬如北京話“查玻”。今寫作“查甫”者非也，正確應寫為「大父」。同理「大母」統稱女性，不可訛寫為“查某”。考證出土文獻父且的「父」與「斧」字通假，十五音法標作：姑二邊。其子音保留重唇音（ㄅ音），其讀音擬如注音ㄅㄛˋ（十五音法第二音階相當於注音符號第四聲）。因置於詞首需要轉音階，實際上讀作：姑一邊。（十五音法第一音階相當於注音符號的第一聲）故河洛語斧頭的「斧」字實際上即讀ㄅㄛ音。

《墨子·兼愛下》：「昔者晉文公好苴服，當文公之時，晉國之士，大布之衣，牂羊之裘，練帛之冠，且苴之屨，入見文公…。」按「苴」為大麻雌株，用以製成喪衣、喪鞋。《說文解字》：「苴，履中草。」晉文公喜穿素質而無鑲花樣的長衣。晉國人士欲拜見晉文公時，自得仿效晉文公的樸素穿著，外披母羊皮製的劣質外衣（母羊頭大身小，其皮窄劣而不宜製衣），頭戴粗棉無花式的便帽，腳穿粗大麻所編的草鞋。按「且苴」為「粗苴」的通假。「粗」省略米旁而作「且」

字，十五音法標作：姑一出。讀同河洛語「初」音。其字義不作「並且」的「且」字解。《雜療方·除中益氣》：「取淳曹四斗」。按「淳曹」與「醇糟」通假，指酒糟。「曹」亦「糟」字省略米旁而得。《五十二病方·傷痙 42》：「薛半斗。」按「薛」亦「糵」字省略米底而得。

「斧」字置於詞首依河洛語法須轉音階，由第二音階轉為第一音階，實際上讀音擬如注音ㄅㄛ。由河洛語「斧頭」一詞可徵。北京話語法無轉音階。《馬王堆醫書·養生方 162》出有「細斬」。《五十二病方 302》出有「細切」。按「斧粗」與爾等反義。粗、細 2 字皆當副詞用。今本《傷寒論》桂枝湯條：「桂枝三兩 芍藥二兩 甘草二兩炙 生薑三兩切 大棗十二枚擘 右五味，哎咀三味…。」按除生薑切、大棗擘，其餘三味藥則以「斧」狀小石杵「粗」略地砸斷碰碎，故曰「父且」三味。又「擘」字十五音法標作：稽四邊。「擘」即大拇指。引申以大拇指撥開之意，如「擘柑仔」。論中大棗均須擘開，以讓棗內成分析出；否則大棗會吸收水分脹起。而「剝」字十五音法標作：江四邊。其著力點在四隻指頭（大拇指除外）用力扯下。台北仍保有「剝皮寮」老社區。推得河洛語擘、剝兩字讀音與字義皆不同，北京話多已相混。推得「父且」的上古音應讀作河洛語「斧粗」。

五、出土文獻與「父且」相關之討論

《五十二病方·胻膫 329》：「夏日取堇葉，冬日取其本，皆以甘沮而封之。乾，則封其上。此皆已驗。」按胻膫指小腿灼傷。冬季取根部，本即根部。「封」為封蓋、敷滿之意。堇即堇葉或稱堇菜、苦堇。《大觀本草》：「堇汁，味甘寒，無毒，主馬毒瘡，搗汁洗之併服之。…除蛇蠍毒及癰腫。」河洛語「甘」字十五音法標作：甘一求。置於詞首則由第一音階轉為第六音階；其子音的注音讀ㄍ。「含」字十五音法標作：甘五求。置於詞首則由第五音階亦轉為第六音階；其子音的注音讀ㄏ。即甘、含兩字置於詞首則河洛讀音相同而通假，2 字收音皆需閉上口唇。但是北京話甘（ㄍ）、含（ㄏ）2 字讀音有別，又收音時皆不用閉口。河洛語「沮」字十五音法標作：姑二曾。讀同河洛語「祖」音。可作濕處、潮濕、破壞等解。《禮記·王制》：「居民山川沮澤」。《素問·生氣通天論》：「汗出偏沮，使人偏痏。…筋脈沮弛，精神乃央。」按「偏沮」者半邊濕汗。「沮弛」者破壞鬆弛。本條「甘（含）」指病人將堇葉（根）含閉於口內。「沮」字作副詞，形容動詞「含」的作用程度，直到唾液浸潤析出其葉的表層物質為止。「沮而封之」即以堇葉汁唾液塗滿患處。「乾則封其上」指患處葉汁唾液被吸乾則重複塗抹。此「沮」字約相當於「汁」義。小曾戶洋[7]將「甘沮」訓為「泔汁」，指淘洗米後倒棄之水。按其訓非也。馬繼興[8]將「甘沮」訓為「口咀」，意指咀嚼，雖作用類似，但有語病。因「含沮」僅以唾液潤濕而牙舌不動。「口咀」除析出根葉表層物質外，另咬碎吸出根葉內層物質；藥用成分有別。其將「甘」訓

為「口」字，並無根據。陳偉武[9]將「甘沮」訓為「含咀」，其首先將「甘」訓為「含」字，正確。但將「沮」訓為「咀」字則矛盾。「含」義不動牙舌，「咀」者更深一層而以牙齒咬磨。今將含、咀 2 字併聯則有語病。韓愈：「含英咀華」比喻讀書需吸收書中精華。英訓作精字。「含」與「咀」字有淺（讀書）深（吸收）之分，2 字隔開而無併聯。陳偉武舉此例並不妥當。筆者透過河洛語十五音與轉音階的語法，直接考據上古音「甘沮」與「含沮」同音通假。此「沮」字作副詞，為「汁」義，即閉口含董葉而靜待其出汁為度。

《五十二病 365》：「癲自發者，取桐木一節所，以澤沮煮□…。」按澤、釋 2 字通假，洗米水。「釋沮」即清水淘洗米後所倒棄的廢水，其無關「甘沮」。

《五十二病方・身疕 433》：「咀蠚以封之。」按「蠚」與「薤」2 字同音通假，即野蒜。此「咀」字作咀嚼的「咀」義，以牙齒咬斷磨碎。「嚼」則用舌翻弄攪拌。咀、嚼兩字常併聯用而作咀嚼。《五十二病方 殘七》出有「相雜咀」同此義，此兩咀字皆無關於父「且」。

六、以父且考證桂枝湯中用「桂枝」而非用桂皮（桂心、肉桂）

日本學者真柳誠：「北宋林億等將張仲景醫書的桂類藥名改為桂枝、仲景醫方的桂枝當是桂皮（肉桂）[10]」。筆者不予認同。葛洪《肘後救卒方》又稱《肘後備急方》，梁朝陶弘景補輯改書名為《補闕肘後百一方》。今本不易分辨葛、陶各自輯錄之條文。此書未經宋臣校正。金朝楊用道於宣統四年（1144 年）從《證類本草》又補輯諸湯，標以「附方」區隔葛、陶兩氏原條文，書名改為《附廣肘後方》。葛、陶兩氏原條文：「凡治傷寒方甚多，其有諸麻黃、葛根、桂枝、柴（茈）胡、青龍、白虎、四順、四逆二十餘方…。」按其已出有「桂枝」一詞。又仲景湯名既曰桂枝湯，自然當以桂枝為君藥，例如麻黃湯君以麻黃，小茈胡湯君以茈胡。如果仲景真是用桂皮，則當命名為桂皮湯而非桂枝湯。

高繼沖本《傷寒論》未經北宋林億等校正，但條文仍作桂枝湯、桂枝人參湯、小柴（茈）胡桂枝等。其卷末彙集煮散法應係唐末～五代改編，藥名亦作桂枝，甚至並無標以"去皮"者。爾等桂枝一詞出現的時間皆早於林億，故絕非林億等將桂皮更改作桂枝，推得真柳誠有誤。宋本《傷寒論》留有林億等的校正序：「開寶中，節度使高繼沖曾編錄進上，其文理舛錯，未嘗考正，歷代雖藏之書府，亦闕於讎校…。」按開寶相當於 968～975 年，高繼沖生歿為 942～973 年。北宋淳化三年（992 年），王懷隱等奉敕編《太平聖惠方》一百卷，將高繼沖本收入第八卷（近世日本學者以年代特稱為淳化本）。據錢超塵[11]考證王懷隱等增衍〈傷寒敘論〉、〈傷寒受病日數次第病證〉、〈辨傷寒熱病兩感證候〉、〈辨傷寒病不可治形候〉四

篇，餘則同原高繼沖本。即除此四篇以外，皆屬高繼沖原條文，故作桂枝湯、桂枝人參湯等「桂枝」一詞並非出自王懷隱等。林億既嫌其文理舛錯，未嘗考正等而放棄不校，故知高繼沖原條文「桂枝」並非出自林億。按嫩「枝」旁伸有走散之意，利於陽氣之宣散透外。肉桂老厚味重，溫補守中。兩者藥性作用有別。正如許叔微（1079～1154）《傷寒發微論》所云：「仲景桂枝湯用桂枝者，蓋取桂之枝梢細薄者爾，非若肉桂之肉厚也。蓋肉桂厚實，治五臟用之者，取其鎮重也。桂枝輕揚，治傷寒用之，取其發散也。今人例用之，是以見功寡。」

《禮記‧檀弓上》：「喪有疾，食肉飲酒，必有草木之滋焉，薑桂之謂也。」《楚辭‧離騷》：「雜申椒與菌桂兮，豈維紉夫蕙茝。」又《九歌》：「奠桂酒兮椒漿。」西元前 168 年埋葬的馬王堆漢墓出土陪葬品有茅香、高良薑、桂皮、花椒、辛夷、藁本、薑、杜衡、佩蘭 9 種植物香料。經化驗「桂皮」是已除去木栓層（粗皮）的板片狀樟科浙樟（*Cinnamomum chekiangensis*）。桂皮或稱桂心，相當後世所稱的「肉桂」。肉桂需去外層粗皮而得肉質，故稱肉桂，炮製多標以"去皮"。肉桂去粗皮後而裸露核心，故稱「桂心」。先以水濕潤內層皮局部，再用小刀削刮內層皮末入藥故稱「桂皮」。桂皮、桂心、肉桂、桂削、桂末五名本為同一物。先秦使用「桂皮」最早作調味香料與製作桂酒，乃著於味厚辛竄之揮發性油脂。得知充作陪葬品乃因香散辟邪以利保存遺體，或寄於王侯用於天國作調味香料。桂皮亦有用於醫療（例如非出仲景的八味丸），不予沸水煎煮以防油脂揮散力薄。多直接含嚥，或作丸用，後世則多以藥汁「後沖」方式。因桂皮入藥需經削末，故又稱桂削、桂末。仲景治療風寒則取其藥材的水溶性物質，藉沸水煎煮移除揮發油脂而透析出水解物質。揮發性油脂與水解物質功用不同，由此可釐清主幹桂皮與嫩條桂枝之入藥區別。真柳誠卻將陪葬的板狀桂皮調味香料（揮發性油脂）與桂枝湯之嫩條狀桂枝（水解物質）劃上等號，誤也。

《爾雅》：「梫，木桂。」《說文解字》：「梫：桂也。江南木，百藥之長。」按因為桂樹會侵害其他樹木，桂樹下無雜木，故曰梫。《本草綱目》：「木得桂則枯」即此義也。《五十二病方》錄「桂」9 次 1、67、233、249、259、277、300、303、350，「美桂」1 次 407，「菌桂」1 次 372，「困桂」1 次 229。《養生方》錄「桂」3 次，「菌桂」2 次，「芍桂」1 次。《雜療方》錄「桂」4 次。《居延醫簡》錄「桂」3 次。《敦煌醫簡》錄「桂」2 次 2000、2012。《武威漢代醫簡》錄「桂」12 次。按學者將「美桂」視為名詞而作桂的種類解，非也；其應是指品質優「美」的「桂」。《五十二病方 61》美醯、殘 14 美棗、《馬王堆醫書‧養生方 28》美酒者可徵。而「困桂」與「菌桂」相通假。困字十五音法標作：君一去。指圓形穀倉（方形穀倉則稱倉）。菌字十五音法標作：君二去。桂樹整體外觀有如圓椎形穀倉而名[12]。即「菌桂」原先並非特指桂樹種類，而是形容其外觀。又「芍」字從缺，應從「勻」字解，同為形容桂樹整體外觀均勻圓稱，勻字十五音法標作：君五門。故「芍桂」亦非作桂樹種類的名詞解。出土實際僅以「桂」與「菌桂」名入藥，「桂」或即「菌

桂」的省稱。並沒有區別桂樹之種類，但由炮製等來判斷用主幹（桂皮）與細條嫩枝（桂枝）。例如《五十二病方》桂用丸 1、桂冶熏 67、桂漬以淳酒 259、桂入酒中 277、桂一合 350、美桂冶敷空（孔）407 共六處是用桂皮。火燻者不用水煮，故用桂皮。油脂與酒精相溶，故用桂皮。一合為容積以盛細削碎物，故用桂皮。冶桂五寸 233、冶桂六寸 249、桂煮 300、菌桂煮沸 372、困桂尺 229 共五處則用桂枝。經水煮者以析出水解物質，故用桂枝。以長度作單位而用小石斧剉斷者當是指細嫩的桂枝。桂 303 因缺字不明，無法判斷。又《武威漢代醫簡》桂一尺父且、《養生方 85》桂尺者五廷（梃）、126 桂三尺。三者皆以長度單位作藥量，炮製時用小石斧粗略地加以剉斷嫩條，當是指桂枝。肉桂則以小刀削末而不用父且。

《神農本草經》列有箘桂、牡桂。晉朝左思《蜀都賦》：「於是乎邛竹緣嶺，箘桂臨崖。」陶弘景輯錄《名醫別錄》：「菌桂，無毒，生交趾、桂林山谷巖崖間。無骨，正圓如竹，立秋採。」按箘、困同音，竹字頭與艸字頭古代可通用，推得困桂、菌桂、箘桂三者通假。但《神農本草經》作者已訛將「箘桂」轉作某種類桂樹的固定名稱，而與「牡桂」並列。**按仲景用桂重在入藥部位而不區分種類。**

森立之《本草經考注》引岡邨尚謙：「牡桂即木桂，牡、木音通。」按牡桂與《爾雅》木桂通假時間點可用河洛語「木」音來界定。木字上古音標作：江八門。屬入聲，讀同河洛語「墨」音。木字古音標作：光八門。屬入聲，讀同河洛語「寞」音。牡字標作：姑二門。讀同河洛語「某」音。推得「木」是以古音（寞音）轉音為「牡」音，時間點是在古音發明之後。在此之前「木」字只讀上古音重唇的「墨」音。推得《神農本草經》牡桂條等輯錄的時間不早於三國。吳普為三國時期魏人，曾為華佗的學生，其《吳氏本草經》：「桂，一名□□，止唾。」按 2 缺字筆者認為應作圍圍，其書內尚無區別箘桂、牡桂之種類，也可佐證新創「牡桂」名詞的時間點是在吳普之後。**即先秦兩漢藥名「菌桂」又作「桂」。**桂皮與細嫩枝條各依主治而選用入藥，細嫩枝條需用父且（斧粗）並以水煎煮，桂皮則否。東漢末仲景則以「桂枝」而與「桂皮」區別。仲景雖增「枝」字而作「桂枝」，但仍尚保留有作「桂」一字為藥名者。例如桂枝加桂湯即是。

《金匱要略·果實菜穀禁忌并治》〈食諸果中毒治之方〉：「身體痺冷者，急煮桂汁飲之，多飲冷水一、二升。」按煮「桂」揮散掉油脂物質，當是指桂枝入藥煮湯。《靈樞·壽夭剛柔》：「藥熨奈何？伯高答曰：用淳（醇）酒二十斤，蜀椒一斤，乾薑一斤，桂心一斤，凡四種，㕮咀（父且），漬酒中，…。」按「桂心一斤」於《黃帝內經太素·卷二十二·三變刺》與《針灸甲乙經·卷十》皆作「桂一升」。故「桂」被訛作「桂心」而混淆。"去皮"（去粗皮）原是「桂皮」的炮製法，因藥名混淆而被訛冠於「桂枝」的炮製法。今諸本《傷寒論》桂枝湯等之桂枝被訛作"桂心去皮"。惟高繼沖本《傷寒論》仍保留桂枝而無"去皮"字樣可徵。真柳誠或因此而誤解。

陶弘景《補闕肘後百一方》混用桂、桂心、肉桂、牡桂、桂肉藥名。但我們可從是否煎煮來辨別，例如卷三〈卒忤停屍不能言者〉：「細辛、桂心各等分，右二味為末，內口中。」按此「桂心」是指肉桂，因直接用末而不予水煎煮。〈治心下牽急懊痛方〉：「桂心、生薑各二兩，枳實五枚，右三味，以水五升，煮取三升，分三服。」按因需水煎煮，此「桂心」則是指桂枝。又《靈樞·經筋》：「治以馬膏，膏其急者。以白酒和桂，以塗其緩者」。按其「桂」是指肉桂，因其不用水煎煮。而《傷寒論》桂枝加桂湯因需水煎煮，故其「桂」當是指桂枝。陶弘景輯錄《本經別錄》除「菌桂」、「牡桂」外，另增一條「桂」。云：「菌桂無骨，正圓如竹（陳按艸字頭菌與竹字頭箘相通）。」並無錄牡桂與桂的形狀。而以產地區別：「菌桂生交趾、桂林山谷巖間。牡桂生南海（陳按今廣州）。桂生桂陽。」

　　陶弘景撰著《本草經集注》序文：「凡方云用桂一尺者，削去皮畢，稱半兩為正。」注桂：「以半卷多脂者，單名桂，入藥最多。」注菌桂：「菌桂無骨，正圓如竹，三重者良。」注牡桂：「狀似桂而扁廣，皮色黃，少脂肉，氣如木蘭，味亦類桂。」按弘景已混淆桂皮油脂與桂枝水解物質的作用。因為「用桂一尺」是指細條嫩枝以父且入藥，自不用削去皮。「以半卷多脂者」指削去粗皮的內層桂皮油脂（桂心），原先作調味香料，亦有不經水煮而入藥。「入藥最多」者應係桂枝水煮，仲景或欲釐清特命為桂枝，讓人顧名思義是以細條嫩枝入藥。唐朝蘇敬 659 年《新修本草》認為：「牡桂即木桂，及單名桂者是也。」按蘇敬正確將**牡桂與桂視為同一物**。唐朝陳藏器 739 年《本草拾遺》：「菌桂、牡桂、桂心已上三色并為一物。」按陳氏訛將桂樹（菌桂、牡桂）與入藥部位（桂心）混為一談。韓保異 935～960 年《蜀本草》注桂：「按此有三種，菌桂葉似柿葉。牡桂葉似枇杷葉。此乃云（桂）葉如柏葉。」按其又從兩種分列三種。宋朝《大觀本草》以下諸家多著於辨別桂樹種類，卻疏忽從主治功用來擇取桂心或桂枝之入藥部分。筆者認為凡以桂心入藥者，應選取含油脂較多者為良，而以桂枝入藥者則否。仲景用水煎煮桂枝當是透析其水溶性物質，油脂厚多者反不合其用。

七、後世對「父且」一詞之訛解

　　《醫心方·卷一》引葛洪《葛氏方》：「㕮咀者，皆應細切。」陶弘景《本草經集注·序錄》：「凡湯酒膏藥，舊方皆云㕮咀者，謂秤畢搗之如大豆者，又使吹去細末，此於事殊不允當。藥有易碎、難碎，多末、少末，秤兩則不復均平，今皆細切之，較略令如㕮咀者，乃得無末，而粒片調和也。」弘景《補闕肘後百一方》序文：「凡云末之，是搗篩如法。㕮咀者，皆細切之。」按葛洪與弘景皆將父且訛作㕮咀，並誤釋作「細切」解，則豈不與出土文獻「細切、細斬」者重複。又弘景不明「桂」是以長度作藥量的單位。弘景云：「用桂一尺者，削去皮畢，稱半兩為正。」按其言非也。

陶弘景《本草經集注·序錄》所言條下，蘇敬《新修本草》加注：「㕮咀，正謂商量斟酌之，余解皆理外生情爾。」掌禹錫 1057 年於《嘉祐補注本草》加注：「臣禹錫等看詳㕮咀，即上文細切之義，非商量斟酌也。」按其反對蘇敬的觀點，又重回葛、陶之細切解。林億等 1066 年校定《金匱玉函經》〈方藥炮製〉：「凡㕮咀藥，欲如大豆，粗則藥力不盡。」按林億釋㕮咀由「細切」又重返弘景前舊方所云「搗之如大豆者」的觀點。

1008 年《大宋重修廣韻·上聲·虞》：「㕮，咀嚼也。」首先訛將「㕮」視同與「哺」字通假。按「哺」為「餔」的進化字，十五音法標作：姑六邊。而「父」且則標作：姑二邊。兩字母音與子音皆相同，只有音階不同。又兩字同有口字旁，字形之聯想，因此被訛訓。漢代一日分作 16 時制，當時一日吃兩餐，即「蚤時」與「餔時」，將兩餐進食皆充作時段。緊跟在「餔時」之後的時段即稱「下餔時」。而「日晡」則是泛指晝日有陽光的所有時段，不可與「餔時」混淆。《傷寒論·陽明病》：「日晡所發潮熱」。《金匱要略·黃疸病》：「黃家，日晡所發熱而反惡寒。」〈婦人產後病〉：「其人發熱，日晡所煩躁者。」爾等「日晡」一詞醫家多訛作「餔時」（申時）（下午 3～5 時）解，有違臨床事實。當「㕮」字被《大宋重修廣韻》訛釋作「咀嚼」後，㕮咀一詞漸被訛作「咬碎藥物」解。寇宗奭 1116 年《本草衍義·序》：「㕮咀兩字，《唐本》注謂為商量斟酌，非也。《嘉》複符陶隱居說為細切，亦非也。儒家以謂有含味之意，如人以口齒咀齧，雖破而不塵，但使含味耳。張仲景方多言㕮咀，其義如此。」按寇氏首將㕮咀與咀嚼相連，由用「手」炮製改為用「口」炮製，離題更遠。1117 年《聖濟總錄卷·第三·敘例湯散》：「古方湯法㕮咀，謂銼如麻豆。」按其另提出「銼」字，成無己 1144 年《注解傷寒論》承之。1186 年張潔古《醫學啟源》整合用「口」炮製與「銼」法。潔古云：「古之用藥治病，擇淨口嚼，水煮服之，謂之㕮咀。後人則用刀桶內銼，以竹篩齊之。」按爾等所說皆非也。

1803 年清朝陳念祖《方書》：「藥之粗齊（劑）為㕮咀」。按其正確提出一「粗」字而別於細切、銼如細豆、咀嚼。但並未形成主流。因金元後醫家釋㕮咀多框限於咀嚼或銼如細豆。中央研究院某學者釋㕮咀：「本義為以口含味，此與嘗藥禮俗有關，…是醫家嚐味，以意分量。一如調羹作菜，廚師以口含味斟酌，不完全依照食譜的本劑分量。」按其應承寇氏「咀嚼」之訛而延伸誤作「品嘗」解。觀桂枝湯條組成：「…右五味，㕮咀三味…。」試問另兩味藥何以就不需品嚐呢？

何茂活[13]首先將父且釋為㕮咀之古字，正確。但將「且」解作「俎」字，音雖可通假，義則不妥。其釋「父且」為：「以刀斧及砧板將藥物或砸或切，使之細碎，以便煎製。」按「父且」之「粗」義被訛作「細」義解。「人為刀俎，我為魚肉。」之「刀俎」指斧刀與砧板，刀俎 2 字合當名詞用；隱指宰割的工具，

比喻自身性命之安危被他人所掌握。而「某藥父且」之「父」字為動詞,「且」字為副詞;依語法此父且2字不能合當名詞用。

八、結論

先有語音,後有文字;研究漢代醫學必須藉助漢代聲韻。筆者並非主張將整本《傷寒論》全標作河洛語音,而是強調在關鍵處就得用河洛語音作為工具,即以仲景等當時使用的語音了解條文原意。宋代發展聲韻學之目的在於欲弄懂古音以及先秦兩漢的上古音,藉此研究其學術文獻。聲韻學相當艱深,中文系學生多視為畏途。國內相關領域的專家可能只有十多人,居間的見解也未必一致。台灣地處偏陲,河洛語有幸保留了許多中原已流失的漢代上古音,藉助十五音法則可跳過宋代而直接與漢代接軌。台灣中醫師大多懂河洛語,只需數小時即可掌握十五音法。加上使用正體字的優勢,在中、日、韓等國間對於原典學等的競爭將是一枝獨秀。例如論中桂枝湯條有歠飲熱稀粥。《五十二病方》有歠、欼(歠)2字。而《台語彙音》注歠為小飲,標作:金一柳。注歠為大飲,標作:官四出。後來「歠」雖被「飲」字收編而罕用,但民間仍然保留「歠」字及原讀音。今台灣河洛語仍稱小口地喝茶、喝酒為歠茶、歠酒,正合其義。中國文獻整理小組訛將「歠」改作「飲」字解。台灣教育部閩南語教材訛將歠茶標作:啉茶 lim tê。按其音義皆非。向全體客人斟酒一遍稱「啉」,讀音擬如北京話「拿」字音。觀今《台語彙音》仍輯錄歠、歠2字,其與兩千年前的《五十二病方》相應,時空顯得相當親近熟悉。以 abc 標注河洛語乃為不懂漢字的外國人而設,目的只在於會話交談,無助於研究漢代文獻。懂漢字者需以十五音法,如此才能利於詮釋先秦兩漢文獻。教育部宗於以 abc 標注河洛語將導致與漢代文化切割,歠字即為一例。中醫是中華文化之一員,發揚中華文化需以河洛語為墊腳石。禮失而求諸野,從孝燈的大「父」讀音,推得父、斧同讀ㄅ音。並考證出父且乃斧粗之通假,後人誤衍口字旁作呋咀而訛解為咀嚼等。先秦兩漢藥名「菌桂、筍桂」另作「桂」。菌(箇)、筍皆形容其樹外觀均勻圓椎如穀倉。三國之後另稱「牡桂」或「木桂」,「牡」字形容其外觀雄偉巨碩,例如牡丹花(皮)、牡蠣。此「牡」字不能作雄性解,否則豈不應另有牝桂、牝丹花、牝蠣?而「木桂」乃因河洛語木(音寞)、牡(音某)兩字轉音而得。即菌桂與牡桂同在形容桂樹的外觀,並非作兩種不同種類的桂樹解。故《神農本草經》將菌桂與牡桂分條舉列者非也。仲景用桂重在入藥部位(嫩枝斧粗並加水煎以取其水解物質)而不區分桂樹的種類。又八味丸用肉桂,即削去外層粗皮而毋須斧粗(父且)。按其直接入藥作丸不用水煎煮,意在保留油脂的藥效。今諸本《傷寒論》桂枝訛作"桂心",又除高繼沖本以外,另訛衍"去皮"2字。中醫藥源自民間,樸質性格加上限於文化水平,出土文獻使用大量的通假字,非藉語音無法了解原意。先秦早已發明銅器、鐵器,工匠自能製造出銅斧、鐵斧等器具。故不須要以口咀嚼來炮製藥物,也不合衛生。當時

醫者應是隨手選用天然斧狀之石頭作為冶合藥材工具。桂枝煎煮取其長度作為藥量單位，故仲景是用桂枝而非桂皮（桂心、肉桂）。又「桂枝人參湯」依組成語法即人參湯加桂枝、「葛根湯」方中必用葛根、「麻黃湯」中必用麻黃，可徵「桂枝湯」中必用桂枝。否則應命名為"桂皮人參湯"或"桂心人參湯"？推得真柳誠之說恐非。

註解

1. 陳寶興《台語彙音》增修本。台南歸仁鄉陳均育發行，王家出版社 2008，317。
2. 張延昌《武威漢代醫簡注解》。北京中醫古籍出版社 2006。
3. 台中惠來遺址出土之新石器時代中期的斧狀石杵。國立自然科學博物館典藏。編號 HLL-H-ST262。長 16.7 公分，寬 9.4 公分，高 5.9 公分。重 1546 公克。屬牛罵頭文化。圖片亦可以「石杵」作關鍵詞 google 而得。此石杵的斧背與斧刃兩端寬窄分明。

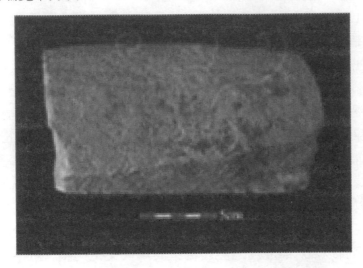

4. 馬繼興《馬王堆古醫書考釋》。湖南科學技術出版社 1992。
5. 馬王堆漢墓帛書整理小組《五十二病方》。北京文物出版社 1977。
6. 「大父、大母（男、女性）」今訛作"查甫、查某"。孝燈上端橫寫籍貫如穎川。另側寫姓氏，上端橫寫輩分如四代。內有照明。以下樣品引自 123life.com.tw（高子創意‧產品介紹‧百貨‧孝燈）。

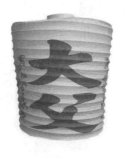 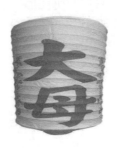

7. 小曾戶洋、長谷部英一、町泉壽郎《五十二病方》。東京東方書店 2007，157。

8. 馬繼興《馬王堆古醫書考釋》。湖南科學技術出版社 1992，574。

9. 陳偉武《秦漢簡帛補釋》。中國語文，2002，(2):80-81。

10. 真柳誠《日本藥史學雜誌》。1995，30(2):96-115。

11. 錢超塵《傷寒論文獻通考》學苑出版社 2000，477。

12. 桂枝樹外觀均勻圓稱，類如圓椎穀倉而名困（菌）桂或芍桂。下圖筆者以「桂枝樹圖片」作關鍵詞 google 而得。其圖業經轉載，原創應屬深圳市金版文化發展有限公司：居家園藝風水。陝西省旅遊出版社 2005。其將桂枝樹與庭院風水聯結，詳情有待查證。

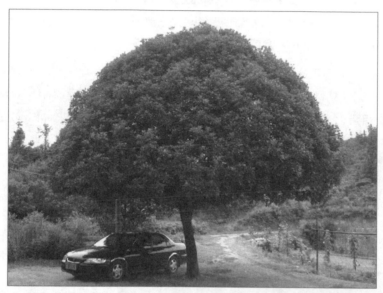

13. 何茂活〈武威漢代醫簡父且考辨〉。中醫文獻雜誌，2004，(4):21-22。

八味腎氣丸非為補腎而設、其應改回舊名作八味丸

補腎似乎是中醫與西醫重大歧見之一，《金匱要略·臟腑經絡先後病脈證併治第一》：「肝病必先實脾」、「虛虛實實」等更形成所謂之臟腑辨證。按《金匱要略》非出於仲景，亦非出於王叔和。其應出自葛洪《金匱藥方》而祖源於華佗《金匱綠帙》等。《傷寒論》自成一系統，篇章之間互有連貫，雖係針對外感病而設，然其治則在於調整陰陽病勢，此治則亦可應用於治療雜病，故《傷寒論》之湯方既可治外感，亦可治雜病。而《金匱要略》篇章各自獨立，並無連貫相關，訛誤之處頗多，故山田正珍等日本醫家言《金匱要略》可信者僅三、四分而已。 觀《素問·上古天真論》（按此篇隋朝全元起輯於第九卷，唐朝王冰改輯於首篇）：「腎者主水，受五臟六腑之精而藏之，故五臟盛乃能瀉」。筆者按此「精」字原指五臟六腑精華之氣。在男人主義傳統文化之渲染下，被移為專指男性之精液、精蟲。果真如此，試問男子腎藏精（液），女子之腎又藏甚麼？後世迷信此腎藏精（液）不移，直致今日，中醫補腎之風仍然盛行，達官貴人尤甚；並誤導醫師臨床診治之思惟。

今本《金匱要略》用此方有五：

1.《金匱要略·血痺虛勞脈證併治第六》虛勞腰痛，少腹拘急，小便不利者，八味腎氣丸主之：

乾地黃八兩　薯蕷　山茱萸各四兩　茯苓　澤瀉　牡丹皮各三兩　桂枝　炮附子各一兩

上八味，末之，煉蜜和丸，梧子大，酒下十五丸，加至二十五丸，日再服。

2.《金匱要略·婦人雜病脈證併治第二十二》問曰：婦人病飲食如故，煩熱不得臥，而反倚息者，何也？ 師曰：此名轉胞，不得溺也。以胞系了戾，故致此病。但利小便則癒，宜腎氣丸主之。註：方見虛勞中。（陳按組成同上，但是湯方名稱無八味2字）

3.《金匱要略·消渴小便不利淋病脈證併治第十三》：男子消渴，小便反多，以飲一斗，小便一斗，腎氣丸主之。註：方見婦人雜病、腳氣中。（陳按編於第十三篇，而湯方組成卻須參照第二十二篇，可見本條湯名係從婦人雜病篇而立）

4.《金匱要略·淡飲欬嗽病脈證併治第十二》：夫短氣有微飲，當從小便去之，苓桂朮甘湯主之；腎氣丸亦主之。註：方見婦人雜病、腳氣中。（按金匱要略之湯方凡標以"亦主之"者，應是出自後人所附加。又編於第十二篇卻須參照第二十二篇，可見係後人所增衍）

5.《金匱要略·中風歷節病脈證併治第五》：崔氏八味丸治腳氣上入少腹不仁。

（按其編於附方，應是宋臣校訂時輯錄，組成同八味腎氣丸，加以應用來治腳氣。本條重出於《外臺秘要》張仲景八味丸：乾地黃八兩　山茱萸五兩　山藥　澤瀉各四兩　茯苓　牡丹皮　桂心各三兩　附子二兩）

上述 1 與 2 為此湯治療目的，其著於小便不利，非關補腎氣。**3.4.5.**者乃後人擴大其治療範圍，宋臣等加以增衍而附於《金匱要略》，亦非針對補腎氣而設。

又《肘後方‧治虛損羸瘦不堪勞動 第三十三》**建中腎瀝湯**：
乾地黃四兩 茯苓 薯蕷 桂 牡丹 山茱萸各二兩 附子 澤瀉各一兩
搗蜜為丸，如梧子大，服七丸，日三，加至十丸。此是張仲景八味腎氣丸方（按上 11 字應出自陶弘景之註解，此方並非出自仲景），療虛勞不足，大傷飲水，腰痛，小腹急，小便不利。又云長服則去附子、加五味子，治大風冷（按上 16 字應出自陶弘景的註解）。

按建中者建立中氣，腎瀝者瀝出腎臟水分，湯名或隱喻腎主水象，此腎字應刪除。中醫臟腑構造與機轉作用與西醫完全相同，並不存在另一套所謂的中醫藏象學說與運氣學說，臟腑之間更無五行生克補瀉之事。今主流所說的肝主風木、鎮肝熄風之說皆為錯誤。同理，腎臟亦無關於寒水，腎臟異常固然會造成水腫，似與腎主屬水象相符，但亦有心臟積水、肺臟積水或肝臟積水等者，不能將水病全歸於腎臟。葛洪雖晚於仲景百餘年，但其《肘後方》乃祖源於華佗《金匱綠帙》等，故建中腎瀝湯並非由《金匱要略》之八味腎氣丸所變制。兩者組成藥物雖同，但藥量比例稍異，主治亦不盡同。建中腎瀝湯應早出於《金匱要略》，後者或由建中腎瀝湯變制、或兩者源自相同的母方。

又《千金要方‧卷十九 腎臟》**八味腎氣丸**：治虛勞不足，大渴欲飲水，腰痛，小腹急，小便不利。方：
乾地黃八兩 茯苓 薯蕷 牡丹皮 澤瀉 山茱萸各三兩 附子 桂心各一兩
右末之，蜜丸如梧子大，酒下十五丸，日三，加至二十五丸。註：仲景云長服則去附子、加五味子。姚公云加五味子三兩、蓯蓉四兩。張文仲云五味子、蓯蓉各四兩。《肘後方》云地黃四兩，附子、澤瀉各一兩，餘各二兩。

按《千金要方》八味腎氣丸主治同《肘後方》建中腎瀝丸，但並沒有提及治療婦人轉胞，而其藥物比例則與《金匱要略》相同。似乎是將兩者折衷綜合之。錢乙（字仲陽，1032～1113）著有《小兒藥證直訣》，認為小兒純陽，易虛易實，宜用柔潤藥物，忌用溫燥香竄之品；首創六味地黃丸：
熟地黃八兩砂仁酒拌九蒸九曬 山藥 山茱萸酒潤 茯苓拌乳 澤瀉 牡丹皮各四兩
蜜丸，空心，鹽湯下，冬酒下。

南宋嚴用和 1253 著《嚴氏濟生方》，認為腎氣丸不當專為補劑，亦兼可利水，並再加上車前子、牛膝來增強利水之作用，後世稱之為**濟生腎氣丸**。

明代醫家推崇補腎之說已蔚成風氣，爾等言腎乃先天之本。其中以名醫薛己（1488～1558）力主溫補腎氣，影響力最大。其言腎陰虛用六味地黃丸，腎陽虛

用八味地黃丸。張景岳（名介賓 1563～1640）承之，並善用熟地溫補而有張熟地之稱號；左歸丸（補腎）與右歸丸（補命門）更是其代表方劑。爾等開創出溫補學派，造成後世熱衷補腎，病人也習以生病即體虛而喜接受溫補，中醫補腎之歪風於是而蜂起。

汪昂 1682 著《醫方集解》，將六味地黃丸列為首卷「補養之劑」第一方，治肝腎不足，真陰虧損，精血枯竭，憔悴羸弱，腰痛足酸，自汗盜汗，水泛為痰，發熱欬嗽，頭暈目眩，耳鳴耳聾，遺精便血，消渴淋瀝，失血失音，舌燥喉痛，虛火牙痛，足跟作痛，下部瘡瘍等證。本方加附子肉桂各一兩，名為**桂附八味丸**。崔氏治相火不足，虛羸少氣，王冰所謂益火之原，以消陰翳也，尺脈弱者宜之。按上述之催氏者，應與崔氏八味丸者為同一人。嚴格而言，除藥量比例不同外，八味腎氣丸是用乾地黃，桂附八味丸是用熟地黃。乾地黃者將生地黃直接曬乾即得，熟地黃者砂仁酒拌九蒸九曬。然而現在炮製多有省工者。

結論：

中醫的腎臟構造功能與西醫完全相同，建中腎瀝湯應更名為建中瀝水湯。建中瀝水湯治虛勞不足，大傷飲水，腰痛，小腹急，小便不利。八味丸治虛勞腰痛，少腹拘急，小便不利與婦人轉胞。同為主治**虛勞、腰痛、小便不利**。而後「利水」作用漸被忽略而訛作係專門「補腎」。這是因為腰部鄰近腎臟部位，中醫的腎與性功能被不當地幻想連結，訛將腰痛與性功能綁在一起而誤解。又病人多喜溫補而忌苦寒瀉下，醫師病人兩相交集，中醫補腎之風於是興起，稍有病疾即全歸於腎虧、腎虛、敗腎。補腎酒、補腎丸等風靡塵囂，至今歷久不衰。八味腎氣丸去桂附而得六味地黃丸，由 8 味藥減為 6 味藥，主治卻由補「腎」放大為滋補「肝腎」、真陰虧損、精血枯竭等無所不補，終於被列為宗為補方之首？汪昂《醫方集解》現仍十分流通而俱有影響力，故更助長補腎之風，誤導中醫臨床。造成熱衷流行以八味地黃丸補腎與六味地黃丸補肝腎？吉益東洞則將八味腎氣丸僅視為利水之劑，不談虛勞與腰痛；亦失之偏頗。筆者認為嚴用和的觀點較正確。總之，八味丸主治虛勞、腰痛、利水，約相當於勞癉尿閉。故用甘寒之乾地黃合牡丹皮清虛熱，其並非針為補腎而設，故應稱為舊名八味丸，不應稱為八味腎氣丸。中醫補腎之歪風應可休矣！《金匱要略·黃癉病》小建中湯治**虛勞、腹痛、身黃**；其同有「建中」名稱，同治虛勞。而《千金要方》溫膽湯應係溫癉湯之誤，「溫」字為形容詞，差於「熱」字一等，類如「溫」瘧的「溫」義；其主治虛煩，內溫不眠，故方中用竹茹合枳實以清虛熱。

葶藶大棗瀉肺湯治肺癰

桔梗白散治肺癰、桔梗湯治咽痛

《金匱要略‧肺痿肺癰咳嗽上氣病篇》出有葶藶大棗瀉肺湯兩條：

◎肺癰（按應作癰字），喘不得臥，葶藶大棗瀉肺湯主之。

葶藶炙令黃色，搗丸如彈丸大　大棗十二枚。

右先以水三升，煮棗取二升，去棗，內葶藶，煮取一升，頓服。

◎肺癰（按應作癰字）胸滿脹，一身面目浮腫，鼻塞清涕出，不聞香臭酸辛，欬逆上氣，喘鳴迫塞，葶藶大棗瀉肺湯主之。

《金匱要略‧痰（按應作淡字）飲咳嗽病篇》另出有葶藶大棗瀉肺湯：

◎支飲不得息，葶藶大棗瀉肺湯主之。

葶藶（子）的藥效：

《神農本草經》：「味辛寒，主癥瘕，積聚，結氣，飲食寒熱，破堅，逐邪，通利水道。」

《名醫別錄》：「下膀胱水，伏留熱氣，皮間邪水上出，面目浮腫，身暴中風熱痱癢，利小腹。久服令人虛。」

唐朝甄權《藥性論》：「利小便，抽肺氣上喘、息急，止嗽。」

推得葶藶（子）的功效為：破堅、下氣、除水。故葶藶大棗瀉肺湯輯錄於〈淡飲咳嗽病〉篇是正確的；不應輯錄於〈肺痿肺癰咳嗽上氣病〉篇內。即葶藶大棗瀉肺湯是治療肺癰，並非治療肺癰。因為癰、癰兩字字形類似而誤植。癰者癰瘓，失去原生理功能之意。《金匱要略‧中風歷節病脈證并治第五》風引湯條出有「癰」字：除熱、癱、癇。本條是治療淡飲的水邪。「淡」字在此作水波微動樣解，台北淡水河的「淡」字即形容其水波微動貌。後世卻將「淡」字訛作"痰"字解。事實上全非關今日所認知的痰邪。筆者曾臨床應用多例徵得確係治療肺癰。

隋唐仲景《傷寒論》有諸多版本，《外臺秘要》所參考的《傷寒論》為十八卷，其顯然是合今本《金匱要略》於內。而林億的底本為《傷寒卒病論》十卷，林億校正後更改書名及卷數為"為《傷寒雜病論》，合十六卷。"其並沒有包括《金匱要略》。後世訛稱《傷寒論》專論傷寒，《金匱要略》論雜病，因此合稱《傷寒雜病論》者，非也。《金匱要略》母本《金匱藥方》一名《玉函方》，有收錄《傷寒論》於上卷。林億等修訂時捨棄上卷的《傷寒論》而重新又分作三卷。既已擇其要略，並合《金匱藥方》與《玉函方》兩本的書名，故林億命名為《金匱玉函要略方》，省稱作《金匱要略方》或《金匱要略》。

《金匱要略‧肺痿肺癰咳嗽上氣病篇》

◎咳而胸滿，振寒，脈數，咽乾不渴，時出濁唾腥臭，久久吐膿如米粥者，為肺癰。桔梗湯主之。桔梗湯方_{亦治血痺}：

桔梗一兩　甘草二兩_炙

上二味，以水三升，煮取一升，分溫再服，則吐膿血也。

附方：

◎《外臺秘要》桔梗白散，治咳而胸滿，振寒，脈數，咽乾不渴，時出濁唾腥臭，久久吐膿如米粥者，為肺癰。

桔梗、貝母各三分　巴豆一分　去皮心，熬研如脂　（陳按三分即三份，是指比例）

上三味為散，強人飲服半錢匕，羸人減之。若病在膈上者必吐膿血，膈下者瀉出。若下多不止，飲冷水一杯則定。

按上述兩條條文相同，湯方卻一作 2 味藥的桔梗湯（桔梗、甘草），一作 3 味藥的桔梗白散（桔梗、貝母、巴豆），兩條矛盾。林億校正後的《金匱要略》兩條肺癰（桔梗湯與桔梗白散）全依照《外臺秘要》。不過將 2 味藥的桔梗湯治肺癰條列為正文，3 味藥的桔梗白散治肺癰條列為附方。既然言明引自《外臺秘要》，故需上推於《外臺秘要》來討論。其原條文如下：

《外臺秘要‧卷十‧肺癰》：

◎仲景《傷寒論》咳而胸滿振寒，脈數，咽乾不渴，時出濁唾腥臭，久久吐膿如粳米粥者，肺癰也。桔梗白散主之。

桔梗三分　貝母三分　巴豆一分　去皮心，熬研作脂

上三味搗篩，強人飲服半錢匕，羸人減之。若病在膈上必吐，膈下者必利。利不止者，飲冷水一杯則定。_{出十八卷中（陳按指仲景傷寒論）}

◎《集驗》胸中滿而振寒，脈數，咽燥而不渴，時時出濁唾腥臭，久久吐膿如粳米粥者，是為肺癰。桔梗湯方：

桔梗二兩_{千金方、古今方云用一兩}　甘草二兩_炙

上二味，以水三升，煮取一升，分再服。

朝暮吐膿血則差。_{張文仲、千金備急、古今錄驗、范汪同此。本仲景傷寒論，出第四卷中（陳按指仲景傷寒論）。（陳按此條《千金要方》編於第十七卷）}

《外臺秘要》桔梗湯條與桔梗白散條主治相同，湯方有別（湯名同有桔梗 2 字）。推得兩條湯方必有一條錯誤。筆者認為此桔梗湯應是桔梗白散之誤，因同有「桔梗」一詞而誤植。因為桔梗湯與桔梗白散兩湯名雷同，又肺癰與肺癰字形似而混淆。即《外臺秘要》引自《集驗》的桔梗湯條應抽離刪除，桔梗湯是治療咽痛，不應輯錄於肺癰章節中。林億校正《金匱要略‧肺痿肺癰咳嗽上氣病脈證

并治第七》時並無發現此錯誤，只是一作正文，一作附方而已。王燾加注：桔梗白散條出仲景傷寒論第十八卷、桔梗湯條出仲景傷寒論第四卷。其桔梗湯條王燾標明引自《集驗方》，（《集驗方》為隋朝姚僧垣（499～583）所撰。王燾又加注：范汪同此。按《范汪方》出自范汪，即范東陽，約撰於360年（參見《太平御覽》722卷）。范汪約與張湛（約為335～410）同年代）。顯然王燾所輯錄引用的仲景底本已有誤植。

桔梗的藥效：

* 《神農本草經》：味辛微溫，主胸脅痛如刀刺，腹滿腸鳴幽幽，驚恐悸氣。
* 《名醫別錄》：味苦有小毒，主利五臟腸胃，補血氣，除寒熱風痺，溫中，消穀，治喉咽痛，下蠱毒。
* 《藥性論》（唐朝甄權）：桔梗，臣（藥），味苦平，無毒。能治下利，破血，去積氣，消積聚痰涎，主肺氣氣促嗽逆，除腹中冷痛。
* 《千金要方·卷第六下（七竅病下）》治喉痺及毒氣方：桔梗二兩 水三升，煮取一升，頓服之。
* 《大觀本草·卷第十》（北宋艾晟）鼻衂方：桔梗為末，水服方寸匕，日四、五。亦止吐、下血。
* 《本草崇原》（張隱庵，名志聰1644～1722。1674始撰，歿而書未成，後由弟子高世栻續成）：桔梗治少陽脅滿，上焦之胸痺，中焦之腸鳴，下焦之腹滿。又驚則氣上，恐則氣下，悸則動中，是桔梗為氣分之藥，上中下皆可治也。張元素不參經義，謂桔梗乃舟楫之藥，載諸藥而不沉。今人熟念在口，終身不忘，以元素杜撰之言為是，則《本經》幾可廢矣！醫門豪傑之士，闡明神農之《本經》、軒岐之《靈》《素》、仲祖之《論》《略》，則千百方書，皆為糟粕。設未能也，必為方書所囿，而蒙蔽一生矣。可畏哉！

　　推得桔梗功效為：咽喉痛，胸腹痛，止血，驚恐悸氣。汪昂《本草備要》1694謂："桔梗為諸藥之舟楫，載之上浮，能引苦泄峻下之劑，至於至高之分成功。"其說乃源自張元素，錯誤。又張元素云巴豆入胃與大腸經，然巴豆卻能治療肺炎、腎炎、皮膚病等，可見張元素集大成的"藥物歸經"不可靠。汪昂書著力於承繼"藥物歸經"之說，推得其書多不可信。

巴豆的藥效：

* 《神農本草經》：味辛溫，主傷寒溫瘧寒熱，破癥瘕、結聚、堅積，留飲痰（按應作淡字）癖，大腹水脹，蕩滌五臟六腑，開通閉塞，利水穀道，去惡肉，除鬼毒、蠱疰、邪物，殺蟲魚。一名巴椒。
* 《名醫別錄》：生溫熟寒，療女子月閉，爛胎，金瘡膿血，不利丈夫陰，殺斑貓毒。
* 《本草拾遺》（唐朝陳藏器）：主癥瘕痃氣，痞滿，腹內積聚，冷氣血塊，宿食不消，痰（按應作淡字）飲吐水。

推得巴豆的功效為：**破堅、解毒、除水血**。葶藶大棗瀉肺湯是治肺癰，桔梗白散是治肺癰。前者著於肺積水而喘息不已；桔梗白散著於感染毒素侵犯肺臟，故見有濁唾腥臭、久久吐膿如粳米粥。肺臟主要擔任交換氣體的作用，將新鮮氧氣從體外運輸到血液中，並將體內二氧化碳等廢氣由血液中排出體外。肺臟藉約三億個小氣囊的肺泡（總載面積約有 50~100 平方米）執行氣體交換。肺泡的膨脹作用另可維持肺臟充盈而免於塌陷。肺泡巨噬細胞（Alveolar macrophage）又稱塵細胞（Dust cell）可分解灰塵。筆者曾以巴豆治療肝硬化與肺腫瘤等積水亦有療效。其積水從大便出而非從小便出，故服西藥利尿劑無效。所排出積水量甚至多達數公升，積水排出後的飲食應囑咐予以節制（王孟英：水病必虛），以防積水復發。葶藶大棗瀉肺湯與十棗湯皆是治療**肺癰**，皆可除水邪。前者著於「喘」字、十棗湯著於「脹」字。筆者臨床驗得良效，病人皆未見有「吐膿如米粥」之**肺癰**病狀者。肺癰基本上可視為肺炎急性發作者。結胸者不咳喘，無吐膿如米粥狀。

宋本《傷寒論》第 141 條：
◎病在陽，應以汗解之，反以冷水潠之。若灌之，其熱被劫不得去，彌更益煩，肉上粟起，意欲飲水，反不渴者，服文蛤散。若不差者，與五苓散。寒實結胸，無熱證者，與三物小陷胸湯，白散亦可服。一云與三物小白散（陳按此 8 字出自林億加註）。
文蛤散方：
文蛤五兩
上一味為散，以沸湯和一方寸匕服，湯用五合。
五苓散方：
豬苓十八銖去黑皮　白朮十八銖　澤瀉一兩六銖　茯苓十八銖　桂枝半兩去皮
上五味為散，更於臼中冶之。白飲和方寸匕服之，日三服。多飲暖水，汗出愈。
白散方：
桔梗三分　巴豆一分去皮心，熬黑，研如脂　貝母三分（陳按三分即三份，指比例而言）
上三味為散，內巴豆，更於臼中杵之，以白飲和服。強人半錢匕，羸者減之。病在膈上必吐，在膈下必利。不利進熱粥一杯，利過不止，進冷粥一杯。身熱，皮粟不解，欲引衣自覆者，若水以潠之、洗之，益令熱卻不得出，當汗而不汗則煩。假令汗出已，腹中痛，與芍藥三兩如上法。

《脈經‧卷七‧第十四》此條基本上與宋本相同，但無出湯方組成：
◎病在陽當以汗解，而反以水噀之。若灌之，其熱卻不得去，益煩，皮上粟起，意欲飲水，反不渴，宜文蛤散。若不差，與五苓散。若寒實結胸，無熱證者，與**三物小陷胸湯，白散**亦可。身熱皮粟不解，欲引衣自覆，若水以噀之洗之，益令熱卻不得出，當汗而不汗，即煩。假令汗出已，腹中痛，與芍藥三兩，如上法。

《金匱玉函經》此條條義另稱為**三物小白散**。《金匱玉函經》編排是採取證前方後的方式，即將所有的湯方組成集中列於書後。但是「三物小白散」於書後列出

組成時，改稱「白散」。即兩湯名同時並存。又《金匱玉函經》並無「身熱，皮粟不解，…假令汗出已，腹中痛，與芍藥三兩如上法。」全段49字。其條文作：

◎病在陽當以汗解，而反以水漬之若灌之，其熱被劫不得去，益煩，皮上粟起，意欲飲水，反不渴，服文蛤散。若不差，與五苓散。若寒實結胸，無熱證者，與三物小白散。

《千金翼方‧卷九》此條則分作兩條，兩條相鄰。寒實結胸以下另單獨為一條，湯名另稱三物小白散。並將「若不差者，與五苓散。」作為文蛤散的註解：

◎病在陽當以汗解，而反以水噀之若灌之，其熱卻不得去，益煩，皮粟起，意欲飲水，反不渴，宜服文蛤散。方：

文蛤散：

文蛤五兩

上一味，搗為散，以沸湯伍合，和服一方寸匕。若不差，與五苓散。

五苓散方：

豬苓十八銖去黑皮　白朮十八銖　澤瀉一兩六銖　茯苓十八銖　桂枝半兩去皮

上伍味為散，更於臼中冶之。白飲和服方寸匕，日叄服。多飲煖水，汗出愈。

◎寒實結胸，無熱證者，與三物小白散。

三物小白散

桔梗三分　巴豆一分去皮心，熬黑，研如脂　貝母三分

上叄味，搗為散，內巴豆，更於臼中冶之，以白飲和服。強人半錢匕，羸者減之。病在膈上則吐，在膈下則利。不利進熱粥一杯，利不止，進冷粥一杯。身熱，皮粟不解，欲引衣自覆者，若以水噀之、洗之，更益令熱卻不得出，當汗而不得汗即煩。假令汗出已，腹中痛，與芍藥三兩如上法。

康平本《傷寒論》條文作：

◎病在陽，應以汗解之，反以冷水噀之。若灌之，其熱被劫不得去，彌更益煩，肉上粟起，意欲飲水，反少渴者，服文蛤散。若不差者，與五苓散。寒實結胸，無熱證者，與三物小陷胸湯。㊟白散亦可服

文蛤散：

文蛤五兩

上一味為散，以沸湯和一方寸匕服，湯用五合。

白散：

桔梗三分　巴豆一分去皮心，熬黑，研如脂　貝母三分

上三味為散，內巴豆，更於臼中杵之，以白飲和服。強人半錢匕，羸者減之。病在膈上必吐，在膈下必利。不利進熱粥一杯，利過不止，進冷粥一杯。

五苓散：

身熱，皮粟不解，欲引衣自覆者，若水以噀之、洗之，益令熱劫不得出，當汗而不汗則煩。假令汗出已，腹中痛，與芍藥三兩如上法。

對照宋本與康平本得知「身熱，皮粟不解，…，腹中痛，與芍藥三兩如上法。」全段49字是附註於五苓散方而非附註於白散方；即此條《脈經》、《千金翼方》與宋本傳抄錯誤。又仲景湯方有加減者必另外單獨命予湯名，例如桂枝加附子湯、白虎加人參湯等。論中小茈胡湯、小青龍湯等方之加減法縱然或有合理之處，但係出自後人增註；因為爾等不符仲景語法。即如果五苓散方中要加芍藥，依仲景語法應命名作：五苓加芍藥散。即五苓散與本條無關，應刪除；其所附 49 字也是後人羼衍，也需刪除。《金匱玉函經》並無此 49 字者為正確。仲景是採取方證相對，不會行試藥法，論中凡先服某方，無效時再改試另一方的試藥思惟者，必非出自仲景。推得 "若不差者，與五苓散。" 8 字非出自仲景，必屬後人羼衍。

宋本末句 "寒實結胸，無熱證者，與三物小陷胸湯，白散亦可服。" 條文後並無三物小陷胸湯的組成；矛盾。小陷胸湯何會多出 "三物" 2 字？又依據《神農本草經》：黃連性味苦寒、半夏辛平。《本草綱目》云栝樓實甘寒。從性味推得小陷胸湯不可能是治療「寒實結胸，無熱證者。」因為條文與湯藥主治矛盾。

康平本註解：「㊟白散亦可服」。《醫宗金鑑》1742 認為本條 "小陷胸湯" 4 字為衍詞。按因為桔梗三分、巴豆一分、貝母的組成於《外臺秘要‧肺癰》稱為桔梗白散。故稱白散、三物白散、三物小白散者皆誤。從康平本推得宋本 141 條 "寒實結胸，無熱證者，與三物小陷胸湯，白散亦可服。" 20 字全係後人羼衍，應刪。又《金匱要略》肺癰條的桔梗湯（2味藥）應從《外臺秘要》作：桔梗白散。

本條「文蛤」有指五倍子者，非也。因為漢朝時五倍子尚未入藥，一直到唐朝陳藏器《本草拾遺》739才入藥，其另俗稱為文蛤。因為仲景不會用俗名，故本條非指五倍子。北宋《大觀本草》五倍子條味苦酸，平，無毒。療齒宣疳䘌，肺臟風毒流溢皮膚，作風濕癢瘡，搔癢膿水，五痔下血不止，小兒面鼻疳瘡。

本經云文蛤味鹹無毒，主惡瘡，蝕五痔。《別錄》云治咳逆胸痺，腰痛脅急，鼠瘻大孔出血，崩中帶下。本經云海蛤味苦平，主咳逆上氣，喘息煩滿，胸痛寒熱，一名魁蛤。《藥性論》：「海蛤能治水氣浮腫，下小便，治嗽逆下氣，主治項下瘤癭。」《本草拾遺》：「海蛤是海中爛殼，久在泥砂，風波淘瀝，自然圓淨者，有大有小，以小者久遠為佳。…文蛤是萎爛時殼猶有紋者，此乃新舊為名。」五代《日華子本草》：「鮮蛤子，雁食後糞中出，有紋采者為文蛤，無紋采者為海蛤。鄉人又多將海岸邊爛蛤殼，被風濤打磨瑩滑者，偽作之。」按此說最為正確。

◎《金匱要略‧嘔吐噦下利病篇》
吐後，渴欲得水而貪飲者，文蛤湯主之。兼主微風，脈緊，頭痛。
文蛤五兩　麻黃三兩　甘草三兩　生薑三兩　石膏五兩　杏仁五十枚　大棗十二枚
上七味，以水六升，煮取二升，溫服一升，汗出即癒。

「溟」讀訓音，噴灑；作淋字解。「卻」後退，消退。肌膚邪熱雖暫時消退，但因治不得法，邪熱復起，故其熱始終不能退去。太陽病肌膚熱燙，直覺地訛以冷水外淋其身，同時灌水內服。「若」作兼字解，同時進行兩種動作，而且強調後面的動作。台灣河洛語仍保持此語法，例如：（若）吃飯若看電視。句首的（若）字可省略。此河洛語若字擬音讀如日語な音，から為因此之意，「ながら」亦作「若」字解。例如：歩きながら読む（邊走路邊讀書）。推得其語法及讀音源自古代中原。太陽病訛以冷水外淋，邪熱內鬱故肉上粟起而意欲飲水。因已灌服多水故少渴。意欲飲水者必渴（大渴或小渴），言不渴者矛盾。故以康平本為正確。

宋本第 141 條（寒實結胸以下 20 字為後人羼衍，應刪）應修正作：
◎病在太陽應以汗解之，反以冷水溟之若灌之，其熱被卻不得去，彌更益煩，肉上粟起，意欲飲水，反小渴者，文蛤湯主之。

文蛤五兩　麻黃三兩　甘草三兩　生薑三兩　石膏五兩　杏仁五十枚　大棗十二枚

上七味，以水六升，煮取二升，溫服一升，汗出即癒。（陳按解太陽表邪兼利水）

《金匱要略‧肺痿肺癰咳嗽上氣病脈證篇》桔梗湯條應修正作：
◎咳而胸滿，振寒，脈數，咽乾不渴，時出濁唾腥臭，久久吐膿如米粥者，為肺癰，桔梗白散主之。

桔梗三分　貝母三分　巴豆一分 去皮心，熬研作脂

上三味搗篩，強人飲服半錢匕，羸人減之。若病在膈上必吐，膈下者必利。利不止者，飲冷水一杯則定。

《金匱要略‧嘔吐噦下利病篇》文蛤湯條（後6字為後人羼衍，應刪）應修正作：
◎吐後，渴欲得水而貪飲者，五倍子散主之。兼主微風，脈緊，頭痛。

五倍子五兩

上一味為散，以沸湯和一方寸匕服，湯用五合。

宋本第 311 條應抽離《傷寒論》而歸於《金匱要略》，條文應修正作：
◎二三日，咽痛者，可與甘草湯。不差，與桔梗湯。

　　本條諸本句首有 "少陰病" 3 字，誤也。諸家言足少陰腎脈循行喉嚨，故咽痛屬少陰病…，亦誤也。按足陽明胃脈的人迎穴、任脈的天突穴、肝脈的分枝…等皆有循行咽喉處，即咽喉並非足少陰腎脈獨占。又湯方與針灸療法是兩回事。故必須去掉 "少陰病" 3 字；山田正珍《傷寒論集成》已有明示，而且仲景不會用試藥法（先服甘草 1 味，無效再服甘草、桔梗 2 味）。本條《脈經》從缺，故應是在唐朝時後人所增衍。但臨床上可作參考，例如桂枝湯證兼有咽痛者，筆者就加桔梗而應效。又五倍子散條非出於漢代，因為漢代時五倍子尚未入藥。《脈經》從缺五倍子散條可徵，其應也是唐朝時由後人所增衍，臨床亦可作參考。

《皇漢醫學》與《余雲岫中醫研究與批判》

　　湯本求真（ゆもと　きゅうしん 1876～1941）原名四郎，1901 年金澤醫事專門學校（今金澤大學醫學部的前身）第一名畢業，1906 年行醫。長女患疫痢不治而亡，於是對現代醫學療效產生動搖。1910 年拜讀和田《醫界之鐵椎》一書，了解洋醫並非萬能，主動寫信向和田求教而開始學習漢醫。湯本小和田四歲，和田字「子真」，湯本甚至將名字「四郎」改作「求真」，以示追「求」子「真」學習漢醫的決心。湯本 1927 年 6 月出版《皇漢醫學》第一卷，奧田謙藏並於卷末寫跋文；同年 10 月周子叙翻譯為中文。第二、三卷於 1928 年分別於 4 月與 9 月同年出版。湯本書中除承繼和田見解外，並佐以醫案說明古方確能治療大病。

湯本求真《皇漢醫學》序文：

　　余少以親命學醫於金澤醫學專門學校，明治三十四年卒業，旋供職醫院，嗣復自設診所，從事診療。至明治四十三年長女以疫痢殤，恨醫之無術，中懷沮喪，涉月經時，精神幾至潰亂。偶讀先師和田啓十郎所著之《醫界之鐵椎》，始發憤學漢醫。經十有八年，其間雖流轉四方，窮困備至，未嘗稍易其志。用力既久，漸有悟入，乃知此學雖舊，苟能抉其蘊奧而活用之，勝於今日之新法多矣。無如舉世之人，競以歐美新醫相矜炫。漢醫之傳，不絕如縷。此余所為日夜悼嘆者也。既以稍明此學，不忍終默，竊欲振而起之，故不揣淺陋撰為是書，以俟天下具眼之士。

昭和二年(一九二七)六月上旬

　　　　　　　　　　　　　　　　　　湯本求真謹識於田端之陋室

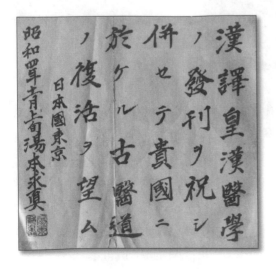
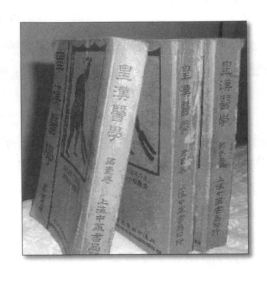

《皇漢醫學》全書三卷共約 57 萬字。參考書籍約 120 部，其中約一成為華夏醫家所撰外，其餘皆為日本漢方醫家著作，尤以古方派為多。該書承繼和田啓十郎復興漢醫的遺願，對當時的日本漢醫藥有起死回生之作用。1927 年 6 月出版第一卷，卷末附有奧田謙藏撰寫的跋文。1928 年 4 月出版第二卷。1928 年 9 月出版第三卷。1928 年 10 月周子敘譯完湯本求真《皇漢醫學》第一卷。昭和 4 年（1829 年）11 月湯本求真贈其祝賀詞（參見上圖左）。1930 年周子敘譯完第二、三卷，首先由上海中華書局印行（參見上圖右）。包括 2007 年中國中醫藥出版社以簡體字重譯在內，共有七種中文譯本，多次重印，影響巨大。尤以「皇漢醫學」一詞甚為流行，因此促成陳存仁集 72 種日醫書籍於 1936 年出版，套書名稱即作《皇漢醫學叢書》。《皇漢醫學叢書》全套 14 冊與《皇漢醫學》的 3 冊不同。

　　余雲岫（1879～1954）名巖，號百之，譜名允綬，出生浙江鎮海。當時余巖被認為全面廢止中醫派的代表人物。25 歲擔任上海任澄衷學堂教員。1905 年余巖 27 歲時由鎮海鯤池書院公費派赴日本留學，先進入日本體育會，體育會畢業再入東京物理學校。時值章太炎在日本寓於梁啓超《新民叢報》館，余巖課餘時間參加章太炎國學講習會學習國學。1908 年進入大阪府立大阪醫學校（1915 年改制為大阪府立大阪醫科大學，1919 年再改稱大阪醫科大學）習醫。1911 年 10 月發生武昌起義，余巖於 11 月乃隨留日醫學生組織紅十字會，返回上海等地擔任救護工作。1913 年余巖 35 歲時再度赴日習醫，並熟識京都帝國大學習醫的台灣籍杜聰明（1893～1986）。余巖 1916 年畢業於大阪醫科大學，同年 7 月返回中國擔任公立上海醫院醫務長。1917 年 39 歲時撰《靈素商兌》，此書對《靈樞》與《素問》論述之陰陽五行、五臟規範的安排構想（諸如肝主筋、肝開竅於目等）、脈診與經脈學說等提出批判。書中云：「四千餘年來之經驗，誠有不可厚非，而無其學說理論則大謬，而無有一節可以為信。」、「廢除中醫理論、對中藥進行化學分析，進行動物實驗，以便提取新藥。」1918 年 40 歲時自行開業於上海市。余巖對中醫的口號：「國藥實效，應該研究；舊醫謬說，應該打倒。」余巖浸淫內、難等中醫典籍超過十年，批判中醫論文甚多。2006 年祖述憲蒐集出版《余雲岫中醫研究與批判》。

　　1925 年余巖組織上海市醫師公會，同時被推為第一任會長。1926 年 48 歲時擔任南京中央衛生委員會委員。1928 年余巖起草〈廢止舊醫以掃除醫事衛生之障礙案〉。1929 年 2 月 23 日至 26 日，南京政府衛生部在汪精衛的授意下召開第一屆中央衛生委員會會議，共計 14 人，沒有一位具有中醫背景。余巖以中華民國醫藥學會上海分會會長的身份參加會議，會議討論並一致通過其提案。3 月 2 日余巖在其主編的《社會醫報》刊出中央衛生委員會此決議文，以致引起 3 月 17 日全國的中醫師抗議大遊行事件，而後幸經陳果夫和陳立夫兄弟為此向蔣介石主席請命，國民政府才收回這項法令。中醫師界為了重視此一大事件，故特將每年的 3 月 17 日訂為國醫節並舉辦紀念會，一直延用至今。

余巖所提案理由有四:

一、今舊醫所用者,陰陽、五行、六氣、臟腑、經脈,皆憑空結撰,全非事實,此宜廢止一也。

二、其臨床獨持橈動脈,妄分一部分之血管為寸、關、尺三部,以支配臟腑,穿鑿附會,自欺欺人。其源出於緯候之學與天文分野,同一無稽,此宜廢止二也。(陳按緯候之學指天象符瑞、占驗災異之術。)

三、根本不明,診斷無法,舉凡調查死因,勘定病類,預防疾癘,無一能勝其任,強種優生之道,更無聞焉。是其對民族民生之根本大計,完全不能為行政上之利用,此宜廢止三也。

四、人類文化之演進,以在絕地天通為最大關鍵,考之歷史,彰彰可按。所謂絕地天通者,抗天德而崇人事,黜虛玄而尚實際也。(陳按北伐後)政府方以破除迷信,廢毀偶像,以謀民眾思想之科學化,而舊醫乃日持巫祝懺緯之道以惑民眾。政府方以清潔消毒訓導社會,使人知微蟲細菌為疾病之源,而舊醫乃日持其"冬傷于寒,春必病溫,夏傷于暑,秋為痎瘧"等說以教病家。阻遏科學化,此宜廢止四也。

要而言之,舊醫一日不除,民眾思想一日不變,新醫事業一日不向上,衛生行政一日不能進展。本委員十餘年來研究我國醫學革命,對舊醫底蘊,知之甚悉,駁之甚詳。為民族進化計,為民生改善計,不可不取斷然手段。此乃國家大計,非區區主奴之見也。其斡旋樞紐,全在今日,乞大方注意為幸。

余巖第一點「陰陽」是指易學術數的陰陽。中醫(包括湯方與針灸)確無關易學與五行學說。沒有五行則"藥物歸經"與"臟腑辨證"皆不能成立。又經脈學說的十二經脈循環、各自內屬臟腑、表裏經配對等全出自人為安排模式的構想。又王冰羼衍五運六氣充其量只是每 60 年循環一次的疾病預報模式,其對象是全人類,不能作為個人診療。爾等筆者醫論皆已有詳述。第二點,拙文〈寸關尺分候臟腑之診係由易學羼入而非臨床驗得〉更予以詳述。第三點中醫也非完全空白,和田〈防堵鼠害卻反而更加嚴重〉一文,又云「洋醫僅偏重於物質的公共衛生法,忽略非物質(陳按即精神修養)的個人衛生法,因此產生弊病。」足以參考。第四點「絕地天通」者指個別診療不要牽扯到天地之象。風寒等六氣本是天地的自然現象,不能作為個人之診斷。"冬傷於寒,春必病溫,夏傷於暑,秋必痎瘧"是一年四季與疾病的規劃模式,以應天人合一之臆說,本來就非關診療。《難經》"春脈弦,夏脈鈎,秋脈毛,冬脈石。"也是一年四季與脈學之規劃模式,亦非關診療。中醫不會根據這些五臟規範的安排構想作為醫理,余巖誤解中醫醫理。由於其缺乏中醫臨床,不懂湯方診療乃基於方證相對與陰陽病勢。他的中醫老師章太炎儘管自稱「醫學第一」,診療經驗卻十分淺薄。中醫的寶藏在於臨床,在抓不到臨床療效下,又當時日本廢止漢醫的主流趨勢所影響,余巖就自然跟進。

《皇漢醫學》引進中國之時，正逢中西醫大戰。西醫佔上風。《皇漢醫學》無疑成為當時中醫界的有力外來援軍。余巖竭力反對，特於 1929 年撰〈論日本皇漢醫學會〉：「像那湯本求真這樣一流淺學的醫學得業士（陳按即醫學士），卻是用科學醫的表面來化妝舊醫學，所以辛苦了半世，卻一毫沒有真實的弋獲到手。這就是他們沒有本領的緣故。日本醫學的發達私毫沒有他的功績，現代醫學私毫沒有他的位置，他在日本真如太陽下的爝火，他的著作也似獅子吼聲（陳按指現代醫學著作）裏之秋蟲。我們貴國的舊醫們卻大捧其台，好像是"東來紫氣滿涵關"，真是小兒得餅、鴟鴉得腐鼠。但是，那皇漢醫學會是甚麼地方產生出來的呢？…大略就是湯本得業士那班人物，自憤滿腹經論，不能得到現在醫學的重要地位，要想用復古的手段來打倒現在醫學。但是，東京地方，他們的勢力薄弱不能舉事，湊巧有台灣方面的舊醫，為了飯碗問題鬧個不休，正在存亡危急之秋。於是一聲號召，台灣的舊醫們以為餅來了，就一口氣奔到東京，替湯本一班人吶喊助威。當時有幾位醫學的中堅人物，卻被拉攏在裏面。但是現在呢？真正忠實的科學醫家中堅份子（陳按應指杜聰明等人），已經知道他們的宗旨辦法完全不對，完全不合理。所以都引退了。這是日本皇漢醫學會經過的史略，等到我的朋友回書來的時候，再作一度詳細報告罷，使國人明瞭內容免受蠱惑。」1931 年余巖 53 歲時撰《皇漢醫學批評》，筆者無緣閱及此書。但網站有蒐集批評湯本求真《皇漢醫學》的文句：「此書是中國舊醫的救命符，大可助長反抗新醫之威勢，大可當作拒敵醫學革命軍之利器…，當作減退其革新思想之麻醉藥，而復其復古思想之返魂香。」

1910 年《醫界之鐵椎》問世，1915 年刊行增補版。1916 年余巖才從大阪醫科大學畢業。兩人同為關心中西醫，余巖又久居日本必定知道和田。不知《皇漢醫學批評》書中有否批判和田？和田診療不用五行、運氣、陰陽術數、經絡、五臟規範的構想…，兩人看法雷同。如果余巖當時曾向和田請益診療之道的話，或對中醫有正面評價。石黑軍醫總監是站在西醫最強項的純外科來看中醫，當然失之偏頗。余巖則依據金元醫家的錯誤醫理來批評中醫，這對中醫則有栽贓之嫌；因為真正的中醫醫理並非如此。余巖用情緒字眼狠批湯本求真，有違其自以為傲的科學態度。或因富國強兵的明治維新讓他感動，在醫學上效法扶洋廢漢以發展中國。《皇漢醫學》不宗金元醫家醫理，湯本自序得知並非混口飯吃才改行中醫。然由西醫轉向中醫，這對余巖而言無疑是現代醫學的叛徒，故其批評才失去理性。1949 年 10 月成立中國人民共和國，隔年 8 月余巖在中西醫「團結」的指示下參加第一屆全國衛生會議，其不得不從消滅中醫妥協為中西醫團結。但仍不甘心地於 1952 年演講云：「…等到學理方面、技術方面一切合流以後，根本沒有中醫、西醫名實存在之可能，早晚是要消滅的，所以用不著恐懼對立害怕鬥爭。」（參見《余雲岫中醫研究與批判》p24）總之余巖否定金元醫家是與和田、湯本見解相同，差別在於不懂中醫診療而誤解中醫。中醫的確無關易學與五行。縱然其訛以經脈為血脈，但所舉《五行大義》證得《脈經》所引《脈法讚》乃出自《河圖》，間接證明寸關尺分候臟腑並非臨床驗得。爾等偉大的貢獻絕不容中醫人視而不見。

東洋醫道會延續來台灣發展與228事件的王添灯

　　明治政府於 1883 年 10 月 23 日公布〈醫師免許規則〉，完全以西洋學術作為考試科目，日本漢醫開啓滅亡的命運。1895 年 2 月 6 日本帝國議會三讀否決漢醫團體提出的〈醫師免許規則改正案〉，法律上日本漢醫正式被淘汰出局。同年台灣割讓給日本，次年、1896 年 5 月 28 日台灣總督府頒布〈台灣醫業規則〉規定執業醫生皆需領取開業執照；對山地及偏遠地區則限地開業，訂定〈限地開業醫規定〉。6 月接續頒布〈台灣公醫規則〉（公醫為西醫）規定必考台灣本土語言，是為醫療本土化的懷柔政策。總督府又於 1901 年 7 月 23 日頒布〈台灣醫生免許規則〉（當時稱西醫為醫師，漢醫則貶稱為醫生），規定漢方醫生必須接受台灣公醫的監督。同年台灣各州廳分別舉辦「漢方醫生資格檢定考試」，次年共發出 1903 張漢方醫生執照，以後直至 1945 年日本退出台灣為止，總督府未再舉行「漢方醫生資格檢定考試」。

　　雖然日本漢醫已遭法律否決，但是漢醫界並不灰心。和田首先於 1910 年 8 月出版《醫界之鐵椎》，並於 1915 年 6 月寫下〈皇漢醫道復興會主旨〉一文（參見本書《和田啓十郎遺稿集》）。接著湯本求真於 1927 年出版《皇漢醫學》第一卷，隔年出版第二、三卷。又漢醫南拜山（みなみ はいざん曾留美 9 年取得哲學博士，又留英 2 年）結合帝國大學教授藥學博士朝比奈泰彥（1971 年曾為《醫界之鐵椎》寫新序）等數十人、1928 年 1 月在東京成立「東洋醫道會」，南拜山被推為會長，總部設於東京市芝區（現改為港區）三田小山町 19 番地。日本漢醫界苦無出路，一方面台灣漢醫界也漸面臨滅亡。另外明治維新以後，日本漢文界已漸失勢而來台灣延續取暖。因日本與台灣有日文、漢文、漢醫相通的條件下，兩方自然結合為命運共同體。1928 年 3 月於台灣設立「東洋醫道會台灣支部」，以大稻埕乾元藥行陳茂通為支部長，總部設於台北市永樂町（現改為迪化街）三丁目 14 番地。目的在修改〈台灣醫生免許規則〉，努力使台灣的漢醫合法化。換句話說，這是在日本〈醫師免許規則改正案〉失敗後的台灣版，希望透過法律而能使漢醫有一席之地。

　　畢竟台灣異於日本本土，各地皆有反日情結。故台灣總督府「扶洋滅漢」手段不如本島強烈，採取漸進、懷柔方式來消滅漢醫。又台灣素稱為「瘴癘之地」，瘧疾、痢疾、登革熱、霍亂弧菌、鼠疫等致命性傳染病不斷。1874 年 5 月屏東牡丹社事件，日軍雖僅戰死 12 人，但是因山嵐瘴氣病死者高達 561 人。陳永興《台灣醫療發展史》指出：「1895 年，甲午戰爭清朝失敗，割讓台灣予日本，當時奉命負責接收台灣之日軍，部隊總員與軍夫共計 76,000 餘人；自 1895 年 5 月與台灣抗日者開戰以來，截至當年底，日軍損失統計：陣亡 164 人，負傷 515 人，病亡 4,642 人，送回日本就醫者 21,748 人，留守台灣病院者 5,246 人。由上述統計顯示，日軍因病死亡者是戰死的四十倍。」、「台灣特殊的氣候、惡劣的衛生

環境與疫病肆虐，讓日本政府萌生退出台灣的念頭。當時日本國會有意以一億日圓將台灣賣與法國，然而最後為了實現其南進政策，還是保留這塊殖民地（如果當時賣給了法國，也許台灣早就獨立了）。」總督府因限於現代醫學的醫療人力不足，必須依賴漢醫於基層幫忙執行醫療衛生問題。故當時台灣漢醫界的發展仍十分蓬勃，有台灣漢醫第一人尊稱的黃玉階（1850～1918）就是代表性人物。

黃玉階於 1901 年創設「漢醫研究會」。1926 年 1 月 20 日嚴養、黃金水、張坤水三人於鳳山街（今高雄市鳳山區）發行《臺灣漢醫藥新報》雜誌（參見圖一），此月刊約發行一年多而結束解散。1928 年 11 月「東洋醫道會」發行《漢文皇漢醫界》月刊（參見圖三）。1929 年 1 月台灣支部舉行第一次請願運動，日本帝國議會回應以「參考送付」敷衍了事。1930 年 2 月台灣支部擬定〈擬提出漢方醫術繼續試驗法制定請願書案〉。日本漢醫南拜山等人於 1930 年 4 月 13 日～9 月 9 日應邀來台協助請願運動，並於 1930 年 5 月 4 日召開「東洋醫道全島大會」，《漢文皇漢醫界》增加日文欄，並改名為《臺灣皇漢醫界》（參見圖二），由在乾元藥行任職的王添灯負責日文欄主編。南拜山會後展開台灣全島巡迴演講。此環島演講將台灣「漢方復活運動」衝上高峰，隨行翻譯者即為王添灯，全島連署請願「漢方復活運動」者高達一萬六千多人。1930 年 8 月台灣支部委由仕紳辜顯榮等人向石塚總督遞陳請願書，石塚卻虛應故事。1931 年初東洋醫道會東京本部向貴族院、眾議院陳情，並向拓務大臣提出〈台灣漢方醫生存續陳情文〉，不幸未獲得議員認同，日本漢醫界為台灣漢醫界發聲終亦石沉大海。爾等造帶來台灣漢醫界陳痛的打擊。

1929 年 11 月 20 日的第 13 期《漢文皇漢醫界》為慶祝發行一週年特刊。內有湯本求真與奧田謙藏共同寫的賀文（參見圖四）。並轉載和田啟十郎〈漢方之基礎醫學〉與〈尋求古訓、博採眾法〉（參見下下頁圖）兩篇。前者即上篇第九章，後者為上篇緒言的部分內容。爾等是丁福保翻譯自和田第一版《醫界之鐵椎》者。台中國定文教基金會藏有 1915 年南江堂發行的第二版（原由黃民德醫師藏書），台北中央研究院圖書館藏有 1932 年春陽堂發行的第三版。故《醫界之鐵椎》一書曾流傳於台灣，推得當時日本漢醫界與台灣漢醫界之間來往關係密切。

1915 年台南玉井發生西來庵武力抗日事件（又稱余清芳事件、玉井事件）被捕的人數多達 1,957 人，被判處死刑有 869 人（而後約 3/4 特赦為無期徒刑）。又蔣渭水醫師於 1927 年 7 月 10 日成立台灣民眾黨，會員多達萬餘人，揭發日本對台灣的鴉片謀利政策等，造成本島民主意識高張。總督府 1931 年下令解散台灣民眾黨，並於 1931 年 8 月 5 日槍斃蔣渭水醫師。故總督府也惟恐漢醫界的請願事件會危及政府安全，而且「扶洋滅漢」為既定政策；台灣漢醫界經歷三年高張力的請願活動後，1933 年總督府終於重下鐵腕，2 月命令停止「東洋醫道會台灣支部」所有活動，同時《臺灣皇漢醫界》亦被勒令停刊。同年 3 月由畢業於浙

江中醫專校的蘇錦全（曾任台北市中醫師公會第二屆理事長）承接，另以「台灣漢醫藥研究室」名義發行雜誌，改稱《臺灣皇漢醫報》；1935 年 4 月更名《東西醫藥報》。但 1938 年時因為戰爭因素，還是被停刊。蘇錦全之後前往廈門鼓浪嶼設立「華南中西醫專門學校」殘續漢醫，至此整個台灣漢醫活動可說劃下句點。

　　王添灯（1901～1947）出生台北新店，祖父為漢醫，父親為茶農。曾任職迪化街乾元藥行，雖非漢醫卻非常關心漢醫。1930 年 5 月 28 日～6 月 14 日擔任南拜山環島漢醫演講的翻譯，並擔任《台灣皇漢醫界》日文欄主編，先後發表 20 多篇推行漢醫文章。其醫療主張有二：**醫療要無產化**（即廣為平民設想之意）、**要確立真的仁術**（即醫師需德術並進）。1930 年 6 月「台灣地方自治聯盟」成立，添灯擔任台北支部負責人，並膺選為自治聯盟的理事，開始投入政治社會運動。1931 年在台北市港町開設文山茶行。1931 年初東洋醫道會東京本部向貴族院、眾議院陳情未果後，添灯瞭解推動漢醫等事物必須要有政治力量作為後盾。他於 1931 年 9 月 1 日於《臺灣皇漢醫界》刊登退社聲明，言家庭因素而委由胞弟王進益續任。1932 年撰《台灣市街庄政之實際》，文山茶行雖是個商店，但也是一群關心時政人士的聚會場所。二次戰後王添灯對於新時代充滿希望，盼能貢獻一己之力來建設新台灣，因此積極活躍於政壇和新聞界；1946 年當選台灣省參議員，問政認真，在省議會兩次大會發言八十一次，單獨提案十三件，聯名提案五件，議事踴躍。並提出〈省參議會的千萬言〉質詢國民黨流亡政權接收台灣，貪污舞弊層出不窮，官員多中飽私囊。除折衝於政壇外，王參議員也馳騁於新聞界，《人民導報》聘請他任社長；又與蔡慶榮等人創《自由報》，勇於批評時政，關心台灣地方自治。故遭受台灣警備司令部警告和停刊的命令。1947 年 2 月 28 發生 228 事件。添灯於 1947 年 3 月 6 日擔任 228 事件處理委員會發言人。但卻被當局冠上叛亂份子秘密逮捕。168 公分，不到 40 公斤消瘦軀身並無畏拷打刑求，堅持理念，抱者必死決心，據云被打得滿面鮮血仍不屈服，最後被澆以汽油而活活燒死。1946 年 10 月 14 日擔任省參議員留下照片一幀（參見書摺），照片上親題座右銘：**為最大多數、謀最大幸福**。按醫師救人有限，為政賢能則造福無窮。2003 年 8 月 2 日陳水扁總統親自頒發「恢復名譽證書」給其家屬。鄰近台大醫院捷運站的 228 紀念館內立有王添灯紀念雕像，其短短 47 歲生命卻併出燦爛的火花，和田啓十郎更只有 45 歲，緬懷前輩風範，自覺馬齒徒長，惟有更加努力於中醫來自勉。

參考文獻

陳永興：《台灣醫療發展史》。台北新自然主義股份有限公司，1997

張炎憲：《王添灯紀念輯》。台北財團法人吳三連史料紀念基金會，2005

藍博洲：《消逝在二二八迷霧中的王添灯》。台北展智文化，2008

周珮琪等：《日治時期的台灣中醫》。台北國立中國醫藥研究所，2011

賴郁君：〈日治時期的台灣漢醫藥〉。台中國立中興大學博士論文，2013

陳昭宏：〈日治時期台灣皇漢醫道復活運動〉。台北國立政大碩士論文，2015

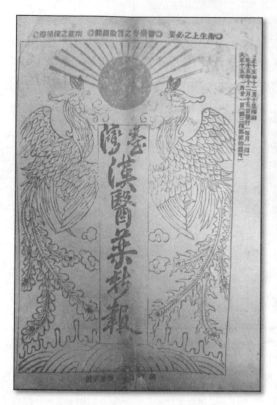

圖一

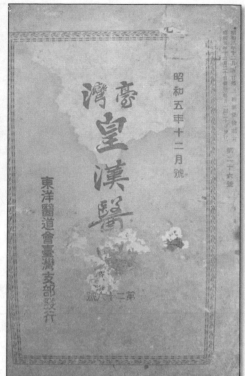

圖二

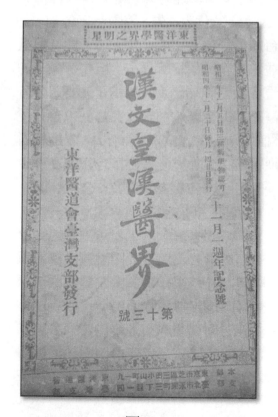

圖三

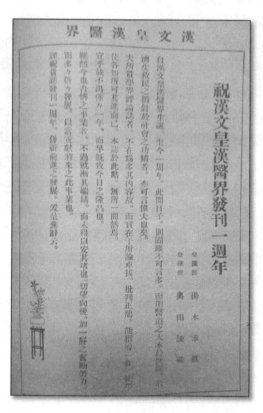

圖四

勤求古訓博採眾法　　　漢醫之基礎醫學

和田啟十郎

<補充>：

　　日本統治台灣 50 年，台灣漢醫自然受到日本漢醫的影響，以嘉義經方醫家朱木通為代表。又 1949 年國民政府退守台灣時，中國經方醫家隨著轉來台灣；以基隆姜佐景（整理其師曹穎甫之醫案而撰《經方實驗錄》）為代表。朱、姜兩為年齡相若，殊途同歸，可惜並無認識。爾等深深帶動台灣學子熱衷研究《傷寒論》與《金匱要略》的風氣。又總督府對傳統的漢醫藥並未完全禁絕，其採取「廢醫存藥」的政策。面對現代醫學之衝擊，清末民初出現中西醫匯通的流派，由丁福保領軍，另有張錫純、惲鐵樵、陸淵雷、章太炎等醫家。民初開始翻譯日文醫籍，含有現代醫藥科學而頗受歡迎。丁氏於 1917 年翻譯第一版《醫界之鐵椎》。匯通派者指出現代醫學的缺點，而相對地襯托傳統漢醫的優點。日本古方派思想或多或少影響中國傳統醫學之發展。1937 年中日交戰八年，日本醫籍中譯之風頓時消退。

　　1931 年台灣漢醫殘餘 325 人，1945 年日本戰敗時僅剩 10 人，可說是風中殘燭而瀕臨絕種。1946 年杜聰明兼任台大醫學院附屬醫院院長，擬設置漢藥治療科。1947 年被陸志鴻校長否決。1957 年杜聰明在高雄醫學附屬醫院設中藥治療科，由邱賢添負責，1958 年高醫院新院長郭宗波不支持漢醫而停辦。同年所幸覃勤、陳固等人奔走而成立私立中國醫藥學院。當時醫學系可兼修中醫而發給兩張執照，但是只有數人兼修中醫。1966 年單獨成立中醫系，兼修西醫，先取得中醫執照後方能參加西醫考試；可惜大多數仍棄中從西。1984 年另設學士後中醫系，不得考西醫執照。1997 年中醫系分設兩組，甲組雙主修讀八年，考照先中後西。乙組單主修，讀七年，不得考西醫執照。同年私立長庚大學設立中醫。

淺論流感病毒與疫苗

　　法國醫師 Albert Calmette（1863～1933）與助手 Guerin 源自牛痘之經驗而發明卡介苗，1921 年開始應用於人體以預防結核病。但結核病自有其盛衰期，加拿大等國並沒有廣泛地注射卡介苗（BCG）結核病罹患率卻自然下降。中國與印度廣泛地注射卡介苗，但是結核病之罹患率並沒有因此而下降。流行病學的研究也無法證明卡介苗確切能預防肺結核，近年來卡介苗的療效漸受質疑。

　　白喉棒狀桿菌（Corynebacterium diphtheriae）為革蘭氏陽性菌，日本漢字音譯：實扶的里亞菌。其是以人類為惟一寄主，此病好發於 15 歲以下的兒童，傳染途徑是經由與病患或帶原者的呼吸道分泌物接觸等所致。十八世紀初歐洲新英格蘭等處白喉曾大流行，三分之一兒童病死。1884 年 Friedrich Loffler 首次分離出白喉桿菌，1890 年更發現抗毒素血清，可使動物免於白喉疾病。1913 年德國 Email von Behring 與北里柴三郎成功地以抗毒素注射兒童而能達到免疫，然而品質並不穩定，推展緩慢，故療效未必能完全掌握。和田啓十郎於 1910 年出版《醫界之鐵椎》，1915 年增補為第二版，故其論述有其時空背景。

　　所謂三合一疫苗 DTP，D 字指白喉（Diphtheria）、T 字指破傷風（Tetanus）、P 字代表百日咳（Pertussis）三者混合的疫苗。嬰兒兩個月大時要接種三合一疫苗。四個月、六個月和一歲半時分別還要再打。新一代的三合一疫苗是提煉百日咳細菌的部分蛋白質成分做為疫苗，加上白喉和破傷風類毒素。其注射方法和時程與傳統三合一疫苗相同，預防效果相當，但副作用遠小於傳統的三合一疫苗。

　　白喉是一種急性呼吸道傳染病，主要侵犯扁桃腺、咽頭、喉頭、鼻等上呼吸道，少部分或侵犯其他黏膜，例如眼睛部位。侵犯的部位因為外毒素的作用而導致其組織壞死，在病灶處的表面形成一層灰白色膜，故稱為白喉。白喉多發生於 15 歲以下缺乏免疫力之兒童。1920 年前白喉致死率為 15%，部分落後地區甚至高達 50%。台灣從 1957 年的 2,186 病例（其中死亡 220 人）降至民國 1980 年的 4 個病例。1981 年以後，僅 1988 年出現一名病例外，已經沒有疑似病例的報告。1980 年以前，全世界每年感染白喉病例約有一百萬，其中約有五萬人死亡。1980～1990 年施打 DTP 之覆蓋率由 40%提高到 70%，全世界每年感染白喉病例由九萬八千人降為九千人。美國自 1980 年～1999 年，僅有 49 白喉病例。而且隨著疫苗（類毒素）的改良，品質更為穩定，故施打的副作用也大幅降低。

　　疫苗絕非萬能，2009 年新流行的 N_1H_1 豬流感腸病毒，至 2009 年 8 月底止，台灣八十例住院，其中五例死亡。日本有七例死亡。口服克流感（Tamiflu）與吸入型瑞樂沙（Relenza）為治療新流感的抗病毒藥物，其原料來自八角酸（shikimic acid）。八角酸不會單獨存在辛香調味料的中藥八角，故直接服用中藥八角並無治療作用。台灣 2009 年 11 月底由荷蘭進口共 90 萬劑瑞樂沙。此兩種治療豬流感藥物須於發病 48 小時內服用方俱有佳效，問題是快速檢驗只有六成的確診率，而且已有多例抗藥性產生。當時國光公司一千劑豬流感疫苗生產緩不濟急。不提其疫苗品質的風險性，每人要打兩次，也只能供應五百萬人施打，不足台灣人口四分之一。又病毒本身的變異性，屆時得再發明新疫苗。因疫苗好比指紋之辨識，俱有專一獨特性。抗病毒藥物則依病毒的 "生活習性" 來治療，克流感與瑞樂沙或可治療變異的流感病毒，但診斷與給藥存有盲點。又媒體不宜過度強調感染人數，輕症者或不自知。筆者認為死亡人數以及其抗藥性才是重點。打流感疫苗如異於所預測的流感種類，則為零分。如與預測的流感相同，也會罹患該流感，只是病情會稍微減緩而已。所以我都告訴病人不要打，特別是小孩及老人。

中醫湯方不用區分病毒或細菌，而是依照證候與病勢來開方，中醫並無所謂 "預防流感" 的專方。針灸療法也無 "預防流感" 的穴位或手法。市面因風聞流感而金銀花、黃連等瀉熱解毒之價格就跟著上揚，甚至還有囤貨不賣者；好比一聽到颱風警訊，菜價就跟著漲價。"保健" 食品也順此宣傳提高免疫功能云云而大發利市。上述皆為無理。身體免疫系統應有一定之自然機制，免疫力過高會不會反而抑制身體製造之能力？過服維生素能否真正增進健康？甚至或有言青壯年較易得流感等說法，…紛紛紜紜。

《肘後方》：「冬月傷於暴寒，或疾行力作汗出，得風冷，至春夏發者，名為**傷寒**。冬月不甚寒，多暖氣；及西風使人骨節緩墮，受病至春發，名為**時行**其年歲中有癘氣兼鬼毒相注者為**瘟病**三名同一種，源本小異。」按中醫依照證候來治療，傷寒、時行、瘟病三者同由外感所引起，故編為同卷。傷寒以仲景詮釋為正確。時行乃時氣之流行，指因由氣候失常所致生病。瘟病者指疫毒癘鬼。約於宋朝時將瘟病分為熱疫與寒疫，陳無擇《三因方》：「此藥（指聖散子）以治**寒疫**，因東坡作序，天下通行…活人甚眾。」又曰：「辛未年，永嘉**瘟疫**…宣和間，此藥（指聖散子）盛行於京師，太學生信之尤篤，殺人無數。醫頓廢之。」按聖散子由麻黃、細辛、附子、吳茱萸、良薑、防風、藁本、獨活等 22 味藥組成。當時得疫者病勢多朝向陰寒發展（當然也有少部分是朝向陽熱發展），藉由蘇東坡的推薦，故主以溫熱之聖散子多能痊癒（當然也有少部分陽熱發展者服後反而造成死亡）。永嘉年間得疫者病勢多朝向陽熱發展，服用聖散子溫熱藥自多會造成病人死亡。醫家不明證候反歸咎於藥方。清朝疫毒亦時有用乾薑附子而多得癒者，另時又有用石膏硝黃而多得癒者。

悉聞某台北市議員，俱有生化博士背景，於電視公開炫稱大青葉、銀花、板藍根、薄荷四味藥可防治新流感，說要向北京市政府求證此湯方的功效，準備推展給台北市學生服用；甚至還命以湯方名稱，振振有詞地在解釋個別之藥理作用。按其作為真是令人搖頭，學術界最怕擁有權位者硬充內行。此議員以為詮釋

中醫與西醫相同：是依賴生化機轉來詮釋。按非也，中醫是依發並當下的體質對疾病產生之病勢來決定治則。幸好當時台北市立中醫醫院鄭振鴻院長提出反駁：「此四味藥皆為清涼藥，體質虛寒者，不但不能防治，反會造成下利…。」

　　儘管病毒的屬性或寒、或熱，還時必須釐清發病當下個人體質之差異。外感病基於發病當下體質之差異，有呈現三陰病者（體質偏寒），有呈現陽明病者（體質偏熱），有呈現溫病者（體質偏溫），有呈現太陽病與少陽病者（體質偏涼）。故不能宣稱某湯藥可以預防流感，即使病人已罹患流感，未經診斷之前，中醫師也不能逕自宣稱某湯藥能予治癒。套公式而一體適用來開方者，皆非中醫理論。

　　罹患此次豬流感之病勢儘管多以溫熱呈現，但是應有少部分，或初起之時呈現出惡寒、不口渴、脈不洪滑數大、甚致手足冷而脈沉者，臨床診斷時須予辨證；此證候之病人更不能主以銀花、黃連等寒涼藥。中藥是用來治療疾病而非「養身」，故中醫師古有「疾醫」之稱。養身則要靠食物菜穀而非靠藥物湯方。「中醫治未病」是指醫師診其脈候異常而病人尚無自覺者，果真脈證正常者，當無須服藥。總言之豬流感重症病例者，多數從陽明病（或陽性壞證）治療，但是不能排除亦有少數從少陰病（或陰性壞證）治療者。而中醫預防流感應宗溫病大師王孟英所提出之四字真言：少食寡欲。按大道理都是很簡單樸素的，少食則可讓脾胃生理騰出空間，寡欲則可讓思慮心理騰出空間，當流感毒素揮霍撩亂時，必能減緩病情。罹患流感時更應嚴格遵守此四字真言，觀貓狗生病時多不願進食可供參考。再說病毒本身不能複製，須依賴宿主之細胞來複製，強調營養未必可減緩病情。勤洗手，著重個人衛生，補足睡眠等亦為預防上策。

　　《傷寒論》湯方既能治外感，又能治雜病。或謂《傷寒論》湯方專治外感，《金匱要略》湯方則治雜病，非也。或謂《傷寒論》湯方是寒邪外感，不能治療溫病，亦非也。觀《千金要方・傷寒卷》的解肌湯治傷寒溫病。筆者用之屢效。仲景將溫病視為太陽病之一型，輕者微汗如蒸，用解肌湯。熱盛汗出者，主以白虎湯。誰說仲景無治溫病之方？宋本康本等遺漏條文而已。溫病學派巧立名目，攻擊《傷寒論》有辛溫解表，無辛涼解表；然《溫病條辨》首條卻仍主以桂枝湯。又溫病學派發展離《傷寒論》成書時間約有一千五百年，漫長時間中，醫師面對溫病者，難道都束手無策？筆者整理溫病所指者有三：

1. 仲景之溫病。即發病當下體質偏溫者得外感病時所轉化。其為尋常的外感病。
2. 指瘟病。即會造成沿街傳染、戶有死屍之惡性傳染疫毒。約於宋朝時又區分為瘟疫（得病者之病勢多朝向陽熱性發展）與寒疫（病勢多朝向陰寒性發展）。
3. 指癉熱。體內生濕熱也。〈生氣通天論〉與〈陰陽應象大論〉作：「冬傷於寒，春必病溫。」《靈樞・論疾診尺篇》作：「冬傷於寒，春生癉熱。」。按此溫病指癉熱。但其係季節與疾病的對應安排而非關診療。（參見〈奇病論〉：「有病口甘者…名曰脾癉。有病口苦者…名曰膽癉。」又《金匱要略》黃癉病篇則指因濕熱而生黃病。）

腸窒扶斯（腸チフス、Typhoid）

德文 Typhus 語源為拉丁文 Typhos，意為晦暗、朦朧。描繪此病 Typhus 者眼神多呆滯、精神倦怠而動作遲鈍，或形容此病神秘而難以治癒之意。此急性傳染傳染病初起者多有發熱惡寒、頭痛等有如太陽病的傷寒；又皮膚軀幹多呈現有斑疹，因此台灣與中國的西醫以 Typhus 病狀訛譯作「斑疹傷寒」。Typhus 的病原體是由立克次體所引起。

Typhoid（台灣西醫譯作傷寒或腸傷寒）與 Typhoid Fever（台灣西醫譯作傷寒熱），更是凶險急性傳染病。Typhoid 一字源自希臘文 Typhus-eidos（字尾-oid 為類似之意。金屬 metal 而類似金屬則稱 metaloid）的縮稱，感染者身體發燒、頭痛、或出現玫瑰色斑（rose spot），症狀類似 Typhus，故被命名 Typhus-eidos（縮稱即 Typhoid）。Typhoid 病原體為沙門氏桿菌（學名 Salmonella enterica serovar Typhi，而後譯作傷寒桿菌）。Typhoid 藉由蒼蠅、跳蚤、蟑螂、老鼠等媒介，透過糞便、尿液等而經口、鼻傳染。病甚者腹部痛劇、導致腸穿孔出血，激烈腹瀉而死亡。其主要患部在腹部小腸，故又稱為 Typhus abdominalis。

日人緒方郁藏首先於 1855 年引進 Typhus abdominalis 外來語譯作漢字：腸窒扶斯（腸為腸之古字）。其「腸」為發病部位 abdominalis。「窒扶斯」為 Typhus 的音譯。1908 年上海丁福保醫師（曾赴日研究漢醫，晚年則專攻佛學）翻譯宮本叔、橋本節齋、寺尾國平所撰的《新傷寒論》，丁氏在序文中即將「腸窒扶斯」這個病名訛譯作中醫的「傷寒」。1910 年和田啓十郎《醫界之鐵椎》更以數學等號「＝」直接將「腸窒扶斯」等同漢醫的「傷寒」，翻譯錯誤。1927 年湯本求真《皇漢醫學》第一卷將腸窒扶斯誤訛等同於中醫傷寒，湯本氏即承繼其師和田啓十郎的錯誤。1928 年周子敘翻譯《皇漢醫學》時，亦將腸窒扶斯誤訛等同中醫傷寒。諸種因素導致至今台灣、中國的中西病名皆有作「傷寒」者，但是中西醫的定義各異。日本現代醫學則已無「傷寒」這病名，今日本醫界「傷寒」概念清晰，專指漢醫太陽病。畢竟中醫「傷寒」病名已存有兩千年，為了避免病名混淆，建議台灣與中國西醫應另改病名。又"傷寒桿菌"應更正恢復作「沙門氏桿菌」。

先有病名 Typhus（斑疹傷寒），而後才有病名 Typhoid（傷寒或腸傷寒）。即 Typhus 與 Typhoid 兩病有別。病原體亦不同，Typhus 為立克次體；Typhoid 為沙門氏桿菌。1855 年緒方氏選擇 Typhus abdominalis（非取 Typhus，亦非取 Typhoid）作外來語。1937 年日本將腸チフス外來語 Typhus abdominalis 的原名改作 Typhoid。造成譯名腸チフス與外來語 Typhoid 的發音不相吻合之矛盾。

法國醫師 Pierre Charles Alexandre Louis 於 1829 年懷疑 Typhus 應分有兩種，創造出 Typhoid 新詞彙，此即 Typhus-oid 或 Typhos-oid 的縮寫，意指類似 Typhus 症候群。隨後獲得英國劍橋大學 Kenneth F. Kiple 與牛津大學 Mary J. Dobson 的肯定。1837 年 2 月美裔德籍 William Wood Gerhard（法國 Louis 醫師的學生）根據其在法、英、美三地行醫經驗，明確提出兩病在症狀鑑別診斷上存有顯著差異（Which clearly distinguished for the first time that typhus and typhoid…）其即確認 Typhoid 與 Typhus 病原體不同，但尚未定性。其研究登於醫學雜誌 American Journal of Medical Sciences。同時英國皇室御醫 William Jenner、英國流行病學家 William Budd 也提出類似報告，因 Gerhard 影響力最大，故醫學史云 Gerhard 等三人。約 1880 年德國病理與細菌學者 Karl Joseph Eberth 發現沙門氏桿菌，終於定性出 Typhoid 病原體。Typhus 的傳染媒介則於 1909 年由法國細菌學家 Charles Jules Henri Nicolle 確認體蝨（俗稱 body louse，學名 Pediculus humanus corporis），並於 1928 年獲諾貝爾生理醫學獎。而 Typhus 病原體則是於 1909～1910 年，由美國病理學家 Howard Taylor Ricketts 確定由立克次體傳染（立克次體即為紀念 Ricketts 氏而取），不幸其於 1910 年被 Typhus 感染而去世。其餘請參考廖俊裕碩士論文：〈章太炎醫學思想與其中西醫匯通模式之研究－以《傷寒論》為文本〉（2013.6 南華大學自然醫學研究所，筆者為論文指導老師）。今依時間次序整理出：

*1490 年第一例 Typhus 罹患者出現於西班牙
*1829 年法國醫師 Louis 懷疑 Typhus 應分有兩種而另創造出 Typhoid 新病名
*1837 年 2 月 Gerhard 最早確認 Typhus 與 Typhoid 之症狀鑑別診斷不同
*1855 年日人緒方郁藏選擇 Typhus abdominalis（非以 Typhoid）譯作腸窒扶斯
*1880 年 Eberth 發現 Typhoid 的病原體為沙門氏桿菌
*1890 年福島縣衛生科分別譯有腸窒扶斯病、發疹窒扶斯病（即 Typhus）
*1895 年～1945 年台灣於日本統治時代譯為腸窒扶斯、民間卻訛稱窒扶斯
*1908 年上海丁福保將腸窒扶斯訛譯為傷寒
*1910 年東京和田啓十郎將腸窒扶斯訛即等同中醫傷寒
*1923 年日本內務省譯為腸窒扶斯、或譯為「腸チフス」
*1933 年金澤醫科大學十全會將 Typhus 譯為「發疹チフス」
*1927 年湯本求真《皇漢醫學》將腸窒扶斯訛作等同中醫傷寒
*1928 年周子敘翻譯《皇漢醫學》亦將腸窒扶斯訛作等同中醫傷寒
*1937 年日本將腸チフス的外來語 Typhus abdominalis 原名改換作 Typhoid
*1937 年之後日本官方對譯作：發疹チフス（Typhus）、腸チフス（Typhoid）
*1946 年至今台灣官方對譯作：斑疹傷寒（Typhus）、傷寒（Typhoid）
*1950 年（約）至今中國官方對譯作：斑疹傷寒（Typhus）、傷寒（Typhoid）
*1954 年（約）日本、台灣、中國官方皆已不再使用腸窒扶斯之病名
*2014 年日本傷寒病名係專指中醫傷寒、其無關於與 Typhus 或 Typhoid
*2014 年台灣與中國之中西醫皆有「傷寒」病名、但是中西病名的定義不同

カタル（加答兒）與リウマチス（僂麻質斯）

日文カタル（加答兒）為英文 catarrh 的音譯。原先希臘文作：katarrhein。kata 為 down 之意。rhein 為 flow 之意。兩字合 down-flowing 即形容流動緩慢阻滯，引申作黏液狀態。因 katarrhein 原指減緩流動或阻滯不通。德文將 katarrhein 轉為 katarrh。荷蘭文轉為 catarrhe。拉丁文轉為：catarrhus。法文轉為：catarrhe。最後英文轉為 catarrh。因為感冒會使鼻黏膜液流通阻滯，故 **catarrh 即指感冒**。又十七世紀關節痛被認為黏液滲透入關節滯留所致，故 **catarrh 又指痛風**。rhein 於原始的印歐語（Proto-Indo-European）字根（root）作：sreu。希臘文先後演化作rheuma、rhuthmos、rhein。因為-ism 代表某種狀態的名詞字尾，故 rheumatism 改為專指痛風；以利區隔 catarrh 專指感冒。rheumatism 日文音譯リウマチス（僂麻質斯）。1895 年日本統治台灣，カタル（加答兒）與リウマチス（僂麻質斯）用語也隨著流通於台灣。直至 1988 年台灣西醫仍使用僂麻質斯一詞，此名詞在台灣流通超過百年，1989 年才改稱為風濕症。

rheumatism 或稱作rheumatic disorder。按 arthritis 字義為關節炎。故 Rheumatism Arthritis 即風濕性關節炎，簡稱為 RA。Rheumatology 為風濕病學。-oid 字尾則為類似之意，故 Rheumatoid 譯為：類風濕。今台灣**痛風**是專指 Metabolic Arthritis（Gout），其係嘌呤（普林）代謝障礙釀成尿酸累積的關節炎其為代謝性關節炎。痛風一詞已不再作為 catarrh 的翻譯用語。

Rhein（第一個字母大寫）的中文譯即指萊茵河（自瑞士流經德國、荷蘭而入北海的歐洲最長河流）。又中藥大黃主成分「大黃酸」的英文稱為rheum。

Katarrhein 本為感染導致黏液與白血球滲出液滯留所引起的黏膜組織腫脹發炎，特別是指外感時鼻黏膜液因發炎腫脹而造成阻塞不通（鼻塞），或副鼻腔、中耳、咽喉、扁桃腺等上呼吸道腫脹不通的發炎狀態。日本醫界擴大引用於氣管發炎（氣管カタル）、胃炎（胃カタル）、膽囊發炎（黃疸性カタル）、盲腸炎（カタル性虫垂炎）、腸炎（腸カタル）、大腸炎（大腸カタル）、膀胱發炎（膀胱カタル）等。1895 年日統治台灣，爾等用語隨著也流通用於台灣。但今台灣已不用「加答兒」病名，八十歲以上者尚有能明瞭病名「胃加答兒」的意義，即指胃潰瘍、胃酸逆流、胃酸灼心、上腹部脹滿疼痛者。而 catarrh 一詞國外西醫仍有在使用。

台灣西醫 1982 年欲成立風濕病醫學會，因為當時中醫界已有中華民國風濕病醫學會（理事長為中醫師羅源泉），因名稱不能重複，西醫只好暫用「中華民國僂麻質斯病醫學會」名稱，另有西醫師加入中華民國風濕病醫學會者。羅理事

長診所位於台北市興隆路，中華民國風濕病醫學會就設在其診所內。約 1984 年筆者曾去過 2 次，診務尚稱不錯；多是以拔火罐治療膝蓋疼痛、腰痠背痛等。直到中醫師羅源泉理事長往生，會務不振；西醫界取而代之。1989 年西醫界的中華民國風濕病醫學會才正式成立，而「僂麻質斯」名稱則廢止不用。此會未曾說明「僂麻質斯」一詞之由來，按「僂麻質斯」為英文rheumatism的漢文音譯，指風濕症。此漢字音譯源自日醫，日本另依外來語音譯為リウマチス。因為關節紅腫熱痛、變形與黏液滯留有關，黏液如膠，故俗稱為膠原病（collagen disease），日本以平假名音譯為こうげん びょう。目前rheumatism於台灣官方譯作：風濕症。日本官方則以外來語音譯作：リウマチス。「僂麻質斯」漢字音義一詞皆已不再使用。其餘請參考附文余尚儒醫師：〈加答兒：消失的醫學用語カタル〉。

《附文》

* 〈加答兒：消失的醫學用語カタル〉　余尚儒

* 〈發明天花到底是中國還是西方〉　http://blog.sina.com.cn/fangwp8899

* 〈神奇療法或巧合誇大、血清療法的早期爭議史〉　李尚仁

* 〈阿根廷 Favaloro 的心碎了〉　zj.sina.com.cn

* 〈蛇先生〉　賴和

加答兒：消失的醫學用語カタル

余尚儒 〈台灣醫界〉2010, Vol.53, No.4

最近意外看見幾張日本時代的成藥廣告，不管懂不懂日文，總是可以看上幾個漢字，想不到裡頭寫了幾個醒目漢字「加答兒」，意思我卻完全不懂，「加答兒」，究竟是什麼意思呢？

從過去的廣告內容的分類看起來，加答兒應該是一個描述症狀的用語，比對其他廣告，推敲加答兒的片假名應該就是カタル，因此略懂日語的我搜尋日文 Wikipedia 告訴我們加答兒意思如下：カタル(英：catarrh)とは感染症の結果生じる頭部の粘膜腫脹を原因とする粘液と白血球からなる濃い滲出液。カタルは通常、風邪、胸部疾患による咳に関連して認められるが、アデノイド、中耳、副鼻腔、扁桃に出現することもある。カタルは排出されることもあるが閉塞して慢性化することもある。 翻成英文就是 Catarrh (pronounced /k 't r) is athick fluid of mucus and white blood cells caused by the swelling of the mucous membranes in the head because of an infection. It is a symptom usually from the common cold and coughs, but can also be found in people with infections of the adenoids, middle ear, sinus or tonsils.

分析其語源：catarrh はギリシャ語"katarrhein"に由来し、kata-は"減少"、rhein は"流れ"を意味する。也就是說加答兒 catarrh 原來是是希臘文 katarrhein 變過來的，拆開來看「kata」是減少，而 rhein 是流出的意思，catarrh 也就是有滯留的味道，講白一點就是鼻黏膜發腫脹造成鼻塞。中文的字典則是直接翻譯為鼻黏膜炎（維基百科中尚未有中文解釋）。

於是，我的好奇心驅使我尋找加答兒在台灣的痕跡。印象中，百日咳的分類，在早前有一個加答兒期（the catarrh period）。除此之外，我的學醫生涯不再有接觸過這個單字，也不曾聽過患者描述身體症狀的時候，使用這個詞彙。但畢竟身為住院醫師的我才疏學淺，請教學長也無人通曉或使用該詞彙，於是，我更好奇，加答兒是怎麼消失在台灣社會的呢？

訪問幾位年逾 80 的長輩，至少當時都有中學學歷，加答兒一語確實是一般人大多可明白疾病用語。一位著老說醫師常會和患者說胃腸加答兒，他年輕時候在台灣大家都知道胃腸加答兒，光復之後就沒什麼聽說了。另一位老人家說戰爭結束前，家中常備藥中即註明例如「腸胃加答兒」之類的藥品，他們說的那個藥，其實就是表飛鳴 Biofermin，我進一步詢問是什麼時候會服用，他們異口同聲回答大多是感覺腸胃脹氣、消化不良時候。他們所說的確與當時廣告和仿單一致，由此可見戰前台灣社會一般人即知道加答兒。加答兒一語不只是醫療專業術語，更是「民間疾病用語」，描述身體症狀的詞彙。

這裏又延伸出第二個問題，無論是英文 catarrh 或是德文 katarrh 都是指呼吸道黏膜發炎腫脹的症狀，可是我卻發現日本醫學詞彙將該詞彙應用到各種器官，諸如，腸胃加答兒(也寫作胃腸加答兒、腸加答兒)、鼻加答兒、肺尖加答兒、甚至中耳加答兒。求證日本醫師友人，日本醫界

至今仍持續使用加答兒作為醫學用語，甚至有カタル性炎症這樣的詞彙。意思是粘膜的滲出性炎症，可以廣泛的套用在任何有黏膜的器官。和日本不同的是，歐美似乎只使用該字在呼吸道疾病，日本則是將文字使用擴大到其他器官，特別是腸胃道方面使用加答兒的比率較高，無論是成藥廣告見報率或是訪問老人家提到加答兒的直覺反射，都是腸胃加答兒。

於是敝人又求證歐美友人，年齡中年，教育程度至少大學以上，結果略有不同，但是證明仍是活的語言。在義大利一般人知道加答兒，描述鼻子症狀時候，有時也會使用加答兒，但主要還是醫界會用加答兒書寫病歷，德語系國家和義大利差不多，倒是美國略有不同，我的博士朋友未曾聽過說加答兒，不過在美行醫的朱真一醫師說美國醫界也有在使用。

調查過程意外收穫，關於加答兒，德語有個有趣用法，叫做 Haarspitzkatarrh，字面上意思就是「長在毛髮尖端的加答兒」，就是說那些自認為自己生病的人，德國醫師叫他們是 Haarspitzkatarrh，意思有點像中文的鑽牛角尖，好像某人鑽牛角尖找自己的病一樣。

既然廣告是藥廠作的，直接問藥廠也許是最快的方法。於是我依照 1920 年代廣告分別詢問三間藥廠有關產品包裝上加答兒字樣消失時間，日本表飛鳴藥廠回信說，戰前確實認為可以治療加答兒。不過自 1980 年代，發現表飛鳴其實只具有改善腸內菌叢能力，沒辦法直接治療腸黏膜發炎。所以開始更改包裝，不過藥廠認為改善腸內環境對於腸發炎的治療還是有間接效果的。日本津村（シマラ）藥廠回覆認為大約是在戰爭前後退出台灣市場，不再販賣當時一種類似表飛鳴胃腸藥ヘルプ HELP（同樣標榜治腸胃加答兒，見圖 1）（陳按圖略，請參閱原稿），但確切時間不明。日本武田的ポリタミン Polytamin 營養劑的情況也類似，不過因為藥廠整併等因素，過去歷史資料已不能查到。總而言之，戰前加答兒的標識使用依據，大概只要認為與黏膜發炎治療有關係的藥品都可以，多少有誇大之嫌，隨著時代演進與對病理學、藥理學了解，加答兒的標識也漸漸有所規範。

醫學病歷記載除了醫學研究價值之外，和民間疾病用語一樣，也是文化人類學者研究某時代文化的重要參考資料。傳統中醫千年不墜，在華人社會深植民心，除了經驗治療效果之外，因語言相通，依附著文化傳承可以綿延不斷，我想也是重要原因之一。日治時期的許多藥品宣傳，早期為了融入華人社會，順應時局地結合中醫詞彙，但隨著時空轉換，曾經是民間疾病用語的加答兒，也漸漸被人們遺忘。探究其原因，除了隨醫學發展，藥廠包裝更改之外，缺乏讓一般人理解，容易記憶的漢字，也是加速它被遺忘的原因之一。全面改用英語書寫病歷的醫師，到了我們這一輩，無論醫師、一般人，還有多少人知道 catarrh？有多少人會使用 catarrh？從醫療文化人類學的角度來看，這是相當可惜的事。當初，日本人將德文 katarrh 轉換成片假名カタル，融入自己的醫學詞彙，甚至擴大運用到其他器官。以拉丁語為根基的歐洲人，因為字源關係，倒也不容易忘記 catarrh，仍繼續使用。脫離日治 50 年後，我們社會幾乎徹底失去加答兒。面對加答兒消失，也許就像候鳥一般，來了，停留了，走了；但是面對那些原屬於我們自己文化中的醫學用語，如果我們再不認真思考如何保存母語中許多形容疾病用語，醫學教育中如何記憶閩南語、客語的生動活潑詞彙，下一個 50 年，我們還會失去多少個本土的加答兒呢？

發明天花到底是中國還是西方

引自 http://blog.sina.com.cn/fangwp 8899 易人網站

　　採用接種的方法來預防天花由來已久。中國歷史上的名醫孫思邈就開始用取自天花口瘡中的膿液敷著在皮膚上來預防天花。

　　清代醫學家朱純嘏在《痘疹定論》中記載，宋真宗（998～1022）或仁宗（1023～1063）時期，四川峨眉山有一醫者能種痘，被人譽為神醫，後來被聘到開封府，為宰相王旦之子王素種痘獲得成功。後來王素活了六十七歲，這個傳說或有訛誤，但也不能排除宋代有產生人痘接種萌芽的可能性，到了明代，隨著對傳染性疾病的認識加深和治療痘疹經驗的豐富，便正式發明了人痘接種術。

　　清代醫家俞茂鯤在《痘科金鏡賦集解》中說得很明確：「種痘法起於明隆慶年間（1567～1572），甯國府太平縣，姓氏失考，得之異人丹徒之家，由此蔓延天下，至今種花者，寧國人居多。」乾隆時期，醫家張琰在《種痘新書》中也說：「余祖承聶久吾先生之教，種痘箕裘，已經數代。」又說：「種痘者八九千人，其莫救者二三十耳。」這些記載說明，自十六世紀以來，我國已逐步推廣人痘接種術，而且世代相傳，師承相授。

　　清初醫家張璐在《醫通》中綜述了痘漿、旱苗、痘衣等多種預防接種方法。其具體方法是：用棉花醮取痘瘡漿液塞入接種兒童鼻孔中，或將痘痂研細，用銀管吹入兒鼻內；或將患痘兒的內衣脫下，著於健康兒身上，使之感染。總之，通過如上方法使之產生抗體來預防天花。

　　由上可知，我國至遲在十六世紀下半葉已發明人痘接種術，到十七世紀已普遍推廣。西元1682年時，康熙皇帝曾下令各地種痘。據康熙的《庭訓格言》寫道：「訓曰：國初人多畏出痘，至朕得種痘方，諸子女及爾等子女，皆以種痘得無恙。今邊外四十九旗及喀爾喀諸藩，俱命種痘；凡所種皆得善愈。嘗記初種時，年老人尚以為怪，朕堅意為之，遂全此千萬人之生者，豈偶然耶？」可見當時種痘術已在全國範圍內推行

　　人痘接種法的發明，很快引起外國注意，俞正燮《癸巳存稿》載：「康熙時（1688）俄羅斯遣人至中國學痘醫。」這是最早派留學生來中國學習種人痘的國家。種痘法後經俄國又傳至土耳其和北歐。1717年，英國駐土耳其公使蒙塔古夫人在君士坦丁堡學得種痘法，三年後又為自己6歲的女兒在英國種了人痘。隨後歐洲各國和印度也試行接種人痘。十八世紀初，突尼斯也推行此法。西元1744年杭州人李仁山去日本九州長崎，把種痘法傳授給折隆元，乾隆十七年（1752年）《醫宗金鑒》傳到日本，種痘法在日本就廣為流傳了。其後此法又傳到朝鮮。十八世紀中葉，我國所發明的人痘接種術已傳遍歐亞各國。1796年英國人貞納（E.Jenner）受我國人痘接種法的啟示，試種牛痘成功後逐漸取代了人痘接種法。

我國發明人痘接種，這是對人工特異性免疫法一項重大貢獻。十八世紀法國啟蒙思想家、哲學家伏爾泰曾在《哲學通訊》中寫載：「我聽說一百多年來，中國人一直就有這種習慣，這是被認為全世界最聰明最講禮貌的一個民族的偉大先例和榜樣。」由此可見我國發明的人痘接種術（特異性人工免疫法）在當時世界影響之大。在人痘接種的啟發下，1796 年英國鄉村醫生愛德華·詹納發現了一種危險性更小的接種方法。他成功地給一個 8 歲的男孩注射了牛痘（現在的天花疫苗也不是用人的天花病毒，而是用牛痘病毒做的。）牛痘病毒與天花病毒的抗原絕大部分相同，而對人體不會致病。

　　從種痘發展的歷程看，中國從西元七世紀起至西元十八世紀，一直在摸索種痘療法，並將其推廣到全世界。如果沒有中醫的開風氣之先，西方是不可能一下子就發明牛痘的。可以說，正是中醫上千年的不懈努力，才是當今疫苗學和免疫學的濫觴。現在西醫用的很多藥，也是在中醫或西方草醫長期使用的基礎上進一步研製精煉的。所以說，任何科學的發明都不可能是一步到位的，都不是先有論證，然後才能用的；恰恰相反，基本都是先長期使用，然後才逐步驗證的，就象人類不知道地球是圓的，不知道地球繞日公轉自轉，這並不影響人類在這個地球上生存一樣，如果說非要驗證出地球是圓的並繞日公轉自轉，人類才能在這個地球上生存，這不是天大的笑話嗎？世界上任何事物都不是先有科學，後有探索；恰恰相反，都是先有探索，而後才有科學。現在一些無知的人，一見有人探索就責其不科學，這是在本末倒置。

　　其實西藥也是這樣發展的，當年很多被證明很有效的西藥，現在都被禁止使用，就是因為在長期實踐中發現，這些藥雖有效，但其副作用是發明時無法預知的，如反應停（陳按即 Thalidomide）等。可以說幾乎大多數當年風行的西藥，之後都發現有或大或小的副作用。難道我們能因此責怪那些探索西藥的人嗎？

陳按：Thalidomide，台灣稱沙利度胺、沙利竇邁，其具有抑制中樞神經的作用，曾作為治療抗妊娠（妊娠嘔吐害喜）的藥物，但是會出現出現大量海豹肢症（Phocomelia）畸形胎的副作用。1960年曾盛行於歐洲，同時也引進台灣，以致世界至少有 12000 嬰兒四肢缺損與先天畸形，故此藥已被被禁用。爾近科學家發現沙利竇邁能調節人免疫系統，或可治療紅斑性狼瘡、癌症等，但仍尚待評估。

神奇療法或巧合誇大、血清療法的早期爭議史

中央研究院歷史研究所李尚仁　《科學發展》368 期　2003/8

　　SARS 這種新的病毒疾病目前還沒有確實有效的療法，因此中國大陸傳出痊癒病患的血清具有療效的說法，就受到相當重視。台灣有醫院嘗試此療法，有病患家屬在網站上徵求救命血清，也有痊癒者捐血回饋社會。然而，部分醫界專家警告說 SARS 血清的療效不明，卻有引發嚴重副作用的危險。

　　這些討論彷彿把我們帶回十九世紀末血清療法剛研發應用時的情境。醫學史學者萬德靈（PaulWeindling）指出，當年白喉抗毒血清推出時就出現療效評估困難、副作用風險引起爭議等問題，造成複雜的學術論戰。以下就根據他的精采研究重述這段有趣而發人深省的歷史。

　　白喉是一種好侵犯兒童的疾病，傳染途徑包括飛沫、傷口接觸，乃至飲用沒有加溫消毒的牛乳。在十九世紀後期，白喉是歐美兒童主要死因之一。白喉病因的闡明，可說是一批傑出細菌學家的接力研究成果。德國細菌學家克列伯（Edwin Klebs）在一八八三年首度辨識出白喉的致病細菌。次年，另一位德國細菌學家羅福樂（Friedrich Loeffler）成功培養出白喉桿菌。羅福樂還懷疑某些感染白喉的患者不會發病卻具有傳染力，為「健康帶原者」（healthy carrier）這個對預防醫學的發展影響深遠的概念奠下基礎。

　　法國巴斯德研究所的研究人員胡斯（Emil Roux, 1853-1933）與葉赫森（Alexandre Yersin, 1863-1943）在一八八七年在白喉桿菌的培養液中發現該菌產生的毒素。接著，德國細菌學家貝林（Emil Adolf von Behring, 1854-1917）與日本細菌學家北里柴三郎於一八九○年在細菌學大師科霍（Robert Koch）的實驗室中研發抗毒血清。他們將白喉毒素注射到實驗動物體內，宣稱這樣產生的血清具有能對抗細菌毒素的抗體。他們認為這種抗毒素（anti-toxine）可以中和白喉毒素，甚至能殺死白喉桿菌。

　　著名的英國生理學家薛凌頓爵士（Charles Sherrington, 1857-1952）曾描述他為了拯救罹患白喉的姪子而連夜趕搭火車，小孩在注射了第一批於英國使用的抗毒血清之後痊癒。報章媒體不斷刊出類似報導，使得白喉抗毒血清很快就引起大眾矚目。對細菌學這門新學科而言，血清療法的出現是場及時雨。

　　當時細菌學雖已發現一些重要傳染病的致病細菌，但不少實務界人士對這門學科的價值還是大有保留。公共衛生工作者認為清潔通風的環境和乾淨的食物與飲水，就能有效減少傳染病的發生，十九世紀的公衛運動在這方面的努力已有很好成效。他們批評細菌學只把焦點放在病菌上面，卻忽略了環境與社會因素，如此狹隘的觀點不只無法周延解釋疾病的發生，反而不利防疫保健。不少臨床醫師則認為細菌學的研究成果對治療無甚助益。白喉抗毒血清的出現，使得細菌學家得以反駁這些批評。

白喉血清療法激起了大眾對消滅傳染病的希望。民眾的捐款、慈善組織的贊助以及政府的支持，使得細菌學研究獲得不少資源。一八九四年貝林在哈勒大學（Halle University）醫學系激烈反對下獲聘為該校正教授。普魯士政府還在柏林近郊設立一個專門測試血清療法的研究機構，由另一位投入血清療法研究的細菌學家艾利希（Paul Ehrlich，一九〇八年獲諾貝爾生醫獎）主持，以推動血清製劑的純化與標準化。該機構後來遷往法蘭克福並擴編為「實驗療法研究所」（Institute for Experimental Therapy），艾利希就在此一研究所經 606 次嘗試後，研發出治療梅毒的藥物「砷凡納明」（Salvarsan）。

　　這段期間正好是歐洲傳統藥廠走向現代科技產業的關鍵時刻，貝林等人用馬取代天竺鼠來量產抗毒血清。細菌學家與粗具規模的藥廠合作，立下學術研究和商業生產結合的模式。細菌學家還和小兒科醫師及兒童醫院聯手推廣血清療法，使得兒童醫院獲得更多經費，小兒科在醫界的地位也得以提升。推廣白喉血清療法的小兒科醫師胡貝納（Otto Heubner）於一八九四年在柏林大學醫學系的反對下，獲普魯士政府聘任為該校正教授。

　　獲得第一屆（一九〇一年）諾貝爾生醫獎的貝林是宣揚血清療法的旗手。他藉由血清療法，對創建細胞病理學（cellular pathology）的偉大病理學家維丘（Rudolf Virchow）發動論戰。和科霍不和的維蕭向來強調環境與社會因子在疾病的發生扮演重要角色，宣稱醫學是門社會科學，並致力推動公共衛生。在一八四八年的斑疹傷寒（typhus）流行病學研究調查報告中，維蕭強調貧窮與疾病的關聯，主張政府必須賦予工人個人自由與結社權利以進行民主自治，並且實施進步的稅制，才能有效防止疾病的發生。

　　貝林宣稱血清療法消滅傳染病的功效遠優於公衛措施，足以取代維蕭所鼓吹的衛生改革。因醫學成就而封爵的貝林，既反對維蕭的公衛觀點，也攻擊他的自由派政治立場。貝林還訴諸民族主義，宣稱血清療法和日耳曼民俗傳統對傳染病的看法相符。日後納粹政權對貝林大加紀念推崇，除了醫學成就之外，或許和他強烈的民族主義色彩與保守政治立場也有關。

　　血清療法並非沒有爭議，有時注射血清的病人會發生過敏反應。輕微者會出現起疹子、發燒與關節疼痛的症狀，當時被稱為「血清病」（serumsickness）。嚴重則會迅速死亡而引起震撼恐慌。血清療法批評者常以其安全性大作文章。柏林著名醫學教授蘭格漢斯（Paul Langerhans）的兒子在注射白喉抗毒血清後死亡，為喧騰的爭議火上加油。

　　公衛學者也開始研究血清療法的療效，並質疑其支持者有誇大之嫌。白喉桿菌不同菌株的毒性變異很大，疫情也有高低循環。英國公衛學者鈕修姆（Arthur Newsholme）在一九〇〇年指出，倫敦的白喉死亡率在一八九三年還在上升，巴黎卻在一八七七年就已下降，因此不能單把白喉死亡率的下降歸功於一八九〇年代推出的血清療法。鈕修姆雖然承認血清療法對死亡人數的降低有貢獻，但也指出疫情循環（epidemic cycle）更是重要因素。

也有一些臨床醫師認為抗毒血清只有類似疫苗的預防效果，療效卻很可疑。維蕭就支持這個看法。發現白血球殺菌功能的細菌學家布希納（Hans Buchner），在對此進行研究後認為抗毒血清可以防止細胞進一步中毒，但無法殺死白喉桿菌，因此血清只能提供被動免疫，卻無貝林所宣稱的殺菌療效。布希納強調人體自身的免疫力更為重要。

另一位投身公共衛生領域且成就卓越的細菌學者哥德斯坦（AdolfGottstein）則發現，在許多健康兒童的眼結膜與鼻腔都可以發現白喉桿菌，因此菌株的毒性與個人的抵抗力才是罹病與否的關鍵。哥德斯坦批評鼓吹血清療法的人過度誇大白喉抗毒血清，而強調改善個人與居住環境衛生，以及透過兒童福利來改善兒童的營養與提升「自然免疫力」，才能有效防治白喉。

今天的歷史學家仍難以評估血清療法對當年白喉的防治究竟起了多大的作用，卻可清楚看出在這個醫療技術誕生時不同的研究取向、學科利益乃至政治立場，如何使得一批最傑出的醫學家對這個療法產生歧異甚大的看法與評價。

1923 年 7 月 14 日，René Gerónimo Favaloro 出生在阿根廷拉普拉塔的一個普通家庭裡，父親是木匠，母親是裁縫。他在進入醫學院之前，深受利他主義思想的影響，這可能對他後來事業的發展起了極大的作用。1948 年，在國立拉普拉塔大學畢業後，成績優異的他想做一名胸外科醫生。當時的阿根廷是庇龍正義黨(一種不同於資本主義和共產主義的第三條道路)執政，他想要在大醫院進行胸外科的學習，就必須簽字效忠庇龍正義黨。這在當時幾乎就是一個常規程式，想進大學的醫院或其他很多地方工作，都需如此。可不知何故，這個傢伙對這種形式十分反感，在經過了 24 小時的考慮之後，他居然找到院長說，既然你明知道我學習刻苦、工作努力且是班級第一，為什麼我非得簽這個破玩意兒呢？院長說，如果你拒絕簽字，我們就不能給你這個機會。話談到這個份上，氣氛自然是不太愉快了，Favaloro 決定不簽字。

他在 1998 年的一篇文章中提到此事時說 "我的命運使我在 1950 年 5 月潘帕斯草原西南部的一個小村莊裡成了一名鄉村醫生" 在我看來，不如說是性格使然吧。這一去，就是十二年，Favaloro 個人不經意的一次選擇，成就了潘帕斯草原居民的福祉。

在潘帕斯他建立了一個診所，兩年後他的兄弟畢業後也來幫忙。兄弟二人一起付出了極大的努力，從無到有地建立了手術室，化驗室，並購置了當時最好的 X 線設備……實在無法想像這兩兄弟是怎麼樣在那種艱苦的環境下度過那繁忙的 12 年的，內外婦兒，他們成了名副其實的全科大夫。在診療活動之餘，他還大力對當地民眾進行健康教育，普及產前檢查，培訓接生婆，普及基本衛生保健常識。當時的拉丁美洲，醫療條件比較落後，僅小兒腹瀉的死亡率就高達千分之 200 左右。通過他們兩兄弟的努力，極大改善了當地的民眾的健康水準。

但雄鷹註定是要振翅高飛的，Favaloro 的夢想仍在，豈能甘心一輩子隻做個鄉村醫生？1962 年他將這個診所交由兄弟打理，攜妻子飛往美國克利夫蘭，在那裡這位蟄伏在潘帕斯草原 12 年的傳奇英雄將成就自己一生的輝煌。

Favaloro 很快克服了語言障礙，並通過了美國的醫師資格考試。雖然在手術室裏一同學習心胸外科的，有許多優秀的年輕人，但畢竟 Favaloro 是一個有著多年臨床經驗的大夫，因此他很快證明了自己的實力，並與很多醫生成為了要好的朋友。這其中就包括外科醫生 Donald Effler 等人和心內科醫生 Frank Mason Sones。每天當 Favaloro 結束了自己一天的工作之後，就帶一大堆冠狀動脈造影的片子回家繼續看，弄不明白的，第二天早上就向 Sones 請教，Sones 自然也樂於指教。

1966 年 Favaloro 在克利夫蘭醫院成功地完成了世界上第一例利用大隱靜脈(腿部的一條淺靜脈)的冠狀動脈搭橋手術(1962 年 Sabiston 醫生作了世界首例大隱靜脈冠狀動脈搭橋術，但患者因吻合口近段急性血栓形成，在術後 3 天死亡)，並確立了正中開胸，血管端側吻合等技術細節。1970 年世界心臟學會在倫敦召開，Favaloro 的學術報告征服了在場的多數學者和醫生，他們開始

相信冠狀動脈搭橋手術可以預防冠心病人的心源性猝死延長其壽命。會後，有個醫生開玩笑地說，我有點兒不相信你們做冠狀動脈的手術死亡率那麼低呀。Favaloro 很嚴肅地說：我不能接受有人懷疑我們的資料，克利夫蘭醫院的大門隨時向你們敞開，你們可以來核查。事實上，後來確實有很多學者去了克利夫蘭醫院，當然，他們是去學習的。隨著冠狀動脈搭橋手術在世界範圍的開展，該術式的理論和常規也逐漸成熟，冠狀動脈外科時代的新紀元正式開啟了。

Favaloro 和 Sones 在這一時期的貢獻，徹底更新了人們對冠心病的認識，深刻影響著包括內科外科對冠心病的治療手段，當冠狀動脈外科發展的風生水起時，內科也並沒有原地踏步，除了傳統藥物治療而外，更催生出了介入手段。1987 年 Sigwart 醫生在臨床首次應用介入技術在冠狀動脈放置支架的成功，其實與由 Sones 發明的冠狀動脈造影技術是一脈相承的。介入支架手段的出現，拉開了心臟外科與心臟內科之間，在心臟血運重建領域裡長達 20 餘年的激烈競爭，這恐怕是當年這對好友冠心病治療歷史上的絕代雙驕始料未及的事。

冠狀動脈搭橋的故事其實可以到此結束了，更多技術細節上的更新與爭議，還是留給醫學界去討論。只是，我還是忍不住要交代一下 Favaloro 的結局。

1970 年的學術會議，使 Favaloro 的事業攀上了一個高峰，可就在所有的人都以為他將在美國繼續大展拳腳時，他卻忽然決定要回到阿根廷，回到那個更需要他的地方。1971 年，回到阿根廷的他進入了一家私立醫院，最終將其建設成為南美的醫療重鎮，並成立了 Favaloro 基金，以救助那些看不起病的窮人。他的目標是，不允許任何一個人因為付不起錢而無法看病。1997 年他在一篇自述中提到，我們的社會變成向錢看了，權力金錢和享樂變成了最重要的東西，醫學界也跟著受了影響，大部分醫生的工作非常出色，但很多人為物欲所累。有時候當我參加學術爭論時，我搞不清楚有些人是在為醫學上的真理而爭論，還是在捍衛自己的錢包或者維護自己所在的公司，說這些話我很難過，但這是真的。……有些事比錢更重要，我為許多付不起錢的人做過手術，我不過是在手術室裡浪費了一點時間，並沒有直接從錢包裡掏出一分錢，這種事沒什麼值得驕傲的。在醫學界我們應該競爭的是如何去幫助別人，而不是看誰賺的錢多……。

2000 年 7 月 29 日，77 歲的 Favaloro 告別了這個世界。Denton A. Cooley 深情地寫道：我們失去了一位最優秀最值得尊敬的一位醫生，儘管他自己拒絕冠脈搭橋手術之父這一稱號……阿根廷人民失去了一位愛國的赤子，一位天才的外科醫生，一位悲憫的英雄。

蛇先生

引自賴和紀念館、原文刊載於《臺灣民報》293. 295. 296 號 1930/1

蛇先生在這幾百里路內外是真有名聲的人。他的職業是拿水雞（陳按：抓水雞之意），這雖是一種不用本錢的頭路，卻也不是隨便什麼人都做得來的事，有時也有生命上的危險。

在黑暗的夜裡，獨自一個人站在曠漠野澤中，雖現時受過新教育的人，尚且忘不掉對於鬼的恐懼，何況在迷信保育下長大的人。但在蛇先生，他是有所靠而不懼，他所以大膽就是仗著火斗（陳按：火把），他說火神的權威，在黑暗中是非常偉大，在牠光明所照到的地方，能使一切魔鬼潛形，所以他若有火斗在手，任何黑暗的世界，也可獨行無懼。可是這黑暗中無形的恐懼，雖借光明之威可以排除，還有生命上的大敵，實在的危險，不容許你不時刻關心，這就是對於蛇的戒備。

講起水雞，便不能把蛇忘掉，「蜈蚣、蛤仔（青蛙）（陳按：水雞應是指田蛙）、蛇」稱為世間三不服。蛇的大敵就是蜈蚣，蜈蚣又怕水雞，水雞又是蛇的點心。所以蛇要戒備蜈蚣的侵襲，常使在牠支配下的水雞去做緩衝地帶，守護蛇洞的穴口。因為有這樣關係，拿水雞的人，對蛇自然有著戒備和研究，捕蛇的技倆，蛇傷的醫治，多有一種秘傳，蛇先生就是因此出名。

蛇先生的拿水雞，總愛在暗黑的別人不敢出門的夜裡，獨自提著火斗，攜著水雞插，帶著竹筌，往那人不敢去的野僻的所在（陳按：地方、處所）。憑著幾尺火斗火射出來的光明，覓取他日常生活計。

黑雲低壓，野風簫颿，曠漠的野澤中，三更半夜，只有怪樹的黑影，恍似鬼的現形；一聲兩聲的暗鷺，真像幽靈的嘆息。在這時候常看到一點明滅不定的星火，青冷冷地閃爍著，每令人疑是鬼火，這就是蛇先生的火斗。他每蹲在火斗傍邊，靜聽那閣閣的水雞聲，由這聲音，他能辨別出水雞的公母，他便模仿著水雞公、勇敢的高鳴，時又效著水雞母、求愛吟聲，引著附近的水雞，爭跳入他的竹筌中去。他有時又能敏感到被蛇所厄水雞的哀鳴，他被惻隱之心所驅使，便走去把水雞救出，水雞就安穩地閃到蛇先生的竹筌中，雖然結果也免不了廚人一刀，可是目前確實由蛇的毒牙下，救出生命來。蛇先生雖不自詡，自然有收入慈善家列傳的資格，且在水雞自已，犧牲一身去做蛇的糧食，和犧牲給蛇先生去換錢，其間不是也有價值上的爭差嗎？

蛇先生因為有他特別的技倆，每日的生活，就不用憂愁了。雖是他一夜的所獲，僅足豪奢的人一兩餐之用，換來的錢，供他一家人的衣食，卻綽有餘裕了，所以他的形相便不像普通拿水雞那樣野陋（陳按：蛇先生知足而有哲學家的思惟），這是他能夠被稱為先生的一件要素。蛇先生所以被尊為先生，而且能夠出名，還有一段故事，這要講是他的好運？也是他的歹運？實在不易判斷，但是他確實是由這一件事出名。

在他隔壁庄，曾有一個蛇傷的農民，受過西醫的醫治，不見有藥到病除那樣應驗，便由鄰人好意的指示，找蛇先生去，經他的手，傷處也就漸漸地紅褪腫消了。

在蛇先生的所想，這種事情一定不會被人非難。被蛇咬著的人，雖無的確會死，疼痛總是不能免，使他疼痛減輕些，確屬可能，縱算不上行善，也一定不是作惡，那知卻犯著了神聖的法律。

法律！啊！這是一句真可珍重的話，不知在什麼時候，是誰個人創造出來？實在是很有益的發明，所以直到現在還保有專賣的特權。世間總算有了它，人們才不敢非為，有錢人始免被盜的危險，貧窮的人也才能安分地忍著餓待死。因為法律是不可侵犯，凡它所規定的條例，它權威的所及，　切人類皆要遵守奉行，不然就是犯法，應受相當的刑罰，輕者監禁，重則死刑，這是保持法的尊嚴所必須的手段，恐法律一旦失去權威，它的特權所有者——就是靠它吃飯的人，準會餓死，所以從不曾放鬆過。像這樣法律對於它的特權所有者，是很有利益，若讓一般人民於法律之外有自由，或者對法律本身有疑問，於他們的利益上便覺有不十分完全，所以把人類的一切行為，甚至不可見的思想，也用神聖的法律來干涉取締，人類的日常生活、飲食起居，也須在法律容許中，纔保無事。

疾病也是人生旅路一段行程，所以也有法律的取締，醫生從別一方面看起來，他是毀人的生命來賺錢，罪惡比強盜差不多，所以也有特別法律的干涉。那個醫治蛇傷的西醫，受法律所命令，就報告到法律的專賣所去。憑著這報告，他們就發見蛇先生的犯罪來，因為他不是法律認定的醫生。他們平日吃飽了豐美的飯食，若是無事可做，於衛生上有些不宜，生活上也有些乏味，所以不是把有用的生產能力，消耗於遊戲運動之裡，便是去找尋——可以說去製造一般人類的犯罪事實，這樣便可以消遣無聊的歲月，併且可以做盡忠於職務的證據。

蛇先生的善行，在他們的認識裡，已成為罪惡。沒有醫生的資格而妄為人治病，這是有關人命的事，非同小可，他們不敢怠慢，即時行使職權，蛇先生便被請到留置間仔去。

他們也曾聽見民間有許多治蛇傷的秘藥，總不肯傳授別人，有這次的證明，愈使他們相信，但法律卻不能因為救了一人生命便對他失其效力。蛇先生的犯罪已經是事實。所以受醫治的人也不忍坐視，和先生家裡的人，多方替為奔走，幸得錢神有靈，在祂之前xx（疑為法律二字）也就保持不住其尊嚴了，但是一旦認為犯法被捕的人，未受過應得的刑罰，便放出去，恐被造謠的人所譭謗，有影響於法的運用，他們想教蛇先生講出秘方，就不妨把法冤枉一下，即使有人攻擊，也有所辯護。誰知蛇先生竟咒死賭活，堅說沒有秘方。蛇先生過於老實，使他們為難而至生氣了，他們本想借此口實開脫蛇先生的罪名，為錢神留下一點情面，蛇先生碰著這網仔隙，不會鑽出去，也是合該受苦。

他們終未有信過任何人類所講的話。

「在他們面前，」他們說，「未有人講著實在話。」所謂實在話，就是他們用科學方法所推理出來的結果應該如此，他們所追究的人的回答，也應該如此，即是實在。蛇先生之所回答不能照他們所推理的結果，便是白賊亂講了，這樣不誠實的人，總著儆戒，儆戒！除去烤打別有什麼方法呢？拷打在這二十世紀是比任何一種科學方法更有效的手段，是現代文明所不能夢想到的發明。蛇先生雖是吃虧，誰教他不誠實，他們行使法所賦與的職權，誰敢說不是？但是蛇先生的名聲，從此便傳遍這幾百里內外了。

蛇先生既出了名，求他醫治的人，每日常有幾個，但是他因吃過一回苦，尚有些驚心，起初總是推推辭辭不敢答應，無奈人們總為著自己的生命要緊，那管到別人的為難，且因為蛇先生的推辭，屢信他秘方靈驗，屢是交纏不休，蛇先生沒法，在先只得偷偷地秘密與那些人敷衍，合該是他時氣透了，真所謂著手成春，求醫的人便就不絕，使他無暇可去賣水雞，雖然他的生活比以前更覺豐裕快活，聽說他卻又沒有受人謝禮。

蛇先生愈是時行（陳按：流行、出名之意），他愈覺不安，因為他的醫生事業是偷做的，前回已經嘗過法律的滋味，所以時常提心吊膽，可是事實上竟被默認了，不曉得是他的秘方靈驗有以致之，也是還有別的因由，那是無從推測。但有一事共須注意，法律的營業者們，所以忠實於職務者，也因為法律於他們有實益，蛇先生的偷做醫生，在他們的實益上是絲毫無損，無定著還有餘潤可沾，本可付之不問，設使有被他秘方所誤，死的也是別人的生命。

在一個下午，雨濛濛下著，方是吃過午飯的時候，蛇先生在庄口的店仔頭坐著。這間店仔面著大路，路的那一邊有一口魚池，池岸上雜生著菅草林投，大路這一邊有一株大黃椽，樹葉有些扶疏，樹枝直伸到對岸去，樹下搭著一排瓜架，垂熟的菜瓜長得將浸到水面，池的那邊盡是漠漠水田。店仔左側靠著竹圍，右邊是曝粟（按按：曬乾粟米）的大庭，近店仔這邊有幾株榕樹，樹蔭下幾塊石頭，是當椅坐著（陳按：當成座椅），面上磨得很光滑，農人們閒著的時候，總來圍坐在這店仔口，談天說地消耗他們的閒光陰（陳按：閒暇），這店仔也可說是庄中唯一的俱樂部。

雨濛濛下著，蛇先生對著這陣雨在出神，似有些陶醉於自然的美，他看見青蒼的稻葉，金黃的粟穗，掩映在細雨中，覺得這冬的收成已是不壞，不由得臉上獨自浮出了微笑，把手中煙管往地上一撲，撲去不知何時熄去的煙灰，重新裝上煙擦著火柴，大大地吸了一口，徐徐把煙吐出。這煙在他眼前繞了一大圈，緩緩地由門斗穿上簷端，蛇先生似追隨著煙縷神遊到天上去，他的眼睛已瞌了一大半，只露著一線下邊的白仁（陳按：眼白），身軀靠著櫃台，左手抱著交叉的膝頭，右手把住煙管，口微開著，一縷口涎由口角垂下，將絕不斷地掛著，煙管已溜出在唇外。一隻閹雞想是起得太早，縮上了一隻腳，頭轉向背上，把嘴尖插入翼下，翻著白眼，瞌睡在蛇先生足傍。榕樹下臥著一匹耕牛，似醒似睡地在翻著肚，下巴不住磨著，有時又伸長舌尖去舐牠鼻孔，且厭倦似地動著尾巴，去撲集在身上的蒼蠅。馴養似的白鷺絲，立在牛的頷上，伸長了頸在啄著黏在牛口上的餘沫。池裡的魚因這一陣新鮮的雨，似添了不少活力，潑刺一聲，時向水面躍出。兒童們尚被關在學校，不聽到（陳按：沒聽到）一聲吵鬧。

農人們尚各有工作，店仔口來得沒有多少人，讓蛇先生獨自一個坐著「督龜」（陳註：打睏），是一個很閒靜的午後，雨濛濛下著。

冷冷冷，忽地一陣鈴聲，響破了沉濕空氣，在這閒靜的空間攪起一團騷動，趕走了蛇先生的愛睏神，他打一個呵欠，睜開眼睛，看見一乘人力車走進庄來，登時面上添了不少精神，在他心裡想是主顧到了，及至車到了店仔口停下，車上的人下來，蛇先生的臉上又登時（陳按：此為日文とう-じ的漢字，瞬間突發之意，多用於軍事行動的術語。）現出三分不高興，因為不是被蛇咬著的人。雖然蛇先生也格外殷勤，忙站起來，險些踏著那隻閹雞，對著那個人擲頭行禮，招呼請坐。這個人是在這地方少有名聲的西醫。

店仔內誰患著病？蛇先生問。

不是要來看病，西醫坐到椅上去說，我是專工（陳註：專程）來拜訪你，湊巧在此相遇。

豈敢豈敢，蛇先生很意外地有些慌張說，有什麼貴事？

不是什麼要緊事，聽講你有秘方的蛇藥，可以傳授給我嗎？對這事你可有什麼要求？

哈哈！蛇先生笑了，秘方！我千嘴萬舌，世人總不相信，有什麼秘方？

在此有些不便商量，到你府上去怎樣。西醫說。

無要緊，這也不是什麼大事件。你是高明的人，我也老了，講話你的確相信。蛇先生說。

是！蛇先生本不是和「王樂仔」（走江湖的）（陳按：專指吹噓推銷藥品的江湖郎中）一樣，是實在人。蹲在一邊的車夫插嘴說。

這時候雨也晴了，西斜的日露出溫和的面孔，池面上因為尚有一點兩點的餘雨，時時漾起一圈兩圈的波紋。庄裡的人看見西醫和蛇先生在一起講，以為一定有什麼意外事情，不少人圍來在店仔口，要想探聽。有人便順了車夫嘴尾說：

前次也有人來請先生把秘方傳給他，明講先生禮（陳註：奉獻給醫師的禮金）兩百四，又且在先生活著的時，不敢和他相爭賺食（陳按：爭搶生意）。

二百四！還有添到六百銀的，先生也是不肯。另外一個人又接著講。

你們不可亂講，蛇先生制止傍人的發言，又說：**世間人總以不知道的事為奇異，不曉得的物為珍貴，習見的便不稀罕，易得的就是下賤。**講來有些失禮，對人不大計較，便有講你是薄

利多賣主義的人（陳按：算人便宜些，卻反被說低價傾銷）。對人輕快些（陳按：客氣些），便講你設拜壇在等待病人（陳按：企圖招攬病人）。

哈哈！那西醫不覺笑起來，說：講只管讓他們去講，做人那能使每個人都說好話。

所以對這班人，著須弄一點江湖手法，蛇先生得意似的說，明明是極平常的事，偏要使它稀奇一點，不教他們明白，明明是極普通的物，偏要使它高貴一些，不給他們認識，到這時候他們便只有驚嘆讚美，以外沒有可說了。

哈哈！你這些話我也只有讚嘆感服而已，可是事實終是事實，你的秘方靈驗，是誰都不敢否認。西醫說。

蛇不是逐尾（陳按：每一尾）有毒，雖然卻是逐尾都會咬人，我所遇到的一百人中真被毒蛇所傷也不過十分之一外，試問你！醫治一百個病人，設使被他死去了十幾人，總無人敢嫌你咸慢（陳按：愚笨之意），所以我的秘方便真有靈驗了。蛇先生很誠懇地說。

這也有情理，西醫點頭說：不過…

那有這樣隨便！不待西醫說完傍邊又有人插嘴了。那一年他被官廳拿去那樣刑罰，險險仔無生命（陳按：差一點就沒性命），他尚不肯傳出來，只講幾句話他就肯傳？好笑！

哈哈！西醫笑了。

哈哈！蛇先生似覺傍人講了有些不好意思，也笑著攔住他們說：大家不去做各人的工，在此圍著做甚？便又向著西醫說，來去厝裡飲一杯茶！

那好去攪擾你，西醫也覺在此講話不便，就站起來。

茶泡好了，請飲一杯！開店仔也表示著好意。

不成所在（陳按：蛇先生自謙詞，寒舍之意），座也無一位可坐（陳按：蛇先生自謙詞，指其家中座椅破敗），蛇先生拭著椅條，客氣地請坐。

建築得真清爽，這間大廳也真向陽，西醫隨著也有一番客套。

飲過了茶，兩方都覺得無有客氣的話可再講，各自緘默了些時，那西醫有些吞吐地說：蛇先生！勿論（陳按：無論。此2字非指日文漢字的勿論）如何，你的秘方總不想傳授人嗎？

614

咳！你也是內行的人，我也是已經要死的了，斷不敢說謊，希望你信我，實在無什麼秘方。蛇先生說。

是啦！同是內行的人，可以不須客氣，現時（陳按：今日）不像從前的時代，你把秘方傳出來，的確不用煩惱利益被人奪去，法律對發明者是有保護的規定，可以申請特許權，像六○六（陳按：治療梅毒之西藥）的發明者，他是費了不少心血和金錢，雖然把製造法傳出世間，因為它有專賣權，就無人敢仿照，便可以酬報發明研究的苦心了，你的秘方也可以申請專賣，你打算怎樣？西醫說。

我已經講過了，我到這樣年紀，再活有幾年，我講的話不是白賊。這地方的毒蛇有幾種你也明白，被這種毒蛇咬著，能有幾點鐘生命，也是你所曉得，**毒強的蛇多是陰**，咬傷的所在是無多大疼痛，毒是全灌入腹內去，有的過不多久，併齒痕也認不出來，這樣的毒是真屬害，待到發作起來，已是無有多久的生命，但因為咬著時，無甚痛苦，大多看做無要緊，待毒發作起來，始要找醫生，已是來不及。有了這個緣故，到我手裡多是被那毒不大屬害的蛇所咬傷，這是所謂**陽的蛇，毒只限在咬傷的所在，這是隨咬隨發作，也不過是皮肉紅腫腐爛疼痛**，要醫治這何須有什麼秘方？蛇先生很懇切地說。

是！我明白了，西醫有所感悟似地應著；不過你的醫治真有仙方一樣的靈驗，莫怪世人這樣傳說。

世間人本來只會『罕叱』（陳按：隨意亂講，起鬨），明白事理的是真少，蛇先生說。

也是你的秘方，太神秘的緣故，西醫的話已帶有說笑的成分。

不是這樣，人總不信它有此奇效，太隨便了，會使人失去信仰，蛇先生也開始講笑了。

在這時候有人來找蛇先生講話，西醫便要辭去，話講得久了，蛇先生也不再攀留，便去由石臼裡取出不少搗碎了的青草，用芋葉包好送與西醫，說：難得你專工來啦，這一包可帶回去化驗看，我可有騙你沒有？

那西醫得了蛇先生的秘製藥草，想利用近代科學，化驗它的構成，實驗它的性狀，以檢定秘藥的效驗，估定治療上的價值，恰有一位朋友正從事於藥物的研究，苦於無有材料，便寄給他去。

歲月對於忙迫於事業的人們，乃特別地短促，所預計的事務做不到半份，豫定的歲月已經過去盡了。

秘藥的研究尚未明白，蛇先生已不復是此世間的人，曉得他的，不僅僅是這壹里路內外，多在嘆氣可惜，嘆息那不傳的靈藥，被蛇先生帶到別一世界去，有些年紀的人，且感慨無量似的說：古來有些秘方，多被秘死失傳，世間所以日壞！像騰雲駕霧那不是古早（陳按：很久以前）就有的嗎？比到今日的飛行機、飛行船多少利便，可惜被秘死失傳去！而今蛇先生也死了！此後被蛇咬的人不知要多死幾個？

聽講這樣秘方秘法，一經道破便不應驗，是真嗎？傍邊較年輕的人，發出了疑問，有年紀的人，也只是搖頭嘆氣。

恰在這時候，是世人在痛惜追念蛇先生的時候，那西醫的朋友，化驗那秘藥的藥物學者，寄到了一封信給那西醫，信中有這一段：

…該藥研究的成績，另附論文一冊乞即詳覽，此後要選擇材料，希望你慎重一些，此次的研究，費去了物質上的損失可以不計，虛耗了一年十個月的光陰，是不可再得啊！此次的結果，只有既知**巴豆**（陳按：此為台灣草藥土巴豆的簡稱，又稱土半夏，外敷治蛇毒極驗。此土巴豆異於三物備急丸所用的巴豆），以外一些也沒有別的有效力的成分…！

跋語

　　明治政府 1895 年三讀通過廢止漢醫的背景下，和田啓十郎因緣宗於吉益東洞，診療實效支持他毅然從西醫轉為中醫，和田違反主流故遭受西醫打擊。但他卻不屈不折地孤軍奮戰，用臨床證明中醫的驚人療效，並效法張良以鐵椎刺殺秦始王，重錘世人漠視中醫的偏見；其舉使一灘死水的日本漢醫藥重新燃起生機迄今。中醫的寶藏在於臨床，惟有臨床實績才能讓世人信服。和田診療不用易學、五行、經絡、運氣、藥物歸經、寸關尺分候臟腑…等金元諸家之說。其樸質地直接以方證相對與陰陽病勢來開方，藥簡效宏。反觀今日中醫院校教材繁雜矛盾，先前流行臟腑辨證，行不通之後更訛以臟腑病機四要素、時序圖表、實證醫學、ICD-10 等，但臨床療效又如何？筆者只是在釐清誤區，並無新創醫理。五行源自五星運行藉由曆制祭祀而羼入中醫，湯方與針灸皆無五行。寸關尺分候臟腑係由易學羼入而非臨床驗得，診脈非為開方的必要條件。中醫頭號戰犯余巖雖無中醫診療經驗，浸淫典籍發覺中醫醫理大有問題。尤以《脈經》引《脈法讚》：「肝心出左，脾肺出右，腎與命門，俱出尺部。」乃源自易學《河圖》。按易學以日照多寡分為陽儀與陰儀。陰儀轄太陰（冬）、少陽（秋）；陽儀轄少陰（春）、太陽（夏）。合得一年四季。此原為天文學，好事者基於太少陽、太少陰與經脈同名稱。強以陰儀之太陰對應陰中之太陰（腎），陰儀之少陽對應陰中之少陽（肝）。陽儀之少陰對應陽中之少陰（肺），陽儀之太陽對應陽中之太陽（心）。四象無法配五臟，只好增補陰中之至陰（脾）來對應。這就是易學羼入《內經》的證據。更以陽儀對應陽寸、陰儀對應陰尺羼入脈學，另增補右關配屬脾脈。易學配四臟是依據季節方位與解剖位置，非關四臟的生理功能，故不能作為診療醫理。又經脈學說出自紙上安排，無與臟腑相連，無表裏配對與循環，脈道未必呈線性進行，更非為恆定存在的解剖組織。兩千年來筆者首先釐清寸關尺與經脈學說之誤區，感慨爾等雖被奉為醫理卻經不起檢驗。西醫藉儀檢以定病名而行演繹推理，中醫湯方則是醫師綜合歸納諸症狀。中西醫可以互補，不能取代。實證醫學與 ICD-10 是以西醫病名為基礎，今強迫客製化的湯方診療框限於 SOP 之西醫病名，美其言與西醫接軌、科學化、標準化，實為戕害中醫。湯方診療著於發病當下病人體質所化之證候與陰陽病勢，**中醫失去證候仿如斷線的風箏，儘管圖案再美，然終必殞落**。拙見不敢奢求同道能即予接受，但願能提供不一樣的觀點以作參考，如此則余思過半矣！

醫界之鐵椎

和田啓十郎著

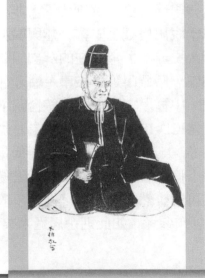

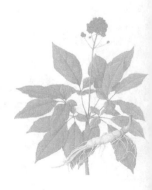

和田啓十郎先生は漢方医學が
まさに絶滅せんとしたとき
この地において 衣を薄うし
食を粗にして得たる資金を以
て明治四十三年 医界之鉄椎
を自費出版し 漢方医學の復
興に起ち上った
今や漢方再興の気運に 際会し
先生の旧趾に碑を建て その
偉業を顕彰するものである

昭和五十三年十月十日

日本東洋医学会
東亞医学協会
日本医史学会
撰 寺師睦宗
書 大塚敬節
矢數道明